Laser em Acupuntura

Teoria e Prática

NOTA

A Editora e o Autor não se responsabilizam por quaisquer consequências advindas do uso das informações contidas neste livro. As informações aqui descritas não se destinam ao uso como um tratamento definitivo das doenças. O material é apresentado por seu valor histórico, tradicional e educacional. É responsabilidade do profissional de saúde o uso correto dos Pontos aqui descritos.

A Editora

Laser em Acupuntura

Teoria e Prática

Luiz Carlos Fornazieri

Pós-graduado em Acupuntura, com o título de Especialista.
Presidente da Associação Brasileira de Acupuntura Estética.
Diretor do Instituto Holus de Ensino e Pesquisa, instituição dedicada ao ensino e à pesquisa
na área de Aplicação de *Laser* e Eletroacupuntura voltados à Medicina Tradicional Chinesa.
Conhecido internacionalmente como Acupunturista, Educador e Autor.
Professor Regular de Acupuntura no Brasil e em diversos países da América Latina
e da Europa. Membro da Fédération Pan-européene dês Sociétés de Médecine
Traditionnel Chinoise. Membro da Practitioner's Register. Fundador e
Membro-diretor da Associação Portuguesa de Terapias Orientais e Complementares.
Membro da Association for Laser Therapy and Similar Technologies.

ROCA

Copyright © 2011 da 1ª Edição pela Editora Roca Ltda.
ISBN: 978-85-7241-908-6

Nenhuma parte desta publicação poderá ser reproduzida, guardada pelo sistema "retrieval" ou transmitida de qualquer modo ou por qualquer outro meio, seja este eletrônico, mecânico, de fotocópia, de gravação, ou outros, sem prévia autorização escrita da Editora.

CIP-BRASIL. CATALOGAÇÃO-NA-FONTE
SINDICATO NACIONAL DOS EDITORES DE LIVROS, RJ.

F326L

Fornazieri, Luiz Carlos, 1950-
    Laser em acupuntura : teoria e prática
/ Luiz Carlos Fornazieri. - São Paulo : Roca, 2011.
    il.

    Apêndice
    Inclui bibliografia
    ISBN 978-85-7241-908-6

    1.Laser em medicina. 2. Acupuntura. 3. Acupuntura - Prática. I. Título.

10-5331.   CDD: 615.892
                                                CDU: 615.814.1

2011

Todos os direitos para a língua portuguesa são reservados pela

EDITORA ROCA LTDA.
Rua Dr. Cesário Mota Jr., 73
CEP: 01221-020 – São Paulo – SP
Tel.: (11) 3331-4478 – Fax: (11) 3331-8653
E-mail: vendas@editoraroca.com.br – www.editoraroca.com.br

Impresso no Brasil
Printed in Brazil

Prefácio

Minha primeira experiência com um *soft-laser* em Acupuntura deu-se em 1987, utilizando um *laser* de hélio-neônio (He-Ne), de 5mW, para tratamentos de rugas faciais. Desde então, venho pesquisando, aplicando, divulgando e ensinando estéticas facial e corporal com Acupuntura no Brasil, na América do Sul e na Europa como uma das formas mais eficientes e rápidas de demonstrar os efeitos da medicina oriental, sendo que, sem o uso de *laser* e de eletroestimulação, nada disso seria possível.

De 1987 para cá, muita coisa mudou no desenvolvimento de terapias com luz; pesquisas no mundo todo aprovam cada vez mais o *laser* como uma terapêutica diferenciada, não invasiva e de custo cada vez mais acessível aos médicos e acupunturistas.

Em 2004, iniciei minha jornada na Europa como professor de Acupuntura e tive o privilégio de trabalhar com equipamentos de laserpuntura e laserterapia de alta tecnologia.

Com apoio incondicional da Laserneedle, por intermédio da diretoria ibérica, contamos com o apoio científico e tecnológico de sua matriz, o que favoreceu um arranque muito grande em nosso trabalho e em nossa pesquisa.

Passado esses anos, senti-me na obrigação de dividir o conhecimento até hoje acumulado com os meus colegas e alunos, direcionei a obra com uma literatura baseada nos questionamentos em aula e na observação das dificuldades individuais que nos eram apresentadas em cada formação que ministrava; com essa matéria-prima, esta obra foi concebida.

Pela característica holística dos efeitos da terapêutica com a Acupuntura, diversas áreas de especialidade médica tiveram a oportunidade de trabalhar e ter uma extensa gama de bons resultados utilizando o *laser* em lugar das agulhas e fazendo dele verdadeiras agulhas-*laser*.

É essa experiência que modestamente submeto à apreciação dos acupunturistas de todas as vertentes.

Coloco-me à disposição de todos para que me contactem em caso de necessidade de ajuda ou caso queiram compartilhar experiências, as quais serão de extrema valia para o enriquecimento de futuras edições.

LUIZ CARLOS FORNAZIERI
Outubro de 2009

Introdução

O uso do *laser* na Acupuntura tem sido cada vez mais frequente na última década, havendo um volume muito grande de aparelhos, indicações e publicação de resultados.

Na grande e diversificada gama de sintomas e patologias, na reparação tecidual, na reabilitação, na regulação neuroimunoendócrina, na estimulação do sistema nervoso periférico (proporcionando um volume muito grande de liberações endógenas), no controle da dor e num volume grande de especialidades médicas como Dermatologia, Auriculomedicina, Medicina Estética e Medicina Esportiva, o *laser* vem se colocando como uma alternativa terapêutica bastante satisfatória, com resultados surpreendentes no tratamento de patologias que não apresentavam melhora adequada.

A Acupuntura está saindo cada vez mais rápido do âmbito da medicina "alternativa ou complementar", por fundamentar-se de maneira mais sólida que outros tratamentos alternativos em pesquisa.

O livro *Laser em Acupuntura – Teoria e Prática* aborda de maneira clara e objetiva a experiência de profissionais da área da saúde do Brasil e da Europa e, em especial, a do autor. Nele são descritos desde as noções básicas do *laser* até o tratamento de lesões, síndromes e patologias descritas pelas medicinas ocidental e oriental com pontos de Acupuntura e Auriculopuntura nos sistemas frequenciais de Nogier, Bahr, Reininger, Elias e frequências S.

História

A História do Laser Daria uma Saga de Hollywood

"Numa madrugada de sábado, em finais de 1957, Gordon Gould teve uma inspiração súbita sobre como resolver o problema da emissão estimulada de luz visível. Escreveu um caderno de notas de uma só vez, com esquemas detalhados, e introduziu o acrónimo *LASER* (em que o L, de 'luz', substitui o M, de 'microondas'). Na segunda-feira, autenticou o caderno notarialmente – curiosamente, numa loja de doces -, e falou com um advogado sobre o que fazer para registrar uma patente.[1]"

Os antigos gregos, romanos e egípcios utilizavam a luz como terapêutica de calor aplicada no corpo humano para aliviar os sintomas de várias síndromes.

Em 1903, Nils Finsen, um médico dinamarquês, foi agraciado com o Prêmio Nobel pelo êxito no tratamento de tuberculose, raquitismo e lúpus vulgar com luz ultravioleta. Este foi o primeiro reconhecimento da aplicação da luz artificial para a cura de doenças.

Mais tarde, em 1916, Albert Einstein propicia as chaves para a emissão estimulada de fótons. Einstein propôs o conceito de emissão estimulada de radiação, uma espécie de clonagem, em que um fóton, ao interagir com um átomo excitado, produz outro fóton que é idêntico ao primeiro por desexcitação do átomo.

Em 1923, um pesquisador russo, Alexander Gurwitsch, foi o primeiro a detectar que as células emitem luz infravermelha como um meio de comunicação intercelular. Ele observou que essa luz pode ser transmitida a partir de um tubo de ensaio para um outro adjacente, sem qualquer contato físico entre eles. Ele denominou esta emissão infravermelha de "radiação mitogenética."

A invenção do *laser* pode ser datada de 1958 com a publicação do artigo científico *Infravermelho e Óptico Masers*, por Arthur L. Schawlow e Charles H. Townes, que trabalhavam nos laboratórios da Bell[1].

No entanto, só em 1960 Theodore Maiman conseguiu produzir um feixe de *laser* através de um aparelho.

Em 1967, o Dr. Endre Mester, um professor de cirurgia na Hungria, realizou uma série de experiências revolucionárias, sendo o primeiro a documentar a cura com laserterapia. Em seus primeiros estudos, ele descobriu que o crescimento dos tecidos foi acelerado com a laserterapia. Sua experiência, publicada mais tarde, não só melhorou a cura com luz terapia, mas também demonstrou que a cura foi um fenômeno sistêmico e não um fenômeno local. Sua obra estimulou muitos outros investigadores do leste europeu a apreciar o valor da laserterapia, muito antes dela ter sido apreciada em Ásia, África e Américas.

Em 1968, uma câmera de televisão, instalada em uma nave não tripulada à lua, detectou o raio de luz *laser* enviado do Jet Propulsion Laboratory, em Los Angeles.

No ano de 1969, quando o homem pisou pela primeira vez na lua, deixou na sua superfície um conjunto de pequenos espelhos dirigidos para a Terra. Isto permitiu a determinação da distância entre a Terra e a lua, com um erro inferior a 3cm.

Até a década de 1970, a laserterapia atraiu a atenção de Europa Oriental, China e União Soviética; assim, muito do início da investigação emanou destas regiões. Durante os dez anos seguintes, a laserterapia teve uma propagação muito grande na Europa Ocidental e rapidamente se tornou popular como uma terapia de modalidade física; no entanto, muitos dos *lasers* utilizados durante este período produziam apenas de 5 a 50mW de potência e não tinham a eficácia atual dos modernos e poderosos *lasers*.

Nos anos 1980, após muita discussão, o *laser* é patenteado como conceito e experimento.

Tem havido um recente aumento no mundo do uso médico de *lasers*, especialmente em cirurgia, odontologia e fisioterapia. Nas áreas de medicina e odontologia, *lasers* são conhecidos por serem instrumentos cortantes extremamente precisos, os quais diminuem o trauma da cirurgia tradicional. Na área de fisioterapia, a luz está sendo usada por físicos e terapeutas, quiropráticos, osteopatas e acupunturistas devido à sua capacidade de aliviar a dor, estimular a cicatrização e criar uma ampla variedade de benefícios de efeitos sistêmicos.

Laser

LASER é um acrônimo para amplificação da luz por emissão estimulada de radiação (*light amplification by stimulation emission of radiation*). Isto significa que os fótons são amplificados pelos processos físicos do *laser*. Há uma série de termos utilizados atualmente para descrever os *lasers*, incluindo: laserterapia de baixo nível (LLLT, *low level laser therapy*), fotomedicina, *soft-laser*, laserterapia de baixa intensidade (LILT, *low intensity laser therapy*), terapia com *laser* frio, estimulação fotônica, biomodulação, luz terapêutica e muitos outros.

O termo LLLT assume que a emissão de *laser* é suficientemente baixa, de modo que o tecido tratado tem sua temperatura minimamente alterada, não mais que alguns graus centígrados acima da temperatura corporal. Deste modo, não há efeito significativo de aquecimento, como ocorre com *lasers* de maior poder.

Existem três diferentes partes de um *laser*: uma fonte de energia, um *laser* material que absorve essa energia e emite-a como luz, e uma cavidade que dá forma a esta luz em um feixe estreito. No interior da cavidade, existe uma grande densidade de circulação de fótons, estimulando a emissão de luz do *laser*. Este projeto cria um potente feixe de milhões de fótons, o qual é exclusivo para *lasers*.

Os *lasers* díodos (LD) e os díodos emissores de luz (LED, *light emitting diodes*) são normalmente visível vermelho (VR, *visible red*) ou infravermelho (IR, *infrared*). A maioria dos díodos mais populares emite luz na faixa 600-900nm. *Lasers* são monocromáticos, emitindo assim uma única cor de luz.

Os fótons emitidos a partir de um *laser* são altamente organizados, direcionais e denominados "luz coerente". Observe na Figura Ab.1 a forma como a luz *laser* é coerente ou "em fase". Observe como as ondas da luz *laser* estão "em fase". Observe como as ondas da luz comum estão "fora de fase".

Pela coerência da luz *laser* ser mais brilhante e direcional, ela é recomendada para o tratamento de condições no organismo quando a profundidade de penetração é considerada importante.

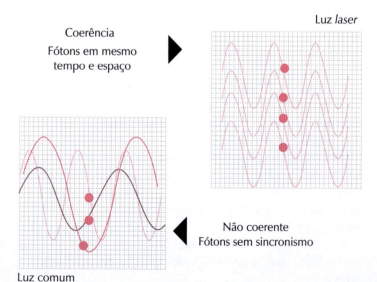

Figura Ab.1 – Gráfico da coerência da luz.

A coerência e o brilho diferenciam os *lasers* de outras fontes de luz. A coerência, pela dinamização dos fótons, confere direção e organização, criando um brilho mais ativo no feixe de luz. Ao produzir um poderoso, menor e mais estreito feixe, é possível tratar as áreas do corpo superficiais e profundas com precisão. Um fenômeno chamado *laser speckling* (é um padrão aleatório intenso produzido pela interferência mútua de um conjunto de frentes de onda) (Fig. Ab2) tem sido estudado pelos cientistas desde o tempo de Newton, mas *speckles* têm entrado em destaque desde a invenção do *laser* e já encontraram uma variedade de aplicações para eles. Tal fenômeno ocorre quando a luz coerente de um *laser* entra em contato com qualquer superfície e produz efeitos de interferência que são uma característica única de manter a coerência de um *laser*.

Vantagem da Amplificação de Luz por Emissão de Radiação Estimulada (Laser)

Onda, exige um pré-requisito (Fig. Ab.3):

- É um distúrbio em movimento, ocasionado por vibrações coordenadas, que transmite energia sem mover a matéria.

A produção de radiação é induzida, monocromática e coerente.

Os feixes podem ser dirigidos e colimados* com bastante facilidade.

___
* Os feixes podem ser focalizados com muita precisão.

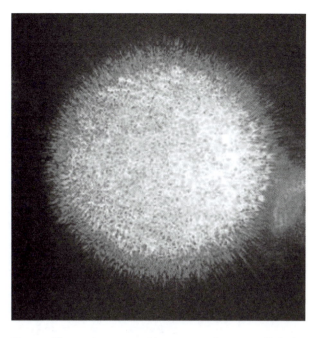

Figura Ab.2 – *Laser speckle* em uma imagem digital a partir de um *laser pointer* verde.

Colimação é o nome que se dá para o processo de tornar paralelas, com a maior precisão possível, as trajetórias de determinadas partículas de determinados feixes; estes podem ser eletrônicos, luminosos, linhas de fluxo eletromagnético, etc.

REFERÊNCIAS

1. FIGUEIRA, G.; GIAS, J. M. A história do laser dava uma saga de Hollywood. *J. Público*, nov., 2005. Disponível em: www.fisica.ist.pt/docs/artjor/20051106p35.pdf. Acesso em: outubro de 2010.

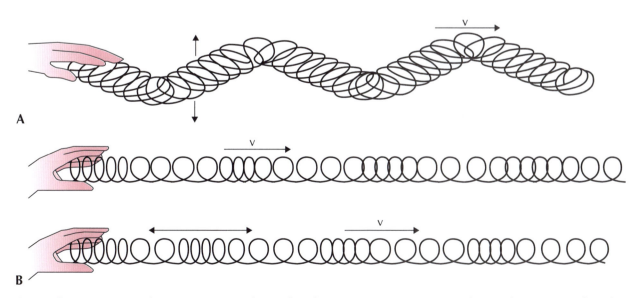

Figura Ab.3 – (*A* e *B*) (Onda) Demonstração de um distúrbio em movimento ocasionado por vibrações coordenadas.

Índice

PARTE 1

CAPÍTULO 1 – Aspectos Gerais 3
    1.1 – Física do *Laser* 3
    1.2 – Biologia do *Laser* 7
    1.3 – Segurança com *Laser* 10
    1.4 – Contraindicações da Terapia com Luz de *Laser* 10
    1.5 – Parâmetros Gerais de Tratamento para Adultos e Crianças 11
    1.6 – Dosimetria 12
    1.7 – Sintomas de Tratamento Excessivo 12
    1.8 – Um Pouco de Laserterapia: Como Dosar para Cada Paciente 14
    1.9 – Cálculo da Saída da Ponteira em Joules 15
    1.10 – Diferentes Cores de Epiderme 15
    1.11 – Técnicas de Varredura 16
    1.12 – Técnica de Relaxamento 17
    1.13 – Tratamento de Dor Crônica 17
    1.14 – Como Escolher o *Laser* Ideal para seu Trabalho 17
    1.15 – Densidade de Potência ou Intensidade 18

PARTE 2

CAPÍTULO 2 – Tratamentos de Acupuntura 23
    2.1 – Índice de Doenças 27
    2.2 – Índice de Sintomas 357
    2.3 – Índice Constitucional 411

CAPÍTULO 3 – Tratamentos em que a Prioridade é a Frequência 457

BIBLIOGRAFIA 471

PRANCHAS 473

ÍNDICE REMISSIVO 597

As Pranchas coloridas encontram-se entre as páginas 466 e 467.

Parte I

Aspectos Gerais 1

1.1 – Física do Laser

Espectro Eletromagnético

A energia que se propaga no vácuo à velocidade de 300.000km/s denomina-se radiação eletromagnética.

O espectro eletromagnético indica a distribuição da radiação eletromagnética em função da energia, da frequência e do comprimento da onda.

Uma onda eletromagnética de comprimento de onda ou frequência bem definida é chamada de onda monocromática (do latim, *mon(o)*, um(a); do latim, *chromaticos*, relativo à cor).

Comprimento de Onda

A característica do comprimento de onda é extremamente importante porque define a seletividade do *laser*.

Diferentes comprimentos de onda apresentam diferentes coeficientes de absorção para diferentes tipos de tecidos; esta também é uma das características que define a profundidade de penetração no tecido-alvo.

Essa seletividade se evidencia em trabalhos que demonstram que a célula capta a energia luminosa do *laser* de forma bem específica. A luz visível induz uma reação fotoquímica, ou seja, uma direta ativação da indução de síntese de enzimas, e essa luz tem como alvo primeiramente lisossomas e mitocondrias; as organelas não absorvem luz infravermelha, apenas as membranas apresentam resposta a esse tipo de estímulo.

As alterações do potencial de membrana causadas pela energia dos fótons no infravermelho próximo induzem efeitos fotofísicos e fotoelétricos, ocasionando choque entre células, o qual se traduz intracelularmente em incremento na síntese de trifosfato de adenosina (ATP, *adenosine triphosphate*).

A energia dos fótons de uma radiação de *laser* absorvida por uma célula será convertida em energia bioquímica e utilizada em sua cadeia respiratória.

Em 1905, Einstein referencia num artigo o conceito de *quanta* pela primeira vez.

Como Medir um Comprimento de Onda

A luz viaja em uma onda, como ilustrado na Figura 1.1.

Podemos caracterizar a luz pelo seu comprimento de onda, que é a distância entre os sucessivos picos (ou vales) na vaga. A medida do comprimento de onda de luz é dada em nanômetros (nm).

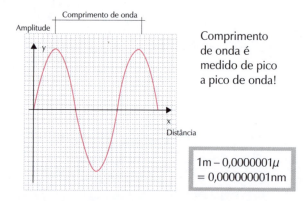

Figura 1.1 – Gráfico de comprimento da onda.

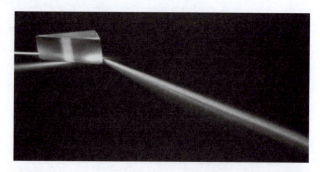

Figura 1.2 – Região visível do espectro (ver Prancha colorida).

O comprimento de 1nm é um bilionésimo de 1m. 1.000nm equivalem a 1 mícron, que é um milionésimo de 1m. Assim, um *laser* de 940nm tem um comprimento de onda que é aproximadamente 1 mícron. Comparando, o tamanho deste ponto (.), utilizado como um período, é de cerca de 400 mícrons ou $1/64$ de polegada ou 0,396875mm.

Do Fóton à Noção de Cor

"...na propagação de um raio de luz emitido por uma fonte puntiforme, a energia não é continuamente distribuída sobre volumes cada vez maiores de espaço, mas consiste em um número finito de *quanta* de energia, localizados em pontos do espaço que se movem sem se dividir e que podem ser absorvidos ou gerados somente como unidades integrais"[1].

Com este trabalho, Einstein ganhou o prêmio Nobel em 1921 e, a partir de 1926, esse *quanta* passou a ser denominado de fótons.

A energia quantificada das ondas eletromagnéticas criou a imagem das ondas como sendo constituídas por partículas individuais designadas por fótons. A palavra fóton foi instituída por G. N. Lewis, em 1926.

O fóton é definido como uma partícula de massa nula. Cada fóton transporta consigo uma quantidade de energia, $E = h.f$, e propaga-se à velocidade da luz. A energia total numa onda eletromagnética é a soma da energia de todos os fótons que se encontram na onda. Quando uma onda eletromagnética interage com um elétron (ou qualquer outra partícula carregada), as quantidades de energia no momento que podem ser trocadas no processo são as correspondentes a um fóton.

Região Visível do Espectro

A luz visível é uma banda estreita de comprimentos de onda, aos quais a nossa retina é sensível. Quando observamos a luz, esta dá a sensação de ser branca, por resultar da sobreposição da radiação de diferentes frequências (Figs. 1.2 e 1.3).

A sensibilidade do olho é máxima para comprimentos de onda de cerca de 560nm.

Espectro Electromagnético

Ver Figura 1.4.

Profundidade de Penetração do Laser

A profundidade de penetração do *laser* depende do seu comprimento de onda, mas, em média, penetra cerca de 3 a 6cm. A maioria dos fótons são absorvidos nos primeiros milímetros. Como o raio *laser* passa para o corpo, os tecidos mais superficiais absorvem mais dos fótons, reduzindo assim o número de fótons que atingem as camadas mais profundas.

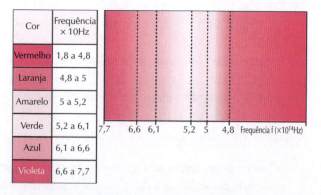

Figura 1.3 – Frequência das cores visíveis do espectro (ver Prancha colorida).

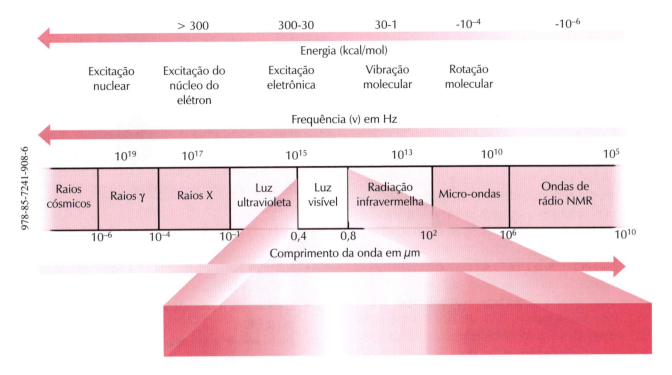

Figura 1.4 – Região visível do espectro (ver Prancha colorida).

No entanto, como estes fótons entram no corpo, eles criam um poderoso efeito fisiológico por induzir mudanças metabólicas locais com a criação de segundos mensageiros.

Segundos mensageiros são moléculas que retransmitem sinais recebidos pelo receptor na superfície da célula-alvo, que são moléculas no núcleo da célula, as quais modificam as informações genéticas e fisiológicas.

Segundos mensageiros também servirão para ampliar enormemente a força do sinal, causando grandes mudanças nas atividades bioquímicas dentro da célula. Assim, como o efeito dos fótons diminui com o aumento da profundidade, os efeitos fisiológicos rapidamente se multiplicam, criando um profundo efeito sistêmico. Esta é a forma como fótons rapidamente criam efeitos sistêmicos (Fig. 1.5).

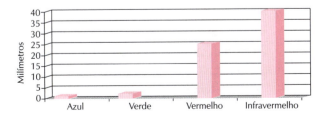

Figura 1.5 – Penetração da luz de *laser*.

Conclusão: Luz Laser *Azul ou Verde não É Recomendada para Acupuntura*

Devido a essa penetração, existem várias publicações para explicar o efeito do *laser* de baixa potência num organismo vivo de forma satisfatória; porém, sabemos que as diversas teorias existentes nos remetem a alguns resultados interessantes, tais como:

- Regulação celular, fenômeno de indução biológica (Alexander Gurwitsch, 1923), confirmada a hipótese em 1960 pela detecção com fotomultiplicadores eletrônicos. Gurwitsch lançou a teoria do campo biológico, que existe em torno de cada célula numa área sob sua ação biológica e que os órgãos e aparelhos com elevados níveis estruturais regulam os tecidos e as células de nível estrutural mais baixo[2].
- Em 1972, Vitor Inyushin, da Escola de Biofísica do Cazaquistão, apresentou a teoria do bioplasma[3].
- O bioplasma (4º estado da matéria) está saturado de ondas eletromagnéticas com características de coerência e polarização, predominando as ondas da faixa vermelha do espectro. O oxigênio do ar fornece elétrons e energia ao bioplasma, princi-

palmente se o ar contiver altas proporções de íons negativos. Quando perturbado, o organismo vivo apresenta queda de energia bioplasmática e isso pode ser restaurado pelo *laser*.

- Na Alemanha, em 1979, Fritz Popp apresentou a hipótese de que além de transmissão química das mensagens inter e intracelulares, existe uma transmissão ondulatória, luminosa ou acústica[4]. Na distribuição das informações por ondas luminosas, predomina o espectro vermelho e infravermelho, para qual as substâncias celulares oferecem maior transparência. A conduta irregular das células doentes se deve a uma regulação deficiente dos sistemas de transmissão, podendo ser corrigido pelo *laser*.
- Outras pesquisas no leste europeu falam dos efeitos analgésicos e antiespasmódicos do *laser*, que podem estar relacionados à despolarização e repolarização de fibras musculares contraídas de maneira anormal, ao alívio do espasmo arteriolar com vasodilatação reacional ou à excitação eletrônica das membranas mitocondriais com alterações de processo metabólico, formando ATP e ativando enzimas.
- Kovinskii, em 1973, demonstrou a ativação da fagocitose, o aumento de tecido de granulação e a rápida epitelização no tratamento de queimaduras[5].
- Em 1974, Mester demonstrou a formação de colágeno em úlceras tróficas de ratos[5].
- Babayants, em 1972, relatou cicatrização e analgesia de úlceras profundas provocadas por vasculite alérgica[5].
- Kroetlinger relatou, em 1980, o sucesso no tratamento de pacientes com espondilite, artrose de joelho, enxaqueca, rinite, herpes-zóster e neuralgia do trigêmeo[5].
- Goldman, em 1980, relatou a diminuição de dor e edema com aumento da motilidade em 26 dos 30 pacientes tratados de artrite reumatoide[5].
- São conhecidas também as ações trófica, antiedematosa, analgésica e bactericida do *laser*.
- Com relação aos pontos de Acupuntura, sabemos que cada ponto apresenta uma maior quantidade de tecido nervoso (nervos, transmissões nervosas, plexos nervosos, sensores espiralados tendinomusculares), o qual é facilmente estimulado pela ação do *laser*.
- Foram os experimentos de Mester em 1966--1967, que, pela primeira vez, documentaram de forma generalizada o efeito sistêmico da terapia com *laser*.

Em geral, é bem aceito que comprimentos de onda, tais como 800 a 900nm, penetrem um pouco mais profundo do que uma onda mais curta, como a de 600 a 700nm. No entanto, estas diferenciações são pequenas e podem ser superadas pela potência. Por exemplo, um *laser* de 1.000mW de 700nm terá uma ação mais rápida e mais profunda do que um tratamento com *laser* de 100mW de 900nm. Assim, é importante o dispositivo quando se escolhe um *laser*, a fim de equilibrar onda e potência.

Frequência

- Número de ciclos em que uma onda passa num ponto por unidade de tempo.
- Caracteriza uma radiação no espectro eletromagnético.
- Distingue se uma zona do espectro eletromagnético é mais ou menos energética.
- Um feixe de radiação de uma determinada frequência é um conjunto mais ou menos numeroso de *quanta* de energia que viaja à velocidade da luz.

Intensidade de Onda

Energia que flui por unidade de tempo através de uma área perpendicular à direção da propagação da onda

A intensidade da onda é expressa em função da energia média por unidade de volume do meio em que se propaga, bem como pela velocidade de propagação.

A intensidade de onda é expressa ainda em função da potência por unidade de área (W. M^{-2}).

Fonte de Luz

Lasers *a partir de Semicondutor*

Lasers de semicondutor são constítuidos por junções p-n num semicondutor apropriado. Quando a junção p-n é polarizada positivamente, passa corrente pelo dispositivo e uma parte da energia fornecida ao dispositivo é emitida por ele sob a forma de luz. As camadas p e n são escolhidas de acordo com o material da região ativa, de forma a propiciar o tipo de cor desejada do *laser*.

1.2 – Biologia do Laser

Tipos Comuns de Lasers Díodos

O comprimento da emissão de onda de um *laser* é baseado no tipo de *laser* díodo utilizado em cada um. Um díodo é concebido usando um cristal que pode ser feito de várias substâncias químicas, as quais permitem que a luz seja emitida em um determinado comprimento de onda. Gálio-alumínio-arseniato (GaAIAs) são os *lasers* díodos mais populares utilizados por fabricantes devido à sua vasta gama de aplicações terapêuticas e ao preço competitivo. Com base na estrutura e composição exata do *laser*, podem ser feitos díodos de 630 a 670nm, visíveis no vermelho, e uma gama de díodos infravermelhos entre 700 a 1.000nm. Como apresentam menor comprimento de onda, os díodos vermelhos têm geralmente muito menor potência do que o diodos infravermelhos que possuem o comprimento de onda mais longo. Existem outros *lasers* poderosos como argônio, neodímio: ítrio-alumínio-granada (Nd:YAG), o CO_2 e outros que são excelentes para usos cirúrgico e cosmetológico.

Parâmetros Importantes

Tratamento

Tempo é expresso em segundos (s). Este é o parâmetro mais importante porque determina dosagem total.

A *energia* é expressa em miliwatts (mW) ou watts (W). 1.000mW é equivalente a 1 watt. Os termos 1.000 miliwatts e 1 watt são intercambiáveis.

A *dosagem total* ou a energia é expressa em joules (J). Esta é a potência multiplicada pelo tempo, watts × segundos.

O *comprimento de onda* é expresso em nanômetros (nm).

A *frequência* é expressa em hertz (Hz) ou ciclos por segundo.

O *tamanho*, *spot* ou área da ponteira é expressa em cm^2.

Ciclo de funcionamento é o percentual de tempo da fonte de luz durante um ciclo.

A *intensidade ou densidade de potência* é expressa em W/cm^2, isto é, a potência dividida pelo tamanho da sonda.

Densidade de energia ou fluência é expressa em J/cm^2. Esta é a energia total entregue dividida pelo tamanho da sonda.

Classificação dos Lasers pela Potência

- *Classe IV – mais de 500Mw:* estes *lasers* têm o potencial de provocar queimaduras graves e lesões em olhos ou pele quando utilizado em dosagem excessiva. Óculos de proteção e segurança são precauções necessárias para a utilização dos *lasers* de classe IV.
- *Classe IIIb – de 5mW a 500mW:* estes *lasers* podem produzir lesões oculares se o indivíduo olhar diretamente para eles. Óculos de proteção são recomendados. A lente colimada irá aumentar o risco.
- *Classe IIIa – acima de 5mW:* não é perigoso se visualizado momentaneamente sem óculos de proteção, especialmente quando a emissão tem um feixe divergente e não é totalmente colimado.
- *Classe II – até 1mW:* todos os *lasers* classe II são considerados seguros para momentânea visualização.
- *Classe I – menos de 1mW:* estes *lasers* não apresentam perigo para olhos ou pele. Estes *lasers* são usados em muitas aplicações domésticas como impressoras e outras máquinas, nas quais o *laser* muitas vezes não é visível e não apresenta riscos de qualquer tipo.

Vantagens dos Lasers Semicondutores

Funciona através da corrente elétrica. Assim, a modulação da intensidade pode ser obtida diretamente a partir da modulação dessa mesma corrente. A variação da corrente elétrica de polarização do dispositivo pode alterar sua frequência e, desta forma, a sua fase. O custo diminuiu consideravelmente nos últimos anos e seu tempo médio de vida obteve um significativo aumento.

Energia da Luz

Energia da luz é expressa em joules (J). Esta energia é o resultado da multiplicação do número de watts pelo tempo de tratamento expresso em segundos.

Energia (joules) = potência (watts) × tempo (segundos)

Alguns cientistas descrevem um joule como um "segundo-watt", significando que o número de watts multiplicado pelo número de segundos é a saída em joules. Portanto:

- Um *laser* de 500mW (0,5W) entrega 30J de energia em 60s: 0,5W × 60s = 30J, observando-se o diâmetro da ponteira de 1cm.
- Um *laser* a 250mW (0,25W) produz 15J de energia em 60s: 0,25W × 60s = 15J, observando-se o diâmetro da ponteira de 1cm.

Pulsação ou Frequência

Em um *laser* de baixa potência, a frequência é simplesmente o resultado de transformar um feixe de luz em desligar e ligar rapidamente durante um período de tempo.

O tratamento com dispositivo *laser* tem um ciclo de 90%, o que significa que é 90% do tempo ligado e 10% do tempo desligado. Quando fabricantes de *lasers* afirmam que um *laser* tem uma frequência de 500 hertz (Hz), isto significa que possui um ciclo de energia de desligar 500 vezes por segundo com, normalmente, 90% de ciclo.

Em tratamentos, a luz do *laser* não necessariamente necessita ser pulsada. Quando não pulsa, a frequência é chamada de contínua (onda contínua [CW, *continuous wave*]). Observe no desenho a seguir, a onda é contínua e não pulsátil (Fig. 1.6).

Pulsação é Parte Natural da Vida

As superfícies da terra e da ionosfera produzem pulsações eletromagnéticas de 0,1 a 25Hz, sendo a maior parte da energia cerca de 10Hz. Sabemos também que alguns organismos respondem às pulsações com trocas metabólicas.

Sabemos que a pulsação da energia pode ter um efeito nutricional ou fisiológico. No entanto, exatamente o tipo de efeito que isso vai produzir é atualmente inconclusivo. A simples conclusão é que não sabemos se algum tratamento é superior à emissão de frequência contínua de fótons. No entanto, vamos listar alguns tratamentos frequenciais comumente aceitos, pois fazem parte de muitos protocolos populares.

Absorção Orgânica

Na Figura 1.7 está representado o processo de absorção dos elementos mais importantes do tecido celular subcutâneo, dependendo do comprimento da onda emitida pela radiação *laser*.

No processo de absorção dos elementos importantes do tecido celular subcutâneo, dependendo do comprimento da onda emitida pela radiação *laser*, torna-se evidente que numa área de espectro eletromagnético de 550 a 1.100nm, todos os elementos importantes do tecido celular subcutâneo apresentem coeficientes de absorção relativamente mínimos. Isto é válido especialmente para a água, as oxi-hemoglobinas e a melanina. Nesta "janela", a absorção de fótons e, assim, a formação de calor e a radiação de fótons nas moléculas do tecido celular subcutâneo tornam-se o processo principal de ação recíproca. Por este motivo, este alcance de comprimento de onda é o indicado para a estimulação ótica da superfície da pele. A profundidade na qual os fótons podem alcançar os processos de dispersão difusos e elásticos está, mais uma vez, dependente do comprimento da onda. No entanto, cálculos simples mostram que também em profundezas de 2 a 3cm existem densidades de fótons que são suficientes para provocar ativações moleculares nas estruturas nociceptivas.

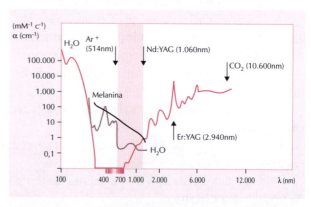

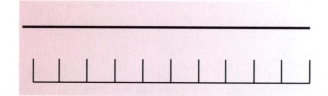

Figura 1.6 – Diagrama da onda contínua.

Figura 1.7 – Absorção do tecido celular pelos diversos comprimentos de onda. Er: YAG = érbio: ítrio-alumínio-granada; Nd: YAG = neodímio: ítrio-alumínio-granada.

Parâmetros de Tratamento

As seguintes taxas de frequências são normalmente recomendadas para diferentes síndromes por uma ampla variedade de autores e fabricantes de aparelhos. É comprovado por este simples quadro (Quadro 1.1) que não há acordo sobre frequência ideal para qualquer condição específica. Exceto para a regeneração nervosa e reparação de ligamento, a variação é bastante ampla. O Quadro 1.1 ajuda a esclarecer o papel desempenhado pela frequência pulsada.

Quadro 1.1 – Indicações de dosimetrias

- Corpo: 1,5 – 25 (Hz)
- Dor crônica: 2,5 – 150 (Hz)
- Feridas: 20 – 150 (Hz)
- Regeneração nervosa: 2 (Hz)
- Crescimento ósseo: 5 – 10 (Hz)
- Reparação de ligamentos: 10 (Hz)
- Crescimento de tecido: 15 – 20 – 72 (Hz)

Quanto de Luz é Absorvida?

É importante que a luz seja aplicada na pele limpa, livre de óleos ou cremes extras. A oleosidade vai reduzir a taxa de penetração dos fótons, refletindo-os da superfície da pele. Temos um acrônimo para a forma como a penetração dos fótons pode ocorrer: TARD, que corresponde a transmissão, absorção, reflexão e dispersão (Fig. 1.8).

O ideal é o *laser* ser aplicado diretamente sobre a pele. Se a profundidade da estrutura que está sendo tratada é abaixo do tecido adiposo, deve ser aplicada à sonda uma pressão para aumentar o contato. Isto também desloca fluidos, como o sangue, impedindo muitos dos fótons de serem absorvidos no seu caminho para o tecido desejado. No entanto, ao tratar feridas, a fim de evitar a contaminação, mantenha a sonda cerca de 6 a 10mm acima da pele ou faça uma proteção na ponteira do *laser* com filme de poliéster.

Notas Importantes

É importante tomar nota de qualquer tratamento médico.

Sempre anote os sintomas, mesmo que subjetivos, na ficha do paciente. Anote todos os dados de exames de imagem e palpação do seu paciente para que seja possível traçar um plano de ação.

No plano de tratamento, você pode observar os seguintes fatores:

- Tratamento e tempo em segundos. Este é o parâmetro mais importante a anotar porque determina a dose total, uma vez que normalmente a potência da sonda é fixa.
- A localização anatômica tratada.
- O total de potência de saída de sua sonda em mW ou W.
- O comprimento de onda da sonda.

Lei da Proporção Inversa ou Lei de Arndt-Schultz

A lei de Arndt-Schultz descreve a relação entre um estímulo ou a dosagem e reação fisiológica do paciente. Ela afirma que os seguintes parâmetros ocorrem:

- Baixa estimulação excita, muitas vezes provoca uma forte reação.
- Alta estimulação desexcita, estímulo moderadamente forte normalmente inibe e inverte o efeito.

Em medicina, quando se utiliza o tratamento medicamentoso, é indispensável a utilização da dose ideal para atingir um determinado efeito. Uma dose acima de um limite ideal é chamada de *overdose*, não irá produzir o efeito desejado e pode ser tóxica. Uma dose que é demasiado baixa pode não ter potência suficiente para causar o efeito terapêutico desejado. Na terapia com *laser*, são aplicados os mesmos princípios. Para um tratamento mais eficaz da laserterapia, deve-se sempre iniciar o tratamento com dosagem pequena e, em seguida, um aumento na dosagem para cada tratamento até que o efeito desejado ocorra.

Titulação é importante, pois, com base nos princípios anteriormente referidos, colocando muita luz você irá inibir os efeitos do potencial curativo da laserterapia. Isto é exemplificado pela forma como o *laser* é utilizado em cirurgia a *laser*, na qual altas doses são usadas para destruir, em vez de estimular o tecido.

Interações no tecido – luz *laser*

Absorção > dispersão = *laser* cirúrgico
Dispersão < absorção = *laser* para acupuntura

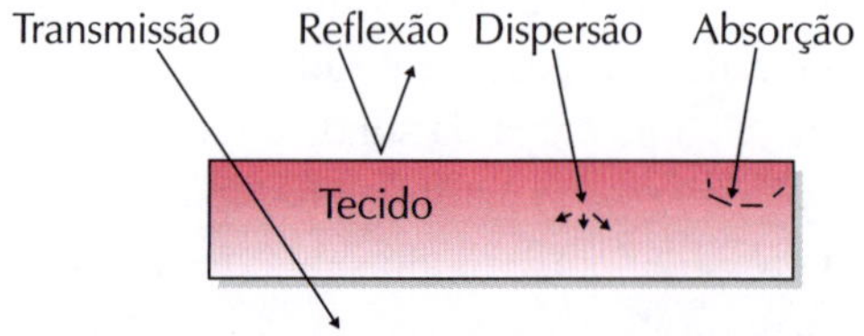

Figura 1.8 – Interação da radiação *laser* no tecido.

Em uma aplicação, a densidade não é constante na área tratada; mesmo encostando-se o *laser* na pele, obtêm-se uma distribuição bidimensional. E, em profundidade (dependendo do tecido atingido), a distribuição é tridimensional.

Conclusões

Quanto menor o diâmetro, obtemos melhor densidade e melhor profundidade (acupuntura); para tratamentos epidérmicos a distância, isso pode facilitar, mas o movimento sempre deve existir, explicando: ao tratar uma cicatriz, a varredura do *laser* por ela a uma mínima distância ativa o tecido num grau maior, mas também ativa os tecidos em volta, podendo melhorar o resultado final.

Assumindo que a distribuição para estas afirmações seja uma distribuição gaussiana, para se atingir profundidades com uma perda (exponencial) dependente de vários fatores (pele, pigmentação, sangue, ossos, etc.), uma simplificação válida para profundidades de 1 a 6cm é acrescentar a fórmula do tempo:

$T = (dose \times área)/potência \times (1 + d)$; onde d é a profundidade a ser atingida, válido somente para *lasers* infravermelhos.

1.3 – Segurança com Laser

O nível infravermelho está no comprimento de onda mais baixo do *laser*, tendendo para o invisível, aumentando o risco de lesão no olho.

No entanto, no caso de laserterapia de baixo nível, o mais potente têm um feixe divergente que limita o risco de dano ocular.

Há ainda uma série de precauções de segurança a considerar com um *laser*:

- Verifique a legislação local em níveis nacional e estadual antes de usar o *laser*.
- Nunca olhe diretamente para o feixe.
- Mantenha contato direto com a pele ou controle a dosagem possível pelo tempo.
- Tenha uma placa "Perigo, *laser*" sinalizando a porta de seu gabinete de tratamento.
- Desligue o *laser* antes de removê-lo da pele quando terminar um tratamento.
- Médico e paciente devem usar óculos protetores durante os tratamentos. Óculos de segurança são incluídos com a maioria dos *lasers* e devem ser utilizados em todos os procedimentos. Se o seu *laser* não vem com óculos, compre um óculos fornecido por um fabricante que vende um *laser* do mesmo comprimento de onda que o seu.

1.4 – Contraindicações da Terapia com Luz de Laser

Fora das precauções relativas à segurança dos olhos, há uma série de outras precauções ou contraindicações. Apesar do fato de não termos provas documentais de que os seguintes problemas podem ocorrer, é melhor prevenir do que remediar.

- Não se deve tratar uma suspeita de tumor ou câncer de pele. Embora tenha havido alguma prova de que isto é perigoso, sabemos que a laserterapia pode estimular o crescimento de muitos tipos de células. No entanto, no domínio da oncologia, terapia com *laser* está sendo usada em muitos tipos de câncer para ajudar a dor e no alívio da mucosite oral. Se você não tem certeza, peça ao paciente ou ao médico oncologista para aprovar o seu protocolo de tratamento.
- Seja cauteloso ou evite o tratamento durante a gravidez. Não houve qualquer prova de que o *laser* representa perigo para a gravidez ou para mulheres grávidas. No entanto, devido à natureza delicada da gravidez e as possibilidades naturais para aborto espontâneo, seria sensato evitar o uso do *laser* durante os primeiros meses de gravidez.

- Reações de fotossensibilidade podem ocorrer em razão de muitos medicamentos, incluindo antibióticos, como a tetraciclina, cremes como Retin-A e floral ou fitoterápico como St. John's Wort, algumas medicações para a tireoide e qualquer medicação com advertência para evitar a luz solar. Um teste de pele descrito mais tarde neste capítulo deverá ser sempre realizado quando um paciente está tomando algum destes medicamentos.
- Sempre esperar duas semanas após injeções de esteroides para iniciar a terapia com *laser*; os esteroides podem interferir na eficácia da terapia.
- Alguns profissionais acreditam que o *laser* não deve ser aplicado sobre a glândula tireoide, o iodo é um forte fotoabsorvedor e poderia ser estimulado pelo *laser*.
- Seja cauteloso ao passar sobre tatuagens coloridas e tatuagens escuras, pois elas irão absorver luz e poderão tornar-se quentes.
- Nunca tratamos diretamente sobre uma infecção bacteriana. Se você está tratando uma ferida infectada, tenha certeza de que o paciente está tomando antibióticos e sendo controlado por um médico.
- Não se tratam doentes com imunodeficiência e drogas supressoras; a terapia com luz pode estimular o sistema imunológico e possivelmente interferir no tratamento médico.
- Ao tratar crianças ou adultos sensíveis, sempre comece com uma dose total muito pequena, como 30J.
- Suspender a terapêutica se o paciente sentir dor, fraqueza ou apresentar qualquer outra reação inesperada.

Fotossensibilidade Epidérmica

É raro observar lesões leves na pele após a terapêutica, mas um ligeiro eritema ou erupção vesicular pode ocorrer em pacientes fotossensíveis. Em caso de dúvida, um pequeno teste pode ser efetuado antes do tratamento completo.

Teste da Pele

- Para realizar o teste da pele, aplicar uma dosagem de 10 a 20J nos braços ou nas pernas.
- Se, depois de esperar cerca de 5min, o paciente não apresentar sinais de reação negativa, é seguro continuar com a terapia.

- Em casos extremos, quando parecer adequado como precaução, por exemplo, em uma dor crônica, pacientes altamente fotossensíveis ou portadores de qualquer síndrome incomum, aguardarem 24h após o teste de pele para avaliar se o paciente é ou não adequado para a terapia.

1.5 – Parâmetros Gerais de Tratamento para Adultos e Crianças

A frequência do tratamento ou dosagem de tratamento para estimulação neuromusculoesquelética (NME) e ferimentos abertos depende da gravidade da síndrome. Quanto mais grave o problema, o tratamento é exigido mais frequentemente. Com problemas crônicos, o tratamento inicial precisa de uma dose ligeiramente inferior do que para lesões agudas e, em seguida, também exige-se menos frequência na terapia.

- Síndromes agudas: tratar 2 a 3 vezes por semana até que os sintomas diminuam.
- Síndromes subagudas ou crônicas: comece com duas vezes por semana, seguido de 1 a 2 vezes por semana até que os sintomas tenham sido resolvidos.

Minimização de Efeitos Colaterais: 30 a 50J

Dosagem de *laser* excessiva pode provocar reação adversa.

- Se você tem um tratamento em um paciente adulto saudável, a dose total do tratamento para a primeira sessão não deve ultrapassar 50J.
- Se o paciente está sofrendo algum tipo de enfermidade grave, como uma ferida ou dor crônica não curada, recomenda-se que a primeira sessão não ultrapasse a dosagem de 25J.

12 – ASPECTOS GERAIS

Tabela 1.1 – Tempo para atingir 100J com base na potência de saída

1.000mW	500mW	150mW	120mW	100mW	40mW	10mW	Tempo (min)
60J	30J	9J	7,2J	6J	2,4J	0,6J	1
120J	60J	18J	14,4J	12J	4,8J	1,2J	2
180J	90J	27J	21,6J	18J	7,2J	1,8J	3
240J	120J	36J	28,8J	24J	9,6J	2,4J	4
300J	150J	45J	36J	30J	12J	3J	5
600J	300J	90J	72J	60J	24J	6J	10
900J	450J	135J	108J	90J	36J	9J	15
1.200J	600J	180J	144J	120J	48J	12J	20
1.800J	900J	270J	216J	180J	72J	18J	30
2.400J	1.200J	360J	288J	240J	96J	24J	40

Tratar Crianças: 30J

Utilizar doses menores e de menor potência quando tratar crianças.

Recomenda-se que ao tratar as crianças com idade inferior a 12 anos, usar uma saída de 30J ou menos durante o primeiro tratamento, com um máximo de 60 a 100J ou de um terço à metade da dose com base no peso corporal.

1.6 – Dosimetria

- Ao tratar uma condição específica, com a menor potência do *laser* (5 a 50mW), emitir menos joules por tratamento é mais eficiente, pois uma porcentagem mais elevada dos fótons é absorvida pelos tecidos.
- Potências superiores de *lasers* (100 a 500mW) emanam mais joules e, devido ao grande número de fótons, podem produzir calor, sendo que muitos dos fótons não são utilizados terapeuticamente.

A Tabela 1.1 apresenta a quantidade aproximada de tempo necessário para fornecer um número específico de joules, baseando-se a potência de saída de 10mW a 1.000mW.

Demonstra-se como uma potência de *laser* menor exige menos joules para alívio total do tratamento, mas requer mais tempo. Deveria ser óbvio que, mesmo com dosagem analgésica adequada, exige um número significativamente maior de tempo com um *laser* de baixa potência. É por isso que mais

e mais profissionais e médicos estão se movendo na direção de *lasers* mais potentes, entre 150 a 500mW.

A seguir, há uma tabela comparativa de dosimetrias convencionais de Colls, sugerida por Almeida-Lopes e Massini (Tabela 1.2).

1.7 – Sintomas de Tratamento Excessivo

Se a dosimetria for demasiadamente elevada, o paciente pode apresentar qualquer um dos seguintes sintomas:

- Espasmo muscular.

Tabela 1.2 – Dosimetria em diferentes tecidos e patologias[6]

	Convencional (J/cm^2)	Sugerida (J/cm^2)
Tecido mole	2 – 4	25 – 45
Tecido ósseo	4,5 – 6	90 – 120
Tecido dental	4 – 5,5	80 – 110
Tecido nervoso	5 – 6,5	100 – 130
Alveolite, edema	5 – 6,5	100 – 130
Xerostomia	2 – 3	45 – 60
Pericoronarite, ATM	4 – 5,5	80 – 110
Anestesia	2 – 3	30 – 50
Glossite benigna	2 – 3	25 – 45
Herpes simples	5 – 6	30 – 60
Herpes-zóster	5 – 6	30 – 70

ATM = articulação temporomandibular.

- Ligeira fadiga.
- Ligeira náusea.
- Cefaleias.
- Aumento na gravidade dos sintomas.

Estes sintomas podem ocorrer durante ou após o tratamento e normalmente duram de 1 a 48h (Tabela 1.3).

Tratamento Inicial: Regra dos 50%

Supondo que você está usando uma saída de 500mW, é mais seguro iniciar o tratamento em um paciente adulto com um máximo de 50J na primeira sessão e para uma criança, 30J. Esta dosagem pode ser aumentada para 100 a 200J em um adulto e 60J em uma criança, desde que as dosagens sejam aumentadas não mais de 50% em cada tratamento.

Tabela 1.3 – Tempo para conseguir alívio da dor

Saída (mW)	Joules	Minutos
10	9 ~ 18	15 ~ 30
100	48 ~ 72	8 ~ 12
120	57,6 ~ 86,4	8 ~ 12
150	36 ~ 72	4 ~ 8
500	75 ~ 120	2,5 – 4
1.000	90 – 180	1,5 – 3

Assim, para os adultos, a primeira sessão deverá ser de 50J, a próxima sessão de 75J, etc.; obviamente, isto pode ser modificado, dependendo do tipo de paciente e/ou estado.

Veja a seção sobre tipos de tecido para mais informações sobre o modo como as diferentes variáveis podem afetar a primeira e as dosagens subsequentes. É melhor advertir o paciente sobre a possibilidade de algum aumento no desconforto, porém isto é raro.

Tabela 1.4 – Gráfico C. Walt. Recomendações de dosimetria para ações anti-inflamatórias para laserterapia de baixo nível. Classes III ou IIIB, *lasers* de 780 a 860nm de GaAlAs, contínuo ou pulsado, de saída inferior a 0,5W ou 500mW

Tendinopatias	Pontos/cm²	Joules: 780 – 820nm	Observações
Túnel do carpo	2 – 3	12	Mínimo: 6J/ponto
Epicondilite lateral	1 – 2	4	Máximo: 100mW/cm²
Biceps e úmero	1 – 2	8	–
Supraespinhoso	2 – 3	10	Mínimo: 5J/ponto
Infraespinhoso	2 – 3	10	Mínimo: 5J/ponto
Trocânter maior	2 – 4	10	–
Tendão patelar	2 – 3	6	–
Trato ileotibial	2 – 3	3	Máximo: 100mW/cm²
Tendão do calcâneo	2 – 3	8	Máximo: 100mW/cm²
Fasciite plantar	2 – 3	12	Mínimo: 6J/ponto
Artrites			
Dedos das mãos e pés	1 – 2	6	–
Punho	2 – 4	10	–
Junta umerorradial	1 – 2	4	–
Cotovelo	2 – 4	10	–
Junta glenoumeral	2 – 4	15	Mínimo: 6J/ponto
Acromioclavicular	1 – 2	4	–
Temporomandibular	1 – 2	6	–
Coluna cervical	2 – 4	15	Mínimo: 6J/ponto
Coluna lombar	2 – 4	40	Mínimo: 8J/ponto
Anca	2 – 4	40	Mínimo: 8J/ponto
Joelho medial	3 – 6	20	Mínimo: 5J/ponto
Tornozelo	2 – 4	15	–

GaAlAs = gálio-alumínio-arseniato.

1.8 – Um Pouco de Laserterapia: Como Dosar para Cada Paciente

A dosagem ideal para cada paciente pode variar. Isto pode ser avaliado da seguinte forma:

- Peça para o paciente relatar qualquer sensação durante o tratamento.
- Sensação de aquecimento ou diminuição dos sintomas podem ser bons sinais.
- Aumento imediato na dor é um mau sinal. Pare o tratamento imediatamente.
- Observe se existe redução em qualquer inchaço ou inflamação.
- Teste o paciente para a melhora na capacidade funcional.
- Palpar a área tratada e observe se houve redução do problema ou se houve alteração na pigmentação.

Peça ao paciente para anotar e informar eventuais reações negativas ou melhoras num período de até 24h após o tratamento. Reações de agravamento podem incluir maior espasmo muscular, leve fadiga, náuseas, dores de cabeça ou aumento da gravidade dos sintomas.

Por Onde Começar?

Trate sempre de proximal para distal, a partir do centro do corpo em direção à periferia.

Estimular o tratamento do corpo nos processos centrais ajuda as regiões periféricas. Por exemplo, um linfoedema, estimulando as regiões proximais da perna, irá aumentar suas atividades fisiológicas e prepará-la para o aumento do fluxo de fluidos, que compõem a perna para a área periférica do pé ou antebraço. O mesmo acontece com drenagem linfática manual, é importante estimular as veias da região proximal da perna antes de enviar mais linfa para pé e tornozelo.

Tempo de Tratamento para Cada Região

Você terá que decidir sobre sua estratégia antes de iniciar a laserterapia. Em geral, é fácil pensar dividindo uma sessão de tratamento em quartos ou terços.

Se você tem um *laser* de 500mW (produzindo 30J/min) e seu tratamento é de 3 a 6min, você pode dividir o tempo em quartos, cada porção do tratamento seria 45 a 90s para cada região anatômica específica.

Se você tem um *laser* de 100mW (produzindo 6J/min) e seu tempo de tratamento é 15 a 20min, você pode dividir o tempo em quartos, cada porção do tratamento seria de cerca de 5min para cada região anatômica.

Tratamento por Terços e Quartos

- Se um paciente tem hérnia de disco lombar irradiando para o pé, você pode dividir o tratamento em quartos:
  - Um quarto do tempo: tratar disco e raízes nervosas.
  - Um quarto do tempo: tratar o nervo ciático nas nádegas.
  - Um quarto do tempo: tratar o nervo ciático e o tornozelo.
  - Um quarto do tempo: tratar o tornozelo e pé.
- Se um paciente tem uma hérnia de disco lombar irradiando dor para o pé, você pode dividir o tratamento em terços:
  - Um terço do tempo: tratar disco e raízes nervosas.
  - Um terço do tempo: tratar o nervo isquiático no joelho.
  - Um terço do tempo: tratar o nervo isquiático em tornozelo e pé.
- Com a síndrome do túnel do carpo, você poderia dividir o tratamento em quartos:
  - Um quarto do tempo: tratar os pontos-gatilho do cotovelo em direção ao punho.
  - Um quarto do tempo: tratar diretamente sobre o túnel do carpo.
  - Um quarto do tempo: tratar o nervo mediano do punho para a palma da mão.
  - Um quarto do tempo: tratar dedos e unhas.
- Ainda síndrome do túnel do carpo, você pode dividir o tratamento em terços:
  - Um terço do tempo: tratar os pontos-gatilho do cotovelo em direção ao punho.
  - Um terço do tempo: tratar diretamente sobre o túnel do carpo.
  - Um terço do tempo: tratar o nervo mediano do punho para a palma da mão.

A divisão do seu tratamento em terços ou quartos depende da natureza do doente e da síndrome. Se a síndrome for simples, como contusão no quadríceps, você pode optar por dividir o tratamento em duas metades. Metade do tempo é gasto diretamente sobre a contusão e a outra metade é gasta em uma área circundante à lesão, a fim de estimular o tecido vascular e as estruturas adjacentes. No entanto, mesmo com entorse no dedo, você pode dividir em quartos, se decidir tratar os quatro lados da articulação.

1.9 – Cálculo da Saída da Ponteira em Joules

O Quadro 1.2 é a dosimetria aproximada em J/min, com base na potência de saída da ponteira e diâmetro de 1cm.

A Tabela 1.5 resume a dose total com base na potência de saída da ponteira e o tempo de tratamento:

O tempo total do tratamento depende da potência do seu *laser*, pois o tempo de tratamento é inversamente proporcional ao total da potência de saída do *laser*. A dose máxima recomendada para o paciente médio é de 100 a 200 joules, com uma ponteira de 150 a 500mW. Embora haja exceções, vamos utilizar essa dosagem máxima para os cálculos a seguir:

- Um *laser* de 500mW vai produzir um pouco mais de 30J/min.
  $0,5W \times 60s = 30J/min$
  Máximo tempo de tratamento: 7min.
- Um *laser* que produz 120mW é igual a 7,2J/min.
  $0,12W \times 60s = 7,2J/min$
  Máximo tempo de tratamento: 26min.
- Um *laser* de 150mW poderia produzir cerca de 9J/min.
  $0,15W \times 60s = 9J/min$
  Máximo tempo de tratamento: 21min.

Os fótons são absorvidos pelo sangue e pela água, diminuindo sua profundidade de penetração, sendo recomendado que você aplique laserterapia antes de qualquer compressa quente ou depois de compressa com gelo. Isso ocorre em razão da diatermia, do ultrassom e das bolsas térmicas aumentarem o fluxo sanguíneo local, aumentando também a hemoglobina concentrada no local, o que tira a possibilidade de alguns fótons de não atingirem as estruturas mais profundas.

Quadro 1.2 – Dosimetria aproximada em J/min

- 500mW: 30J/min
- 150mW: 9J/min
- 120mW: 7,2J/min
- 100mW: 6J/min
- 70mW: 4,2J/min
- 50mW: 3J/min
- 40mW: 2,4J/min
- 10mW: 0,6J/min

1.10 – Diferentes Cores de Epiderme

Indivíduos de pele negra possuem mais melanina, o pigmento marrom que bloqueia a luz do sol. As pessoas que habitam as áreas mais distantes do equador tem a pele avermelhada e os provenientes dos trópicos têm a pele mais escura.

Há a hipótese de que as pessoas que vivem em climas mais frios podem ter desenvolvido sua pele com coloridos mais leves, mais translúcidos, a fim de ajudá-los a absorver mais os raios do sol e, portanto, produzir quantidades adequadas de vitamina D. Foi estabelecido que peles mais escuras são abençoadas com maior proteção natural aos raios nocivos e têm menor risco de câncer da pele. Se você está tentando aprofundar a penetração do *laser* e está usando ponteira vermelho visível, é importante aumentar a dosagem em cerca de 25 a 50%. Quanto mais escura for a cor da pele, mais você terá que modificar sua dosagem.

No entanto, se você está tratando tecidos superficiais, como a própria pele ou pontos de Acupuntura que se situam na parte mais superficial da orelha, a qual possui uma pele normalmente mais clara, esta irá absorver mais fótons, e a dosagem poderá ser reduzida de 25 a 50% quando se utilizar uma ponteira vermelho visível.

Tabela 1.5 – Tempo máximo de tratamento (min)

Tempo	10mW	40mW	50mW	70mW	100mW	120mW	150mW	500mW
1	0,6	2,4	3	4,2	6	7,2	9	30
2	1,2	4,8	6	8,4	12	14,4	18	60
3	1,8	7,2	9	12,6	18	21,6	27	90
4	2,4	9,6	12	16,8	24	28,8	36	120

Diferentes Espessuras de Pele

Pele espessa está presente na sola dos pés e nas palmas das mãos. A espessura da pele faz com que um maior número de fótons seja necessário para penetrar no tecido. Pele mais espessa tem maior estrato córneo e maior conteúdo de queratina. Pele mais espessa é observada em esclerodermia, esclerose sistêmica progressiva e em alguns pacientes com diabetes insulino-dependente. Em contrapartida, o envelhecimento e algumas doenças poderão vir a ocasionar afinamento da pele.

Ehlers-Danlos é uma síndrome caracterizada por hipermobilidade articular e pele aveludada. Quanto mais fina e branca for a pele, mais o paciente irá absorver fótons e menor será a dosagem inicial.

Um jogador de futebol africano, cuja pele é espessa, rugosa e com calos, exigiria maior dosagem. É possível encontrar uma paciente com síndrome de Ehlers-Danlos, que ela se descreve como "sensitiva" dotada de hipermobilidade articular e fragilidade cutânea. Em ambos os casos, você precisará alterar radicalmente seus protocolos de tratamento, aumentando ou diminuindo a dosagem total em conformidade com o tratamento.

1.11 – Técnicas de Varredura

Varredura Simples

Esta técnica envolve mover uma ponteira *laser*, com um diâmetro de 2 a 5cm, ou um aplicador dermatológico maior (6cm^2) ao longo da área selecionada de tratamento, com a metade da velocidade do ultrassom ou cerca de 2,5cm a cada 2s. O movimento deve ser estável, para permitir distribuição homogênea de absorção (Fig. 1.9).

Varredura em Grade

Esta técnica é utilizada quando o praticante utiliza sonda em que a ponteira *laser* é de aproximadamente 1 a 2mm de diâmetro. Trata-se de varredura mais precisa, a qual é frequentemente utilizada para o tratamento em estética para rugas e estrias ou varredura de meridianos de acupuntura. Visualiza-se uma grelha imaginária de 1cm, com linhas ao longo do tratamento da área selecionada. O *laser* é aplicado a cada ponto de interseção da grade. Embora esta seja uma técnica excelente e rigorosa, ela pode ser extremamente morosa na prática diária. Por isso, cada vez mais profissionais estão escolhendo ponteiras maiores, como aplicadores dermatológicos, os quais permitam a utilização da técnica de varredura em áreas maiores (Fig. 1.10).

Varredura Neurológica

Varredura neurológica é utilizada em casos como neurite periférica, ciática e radiculopatia. Envolve palpação ao longo da lesão de um nervo periférico. Ao visualizar a lesão, pontos-gatilho e pontos *Ashi* estão com frequência ligeiramente levantados, possivelmente indicando aumento do tônus muscular. O protocolo seria:

- Varredura no nervo, de proximal para distal.
- Palpar a pele ao longo de um nervo, procurando nodulações ou pontos inchados.
- Tratar a cadeia acometida mais importante.

Desequilíbrio Quente e Frio

- Estimulação com luz em uma região fria pode criar aumento de calor; estimulação de uma região mais quente pode gerar aumento de frio.
- Isto ocorre porque a luz tem a capacidade de estimular e alterar o sistema nervoso autônomo, estimulando, portanto, a homeostase natural.

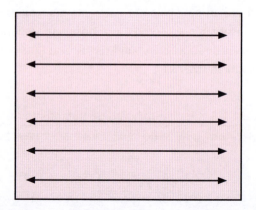

Figura 1.9 – Técnica de varredura simples.

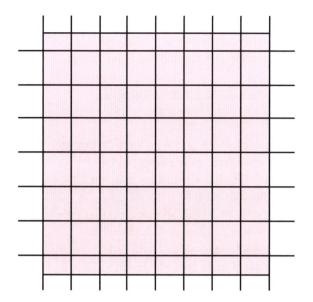

Figura 1.10 – Técnica pontual de varredura em grade.

1.12 – Técnica de Relaxamento

- Quando uma ponteira é colocada sobre a pele, você vai sentir certa quantidade de resistência tecidual local.
- Como você fornece estimulação a *laser*, em algum momento, vai perceber que a ponteira suavemente afundará no tecido.
- Isso pode refletir uma resposta de relaxamento do tecido conjuntivo.
- Isso geralmente significa que o paciente recebeu estimulação suficiente para relaxar os tecidos, sendo isto um sinal para parar o tratamento em um ponto específico ou região.

1.13 – Tratamento de Dor Crônica

É baseada na premissa de que fótons devem ser entregues prioritariamente para o local da lesão. Além disso, permite que o estímulo ao longo dos processos transversos da coluna vertebral, acima da cadeia simpática, possa criar uma sensação de relaxamento e ajudar a reduzir a percepção da dor global. Se houver qualquer dor que irradie para baixo do braço ou perna, faça o tratamento na região ipsilateral das unhas do dedo da mão ou do pé, pois são translúcidas, isto poderá contribuir para estimular os nervos periféricos envolvidos. Assim, o protocolo deverá ser dividido em terços:

- Tratar o local da dor, um terço do tempo total do tratamento.
- Tratar os processos transversos da coluna a partir de C7 a L2, a fim de estimular a cadeia dos gânglios simpáticos, um terço do tempo.
- Tratar o dedo ou as unhas no lado ipsilateral da lesão, terço final do tempo atribuído ao tratamento.

1.14 – Como Escolher o Laser Ideal para seu Trabalho

Se você optar por um *laser*, é importante lembrar que o tempo de tratamento é inversamente proporcional ao total da potência. Assim, um *laser* de 1.000mW exigirá cerca da metade do tempo de tratamento que um *laser* de 500mW.

Orientações Gerais para Escolha de Equipamento de Laser

- Se você tratar principalmente a região musculosquelética, animais de grande porte e só ocasionalmente tratar feridas, fará sentido comprar um *laser* infravermelho com potência igual ou superior a 500mW.
- Se você quiser um tempo de tratamento mais curto, de 1 a 2min, e quiser tratar todo o corpo de forma fácil, incluindo as superfícies como joelho e tornozelo, escolha um *laser* com potência entre 1.000 e 2.000mW.
- Se você não quiser gastar muito tempo de tratamento com estruturas profundas, mas sim tratar a neuropatia periférica ou preferir usar

uma modalidade de tratamento que não necessite de sua presença, considere a compra de *lasers* de múltiplas saídas, que são excelentes quando a terapia é desacompanhada e podem ser aplicados em uma ampla variedade de tamanhos e formas, para diferentes partes do corpo, ideais para acupuntura.

- Se o foco da sua prática é tratar condições de pele e feridas, um *laser* infravermelho e vermelho simultâneo funciona muito bem para tratar feridas superficiais e condições dermatológicas gerais.
- Se você for tratar pontos de acupuntura ou pratica auriculoterapia, considere uma compra de *lasers* infravermelhos ou de *laser* vermelho com potência entre 40 a 500mW.

1.15 – Densidade de Potência ou Intensidade

Sabemos que um *laser* de 1.000mW produz 60J para cada minuto de tratamento. No entanto, a densidade da potência vai variar dependendo do tamanho da cabeça da ponteira. Por exemplo, um *laser* de 500mW com ponteira de 2,5cm de diâmetro terá uma baixa densidade de potência se comparado a um *laser* de 500mW cuja ponteira é de 2,5mm. Isto funciona do mesmo modo que a pressão da água passa através de um chuveiro ou uma mangueira: quando você faz o fluxo de água mais estreito em um chuveiro ou mangueira, você está aumentando a densidade de potência, embora não esteja alterando a quantidade total de água através do sistema. Esta compreensão da densidade de potência é importante, pois irá ajudá-lo a escolher a ponteira necessária para um tipo específico de tratamento.

Ponteiras *laser* para Acupuntura são muito pequenas e proporcionam mais poder em uma área menor (na acupuntura os pontos são pequenos). Ponteiras para tratamento de feridas e grandes áreas musculares são maiores, porque é mais fácil de "varrer" ou "pintar" um espaço do que mover uma pequena ponteira por um grande número de minúsculos pontos.

Para calcular a densidade de potência ou intensidade, você só precisa saber o total da potência de saída em watts ou miliwatts e o tamanho da abertura da superfície da ponteira:

Densidade de potência =

   potência em watts ou miliwatts
   Tamanho, *spot* ou área em cm^2

Para calcular a área ou o local do tamanho de sua sonda, você pode usar a equação:

Superfície da ponteira $\pi \times r^2$ = (π é 3,14, r é o raio da ponteira em cm)

Superfície de aplicador dermatológico = comprimento × largura da almofada do coxim

Em qualquer caso, você irá dividir o número total de mW ou W pela área em cm^2.

Cálculo da Densidade de Energia

Vamos comparar a densidade de potência de 1.000mW, 5cm de diâmetro e uma ponteira 0,79mm com o mesmo ponto de saída, 1.000mW.

Para este cálculo, você precisa descobrir a superfície da ponta de cada ponteira. A ponteira tem uma saída que é circular, de modo que a equação é utilizada para descobrir a superfície de área de cada ponteira.

A equação utilizada para localizar a área de um círculo ou a área de uma sonda é:

$\pi \times r^2$ = área de um círculo

3,14cm × raio^2 em cm = área de função

Área musculoesquelética grande com *laser* de 1.000mW.

Se você tiver a ponteira de 5cm de diâmetro, o raio seria metade ou 2,5cm:

$3,14 \times 2,5cm^2 = 19,6cm^2$

Se 1.000mW (1 Watt) irá produzir 1W ou 1J/s, a densidade de potência ou intensidade é, então:

$1W/19,6cm^2 = 0,051W/cm^2$

Acupuntura a Laser com 1.000mW

Se você tem um limite de 0,1cm de diâmetro na ponteira de saída do seu *laser*, este seria a metade do diâmetro, que é 0,05cm:

$3,14 \times 0,05cm^2 = 0,0078cm^2$

Se isto é para um *laser* de 1.000mW (1W), ele irá produzir 1W ou 1J/s. A densidade de potência ou intensidade é, então:

$1W/0,0078cm^2 = 127W/cm^2$

Assim, a pequena ponteira de Acupuntura é cerca de 2.500 vezes mais intensa do que uma área de ponteira musculoesquelética.

No entanto, ambos os *lasers* colocam para fora exatamente o mesmo número de joules por segundo: cada um coloca 1.000mW ou 1W, que produz em cada um 1J/s.

Assim, ambos produzem 60J/min, mesmo com uma densidade de potência dramaticamente diferente. Em geral, o tratamento seria o mesmo tempo para ambos, porque eles entregam a mesma dosagem total.

Qual é a Diferença?

- Se você usar a ponteira de Acupuntura com elevada densidade de potência, você terá que avançar mais rapidamente a aplicação de ponto por ponto e espalhar a entrega de fótons, o que com a ponteira maior é feito de forma menos densa e aglomerada.
- A *densidade* de potência determina a técnica de tratamento.
- A *potência* de saída determina o tempo do tratamento.

O que Isso Significa em Termos Práticos?

De modo geral, almofadas e ponteiras com menor potência de densidade produzem menos calor e as com maior potência de densidade produzem calor mais intenso. O que isto significa em sua clínica é que se você tem um aplicador dermatológico com baixa densidade de potência, podendo deixá-lo sobre o paciente por um período mais longo de tempo, sem se preocupar com queimadura na pele. Se você tem elevada densidade de potência, precisará manter a sonda se deslocando para ter certeza de que não irá queimar a pele do paciente.

Dosagem versus Densidade

É lógico pensar que um *laser* de 100mW usado por 60s terá o mesmo efeito que 1.000mW por 6s desde que ambos emitam 60J de energia. No entanto, irritação de pele ou queimaduras podem ocorrer quando a intensidade ou a densidade é muito elevada.

Por exemplo, se quisermos cozer um frango? Como alterar a temperatura?

Vamos dizer que você planeja cozer seu frango durante 60min a 150°C. Seria diferente cozê-lo durante 30min a 300°C? Sim, seria! Ao utilizar uma quantidade muito grande de calor, suficiente para desidratar o tecido, as regras vão mudar.

E se fosse 1.000°C por 10min? Acho que você provavelmente iria queimar o exterior e produzir um frango cru no interior.

Então, o frango assado é o princípio básico; enquanto você estiver usando uma baixa potência, num intervalo de 5mW para 2.000mW e houver pouco calor de saída, sua dosagem total em joules será uma medida razoável e coerente tanto na quantidade de energia quanto no tratamento fornecido a um paciente.

No entanto, muito *lasers* de alta potência que produzem grande quantidade de calor não seguem os mesmos princípios de *lasers* de baixa potência, podendo produzir destruição tecidual e levando à destruição da estrutura celular do tecido a ser tratado.

Dosagem é Melhor do que Densidade

É mais fácil para o praticante usar o conceito de (dosagem) (joules total) do que J/cm^2 (densidade), devido ao cálculo da densidade ser confuso e levar a dosagens totais imprecisas.

Assumindo que o tamanho da ponteira é de 1cm^2, a densidade de potência é de 1J/cm^2 (lembre-se que 1W/s é 1J). Se esta sonda foi colocada em volta do paciente, a dose total após um minuto de tratamento é de 60J.

Se o praticante agora muda para uma ponteira de saída com a mesma densidade de potência, mas em vez de utilizar uma ponteira, ele utiliza oito ponteiras, a densidade de potência é exatamente a mesma, mas a dosagem é oito vezes mais forte. A ponteira possui oito díodos emissores com 8.000mW e tem a mesma densidade de potência que a sonda que emite 1.000mW!

A sonda maior permite 1J/cm^2, tal como uma única sonda, mas agora vai ministrar ao paciente 480J/min, em vez de 60J/min! Desta forma, densidade de potência é uma grande descrição da densidade da ponteira, mas não é uma boa maneira de avaliar a dose absorvida total.

Uma vez que muita luz pode causar efeitos secundários, é importante o praticante compreender qual a dosagem total que estão proporcionando ao paciente.

Observações Importantes

Sintoma é qualquer alteração da percepção normal que uma pessoa tem de seu próprio corpo, do seu metabolismo, de suas sensações, podendo ou não consistir em um indício de doença.

Sintomas são frequentemente confundidos com sinais, que são as alterações percebidas ou medidas por outra pessoa, geralmente um profissional de saúde. A diferença entre sintoma e sinal é que o sinal é aquilo que pode ser percebido por outra pessoa sem relato ou comunicação do paciente, e o sintoma é a queixa relatada pelo paciente, mas que só ele consegue perceber.

Sintomas são subjetivos, sujeitos à interpretação do próprio paciente. A variabilidade descritiva dos sintomas varia enormemente em função da cultura do paciente, assim como da valorização que cada pessoa dá às suas próprias percepções.

Ao prestar atendimento a alguém, compete ao profissional saber colher as informações necessárias ao pleno conhecimento das características dos sintomas.

A identificação dos sintomas faz-se essencialmente pelo interrogatório do paciente, pois sem seu relato ou qualquer outra forma de comunicação lúcida é impossível conhecê-los. Em poucas áreas do conhecimento da saúde, como a Neonatologia, por exemplo, não ocorre a identificação dos sintomas, uma vez que o seu paciente, recém-nascido, não se comunica de modo lúcido.

A caracterização dos sintomas baseia-se em sete príncipios ou componentes dos sintomas, a saber: cronologia, localização corporal, qualidade, quantidade, circunstâncias, fatores agravantes ou atenuantes e manifestações associadas:

- Cronologia é a identificação dos aspectos relacionados ao tempo e à sequência de evolução dos sintomas, como hora do dia, dia do ciclo menstrual, etc.
- Localização corporal não é apenas determinar o local dos sintomas mas sua irradiação e profundidade. Deve-se ter em mente que as pessoas nomeiam partes do seu corpo de modo diferente, conforme seu próprio conhecimento.
- Qualidade é um dos aspectos mais difíceis de se determinar, uma vez que conta com a descrição que o paciente faz de suas percepções. As comparações que muitas vezes são feitas remetem à memória individual, às experiências de cada um de nós. Por exemplo, a sensação de calor varia em função da hereditariedade, da região em que se mora, etc.
- Quantidade é a descrição da intensidade, da frequência, do número de vezes em que o fenômeno ocorreu, do intervalo entre os episódios, do volums de secreções, dos abaulamentos e dos edemas.
- Circunstâncias são aquelas em que o sintoma ou os sintomas ocorrem, como local, atividade que exerce no momento da ocorrência do sintoma, exposição a fatores ambientais, ingestão de alimentos, por exemplo.
- Fatores agravantes ou atenuantes, embora claramente compreendidos, exigem do examinador a ciência exata das relações entre os sintomas e os fatores que neles interferem, de modo a poder selecionar e identificar, sem sugestionar o paciente, aquilo que realmente interferiu ou não no sintoma.
- Manifestações associadas podem ajudar até mesmo na identificação de síndromes. Como nem sempre o paciente tem a noção da importância da ocorrência de um fenômeno simultâneo a outro, compete ao médico o interrogatório e a associação dos eventos.

REFERÊNCIAS

1. STACHEL, J. *O Ano Miraculoso de Einstein: cinco artigos que mudaram a face da Física.* Rio de Janeiro: UFRJ, 2001. p. 202.
2. GURWITSCH, A. *Principles of Analytical Biology and the Theory of Cellular Fields.* Moscow: Nauka, 1991. p. 288.
3. FRÖLICH, H. The biological effects of microwaves and related questions. *Adv. Eletronics and Eletrons. Phys.*, v. 53, p 85-152, 1980.
4. POPP, F. A.; LI, K. H.; GU, Q. (eds.). *Recent Advances in Biophoton Research.* Singapure: World Scientific, 1992.
5. PONTINEN, P. J. *Low Level Laser Therapy as Medical Treatment Modality.* Tampere: Arturpo, 1992. p. 13-17.
6. ALMEIDA-LOPES, L.; MASSINI, R. J. *Laserterapia, conceitos e aplicações (CD-ROM).* São Carlos: DMC, 2000.

Parte II

Tratamentos de Acupuntura

2

No ano de 1975, inicia-se na China o desenvolvimento do método de laserpuntura seguindo as regras do princípio da Medicina Tradicional Chinesa.

Durante o primeiro simpósio de Acupuntura e Moxabustão em Beijing, República Popular da China, no ano de 1979, foi dado a conhecer interessantes resultados, os quais haviam sido obtidos com o emprego da radiação *laser* sobre os pontos de Acupuntura, em que ficou definido um grupo de afecções. Obtiveram resultados satisfatórios e mostraram dosimetria ideal comparativamente semelhante à eletroacupuntura.

Laserpuntura ou Ji Guãng Fã

A laserpuntura consiste na utilização da emissão estimulada de fótons procedentes da luz que se produz em um dispositivo *laser* para produzir um estímulo energético sobre os pontos de acupuntura com o objetivo de alcançar:

- Biomodulação, bioestimulação ou bioinibição em nível celular, a fim de restabelecer o equilíbrio que deve existir em *Yin* e *Yang*, entre *Qi* e *Xue*.
- Desobstruir os canais e possibilitar a livre circulação de *Qi* e *Xue* por todo o organismo e, desta forma, obter uma resposta terapêutica.

A laserpuntura no *método Ji Guãng Fã* é classificada dentro da Medicina Tradicional Chinesa como um procedimento não invasivo de terapêutica externa, sendo considerado modalidade avançada dentro da Medicina Tradicional Chinesa.

É utilizada para irradiar tanto os pontos corporais quanto os pontos auriculares e os demais microssistemas.

Características gerais que devem reunir os equipamentos utilizados para laserpuntura no *método Ji Guãng Fã*:

- Os equipamentos *laser* com comprimentos de onda que se encontram entre 620 e 760nM (vermelhos) são utilizados para *tratamento dos padrões de desequilíbrio por frio*, no microssistema da orelha e na mão.
- Os equipamentos com comprimentos de onda que se encontram entre 760 e 1.050nM (infravermelhos) são indicados para *tratamento dos padrões de desequilíbrio por calor*.
- Os equipamentos que trabalham em regime de onda contínua são empregados com eficácia para um efeito dispersante (Tabela 2.1).
- Os equipamentos com regime de trabalho pulsado são muito eficazes em (Tabelas 2.2 e 2.3):
  - Equipamentos com emissão de frequência abaixo de 584Hz, que têm efeito notadamente tonificante.

– Equipamentos com frequência acima de 584Hz, que têm efeito notadamente dispersante.

Tabela 2.1 – Dosimetria ideal estabelecida em consenso e seus efeitos

Dosimetria ideal	Efeito
2 a 3J/cm²	Analgésico
4 a 5J/cm²	Anti-inflamatório
6 a 7J/cm²	Estimulação e regeneração tissular

Tabela 2.2 – Regra de *Bu-Xie* para laserpuntura em pontos corporais

Efeito *Bu* (tonificação)	Efeito *Xie* (sedação)
Dosimetria ≤ 7J/cm²	Dosimetria entre (12 ou 15) ou 30J/cm²
f < 584Hz	f > 584Hz
Dosagem máxima para laserpuntura corporal de 200J/cm²/aplicação	

f = frequência.

Tabela 2.3 – Regra de *Bu-Xie* para laserpuntura nos microssistemas auricular e da mão

Efeito *Bu* (tonificação)	Efeito *Xie* (sedação)
Dosimetria ≥ 5J/cm²	Dosimetria ≥ 10J/cm²
f < 584Hz	f > 584Hz
Dosagem máxima para laserpuntura em pontos sistêmicos auriculares e microssistema da mão é de 100J/cm²	

f = frequência.

Atualmente existem diferenças de critérios na dosimetria ideal entre os especialistas das diferentes escolas que trabalham com investigação e pesquisa, destaco a dosimetria estabelecidada pela cientista Tiina Karú (Tabela 2.4).

A *dosimetria* definida no Primeiro Simpósio de Acupuntura e Moxabustão realizado no ano de 1979 em Beijing, República Popular da China, para se obter resultados comparativamentes semelhantes aos da eletroacupuntura é de *11,5J/cm²*, segundo os critérios expostos pelos médicos Zhang Guifang, Wan Changlu e Xuli Wang Hongjie, do Colégio Médico de Jiamusi.

Tabela 2.4 – Dosimetria estabelecida pela cientista Tiina Karú

Efeito	Dosimetria
Analgésico	3 a 6J/cm²
Anti-inflamatório	4 a 8J/cm²
Regenerador	6 a 7J/cm²
Acupuntura	5J/cm²

Protocolos de tratamento na Acupuntura com base na regra de *Bu-Xie* para laserpuntura com diversos meios ativos e comprimentos de onda.

A ponteira de emissão deverá estar completamente encostada na pele, para não haver fuga desnecessária na emissão do *laser* (Tabela 2.5).

Tabela 2.5 – Tempo de aplicação para diferentes comprimentos de onda e meios ativos

Comprimento de onda	Meio ativo	Potência	Tempo de estímulo	Tempo de sedação
660nm	AlGaInP	40mW	2,5min	4min
780nm	GaAlAs	70mW	1,5min	2,5min
660nm	AlGaInP	100mW	1min	2min
784nm	GaAlAs	100mW	1min	2min
784nm	GaAlAs	120mW	1min	2min

AlGaInP = alumínio-gálio-índio-fósforo; GaAlAs = gálio-alumínio-arseniato.

Exemplo de Tratamento
Acne e Doenças Relacionadas (Fig. 2.1)

A acne vulgar é um problema comum de pele, afetando, sobretudo, adolescentes e muitos adultos. Dermatite perioral e rosácea podem produzir lesões semelhantes.

Acne Vulgar

Acne vulgar (acne) é a formação de comedões, pápulas, pústulas, nódulos e/ou cistos como resultado da obstrução e inflamação das unidades pilossebáceas (folículos pilosos e suas glândulas sebáceas acessórias). Acomete com mais frequência os adolescentes. O diagnóstico é por exame clínico. O tratamento envolve uma variedade de agentes tópicos e sistêmicos, com a finalidade de reduzir produção sebácea, infecção e inflamação e normalizar a ceratinização.

Etiologia e Fisiopatologia

A acne ocorre quando a unidade pilossebácea é obstruída por tampões de sebo e ceratinócitos descamados, depois "colonizada" e, às vezes, infectada com um anaeróbio de pele normal, *Propionibacterium acnes*. As manifestações diferem dependendo do fato de a *P. acnes* estimular a inflamação no folículo; a acne pode ser não inflamatória ou inflamatória.

Comedões, tampões sebáceos não infecciosos encravados nos folículos, são característicos de acne não inflamatória. Denominam-se abertos ou fechados, dependendo do fato de os folículos estarem dilatados ou fechados na superfície cutânea. Acne inflamatória compreende pápulas, pústulas, nódulos e cistos.

As pápulas surgem quando as lipases do *P. acnes* metabolizam os triglicerídeos em ácidos graxos livres, que irritam a parede folicular. Pústulas aparecem quando a infecção ativa do *P. acnes* causa inflamação no folículo. Nódulos e cistos se devem à inflamação por ruptura dos folículos; por manipulação física ou liberação de ácidos graxos livres pelo forte atrito, bactérias e por ceratinas em tecidos, desencadeando inflamação dos tecidos friáveis.

O desencadeador mais comum é a puberdade, quando a acne surge por estímulo androgênico da produção de sebo e hiperproliferação de ceratinócitos. Outros desencadeadores são alterações hormonais no decorrer da gravidez ou do ciclo menstrual; cosméticos oclusivos, agentes de limpeza e roupas; umidade e sudorese. A associação entre exacerbação da acne e dieta (por exemplo, chocolate), lavagem facial inadequada, masturbação e atividade sexual é infundada. A acne pode melhorar no verão devido aos efeitos anti-inflamatórios da luz solar. A proposta de associação entre acne e hiperinsulinemia ainda requer mais investigações.

Sinais e Sintomas

A acne cística pode ser dolorosa; outros tipos não causam sintomas físicos, mas podem ser a fonte de problemas emocionais. Os tipos de lesões frequentemente coexistem em diferentes estádios.

Comedões aparecem como pontos brancos e negros. Os brancos (comedões fechados) são da cor da pele ou lesões esbranquiçadas palpáveis, de 1 a 3mm de diâmetro; comedões negros (comedões abertos) são semelhantes em aparência, mas com um ponto negro central.

Pápulas e pústulas são lesões avermelhadas, de 2 a 5mm de diâmetro. Em ambas, o epitélio folicu-

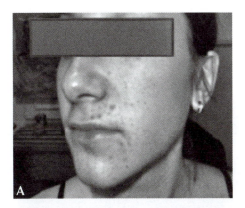
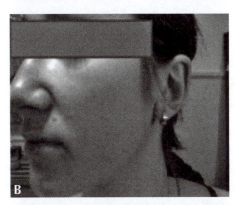
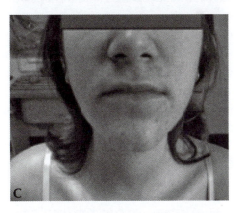
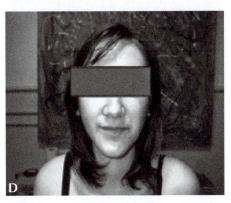

Figura 2.1 – (*A* a *D*) Tratamento da acne – *laser* (ondas B e F de Nogier). Duas sessões entre as fotos *A* e *D* (2 dias entre as fotos). Cortesia do Dr. Leonardo Monteiro.

Tabela 2.6 – Tempo máximo de tratamento (em minutos) – potência em Watt

Tempo	10mW	40mW	50mW	70mW	100mW	120mW	200mW	500Mw
1	0,6J	2,4J	3J	4,2J	6J	7,2J	12J	30J
2	1,2J	4,8J	6J	8,4J	12J	14,4J	24J	60J
3	1,8J	7,2J	9J	12,6J	18J	21,6J	36J	90J
4	2,4J	9,6J	12J	16,8J	24J	28,8J	48J	120J

Tabela 2.7 – Tratamento com base no diâmetro de saída da carga (densidade de potência) em joules/cm²

mw	10	40	50	70	100	120
Diâmetro	1cm	1cm	1cm	1cm	1cm	1cm
Quantidade de elementos	1	1	1	1	1	1
Dose	7J/cm²	7J/cm²	7J/cm²	7J/cm²	7J/cm²	7J/cm²
Tempo	9min	2,5min	2min	1,2min	1min	50s

lar torna-se danificado com o acúmulo de neutrófilos e, depois, de linfócitos. Quando o epitélio se rompe, o conteúdo do comedão faz surgir uma intensa reação inflamatória na derme. Inflamação relativamente profunda produz pápula. As pústulas são mais superficiais.

Nódulos são maiores, mais profundos e mais sólidos do que as pápulas. Essas lesões assemelham-se a cistos epidermoides inflamados, apesar de faltar a estrutura cística verdadeira.

Cistos são nódulos supurativos. Ocasionalmente, os cistos se infectam e formam abscessos. Acne cística por tempo prolongado pode causar cicatrizes que se manifestam como cicatrizes finas ou puntiformes profundas (cicatrizes em "furador de gelo"), depressões puntiformes mais profundas, depressões pouco profundas ou áreas de cicatrizes hipertróficas.

A acne conglobata é a forma mais grave de acne vulgar, acometendo mais homens do que mulheres. Pacientes têm abscessos, pústulas exsudativas, comedões fistulosos e cicatrizes queloidianas e atróficas. O dorso e o tórax são gravemente afetados. Os braços, abdome, glúteos e até o couro cabeludo podem ser atingidos.

A acne fulminante é a acne conglobata ulcerativa, aguda, febril, caracterizada por súbito aparecimento de abscessos confluentes, causando necrose hemorrágica. Leucocitose, dores articulares e edema também estão presentes.

Tabela 2.8 – Tratamento com base no diâmetro de saída da carga (densidade de potência) em joules/cm²

mw	10	40	50	70	100	120
Diâmetro	1cm	1cm	1cm	1cm	1cm	1cm
Quantidade de elementos	1	1	1	1	1	1
Dose	14J/cm²	14J/cm²	14J/cm²	14J/cm²	14J/cm²	14J/cm²
Tempo	18min	5min	4min	2,4min	2min	1,4min

Tabela 2.9 – Tratamento com base no diâmetro de saída da carga (densidade de potência) em joules/cm²

mw	10	40	50	70	100	120
Diâmetro	0,6cm	0,6cm	0,6cm	0,6cm	0,6cm	0,6cm
Quantidade de elementos	1	1	1	1	1	1
Dose	7J/cm²	7J/cm²	7J/cm²	7J/cm²	7J/cm²	7J/cm²
Tempo	3,3min	50s	40s	30s	20s	20s

Tabela 2.10 – Tratamento com base no diâmetro de saída da carga (densidade de potência) em joules/cm²

mw	10	40	50	70	100	120
Diâmetro	0,6cm	0,6cm	0,6cm	0,6cm	0,6cm	0,6cm
Quantidade de elementos	1	1	1	1	1	1
Dose	14J/cm²	14J/cm²	14J/cm²	14J/cm²	14J/cm²	14J/cm²
Tempo	7min	1,4min	1,2min	1min	40s	40s

O pioderma facial (também denominado rosácea fulminante) ocorre subitamente na região mediana da face em mulheres jovens. Pode ser análogo à acne fulminante. A erupção consiste em placas eritematosas e pústulas, acometendo mento, bochechas e fronte.

Possibilidades Energéticas e Síndromes Associadas no Tratamento da Acne

- Calor, Umidade em Baço-Pâncreas/Estômago:
  - IG-11; CS-7; VB38; F-14; BP-2; BP-14; BP-17; BP-19; BP-21; B-38; B-67; IG-5.
- Calor em pele:
  - VB-38; F-14; BP-2; BP-14; BP-17; BP-19; BP-21; B-38; B-67; IG-5.
- Calor no Sangue:
  - BP-6; BP-10; F-3; IG-4; CS-6; P-9; B-40.
- Fogo congestionando Pulmão/Rim:
  - VB-38; F-14; BP-2; BP-14; BP-17; BP-19 BP-21; B-38; B-67; IG-5.
- Fogo em Pulmão:
  - VB-38; F-14; BP-2; BP-14; BP-17; BP-19; BP-21; B-38; B-67; IG-5.

A Tabela 2.6 resume a dose total (joules) com base na potência de saída da ponteira e o tempo de tratamento. As Tabelas 2.7 a 2.10 resumem a dose total em joules, com base no diâmetro de saída (ponteira *spot*).

2.1 – Índice de Doenças

Abscesso Amebiano no Fígado

Abscessos amebianos ocorrem se os parasitas (*Entamoeba histolytica*) se disseminarem para além do trato gastrointestinal. No fígado, destroem hepatócitos até o sistema imune controlar a sua proliferação pela formação de um abscesso, que por vezes cresce e pode levar a problemas hepáticos. Raramente, podem formar-se abscessos em baço ou cérebro, complicações perigosas. Sintomas de invasão sistêmica são: febre alta oscilante, tremores, suores noturnos, dores abdominais na zona do fígado (principalmente à direita, junto ao rebordo costal), fadiga, hepatomegalia.

Abscesso de Mama

Um abscesso mamário é um acúmulo de pus na mama e pode aparecer quando uma infecção mamária não é tratada. Trata-se com antibióticos e, em geral, drena-se cirurgicamente.

Tabela 2.11 – Pontos para tratamento de abcesso amebiano no fígado

Doença	Especialidade	Nome	Pontos	Pontos
Abscesso amebiano no fígado	GE	Calor, Umidade em Fígado	VC-1; VC-2; VC-4; VC-6; VC-7; VB-28	E-28; E-32

E = Estômago; GE = Gastroenterologia; VB = Vesícula Biliar; VC = Vaso Concepção.

28 – TRATAMENTOS DE ACUPUNTURA

Tabela 2.12 – Pontos para tratamento de abscesso de mama

Doença	Especialidade	Nome	Pontos	Pontos	Pontos
Abscesso de mama	GO	Calor tóxico	B-38; E-36; VB-34; VG-14; VG-16; VG-20	IG-11; TA-5	–
Abscesso de mama	GO	Calor tóxico	CS-6; BP-8; BP-20; B-38; E-34; E-36	–	–
Abscesso de mama	GO	Calor tóxico	CS-7; VC-22; VC-23; IG-1; IG-3; IG-4	IG-5; IG-6; IG-10; IG-11; IG-16; IG-17	ID-1; ID-2; ID-3
Abscesso de mama	GO	Calor tóxico	CS-9; VC-5; TA-5; TA-10; B-23; R-2	R-3; P-5; P-7; P-9	–
Abscesso de mama	GO	Calor tóxico	IG-12; IG-13; IG-14; IG-15; F-2; F-7	F-8; F-14; ID-9; ID-10; BP-9; BP-10	BP-21; TA-5; TA-11
Abscesso de mama	GO	Calor tóxico	IG-13; IG-14; BP-17; BP-18; TA-6; B-10	B-11; B-12; B-13; B-14; B-15; B-18	R-25; R-26; R-27
Abscesso de mama	GO	Calor tóxico	VB-24; F-13; F-14; B-19; B-20; B-21	B-44; E-15	–
Abscesso de mama	GO	Calor tóxico	VC-3; VC-7; VC-14; F-3; F-9; BP-2	BP-3; TA-4; B-25; B-27; B-65; C-5	R-3; E-42

B = Bexiga; BP = Baço-Pâncreas; C = Coração; CS = Circulação-Sexo; E = Estômago; F = Fígado; GO = Ginecologia e Obstetrícia; ID = Intestino Delgado; IG = Intestino Grosso; P = Pulmão; R = Rim; TA = Triplo Aquecedor; VB = Vesícula Biliar; VC = Vaso Concepção; VG = Vaso Governador.

Abscesso Hepático

O abscesso hepático é uma afecção grave que acomete 8 a 22 indivíduos por cada 100.000 habitantes. Constitui uma entidade clínica pouco frequente, mas que apresenta desafios no diagnóstico e tratamento. Nas últimas décadas, ocorreram mudanças na epidemiologia, avanços nos meios de diagnóstico e surgimento de novas alternativas terapêuticas.

Os dois principais tipos de abscessos hepáticos são:

- *Abscesso piogênico*: responsável por cerca de 90% dos casos.
- *Abscesso amebiano*: representando 10% dos casos.

Os abscessos piogênicos representam, geralmente, uma complicação de infecção bacteriana em outro local do organismo. Os patógenos atingem o fígado por (1) veia porta; (2) suprimento arterial; (3) infecção ascendente no trato biliar (colangite ascendente); (4) invasão direta do fígado a partir de uma origem próxima; ou (5) uma lesão traumática.

Abscesso Pulmonar

Um abscesso pulmonar é uma cavidade cheia de pus localizada no pulmão, circundada por tecido inflamado e causada por uma infecção.

Causas

O motivo habitual da formação de um abscesso é a aspiração de bactérias originárias da boca ou garganta até o interior dos pulmões, produzindo uma infecção. O organismo sadio possui muitas defesas contra essas infecções, as quais ocorrem apenas quando essas defesas estão baixas – nos casos em que o indivíduo encontra-se inconsciente ou sonolento devido à sedação, à anestesia, ao consumo exagerado de bebidas alcoólicas ou à doença do sistema nervoso. Frequentemente, uma doença gengival é a fonte das bactérias; mas mesmo a saliva normal, quando aspirada, contém bactérias em quantidade suficiente para causar uma infecção.

Em alguns indivíduos, particularmente naqueles com mais de 40 anos de idade, um tumor pulmonar pode causar a formação de um abscesso pulmonar ao bloquear uma via aérea. A pneumonia causada por determinadas bactérias, como o *Staphylococcus aureus* ou a *Legionella pneumophila*, ou por fungos pode levar à formação de um abscesso pulmonar. Nos indivíduos com imunodeficiência, microrganismos menos comuns podem ser a causa. As causas raras incluem os êmbolos pulmonares infectados e as infecções hematogênicas (disseminadas pela corrente sanguínea).

Comumente, o indivíduo apresenta formação de apenas um abscesso pulmonar. Entretanto, quando ocorre a formação de mais abscessos, eles tipicamente ocorrem no mesmo pulmão. Se uma infecção atinge um pulmão pela corrente sanguínea, pode ocorrer a formação de muitos abscessos disseminados. Esse problema é mais comum entre os dependentes de drogas que as injetam utilizando agulhas contaminadas. Finalmente, a maioria dos abscessos rompe-se no interior de uma via aérea, produzindo uma grande quantidade de escarro que

Tabela 2.13 – Pontos para tratamento de abscesso hepático

Doença	Especialidade	Nome	Pontos	Pontos	Pontos
Abscesso hepático	GE	Calor tóxico	B-38; E-36; VB-34; VG-14; VG-16; VG-20	IG-11; TA-5	–
Abscesso hepático	GE	Calor tóxico	CS-6; BP-8; BP-20; B-38; E-34; E-36	–	–
Abscesso hepático	GE	Calor tóxico	CS-7; VC-22; VC-23; IG-1; IG-3; IG-4	IG-5; IG-6; IG-10; IG-11; IG-16; IG-17	ID-1; ID-2; ID-3
Abscesso hepático	GE	Calor tóxico	CS-9; VC-5; TA-5; TA-10; B-23; R-2	R-3; P-5; P-7; P-9	–
Abscesso hepático	GE	Calor tóxico	IG-12; IG-13; IG-14; IG-15; F-2; F-7	F-8; F-14; ID-9; ID-10; BP-9; BP-10	BP-21; TA-5; TA-11
Abscesso hepático	GE	Calor tóxico	IG-13; IG-14; BP-17; BP-18; TA-6; B-10	B-11; B-12; B-3; B-14; B-15; B-18	R-25; R-26; R-27
Abscesso hepático	GE	Calor tóxico	VB-24; F-13; F-14; B-19; B-20; B-21	B-44; E-15	–
Abscesso hepático	GE	Calor tóxico	VC-3; VC-7; VC-14; F-3; F-9; BP-2	BP-3; TA-4; B-25; B-27; B-65; C-5	R-3; E-42
Abscesso hepático	GE	Estagnação de Sangue	CS-6; CS-7; VB-20; VB-21; VB-34; VG-14	VG-16; VG-20; VG-26; IG-2; IG-3; IG-4	IG-11; IG-15; IG-20
Abscesso hepático	GE	Estagnação de Sangue	CS-6; CS-7; VB-20; VB-21; VB-34; VG-14	VG-16; VG-20; VG-26; IG-2; IG-3; IG-4	VG-16; VG-20; VG-26; IG-2; IG-3; IG-4
Abscesso hepático	GE	Estagnação de Sangue	VC-9; VB-34; BP-6; BP-10; B-18; B-23	–	–
Abscesso hepático	GE	Estagnação de Sangue	VC-9; VB-34; BP-6; BP-10; B-18; B-23	R-7; E-36	–

B = Bexiga; BP = Baço-Pâncreas; CS = Circulação-Sexo; E = Estômago; F = Fígado; GE = Gastroenterologia; ID = Intestino Delgado; IG = Intestino Grosso; P = Pulmão; R = Rim; TA = Triplo Aquecedor; VB = Vesículo Biliar; VC = Vaso Concepção; VG = Vaso Governador.

30 – TRATAMENTOS DE ACUPUNTURA

Tabela 2.14 – Pontos para tratamento de abscesso pulmonar

Doença	Especialidade	Nome	Pontos	Pontos	Pontos
Abscesso pulmonar	PNE	Calor tóxico	B-38; E-36; VB-34; VG-14; VG-16; VG-20	IG-11; TA-5	–
Abscesso pulmonar	PNE	Calor tóxico	CS-6; BP-8; BP-20; B-38; E-34; E-36	–	–
Abscesso pulmonar	PNE	Calor tóxico	CS-7; VC-22; VC-23; IG-1; IG-3; IG-4	IG-5; IG-6; IG-10; IG-11; IG-16; IG-17	ID-1; ID-2; ID-3
Abscesso pulmonar	PNE	Calor tóxico	CS-9; VC-5; TA-5; TA-10; B-23; R-2	R-3; P-5; P-7; P-9	–
Abscesso pulmonar	PNE	Calor tóxico	IG-12; IG-13; IG-14; IG-15; F-2; F-7	F-8; F-14; ID-9; ID-10; BP-9; BP-10	BP-21; TA-5; TA-11
Abscesso pulmonar	PNE	Calor tóxico	IG-13; IG-14; BP-17; BP-18; TA-6; B-10	B-11; B-12; B-13; B-14; B-15; B-18	R-25; R-26; R-27
Abscesso pulmonar	PNE	Calor tóxico	VB-24; F-13; F-14; B-19; B-20; B-21	B-44; E-15	–
Abscesso pulmonar	PNE	Calor tóxico	VC-3; VC-7; VC-14; F-3; F-9; BP-2	BP-3; TA-4; B-25; B-27; B-65; C-5	R-3; E-42
Abscesso pulmonar	PNE	Calor na superfície	CS-6; VC-22; VB-20; VB-21; VC-16; IG-4	TA-5; B-12; B-13	–
Abscesso pulmonar	PNE	Calor na superfície	CS-9; VC-5; TA-5; TA-10; B-23; R-2	R-3; P-5; P-7; P-9	–
Abscesso pulmonar	PNE	Calor na superfície	IG-13; ID-14; BP-17; BP-18; TA-6; B-10	B-11; B-12; B -3; B-14; B-15; B-18	R-25; R-26; R-27

B = Bexiga; BP = Baço-Pâncreas; C = Coração; CS = Circulação-Sexo; E = Estômago; F = Fígado; ID = Intestino Delgado; IG = Intestino Grosso; P = Pulmão; PNE = Pneumologia; R = Rim; TA = Triplo Aquecedor; VB = Vesícula Biliar; VC = Vaso Concepção; VG = Vaso Governador.

deve ser expectorado através da tosse. Um abscesso que se rompe deixa uma cavidade no pulmão cheia de líquido e ar.

Algumas vezes, um abscesso drena para o interior do espaço pleural (o espaço existente entre as membranas que revestem os pulmões), enchendo-o de pus – condição denominada empiema. Raramente, um abscesso grande rompe no interior de um brônquio (uma grande via aérea que leva ar aos pulmões) e o pus espalha-se pelo pulmão, causando pneumonia e síndrome de angústia respiratória aguda. Se um abscesso destruir a parede de um vaso sanguíneo, pode ocorrer uma hemorragia grave.

Sintomas e Diagnóstico

Os sintomas podem começar lenta ou repentinamente. Os sintomas iniciais são semelhantes aos da pneumonia: fadiga, perda de apetite, sudorese, febre e tosse produtiva com escarro, que pode apresentar estrias de sangue. Frequentemente, o escarro possui um odor desagradável porque as bactérias provenientes da boca ou da garganta tendem a produzir odores fétidos.

O indivíduo também pode apresentar dor torácica, sobretudo quando a pleura encontra-se inflamada. É impossível realizar o diagnóstico de um abscesso pulmonar baseando-se apenas nos sintomas seme-

Tabela 2.15 – Pontos para tratamento de acloridria

Doença	Especialidade	Nome	Pontos
Acloridria	GE	Deficiência de *Yin* do Estômago	CS-6; VC-12; B-20; B-21; BP-6; E-44

B = Bexiga; BP = Baço-Pâncreas; CS = Circulação-Sexo; E = Estômago; GE = Gastroenterologia; VC = Vaso Concepção.

lhantes aos da pneumonia e nos achados do exame físico. No entanto, é possível suspeitar de um abscesso pulmonar quando os sintomas semelhantes aos da pneumonia ocorrem em um paciente que já apresenta determinados problemas, como um distúrbio do sistema nervoso, um problema de uso abusivo de álcool ou drogas ou um episódio recente de perda de consciência por qualquer motivo.

Frequentemente, radiografias torácicas revelam a presença de um abscesso pulmonar. Contudo, quando apenas uma radiografia sugere a presença de um abscesso, é necessária a realização de uma tomografia computadorizada (TC) do tórax. As culturas de escarro podem auxiliar na identificação do microrganismo causador do abscesso.

Acloridria

Falta de ácido hipoclorídrico no suco gástrico apesar da estimulação de secreção gástrica.

Agranulocitose

Também chamada de agranulocitopenia é um termo que designa uma certa alteração do sangue. Diz-se de uma condição aguda caracterizada pela falta ou acentuada redução de leucócitos granulócitos (neutrófilos, basófilos e eosinófilos), que são subtipos específicos de um tipo de célula sanguínea, os glóbulos brancos. A quantidade de granulócitos por volume de sangue abaixo da qual se considera como agranulocitose é de 500 células por milímetro cúbico de sangue.

As causas de agranulocitose podem ser muito variadas e aí se incluem o uso de alguns medicamentos, exposição a radiação, síndrome da imunodeficiência adquirida (AIDS, *acquired immunodeficiency syndrome*), desnutrição e fatores genéticos, dentre outros. Exemplo de droga que pode causar agranulocitose: clozapina (antipsicótico usado para tratamento da esquizofrenia), dipirona (anti-inflamatório não esteroidal).

Tabela 2.16 – Pontos para tratamento de agranulocitose

Doença	Especialidade	Nome	Pontos	Pontos
Agranulocitose	HE	Deficiência de Coração/Baço-Pâncreas	CS-3; CS-7; VC-23; VC-24; VB-14; VB-20	VB-29; VB-30; VB-31; VB-32; VB-34; VB-39
Agranulocitose	HE	Deficiência de Coração/Baço-Pâncreas	VB-20; BP-6; B-10; B-23; E-36	–
Agranulocitose	HE	Deficiência de Coração/Baço-Pâncreas	VC-1; VC-4; VC-7; BP-6; R-7; E-29	C-1; C-3; BP-6; BP-9
Agranulocitose	HE	Deficiência de Coração/Baço-Pâncreas	VC-2; VC-3; VC-4; VB-20; BP-6; BP-9	B-17; B-31; B-32; B-33; B-34
Agranulocitose	HE	Deficiência de *Qi* do Rim	VC-4; VC-6; R-3; R-5; R-7; B-23	B-28; B-52; VG-4

B = Bexiga; BP = Baço-Pâncreas; C = Coração; CS = Circulação-Sexo; E = Estômago; HE = Hematologia; R = Rim; VB = Vesícula Biliar; VC = Vaso Concepção; VG = Vaso Governador.

Pode ocorrer sangramento gengival espontâneo e outras hemorragias na agranulocitose; que, em geral, causa fadiga progressiva e fraqueza, seguidas por sinais de infecção, como febre e calafrios. A inspeção pode revelar lesões da boca e perianais, que habitualmente apresentam bordas grosseiras, com membrana cinza ou preta.

Alergia

Definição

Conjunto de sintomas causados por uma resposta imune a substâncias que não desencadeiam essa reação na maioria das pessoas.

Causas, Incidência e Fatores de Risco

A alergia é causada por uma sensibilidade excessiva do sistema imune que leva a uma resposta imune equivocada. Normalmente, o sistema imune protege o corpo de substâncias nocivas como bactérias, vírus e toxinas. A alergia se manifesta quando esse sistema reage a substâncias (alérgenos) que, em geral, são inofensivas para a maioria das pessoas e não provocam essa resposta.

A primeira exposição ao alérgeno produz uma resposta imune moderada que sensibiliza esse sistema contra a substância (estimulando-o a reconhecer a substância). A segunda e as demais exposições a essa substância provocarão a manifestação dos sintomas. O tipo de sintoma depende do alérgeno específico, da parte do corpo exposta e da forma como o sistema imune reage ao esse elemento.

Quando um alérgeno penetra o corpo de uma pessoa com um sistema imune sensibilizado, ele desencadeia a produção de anticorpos. Os tecidos liberam histamina e outros químicos, como parte da resposta imune. Esse processo provoca coceira, edema dos tecidos afetados, produção de muco, espasmos musculares, urticária, erupções cutâneas e outros

sintomas que variam, em termos de intensidade, de pessoa para pessoa.

A parte do corpo exposta ao alérgeno também produzirá, em parte, alguns sintomas. Por exemplo, os alérgenos inalados quase sempre provocam congestão nasal, coceira em garganta e nariz, produção de muco, tosse, sibilos ou sintomas similares. Em geral, a alergia alimentar produz: dor abdominal, cólicas ou sintomas similares, embora todo o corpo possa ser afetado quando o alimento for absorvido. As alergias a plantas frequentemente provocam a erupção da pele e as alergias a medicamentos normalmente comprometem todo o organismo.

As alergias como a febre do feno, o eczema, a asma e muitas outras estão associadas a vários distúrbios, podem desencadear sua manifestação ou até mesmo piorar seus sintomas.

Os alérgenos comuns envolvem agentes ambientais que entram em contato com a pele, com as vias respiratórias ou com a superfície dos olhos (como o pólen). A alergia alimentar e a alergia a medicamentos são muito comuns e as reações alérgicas podem ser provocadas por picadas de insetos, joias, cosméticos e por quase todas as substâncias que entram em contato com o corpo.

Algumas pessoas manifestam reações de tipo alérgico às temperaturas quentes ou frias, à luz do sol ou a outros estímulos físicos. Em algumas pessoas a fricção (como esfregar ou golpear a pele vigorosamente) provocará os sintomas. Esse mecanismo só é conhecido parcialmente, mas é possível que alterações mínimas na química da pele possam ocorrer em resposta aos estímulos físicos, e que algum componente dessa alteração química desencadeie a alergia.

As alergias são comuns. A hereditariedade, as condições ambientais, o número e o tipo de exposições, os fatores emocionais (estresse e transtornos emocionais podem aumentar a sensibilidade do sistema imune) e muitos outros fatores podem indicar uma predisposição da pessoa a alergias.

Tabela 2.17 – Pontos para tratamento de alergia

Doença	Especialidade	Nome	Pontos	Pontos
Alergia	CG	Deficiência de *Qi* do Pulmão	B-13; P-1; P-7; P-9; VC-17; IG-4	IG-18; E-36

B = Bexiga; CG = Clínica Geral; E = Estômago; IG = Intestino Grosso; P = Pulmão; VC = Vaso Concepção.

Alopecia

Alopecia tem múltiplas causas. O diagnóstico da causa pode ser realizado pelo exame macro e microscópico do pelo. O tratamento é da causa subjacente.

A maioria das alopecias é um problema por razões cosméticas e psicológicas, mas ocasionalmente é o primeiro sinal de uma importante doença sistêmica.

Etiologia

Alopecia pode ser não cicatricial e difusa, não cicatricial e focal ou cicatricial e focal.

Queda Difusa Não Cicatricial

As causas incluem as calvícies masculina e feminina, eflúvio telógeno, eflúvio anágeno, anormalidades da haste dos pelos e doenças congênitas.

A calvície masculina (alopecia androgenética) é comum, familiar e androgenética. A perda de cabelos inicia-se pelas têmporas e/ou vértex, podendo chegar a um quadro difuso com fios finos ou até a perda quase completa dos cabelos. A calvície feminina ocorre pelo adelgaçamento dos pelos nas regiões frontal e parietal, bem como na coroa. Também é androgenética.

Efluvio telógeno é a perda de cabelos causada pela sincronicidade do ciclo do cabelo, assim que vários cabelos entram subitamente na fase de repouso ou telógena. Ao final dessa fase de repouso, geralmente vários meses após o evento causal, um significativo aumento na queda de cabelos é observado. As drogas representam uma causa frequente, especialmente quimioterápicos antiproliferativos, varfarina, bloqueadores de histamina 2 (H_2), contraceptivos orais, inibidores da enzima conversora da angiotensina, betabloqueadoes e lítio. Outras drogas que podem precipitar o eflúvio telógeno são clofibrato, fluorobutirofenona, bezafibrato, trimetadiona, valproato, captopril, penicilamina, ibuprofeno, tamoxifeno, interferona, ranitidina, sulindaco, terfenadina e tian-

fenicol. O eflúvio telógeno também é comum em deficiências nutricionais, após estresse fisiológico ou psicológico (cirurgia, doença sistêmica) e em alterações endócrinas patológicas (hipo ou hipertireoidismo) ou fisiológicas (pós-parto, menopausa).

O eflúvio anágeno é quando a queda de cabelos ocorre na fase de seu crescimento (anágena). Drogas quimioterápicas e radiações são as causas mais comuns, mas pode ser decorrente do envenenamento por tálio, ácido bórico, mercúrio e vitamina A.

Anormalidades primárias da haste do pelo relacionam-se a uma série de doenças, causando cabelos revoltos e lanosos ou fraturas da haste. Na *tricorrexis invaginata*, os cabelos têm uma invaginação como uma bola e uma taça (cabelos em bambu). Essa anomalia pode estar associada à ictiose, em uma rara doença autossômica recessiva que é a síndrome de Netherton. Cabelos com bolhas, as quais são observadas no interior da haste, podem ser decorrentes do excessivo uso de secadores de cabelo. A triconodose é quando surgem nós nos cabelos pelo excesso de atrito por escovação. No moniletrix, uma entidade incomum autossômica dominante, formam-se nódulos nos cabelos, tornando-os quebradiços.

Outras doenças congênitas dos cabelos são nevo dos cabelos lanosos (pelos firmemente enrolados por todas as regiões do couro cabeludo), síndrome dos cabelos não penteáveis (cabelos que resistem à escovação ou penteado), tricorrexe nodosa (as hastes dos cabelos rompem-se facilmente, observando-se restos de cabelos rotos em grandes áreas do couro cabeludo) e a tricotiodistrofia (cabelos quebradiços em razão de um defeito no metabolismo do enxofre).

Queda Focal Não Cicatricial

Causas comuns são alopecia por tração, tinha do couro cabeludo, tricotilomania e *alopecia areata*. Causas pouco comuns incluem sífilis e anormalidades primárias da haste do pelo.

Em geral, a alopecia por tração ocorre na linha de implantação dos cabelos, nas regiões frontal e/ou

Tabela 2.18 – Pontos para tratamento de alopecia

Doença	Especialidade	Nome	Pontos
Alopecia	DE	Deficiência de Sangue	B-17; B-43; B-20; B-21; BP-10; E-36

B = Bexiga; BP = Baço-Pâncreas; DE = Dermatologia; E = Estômago.

temporal, em razão de tranças, rabo de cavalo e por enrolar os cabelos. A tinha do couro cabeludo é uma infecção da haste do pelo por *Trichophyton tonsurans*; outras causas menos frequentes dessa tinha são por *Microsporum canis, M. audouinii* e *T. schoenleinii*. A tricotilomania – perda localizada de cabelos por arrancamento, torção ou penteado – é indicativa de uma alteração obsessivo-compulsiva.

Na sífilis secundária tardia, a perda de cabelos ocorre em placas localizadas, mas pode haver perda total. Às vezes, segue a distribuição do exantema prévio. A sorologia é sempre positiva. O exame revela áreas focais amarelo-avermelhadas, com aparência de roído por traça.

Queda Focal Cicatricial

A cicatriz representa a obliteração do folículo piloso por fibrose. A queda cicatricial é causada com mais frequência por doenças como líquen planopilar (líquen plano do couro cabeludo), foliculite decalvante (alopecia cicatricial idiopática associada a pústulas e pelos intactos agrupados em tufos) e pseudopelada de Brocq (quadro particular de alopecia cicatricial). Outras causas são queimaduras, trauma, radioterapia, infecções graves primárias (quérion) ou secundárias (sífilis), sarcoidose, lúpus eritematoso e malignidades cutâneas.

Sinais, Sintomas e Diagnóstico

Não há, em geral, outros sintomas, a não ser a perda de cabelos. Se houver (por exemplo, prurido, queimação, ardor), não é específico de nenhuma causa. Exceto em *alopecia areata*, alguns casos de infecção (quérion, sífilis), líquen plano e foliculite dissecante do couro cabeludo (*folliculitis abscedens et suffodiens*), os sinais de queda de cabelos não são diagnósticos. Se houver cicatriz, o exame clínico deve incluir todo o tegumento e membranas mucosas para detectar lesões associadas a doenças sistêmicas.

Em geral, a calvície masculina não requer exames. Quando ocorre em jovens sem história familiar, o médico deve investigar o uso de esteroides anabolizantes e outras drogas. Nas mulheres com significativa queda de cabelos e evidência de virilização, é necessário dosar os níveis séricos de testosterona e sulfato de deidroepiandrosterona.

O teste de tração auxilia na avaliação da queda difusa de cabelos. Exerce-se uma firme tração em um tufo com cerca de 40 a 60 fios, em pelo menos três áreas do couro cabeludo, e a seguir conta-se a quantidade de cabelos retirada, examinando-os no microscópio. Normalmente, menos de seis cabelos na fase telógena são observados. A extração de mais de seis cabelos na fase telógena é anormal e sugere um eflúvio telógeno.

O teste do "puxão" é semelhante, exceto que os cabelos são arrancados abruptamente com dor local. Esse teste auxilia diagnosticar um defeito no telógeno ou catágeno ou uma doença sistêmica oculta.

O exame microscópico dos cabelos provenientes de qualquer um desses testes ou do corte de cabelo quase sempre auxilia. Os cabelos anágenos têm bainhas unidas a suas raízes; os cabelos telógenos têm finos bulbos, sem bainhas em suas raízes. Normalmente, 85 a 90% dos cabelos estão na fase anágena; cerca de 10 a 15%, na telógena, e menos de 1%, na catágena. O eflúvio telógeno revela um aumento da porcentagem dos cabelos telógenos, ao passo que o eflúvio anágeno mostra diminuição de telógenos e rompimento fácil. Uma alta porcentagem de cabelos na fase catágena (fase de transição entre crescimento e repouso) e a tricomalacia são patognomônico de tricotilomania. Ao exame microscópico do cabelo, uma anormalidade da haste é evidente, como ocorre na *tricorrexis invaginata* e moniletrix.

A biópsia do couro cabeludo é indicada quando a alopecia persiste e não há certeza diagnóstica; a biópsia pode distinguir as formas cicatriciais das não cicatriciais. O material deve ser retirado de uma área de inflamação ativa, de preferência da borda da lesão da placa alopécica. A cultura para fungos e bactérias também é útil, e a imunofluorescência auxilia na identificação de lúpus eritematoso, líquen plano e esclerose sistêmica.

Quando o teste de tração é negativo, aconselha-se ao paciente realizar diariamente a contagem dos cabelos que caem. A perda de mais de cem cabelos é anormal, exceto após lavagem dos cabelos com xampu. Nesse caso, acontagem de até 250 fios pode ser normal. Os cabelos podem ser trazidos pelo paciente para um exame microscópico das hastes e dos bulbos.

Amenorreia

Amenorreia é a ausência de menstruação. A causa costuma ser uma disfunção endócrina resultando em anovulação, em geral com deficiência leve de estrogênio e hiperandrogenismo. O diagnóstico é clínico e por teste para gravidez, mensuração dos níveis hormonais e teste da progesterona. O tratamento tem

TRATAMENTOS DE ACUPUNTURA – **35**

Tabela 2.19 – Pontos para tratamento de amenorreia

Doença	Especialidade	Nome	Pontos	Pontos	Pontos
Amenorreia	GO	Deficiência de Baço-Pâncreas	CS-5; VC-2; VC-3; VC-4; VC-5; VC-6	VC-7; VB-26; VB-27; VB-28; VB-29; VB-34	VG-4; F-5; F-6
Amenorreia	GO	Deficiência de Baço-Pâncreas	CS-6; VB-12; VB-20; VB-44; VB-19; VG-24	IG-4; F-1; F-2; F-10; BP-2; BP-6	BP-9; BP-20; B-26
Amenorreia	GO	Deficiência de Baço-Pâncreas	CS-8; VC-11; VC-12; VC-13; VC-14; VB-24	BP-16; BP-18; BP-19; BP-20; BP-21; BP-38	–
Amenorreia	GO	Deficiência de Baço-Pâncreas	VC-6; BP-8; BP-20; B-38; E-34; E-36	–	–
Amenorreia	GO	Deficiência de Baço-Pâncreas	VC-12; B-25; B-27; E-36	–	–
Amenorreia	GO	Deficiência de Baço-Pâncreas	VC-19; VC-20; IG-18; IG-11; B-13; B-23	B-38; C-3; P-1; P-5; R-10	–
Amenorreia	GO	Deficiência de Rim	CS-5; VC-2; VC-3; VC-4; VC-5; VC-6	VC-7; VB-26; VB-27; VB-28; VB-29; VB-34	VG-4; F-5; F-6
Amenorreia	GO	Deficiência de Rim	ID-1; E-36; B-21	–	–
Amenorreia	GO	Deficiência de Rim	VB-1; VB-40; IG-4; ID-3; ID-4; B-1	R-11; R-12	–
Amenorreia	GO	Deficiência de Rim	VC-2; VC-4; VG-1; BP-6; R-10	–	–
Amenorreia	GO	Deficiência de Rim	VC-4; VB-20; VG-4; VG-12; VG-20; IG-10	E-36	–
Amenorreia	GO	Deficiência de Sangue do Fígado	BP-6; BP-9; BP-10; E-36; B-17; B-18	B-20; B-21; F-13; VG-9	–
Amenorreia	GO	Estagnação de *Qi* do Fígado	B-17; B-18; B-19; B-51; F-2; F-3	F-14; VB-20; VB-34; E-18; E-34; E-36	CS-6; BP-6; C-5; VC-10
Amenorreia	GO	Frio	VC-6; BP-8; BP-20; B-38; E-34; E-36	–	–
Amenorreia	GO	Frio	VG-14; TA-5; VB-20; E-9; E-13; IG-11	P-9; P-10; P-11	–

B = Bexiga; BP = Baço-Pâncreas; C = Coração; CS = Circulação-Sexo; E = Estômago; F = Fígado; GO = Ginecologia e Obstetrícia; ID = Intestino Delgado; IG = Intestino Grosso; P = Pulmão; R = Rim; TA = Triplo Aquecedor; VB = Vesícula Biliar; VC = Vaso Concepção; VG = Vaso Governador.

por objetivo corrigir qualquer distúrbio encontrado e minimizar os efeitos do excesso de androgênios.

A amenorreia é anormal, exceto aquela que ocorre antes da puberdade, durante a gravidez ou no início da lactação e após a menopausa. A amenorreia classifica-se tradicionalmente como primária (não ocorreu menarca até 16 anos de idade) ou secundária (o fluxo menstrual não ocorre há mais três meses ou mais em mulheres que já o tiveram).

Etiologia

A amenorreia tem várias causas, sendo tipicamente dividida em anovulatória e ovulatória.

A *amenorreia anovulatória*, na qual ovulação e fluxo menstrual estão ausentes, é o achado mais comum e os resultados relacionam-se com mais frequência a causas funcionais do que estruturais. O eixo hipotalâmico-hipofisário está intacto e os ovários funcionantes, mas a secreção de gonadotropinas está diminuída, resultando em deficiência de estrogênios. As causas são hipotalâmicas, hipofisárias, ovarianas, por outras disfunções hormonais e distúrbios genéticos. As causas hipotalâmicas podem ser multifatoriais e podem incluir fatores desconhecidos. As causas endócrinas podem envolver um *feedback* hormonal inapropriado, que pode ser resultado de níveis alterados de testosterona livre, outros androgênios ou estrogênio, em decorrência da falta de globulina carreadora de hormônios sexuais (por exemplo, em distúrbios hepáticos crônicos), produção excessiva extraglandular de estrogênios (por exemplo, em obesidade), excesso de androgênios ovarianos ou suprarrenais, ou síndrome do ovário policístico.

A *amenorreia ovulatória*, que é menos comum, resulta de anormalidades genitais anatômicas em mulheres com função hormonal normal. Muitas anormalidades anatômicas congênitas obstruem fisicamente o fluxo menstrual através do trato de saída uterino, causando amenorreia. Também podem ocorrer hematocolpo (acúmulo de sangue menstrual na vagina), que pode fazer a vagina abaular, e hematométrio (acúmulo de sangue no interior do útero), que pode causar distensão ou massa uterina. Em razão de a função ovariana estar normal, os genitais externos e outras características sexuais secundárias se desenvolvem normalmente; entretanto, alguns distúrbios congênitos (por exemplo, que causam agenesia vaginal ou septo vaginal) também provocam anormalidades esqueléticas e do trato urinário.

Diagnóstico

As meninas devem ser avaliadas caso não demonstrem qualquer sinal de puberdade com 13 anos de idade ou se a menarca ainda não tiver ocorrido com 16 anos de idade ou decorridos cinco anos ou mais sem menarca desde o início da puberdade. As mulheres em idade reprodutiva devem fazer teste de gravidez após um mês sem fluxo menstrual; devem ser avaliadas para propedêutica de amenorreia se não estiverem grávidas, se não tiverem fluxo menstrual por três meses ou mais, se tiverem menos de nove fluxos menstruais por ano ou se tiverem alteração súbita no padrão menstrual.

História e Exame Físico

A história deve aventar a possibilidade de gravidez, fatores de risco (isto é, crescimento e desenvolvimento anormais, história familiar de defeitos genéticos, deficiências dietéticas, estresse) e sintomas de distúrbios endócrinos, particularmente virilização (por exemplo, libido exacerbada).

Virilização reflete excesso do efeito de androgênios, sugerindo hermafroditismo verdadeiro, pseudo--hermafroditismo, disgenesia gonadal, síndrome do ovário policístico, tumor ovariano ou suprarrenal virilizante, síndrome de Cushing, virilização suprarrenal ou distúrbio genético. Sinais de virilização incluem hirsutismo, alopecia frontal, aumento de massa muscular, engrossamento da voz, aumento do clítoris e regressão dos caracteres sexuais secundários previamente normais (desfeminização), tais como diminuição do volume das mamas e atrofia vaginal. Hipertricose (crescimento excessivo de pelos nas extremidades, cabeça e dorso), comum em algumas famílias, diferencia-se do hirsutismo verdadeiro, que se caracteriza por excesso de pelos no queixo e região superior aos lábios e entre as mamas. Obesidade em mulheres hirsutas pode sugerir síndrome do ovário policístico, mas não é específica. Face lunar, obesidade do tronco, estrias abdominais e extremidades finas podem indicar síndrome de Cushing.

Ausência ou retardo no desenvolvimento dos caracteres sexuais secundários (mamas, pelos pubianos e axilares, genitais) sugerem níveis estrogênicos baixos ou ausentes. Avaliação do desenvolvimento das mamas e pelos pubianos com a classificação de Tanner auxilia na estimativa dos caracteres sexuais secundários.

Com a paciente sentada, o médico pesquisa a presença de secreção mamária aplicando pressão em todas as seções da mama, iniciando-se pela base e movendo-se até o mamilo. Galactorreia (secreção mamária de leite não associada temporalmente ao parto) sugere hiperprolactinemia, que habitualmente reflete um distúrbio hipofisário.

O exame pélvico pode detectar distúrbios anatômicos genitais ou sinais de tais distúrbios (por exemplo, vagina abaulada, massa uterina). Genitália ambígua pode indicar virilização, hermafroditismo verdadeiro, pseudo-hermafroditismo masculino ou feminino. Fusão dos lábios e clitóris aumentado (clitoromegalia) indicam exposição a androgênios durante os primeiros três meses da gestação, sugerindo virilização suprarrenal congênita, hermafroditismo verdadeiro ou virilização induzida por drogas. O desenvolvimento de clitoromegalia significativa após o parto requer estimulação hormonal marcante e, caso não haja história de uso de esteroides anabolizantes exógenos, sugere fortemente tumor secretor de androgênios, a maioria dos quais originários dos ovários. Se o colo e o útero estiverem ausentes, se a genitália externa tiver aparência normal e se caracteres sexuais secundários não estiverem totalmente desenvolvidos, deve-se considerar a síndrome da insensibilidade androgênica (feminização testicular).

Ausência do fluxo menstrual, a amenorreia pode ser classificada como primária ou secundária. Na primária, há ausência de início de menstruação antes dos 16 anos de idade. Na secundária, a menstruação se inicia na idade adequada, mas cessa mais tarde, por três ou mais meses, na ausência de causas fisiológicas, como gravidez, lactação e menopausa.

A amenorreia patológica resulta de anovulação ou obstrução física ao fluxo menstrual, como hímen imperfurado, estenose cervical ou adesões intrauterinas. A anovulação pode ser resultante de desbalanços hormonais, doenças debilitantes, estresse ou doenças emocionais, exercícios estenuantes, desnutrição, obesidade ou anormalidades anatômicas (como ausências congênitas de ovários ou útero). A amenorreia pode ser resultante de drogas ou de tratamentos hormonais.

Causas Médicas
Anorexia Nervosa

Doença psicológica que pode causar tanto amenorreia primária como secundária. Os achados relacionados incluem perda de peso significativa, aspecto emagrecido, padrões de comportamento compulsivo, compleição com manchas ou palidez, constipação, redução da libido, diminuição do prazer em atividades anteriormente agradáveis, pele seca, perda de cabelo no couro cabeludo, lanugem na face e nos braços, atrofia da musculatura esquelética e distúrbios de sono.

Ausência Congênita de Útero

Nesse caso, ocorre amenorreia primária. A paciente pode desenvolver mamas.

Ausência Congênita dos Ovários

Resulta em amenorreia primária e ausência de características sexuais secundárias.

Cisto de Corpo Lúteo

Este pode causar amenorreia súbita, assim como dor abdominal aguda e inchaço nas mamas. O exame pode revelar massa anexial dolorosa e hiperemia vaginal e cervical.

Distúrbios de Amenorreia/Lactação

Como síndromes de Forbes-Albright e Chiari-Frommel, produzem amenorreia secundária acompanhada de lactação na ausência de amamentação. As características associadas incluem ondas de calor, dispareunia, atrofia vaginal, mamas aumentadas e ingurgitadas.

Hiperplasia Adrenocortical

Amenorreia precede os sinais cushingoides característicos, como obesidade truncal, fácies de lua cheia, gibosidade, hematomas, estrias violáceas, hipertensão, cálculos renais, distúrbios psiquiátricos e aumento da pressão de pulso. Tipicamente, surgem acne, alopecia frontal e hirsutismo.

Hipofunção Adrenocortical

Além da amenorreia, a hipofunção adrenocortical causa fadiga, irritabilidade, perda de peso, aumento da pigmentação (incluindo coloração escuro-azulada das aréolas e das membranas mucosas dos lábios, boca, reto e vagina), náuseas, vômitos e hipotensão ortostática.

Hipoplasia Uterina

A amenorreia primária resulta do pouco desenvolvimento do útero, que é detectável ao exame físico.

Hipotireoidismo

A redução dos níveis de hormônio tireoidiano pode causar amenorreias primária e secundária. Tipicamente vagos, os achados iniciais incluem fadiga, esquecimento, intolerância ao frio, ganho de peso inexplicável e constipação. Os sinais subsequentes incluem bradicardia, diminuição da acuidade mental; pele seca, sem elasticidade e escamosa; faces, mãos e pés edemaciados; rouquidão, edema periorbital; ptose; cabelo seco e quebradiço; unhas finas e quebradiças. Outros achados comuns incluem anorexia, distensão abdominal, diminuição da libido, ataxia, tremor a movimentação, nistagmo e retardo da fase de relaxamento dos reflexos profundos, especialmente no tendão do calcâneo (de Aquiles).

Insensibilidade Ovariana a Gonadotropinas

Distúrbio hormonal, a insensibilidade ovariana a gonadotropinas causa amenorreia e ausência de características sexuais secundárias.

Mosaicismo

Este resulta em amenorreia primária e ausência de características sexuais secundárias.

Pseudoamenorreia

Uma anormalidade anatômica, como hímen imperfurado, obstrui o fluxo menstrual, causando amenorreia primária e, possivelmente, episódios cíclicos de dor abdominal. O exame pode revelar um hímen rosado ou azulado abaulado.

Pseudociese

Nessa condição, a amenorreia pode ser acompanhada por lombalgia, distensão abdominal, náuseas e aumento das mamas.

Síndrome de Turner

Amenorreia primária e incapacidade de desenvolver os caracteres sexuais secundários podem sinalizar essa síndrome de disgenesia gonadal ovariana. As características típicas incluem baixa estatura, pescoço alado, baixa inserção de cabelo na nuca, tórax alargado com mamilos afastados e pouco desenvolvimento de mamas, genitália pouco desenvolvida e edema nas mãos e nos pés.

Síndrome dos Ovários Policísticos

Tipicamente, a menarca ocorre na idade normal, seguida de ciclos menstruais irregulares, oligomenorreia e amenorreia secundária ou de períodos de sangramento profuso alternados com períodos de amenorreia. Essa doença pode ser acompanhada por obesidade, hirsutismo, discreto aprofundamento da voz e ovários aumentados, semelhantes a ostras.

Testículos Feminilizantes

A amenorreia primária pode sinalizar essa forma de pseudo-hermafroditismo masculina. O paciente exteriormente é uma mulher, porém geneticamente homem, apresentando desenvolvimento de mamas e genitália externa, porém ausência ou poucos pelos pubianos.

Tireotoxicose

O aumento da produção de hormônios tireoidianos pode resultar em amenorreia. Os sinais e sintomas clássicos incluem aumento da glândula tireoide (bócio), nervosismo, intolerância ao calor, sudorese, tremores, palpitações, taquicardia, dispneia, fraqueza e perda de peso apesar do aumento do apetite.

Tumor Suprarrenal

Amenorreia pode ser acompanhada por acne, alopecia frontal, hirsutismo, aumento da pressão arterial, obesidade truncal e alterações psicóticas, O aumento assimétrico dos ovários, juntamente com o início rápido do processo de virilização, em geral indica tumor suprarrenal.

Tumores Hipofisários

A amenorreia pode ser o primeiro sinal de um tumor hipofisário. Os achados associados incluem cefaleia, distúrbios visuais (como hemianopsia bi-temporal) e acromegalia. Os sinais de cushingoides incluem fácies em lua cheia, gibosidade, hirsutismo, hipertensão, obesidade truncal, hematomas, estrias violáceas, alargamento da pressão de pulso e distúr-bios psiquiátricos.

Tumores Hipotalâmicos

Além de amenorreia, o tumor hipotalâmico pode causar doenças endócrinas e de campos visuais, hipo-desenvolvimento ou disfunção gonadal e baixa estatura.

Outras Causas

- *Cirurgia*: a remoção cirúrgica de ambos os ovários ou do útero produz amenorreia.
- *Drogas*: drogas como bussulfano, clorambuci-la, contraceptivos injetáveis ou implantados, e fenotiazinas podem causar amenorreia. Contra-ceptivos hormonais podem causar anovulação e amenorreia após a sua suspensão.
- *Radioterapia*: a irradiação do abdome pode destruir o endométrio ou os ovários, causan-do amenorreia.

Considerações Especiais

Em pacientes com amenorreia secundária, os exames físico e pélvico devem excluir gravidez, antes dos exames diagnósticos se iniciarem. Os exames típicos incluem retirada de progestágenos, dosagens séricas de hormônios e exames de função tireoidiana, além de biópsia de endométrio.

Indicadores Pediátricos

Meninas adolescentes são especialmente suscetí-veis à amenorreia por causa de problemas emocionais originados tipicamente da escola, além de problemas sociais ou familiares.

Indicadores Geriátricos

Em mulheres acima de 50 anos de idade, ame-norreia representa o início da menopausa.

Amigdalite

Amigdalite (também conhecida como tonsilite) é uma inflamação nas amígdalas palatinas (também chamadas de tonsilas), que pode ter diversas origens, como uma infecção por estreptococos ou uma infec-ção viral.

Quando bacteriana (ou seja: causada por bacté-rias), poderá haver inflamação das amígdalas e a formação de placas de pus nestas.

A amigdalite bacteriana é tratada mais comumente com antibióticos como a amoxicilina. A amigdalite viral (ou seja: causada por vírus) não requer tratamen-to. Apenas o tratamento sintomático basta, tendo em vista que a amigdalite viral possui um ciclo natural, a cura ocorrendo em poucos dias.

Tipos

Existem três tipos principais de amigdalites: aguda, subaguda e crônica. A amigdalite aguda pode ser de origem tanto bacteriana quanto viral (mais comum, 75%). A amigdalite subaguda (que pode durar entre três semanas e três meses) é causada pela bactéria *Actinomyces*. A amigdalite crônica, que pode durar por longos períodos se não for tratada, é quase sempre bacteriana.

Sinais e Sintomas

Os principais sintomas são dor de garganta, dores difusas pelo corpo, febre, cansaço, falta de apetite, dificuldade de respirar e dor de cabeça. O diagnósti-co mais comum é observar a dilatação das amígdalas, estudar o histórico familiar e verificar a temperatura com um termômetro.

Amiotrofia Muscular Espinal

A amiotrofia muscular espinal (AME) é uma doença degenerativa de origem genética. É uma das mais comuns do sistema nervoso central e a mais frequente dentre as doenças autossômicas recessivas, com incidência de um para dez mil (1:10.000) nasci-mentos, estima-se que uma a cada cinquenta pessoas sejam carreadoras da AME.

40 – TRATAMENTOS DE ACUPUNTURA

Tabela 2.20 – Pontos para tratamento de amigdalite e amigdalite aguda

Doença	Especialidade	Nome	Pontos	Pontos	Pontos
Amigdalite	ORL	Calor tóxico	B-38; E-36; VB-34; VG-14; VG-16; VG-20	IG-11; TA-5	–
Amigdalite aguda	ORL	Calor tóxico	CS-6; BP-8; BP-20; B-38; E-34; E-36		
Amigdalite aguda	ORL	Calor tóxico	CS-7; VC-22; VC-23; IG-1; IG-3; IG-4	IG-5; IG-6; IG-10; IG-11; IG-16; IG-17	–
Amigdalite aguda	ORL	Calor tóxico	CS-9; VC-5; TA-5; TA-10; B-23; R-2	R-3; P-5; P-7; P-9	–
Amigdalite aguda	ORL	Calor tóxico	IG-12; IG-13; IG-14; IG-15; F-2; F-7	F-8; F-14; ID-9; ID-10; BP-9; BP-10	ID-1; ID-2; ID-3
Amigdalite aguda	ORL	Calor tóxico	IG-13; IG-14; BP-17; BP-18; TA-6; B-10	B-11; B-12; B-13; B-14; B-15; B-18	–
Amigdalite aguda	ORL	Calor tóxico	VB-24; F-13; F-14; B-19; B-20; B-21	B-44; E-15	BP-21; TA-5; TA-11
Amigdalite aguda	ORL	Calor tóxico	VC-3; VC-7; VC-14; F-3; F-9; BP-2	BP-3; TA-4; B-25; B-27; B-65; C-5	R-25; R-26; R-27
Amigdalite aguda	ORL	Deficiência de Fígado/Rim	CS-3; CS-7; VC-23; VC-24; VB-14; VB-20	VB-29; VB-30; VB-31; VB-32; VB-34; VB-39	R-3; E-42

B = Bexiga; BP = Baço-Pâncreas; C = Coração; CS = Circulação-Sexo; E = Estômago; F = Fígado; ID = Intestino Delgado; IG = Intestino Grosso; ORL = Otorrinolaringologia; P = Pulmão; R = Rim; TA = Triplo Aquecedor; VB = Vesícula Biliar; VC = Vaso Concepção; VG = Vaso Governador.

Tipos

A amiotrofia muscular espinal pode ser dividida em quatro tipos.

Tipo I (Amiotrofia Muscular Espinal Infantil – Werdnig-Hoffmann)

Caracterizada como a mais grave delas por apresentar sintomas desde a vida intrauterina, como baixo movimento fetal, e no recém-nascido, por afetar desde células do corno inferior até o próprio músculo. Mas a principal causa de óbitos destes pacientes, que não conseguem ultrapassar dois anos de idade, é o comprometimento no desenvolvimento do sistema respiratório, que apresenta um retardo fatal para esses pacientes. Apresentando fraqueza acentuada nas musculaturas distal e proximal, as crianças não conseguem sentar sem apoio, apresentando afundamento do osso esterno. São conhecidas pelo termo em inglês como *nonsitters*.

Além desses sintomas, incluem-se dificuldades de deglutição e sucção. As pernas tendem a ser mais fracas que os braços, apresentando ainda dificuldades para se alimentar, aumento na susceptibilidade a infecções respiratórias persistentes e acúmulo de secreções em pulmões e garganta.

Existem registros de alguns casos em que o paciente ultrapassa os dois anos de idade. Chegando à vida adulta, as habilidades intelectuais são inalteradas. Com o uso de novas tecnologias, como alguns programas de computador, os pacientes conseguem fazer uso de computadores normalmente usando comandos de voz; as funções sexuais também não são alteradas.

Tipo II (Amiotrofia Muscular Espinal Intermediária)

O paciente apresenta início de sintomatologias características, mas menos intensas. A partir dos 18 meses de vida, as crianças adquirem a capacidade de sentar, desde que colocadas nessa posição, mas não chegam a adquirir a capacidade de andar.

Tabela 2.21 – Pontos para tratamento de amiotrofia muscular espinal

Doença	Especialidade	Nome	Pontos
Amiotrofia muscular espinal	NE	Calor, Umidade nos músculos	IG-4; IG-11; IG-15; P-7; P-9
Amiotrofia muscular espinal	NE	Calor no *Yangming*	IG-4; IG-11; IG-15; P-7; P-9
Amiotrofia muscular espinal	NE	Deficiência de Rim/Fígado	IG-4; IG-11; IG-15; P-7; P-9
Amiotrofia muscular espinal	NE	Deficiência de Sangue/*Jing*	IG-4; IG-11; IG-15; P-7; P-9

IG = Intestino Grosso; NE = Neurologia; P = Pulmão.

Tipo III (Amiotrofia Muscular Espinal Juvenil – Kugelberg-Welander)

Conhecida também como a forma juvenil da doença, apresenta sintomatologia entre 2 a 17 anos de idade, comprometendo o desenvolvimento dos membros superiores. Os pacientes necessitam com pouca frequência de uma pequena ajuda para se locomover ou para atos comuns do dia a dia. As alterações são menos graves e a progressão da doença é lenta, podendo ser necessário usar alguns meios de ajuda na locomoção como muletas ou bengalas, não sendo necessário o uso de cadeira de rodas.

Tipo IV (Amiotrofia Muscular Espinal Adulta)

É o tipo menos grave, acometendo pessoas entre 30 e 40 anos, mesmo sem que tenham apresentado qualquer tipo de sintomas antes desta fase. A apresentação dos sintomas ocorre de forma lenta e insidiosa para o completo comprometimento muscular.

Amnésia

Amnésia é a incapacidade parcial ou total de lembrar experiências passadas. Pode resultar de lesão encefálica traumática, degeneração, distúrbios metabólicos, convulsivos ou psicológicos. O diagnóstico é clínico, incluindo frequentemente testes neuropsi-cológicos e imagens do encéfalo (TC, ressonância nuclear magnética [RNM]). O tratamento é direcionado à causa.

O processamento de memórias envolve registro (assimilação de novas informações), codificação (formação de associações, marcadores de tempo e outros processos necessários para a recuperação da memória) e recuperação. Déficits em qualquer uma dessas etapas podem causar amnésia.

A amnésia pode ser classificada como retrógrada (para eventos anteriores à causa), anterógrada (incapacidade de armazenar novas memórias após a causa), global (para informação relacionada a todos os sentidos e tempos passados) e sensório-específica (para eventos processados por um único sentido – por exemplo, uma agnosia). A amnésia pode ser transitória (após trauma encefálico), permanente (após grave evento, como encefalite, isquemia global ou parada cardíaca) ou progressiva (com demências degenerativas, como a doença de Alzheimer). Em geral, déficits de memória envolvem fatos (memória declarativa) e, com menos frequência, habilidades (memória de procedimento).

Fisiopatologia e Etiologia

A amnésia pode resultar de deficiência cerebral difusa, lesões bilaterais ou multifocais que prejudicam as áreas de armazenamento de memória nos hemisférios cerebrais. Vias predominantes para me-

Tabela 2.22 – Pontos para tratamento de amnésia

Doença	Especialidade	Nome	Pontos	Pontos
Amnésia	NE	Coração e Rim não permutam	VG-20; C-7; CS-8; CS-5; B-15; B-23	R-3; VC-14

B = Bexiga; C = Coração; CS = Circulação-Sexo; NE = Neurologia; R = Rim; VC = Vaso Concepção; VG = Vaso Governador.

mória declarativa ocorrem na região para-hipocampal medial e hipocampo, assim como nas porções inferomediais dos lobos temporais, face inferior (orbital) dos lobos frontais e diencéfalo. Dentre essas, os giros para-hipocampais, o hipotálamo, os núcleos da base e os núcleos mediais dorsais do tálamo são críticos. O corpo amigdaloide contribui com ampliações emocionais na memória. Os núcleos intralaminares do tálamo e a formação reticular ativada do tronco encefálico estimulam o *imprinting* de memórias. Lesões bilaterais nos tálamos medial e dorsal e no sistema adrenérgico e a formação reticular do tronco encefálico prejudicam gravemente a memória recente e a capacidade de formar novas memórias; as causas mais comuns são deficiência de tiamina, tumores hipotalâmicos e isquemia. Lesões bilaterais na região medial do lobo temporal, especialmente no hipocampo, podem causar amnésia declarativa quase permanente.

A perda grave e irreversível da memória é causada geralmente por demências degenerativas, traumas encefálicos graves, anóxia ou isquemia encefálica, distúrbios alcoólico-nutricionais (por exemplo, encefalopatia de Wernicke, psicose de Korsakoff) e várias intoxicações por drogas (por exemplo, inalação crônica de solvente, anfotericina B ou intoxicação por lítio).

Amnésias pós-traumáticas, imediatamente antes e depois de concussão ou trauma cefálico mais grave, parecem resultar de lesão na porção medial do lobo temporal. Lesões mais graves podem afetar grandes áreas de armazenamento e recuperação de memória, como muitos distúrbios cerebrais difusos que causam demência.

Distúrbios psicológicos da memória resultam de estresse ou traumas psicológicos extremos.

Com o envelhecimento, muitas pessoas desenvolvem gradualmente problemas perceptíveis de memória que, em geral, ocorrem inicialmente para nomes e depois para eventos e ocasionalmente para relações espaciais. Essa condição, de ampla ocorrência, denominada esquecimento senescente benigno não tem mostrado relação com demência, embora seja difícil negar algumas semelhanças. Indivíduos que possuem problema de memória subjetiva, que têm desempenho ruim em testes de memória objetiva, mas que, por outro lado, possuem cognição e função diária intacta, podem apresentar deficiência cognitiva amnésica leve. Indivíduos com esta deficiência têm maior probabilidade de desenvolver doença de Alzheimer que outros da mesma faixa etária e sem problemas de memória.

Amnésia Global Transitória

Amnésia global transitória é um distúrbio de memória causado por lesões centrais vasculares ou isquêmicas. O diagnóstico é primariamente clínico, mas inclui testes laboratoriais e TC, RNM ou ambos, para avaliar a circulação central. Em geral, há remissão espontânea da amnésia, mas pode haver recorrência. Não há tratamento específico, mas as anormalidades subjacentes são corrigidas.

Em geral, a amnésia global transitória é causada por isquemia transitória (por exemplo, aterosclerose, trombose, doença tromboembólica) que afeta bilateralmente o tálamo posteromedial ou o hipocampo, mas pode ser causada por atividade convulsiva ou enxaquecas.

Uma forma benigna diferente de amnésia global transitória pode ocorrer após ingestão excessiva de álcool, doses sedativas moderadamente grandes de barbitúricos, utilização de várias drogas ilícitas ou, às vezes, doses relativamente pequenas de benzodiazepínicos (em especial midazolam e triazolam).

Sinais, Sintomas e Diagnóstico

Os pacientes apresentam confusão amnésica global que tem duração de 30 a 60min até 12h ou mais. Os pacientes possuem déficit de memória retrógrada que pode alcançar vários anos decorridos; com frequência, são desorientados em relação ao tempo e local, mas, em geral, não o são em relação à identidade pessoal. Distúrbios menores ocorrem na memória anterógrada. Muitos pacientes são ansiosos ou agitados e podem fazer perguntas repetidamente sobre eventos que estão acontecendo. As funções de linguagem, atenção, habilidades visuoespaciais e sociais são preservadas. As deficiências cessam gradualmente conforme o episódio diminui. Em geral, não há recorrência dos episódios, exceto quando convulsões ou enxaqueca constituem a causa.

A amnésia transitória benigna (*blackout* ou apagamento) após ingestão de substâncias é diferente, pois é seletivamente retrógrada (isto é, para eventos durante e antes da intoxicação), relacionada especificamente a eventos acompanhados de drogas, não causa confusão (já que a intoxicação aguda é solucionada) e recorre somente se forem ingeridas quantidades similares da mesma droga.

O diagnóstico é primariamente clínico. Em geral, o exame neurológico não detecta qualquer anormalidade que não seja distúrbio de memória.

Anemia

A deficiência de ferro é a causa mais comum de anemia e normalmente resulta da perda de sangue. Em geral, os sintomas não são específicos. Os eritrócitos tendem a ser microcíticos e hipocrômicos e os depósitos de ferro são baixos, como demonstrado pela presença de ferritina e ferro séricos baixos e transferrina sérica alta. Se o diagnóstico é feito, suspeita-se de perda de sangue oculto. O tratamento envolve reposição de ferro e tratamento da perda de sangue.

O ferro é distribuído em *pools* metabólicos ativos e de depósito. O ferro total do corpo consiste em cerca de 3,5g em homens saudáveis e 2,5g em mulheres; a diferença relaciona-se ao tamanho do corpo, níveis mais baixos de andrógeno e à escassez de depósitos de ferro em mulheres devido à perda de ferro na menstruação e na gravidez. A distribuição de ferro corporal num homem mediano corresponde à hemoglobina (Hb), 2.100mg; mioglobina, 200mg; enzimas tissulares (heme e não heme), 150mg; e compartimento de transporte de ferro, 3mg. O ferro é estocado nas células e no plasma como ferritina (700mg) e nas células como hemossiderina (300mg).

O ferro é absorvido no duodeno e na parte superior do jejuno. A absorção de ferro é determinada pelo tipo de molécula de ferro e de quais outras substâncias são ingeridas. A absorção de ferro é melhor quando o alimento contém ferro-heme (carne). O ferro não heme da dieta deve ser reduzido para o estado ferroso e liberado de aglutinantes alimentares pelas secreções gástricas. A absorção de ferro não heme é reduzida por outros itens alimentares (por exemplo, por fitatos de fibras de vegetais e polifenóis; tanatos de chás, incluindo fosfoproteínas; farelo de cereais) e alguns antibióticos (por exemplo, tetraciclina). O ácido ascórbico é o único elemento alimentício comum que aumenta a absorção de ferro não heme.

A dieta americana média, que contém 6mg de ferro elementar/kcal do alimento, é adequada para homeostase do ferro. De cerca de 15mg ao dia de ferro da dieta, apenas 1mg é absorvida pelos adultos, que é a quantidade aproximada perdida diariamente pela descamação de células pela pele e pelos intestinos. Na depleção de ferro, a absorção aumenta, embora não se conheça exatamente o mecanismo de sinalização; entretanto, a absorção raramente aumenta para > 6mg ao dia, a menos que seja adicionado ferro suplementar. As crianças precisam de muito mais ferro e parecem absorver mais para atender a essa necessidade.

O ferro da célula da mucosa intestinal é transferido à transferrina, uma proteína transportadora de ferro sintetizada no fígado; a transferrina pode transportar o ferro das células (intestinal, macrófagos) aos receptores específicos nos eritroblastos, células da placenta e células do fígado. Para a síntese de heme, a transferrina transporta ferro para as mitocôndrias do eritroblasto, que inserem o ferro na protoporfirina para que esta se transforme em heme. A transferrina (meia-vida plasmática de oito dias) é expelida para reutilização. A síntese de transferrina aumenta com a deficiência de ferro, mas diminui com qualquer tipo de doença crônica.

O ferro não utilizado na eritropoiese é transferido pela transferrina para o *pool* de depósito no qual se apresenta em duas formas. A mais importante é a ferritina (um grupo heterogêneo de proteínas ao redor de um núcleo de ferro) que é a fração solúvel e ativa de depósito localizado no fígado (em hepatócitos), na medula óssea e no baço (em macrófagos); nos eritrócitos e no soro. O ferro armazenado na ferritina está prontamente disponível para qualquer necessidade do corpo. A concentração de ferritina circulante (sérica) está em paralelo com a extensão

Tabela 2.23 – Pontos para tratamento de anemia

Doença	Especialidade	Nome	Pontos	Pontos
Anemia	CG	Deficiência de Sangue do Coração	C-9; CS-5; BP-9; B-15	–
Anemia	CG	Deficiência de Sangue do Fígado	BP-6; BP-9; BP-10; E-36; B-17; B-18	B-20; B-21; F-13; VG-9
Anemia	CG	Fogo, muco, Vento no Sangue do Fígado	CS-6; VC-12; VG-14; IG-11; BP-6; B-17	B-18; P-7; E-36

B = Bexiga; BP = Baço-Pâncreas; C = Coração; CG = Clínica Geral; CS = Circulação-Sexo; E = Estômago; F = Fígado; IG = Intestino Grosso; VC = Vaso Concepção; VG = Vaso Governador.

dos depósitos do organismo (1ng/mL = 8mg de ferro no *pool* de depósito). O segundo *pool* de depósito de ferro é a hemossiderina, relativamente insolúvel e armazenada primariamente no fígado (nas células de Kupffer) e na medula (em macrófagos).

Como a absorção de ferro é muito limitada, o corpo recicla e conserva o ferro. A transferrina segura e recicla o ferro disponível dos eritrócitos senescentes sujeitando-os à fagocitose pelos fagócitos mononucleares. Esse mecanismo fornece cerca de 97% do ferro diário necessário (cerca de 25mg de ferro). Com o envelhecimento, os depósitos de ferro tendem a aumentar porque sua eliminação é lenta.

Etiologia

Como o ferro é mal absorvido, a maioria das pessoas mal alcança sua necessidade diária. Assim, mesmo com perdas modestas, o aumento das necessidades ou a diminuição de sua ingestão rapidamente produz a deficiência de ferro.

A perda de sangue é quase sempre a causa. Em homens, a causa mais frequente é o sangramento crônico oculto, normalmente do trato gastrointestinal (GI). Em mulheres em pré-menopausa, a perda menstrual cumulativa de sangue (o que significa 0,5mg ferro ao dia) é a causa comum. Outra possível causa de perda de sangue em homens e mulheres consiste na hemólise intravascular crônica, se a quantidade de ferro liberada durante a hemólise exceder a capacidade de ligação à haptoglobina. A deficiência de vitamina C pode contribuir para a anemia por deficiência de ferro por provocar fragilidade capilar, hemólise e sangramento.

O aumento da necessidade de ferro pode contribuir para a deficiência de ferro. Do nascimento até dois anos de idade e durante a adolescência, quando o rápido crescimento requer uma grande ingestão de ferro, a dieta de ferro muitas vezes não é adequada. Durante a gravidez, a necessidade de ferro fetal aumenta a necessidade de ferro materno (em média 0,5 a 0,8mg ao dia), mesmo com a ausência das menstruações. A lactação também aumenta a necessidade de ferro (em média 0,4mg ao dia).

A diminuição da absorção de ferro pode resultar de gastrectomia e síndromes de má absorção do intestino delgado superior. Raramente, a absorção diminui pela privação da dieta advinda de má nutrição e de certas formas de apetite por substâncias não alimentícias (amido, argila, gelo).

Anemias Macrocíticas Megaloblásticas

As anemias megaloblásticas resultam, na maioria das vezes, de deficiências de vitamina B_{12} e folato. A hematopoiese ineficaz afeta todas as linhagens de células, mas em particular os eritrócitos. O diagnóstico é normalmente fundamentado em hemograma e esfregaço periférico, que podem mostrar anemia macrocítica com anisocitose e poiquilocitose, grandes eritrócitos ovais (macro-ovalócitos), neutrófilos hipersegmentados e reticulocitopenia. O tratamento é direcionado à causa de base.

Macrócitos são eritrócitos aumentados (volume corpuscular médio [MCV, *mean corpuscular volume*] > 95fL/célula). Os eritrócitos macrocíticos ocorrem em uma variedade de circunstâncias clínicas, muitas não rela-cionadas à megaloblastose e à anemia resultante. A macrocitose pode decorrer de megaloblastos ou outros eritrócitos aumentados. Os megaloblastos são grandes precursores de eritrócitos nucleados com cromatina não condensada. A megaloblastose precede a anemia macrocítica.

Etiologia

A causa mais comum do estado megaloblástico é a deficiência ou utilização defeituosa de vitamina B_{12} ou folato. Outras causas incluem drogas (em geral, antineoplásicos ou imunossupressores), que interferem na síntese de ácido desoxirribonucleico (DNA, *deoxyribonucleic acid*), e distúrbios metabólicos raros (acidúria orótica hereditária); alguns casos têm etiologia desconhecida.

Fisiopatologia

Os estados megaloblásticos resultam da síntese defeituosa de DNA. A síntese de ácido ribonucleico (RNA, *ribonucleic acid*) continua, resultando em uma célula maior com núcleo maior. Todas as linhagens celulares têm dispoiese, em que a maturidade citoplasmática é maior do que a maturidade nuclear; isso produz megaloblastos na medula antes que apareçam no sangue periférico. A dispoiese resulta na morte da célula intramedular, provocando eritropoiese ineficaz e causando hiperbilirrubinemia indireta e hiperuricemia. Como a dispoiese afeta todas as linhagens celulares, desenvolve-se reticulocitemia e, durante os estádios tardios, leucopenia e trombocitopenia. Eritrócitos maiores e ovais (macro-ovalócitos) entram na circulação. A hipersegmentação dos neutrófilos polimorfonucleares é comum; o mecanismo de sua produção é desconhecido.

Sinais e Sintomas

A anemia se desenvolve de maneira insidiosa e pode não produzir sintomas até se tornar grave. As deficiências de vitamina B_{12} podem produzir manifestações neurológicas, incluindo neuropatia periférica, demência e degeneração subaguda combinada. A deficiência de folato pode também provocar diarreia e glossite; muitos pacientes com deficiência de folato parecem fracos, em particular com perda de massa muscular frontal.

Anemia Aplástica

A *anemia aplástica* ou *aplásica* ocorre quando a medula óssea produz em quantidade insuficiente os três diferentes tipos de células sanguíneas existentes: glóbulos vermelhos, glóbulos brancos e plaquetas. O termo *anemia* pode ser reservado apenas para a deficiência de glóbulos vermelhos, ao passo que a diminuição de leucócitos seria chamada de leucopenia e a diminuição de plaquetas, de trombocitopenia. A diminuição das três linhagens celulares pode ser chamada de aplasia de medula.

Causas

Uma das causas pode ser de ordem autoimune; em determinadas situações, não se determina a causa. Já em outras, ao se questionar o paciente, averigua-se o uso anterior de algumas drogas, tais como cloranfenicol (1 em 40.000 pacientes que usam esta medicação desenvolve anemia aplástica), carbamazepina, fenitoína, quinino, benzeno. A radiação também pode estar envolvida: acredita-se que Marie Curie tenha vindo a falecer em função disso*. Pode-se ter ainda como gênese desta anemia uma infecção por vírus, por exemplo, 2% dos casos de hepatite aguda viral podem cursar com aplasia de medula.

Sinais e Sintomas

Portadores desta patologia podem ter sangramentos pela trombocitopenia, sejam microssangramentos na forma de hematomas na pele ou sangramentos profusos; anemia também pode acontecer em graves infecções, podendo chegar a quadro de septicemia.

Diagnóstico

O exame laboratorial deve iniciar-se por hemograma, incluindo contagem de reticulócitos; mielograma e biópsia de medula óssea devem vir logo em seguida, sendo a hipoplasia (diminuição de células) desta e a substituição por tecido gorduroso um achado importante para o diagnóstico. Dosagens de vitamina

---

* Cientista de origem polonesa, descobridora dos elementos polônio e rádio, a qual faleceu pesquisando a radiotividade conduzida ao tratamento de neoplasias.

Tabela 2.24 – Pontos para tratamento de anemia aplástica

Doença	Especialidade	Nome	Pontos	Pontos
Anemia aplástica	HE	Deficiência de Baço-Pâncreas/Rim	IG-4; BP-6; E-36	–
Anemia aplástica	HE	Deficiência de Baço-Pâncreas/Rim	VG-14; IG-11; B-19; E-36; E-48	–
Anemia aplástica	HE	Deficiência de *Yang* de Baço-Pâncreas/Rim	VC-12; VC-4; B-23; BP-6; B-54; E-28	–
Anemia aplástica	HE	Deficiência de *Yin* de Fígado/Rim	B-18; B-23; B-52; R-3; R-10; F-3	F-8; BP-6; E-29; VC-4
Anemia aplástica	HE	Deficiência de *Qi* e Sangue	VG-20; VB-20; BP-10; B-43; IG-4; BP-6	B-67; E-25
Anemia aplástica	HE	Sangue não é segurado no Baço-Pâncreas	B-17; B-20; BP-6; BP-10; E-36; F-1	–

B = Bexiga; BP = Baço-Pâncreas; E = Estômago; F = Fígado; HE = Hematologia; IG = Intestino Grosso; R = Rim; VC = Vaso Concepção; VG = Vaso Governador.

Tabela 2.25 – Pontos para tratamento de anemia ferropriva

Doença	Especialidade	Nome	Pontos	Pontos
Anemia ferropriva	HE	Deficiência de Baço-Pâncreas/Rim	IG-4; BP-6; E-36	–
Anemia ferropriva	HE	Deficiência de Baço-Pâncreas/Rim	VG-14; IG-11; B-19; E-36; E-45	–
Anemia ferropriva	HE	Deficiência de Yang de Baço-Pâncreas/Rim	VC-12; VC-4; B-23; BP-6; B-54; E-28	–
Anemia ferropriva	HE	Deficiência de Yin de Fígado/Rim	B-18; B-23; B-52; R-3; R-10; F-3	F-8; BP-6; E-29; VC-4
Anemia ferropriva	HE	Deficiência de Qi/Sangue	VG-20; VB-20; BP-10; B-43; IG-4; BP-6	B-67; E-25

B = Bexiga; BP = Baço-Pâncreas; E = Estômago; F = Fígado; HE = Hematologia; IG = Intestino Grosso; R = Rim; VB = Vesícula Biliar; VC = Vaso Concepção; VG = Vaso Governador.

B_{12} e ácido fólico para diferenciar de anemia megaloblástica (nesta estas duas substâncias estão diminuídas) e sorologias para infecções virais também devem ser realizadas. Dosagem de antígeno de histocompatibilidade (antígeno leucocitário humano [HLA, *human leukocyre anyigen*]) para avaliar possíveis doadores também deve ser feita.

Anemia Ferropriva

Anemia ferropriva/ferropênica é o tipo de anemia mais comum e é causada pela deficiência de ferro (sideropenia). O ferro é um dos principais constituintes da hemoglobina, responsável pelo transporte de oxigênio para os tecidos. Neste tipo de anemia, a ingestão de ferro está menor que o mínimo necessário para as atividades do organismo que precisam de ferro. A forma de estoque é a ferritina ou hemossiderina. Nos indivíduos de sexo masculino normais existem de 600 a 1.200mg de estoque e nas mulheres, 10 a 400mg. Em valor total, o ferro nos homens é de cerca de 4g e nas mulheres, 2,5g.

Etiopatogenia

- *Dieta pobre em ferro*: pessoas que ingerem poucos alimentos ricos em ferro podem desenvolver este tipo de anemia. Dentre os alimentos ricos em ferro estão carne vermelha, lentilha, feijão, carne branca e salada verde.
- *Má absorção*: há, por exemplo, a anemia causada por esteatorreia, trânsito intestinal rápido.
- *Hemorragias*: entre os casos de sangramento que podem gerar anemia ferropriva estão sangramento gastrointestinal, acidentes traumáticos, cirurgia, parto, além de sangramento menstrual intenso.
- *Perdas digestivas*: parasitoses, úlceras, câncer, hemorroidas. A causa mais comum de anemia ferropriva em adulto é decorrente de sangramentos gastrointestinais. Algumas parasistoses intestinais, como a ancilostomíase, podem causar perda crônica de sangue e, então, evoluir para anemia.

Sintomas

Caracterizada por palidez, fraqueza, anorexia, diminuição de libido e fadiga. Em estado mais avançado é possível verificar dores de cabeça latejantes semelhantes às de uma enxaqueca. Como é uma doença que se desenvolve lentamente, pode passar despercebida por muito tempo. Além de outras repercussões da anemia sobre o organismo humano, ela afecta o crescimento e os desenvolvimentos físico e mental das crianças, acarretando sonolência, incapacidade de fixar a atenção e diminuição na acuidade mental, o que leva ao comprometimento do rendimento escolar.

Pode ocorrer um processo denominado glossite atrófica, uma extrema vontade de ingerir gelo, terra, barro, tijolos, farinácios, etc. A vontade excessiva desta prática é denominada "pica".

Anemia Perniciosa

Anemia perniciosa é geralmente usada para citar um estado de anemia devido à deficiência de vitamina B_{12}. Mais corretamente, ela se refere a uma doença autoimune que resulta na perda da função das células gástricas parietais, que secretam ácido clorídrico para acidificar o estômago e o fator intrínseco gástrico que facilita a absorção da vitamina B_{12}. A anemia perniciosa pode resultar de fatores hereditários. Anemia perniciosa congênita é herdada como um distúrbio autossômico recessivo. É um tipo de anemia originada pela má absorção de vitamina B_{12} devido à falta de fator intrínseco nas secreções gástricas, geralmente causada por atrofia gástrica com destruição das células parietais que são responsáveis pela secreção de ácido clorídrico e do fator intrínseco. É comum em pós-operatório de cirurgia bariátrica, gastrite autoimune e em pacientes com úlcera péptica extensa.

A falta de vitamina B_{12} causa anemia megaloblástica, mas somente quando há má absorção devido à falta de fator intrínseco esta anemia é chamada de anemia perniciosa. É um dos fatores relacionados epidemiologicamente ao desenvolvimento de carcinoma gástrico.

Epidemiologia

Esta doença pode afetar todos os grupos étnicos, porém há maior incidência entre as pessoas com descendência escandinava e do norte europeu. A anemia perniciosa geralmente não aparece antes dos 30 anos de idade, apesar da forma juvenil da doença ocorrer entre crianças. Anemia perniciosa, juvenil ou congênita manifesta-se antes da criança completar 3 anos de idade.

Como fatores de risco temos história de distúrbios endócrinos autoimunes, antecedentes familiares de anemia perniciosa e descendência escandinava ou do norte europeu. A incidência é de 1 em cada 1.000 pessoas.

Causas

- Defeito na absorção.
- Doença celíaca (espru tropical).
- Acidúria metilmalônica.
- Homocistinúria.
- Tratamento da tuberculose com ácido para-aminossalicílico (PAS).
- Má nutrição na infância.
- Deficiência na dieta materna durante a gestação pode causar anemia perniciosa em bebês com menos de 4 meses de idade.

Sintomas

Os pacientes com anemia perniciosa podem apresentar:

- Fraqueza.
- Fadiga.
- Diarreia.
- Língua lisa.
- Adormecimento e formigamento dos pés e das mãos.
- Icterícia.

Tabela 2.26 – Pontos para tratamento de anemia perniciosa

Doença	Especialidade	Nome	Pontos	Pontos
Anemia perniciosa	HE	Deficiência de Baço-Pâncreas/Rim	IG-4; BP-6; E-36	–
Anemia perniciosa	HE	Deficiência de Baço-Pâncreas/Rim	VG-14; IG-11; B-19; E-36; E-45	–
Anemia perniciosa	HE	Deficiência de *Yang* de Baço-Pâncreas/Rim	VC-12; VC-4; B-23; BP-6; B-54; E-28	–
Anemia perniciosa	HE	Deficiência de *Yin* de Fígado/Rim	B-18; B-23; B-52; R-3; R-10; F-3	F-8; BP-6; E-29; VC-4
Anemia perniciosa	HE	Deficiência de *Qi*/Sangue	VG-20; VB-20; BP-10; B-43; IG-4; BP-6	B-67; E-25

B = Bexiga; BP = Baço-Pâncreas; E = Estômago; F = Fígado; HE = Hematologia; IG = Intestino Grosso; R = Rim; VB = Vesícula Biliar; VC = Vaso Concepção; VG = Vaso Governador.

Angina Pectoris

Angina pectoris é uma síndrome clínica de desconforto ou pressão precordial decorrente de isquemia miocárdica transitória. É classicamente precipitada por esforço e aliviada por repouso ou nitroglicerina sublingual. Efetua-se o diagnóstico pela análise de sintomas, eletrocardiograma e métodos de imagem para miocárdio. O tratamento pode incluir nitratos, betabloqueadores, bloqueadores dos canais de Ca e angioplastia coronariana ou cirurgia de enxerto de desvio para artérias coronárias.

Etiologia e Fisiopatologia

A *angina pectoris* ocorre quando a carga de trabalho cardíaco e a resultante demanda miocárdica de O_2 excedem a capacidade das artérias coronárias de suprir a quantidade adequada de sangue oxigenado, como é possível acontecer quando as artérias estão obstruídas. Habitualmente, a obstrução resulta da aterosclerose, mas pode ser decorrente de espasmo de artéria coronária ou, raramente, de embolismo de artéria coronária. A trombose coronariana aguda pode provocar angina se a obstrução for parcial ou transitória, mas usualmente provoca infarto do miocárdio.

Como a demanda miocárdica de O_2 é determinada principalmente por frequência cardíaca, tensão sistólica e contratilidade da parede, a obstrução da artéria coronária desencadeia, tipicamente, angina que ocorre durante esforço, a qual é aliviada por repouso.

Além do esforço, o trabalho cardíaco pode ser aumentado por enfermidades, como hipertensão, insuficiência e estenose aórticas ou cardiomiopatia hipertrófica. Nesses casos, pode haver angina com ou sem aterosclerose. Essas enfermidades também podem diminuir a perfusão miocárdica relativa pelo aumento da massa miocárdica (causando diminuição do fluxo diastólico).

A diminuição do suprimento de O_2, como na anemia grave ou na hipóxia, pode precipitar ou agravar a angina.

Na angina estável, a relação entre carga de trabalho ou demanda e isquemia é, com frequência, relativamente previsível. Entretanto, a obstrução arterial aterosclerótica não é totalmente fixa, uma vez que varia com as flutuações normais do tônus arterial, as quais ocorrem em todas as pessoas. Dessa forma, um número maior de pessoas desenvolve angina pela manhã, quando o tônus arterial é relativamente elevado. Além disso, a função endotelial anormal pode contribuir para variações do tônus arterial, isto é, no endotélio lesado por ateromas, o estresse por aumento de catecolaminas provoca vasoconstrição em vez de dilatação (resposta normal).

À medida que o miocárdio torna-se isquêmico, há queda do pH sanguíneo no seio coronariano, perda de K celular, acúmulo de lactato, alterações do eletrocardiograma (ECG) e deterioração da função ventricular. A pressão diastólica do ventrículo esquerdo (VE) frequentemente aumenta durante a angina e, às vezes, conduz à congestão pulmonar e à dispneia. O mecanismo exato pelo qual a isquemia provoca desconforto não está esclarecido, mas pode envolver estimulação nervosa por metabólitos da hipóxia.

Sinais e Sintomas

A angina pode ser uma dor vaga e pouco agradável ou pode tornar-se rapidamente uma sensação de opressão precordial intensa e grave. Raramente é descrita como dor. Com maior frequência, sente-se um desconforto abaixo do esterno, embora a localização possa variar. O desconforto pode irradiar-se para o ombro esquerdo e para baixo, na parte interna do braço esquerdo, e mesmo até os dedos, diretamente até o dorso, para garganta, mandíbulas, dentes e, ocasionalmente, para baixo, na parte interna do braço direito. Também pode ser sentido na parte superior do abdome.

Alguns pacientes têm angina atípica (distensão, gases e desconforto abdominal) e, frequentemente, os sintomas são atribuídos à indigestão, uma vez que a eructação pode dar sensação de alívio dos sintomas. Outros desenvolvem dispneia decorrente de aumento reversível e agudo da pressão de enchimento do VE, que frequentemente acompanha isquemia. Com frequência, a descrição do paciente é imprecisa, e pode ser difícil de determinar se o problema é angina, dispneia ou ambas. Como os sintomas isquêmicos exigem um minuto ou mais para regredir, sensações fugazes e breves raramente representam angina.

Entre e até durante os episódios de angina, o exame físico pode ser normal. No entanto, durante o episódio, a frequência cardíaca pode aumentar modestamente, a pressão arterial (PA) está frequen-

Tabela 2.27 – Pontos para tratamento de *angina pectoris*

Doença	Especialidade	Nome	Pontos	Pontos
Angina pectoris	CV	Congestão de *Qi*/Sangue do Coração	CS-6; VC-17; B-15; C-5; C-6	–
Angina pectoris	CV	Deficiência de *Yang* do Coração	CS-6; VB-20; C-7; R-1; VG-8	–
Angina pectoris	CV	Deficiência de *Yang* do Coração	CS-6; VC-17; B-15; C-5; C-6	–
Angina pectoris	CV	Deficiência de *Yang* do Coração	VB-20; VG-11; VG-14; F-2; B-10; B-13	B-38; B-39; C-5
Angina pectoris	CV	Estagnação de Sangue do Coração	B-15; B-14; VC-14; VC-17; CS-6; C-5	B-17; BP-4
Angina pectoris	CV	Estagnação de Sangue do Coração	VG-26; R-1; E-36; BP-6; CS-6; VC-6	–

B = Bexiga; BP = Baço-Pâncreas; C = Coração; CS = Circulação-Sexo; CV = Cardiovascular; E = Estômago; F = Fígado; R = Rim; VB = Vesícula Biliar; VC = Vaso Concepção; VG = Vaso Governador.

temente elevada, ocorre hipofonese de bulhas cardíacas e o impulso apical é mais difuso. A palpitação no precórdio pode revelar abaulamento sistólico localizado ou movimento paradoxal, refletindo isquemia miocárdica segmentar e discinesia regional. Pode haver desdobramento paradoxal da segunda bulha, pois a ejeção do VE é mais prolongada durante o episódio de isquemia. É comum a ausculta de quarta bulha cardíaca. É possível auscultar sopro meso ou telessistólico apical – agudo, mas não especialmente intenso – se a isquemia provocar disfunção localizada do músculo papilar, desencadeando regurgitação mitral.

A *angina pectoris* é classicamente deflagrada por esforço ou emoção forte e, habitualmente, persiste por não mais que alguns minutos, regredindo com repouso. A resposta ao esforço é usualmente previsível; mas, em alguns pacientes, o esforço que é tolerado num dia pode precipitar angina no seguinte em virtude de variações do tônus arterial. Os sintomas são exacerbados quando o esforço é realizado após refeição ou incide com tempo frio. O episódio isquêmico pode ser precipitado ao caminhar contra o vento ou ao primeiro contato com ar frio após sair de ambiente aquecido. Frequentemente, a gravidade dos sintomas é classificada pelo grau de esforço que desencadeia angina.

O número de episódios pode variar de múltiplos num dia a intervalos livres de sintomas durante semanas, meses ou anos. Pode haver aumento da frequência (denominada angina crescente) para evolução fatal, diminuição gradativa ou desaparecimento se houver desenvolvimento de circulação coronariana colateral, se áreas isquêmicas infartarem ou se houver sobreposição de insuficiência cardíaca ou claudicação intermitente para acarretar limitação das atividades.

Pode ocorrer angina noturna se um sonho desencadear alterações expressivas em respiração, frequência de pulso e PA. A angina noturna também pode ser um sinal de insuficiência recorrente do VE, ou seja, um equivalente da dispneia noturna.

A angina pode ocorrer espontaneamente durante repouso (denominada angina de decúbito). Habitualmente, acompanha-se de aumento discreto da frequência cardíaca e, às vezes, de elevação intensa da PA, o que aumenta a demanda de O_2. Esses aumentos podem ser a causa da angina de repouso ou o resultado de isquemia induzida pela ruptura da placa e formação de trombo. Se a angina não for aliviada, a demanda miocárdica de O_2, que não foi suprida, aumenta ainda mais, elevando a probabilidade de IM.

Como as características da angina são usualmente previsíveis para um determinado paciente, quaisquer alterações (por exemplo, angina de repouso, de início recente ou crescente) devem ser consideradas graves. Essas alterações recebem a denominação de angina instável.

Anorexia

A anorexia nervosa se caracteriza por busca incansável pela magreza, medo mórbido da obesidade, recusa a manter um peso corporal minimamente normal e, em mulheres, amenorreia. O diagnóstico é clínico. O tratamento é feito com terapia cognitivo-comportamental; a olanzapina pode ajudar a ganhar peso e inibidores seletivos de recaptação de serotonina (SSRI, *selective serotonin reuptake inhibitor*), especialmente a fluoxetina, podem ajudar a prevenir recidivas.

A anorexia nervosa grave é incomum, afetando < 0,5% da população geral. Entretanto, muitos dos casos leves provavelmente não são diagnosticados. Cerca de 95% das pessoas com anorexia nervosa são mulheres. O início ocorre geralmente na adolescência.

A etiologia precisa é desconhecida. Além do gênero feminino, poucos fatores de risco foram identificados. Na sociedade ocidental, a obesidade é considerada não atraente, não saudável e o desejo de ser magro é disseminado mesmo entre crianças. Mais de 50% das meninas pré-púberes fazem dieta ou tomam outras medidas para controlar o peso. Preocupação excessiva sobre o peso ou história de fazer dieta parece predizer risco aumentado, potencialmente em pessoas geneticamente predispostas à anorexia nervosa. Estudos com gêmeos idênticos mostraram concordância de > 50%. Fatores sociais e familiares provavelmente desempenham um papel. Muitos pacientes pertencem a classes socioeconômicas médias ou superiores; são meticulosos, compulsivos e inteligentes, tendo padrões muito altos de realização e sucesso.

Sinais e Sintomas

A anorexia nervosa pode ser leve e transitória ou grave e duradoura. Muitos pacientes são magros, porém são preocupados com o peso corporal e restringem a ingestão alimentar. Preocupação e ansiedade com relação ao peso aumentam, mesmo à medida que se desenvolve a emaciação.

O termo anorexia é um termo errôneo, pois o apetite continua até que o paciente fique caquético. Os pacientes se preocupam com alimentos: estudam dietas e calorias; armazenam, escondem e desperdiçam alimentos; colecionam receitas e preparam refeições elaboradas para outras pessoas. Os pacientes são frequentemente manipuladores, mentindo sobre ingestão alimentar e escondendo comportamentos, tais como indução de vômito. A ingestão compulsiva de alimentos seguida por indução de vômito e uso de laxantes e diuréticos (comportamento de compulsão-purgação) ocorre em 50% dos anoréticos. Os outros 50% restringem simplesmente a quantidade de alimento que ingerem. A maior parte deles também se exercita excessivamente para controlar o peso.

Relatos de inchaço, desconforto abdominal e constipação são comuns. Os pacientes geralmente perdem o interesse por sexo. Depressão ocorre com frequência. Achados físicos comuns incluem bradicardia, pressão sanguínea baixa, hipotermia, lanugem ou hirsutismo leve e edema. Mesmo pacientes que parecem caquéticos tendem a permanecer bastante ativos (incluindo realização de programas de exercícios vigorosos), ficam livres de sintomas de deficiências nutricionais e não apresentam nenhuma suscetibilidade incomum a infecções.

Tabela 2.28 – Pontos para tratamento de anorexia

Doença	Especialidade	Nome	Pontos	Pontos
Anorexia	CG	Deficiência de *Yin* do Estômago	CS-6; VC-12; B-20; B-21; BP-6; E-44	–
Anorexia	CG	Estagnação de alimento no Estômago	VC-10; VC-12; VC-22; CS-6; BP-4; E-21	E-36; R-21; F-2; F-13; F-14

B = Bexiga; BP = Baço-Pâncreas; CG = Clínica Geral; CS = Circulação-Sexo; E = Estômago; F = Fígado; R = Rim; VC = Vaso Concepção.

Ansiedade

Sintoma psiquiátrico mais comum e pode produzir disfunção significativa. Reação subjetiva a uma ameaça real ou imaginária, a ansiedade é um sentimento de inquietação ou temor. Pode ser leve, moderada ou intensa. Ansiedade leve pode causar desconforto físico ou psicológico leves. A ansiedade intensa pode ser incapacitante ou até levar à morte.

Todos apresentam ansiedade de tempos em tempos – é uma resposta normal a um perigo real, preparando o corpo (por meio de estímulo dos sistemas nervosos simpáticos e parassimpáticos) para uma ação útil. É também uma resposta normal aos estresses físico e emocional, que pode ser produzida por qualquer doença em potencial. Além disso, ansiedade pode ser precipitada ou exacerbada por vários fatores não patológicos, incluindo falta de sono, má alimentação e ingestão excessiva de cafeína ou outros estimulantes. Entretanto, a ansiedade excessiva e injustificada pode indicar um problema psicológico subjacente.

História e Exame Físico

Se o paciente apresentar ansiedade grave, aguda, obter seus sinais vitais e determinar sua queixa principal rapidamente, isso servirá de orientação de como prosseguir. Por exemplo, se a ansiedade do paciente ocorrer com dor torácica e falta de ar, você poderá suspeitar de infarto do miocárdio e agir de acordo. Quando examinar o paciente, deve-se tentar mantê-lo calmo. Sugerir técnicas de relaxamento; conversar com voz calma e confortante. A ansiedade descontrolada pode alterar os sinais vitais e exacerbar a doença causal.

Se o paciente apresentar ansiedade leve ou moderada, perguntar sobre a duração. A ansiedade é constante ou esporádica? Ele percebeu fatores precipitantes? Pesquisar se a ansiedade é exacerbada por estresse, falta de sono ou ingestão de cafeína e aliviada por descanso, tranquilizantes e exercício.

Obter uma história médica completa, especialmente observando uso de medicamentos. A seguir, realizar um exame físico completo, enfocando as queixas que podem desencadear ou ser agravadas por ansiedade.

Se a ansiedade não for acompanhada de sinais físicos significativos, suspeitar de base psicológica. Determinar o nível de consciência do paciente e observar seu comportamento. Se adequado, encaminhá-lo para avaliação psiquiátrica.

Causas Médicas

Angina Pectoris

A ansiedade aguda pode preceder ou seguir uma crise de *angina pectoris*. A crise produz dor aguda em aperto subesternal ou dor torácica anterior que pode se irradiar para costas, pescoço, braços ou mandíbula. A dor pode ser aliviada por nitroglicerina ou repouso, o que melhora a ansiedade.

Asma

Nas crises de asma alérgica, a ansiedade aguda ocorre com dispneia, chiado, tosse produtiva, utilização da musculatura acessória, campos pulmonares com hipersonoridade, redução dos ruídos respiratórios, estertores subcrepitantes, cianose, taquicardia e sudorese.

Choque Anafilático

A ansiedade aguda habitualmente sinaliza o início do choque anafilático. É acompanhada de urticária, angioedema, prurido e falta de ar. Logo, outros sinais e sintomas se desenvolvem: delírio, hipotensão, taquicardia, congestão nasal, espirros, chiado, falta de ar, tosse de cachorro, cólicas abdominais, vômitos, diarreia, urgência miccional e incontinência.

Choque Cardiogênico

A ansiedade aguda é acompanhada por pele fria, pálida e úmida; taquicardia; pulso fraco e fino; taquipneia, galope ventricular, estertores, distensão da veia jugular, diminuição do volume urinário, hipotensão, achatamento da pressão de pulso e edema periférico.

Distúrbio Obsessivo-compulsivo

A ansiedade crônica ocorre no distúrbio obsessivo-compulsivo, juntamente com pensamentos recorrentes, inabaláveis ou impulso de realização de atos ritualísticos. O paciente reconhece esses atos como irracionais, mas não consegue controlá-los. A ansiedade aumenta se ele não conseguir efetivar esses atos e diminui após realizá-los.

Distúrbio Pós-estresse Traumático

O distúrbio pós-estresse traumático ocorre em pacientes que sofreram um evento extremamente traumático. Ele produz ansiedade crônica de gravidade variável; é acompanhado por memórias e pensamentos, tanto intrusivos quanto vividos, do evento traumático. O paciente também revive o evento em sonhos e pesadelos. É comum insônia, depressão, sensação de apatia e desligamento.

Distúrbios de Somatização

Os distúrbios de somatização, em geral, se iniciam em adultos jovens, caracterizando-se por ansiedade e múltiplas queixas somáticas, que não podem ser explicadas fisiologicamente. Os sintomas não são produzidos intencionalmente, mas são bastante graves para prejudicar, de maneira significativa, o funcionamento. Doenças de dor, distúrbio conversivo e hipocondria são formas de distúrbios de somatização.

Doença Pulmonar Obstrutiva Crônica

A doença pulmonar obstrutiva crônica (DPOC) é caracterizada por ansiedade aguda, dispneia aos esforços, tosse, chiado, estertores, campos pulmonares com hipersonoridade, taquipneia e utilização da musculatura acessória.

Doenças do Humor

A ansiedade pode ser a queixa principal do paciente com forma depressiva ou maníaca de distúrbio do humor.

Na forma depressiva, a ansiedade crônica ocorre com gravidade variável. Os achados associados incluem disforia, raiva, insônia ou hipersonia; diminuição de libido, interesse, energia e concentração; distúrbios do apetite, múltiplas queixas somáticas e pensamentos suicidas. Na forma maníaca, a principal queixa do paciente pode ser necessidade reduzida de sono, hiperatividade, aumento da energia, fala rápida a apressada e, em casos graves, ideias paranoides e outros sintomas psicóticos.

Edema Pulmonar

No edema pulmonar, a ansiedade ocorre com dispneia, ortopneia, tosse com expectoração espumosa, taquicardia, taquipneia, estertores, galope ventricular, hipotensão e pulso fino. A pele do paciente pode ser fria, úmida e cianótica.

Embolismo Pulmonar

No embolismo pulmonar, a ansiedade aguda é habitualmente acompanhada de dispneia, taquipneia, dor torácica, taquicardia, escarro com sangue e febre baixa.

Feocromocitoma

A ansiedade aguda e intensa acompanha o sinal mais importante do feocromocitoma: hipertensão persistente ou paroxística. Os sinais e sintomas comumente associados incluem taquicardia, sudorese, hipotensão ortostática, taquipneia, vermelhidão, cefaleia intensa, palpitações, náuseas, vômitos, dor epigástrica e parestesias.

Fobias

Nas fobias, a ansiedade crônica ocorre como medo persistente de objeto, atividade ou situação, que resulta em um desejo compulsivo de evitá-los. O paciente reconhece seu medo como irracional, mas não consegue suprimi-lo.

Hiper-reflexia Autonômica

Os sinais iniciais da hiper-reflexia autonômica podem ser ansiedade aguda acompanhada de cefaleia intensa e hipertensão dramática. Palidez e déficits motores e sensoriais ocorrem abaixo do nível da lesão; vermelhidão ocorre acima.

Hipertireoidismo

A ansiedade aguda pode ser um sinal inicial de hipertireoidismo. Os sinais e sintomas clássicos incluem intolerância ao calor; perda de peso, apesar do aumento do apetite; nervosismo, tremores, palpitações, sudorese, aumento da tireoide e diarreia. Pode ocorrer exoftalmo.

Infarto Agudo do Miocárdio

No infarto agudo do miocárdio (IAM), doença com risco de morte, a ansiedade aguda ocorre com dor substernal persistente, excruciante, que pode se irradiar para braço esquerdo, mandíbula, pescoço ou escápula. Pode ser acompanhada por falta de ar, náuseas, vômitos, sudorese, pele fria e pálida.

Insuficiência Cardíaca

Na insuficiência cardíaca, a ansiedade é comumente o primeiro sintoma de oxigenação inadequada. Os achados associados incluem inquietação, falta de ar, taquipneia, diminuição do nível de consciência, edema, estertores, galope ventricular, hipotensão, sudorese e cianose.

Pneumonia

A ansiedade aguda pode ocorrer em pneumonias em razão da hipoxemia. Outros achados incluem tosse produtiva, dor torácica pleurítica, febre, calafrios, estertores, redução dos ruídos respiratórios e aumento da sonoridade dos campos pulmonares.

Pneumotórax

A ansiedade aguda ocorre em pneumotórax moderado e grave, associada ao sofrimento respiratório intenso. É acompanhada de dor pleurítica aguda intensa, tosse, falta de ar, cianose, expansão torácica assimétrica, palidez, distensão da veia jugular e pulso rápido e fraco.

Prolapso de Válvula Mitral

Pode ocorrer pânico em pacientes com prolapso de válvula mitral, conhecido como síndrome do estalido mitral. A doença pode causar palpitações paroxísticas, acompanhadas por dor em pontada, aguda ou precordial. Seu marcador é um estalido mesodiastólico, seguido por um sopro apical sistólico.

Raiva

A ansiedade sinaliza o início da fase aguda da raiva. A raiva é uma doença rara, habitualmente acompanhada por espasmos laríngeos dolorosos, associados à dificuldade para deglutir, resultando em hidrofobia.

Síndrome do Desconforto Respiratório Agudo

A ansiedade aguda ocorre juntamente com taquicardia, lentidão mental e, em casos graves, hipotensão. Outros sintomas e sinais respiratórios incluem dispneia, taquipneia, retração intercostal e supraesternal, estertores e roncos.

Síndrome Pós-concussão

A síndrome pós-concussão pode produzir ansiedade crônica ou crises agudas periódicas de ansiedade.

Os sinais e sintomas associados incluem irritabilidade, insônia, tontura e cefaleia leve. A ansiedade é habitualmente mais pronunciada em situações que requerem atenção, julgamento e compreensão.

Outras Causas

- *Drogas*: várias drogas causam ansiedade, especialmente simpatomiméticos e estimulantes do sistema nervoso central. Além disso, antidepressivos podem causar ansiedade paradoxal.

Considerações Especiais

Os cuidados de apoio geralmente ajudam a aliviar a ansiedade. Fornecer um ambiente calmo e quieto, além de conforto ao paciente. Estimular o paciente a expressar seus sentimentos e preocupações livremente. Se ajudar, caminhar com ele enquanto conversam. Ou tentar medidas que reduzem a ansiedade, como distração, técnicas de relaxamento ou *biofeedback*.

Indicadores Pediátricos

A ansiedade em crianças habitualmente é resultante de doenças físicas com dor ou de oxigenação inadequada. Seus sintomas autonômicos tendem a ser mais comuns e mais dramáticos do que em adultos.

Indicadores Geriátricos

Em pacientes idosos, distrações de atividades rituais podem provocar ansiedade e agitação.

Apendicite

Apendicite é uma inflamação aguda do apêndice vermiforme, classicamente resultando em dor abdominal, anorexia e defesa abdominal. O diagnóstico é clínico, em geral confirmado por tomografia computadorizada ou ultrassonografia. O tratamento é a retirada cirúrgica.

Etiologia e Fisiopatologia

Apendicite é tida com resultado da obstrução da luz do apêndice, tipicamente por hiperplasia linfoide, mas ocasionalmente por fecálito, corpo estranho ou até mesmo helmintos. A obstrução causa distensão,

54 – TRATAMENTOS DE ACUPUNTURA

Tabela 2.29 – Pontos para tratamento de ansiedade

Doença	Especialidade	Nome	Pontos	Pontos
Ansiedade	PSI	Deficiência de *Yin* do Coração	CS-6; VC-17; B-15; C-5; C-7	–
Ansiedade	PSI	Deficiência de *Yin* do Coração	F-5; BP-5; TA-5; B-14; B-38; B-64	C-4; C-5; R-1; R-4; E-36
Ansiedade	PSI	Deficiência de *Yin* do Coração	IG-11; E-36; F-3; IG-4; VB-40; C-7	CS-6
Ansiedade	PSI	Deficiência de *Yin* do Coração	VB-20; VG-11; VG-14; F-2; B-10; B-13	B-38; B-39; C-5
Ansiedade	PSI	Deficiência de *Qi*/ *Yang* do Baço- -Pâncreas/Estômago	CS-4; VB-12; VB-13; VB-44; VG-22; ID-5	ID-7; BP-5; BP-8; TA-5
Ansiedade	PSI	Deficiência de *Qi*/ *Yang* do Baço- -Pâncreas/Estômago	F-5; BP-5; TA-5; B-14; B-38; B-64	C-4; C-5; R-1; R-4; E-36
Ansiedade	PSI	Sindrome de alto/ baixo	CS-6; CS-7; C-7; C-8; ID-2; ID-3	ID-4; B-60; B-61; B-62; R-3; R-7
Ansiedade	PSI	Sindrome de alto/ baixo	IG-4; IG-11; E-36; F-3	–

B = Bexiga; BP = Baço-Pâncreas; C = Coração; CS = Circulação-Sexo; E = Estômago; F = Fígado; ID = Intestino Delgado; IG = Intestino Grosso; PSI = Psiquiatria; R = Rim; TA = Triplo Aquecedor; VB = Vesícula Biliar; VC = Vaso Concepção; VG = Vaso Governador.

hipercrescimento bacteriano, isquemia e inflamação. Caso não tratada, podem ocorrer necrose, gangrena e perfuração. Se a perfuração for contida pelo omento, um abscesso se desenvolve no local.

Nos Estados Unidos, a apendicite aguda é a causa mais comum de dor abdominal aguda, necessitando de cirurgia. Mais de 5% da população já desenvolveu apendicite alguma vez. É mais comum em adolescentes e em adultos ao redor dos vinte anos, mas pode ocorrer em qualquer idade.

Outras condições que afetam o apêndice incluem carcinoides, câncer, adenoma viloso e divertículos. O apêndice pode também ser afetado por doença de Crohn ou retocolite ulcerativa com pancolite.

Sinais e Sintomas

Os sintomas clássicos de apendicite aguda são dor epigástrica ou periumbilical seguida de discreta náusea, vômitos e anorexia. Depois de algumas horas, a dor muda para a fossa ilíaca direita. A dor aumenta com a tosse e a movimentação. Os sintomas clássicos são dor em fossa ilíaca direita e descom-

pressão brusca no ponto de McBurney (junção do meio com os terços externos da linha que liga o umbigo à coluna anterossuperior).

Sinais adicionais são dor referida na fossa ilíaca direita com palpação da fossa ilíaca esquerda (sinal de Rovsing), aumento da dor com a extensão passiva do quadril direito que estica o músculo íleo-psoas (sinal do psoas) ou dor produzida por rotação interna passiva da coxa já flexionada (sinal do obturador). Febre baixa (temperatura retal de 37,7 a 38,3°C [100 a 101°F]) é comum.

Infelizmente, esses achados clássicos aparecem em < 50% dos pacientes. Muitas variações ocorrem nos sintomas e sinais. A dor pode não ser localizada, em particular em crianças e bebês. A dor abdominal pode ser difusa ou, em raras ocasiões, ausente. As contrações intestinais estão diminuídas ou ausentes. Quando houver diarreia, deve-se suspeitar de apêndice retrocecal. Pode haver leucocitúria e hematúria. Sintomas atípicos são comuns em idosos e grávidas; particularmente, a dor é menos intensa e a dor à descompressão localizada é menos frequente.

TRATAMENTOS DE ACUPUNTURA – **55**

Tabela 2.30 – Pontos para tratamento de apendicite

Doença	Especialidade	Nome	Pontos	Pontos	Pontos
Apendicite	GE	Calor tóxico	B-38; E-36; VB-34; VG-14; VG-16; VG-20	IG-11; TA-5	–
Apendicite	GE	Calor tóxico	CS-6; BP-8; BP-20; B-38; E-34; E-36	–	–
Apendicite	GE	Calor tóxico	CS-7; VC-22; VC-23; IG-1; IG-3; IG-4	IG-5; IG-6; IG-10; IG-11; IG-16; IG-17	ID-1; ID-2; ID-3
Apendicite	GE	Calor tóxico	CS-9; VC-5; TA-5; TA-10; B-23; R-2	R-3; P-5; P-7; P-9	–
Apendicite	GE	Calor tóxico	IG-12; IG-13; IG-14; IG-15; F-2; F-7	F-8; F-14; ID-9; ID-10; BP-9; BP-10	BP-21; TA-5; TA-11
Apendicite	GE	Calor tóxico	IG-13; IG-14; BP-17; BP-18; TA-6; B-10	B-11; B-12; B-13; B-14; B-15; B-18	R-25; R-26; R-27
Apendicite	GE	Calor tóxico	VB-24; F-13; F-14; B-19; B-20; B-21	B-44; E-15	–
Apendicite	GE	Calor tóxico	VC-3; VC-7; VC-14; F-3; F-9; BP-2	BP-3; TA-4; B-25; B-27; B-65; C-5	R-3; E-42
Apendicite	GE	Calor tóxico no Intestino Grosso	VC-6; BP-8; BP-20; B-38; E-34; E-36	–	–
Apendicite	GE	Calor, Umidade	BP-6; B-38; E-36	–	–
Apendicite	GE	Calor, Umidade	CS-3; CS-7; VC-23; VC-24; VB-14; VB-20	VB-29; VB-30; VB-31; VB-32; VB-34; VB-39	VG-1; VG-15; VG-16
Apendicite	GE	Calor, Umidade	CS-5; VC-2; VC-3; VC-4; VC-5; VC-6	VC-7; VB-26; VB-27; VB-28; VB-29; VB-34	VG-4; F-5; F-6
Apendicite	GE	Calor, Umidade	CS-7; VB-38; IG-2; IG-4; IG-5; IG-10	IG-11; ID-3; VB-38	–
Apendicite	GE	Calor, Umidade	F-3; ID-8; BP-4; BP-6; B-38; B-39	E-35; E-36	–
Apendicite	GE	Calor, Umidade	IG-4; IG-11; BP-6; BP-9; BP-10; E-36	–	–
Apendicite	GE	Calor, Umidade	VB-24; F-13; F-14; B-19; B-20; B-21	B-44; E-45	–
Apendicite	GE	Calor, Umidade	VB-30; VB-31; VB-32; VB-40; VB-43	–	–
Apendicite	GE	Calor, Umidade	VC-2; VC-4; VG-1; BP-6	–	–

(continua)

Tabela 2.30 – Pontos para tratamento de apendicite (*continuação*)

Doença	Especialidade	Nome	Pontos	Pontos	Pontos
Apendicite	GE	Calor, Umidade	VG-14; B-15; B-17; B-23	–	–
Apendicite	GE	Congestão de *Qi*/Sangue	VC-4; VC-6; VC-12; VB-39; F-8; BP-6	BP-8; B-12; B-23; B-25; E-25; E-26	E-34; E-36
Apendicite	GE	Estagnação de alimento em Intestino Delgado/Intestino Grosso	VC-6; BP-8; BP-20; B-38; E-34; E-36	R-7; E-36	–
Apendicite	GE	Frio	VC-6; BP-8; BP-20; B-38; E-34; E-36	–	–
Apendicite	GE	Frio	VG-14; TA-5; VB-20; E-9; E-13; IG-11	P-9; P-10; P-11	–

B = Bexiga; BP = Baço-Pâncreas; C = Coração; CS = Circulação-Sexo; E = Estômago; F = Fígado; GE = Gastroenterologia; ID = Intestino Delgado; IG = Intestino Grosso; P = Pulmão; R = Rim; TA = Triplo Aquecedor; VB = Vesícula Biliar; VC = Vaso Concepção; VG = Vaso Governador.

Arritmia Cardíaca

Arritmias e Alterações da Condução

O coração normal bate de maneira regular e coordenada, pois impulsos elétricos gerados e transmitidos pelos miócitos com propriedades elétricas singulares deflagram uma sequência de contrações miocárdicas organizadas. Arritmias e alterações da condução são causadas por anormalidades na geração ou na condução desses impulsos elétricos ou ambas.

Qualquer doença cardíaca, incluindo alterações congênitas de estrutura (por exemplo, via acessória atrioventricular) ou função (doença hereditária dos canais iônicos), pode alterar o ritmo. Os fatores sistêmicos que podem causar ou contribuir para alteração do ritmo incluem anormalidades eletrolíticas (particularmente os baixos níveis de K ou Mg), hipóxia, desequilíbrios hormonais (por exemplo, hipotireoidismo e hipertireoidismo), drogas e toxinas (por exemplo, álcool e café).

Anatomia e Fisiologia

Na junção da veia cava superior com a porção lateral alta do átrio direito encontra-se um agrupamento de células, o qual gera impulso elétrico de cada batimento cardíaco normal, denominado nó sinusal ou sinoatrial. A descarga elétrica dessas células marca-passo estimula as células adjacentes, acarretando estimulação de regiões sucessivas do coração em uma sequência ordenada. Os impulsos são transmitidos por meio dos átrios para o nó atrioventricular por tratos internodais com condução preferencial e miócitos atriais não especializados. O nó atrioventricular localiza-se do lado direito do septo interventricular. Tem baixa velocidade de condução e, por isso, atrasa a transmissão do impulso. O tempo de transmissão nodal atrioventricular depende da frequência cardíaca, sendo modulado por tônus autonômico e catecolaminas circulantes para maximizar o débito cardíaco a qualquer frequência atrial.

Os átrios são eletricamente isolados dos ventrículos pelo anel fibroso, exceto na região anterosseptal. Nessa região, o feixe de His, a continuação do nó atrioventricular, penetra o topo do septo interventricular, onde se bifurca em ramos esquerdo e direito, os quais terminam nas fibras de Purkinje. O ramo direito conduz os impulsos para as regiões endocárdicas anterior e apical do ventrículo direito. O ramo esquerdo espalha-se sobre o lado esquerdo do septo interventricular. Sua porção anterior (hemifascículo anterior esquerdo) e sua porção posterior (hemifascículo posterior esquerdo) estimulam o lado esquerdo do septo interventricular, que é a primeira parte dos ventrículos a ser ativada eletricamente. Assim, o septo interventricular despolariza-se da esquerda para a direita; em seguida, ocorre a ativação quase simultânea de ambos os ventrículos e da superfície endocárdica através das paredes ventriculares para a superfície endocárdica.

Eletrofisiologia

A passagem de íons através da membrana celular dos miócitos é regulada por meio de canais iônicos específicos, que provocam despolarização e repolarização cíclica da célula, denominada potencial de ação. O potencial de ação de um miócito ordinário inicia-se quando a célula é despolarizada de seu potencial transmembrana diastólico de –90mV para um potencial de cerca de –50mV. Nesse potencial limiar, abrem-se os canais de Na rápidos e dependentes da voltagem, causando despolarização rápida mediada por influxo de Na para baixo de seu gradiente de concentração íngreme. O canal rápido de Na é rapidamente inativado, interrompendo o influxo de Na, mas se abrem outros canais iônicos dependentes de tempo e voltagem, permitindo a entrada de Ca pelos canais lentos de Ca (um evento despolarizante) e a saída de K através dos canais de K (um evento repolarizante). Inicialmente, esses dois processos são equilibrados, mantendo potencial de ação transmembrana positivo e prolongando a fase de platô do potencial de ação. Durante essa fase, o Ca que adentra a célula é responsável por acoplamento eletromecânico e contração do miócito. Finalmente, interrompe-se o influxo de Ca e aumenta o refluxo de K, causando a repolarização rápida da célula de volta ao potencial transmembrana de repouso de –90mV. Quando despolarizada, a célula é resistente (refratária) a evento despolarizante subsequente, tendo em vista que, inicialmente, esse fenômeno não é possível (período refratário absoluto) e, após a repolarização parcial, porém incompleta, a despolarização subsequente é possível, mas acontece vagarosamente (período refratário relativo).

Existem dois tipos gerais de tecido cardíaco. Os tecidos com canais rápidos (miócitos atriais e ventriculares ordinários e sistema His-Purkinje) têm alta densidade de canais rápidos de Na e potenciais de ação que se caracterizam por pouca ou nenhuma despolarização diastólica espontânea (consequentemente, com frequências muito baixas de atividade de marca-passo), índices muito rápidos de despolarização inicial (consequentemente, velocidade de condução rápida) e perda da refratariedade coincidente com a repolarização (consequentemente, períodos refratários curtos e capacidade de conduzir impulsos repetitivos a frequências elevadas). Os tecidos de canais lentos (nós sinoatrial e atrioventricular) têm baixa densidade de canais rápidos de Na e potenciais de ação que se caracterizam por despolarização diastólica espontânea mais rápida (consequentemente, frequências mais rápidas de atividade de marca-passo), índices lentos de despolarização inicial (consequentemente, velocidade de condução lenta) e perda da refratariedade, a qual é atrasada para depois da repolarização (consequentemente, períodos refratários mais longos e incapacidade de conduzir impulsos repetitivos a frequências mais elevadas).

Normalmente, o nó sinoatrial tem frequência mais rápida de despolarização diastólica espontânea, de maneira que suas células produzem potenciais de ação espontâneos a uma frequência mais elevada que a dos outros tecidos. Assim, o nó sinoatrial é o tecido automático dominante (marca-passo) do coração normal. Se o nó sinoatrial não produz impulsos com o próximo índice de automatismo mais elevado, classicamente o nó atrioventricular funciona como marca-passo. A estimulação simpática aumenta a frequência de estímulos do tecido marca-passo e a estimulação parassimpática diminui.

Ritmo Normal

A frequência cardíaca sinusal em repouso de adultos usualmente varia de 60 a 100bpm. Frequências mais baixas (bradicardia sinusal) ocorrem em indivíduos jovens, particularmente em atletas e durante o sono. Frequências mais rápidas (taquicardia sinusal) ocorrem durante esforço, doença ou emoção por estimulação neural simpática e por catecolaminas circulantes. Normalmente, ocorre intensa variação diurna da frequência cardíaca, com frequências mais baixas um pouco antes do despertar no início da manhã. Um pequeno aumento da frequência durante a inspiração, acompanhado de sua diminuição durante a expiração (arritmia sinusal respiratória), também é normal, sendo mediado por oscilações no tônus vagal e sendo particularmente comum entre indivíduos jovens e sadios. As oscilações diminuem, mas não desaparecem completamente com a idade. A regularidade absoluta da frequência do ritmo sinusal é patológica e ocorre em pacientes com comprometimento do sistema nervoso autonômico (por exemplo, diabetes avançada) ou insuficiência cardíaca grave.

58 – TRATAMENTOS DE ACUPUNTURA

A maior parte da atividade elétrica é representada no ECG, embora as despolarizações dos nós sinoatrial e atrioventricular e His-Purkinje não envolvam tecido suficiente para ser detectadas. A onda P representa a despolarização atrial; o complexo QRS, a ventricular; e a onda T, a repolarização ventricular.

O intervalo PR (do início da onda P até o início do complexo QRS) é o tempo do início da atividade atrial ao início da atividade ventricular. A maior parte desse intervalo reflete a diminuição da velocidade de transmissão do impulso no nó atrioventricular. O intervalo R-R (tempo entre dois complexos QRS) representa a frequência ventricular. O intervalo QT (do início do complexo QRS ao término da onda T) representa a duração de despolarização e repolarização ventriculares. Os valores normais do intervalo QT são um pouco maiores nas mulheres, mas também são maiores na vigência de frequência cardíaca mais baixa. O intervalo QT é corrigido (QTc) por influência da frequência cardíaca. A fórmula (todos os intervalos são expressos em segundos) mais utilizada para o cálculo do QTc é a seguinte:

$$QTc = \frac{QT}{\sqrt{RR}}$$

Fisiopatologia

As alterações do ritmo resultam de anormalidades da formação do impulso ou também da condução do impulso. As bradiarritmias decorrem da diminuição da função do marca-passo intrínseco ou do bloqueio de sua condução, principalmente dentro do nó atrioventricular ou do sistema His-Purkinje. A maioria das taquiarritmias é desencadeada por reentrada; porém, algumas decorrem da exacerbação do automatismo normal ou de mecanismos anormais do automatismo.

A *reentrada* é a propagação circular de um impulso em torno de duas vias interconectadas, com características de condução e períodos refratários diferentes. Em determinadas condições, tipicamente precipitadas por extrassístole ventricular, a reentrada pode provocar a circulação contínua de uma onda de ativação que desencadeia a taquiarritmia. Normalmente, a reentrada é prevenida pela refratariedade do tecido após estimulação. Entretanto, três condições favorecem a reentrada: encurtamento da refratariedade do tecido (por exemplo, por estimulação simpática), prolongamento da via de condução (por exemplo, por hipertrofia ou vias anormais de condução) e diminuição da velocidade de condução do impulso (por exemplo, por isquemia).

Tabela 2.31 – Pontos para tratamento de arritmia cardíaca

Doença	Especialidade	Nome	Pontos	Pontos
Arritmia cardíaca	CV	Deficiência de *Yin* do Coração	CS-6; VC-17; B-15; C-5; C-7	–
Arritmia cardíaca	CV	Deficiência de *Yin* do Coração	F-5; BP-5; TA-5; B-14; B-38; B-64	C-4; C-5; R-1; R-4; E-36
Arritmia cardíaca	CV	Deficiência de *Yin* do Coração	IG-11; E-36; F-3; IG-4; VB-40; C-7	CS-6
Arritmia cardíaca	CV	Deficiência de *Yin* do Coração	VB-20; VG-11; VG-14; F-2; B-10; B-13	B-38; B-39; C-5
Arritmia cardíaca	CV	Muco, Fogo-*Yang* do Coração	CS-6; VC-17; B-15; C-5; C-7	–
Arritmia cardíaca	CV	Muco, Fogo-*Qi* do Coração	CS-5; CS-6; VC-14; VG-11; VG-14; B-12	B-15; C-4; C-5; C-7
Arritmia cardíaca	CV	Muco, Fogo-*Qi* do Coração	CS-6; VC-17; B-15; C-5; C-7	–
Arritmia cardíaca	CV	Muco, Fogo-*Qi* do Coração	VB-20; BP-6; B-10; B-23; E-36	–

B = Bexiga; BP = Baço-Pâncreas; C = Coração; CS = Circulação-Sexo; CV = Cardiovascular; E = Estômago; F = Fígado; IG = Intestino Grosso; TA = Triplo Aquecedor; VB = Vesícula Biliar; VC = Vaso Concepção; VG = Vaso Governador.

978-85-7241-908-6

Sinais e Sintomas

Arritmias e alterações da condução podem ser assintomáticas ou provocar palpitações (sensação de falha de batimento ou batimentos rápidos e vigorosos), sintomas de comprometimento hemodinâmico (por exemplo, dispneia, desconforto torácico, pré-síncope e síncope) ou parada cardíaca. Ocasionalmente, ocorre poliúria em virtude da liberação de peptídeo natriurético atrial durante as taquicardias supraventriculares (TSV) prolongadas.

A palpação do pulso e a ausculta cardíaca podem determinar a frequência ventricular e sua regularidade ou irregularidade. O exame das ondas do pulso venoso jugular pode auxiliar no diagnóstico de bloqueios atrioventriculares e taquiarritmias atriais. Por exemplo, no bloqueio atrioventricular completo, intermitentemente os átrios contraem-se quando as valvas atrioventriculares encontram-se fechadas, produzindo ondas *a* amplas (em canhão) no pulso venoso jugular. Outros achados físicos de arritmias são poucos.

Arteriosclerose Coronária

Arteriosclerose é a denominação geral para várias enfermidades que provocam espessamento e perda da elasticidade da parede arterial. A aterosclerose, a forma mais comum, também é mais grave, pois causa doença arterial coronariana e cerebrovascular. As formas não ateromatosas da arteriosclerose compreendem ateriolosclerose e arteriosclerose de Mönckeberg.

Aterosclerose

A aterosclerose caracteriza-se por placas intimais irregulares (ateromas) das artérias de médio e grosso calibres. As placas contêm lipídeos, células inflamatórias, células musculares lisas e tecido conjuntivo. Os fatores de risco são dislipidemia, diabetes, tabagismo, história familiar, estilo de vida sedentário, obesidade e hipertensão. Os sintomas surgem quando o crescimento ou a ruptura da placa reduz ou obstrui o fluxo sanguíneo. Tais sintomas variam de acordo com a artéria comprometida. O diagnóstico é clínico e confirmado por angiografia, ultrassonografia ou outros métodos de imagem. O tratamento abrange modificação de dieta e fatores de risco, atividade física e drogas antiplaquetárias.

A aterosclerose pode comprometer todas as artérias de médio e grosso calibres, incluindo artérias coronárias, carótidas e cerebrais; aorta e seus ramos; e grandes artérias das extremidades. É a causa principal de morbidade e mortalidade nos Estados Unidos e nos países ocidentais. Recentemente, a mortalidade relacionada à idade atribuída à aterosclerose tem diminuído; mas, em 2001, ateroscleroses coronariana e cerebrovascular ainda causaram > 650.000 óbitos nos Estados Unidos (mais que o câncer e quase seis vezes mais que os acidentes)[1]. A prevalência da aterosclerose está aumentando rapidamente nos países em desenvolvimento e, como as pessoas em países desenvolvidos vivem por um tempo maior, a incidência também aumentará. Em torno de 2020, espera-se que a aterosclerose seja a principal causa de óbito no mundo inteiro.

Etiologia e Fisiopatologia

A característica da aterosclerose é a placa aterosclerótica, a qual contém lipídeos (colesterol e fosfolipídeos intracelular e extracelular), células inflamatórias (por exemplo, macrófagos e células T), células musculares lisas, tecido conjuntivo (por exemplo, colágeno, glicosaminoglicanos e fibras elásticas), trombos e depósitos de Ca. Todos os estágios da aterosclerose – do início e crescimento à complicação da placa – são considerados uma resposta inflamatória à lesão. Admite-se que a lesão endotelial desempenhe um papel primário.

A aterosclerose compromete preferencialmente certas áreas da árvore arterial. O fluxo sanguíneo turbulento ou não laminar (por exemplo, pontos de ramificação da árvore arterial) conduz à disfunção endotelial e inibe a produção endotelial de óxido nítrico, uma molécula vasodilatadora e anti-inflamatória potente. Esse fluxo sanguíneo também estimula as células endoteliais a produzir moléculas de adesão, as quais recrutam e se ligam às células inflamatórias. Os fatores de risco para aterosclerose (por exemplo, dislipidemia, diabetes, tabagismo e hipertensão), estressores oxidativos (por exemplo, radicais superóxidos), angiotensina II, infecção e inflamação sistêmicas também inibem a produção de óxido nítrico e estimulam a produção de moléculas de adesão, citocinas pró-inflamatórias quimiotáxicas e vasoconstritores; porém, os mecanismos exatos são desconhecidos. O resultado final é a ligação ao endotélio de monócitos e células T, a migração dessas

60 – TRATAMENTOS DE ACUPUNTURA

Tabela 2.32 – Pontos para tratamento de arteriosclerose coronária

Doença	Especialidade	Nome	Pontos	Pontos
Arteriosclerose coronária	CV	Estagnação de Sangue do Coração	B-15; B-14; VC-14; VC-17; CS-6; C-5	B-17; BP-4
Arteriosclerose coronária	CV	Estagnação de Sangue do Coração	VG-26; R-1; E-36; BP-6; CS-6; VC-6	–

B = Bexiga; BP = Baço-Pâncreas; C = Coração; CS = Circulação-Sexo; CV = Cardiovascular; E = Estômago; R = Rim; VC = Vaso Concepção; VG = Vaso Governador.

células ao espaço subendotelial e iniciação e perpetuação de resposta inflamatória vascular local. No subendotélio, os monócitos transformam-se em macrófagos. Os lipídeos do sangue, particularmente a lipoproteína de baixa densidade (LDL, *low density lipoprotein*) e a lipoproteína de densidade muito baixa (VLDL, *very low density lipoprotein*), também se ligam às células endoteliais e são oxidados no subendotélio. A captação de lipídeos oxidados e a transformação de macrófagos em células espumosas repletas de lipídeos resultam nas lesões ateroscleróticas iniciais típicas, denominadas estrias gordurosas. Membranas de eritrócitos degradados que resultam da ruptura de *vasa vasorum* e da hemorragia dentro da placa podem ser uma fonte adicional de lipídeos dentro das placas.

Os macrófagos elaboram citocinas pró-inflamatórias que acarretam a migração de células musculares lisas da média e que, ulteriormente, atraem e estimulam o crescimento de macrófagos. Vários fatores promovem a replicação de células musculares lisas e o aumento da produção de matriz extracelular densa. O resultado é uma placa fibrosa subendotelial com capa fibrosa, composta por células musculares lisas da íntima, circundadas por tecido conjuntivo e lipídeos intra e extracelulares. Um processo semelhante à formação óssea provoca calcificação dentro da placa.

As placas ateroscleróticas podem ser estáveis ou instáveis. As placas estáveis regridem, permanecem estáticas ou crescem lentamente ao longo de décadas até que provoquem estenose ou oclusão. As placas instáveis são vulneráveis à erosão, fissura ou ruptura espontâneas, acarretando trombose, oclusão e infarto agudo muito antes de provocarem estenose. A maioria dos eventos clínicos resulta de placas instáveis, os quais não parecem graves na angiografia e, por isso, a estabilização da placa pode ser uma maneira de reduzir morbidade e mortalidade.

A rigidez da capa fibrosa e sua resistência à ruptura dependem do equilíbrio relativo de deposição e degradação de colágeno. A ruptura da placa envolve a secreção de metaloproteinases, catepsinas e colagenases por macrófagos ativados na placa. Essas enzimas digerem a capa fibrosa, especialmente nas extremidades, causando adelgaçamento da capa e, finalmente, a ruptura. As células T da placa contribuem com a secreção de citocinas. As citocinas inibem síntese e deposição de colágeno pelas células musculares lisas, o que normalmente reforça a placa.

Com a ruptura da placa, os conteúdos dela são expostos ao sangue circulante, deflagrando trombose. Os macrófagos também estimulam a trombose, pois eles possuem fator tecidual, o que promove a geração de trombina *in vivo*. Pode ocorrer uma das cinco evoluções: o trombo resultante pode organizar-se e ser incorporado dentro da placa, modificando seu formato e deflagrando o crescimento rápido; o trombo pode ocluir rapidamente o lúmen vascular e precipitar um evento isquêmico agudo; o trombo pode provocar embolismo; a placa pode ser preenchida por sangue, acarretando expansão e oclusão imediata da artéria; ou os conteúdos da placa (em vez de trombos) podem provocar embolismo, ocluindo o vaso a jusante.

A estabilidade da placa depende de múltiplos fatores, envolvendo composição (proporção relativa de lipídeos, células inflamatórias, células musculares lisas, tecido conjuntivo e trombo), estresse de parede (fadiga da capa), tamanho e localização do núcleo e configuração da placa em relação ao fluxo sanguíneo. Por contribuir ao crescimento rápido e à deposição de lipídeos, a hemorragia dentro da placa pode desempenhar um papel importante na transformação de placas estáveis em instáveis. Em geral, as placas instáveis das artérias coronárias têm conteúdo elevado de macrófagos, núcleo lipídico espesso e capa fibrosa delgada. Elas provocam obstrução do lúmen do vaso em < 50% e tendem a romper imprevisivelmente. As placas instáveis das artérias carótidas têm a mesma composição, mas classicamente acarretam problemas por estenose e oclusão graves, mas não pela ruptura. As placas de baixo risco têm capa mais espessa e menor conteúdo de lipídeos. Frequentemente, elas obstruem o lúmen do vaso em < 50% e provocam angina estável induzida pelo esforço de maneira previsível.

As consequências clínicas da ruptura da placa dependem não somente de sua anatomia, mas também do equilíbrio relativo da atividade pró-coagulante e anticoagulante do sangue e da vulnerabilidade do miocárdio a arritmias.

Sugere-se uma ligação entre infecção e aterosclerose para explicar as associações sorológicas entre infecções (por exemplo, *Chlamydia pneumoniae*, citomegalovírus) e doença arterial coronariana. Outros mecanismos prováveis compreendem efeitos indiretos de inflamação crônica na corrente sanguínea, anticorpos de reação cruzada e efeitos inflamatórios de patógenos infecciosos na parede arterial.

Fatores de Risco

Existem vários fatores de risco para aterosclerose. Certos fatores tendem a se agrupar como uma síndrome metabólica, a qual tem se tornado progressivamente prevalente. Essa síndrome inclui obesidade abdominal, dislipidemia aterogênica, hipertensão, resistência à insulina e estados pró-trombótico e pró-inflamatório. A resistência à insulina não é sinônimo de síndrome metabólica, mas pode ser a chave de sua etiologia.

Dislipidemia (elevação do nível total de LDL ou nível baixo de colesterol da lipoproteína de alta densidade [HDL, *high density lipoprotein*]), hipertensão e diabetes promovem a aterosclerose por ampliação ou intensificação da disfunção endotelial e vias inflamatórias no endotélio vascular.

Ascite

É a condição em que há líquido livre na cavidade peritoneal. Sua causa mais comum é a hipertensão portal. Os sintomas geralmente decorrem da distensão abdominal. O diagnóstico é alcançado com base em exame físico, ultrassonografia ou tomografia. O tratamento inclui repouso em decúbito dorsal horizontal, restrição dietética de sódio, diuréticos e paracenteses terapêuticas. O líquido ascítico pode se infectar (peritonite bacteriana espontânea), quadro frequentemente acompanhado de dor e febre. O diagnóstico da infecção do líquido ascítico é dado por meio de análises laboratoriais e cultura do líquido. Deve-se tratar a infecção com antibióticos apropriados.

Etiologia

Pode ser resultado de hepatopatias crônicas, mas raramente consequente a processos agudos. Mais de 90% das causas associadas à hepatopatia resultam de hipertensão portal, geralmente consequente à cirrose. Outras causas hepáticas, que não são comuns, incluem hepatite crônica, hepatite alcoólica grave sem cirrose e obstrução de veias hepáticas (síndrome de Budd-Chiari). A trombose de veia porta geralmente não causa ascite, a não ser que haja dano hepatocelular concomitante.

Causas generalizadas não relacionadas a hepatopatias incluem doenças sistêmicas que levam à retenção de fluidos (por exemplo, insuficiência cardíaca, síndrome nefrítica, hipoalbuminemia grave, pericardite constritiva) e processos peritoneais (como peritonite carcinomatosa ou infecciosa e fístulas biliares resultantes de procedimentos cirúrgicos). Causas menos comuns incluem alguns pacientes com insuficiência renal dialítica, pancreatite, doenças endocrinológicas (por exemplo, mixedema) e lúpus eritematoso sistêmico.

Fisiopatologia

Os mecanismos que levam à formação de ascite são complexos e não totalmente compreendidos. Fatores incluem alterações nas forças de Starling no território portal (pressão oncótica baixa em razão de hipoalbuminemia e aumento da pressão venosa portal), retenção renal intensa de sódio (a concentração urinária de sódio fica tipicamente abaixo de 5mEq/L) e possivelmente também o aumento da formação hepática de linfa.

Mecanismos que aparentemente contribuem para a retenção renal de sódio incluem ativação do sistema renina-angiotensina-aldosterona; aumento do tônus simpático; *shunt* sanguíneo intrarrenal, levando a desvio do fluxo do córtex renal; aumento da formação de

62 – TRATAMENTOS DE ACUPUNTURA

Tabela 2.33 – Pontos para tratamento de ascite

Doença	Especialidade	Nome	Pontos	Pontos	Pontos
Ascite	GE	Calor, Umidade	BP-6; B-38; E-36	–	–
Ascite	GE	Calor, Umidade	CS-3; CS-7; VC-23; VC-24; VB-14; VB-20	VB-29; VB-30; VB-31; VB-32; VB-34; VB-39	VG-1; VG-15; VG-16
Ascite	GE	Calor, Umidade	CS-5; VC-2; VC-3; VC-4; VC-5; VC-6	VC-7; VB-26; VB-27; VB-28; VB-29; VB-34	VG-4; F-5; F-6
Ascite	GE	Calor, Umidade	CS-7; VB-38; IG-2; IG-4; IG-5; IG-10	IG-11; ID-3; VB-38	–
Ascite	GE	Calor, Umidade	F-3; ID-8; BP-4; BP-6; B-38; B-39	E-35; E-36	–
Ascite	GE	Calor, Umidade	IG-4; IG-11; BP-6; BP-9; BP-10; E-36	–	–
Ascite	GE	Calor, Umidade	VB-24; F-13; F-14; B-19; B-20; B-21	B-44; E-45	–
Ascite	GE	Calor, Umidade	VB-30; VB-31; VB-32; VB-40; VB-43	–	–
Ascite	GE	Calor, Umidade	VC-2; VC-4; VG-1; BP-6	–	–
Ascite	GE	Calor, Umidade	VG-14; B-15; B-17; B-23	–	–
Ascite	GE	Deficiência de *Yang* de Baço--Pâncreas/Rim	VC-12; VC-4; B-23; BP-6; B-54; E-28	–	–
Ascite	GE	Deficiência de *Yin* de Fígado/Rim	B-18; B-23; B-52; R-3; R-10; F-3	F-8; BP-6; E-29; VC-4	–
Ascite	GE	Estagnação de *Qi*	VC-12; VC-2; BP-6; E-36; F-3	–	–
Ascite	GE	Frio, Umidade	CS-6; VC-4; VB-39; F-8; BP-4; BP-6	BP-9; BP-14; B-22; B-23; B-24; B-25	B-31; B-33
Ascite	GE	Frio, Umidade	VC-6; VG-1; VG-4; VG-20; BP-6; B-31	B-32; B-33; B-34; B-57; P-6; E-25	E-26
Ascite	GE	Sangue congestiona Fígado/Baço--Pâncreas	CS-6; VC-4; VB-39; F-8; BP-4; BP-6	BP-9; BP-14; B-22; B-23; B-24; B-25	B-31; B-33
Ascite	GE	Bloqueio por Umidade	CS-6; VC-4; VB-39; F-8; BP-4; BP-6	BP-9; BP-14; B-22; B-23; B-24; B-25	B-31; B-33
Ascite	GE	Bloqueio por Umidade	VB-40; F-3; F-9; BP-15; R-3	–	–

B = Bexiga; BP = Baço-Pâncreas; CS = Circulação-Sexo; E = Estômago; F = Fígado; GE = Gastroenterologia; ID = Intestino Delgado; IG = Intestino Grosso; P = Pulmão; R = Rim; VB = Vesícula Biliar; VC = Vaso Concepção; VG = Vaso Governador.

óxido nítrico; e formação ou metabolismo anormal de hormônio antidiurético, cininas, prostaglandinas e fator natriurético atrial. A vasodilatação do sistema arterial esplâncnico pode ser o fator desencadeador, mas o papel específico e a inter-relação desses fatores ainda permanecem desconhecidos.

Peritonite bacteriana espontânea (PBE) é a infecção do líquido ascítico sem uma causa aparente. É particularmente comum na ascite decorrente da cirrose e, dentre elas, na cirrose alcoólica. Pode causar sequelas graves ou mesmo levar a óbito. As bactérias causadoras mais comuns são *Escherichia coli* e *Klebsiella pneumoniae* (Gram-negativas), e *Streptococcus pneumoniae* (Gram-positivo). Geralmente, as PBE são infecções causadas por um único agente.

Sinais e Sintomas

Pequenas quantidades de líquido ascítico geralmente não causam sintomas. Quantidades moderadas levam a aumento da circunferência abdominal e ganho ponderal. Grandes quantidades de ascite levam à sensação de pressão intra-abdominal, mas dor é raramente relatada. Se a ascite cursar com elevação da membrana diafragmática, pode haver dispneia. Sintomas sugestivos de PBE podem ser desconforto abdominal recente e febre.

Sinais incluem macicez móvel à percussão abdominal e manobra do piparote positiva. Volumes menores que 1.500mL podem não ser detectados pelo exame físico. Ascites volumosas podem causar tensão da parede abdominal e planificação da cicatriz umbilical. Na ascite causada por hepatopatias ou por processos peritoneais ocorre aumento isolado do volume abdominal; ao passo que em processos sistêmicos (como na insuficiência cardíaca), ela aparece associada ao edema periférico.

Na PBE são frequentes febre, cansaço, encefalopatia, piora da função hepática e piora clínica de fatores evidentes. Em pacientes com ascite, sinais de irritação peritoneal podem estar presentes, como a descompressão brusca positiva, mas podem estar diminuídos como resultado da própria presença do líquido ascítico.

Asma Brônquica

Asma é uma doença caracterizada por inflamação difusa das vias respiratórias, desencadeada por diversos estímulos deflagradores, que resulta em broncoconstrição parcial ou completamente reversível. Os sinais e sintomas envolvem dispneia, opressão torácica e desenvolvimento de sibilos. Efetua-se o diagnóstico com base em história, exame físico e testes de função pulmonar. O tratamento envolve controle dos fatores deflagradores e terapia medicamentosa, mais comumente com a inalação de beta-agonistas e corticosteroides. O prognóstico é bom com o tratamento.

Epidemiologia

A prevalência da asma parece ter aumentado continuamente desde a década de 1970 e, atualmente, estima-se que essa doença comprometa 4 a 7% da população mundial. Cerca de 12 a 17 milhões de indivíduos nos Estados Unidos têm asma. De 1982 a 1992, a prevalência aumentou de 34,7 para 49,4 por 1.000. A prevalência é mais elevada nos indivíduos com < 18 anos (6,1%) do que naqueles com 18 a 64 anos (4,1%), sendo mais elevada em homens antes da puberdade e em mulheres após a puberdade. Também é mais elevada em populações urbanas e entre negros e alguns grupos hispânicos. A mortalidade decorrente de asma também aumentou, ocorrendo cerca de 5.000 óbitos anualmente nos Estados Unidos. O índice de morte é cinco vezes mais elevado para negros que para brancos. A asma é a principal causa de hospitalização de crianças, e a condição crônica número um que acarreta absenteísmo no ensino elementar. Em 2002, o custo total do atendimento aos asmáticos foi US$ 14 bilhões[2].

Etiologia

O desenvolvimento de asma tem múltiplos fatores e depende de interações entre múltiplos genes suscetíveis e fatores ambientais.

Admite-se que os genes da suscetibilidade envolvam aqueles para as células T auxiliares (T_H2, *T-helper 2*) e suas citocinas (interleucinas-4, 5, 9 e 13) e o gene *ADAM33*, recentemente identificado, que pode estimular a proliferação de musculatura lisa e fibroblasto ou regular a produção de citocina.

As evidências implicam claramente em alérgenos domésticos (pó oriundo de ácaros, baratas e animais de estimação) e outros alérgenos ambientais (pólen) no desenvolvimento da doença em crianças mais velhas e adultos. A infecção ou exposição à endotoxina precocemente na vida pode induzir tolerância e ser protetora. A poluição do ar não está definitivamente ligada ao

64 – TRATAMENTOS DE ACUPUNTURA

Tabela 2.34 – Pontos para tratamento de asma brônquica

Doença	Especialidade	Nome	Pontos	Pontos
Asma brônquica	PNE	Calor, muco	IG-11; TA-5; B-40; B-60; VB-34; VG-14	E-40; VG-10; R-8; P-10
Asma brônquica	PNE	Congestão do *Qi* do Pulmão	BP-21; VC-12; VC-17; VC-22; VB-12; IG-4	BP-6; B-12; B-13; B-16
Asma brônquica	PNE	Deficiência de *Yang* do Rim	VC-4; VC-6; B-23; R-7; R-9; VG-4	VG-14; VB-39
Asma brônquica	PNE	Deficiência do *Qi* do Pulmão	B-13; P-1; P-7; P-9; VC-17; IG-4	IG-18; E-36
Asma brônquica	PNE	Frio, Umidade no Pulmão	BP-21; VC-12; VC-17; VC-22; VB-12; IG-4	BP-6; B-12; B-13; B-16
Asma brônquica	PNE	Frio, Vento	BP-21; VC-12; VC-17; VC-22; VB-12; IG-4	BP-6; B-12; B-13; B-16
Asma brônquica	PNE	Frio, Vento	CS-5; CS-6; VG-12; VG-20; VG-26; IG-1	IG-4; F-1; F-2; F-3; R-10
Asma brônquica	PNE	Frio, Vento	CS-6; VC-22; VB-20; VB-21; VC-16; IG-4	TA-5; B-12; B-13
Asma brônquica	PNE	Frio, Vento	VB-20; VG-12; VG-14; VG-16; VG-23; IG-4	IG-20; TA-5
Asma brônquica	PNE	Frio, Vento	VB-20; VG-12; VG-14; VG-16; VG-23; IG-4	IG-20; TA-5; B-13; E-36
Asma brônquica	PNE	Frio, Vento	VB-20; VG-14; IG-4; IG-11; F-11; BP-6	B-18; B-25; B-36
Asma brônquica	PNE	Frio, Vento	VG-13; VG-14; IG-11	–
Asma brônquica	PNE	Frio no Pulmão	CS-6; VC-22; VB-20; VB-21; VC-16; IG-4	TA-5; B-12; B-13
Asma brônquica	PNE	Frio no Pulmão	VC-17; P-7; B-13; P-5; P-9; R-3;	B-13; B-43; E-36
Asma brônquica	PNE	Muco, Fogo no Pulmão	B-12; B-13; B-17; B-28; B-29; B-36	C-17; BP-21; P-8; P-5
Asma brônquica	PNE	Muco no Pulmão	CS-6; F-5; VC-22; VG-16; IG-4; TA-5	B-12; B-13
Asma brônquica	PNE	Muco no Pulmão	P-1; P-5; P-7; P-9; IG-4; E-36	R-3; B-11; B-12; B-13
Asma brônquica	PNE	Vento no Pulmão	CS-6; VC-22; VB-20; VB-21; VG-16; IG-4	TA-5; B-12; B-13; P-5
Asma brônquica	PNE	Frio no Pulmão	VC-17; P-7; B-13; P-5; P-9; R-3	B-13; B-43; E-36

B = Bexiga; BP = Baço-Pâncreas; C = Coração; CS = Circulação-Sexo; E = Estômago; F = Fígado; IG = Intestino Grosso; P = Pulmão; PNE = Pneumologia; R = Rim; TA = Triplo Aquecedor; VB = Vesícula Biliar; VC = Vaso Concepção; VG = Vaso Governador.

desenvolvimento da doença, porém pode deflagrar exacerbações. Dietas com baixo teor de vitaminas C e E e de ácidos graxos ômega-3 estão ligadas à asma, da mesma forma que a obesidade. A asma também é relacionada a fatores perinatais, como baixa idade materna, nutrição materna precária, prematuridade, baixo peso ao nascer e ausência de aleitamento materno. O papel da exposição da criança à fumaça do cigarro é controverso, uma vez que alguns estudos revelaram um efeito contribuidor e outros, um efeito protetor.

Exposições ao óxido de nitrogênio e a compostos orgânicos voláteis em ambientes fechados implicam no desenvolvimento da síndrome de disfunção das vias respiratórias reativas (RADS, *reactive airways dysfunction syndrome*), uma síndrome de obstrução reversível e persistente das vias respiratórias em indivíduos sem antecedente de asma. Se a RADS é diferente da asma ou constitui uma forma de asma ocupacional é tema controverso, mas as duas condições têm muitas semelhanças (por exemplo, sibilos, dispneia e tosse) e respondem a corticosteroides.

Atetose

São movimentos involuntários nas partes mais distais do corpo (dedos, punho, tornozelo.) e estes movimentos descrevem-se como lentos, oscilantes, irregulares, arrítmicos e sucedem-se quase continuamente. A atetose é frequente em paralisia cerebral, doença de Hallervorden-Spatz, entre outras patologias. Como regra, os movimentos anormais são mais acentuados em dedos das mãos, face, língua e garganta. Os movimentos são mais lentos que a coreia, em alguns casos é impossível diferenciá-los, chamando-os de coreoatetose. A atetose pode afetar os quatro membros ou ser unilateral, em especial em crianças que sofrerem de hemiplegia anteriormente (atetose pós--hemiplégica). Muitos pacientes atetoides apresentam graus variáveis de rigidez e déficit motor em decorrência da doença do feixe corticomedular associada.

Em paciente com coreoatetose generalizada os membros podem ficar interminantemente hipotônicos. Os exames de necropsia revelaram alguma peculiar alteração patológica de provável etiologia hipóxica, no estriado (núcleo lentiforme + núcleo caudado). Em outras formas de atetose observou-se a alteração patológica, depois de lesões vasculares no núcleo lenticular (putamen + globo pálido) ou no tálamo.

Acidente Vascular Cerebral (Derrame Cerebral)

Acidentes vasculares cerebrais (AVC) constituem um grupo de distúrbios que envolvem interrupção focal e súbita do fluxo sanguíneo encefálico, causando déficits neurológicos. Os AVC podem ser isquêmicos (80%), que em geral decorrem de trombose ou embolismo; ou hemorrágicos (20%), que resultam de ruptura vascular (por exemplo, hemorragia subaracnóidea ou intraencefálica). Os sintomas do AVC que duram menos de 1h constituem o ataque isquêmico transitório (AIT). Os AVC danificam o tecido no encéfalo; o AIT geralmente não e, quando ocorre lesão, esta é menos extensa que no AVC. Em países ocidentais, o AVC é a terceira causa mais comum de morte e a causa mais comum de deficiência neurológica.

Etiologia e Fisiopatologia

AVC comprometem as artérias do encéfalo, tanto as da circulação anterior, que consiste em ramos da artéria carótida interna, como as da circulação posterior, que consiste em ramos das artérias vertebral e basilar.

Os déficits neurológicos refletem a área encefálica envolvida. Um AVC da circulação anterior, em geral, produz sintomas unilaterais, ao passo que um AVC da circulação posterior costuma causar déficits

Tabela 2.35 – Pontos para tratamento de atetose

Doença	Especialidade	Nome	Pontos	Pontos
Atetose	NE	Vento, deficiência de Sangue do Fígado	VG-26; B-23; R-3; BP-10; E-36; F-3	B-17; B-43; VB-38; CS-6

B = Bexiga; BP = Baço-Pâncreas; CS = Circulação-Sexo; E = Estômago; F = Fígado; NE = Neurologia; R = Rim; VB = Vesícula Biliar; VG = Vaso Governador.

66 – TRATAMENTOS DE ACUPUNTURA

Tabela 2.36 – Pontos para tratamento de acidente vascular cerebral (derrame cerebral)

Doença	Especialidade	Nome	Pontos	Pontos
AVC (derrame cerebral)	NE	Muco turvo no Coração	VC-2; VC-3; VC-4; BP-9; BP-10; B-67	ID-3; ID-5; C-7; C-5; ID-7
AVC (derrame cerebral)	NE	Muco nos orifícios do Coração	VG-20; VG-15; IG-4; E-40; TA-8	–
AVC (derrame cerebral)	NE	Muco nos orifícios do Coração	VG-20; VG-15; IG-4; E-40; TA-8	–
AVC (derrame cerebral)	NE	Vento interno agitando Fígado	VB-20; IG-11; VC-6; BP-6; R-3	–
AVC (derrame cerebral)	NE	Vento interno agitando Fígado	VG-20; VG-26; E-36; VC-4; VC-6; VC-8	B-23; VG-4; VC-17
AVC (derrame cerebral)	NE	Choque por Vento	F-3; BP-6; C-7; P-9; E-36; CS-6	CS-7; VG-20; VG-34; VG-14; VG-20; IG-2

AVC = acidente vascular cerebral; B = Bexiga; BP = Baço-Pâncreas; C = Coração; CS = Circulação-Sexo; E = Estômago; F = Fígado; ID = Intestino Delgado; IG = Intestino Grosso; NE = Neurologia; P = Pulmão; TA = Triplo Aquecedor; VB = Vesícula Biliar; VC = Vaso Concepção; VG = Vaso Governador.

bilaterais e tem maior probabilidade de afetar o nível de consciência.

Os déficits neurológicos geralmente não refletem o tipo de AVC, mas outras manifestações costumam ser sugestivas. Cefaleia grave e súbita pode resultar de hemorragia subaracnóidea. Consciência ou coma afetados e acompanhados com frequência por cefaleia, náusea e vômito sugerem aumento de pressão intracraniana, que pode ocorrer 48 a 72h após grandes AVC isquêmicos e precocemente com muitos AVC hemorrágicos; pode ocorrer hérnia encefálica fatal.

Os fatores de risco de AVC incluem AVC anterior, idade avançada, história familiar de AVC, alcoolismo, sexo masculino, hipertensão, tabagismo, hipercolesterolemia, diabetes e uso de determinadas drogas (por exemplo, cocaína, anfetamina). Certos fatores de risco predispõem a um tipo particular de AVC (por exemplo, hipercoagulabilidade predispõe a um AVC trombótico, fibrilação atrial a um AVC embólico, aneurismas intracranianos à hemorragia subaracnóidea).

Acidente Vascular Cerebral, Sequelas

O prognóstico do AVC depende do tipo. O acidente vascular cerebral isquêmico é o que tem melhor prognóstico desde que não comprometa uma área muito grande do cérebro. O acidente vascular cerebral hemorrágico já é muito mais grave, e a hemorragia meníngea (subaracnóidea) é mais grave ainda, com risco de morte mesmo que o tratamento seja implantado de forma rápida e adequada.

É muito comum que o acidente vascular cerebral isquêmico se repita, deixando cada vez mais sequelas. Uma parte considerável dos episódios pode evoluir com melhora importante após fisioterapia, com recuperação da força muscular, e de fonoaudiologia para, por exemplo, corrigir problemas associados à deglutição de alimentos. Esses problemas acontecem às vezes como *sequela do derrame*, levando a episódios de aspiração de comida e saliva com aparecimento de pneumonias (o paciente desaprende como engolir alimentos e saliva).

Portanto, para prevenção das sequelas é muito *importante que haja reabilitação, ou seja, fisioterapia, fonoaudiologia e terapia ocupacional no suporte ao paciente com derrame*. A ausência de reabilitação pode levar a sequelas permanentes. Nos casos mais graves ocorrem sequelas mesmo que haja reabilitação, mas ela é sempre útil para minimizar as complicações.

Bexiga, Inflamação

A cistite é uma inflamação na bexiga. É causada por bactérias, presentes no intestino. O principal sintoma costuma ser dor (que pode ser mais localizada

Tabela 2.37 – Pontos para tratamento de sequelas de acidente vascular cerebral

Doença	Especialidade	Nome	Pontos	Pontos	Pontos
Sequelas de AVC	NE	Vento interno no Fígado	IG-11; E-36; F-3; IG-4; VB-40; C-7	CS-6	IG-4; IG-11
Sequelas de AVC	NE	Vento interno no Fígado	VB-20; IG-4; B-1; E-1	–	–
Sequelas de AVC	NE	Vento interno no Fígado	VC-4; VB-20; VG-4; VG-12; VG-20; IG-10	ID-3; E-36	–
Sequelas de AVC	NE	Vento interno no Fígado	VC-24; VB-2; VB-3; VB-4; VB-12; VB-34	VB-36; IG-20; TA-2; B-2	–

AVC = acidente vascular cerebral; B = Bexiga; C = Coração; CS = Circulação-Sexo; E = Estômago; F = Fígado; ID = Intestino Delgado; IG = Intestino Grosso; TA = Triplo Aquecedor; VB = Vesícula Biliar; VC = Vaso Concepção; VG = Vaso Governador.

no baixo-ventre), ardência ao urinar ou aumento da frequência de micção. Também pode haver a ocorrência de febre – em geral baixa – ou dor lombar. A dor leva a pessoa a interromper a emissão de urina logo nos primeiros jatos. Como a bexiga não é esvaziada, em pouco tempo a vontade de urinar reaparece.

Bexiga Neurogênica

Bexiga neurogênica é a disfunção da bexiga (flácida ou espástica) causada por lesão neurológica. O sintoma primário é a incontinência por transbordamento; o risco de complicações graves (por exemplo, infecções reincidentes, refluxo vesicoureteral e disreflexia autonômica) é elevado. O diagnóstico compreende exames de imagem e cistoscopia ou exame urodinâmico. O tratamento abrange cateterismo ou medidas para desencadear a micção.

Qualquer condição que interrompa a função da bexiga ou da sinalização neurológica aferente e eferente causa bexiga neurogênica. As causas podem afetar o sistema nervoso central (SNC) (por exemplo, acidente vascular cerebral, lesão medular, meningomielocele, esclerose lateral amiotrófica), os nervos periféricos (neuropatias diabéticas, alcoólicas ou por deficiência de vitamina B_{12}; hérnias de disco; lesões

decorrentes de cirurgias pélvicas) ou ambos (por exemplo, doença de Parkinson, esclerose múltipla, sífilis). A obstrução do colo vesical em geral coexiste e pode exacerbar os sintomas.

Em bexiga neurogênica hipotônica (flácida), o volume é grande, a pressão é baixa e não há contrações. Pode resultar de lesão dos nervos periféricos ou lesão da medula espinal no nível de S2 a S4. Após a lesão aguda da medula, a flacidez inicial pode ser seguida por flacidez ou espasticidade de longa duração, ou a função da bexiga pode melhorar após alguns dias, semanas ou meses.

Na bexiga espástica, o volume é normal ou pequeno e ocorrem contrações involuntárias. Em geral, resulta de lesão cerebral ou lesão da medula espinal acima de T_{12}. Os sintomas precisos variam com o local e a gravidade da lesão. A contração vesical e o relaxamento do esfíncter urinário externo tipicamente não são coordenados (dissinergia do esfíncter).

Padrões mistos (bexiga flácida e espástica) podem ser causados por várias doenças, como sífilis, *diabetes mellitus*, tumores cerebrais ou da medula espinal, acidente vascular cerebral, ruptura de disco intervertebral e doenças degenerativas ou desmielinizantes (por exemplo, esclerose múltipla, esclerose lateral amiotrófica).

Tabela 2.38 – Pontos para tratamento de inflamação de bexiga

Doença	Especialidade	Nome	Pontos	Pontos
Inflamação de bexiga	UR	Calor, Umidade na Bexiga	B-22; B-23; B-28; B-52; R-3; F-8	F-2; BP-6; BP-9; VC-3; BP-12

B = Bexiga; BP = Baço-Pâncreas; F = Fígado; R = Rim; UR = Urologia; VC = Vaso Concepção.

Tabela 2.39 – Pontos para tratamento de bexiga neurogênica

Doença	Especialidade	Nome	Pontos
Bexiga neurogênica	UR	Calor-Umidade na Bexiga	B-22; B-23; B-24; B-25; B-34; B-36

B = Bexiga; UR = Urologia.

Sinais e Sintomas

A incontinência por transbordamento é o sintoma primário. Pacientes com bexiga neurogênica flácida retêm a urina e apresentam gotejamento constante por transbordamento; tipicamente, homens também apresentam disfunção erétil. Pacientes com bexiga espástica podem apresentar polaciúria, noctúria e urgência ou paralisia espástica com déficits sensoriais.

As complicações comuns incluem infecção do trato urinário (ITU) reincidentes e cálculos urinários. Hidronefrose com refluxo vesicoureteral é particularmente comum em razão do grande volume de urina exercer pressão sobre a junção vesicoureteral, causando disfunção com refluxo e, em casos graves, nefropatia. Pacientes com lesões torácicas altas ou cervicais da medula espinal apresentam risco de disreflexia autonômica (síndrome com risco à vida de hipertensão maligna, bradicardia ou taquicardia, cefaleia, piloereção e sudorese, causada por hiperatividade simpática não regulada). Essa doença pode ser desencadeada por distensão vesical aguda (decorrente de retenção urinária) ou distensão intestinal (decorrente de constipação ou impactação fecal).

Diagnóstico

A suspeita diagnóstica é clínica. Em geral, determina-se o volume residual pós-miccional e realizam-se ultrassonografia renal para detectar hidronefrose e medida da creatinina sérica para avaliar a função renal.

Com frequência, não se obtêm outros estudos de pacientes que não sejam capazes de realizar autocateterismo ou ir ao banheiro (por exemplo, idosos muito incapacitados, ou pacientes após acidente vascular cerebral). Entretanto, ocasionalmente, utiliza-se a cistografia para avaliar a capacidade vesical e detectar o refluxo. Cistoscopia é usada para avaliar a duração e a gravidade da retenção (pela detecção de trabeculações vesicais) e para verificar obstrução do colo vesical. Cistometrografia pode determinar se o volume da bexiga e a pressão estão elevados ou baixos; se realizada na fase de recuperação de bexiga flácida após lesão da medula espinal, pode auxiliar a determinar a capacidade funcional do detrusor e prever as perspectivas de reabilitação. O exame urodinâmico das taxas de fluxos miccionais e a eletromiografia do esfíncter podem mostrar se a contração vesical e o relaxamento do esfíncter são coordenados.

Blefarite, Blefaroconjuntivite

É uma inflamação das margens palpebrais que pode ser aguda ou crônica. Os sinais e sintomas são prurido e queimação das margens palpebrais, acompanhados de vermelhidão e edema. O diagnóstico é decorrente da história e do exame local. A blefarite ulcerativa aguda é tratada com antibiótico tópico ou sistêmico. A blefarite não ulcerativa aguda é ocasionalmente

Tabela 2.40 – Pontos para tratamento de blefaroconjuntivite

Doença	Especialidade	Nome	Pontos	Pontos	Pontos
Blefaroconjuntivite	OF	Calor no Fígado	CS-7; VB-1; VB-14; VB-20; VG-14; IG-4	IG-20; TA-23; B-1; B-11; F-9; E-1	–
Blefaroconjuntivite	OF	Umidade em Baço-Pâncreas	CS-7; VB-1; VB-14; VB-20; VG-14; IG-4	IG-20; TA-23; B-1; B-11; F-9; E-1	E-8; E-44

B = Bexiga; CS = Circulação-Sexo; E = Estômago; F = Fígado; IG = Intestino Grosso; OF = Oftalmologia; TA = Triplo Aquecedor; VB = Vesícula Biliar; VG = Vaso Governador.

tratada com corticosteroide tópico. A forma crônica (blefarite seborreica) é tratada com higiene palpebral, compressas mornas (disfunção das glândulas de Meibômio) e colírio de lágrima artificial (blefarite seborreica, disfunção das glândulas de Meibômio).

Etiologia

A blefarite pode ser aguda (ulcerativa ou não ulcerativa) ou crônica (blefarite seborreica ou disfunção das glândulas de Meibômio). A blefarite ulcerativa aguda é uma infecção bacteriana aguda (geralmente estafilocócica) da margem palpebral (da qual os folículos pilosos emergem), envolvendo folículos pilosos e glândulas de Meibômio. Pode também ser decorrente de infecção por vírus (por exemplo, herpes simples, varicela-zóster). A blefarite aguda não ulcerativa é normalmente causada por reação alérgica envolvendo o local (por exemplo, blefarodermatite atópica, blefaroconjuntivite alérgica sazonal, dermatoblefaroconjuntivite de contato).

A blefarite crônica é uma inflamação não infecciosa sem causa conhecida. A blefarite seborréica está geralmente associada à dermatite seborréica de face e couro cabeludo. Frequentemente ocorre colonização bacteriana secundária nas escamas que surgem nas margens palpebrais.

As glândulas de Meibômio produzem gordura para a composição da lágrima, formando uma camada de gordura sobre a camada aquosa de maior estabilidade da lágrima, diminuindo sua evaporação. Na disfunção da glândula de Meibômio (meibomite), a composição lipídica é anormal e dutos e orifícios se tornam mais grossos, com secreção mais serosa; a evaporação da lágrima aumenta e pode ocorrer ceratoconjuntivite seca. Tal distúrbio geralmente está associado à acne rosácea, acompanhado da ocorrência frequente de hordéolo e calázio.

Sinais e Sintomas

Os sinais e sintomas comuns a todas as formas de blefarite são prurido e queimação das margens palpebrais, além de irritação conjuntival com lacrimejamento e fotofobia.

Na blefarite ulcerativa, pequenas pústulas surgem nos folículos pilosos e, em alguns casos, rompem-se, podendo evoluir para úlceras rasas. Crostas aderentes e persistentes aparecem e deixam uma superfície sangrante quando são removidas. Durante o sono, as pálpebras tornam-se aderidas umas às outras por secreções secas. Blefarite ulcerativa pode ser recorrente, às vezes resultando em perda de cílios e cicatrizes nas bordas palpebrais.

Em sua forma aguda não ulcerativa, as margens palpebrais se tornam edemaciadas e eritematosas, e os cílios podem ficar grudados em decorrência de secreção seca.

Na blefarite seborreica, escamas oleosas facilmente removíveis aparecem nas margens palpebrais. Na disfunção da glândula de Meibômio, o exame revela a obstrução do orifício da glândula de Meibômio por uma "rolha" de cera endurecida (tampão), a qual pode ser expelida mediante compressão. Muitos pacientes com blefarite seborreica e disfunção da glândula de Meibômio apresentam olho seco secundário (ceratoconjuntivite seca), o qual leva à sensação de prurido, queimação, sensação de corpo estranho e, às vezes, sensação de cansaço ocular com visão turva em caso de esforço visual.

Boca, Ulceração da Mucosa

Lesões da Boca

As lesões da boca incluem úlceras (o tipo mais comum), cistos, nódulos firmes, lesões hemorrágicas, pápulas, vesículas, bolhas e lesões eritematosas. Podem ocorrer em qualquer local nos lábios, bochechas, palato mole e duro, glândulas salivares, língua, gengivas ou mucosas. Podem ser dolorosas e facilmente detectáveis. Entretanto, algumas são assintomáticas; quando profundas na boca, podem ser descobertas apenas com exame oral completo.

As lesões de boca podem ser resultantes de trauma, infecção, doenças sistêmicas, utilização de drogas e radioterapia.

História e Exame Físico

Iniciar a avaliação por meio da história completa. Perguntar ao paciente quando surgiram as lesões e se ele observou dor, odor ou secreção. Investigar sobre queixas associadas, particularmente as lesões de pele. Obter história completa de medicamentos, incluindo alergias a drogas, utilização de antibióticos e história médica completa. Em especial, observar doenças malignas, doenças sexualmente transmissíveis, utilização de drogas intravenosas, infecção recente ou trauma. Perguntar sobre a história dental, incluindo hábitos de higiene oral, frequência de exames dentais e data da última visita odontológica.

A seguir, realizar um exame oral completo, observando os locais e características das lesões. Examinar os lábios do paciente em relação à cor e à textura. Inspecionar e palpar mucosa bucal e língua, avaliando cor, textura, contorno; observar úlceras indolores nas laterais ou na base da língua. Segurar a língua com um pedaço de gaze, levantá-la e examinar sua porção inferior e o assoalho da boca. Deprimir a língua com uma espátula e examinar a orofaringe. Inspecionar dentes e gengivas, verificando dentes quebrados, faltantes ou descoloridos; cáries dentais; excesso de sedimentos; e gengivas inflamadas, com sangramento, edemaciadas ou descoloridas.

Palpar o pescoço para adenopatias, especialmente em pacientes tabagistas ou que fazem uso excessivo de álcool.

Causas Médicas

Actinomicose (Cervicofacial)

Actinomicose é uma infecção crônica por fungos, que causa inchaços pequenos, firmes, achatados e indolores na mucosa oral, assim como sob a pele da mandíbula e do pescoço. Esses inchaços podem endurecer e formar abscessos, causando fístulas e secreção purulenta amarelada característica no trato sinusal.

Candidíase

A candidíase é uma infecção comum por fungos, que causa placas macias e elevadas em mucosa bucal, língua e, algumas vezes, palato, gengiva e assoalho da boca; as placas podem ser removidas. As lesões da candidíase atrófica aguda podem ser vermelhas e dolorosas; as da candidíase hiperplásica crônica são brancas e firmes. Áreas localizadas de vermelhidão, prurido e odor fétido podem estar presentes.

Carcinoma de Células Escamosas

O carcinoma de células escamosas é caracterizado por uma úlcera indolor, com borda elevada endurecida. Pode surgir em áreas de leucoplaquia, e é mais comum no lábio inferior, mas também pode ocorrer na borda da língua ou no assoalho da boca. São fatores de alto risco o tabagismo e ingestão de álcool.

Eritema Multiforme

O eritema multiforme é uma doença cutânea inflamatória aguda que causa início súbito de vesículas ou bolhas nos lábios e na mucosa bucal. Também são formadas máculas e pápulas eritematosas simétricas em mãos, braços, pés, pernas, face, pescoço e, possivelmente, olhos e genitália. Também pode ocorrer linfadenopatia. No envolvimento visceral, outros achados incluem febre, mal-estar, tosse, dor na garganta e no tórax, vômitos, diarreia, mialgia, artralgia, perda das unhas dos dedos, cegueira, hematúria e sinais de insuficiência renal.

Estomatite (Aftosa)

Estomatite, uma doença comum, é caracterizada por ulcerações dolorosas da mucosa oral, habitualmente no dorso de língua, gengiva e palato duro.

Na estomatite aftosa reincidente menor, a úlcera inicia-se com uma ou mais erosões, cobertas por uma membrana cinza e circundadas por um halo vermelho. É encontrada, com frequência, na mucosa e na junção da boca e dos lábios, assim como em língua, palato mole, faringe, gengiva e todos os locais não ligados ao periósteo.

Na estomatite aftosa reincidente maior, úlceras grandes e dolorosas ocorrem em lábios, bochechas, língua e palato mole; podem durar até sei semanas e deixar cicatrizes.

Gengivite (Aguda, Necrosante, Ulcerativa)

A gengivite é uma condição periodontal reincidente, que causa úlceras gengivais de início súbito, cobertas por uma pseudomembrana branca acinzentada. Outros achados incluem gengivas dolorosas, sangramento gengival intermitente, halitose, aumento dos linfonodos cervicais e febre.

Granuloma Piogênico

Resulta de lesão, trauma ou irritação. O granuloma piogênico – massa polipoide, nódulo ou pápula macia e dolorosa, de excesso de tecido de granulação – aparece na gengiva, mas também pode erupcionar em lábios, língua e mucosa bucal. As lesões sangram com facilidade, pois contêm muitos capilares. A área afetada pode ser lisa ou apresentar uma superfície verrugosa; eritema ocorre na mucosa adjacente. As lesões podem ulcerar e causar um exsudato purulento.

Herpes Simples Tipo I

Na infecção primária, um período prodrômico curto de dormência e formigamento, acompanhado por febre e faringite, é seguido por erupção de vesículas pequenas e irritantes em partes da mucosa oral, especialmente língua, gengivas e bochechas. As vesículas se formam em uma base eritematosa e depois se rompem, causando uma ulceração dolorosa, seguida de uma crosta amarelada. Outros achados incluem linfadenopatia submaxilar, aumento da salivação, halitose, anorexia e ceratoconjuntivite.

Herpes-zóster

Herpes-zóster é uma infecção viral comum, que pode provocar vesículas dolorosas em mucosa bucal, língua, úvula, faringe e laringe. Pequenos nódulos vermelhos erupcionam de forma unilateral, ao redor do tórax, ou vertical, em braços e pernas; rapidamente se transformam em vesículas com líquido claro ou pus. Essas vesículas secam e formam escamas cerca de 10 dias após a erupção. Febre e mal-estar generalizado acompanham prurido, parestesia ou hiperestesia e dolorimento no trajeto do nervo sensitivo envolvido.

Hiperplasia Inflamatória Fibrosa

A hiperplasia inflamatória fibrosa é um inchaço nodular indolor da mucosa bucal, que tipicamente resulta de trauma na bochecha ou irritação. É caracterizada por áreas róseas, lisas e pedunculares de tecidos moles.

Leucoplaquia, Eritroplaquia

Leucoplaquia é uma lesão branca que não pode ser removida pela esfregação da mucosa – como a candidíase. Pode ocorrer em resposta à irritação crônica por dentaduras, cigarros ou cachimbos, ou pode representar displasia ou carcinoma de células escamosas inicial.

Eritroplaquia é vermelha e edemaciada, com superfície aveludada. Cerca de 90% de todos os casos de eritroplaquia são de displasia ou câncer.

Lúpus Eritematoso Discoide

As lesões da boca são comuns, aparecendo tipicamente em língua, mucosa bucal e palato, na forma de áreas eritematosas, com manchas e estrias brancas radiadas. Os achados associados incluem lesões de pele na face, que podem se estender para pescoço, orelha e couro cabeludo; se o couro cabeludo for envolvido, pode ocorrer alopecia. Os folículos capilares estão aumentados e descamativos.

Lúpus Eritematoso Sistêmico

As lesões da boca são comuns e surgem como áreas eritematosas, associadas a edema, petéquias e úlceras superficiais, com halo vermelho e tendência a sangramento. Os efeitos primários incluem artrite não deformante, eritema em asa de borboleta no nariz e bochechas, assim como fotossensibilidade.

Pênfigo

O pênfigo é uma doença de pele crônica caracterizada por vesículas de paredes finas e bolhas, que surgem de forma cíclica em pele e mucosas, as quais, de outra forma, tem aspecto normal. Na mucosa oral, a ruptura de bolhas causa lesões dolorosas e manchas em carne viva que sangram com facilidade. Os achados associados incluem bolhas em qualquer local do corpo, exposição da pele e prurido.

Penfigoide (Mucosa Benigna)

Penfigoide é uma doença autoimune rara, caracterizada por vesículas de paredes espessas na mucosa oral, na conjuntiva e, com menos frequência, na pele. As lesões da boca desenvolvem-se meses ou anos antes das outras manifestações; podem ocorrer na forma de gengivite descamativa localizada ou erupção vesiculobolhosa. As bandas de fibrose secundárias podem causar disfagia, rouquidão e cegueira. As lesões de pele reincidentes incluem erupções vesiculobolhosas, em geral, na região inguinal e nas extremidades, assim como placas vesiculobolhosas no couro cabeludo e na face próxima às membranas afetadas.

Sífilis

A sífilis primária provoca uma úlcera solitária indolor (cancro) em lábio, língua, palato, amígdala ou gengiva. A úlcera tem aspecto de uma cratera, com bordas elevadas, onduladas e centro brilhante; o cancro do lábio pode dar origem a uma crosta. Lesões semelhantes podem ocorrer em dedos, mamas ou genitália, e os linfonodos regionais podem se tornar aumentados e dolorosos.

Durante o estágio secundário, múltiplas úlceras indolores, cobertas por placas branco-acinzentadas, podem surgir em língua, gengiva ou mucosa bucal. O exantema macular, papular, pustular ou nodular surge em braços, tronco, palmas, plantas, face e couro cabeludo; as lesões genitais geralmente desaparecem. Outros achados incluem linfadenopatia generalizada, cefaleia, mal-estar, anorexia, perda de peso, náusea, vômitos, dor de garganta, febre baixa, metrorragia e sangramento pós-coito.

Tabela 2.41 – Pontos para tratamento de ulceração da mucosa da boca

Doença	Especialidade	Nome	Pontos	Pontos
Boca, ulceração da mucosa	ORL	Fogo do Coração	IG-4; CS-8; C-15; VG-14; R-3	E-8; E-44
Boca, ulceração da mucosa	ORL	Fogo do Coração	IG-4; CS-8; C-15; VG-14; R-3	–

C = Coração; CS = Circulação-Sexo; E = Estômago; IG = Intestino Grosso; ORL = Otorrinolaringologia; R = Rim; VG = Vaso Governador.

No estágio terciário, lesões (geralmente gomas – nódulos crônicos, indolores e superficiais ou lesões granulomatosas profundas) desenvolvem-se em pele e mucosas, em especial na língua e no palato.

Síndrome da Imunodeficiência Adquirida

As lesões da boca podem ser um indicador inicial da imunossupressão característica da síndrome da imunodeficiência adquirida (AIDS, *acquired immunodeficiency syndrome*). Podem ocorrer infecções por fungos, sendo a candidíase oral a mais comum. Infecções bacterianas ou virais de mucosa oral, língua, gengivas e tecido periodontal também podem ocorrer.

A neoplasia oral primária associada à AIDS é o sarcoma de Kaposi. O tumor habitualmente é encontrado no palato duro e pode surgir como uma lesão assintomática, achatada ou elevada, de coloração variando entre vermelha, azul e roxa. Na medida em que o tumor cresce, pode ulcerar e tornar-se doloroso.

Síndrome de Behçet

A síndrome de Behçet é crônica e progressiva; habitualmente acomete homens jovens, causando ulcerações pequenas e dolorosas em lábios, gengivas, mucosa bucal e língua. Nos casos graves, as úlceras também ocorrem em palato, faringe e esôfago; com frequência têm bordas vermelhas e são recobertas por exsudato cinza ou amarelo. Lesões semelhantes ocorrem em escroto e pênis ou nos grandes lábios; pequenas pápulas ou pústulas em tronco e membros; e nódulos eritematosos dolorosos na região pré-tibial (canela). Também podem ocorrer lesões oculares.

Outras Causas

- *Drogas*: vários agentes quimioterápicos podem causar diretamente estomatites. Também, reações alérgicas à penicilina, sulfonamidas, ouro, quinino, estreptomicina, fenitoína, ácido acetilsalicílico e barbitúricos habitualmente levam lesões à erupção e ao desenvolvimento. Os esteroides inalatórios utilizados nas doenças pulmonares também podem causar lesões da boca.
- *Radioterapia*: a radioterapia pode causar lesões da boca.

Observação sobre Diferenças Sexuais

Esta doença crônica reincidente é mais comum em mulheres entre 30 e 40 anos de idade.

Considerações Especiais

Se as ulcerações na boca do paciente forem dolorosas, fornecer anestésicos tópicos, como lidocaína.

Indicadores Pediátricos

Em crianças, entre as causas de úlceras na boca estão sarampo, varicela, escarlatina, difteria e doença de mão-pé-boca. Em recém-nascidos, as úlceras podem resultar de candidíase ou sífilis congênita.

Bócio Simples Não Tóxico (Bócio com Eutireoidismo)

O bócio simples não tóxico, que pode ser difuso ou nodular, é a hipertrofia não cancerosa da glândula tireoide sem hipertireoidismo, hipotireoidismo ou inflamação. A causa habitualmente é desconhecida, mas pode ser resultante de estimulação excessiva crônica por hormônio estimulante da tireoide, mais comumente em resposta à deficiência de iodo (bócio endêmico [coloide]) ou em decorrência da ingestão

Tabela 2.42 – Pontos para tratamento de bócio

Doença	Especialidade	Nome	Pontos	Pontos
Bócio	EN	Estagnação de *Qi* no pescoço	IG-1; IG-13; TA-5; TA-17; TA-22; B-38	P-11; E-3; E-6; E-28; E-36
Bócio	EN	Umidade, muco	VC-9; BP-9; E-40; P-5; VC-4; VC-12	B-20; VB-28
Bócio	EN	Umidade, muco	VC-9; BP-9; E-40; P-5; VC-4; VC-12	B-20; B-51; VB-28

B = Bexiga; BP = Baço-Pâncreas; E = Estômago; EN = Endocrinologia; IG = Intestino Grosso; P = Pulmão; TA = Triplo Aquecedor; VB = Vesícula Biliar; VC = Vaso Concepção.

de vários alimentos e drogas que inibem a síntese de hormônios tireóideos. Exceto na deficiência intensa de iodo, a função tireóidea é normal e os pacientes são assintomáticos, a não ser pelo aumento evidente e não doloroso da tireoide. O diagnóstico é clínico e com determinação da função tireóidea normal. O tratamento é dirigido à causa subjacente, mas a remoção cirúrgica parcial pode ser necessária em bócios muito grandes.

O bócio simples não tóxico é o tipo mais comum de aumento da tireoide, observado com frequência na puberdade, durante a gravidez e na menopausa. A causa nessas ocasiões habitualmente não é clara. Causas conhecidas incluem defeitos de produção intrínsecos de hormônios tireóideos e, em países com deficiência de iodo, ingestão de alimentos que contêm substâncias que inibem a síntese de hormônios tireóideos (bociogênicas, por exemplo, brócolis, couve-flor, repolho, mandioca). Outras causas incluem a utilização de drogas que diminuem a síntese de hormônios tireóideos (por exemplo, amiodarona ou outros compostos que contêm iodo, lítio).

A deficiência de iodo é rara na América do Norte, mas permanece como a causa mais comum de bócio no mundo (denominado bócio endêmico). Ocorrem pequenas elevações compensatórias de hormônio estimulante da tireoide (TSH, *thyroid-stimulating hormone*), evitando o hipotireoidismo, mas o estímulo de TSH resulta na formação do bócio. Ciclos reincidentes de estimulação e involução podem resultar em bócios nodulares não tóxicos. Entretanto, a verdadeira etiologia da maioria dos bócios não tóxicos em áreas com iodo suficiente é desconhecida.

Sinais, Sintomas e Diagnóstico

O paciente pode apresentar história de baixa ingestão de iodo ou ingestão excessiva de substâncias bociogênicas, mas esse fenômeno é raro na América do Norte. Nos estágios iniciais, o bócio tipicamente é mole, simétrico e liso. Mais tarde, desenvolvem-se múltiplos nódulos e cistos.

Realizam-se a captação de iodo radioativo pela tireoide, o mapeamento de tireoide e os exames de função tireóidea (medidas de tetraiodotironina [T_4], tri-iodotironina [T_3] e TSH). Nos estágios iniciais, a captação de iodo radioativo pode estar normal ou elevada, com mapeamento normal da tireoide. Os exames de função tireóidea são habitualmente normais. Os anticorpos tireóideos são medidos para excluir tireoidite de Hashimoto.

No bócio endêmico, a concentração sérica de TSH pode ser discretamente elevada e o T_4 sérico baixo-normal ou discretamente baixo, mas o T_3 habitualmente é normal ou discretamente elevado.

Broncopneumonia

Broncopneumonia é uma inflamação dos brônquios, bronquíolos e alvéolos vizinhos, agrupados em focos, aproximadamente do tamanho de bolinhas de pingue-pongue, disseminados pelos glóbulos dos dois pulmões.

É originada de complicações de processos infecciosos gerais ou, também, de um processo de laringotraqueobronquite agudo ou crônico. Pode também ser consequência de broncoaspiração.

74 – TRATAMENTOS DE ACUPUNTURA

Tabela 2.43 – Pontos para tratamento de broncopneumonia

Doença	Especialidade	Nome	Pontos	Pontos	Pontos
Broncopneumonia	PNE	Calor tóxico	B-38; E-36; VB-34; VG-14; VG-16; VG-20	IG-11; TA-5	–
Broncopneumonia	PNE	Calor tóxico	CS-6; BP-8; BP-20; B-38; E-34; E-36	–	–
Broncopneumonia	PNE	Calor tóxico	CS-7; VC-22; VC-23; IG-1; IG-3; IG-4	IG-5; IG-6; IG-10; IG-11; IG-16; IG-17	–
Broncopneumonia	PNE	Calor tóxico	CS-9; VC-5; TA-5; TA-10; B-23; R-2	R-3; P-5; P-7; P-9	ID-1; ID-2; ID-3
Broncopneumonia	PNE	Calor tóxico	IG-12; IG-13; IG-14; IG-15; F-2; F-7	F-8; F-14; ID-9; ID-10; BP-9; BP-10	–
Broncopneumonia	PNE	Calor tóxico	IG-13; IG-14; BP-17; BP-18; TA-6; B-10	B-11; B-12; B-13; B-14; B-15; B-18	BP-21; TA-5; TA-11
Broncopneumonia	PNE	Calor tóxico	VB-24; F-13; F-14; B-19; B-20; B-21	B-44; E-15	R-25; R-26; R-27
Broncopneumonia	PNE	Calor tóxico	VC-3; VC-7; VC-14; F-3; F-9; BP-2	BP-3; TA-4; B-25; B-27; B-65; C-5	–

B = Bexiga; BP = Baço-Pâncreas; C = Coração; CS = Circulação-Sexo; E = Estômago; F = Fígado; ID = Intestino Delgado; IG = Intestino Grosso; P = Pulmão; PNE = Pneumologia; R = Rim; TA = Triplo Aquecedor; VB = Vesícula Biliar; VC = Vaso Concepção; VG = Vaso Governador.

A broncopneumonia é acompanhada de suor, febre, arrepio, dispneia, tosse e taquicardia, entre outros.

Os agentes responsáveis são: *Staphylococcus*, *Streptococcus* e *Haemophilus influenzae*. A consolidação é em placas, usualmente bilateral, e atinge mais os lobos inferiores. As complicações são: abscesso, empiema (coleção circunscrita de pus dentro da cavidade pré-formada) e disseminação.

Bronquiectasia

Bronquiectasia é a dilatação e destruição de brônquios de grosso calibre causada por infecção e inflamação crônicas. As causas comuns são: fibrose cística, defeitos imunes e infecções, embora em alguns casos pareça ser idiopática. Os sintomas são tosse crônica e expectoração purulenta, mas alguns pacientes podem ter também febre e dispneia. O diagnóstico baseia-se em história e métodos de imagem, habitualmente tomografia computadorizada (TC) de alta resolução, embora as radiografias de tórax convencionais possam ser diagnósticas. O tratamento e a prevenção das exacerbações agudas

compreendem antibióticos, drenagem de secreções e terapêutica das complicações, como superinfecção e hemoptise. Quando for possível, é importante tratar as causas subjacentes.

Etiologia e Fisiopatologia

A bronquiectasia difusa desenvolve-se em pacientes com defeitos genéticos, imunes ou anatômicos que comprometem as vias aéreas. A fibrose cística é a causa mais comum. A discinesia ciliar e a deficiência grave de alfa$_1$-antitripsina são causas genéticas menos comuns. A hipogamaglobulinemia e as deficiências imunes também podem causar doença difusa, da mesma forma que as anormalidades raras da estrutura das vias aéreas (por exemplo, traqueobroncomegalia [síndrome de Mounier-Kuhn], deficiência de cartilagem [síndrome de Williams-Campbell]). A bronquiectasia difusa é uma complicação incomum de condições mais comuns, como artrite reumatoide, síndrome de Sjögren e aspergilose broncopulmonar alérgica, provavelmente por meio de múltiplos mecanismos.

A bronquiectasia focal decorre de pneumonia ou obstrução sem tratamento (por exemplo, por corpos estranhos e tumores, compressão extrínseca ou alterações anatômicas após ressecção lobar).

Todas essas condições comprometem os mecanismos de depuração das vias aéreas e as defesas do hospedeiro, acarretando a incapacidade de eliminar secreções e predispondo à infecção e à inflamação crônicas. Em decorrência das infecções frequentes, mais comumente por *Haemophilus influenzae* (35%), *Pseudomonas aeruginosa* (31%), *Moraxella catarrhalis* (20%), *Staphylococcus aureus* (14%) e *Streptococcus pneumoniae* (13%), as vias aéreas desenvolvem impacção de muco viscoso, contendo mediadores inflamatórios e patógenos e, lentamente, tornam-se dilatadas, fibrosadas e distorcidas. Histologicamente, as paredes brônquicas ficam espessadas por edema, inflamação e neovascularização. A destruição do interstício e dos alvéolos circunvizinhos provoca fibrose, enfisema ou ambos.

Outras micobactérias diferentes daquelas da tuberculose podem causar bronquiectasia, bem como colonizar os pulmões de pacientes com bronquiectasia decorrente de outras causas.

Sinais e Sintomas

O principal sintoma de bronquiectasia é a tosse crônica, que pode produzir grandes volumes de escarro purulento, viscoso e espesso. São comuns dispneia e sibilos. A hemoptise, que pode ser maciça, decorre da neovascularização das vias aéreas a partir das artérias brônquicas (em contraposição às pulmonares). Pode ocorrer febre baixa na vigência de exacerbações agudas, durante as quais aumenta a intensidade da tosse, o volume produzido e a purulência do escarro. A bronquite crônica pode mimetizar clinicamente a bronquiectasia, mas esta se

Tabela 2.44 – Pontos para tratamento de bronquiectasia

Doença	Especialidade	Nome	Pontos	Pontos	Pontos
Bronquiectasia	PNE	Alteração do meridiano *Luo* do Pulmão	IG-13; ID-14; BP-17; BP-18; TA-6; B-10	B-11; B-12; B-13; B-14; B-15; B-18	R-3; E-42
Bronquiectasia	PNE	Calor, muco no Pulmão	IG-13; ID-14; BP-17; BP-18; TA-6; B-10	B-11; B-12; B-13; B-14; B-15; B-18	R-25; R-26; R-27
Bronquiectasia	PNE	Calor na superfície	CS-6; VC-22; VB-20; VB-21; VC-16; IG-4	TA-5; B-12; B-13	R-25; R-26; R-27
Bronquiectasia	PNE	Calor na superfície	CS-9; VC-5; TA-5; TA-10; B-23; R-2	R-3; P-5; P-7; P-9	–
Bronquiectasia	PNE	Calor na superfície	IG-13; ID-14; BP-17; BP-18; TA-6; B-10	B-11; B-12; B-13; B-14; B-15; B-18	–
Bronquiectasia	PNE	Deficiência de Pulmão/Rim	IG-13; ID-14; BP-17; BP-18; TA-6; B-10	B-11; B-12; B-13; B-14; B-15; B-18	R-25; R-26; R-27
Bronquiectasia	PNE	Muco, Fogo-*Yin* do Pulmão	IG-13; ID-14; BP-17; BP-18; TA-6; B-10	B-11; B-12; B-13; B-14; B-15; B-18	R-25; R-26; R-27
Bronquiectasia	PNE	Muco em Pulmão	CS-6; F-5; VC-22; VG-16; IG-4; TA-5	B-12; B-13	R-25; R-26; R-27
Bronquiectasia	PNE	Muco em Pulmão	P-1; P-5; P-7; P-9; IG-4; E-36	R-3; B-11; B-12; B-13	–

B = Bexiga; BP = Baço-Pâncreas; CS = Circulação-Sexo; F = Fígado; ID = Intestino Delgado; IG = Intestino Grosso; P = Pulmão; PNE = Pneumologia; R = Rim; TA = Triplo Aquecedor; VB = Vesícula Biliar; VC = Vaso Concepção; VG = Vaso Governador.

distingue pela produção mais volumosa de escarro purulento por dia e pelas alterações típicas na TC.

Halitose e sons respiratórios anormais, incluindo estertores, roncos e sibilos, são sinais típicos da doença. Também é possível evidenciar o baqueteamento dos dedos.

Caracteristicamente, os sintomas iniciam-se de forma insidiosa e recorrem cada vez mais, piorando de modo gradual no decorrer de anos. Nos casos avançados, podem ocorrer hipoxemia, hipertensão pulmonar e insuficiência cardíaca direita.

A superinfecção por microorganismos resistentes a múltiplas drogas, incluindo outras micobactérias diferentes daquelas da tuberculose, deve ser considerada uma causa possível de sintomas em pacientes com exacerbações recorrentes ou piora da limitação do fluxo aéreo nos testes de função pulmonar.

Bronquite Aguda

Bronquite aguda é a inflamação das vias respiratórias superiores, comumente após a infecção das vias respiratórias superiores (URI, *upper respiratory infection*). A causa é, em geral, uma infecção viral, embora, às vezes, seja uma infecção bacteriana. O patógeno raramente é identificado. O sintoma mais comum é tosse, com ou sem febre, e/ou produção de escarro. Nos pacientes com doença pulmonar obstrutiva crônica (DPOC) também podem ocorrer hemoptise, dor torácica em queimação e hipoxemia. O diagnóstico é clínico e o tratamento é sintomático. Antibióticos são necessários apenas para os pacientes com pneumopatias crônicas. O prognóstico é excelente nos pacientes sem pneumopatia, mas, nos portadores de DPOC, pode acarretar insuficiência respiratória aguda.

Frequentemente, a bronquite aguda é um componente da URI causada por rinovírus, *parainfluenza*, *influenza* A ou B, vírus sincicial respiratório, coronavírus ou outra infecção respiratória. Causas menos comuns podem ser *Mycoplasma pneumoniae*, *Bordetella pertussis* e *Chlamydia pneumoniae*. Pacientes sob risco envolvem tabagistas e portadores de DPOC e de outras doenças que comprometem os mecanismos de depuração brônquica, como fibrose cística ou condições que acarretam bronquiectasia.

Sinais, Sintomas e Diagnóstico

Os sintomas são constituídos por tosse, com nenhum ou pouco escarro, acompanhada ou precedida de sintomas de URI. A dispneia subjetiva resulta de dor torácica com a respiração, mas não há hipóxia, exceto naqueles com pneumopatia subjacente. Frequentemente, não existem sinais, mas podem surgir roncos e sibilos esparsos. O escarro pode ser claro, purulento ou, ocasionalmente, sanguinolento. As características do escarro não correspondem a uma etiologia particular (ou seja, viral *versus* bacteriana).

O diagnóstico baseia-se nas manifestações clínicas. A radiografia do tórax só é necessária se febre, dispneia ou outros sinais e sintomas sugerirem pneumonia. A coloração de Gram e a cultura não exercem nenhuma função.

Bronquite Crônica

Bronquite é a inflamação dos brônquios. Existem dois tipos, a bronquite aguda, que geralmente é causada por vírus ou bactérias e pode durar diversos dias ou semanas, e a bronquite crônica, não necessariamente causada por uma infecção, e que geralmente faz parte de uma síndrome chamada DPOC.

A bronquite aguda ou cronica é caracterizada por tosse e expectoração (que expulsa, por meio da tosse, secreções provenientes da traqueia, brônquios e pulmões) e sintomas relacionados à obstrução das vias aéreas pela inflamação e pelo expectorado, como dificuldade de respiração e chiados. O tratamento pode ser realizado com antibióticos, broncodilatadores, entre outros.

Sinais e Sintomas de Bronquite

- Tosse.
- Expectoração.
- Falta de ar.
- Sibilância.
- Cianose.
- Inchaço nas extremidades do corpo graças à piora do trabalho cardíaco.
- Febre quando a bronquite crônica estiver associada à infecção respiratória.
- Cansaço.
- Falta de apetite.
- Catarro mucoide.

Diagnóstico

Examinando o doente, o médico pode notar roncos e outras alterações na ausculta do tórax com o estetoscópio. O médico poderá também pedir uma radiografia do tórax para concluir se a doença se

Tabela 2.45 – Pontos para tratamento de bronquite aguda

Doença	Especialidade	Nome	Pontos	Pontos	Pontos
Bronquite aguda	PNE	Calor, Vento	CS-4; CS-8; VB-18; VB-19; VB-39; VG-12	VG-14; VG-16; VG-18; VG-23; F-2	–
Bronquite aguda	PNE	Calor, Vento	CS-6; VC-22; VB-20; VB-21; VC-16; IG-4	TA-5; B-12; B-13	–
Bronquite aguda	PNE	Calor, Vento	IG-4; IG-11; BP-6; BP-9; BP-10; E-36	–	–
Bronquite aguda	PNE	Calor, Vento	IG-4; VG-14; TA-10; P-11	–	–
Bronquite aguda	PNE	Calor, Vento	VB-20; VG-12 VG-14; VG-16; VG-23; IG-4	IG-20; TA-5	–
Bronquite aguda	PNE	Calor, Vento	VB-20; VG-12; VG-14; VG-16; VG-23; IG- 4	IG-20; TA-5; B-13; E-36	–
Bronquite aguda	PNE	Calor, Vento	VB-20; VG-14; IG-4; IG-11; F-11; BP-6	B-18; B-25; B-36	–
Bronquite aguda	PNE	Calor, Vento	VC-24; VB-2; VB-12; VB-17; VB-19; VB-27	IG-4; IG-8; ID-8; TA-2; TA-20; TA-21	–
Bronquite aguda	PNE	Calor, Vento	VG-13; VG-14; IG-11	–	B-38; E-2; E-3
Bronquite aguda	PNE	Calor na superfície	CS-6; VC-22; VB-20; VB-21; VC-16; IG-4	TA-5; B-12; B-13	–
Bronquite aguda	PNE	Calor na superfície	CS-9; VC-5; TA-5; TA-10; B-23; R-2	R-3; P-5; P-7; P-9	–
Bronquite aguda	PNE	Calor na superfície	IG-13; ID-14; BP-17; BP-18; TA-6; B-10	B-11; B-12; B-13; B-14; B-15; B-18	–
Bronquite aguda	PNE	Frio, Vento	BP-21; VC-12; VC-17; VC-22; VB-12; IG-4	BP-6; B-12; B-13; B-16	R-25; R-26; R-27
Bronquite aguda	PNE	Frio, Vento	CS-5; CS-6; VG-12; VG-20; VG-26; IG-1	IG-4; F-1; F-2; F-3; R-10	–
Bronquite aguda	PNE	Frio, Vento	CS-6; VC-22; VB-20; VB-21; VC-16; IG-4	TA-5; B-12; B-13	–
Bronquite aguda	PNE	Frio, Vento	VB-20; VG-12; VG-14; VG-16; VG-23; IG-4	IG-20; TA-5	–
Bronquite aguda	PNE	Frio, Vento	VB-20; VG-12; VG-14; VG-16; VG-23; IG-4	IG-20; TA-5; B-13; E-36	–

(continua)

Tabela 2.45 – Pontos para tratamento de bronquite aguda (*continuação*)

Doença	Especialidade	Nome	Pontos	Pontos	Pontos
Bronquite aguda	PNE	Frio, Vento	VB-20; VG-14; IG-4; IG-11; F-11; BP-6	B-18; B-25; B-36	–
Bronquite aguda	PNE	Frio, Vento	VG-13; VG-14; IG-11	–	–
Bronquite aguda	PNE	Frio no Pulmão	CS-6; VC-22; VB-20; VB-21; VC-16; IG-4	TA-5; B-12; B-13	–
Bronquite aguda	PNE	Frio no Pulmão	VC-17; P-7; B-13; P-5; P-9; R-3;	B-13; B-43; E-36	–
Bronquite aguda	PNE	Umidade, muco	VC-9; BP-9; E-40; P-5; VC-4; VC-12;	B-20; VB-28	–
Bronquite aguda	PNE	Umidade, muco	VC-9; BP-9; E-40; P-5; VC-4; VC-12	B-20; B-51; VB-28	–
Bronquite aguda	PNE	Vento no Pulmão	CS-6; VC-22; VB-20; VB-21; VG-16; IG-4	TA-5; B-12; B-13; P-5	–

B = Bexiga; BP = Baço-Pâncreas; CS = Circulação-Sexo; E = Estômago; F = Fígado; ID = Intestino Delgado; IG = Intestino Grosso; P = Pulmão; PNE = Pneumologia; R = Rim; TA = Triplo Aquecedor; VB = Versícula Biliar; VC = Vaso Concepção; VG = Vaso Governador.

agravou para pneumonia. Também poderá ser solicitado o exame do escarro para a identificação do germe envolvido. Outros exames como a análise do sangue poderão identificar a presença do vírus no sangue do indivíduo doente.

Prevenção

Na bronquite crônica, é importante a vacinação anual contra o vírus causador da gripe, uma vez que esta pode piorar a doença. Com este mesmo objetivo, é indicado também o uso da vacina contra o pneumococo, que é a principal bactéria causadora de infecções respiratórias, entre elas a pneumonia e, é claro, a própria bronquite crônica. A vacinação deve ser feita uma única vez e, em casos específicos, pode ser repetida depois de cinco anos.

Tabaco

Uma das principais medidas preventivas a serem tomadas é não fumar. O médico pode oferecer ao seu

Tabela 2.46 – Pontos para tratamento de bronquite crônica

Doença	Especialidade	Nome	Pontos	Pontos
Bronquite crônica	PNE	Deficiência do *Yin* do Pulmão	P-6; P-9; P-10; R-3; B-43; B-13	B-23; BP-6
Bronquite crônica	PNE	Deficiência do *Qi* do Pulmão	B-13; P-1; P-7; P-9; VC-17; IG-4	IG-18; E-36
Bronquite crônica	PNE	Muco no Pulmão	CS-6; F-5; VC-22; VG-16; IG-4; TA-5	B-12; B-13
Bronquite crônica	PNE	Muco no Pulmão	P-1; P-5; P-7; P-9; IG-4; E-36	R-3; B-11; B-12; B-13

B = Bexiga; BP = Baço-Pâncreas; CS = Circulação-Sexo; E = Estômago; F = Fígado; IG = Intestino Grosso; P = Pulmão; PNE = Pneumologia; R = Rim; TA = Triplo Aquecedor; VC = Vaso Concepção; VG = Vaso Governador.

Tabela 2.47 – Pontos para tratamento de cálculo uretral

Doença	Especialidade	Nome	Pontos	Pontos
Cálculo uretral	UR	Calor, Umidade em Triplo Aquecedor/ Aquecedor Inferior	VC-3; VC-11; VC-12; VC-13; IG-11; E-36	E-44; BP-6; BP-9; R-3
Cálculo uretral	UR	Deficiência de Rim	CS-5; VC-2; VC-3; VC-4; VC-5; VC-6	VC-7; VB-26; VB-27; VB-28; VB-29; VB-34
Cálculo uretral	UR	Deficiência de Rim	ID-1; E-36; B-21	VG-4; F-5; F- 6
Cálculo uretral	UR	Deficiência de Rim	VB-1; VB-40; IG-4; ID-3; ID-4; B-1	R-11; R-12
Cálculo uretral	UR	Deficiência de Rim	VC-2; VC-4; VG-1; BP-6; R-10	–
Cálculo uretral	UR	Deficiência de Rim	VC-4; VB-20; VG-4; VG-12; VG-20; IG-10	E-36
Cálculo uretral	UR	Deficiência de Rim	VC-6; BP-8; BP-20; B-38; E-34; E-36	–

B = Bexiga; BP = Baço-Pâncreas; CS = Circulação-Sexo; E = Estômago; F = Fígado; ID = Intestino Delgado; IG = Intestino Grosso; R = Rim; UR = Urologia; VB = Vesícula Biliar; VC = Vaso Concepção; VG = Vaso Governador.

paciente auxílio neste sentido, podendo indicar medicações auxiliares. A reposição de nicotina por gomas, adesivos ou outros recursos podem ser utilizados.

Também pode ser indicado o uso de bupropiona, um medicamento que tem o efeito de diminuir os sintomas de abstinência ao fumo.

Cálculos Urinários (Nefrolitíase, Cálculos, Urolitíase)

Cálculos urinários são partículas sólidas no sistema urinário. Podem causar dor, náusea, vômito, hematúria e, possivelmente, calafrios e febre decorrentes de infecção secundária. O diagnóstico se baseia no exame de urina e em tomografia computadorizada espiral sem contraste. O tratamento se faz com analgésicos, antibióticos para infecção e, às vezes, instrumentação, litotripsia por ondas de choque ou cirurgia endoscópica.

Cerca de 1/1.000 adultos é hospitalizado anualmente nos Estados Unidos em decorrência de cálculos urinários, que também são encontrados em cerca de 1% de todas as autópsias[3]. Os cálculos variam desde focos de cristais microscópicos até cálculos de vários centímetros de diâmetro. Um cálculo grande, denominado cálculo coraliforme, pode preencher todo o sistema calicial renal.

Etiologia

Cerca de 80% dos cálculos nos Estados Unidos são compostos por cálcio (Ca), principalmente oxalato de cálcio; 10% são de ácido úrico; 2% de cistina; e o restante de fosfato de amônio e magnésio[3].

Os fatores de risco gerais incluem doenças que aumentam a concentração urinária de sal, tanto pela maior excreção de cálcio ou sais de ácido úrico quanto pela diminuição do débito urinário.

Para *cálculos de cálcio*, o principal fator de risco nos Estados Unidos é a hipercalciúria, uma condição hereditária presente em 50% dos homens e 75% das mulheres com cálculos de cálcio. Os pacientes apresentam Ca sérico normal, mas Ca urinário elevado: > 300mg ao dia (> 7,5mmol ao dia) em homens e > 250mmol ao dia (> 6,2mmol ao dia) em mulheres. Cerca de 5% dos pacientes com cálculos de cálcio apresentam hiperparatireoidismo primário[3]. Causas raras incluem sarcoidose, intoxicação por vitamina

D, hipertireoidismo, acidose tubular renal, mieloma múltiplo, câncer metastático e hiperoxalúria. A hiperoxalúria (oxalato urinário > 40mg ao dia [> 440µmol ao dia]) cálculos urinários.

Calculose de Rim e Ureter

Cálculos renais, popularmente chamados de pedras no rim, são formações sólidas de sais minerais e uma série de outras substâncias, como oxalato de cálcio e ácido úrico. Essas cristalizações podem migrar pelas vias urinárias causando muita dor e complicações. Os cálculos podem atingir os mais variados tamanhos, variando de pequeninos grãos, até o tamanho do próprio rim. Eles se formam tanto nos rins quanto na bexiga. O cálculo renal é também chamado de litíase urinária ou urolitíase.

Sinais e Sintomas

Muitas vezes, a pessoa não percebe que tem cálculo renal porque a pedra é tão pequena que é expelida naturalmente junto à urina. Em casos de formações maiores, no entanto, em que o cálculo fica preso nas vias urinárias, as dores relatadas são bastante fortes. A pessoa deve desconfiar quando, de uma hora para outra, sentir uma forte dor na região próxima aos rins, que pode ser acompanhada por náuseas e vômitos. Deve observar também se a cor da urina está alterada e se há muita vontade e desconforto ao urinar. Muitas vezes, os sintomas são acompanhados de febre.

Cálculo Vesical

Colelitíase é a formação de cálculos (pedras) no interior da vesícula biliar (90% dos casos) ou dos ductos biliares (dentro e fora do fígado). Nos últimos anos tem havido aumento da incidência e do diagnóstico desta doença.

Com o uso cada vez maior da ultrassonografia abdominal em exames de rotina ou *checkup*, muitos casos de cálculos em vesícula biliar têm sido diagnosticados, mesmo antes do paciente apresentar qualquer sintoma.

Os tipos de cálculos mais comuns são os de colesterol (90%) e, em segundo lugar, os de bilirrubina (10%), que ocorrem em pessoas portadoras de alguns

Tabela 2.48 – Pontos para tratamento de calculose de rim e ureter

Doença	Especialidade	Nome	Pontos	Pontos
Calculose de rim e ureter	UR	Calor, Umidade em Triplo Aquecedor/ Aquecedor Inferior	VC-3; VC-11; VC-12; VC-13; IG-11; E-36	E-44; BP-6; BP-9; R-3
Calculose de rim e ureter	UR	Deficiência de Rim	CS-5; VC-2; VC-3; VC-4; VC-5; VC-6	VC-7; VB-26; VB-27; VB-28; VB-29; VB-34
Calculose de rim e ureter	UR	Deficiência de Rim	ID-1; E-36; B-21	VG-4; F-5; F-6
Calculose de rim e ureter	UR	Deficiência de Rim	VB-1; VB-40; IG-4; ID-3; ID-4; B-1	R-11; R-12
Calculose de rim e ureter	UR	Deficiência de Rim	VC-2; VC-4; VG-1; BP-6; R-10	–
Calculose de rim e ureter	UR	Deficiência de Rim	VC-4; VB-20; VG-4; VG-12; VG-20; IG-10	E-36
Calculose de rim e ureter	UR	Deficiência de Rim	VC-6; BP-8; BP-20; B-38; E-34; E-36	–

B = Bexiga; BP = Baço-Pâncreas; CS = Circulação-Sexo; E = Estômago; F = Fígado; ID = Intestino Delgado; IG = Intestino Grosso; R = Rim; UR = Urologia; VB = Vesícula Biliar; VC = Vaso Concepção; VG = Vaso Governador.

Tabela 2.49 – Pontos para tratamento de cálculo vesical

Doença	Especialidade	Nome	Pontos	Pontos
Cálculo vesical	UR	Calor, Umidade na Bexiga	B-22; B-23; B-28; B-52; R-3; F-8	F-2; BP-6; BP-9; VC-3; BP-12

B = Bexiga; BP = Baço-Pâncreas; F = Fígado; R = Rim; UR = Urologia; VC = Vaso Concepção.

tipos de anemia ou com deficiência do metabolismo da bilirrubina (pigmento metabolizado pelo fígado).

Quando Ocorre?

Os estudos têm demonstrado claramente um aumento da incidência de cálculos biliares com o passar da idade. Embora rara na população pediátrica, as crianças com distúrbios hematológicos (alguns tipos de anemia) e com dificuldade de absorção de sais biliares estão predispostas à formação de cálculos biliares.

A calculose biliar é mais comum entre as mulheres, e deve estar ligada a fatores hormonais, já que há um aumento do número de casos com a gravidez. Esta variação hormonal alteraria a motilidade da vesícula biliar, causando dificuldade de esvaziamento, assim como a alteração do metabolismo do colesterol.

A obesidade também é um fator de risco, já que nestes pacientes há um aumento da concentração de colesterol. A diabetes também causa um aumento na incidência dos cálculos na vesícula biliar, devido a uma supersaturação do colesterol.

Sintomas

A presença de cálculos na vesícula biliar pode se manifestar de várias maneiras, sendo que muitos pacientes são assintomáticos (mais de 50%) por vários anos. Nos casos sintomáticos, a obstrução do ducto da vesícula biliar por um cálculo pode causar dor no abdome, principalmente do lado direito, próximo às costelas, conhecida como cólica biliar. A cólica é causada pela contração da vesícula biliar contra a resistência imposta pela obstrução do ducto, e classicamente surge de 30 a 60min depois das refeições. Caso a obstrução persista, pode haver evolução para inflamação aguda da vesícula biliar (colecistite aguda). A calculose biliar também pode se apresentar como "má" digestão, desconforto abdominal vago, náuseas e vômitos, ou mesmo flatulência. Este quadro tende a piorar com a ingestão de alimentos gordurosos, mas todos os alimentos podem desencadear sintomas.

Cardiomiopatia Hipertensiva

Cardiopatia hipertensiva é a situação médica na qual existe alteração na estrutura e função do coração como consequência de hipertensão arterial sistêmica. Numa fase inicial, as alterações são apenas no modo de funcionamento do coração, mas, sem tratamento, tendem a evoluir para hipertrofia, dilatação e insuficiência cardíaca.

Tabela 2.50 – Pontos para tratamento de cardiomiopatia hipertensiva

Doença	Especialidade	Nome	Pontos	Pontos
Cardiomiopatia hipertensiva	CV	Congestionamento por Calor	CS-5; CS-6; VC-14; VG-11; VG-14; B-12	B-15; C-4; C-5; C-7
Cardiomiopatia hipertensiva	CV	Congestionamento por Calor	VB-40; F-3; F-9; BP-15; R-3	–
Cardiomiopatia hipertensiva	CV	Deficiência de Coração/Fígado/Rim	CS-5; CS-6; VC-14; VG-11; VG-14; B-12	B-15; C-4; C-5; C-7

B = Bexiga; BP = Baço-Pâncreas; C = Coração; CS = Circulação-Sexo; CV = Cardiovascular; F = Fígado; R = Rim; VB = Vesícula Biliar; VC = Vaso Concepção; VG = Vaso Governador.

Tabela 2.51 – Pontos para tratamento de doenças cardiopulmonares

Doença	Especialidade	Nome	Pontos	Pontos
Doenças cardiopulmonares	CG	Deficiência de *Yang* do Rim	VC-4; VC-6; B-23; R-7; R-9; VG-4	VG-14; VB-39

B = Bexiga; CG = Clínica Geral; R = Rim; VB = Vesícula Biliar; VC = Vaso Concepção; VG = Vaso Governador.

Doenças Cardiopulmonares

Doença Cardiopulmonar (Cor Pulmonale)

Hipertrofia e dilatação do ventrículo direito do coração causada por hipertensão pulmonar. Esta condição está frequentemente associada com parênquima pulmonar ou doenças vasculares, como doença pulmonar obstrutiva crônica e embolismo pulmonar.

Catarata

A catarata é a opacificação congênita ou degenerativa do cristalino. O principal sintoma é perda lenta, gradual e indolor da visão. O diagnóstico é realizado por exames de oftalmoscopia e lâmpada de fenda. O tratamento é cirúrgico, feito pela remoção do cristalino e colocação de lente intraocular em seu lugar.

A catarata ocorre com o envelhecimento. Embora a maioria das pessoas não tenha fatores de risco, algumas situações podem favorecer seu aparecimento: trauma (mesmo anos depois), tabagismo, alcoolismo, exposição a raios X, exposição ao calor de raios infravermelhos, doenças sistêmicas (por exemplo, *diabetes mellitus*), uveíte ou medicações sistêmicas (por exemplo, corticosteroides) ou, possivelmente, exposição crônica aos raios ultravioleta (UV). Algumas cataratas são congênitas, associadas a inúmeras síndromes e doenças.

Sinais, Sintomas e Diagnóstico

A catarata geralmente se desenvolve de maneira lenta com o passar dos anos. Os sintomas iniciais são perda de contraste, halos, necessidade de aumentar a iluminação para poder ver melhor e dificuldade em distinguir cores escuras, como o azul escuro do preto. Com a progressão da opacidade ocorre perda de visão progressiva e indolor. O grau de perda visual depende da localização e da extensão da opacidade. Quando a opacidade ocorre no núcleo central do cristalino (catarata nuclear), o paciente desenvolve miopia nos estágios precoces, de tal forma que um paciente com presbiopia pode descobrir que consegue ler sem seus óculos (segunda visão).

Quando a opacidade está localizada sob a cápsula posterior do cristalino (catarata subcapsular posterior), a visão é afetada de maneira desproporcional, pois a opacidade está localizada no ponto de cruzamento dos raios de luz originários do objeto visualizado. Tais cataratas são particularmente problemáticas quando a pupila se contrai (ambientes iluminados ou durante a leitura). Também são as formas que mais produzem halos e difrações dos raios de luz (por exemplo, nos faróis dos carros quando se dirige à noite) e perda de contraste.

Raramente, o cristalino pode se tornar edemaciado, causando a oclusão da drenagem da malha trabecular, produzindo glaucoma secundário e dor.

Tabela 2.52 – Pontos para tratamento de catarata

Doença	Especialidade	Nome	Pontos	Pontos
Catarata	OF	Deficiência de *Jing*	TA-16; B-64; VB-3; TA-5; B-2; B-10	B-11; B-15; E-9
Catarata	OF	Deficiência de *Qi*	R-3; B-23; VG-4; VC-4; B-20; B-21	B-36; BP-6; F-13; VC-17
Catarata	OF	Deficiência de Sangue	B-17; B-43; B-20; B-21; BP-10; E-36	–

B = Bexiga; BP = Baço-Pâncreas; E = Estômago; F = Fígado; OF = Oftalmologia; R = Rim; TA = Triplo Aquecedor; VB = Vesícula Biliar; VC = Vaso Concepção; VG = Vaso Governador.

É melhor fazer o diagnóstico mediante dilatação da pupila. As cataratas bem desenvolvidas aparecem como opacidades de cor cinza ou marrom-amarelada no cristalino. O exame da pupila dilatada com o oftalmoscópio colocado a cerca de 30cm poderá revelar opacidades tênues. Pequenas cataratas aparecem como manchas escuras no reflexo vermelho. Uma catarata maior pode suprimir o reflexo vermelho. O exame à lâmpada de fenda fornece mais detalhes sobre característica, localização e extensão da opacidade do cristalino.

Caxumba

A caxumba, também denominada papeira, parotidite infecciosa e parotidite endêmica; é uma doença viral cujo *responsável pela infecção* pertence à família Paramyxoviridae, gênero *Rubulavirus*. Com grande capacidade de *transmissão*, esta se dá através do contato direto com saliva, gotículas aéreas e objetos contendo o vírus. Este também pode ser transmitido de mãe para filho, durante a gravidez, podendo causar abortos espontâneos.

Tabela 2.53 – Pontos para tratamento de caxumba

Doença	Especialidade	Nome	Pontos	Pontos	Pontos
Caxumba	PE	Calor tóxico	B-38; E-36; VB-34; VG-14; VG-16; VG-20	IG-11; TA-5	–
Caxumba	PE	Calor tóxico	CS-6; BP-8; BP-20; B-38; E-34; E-36	–	–
Caxumba	PE	Calor tóxico	CS-7; VC-22; VC-23; IG-1; IG-3; IG-4	IG-5; IG-6; IG-10; IG-11; IG-16; IG-17	–
Caxumba	PE	Calor tóxico	CS-9; VC-5; TA-5; TA-10; B-23; R-2	R-3; P-5; P-7; P-9	ID-1; ID-2; ID-3
Caxumba	PE	Calor tóxico	IG-12; IG-13; IG-14; IG-15; F-2; F-7	F-8; F-14; ID-9; ID-10; BP-9; BP-10	–
Caxumba	PE	Calor tóxico	IG-13; IG-14; BP-17; BP-18; TA-6; B-10	B-11; B-12; B 13; B-14; B-15; B-18	BP-21; TA-5; TA-11
Caxumba	PE	Calor tóxico	VB-24; F-13; F-14; B-19; B-20; B-21	B-44; E-15	R-25; R-26; R-27
Caxumba	PE	Calor tóxico	VC-3; VC-7; VC-14; F-3; F-9; BP-2	BP-3; TA-4; B-25; B-27; B-65; C-5	–
Caxumba	PE	Calor, Vento *Shaoyang*	VB-20; IG-4; F-3; TA-2; TA-5	–	R-3; E-42
Caxumba	PE	Calor, Vento em Vesícula Biliar	VB-20; IG-4; F-3; TA-2; TA-5; TA-11	–	–
Caxumba	PE	Calor em Estômago	CS-5; CS-6; VC-4; VC-12; VB-20; VB-26	IG-4; F-3; BP-6; TA-5; B-13; B-15	–
Caxumba	PE	Calor em Estômago	CS-8; VC-11; VC-12; VC-13; VC-14; VB-24	BP-16; BP-18; BP-19; BP-20; BP-21; BP-38	B-60; E-36
Caxumba	PE	Calor em Estômago	VB-20; IG-4; F-3; TA-2; TA-5	–	–
Caxumba	PE	Calor em Estômago	VC-24; VG-27; E-4	–	–
Caxumba	PE	Calor em Meridiano *Luo*/ Intestino Grosso	VB-20; IG-4; F-3; TA-2; TA-5; IG-11	–	–
Caxumba	PE	Calor em Meridiano *Luo*/ Triplo Aquecedor	VB-20; IG-4; F-3; TA-2; TA-5; TA-8	–	–

B = Bexiga; BP = Baço-Pâncreas; C = Coração; CS = Circulação-Sexo; E = Estômago; F = Fígado; ID = Intestino Delgado; IG = Intestino Grosso; P = Pulmão; PE = Pediatria; R = Rim; TA = Triplo Aquecedor; VB = Vesícula Bilar; VC = Vaso Concepção; VG = Vaso Governador.

Esta doença, que ocorre principalmente em crianças, apresenta como *sintoma* principal o inchamento de uma ou mais glândulas salivares, causando um aumento exagerado do volume da região do pescoço. Além deste fator, febre e, em alguns casos, inchaço das glândulas salivares, náuseas, sudorese, zumbido nos ouvidos e dores no corpo e na cabeça podem se manifestar. Em alguns casos excepcionais surgem *complicações*, como a orquiepididimite (inchaço dos testículos), ooforite (inchaço dos ovários), pancreatite, meningite e encefalite.

O *período de incubação* varia entre duas e três semanas após o contato com o agente transmissor, sendo que o indivíduo acometido é capaz de transmitir o vírus cerca de uma semana antes das manifestações sintomáticas e até nove dias depois deste evento.

Cefaleia

A cefaleia é uma das razões mais comuns pelas quais os pacientes procuram cuidados médicos. A maioria dos pacientes com cefaleias episódicas recorrentes apresenta cefaleia primária (isto é, não associada a alterações estruturais evidentes). Esses distúrbios incluem enxaqueca (com ou sem aura), cefaleia em salvas (episódica ou crônica), cefaleia de tensão (episódica ou crônica), hemicrania paroxística crônica e hemicrania contínua. Pacientes com nova incidência de cefaleia persistente podem apresentar cefaleia secundária, decorrente de vários transtornos intracranianos, extracranianos e sistêmicos.

Avaliação

A história e o exame físico geralmente sugerem um diagnóstico e servem como orientação para os testes subsequentes.

História

As características da cefaleia úteis para o diagnóstico incluem idade no surgimento do distúrbio; frequência, duração, localização e gravidade da cefaleia; fatores relacionados a aparecimento, exacerbação ou remissão; sintomas associados (por exemplo, febre, rigidez de nuca, náusea, vômito, alteração do estado mental, fotofobia); e condições anteriores (isto é, trauma cefálico, câncer, imunossupressão).

A cefaleia episódica recorrente grave com início na adolescência ou no começo da idade adulta sugere

cefaleia primária. A cefaleia muito grave (em "trovoadas"), de início súbito, sugere possível hemorragia subaracnóidea. Uma cefaleia subaguda, que piora a cada dia, sugere uma lesão expansiva. Uma cefaleia com início após os 50 anos de idade e acompanhada por dor no couro cabeludo, claudicação mandibular ou alterações visuais sugere arterite temporal.

Confusão, convulsão, febre, ou sintomas neurológicos focais sugerem uma causa grave que requer avaliação mais detalhada.

A história de distúrbio coexistente pode indicar a causa da cefaleia; por exemplo, trauma cefálico recente, hemofilia, alcoolismo ou terapia anticoagulante podem indicar hematoma subdural.

Cervicite

Inflamação do colo uterino, geralmente causada por infecção.

Causas, Incidência e Fatores de Risco

A cervicite é frequentemente causada por infecção. Entretanto, em alguns poucos casos, pode ser atribuída a exposição química ou a um corpo estranho, como pessário (dispositivo colocado na vagina para suportar o útero), capuz cervical (dispositivo para controle de natalidade) ou diafragma. Quando há objetos estranhos envolvidos no caso, a infecção ainda é frequentemente a causa da cervicite. Entretanto, a presença de um objeto estranho pode criar condições que tornam o colo uterino mais suscetível à infecção (áreas irritadas ou inflamadas, aumento de secreção, métodos de inserção anti-higiênicos, etc.).

A cervicite é muito comum. Ela afeta mais da metade das mulheres em algum momento da fase adulta de suas vidas. Há um aumento de risco associado à relação sexual precoce, ao comportamento sexual de alto risco, a múltiplos parceiros sexuais e a antecedentes de doença sexualmente transmissível. O risco também é maior quando se tem um parceiro com comportamento sexual de alto risco ou que já tenha tido uma doença sexualmente transmissível. Gonorreia, clamídia e *Trichomonas* são geralmente consideradas doenças sexualmente transmissíveis que podem causar cervicite. O herpes-vírus (herpes genital) e o vírus de papiloma humano (verrugas genitais) são duas outras doenças sexualmente transmissíveis

TRATAMENTOS DE ACUPUNTURA – **85**

Tabela 2.54 – Pontos para tratamento de cefaleia

Doença	Especialidade	Nome	Pontos	Pontos
Cefaleia	CG	Calor, Vento	CS-4; CS-8; VB-18; VB-19; VB-39; VG-12	VG-14; VG-16; VG-18; VG-23; F-2
Cefaleia	CG	Calor, Vento	CS-6; VC-22; VB-20; VB-21; VC-16; IG-4	TA-5; B-12; B-13
Cefaleia	CG	Calor, Vento	IG-4; IG-11; BP-6; BP-9; BP-10; E-36	–
Cefaleia	CG	Calor, Vento	IG-4; VG-14; TA-10; P-11	–
Cefaleia	CG	Calor, Vento	VB-20; VG-12; VG-14; VG-16; VG-23; IG-4	IG-20; TA-5
Cefaleia	CG	Calor, Vento	VB-20; VG-12; VG-14; VG-16; VG-23; IG-4	IG-20; TA-5; B-13; E-36
Cefaleia	CG	Calor, Vento	VB-20; VG-14; IG-4; IG-11; F-11; BP-6	B-18; B-25; B-36
Cefaleia	CG	Calor, Vento	VC-24; VB-2; VB-12; VB-17; VB-19; VB-27	IG-4; IG-8; ID-8; TA-2; TA-20; TA-21
Cefaleia	CG	Calor, Vento	VG-13; VG-14; IG-11	B-38; E-2; E-3
Cefaleia	CG	Deficiência de *Yin*	P-7; R-6; CS-6; BP-4	–
Cefaleia	CG	Deficiência de *Qi*/Sangue	VG-20; VB-20; BP-10; B-43; IG-4; BP-6	B-67; E-25
Cefaleia	CG	Frio, Vento	BP-21; VC-12; VC-17; VC-22; VB-12; IG-4	BP-6; B-12; B-13; B-16
Cefaleia	CG	Frio, Vento	CS-5; CS-6; VG-12; VG-20; VG-26; IG-1	IG-4; F-1; F-2; F-3; R-10
Cefaleia	CG	Frio, Vento	CS-6; VC-22; VB-20; VB-21; VC-16; IG-4	TA-5; B-12; B-13
Cefaleia	CG	Frio, Vento	VB-20; VG-12; VG-14; VG-16; VG-23; IG-4	IG-20; TA-5
Cefaleia	CG	Frio, Vento	VB-20; VG-12; VG-14; VG-16; VG-23; IG-4	IG-20; TA-5; B-13; E-36
Cefaleia	CG	Frio, Vento	VB-20; VG-14; IG-4; IG-11; F-11; BP-6	B-18; B-25; B-36
Cefaleia	CG	Frio, Vento	VG-13; VG-14; IG-11	–

B = Bexiga; BP = Baço-Pâncreas; CG = Clínica Geral; CS = Circulação-Sexo; E = Estômago; F = Fígado; ID = Intestino Delgado; IG = Intestino Grosso; P = Pulmão; R = Rim; TA = Triplo Aquecedor; VB = Vesícula Biliar; VC = Vaso Concepção; VG = Vaso Governador.

Tabela 2.55 – Pontos para tratamento de cervicite

Doença	Especialidade	Nome	Pontos	Pontos	Pontos
Cervicite	GO	Calor tóxico no útero	VC-1; VC-2; VC-4; VC-6; VC-7; VB-28	E-28; E-32	R-7; R-8; R-9
Cervicite	GO	Calor, Umidade em Fígado	VC-1; VC-2; VC-4; VC-6; VC-7; VB-28	E-28; E-32	–

E = Estômago; GO = Ginecologia e Obstetrícia; R = Rim; VB = Vesícula Biliar; VC = Vaso Concepção.

que podem causar cervicite e alterações no exame de Papanicolaou. Organismos como estafilococos e estreptococos também podem causar cervicite.

Cirrose Hepática

A cirrose ocorre quando a fibrose progride para formar uma desorganização da arquitetura hepática normal, caracterizada por nódulos de regeneração cercados por tecido fibrótico denso. Sintomas podem não aparecer por anos e geralmente são inespecíficos, como anorexia, fadiga e perda de peso. Manifestações tardias incluem hipertensão portal, ascite e insuficiência hepática. O diagnóstico requer a realização de biópsia hepática. O tratamento geralmente é de suporte.

A cirrose é a principal causa de morte no mundo. As causas de cirrose são as mesmas da fibrose. Em países desenvolvidos, a maioria dos casos é secundária ao abuso do álcool ou de hepatite viral crônica C. Em muitas partes da África e da Ásia, a cirrose resulta da infecção pelo vírus da hepatite B crônica. A cirrose de causa desconhecida (cirrose criptogênica) está se tornando cada vez menos comum à medida que muitas causas específicas (como hepatite C crônica e esteatoepatite) estão sendo identificadas.

Fisiopatologia

Existem variações individuais quanto à velocidade de progressão da fibrose para cirrose e quanto à morfologia da cirrose, mesmo em resposta ao mesmo estímulo. As razões para essas diferenças não são conhecidas.

Como resposta à agressão, reguladores de crescimento induzem hiperplasia hepatocitária (produzindo nódulos de regeneração) e aumento da vascularização arterial (angiogênese). Entre os reguladores de crescimento estão as citocinas e os fatores de crescimento hepatocitários (como o fator de crescimento epitelial, o fator de crescimento hepatocitário, o fator de crescimento transformador alfa e o fator de necrose tumoral). A insulina, o glucagon e os padrões de fluxo intra-hepático também determinam como e onde os nódulos vão se desenvolver.

A angiogênese produz novos vasos entre as lâminas de fibrose que cercam os nódulos; essas "pontes" conectam a artéria hepática e a veia portal às vênulas hepáticas, refazendo a circulação intra-hepática. Tais vasos de conexão criam uma drenagem de baixo volume e alta pressão para as vênulas hepáticas que não acomoda todo o volume sanguíneo normal do fígado, aumentando a pressão na veia porta. Essas alterações no fluxo sanguíneo para os nódulos, somadas à compressão das vênulas hepáticas por nódulos de regeneração, contribuem para a hipertensão portal.

Cirrose pode ocasionar *shunt* intrapulmonar da direita para a esquerda e não integração da ventilação/perfusão, resultando em hipóxia. Perda progressiva da função hepática leva à insuficiência hepática e ascite. Cirrose é quase sempre complicada por carcinoma hepatocelular, particularmente aquela resultante da infecção crônica pelos vírus das hepatites B e C, hemocromatose, doença hepática associada a álcool, deficiência de alfa$_1$-antitripsina e doença de depósito de glicogênio.

Histopatologia

A cirrose envolve tanto nódulos de regeneração quanto a fibrose. Nódulos hepáticos formados de forma incompleta, nódulos sem fibrose (hiperplasia nodular regenerativa) e fibrose hepática congênita (fibrose difusa sem nódulos de regeneração) não são cirrose verdadeira. A cirrose pode ser micro ou macronodular. A cirrose micronodular é caracterizada por nódulos pequenos uniformes (menores que 3mm em diâmetro) e faixas espessas e regulares de tecido conjuntivo. Tipicamente, os nódulos não apresentam organização lobular; as vênulas hepáticas terminais (centrais) e as tríades portais estão distorcidas. Com o tempo, geralmente ocorre a formação de cirrose macronodular, na qual os nódulos variam em tamanho (entre 3mm e 5cm de diâmetro) e contêm certa organização lobular semelhante à normal de tríades portais e vênulas terminais. Faixas fibrosas grossas de diversas espessuras cercam os macronódulos. A concentração de tríades portais dentro do tecido cicatricial fibroso sugere o colapso da arquitetura hepática normal. A cirrose mista (cirrose com septos incompletos) combina elementos da cirrose micro e macronodular.

Sinais e Sintomas

A cirrose pode ser assintomática por anos. Em geral, os primeiros sintomas são inespecíficos, como fraqueza generalizada, anorexia, fadiga e perda de peso. O fígado torna-se palpável, de consistência firme, e com bordas rombas, mas, muitas vezes, reduz de volume e fica difícil de ser palpado. Os nódulos não são palpáveis.

A desnutrição é comum, consequente à anorexia e à baixa ingestão alimentar, principalmente quando a excreção insuficiente de bile causa má absorção de gorduras e vitaminas lipossolúveis. Também é muito frequente que pacientes com cirrose alcoólica apresentem insuficiência pancreática associada, que contribui para a má absorção.

Se houver colestase (como na cirrose biliar primária), pode haver icterícia, prurido e xantelasmas. A hipertensão portal pode complicar com sangramento do trato digestivo por varizes esofagianas, gastropatia hipertensiva portal ou varizes de reto; pode haver esplenomegalia com hiperesplenismo; encefalopatia portossistêmica e ascite. Eventualmente, pode ocorrer insuficiência hepática, levando à coagulopatia, à síndrome hepatorrenal e contribuindo para a icterícia e a encefalopatia hepática.

Outros sinais clínicos podem sugerir doença hepática crônica ou consumo crônico de álcool, mas não são específicos para cirrose: perda de massa muscular, eritema palmar, aumento do volume da glândula parótida, unhas esbranquiçadas, contraturas de Dupuytren, aranhas vasculares (*spiders* – menos que 10 pode ser normal), ginecomastia, perda de pelos axilares, atrofia testicular e neuropatia periférica.

Tabela 2.56 – Pontos para tratamento de cirrose hepática

Doença	Especialidade	Nome	Pontos	Pontos	Pontos
Cirrose hepática	GE	Congestionamento por Calor	CS-5; CS-6; VC-14; VG-11; VG-14; B-12	B-15; C-4; C-5; C-7	–
Cirrose hepática	GE	Congestionamento por Calor	VB-40; F-3; F-9; BP-15; R-3	–	–
Cirrose hepática	GE	Calor, Umidade em Baço-Pâncreas	B-20; B-21; B-51; E-36; E-39; VC-10	VC-12; VB-34; VB-38; CS-6; BP-9; F-8	–
Cirrose hepática	GE	Calor, Umidade em Baço-Pâncreas	B-20; B-21; B-51; E-36; E-39; VC-10	VC-12; VB-34; VB-38; CS-6; BP-9; F-8	–
Cirrose hepática	GE	Calor, Umidade em Fígado/ Vesícula Biliar	VC-3; VC-6; E-29; BP-1; BP-9; R-10	R-12; VB-26; F-5; F-8; F-9; F-10	–
Cirrose hepática	GE	Deficiência de *Yang* de Baço--Pâncreas/Rim	VC-12; VC-4; B-23; BP-6; B-54; E-28	–	F-13
Cirrose hepática	GE	Deficiência de *Yin* de Fígado/Rim	B-18; B-23; B-52; R-3; R-10; F-3	F-8; BP-6; E-29; VC-4	–
Cirrose hepática	GE	Desarmonia, disfunção de Fígado/Baço--Pâncreas	B-20; E-36; VC-12; F-3; F-4; IG-4	BP-9	–
Cirrose hepática	GE	Estagnação de *Qi*	VC-12; VC-2; BP-6; E-36; F-3	–	–

(continua)

Tabela 2.56 – Pontos para tratamento de cirrose hepática (*continuação*)

Doença	Especialidade	Nome	Pontos	Pontos	Pontos
Cirrose hepática	GE	Estagnação de Sangue	CS-6; CS-7; VB-20; VB-21; VB-34; VG-14	VG-16; VG-20; VG-26; IG-2; IG-3; IG-4	–
Cirrose hepática	GE	Bloqueio por Umidade	CS-6; VC-4; VB-39; F-8; BP-4; BP-6	BP-9; BP-14; B-22; B-23; B-24; B-25	IG-11; IG-15; IG-20
Cirrose hepática	GE	Bloqueio por Umidade	VB-40; F-3; F-9; BP-15; R-3	–	B-31; B-33
Cirrose hepática	GE	Deficiência de Sangue do Fígado	BP-6; BP-9; BP-10; E-36; B-17; B-18	B-20; B-21; F-13; VG-9	–
Cirrose hepática	GE	Muco, Fogo-*Yang* em Baço-Pâncreas	CS-5; VC-2; VC-3; VC-4; VC-5; VC-6	VC-7; VB-20; VB-27; VB-28; VB-29; VB-34	–
Cirrose hepática	GE	Muco, Fogo-*Yang* em Baço-Pâncreas	CS-8; VC-11; VC-12; VC-13; VC-14; VB-24	BP-16; BP-18; BP-19; BP-20; BP-21; BP-38	VG-4; F-5; F-6
Cirrose hepática	GE	Muco, Fogo-*Yang* em Baço-Pâncreas	IG-4; B-25; B-27; B-41; E-44	–	BP-44; E-21; E-23
Cirrose hepática	GE	Muco, Fogo-*Yang* em Baço-Pâncreas	VB-24; F-13; F-14; B-19; B-20; B-21	B-44; E-45	–
Cirrose hepática	GE	Muco, Fogo-*Yang* em Baço-Pâncreas	VC-4; VC-8; VC-9; VC-11; IG-6; BP-9	B-20; B-47; B-22; B-43	–
Cirrose hepática	GE	Muco, Fogo-*Yang* em Baço-Pâncreas	VC-9; VB-34; BP-6; BP-10; B-18; B-23	R-7; E-36; VB-40; F-3; F-9; BP-15	–
Cirrose hepática	GE	Muco, Fogo--*Qi* em Baço--Pâncreas/ Estômago	CS-8; VC-11; VC-12; VC-13; VC-14; VB-24	BP-16; BP-18; BP-19; BP-20; BP-21; BP-38	R-3
Cirrose hepática	GE	Muco, Fogo--*Qi* em Baço--Pâncreas/ Estômago	E-25; VC-8; VG-1; VG-3; VG-6; IG-3	BP-14; BP-15; TA-18; B-20; B-26; B-27	BP-44; E-21; E-23
Cirrose hepática	GE	Muco, Fogo--*Qi* em Baço--Pâncreas/ Estômago	VB-24; F-13; F-14; B-19; B-20; B-21	B-44; E-45	B-28; E-20
Cirrose hepática	GE	Muco, Fogo--*Qi* em Baço--Pâncreas/ Estômago	VC-9; VB-34; BP-6; BP-10; B-18; B-23	R-7; E-36; VB-40; F-3; F-9; BP-15	–
Cirrose hepática	GE	Muco, Fogo--*Qi* em Baço--Pâncreas/ Estômago	VC-12; IG-4; BP-2; E-25; E-44; R-7	B-25; B-29	R-3

B = Bexiga; BP = Baço-Pâncreas; CS = Circulação-Sexo; E = Estômago; F = Fígado; GE = Gastroenterologia; IG = Intestino Grosso; R = Rim; VB = Vesícula Biliar; VC = Vaso Concepção; VG = Vaso Governador.

Cistite Intersticial

Cistite intersticial é uma inflamação não infecciosa da bexiga que causa dor (suprapúbica, pélvica e abdominal), polaciúria e urgência com incontinência. O diagnóstico se baseia na história e na exclusão de outras doenças. Com o tratamento, a maioria dos pacientes melhora, mas a cura é rara. O tratamento é variado, mas inclui alterações alimentares, treinamento vesical, pentosana, analgésicos e tratamentos intravesicais.

Tabela 2.57 – Pontos para tratamento de cistite

Doença	Especialidade	Nome	Pontos	Pontos
Cistite	UR	Calor, Umidade em Bexiga	B-22; B-23; B-28; B-52; R-3; F-8	F-2; BP-6; BP-9; VC-3; BP-12

B = Bexiga; BP = Baço-Pâncreas; F = Fígado; R = Rim; UR = Urologia; VC = Vaso Concepção.

A incidência de cistite intersticial é desconhecida, mas a doença parece ser mais comum do que se acreditava e pode ser subjacente a outras síndromes clínicas (por exemplo, dor pélvica crônica). Os indivíduos brancos são mais suscetíveis e 90% dos casos ocorrem em mulheres.

A causa é desconhecida, mas pode envolver a perda de mucina urotelial, com penetração de potássio (K) da urina e outras substâncias na parede da bexiga, ativação dos nervos sensoriais e lesão das células musculares lisas. Os mastócitos podem mediar o processo, mas seu papel ainda não está claro.

Sinais, Sintomas e Diagnóstico

A cistite intersticial é inicialmente assintomática, mas os sintomas podem surgir e se agravar ao longo dos anos na medida em que ocorre lesão da parede vesical. Ocorre pressão suprapúbica ou pélvica, dor, em geral com polaciúria (até 60 vezes ao dia), ou urgência. Esses sintomas se agravam conforme a bexiga se enche e diminuem quando os pacientes urinam; em alguns indivíduos, os sintomas se agravam durante ovulação, menstruação, alergias sazonais, esforço físico ou emocional, ou relação sexual. Alimentos com conteúdo elevado de K (por exemplo, frutas cítricas, chocolate, bebidas que contenham cafeína, tomate) podem causar exacerbações. Se a parede vesical apresentar cicatrizes, a complacência e a capacidade vesicais diminuem, causando urgência miccional e polaciúria.

O diagnóstico é sugerido pelos sintomas após o teste excluir as doenças mais comuns que causam sintomas similares (por exemplo, ITU, doença inflamatória pélvica, prostatite crônica ou prostatodinia, diverticulites). A cistoscopia algumas vezes revela úlceras benignas da bexiga (Hunner); biópsia é necessária para excluir câncer de bexiga. A avaliação dos sintomas com uma tabela padronizada ou durante a infusão intravesical de KCl (teste de sensibilidade ao K) pode melhorar a precisão diagnóstica, mas ainda não está incluída na prática diária.

Cisto de Epidídimo

Cistos testiculares simples são raros, com poucos casos descritos na literatura recente; no entanto, sua incidência vem aumentando proporcionalmente a facilidade de acesso à ultrassonografia escrotal. A descrição do primeiro cisto testicular intraparenquimatoso é atribuído a Copper, em 1845, contudo, posteriormente, verificou-se que se tratava da descrição de um teratoma cístico. Em 1966, Schmidt descreveu o primeiro caso de cisto testicular simples em um infante.

A etiologia do cisto testicular simples é desconhecida. Entre as teorias propostas se destacam a traumática e a infecciosa em adultos e anomalias congênitas em infantes. A maioria dos casos é assintomática, geralmente encontrados incidentalmente em exames de ultrassonografia, realizados por outra razão ou após exame histopatológico pós-orquiectomia. A apresentação clínica pode variar de aumento testicular doloroso ou não, orquialgia crônica ou ainda escroto agudo, simulando torção de cordão, quando ocorre hemorragia espontânea dentro do cisto.

Climatério (Menopausa)

Menopausa é a cessação fisiológica ou iatrogênica da menstruação (amenorreia) em decorrência da diminuição da função ovariana. As manifestações podem incluir fogachos, vaginite atrófica e osteoporose. O diagnóstico é clínico: falta da menstruação por um ano. As manifestações podem ser tratadas (por

Tabela 2.58 – Pontos para tratamento de cisto de epidídimo

Doença	Especialidade	Nome	Pontos	Pontos
Cisto de epidídimo	UR	Calor em Intestino Delgado	E-36; BP-6; F-3	–
Cisto de epidídimo	UR	Calor em Intestino Delgado	ID-1; E-36	–
Cisto de epidídimo	UR	Calor em Intestino Delgado	IG-4; IG-11; IG-15; F-10; E-36	–
Cisto de epidídimo	UR	Calor em Intestino Delgado	VC-6; E-29; VC-3; VC-4; BP-6; B-23	E-36
Cisto de epidídimo	UR	Calor em Intestino Delgado	VC-10; IG-8; B-23; B-27; E-36	-

B = Bexiga; BP = Baço-Pâncreas; E = Estômago; F = Fígado; ID = Intestino Delgado; IG = Intestino Grosso; UR = Urologia; VC = Vaso Concepção.

exemplo, com reposição hormonal ou com inibidores seletivos de recaptação de serotonina [SSRI, *selective serotonin reuptake inhibitor*]).

A menopausa fisiológica é definida quando há ausência de menstruações por um ano. Nos Estados Unidos, a média de idade para o início da menopausa fisiológica é de 51 anos. Perimenopausa refere-se àqueles anos antes de sua ocorrência (a duração varia bastante) e ao primeiro ano após a última menstruação. É em geral caracterizada inicialmente por um aumento na frequência das menstruações seguido de uma diminuição destas (oligomenorreia), mas qualquer padrão é possível; a concepção é possível durante a perimenopausa. O climatério se refere à fase mais longa em que a mulher perde a capacidade reprodutiva; começa depois da perimenopausa[4].

Conforme os ovários envelhecem, sua resposta às gonadotropinas hipofisárias, ao hormônio folículo-estimulante (FSH, *follicle-stimulating hormone*) e ao hormônio luteinizante (LH, *luteinizing hormone*) diminui, causando inicialmente fases foliculares mais curtas (com ciclos mais curtos e irregulares), menos ovulações e, assim, uma produção de progesterona diminuída. Por fim, os folículos não respondem, produzindo pouco estradiol. Os estrogênios (agora, principalmente estrona) ainda circulam; são produzidos pelos tecidos periféricos (por exemplo, gordura, pele) por meio dos androgênios (por exemplo, androstenodiona, testosterona). Entretanto, o nível de estrogênio total é muito menor. Na menopausa, os níveis de androstenodiona caem pela metade, mas a diminuição nos níveis de testosterona, que começa gradualmente na juventude, não se acelera durante a menopausa porque o estroma ovariano e a glândula suprarrenal continuam a secretar quantidades significativas de testosterona na fase pós-menopausa. Os níveis mais baixos de inibidor ovariano e estrogênio, que inibem a liberação de LH e FSH pela hipófise, resultam em aumento substancial dos níveis de LH e FSH circulantes.

A menopausa prematura (falência ovariana prematura) é a cessação da menstruação em decorrência da falência ovariana não iatrogênica antes dos 40 anos de idade. Os fatores contributivos podem incluir tabagismo, altas altitudes e subnutrição. A menopausa iatrogênica (artificial) resulta de intervenções médicas (por exemplo, ooforectomia, quimioterapia, irradiação pélvica, qualquer intervenção que comprometa a circulação ovariana).

Sinais e Sintomas

As mudanças na menstruação na fase de perimenopausa começam entre os 40 e 50 anos de idade. O fluxo menstrual e a duração dos ciclos podem variar. As menstruações se tornam irregulares e depois começam a falhar. Grandes flutuações diárias nos níveis de estrogênio em geral começam pelo menos um ano antes da menopausa e causam os sintomas da perimenopausa. Os sintomas podem durar de seis a cerca de dez anos e variar de não existentes a graves.

Os fogachos (ondas de calor) e o suor decorrentes da instabilidade vasomotora afetam de 75 a 85% das mulheres e, em geral, começam antes de a menstruação descontinuar. Os fogachos continuam por mais de um ano na maioria das mulheres e por mais de cinco anos em 50% dos casos. As mulheres sentem fogachos e podem transpirar, às vezes abundantemente; a temperatura central aumenta. A pele, em especial da cabeça e do pescoço, pode ficar vermelha e quente. Os fogachos, episódios que podem durar de 30s a 5min, podem vir seguidos de calafrios. Os fogachos podem se manifestar durante a noite em forma de suores noturnos. Os mecanismos dos fogachos não são conhecidos, mas

Tabela 2.59 – Pontos para tratamento de climatério

Doença	Especialidade	Nome	Pontos	Pontos
Climatério	GO	Deficiência de *Qi* da Vesícula Biliar	VB-20; F-2; F-3; CS-6; E-8; E-40	VC-12; R-3
Climatério	GO	Deficiência de Sangue do Fígado	BP-6; BP-9; BP-10; E-36; B-17; B-18	B-20; B-21; F-13; VG-9
Climatério	GO	Muco, Fogo-*Yin* do Rim	CS-5; TA-10; B-8; E-23	–
Climatério	GO	Muco, Fogo-*Yin* do Rim	VB-20; BP-6; B-10; B-23; E-36	–
Climatério	GO	Muco, Fogo-*Yin* do Rim	VC-4; B-22; B-23; B-24	–
Climatério	GO	Muco, Fogo-*Yin* do Rim	VC-4; B-22; B-23; B-24; CS-5; TA-10	–
Climatério	GO	Muco, Fogo-*Yin* do Rim	VC-19; VC-20; IG-18; IG-11; B-13; B-23	B-38; C-3; P-1; P-5; R-10
Climatério	GO	Muco, Fogo-*Yin* do Rim	VG-13; VG-14; IG-11; B-22; B-23; B-24	–

B = Bexiga; BP = Baço-Pâncreas; C = Coração; CS = Circulação-Sexo; E = Estômago; F = Fígado; GO = Ginecologia e Obstetrícia; IG = Intestino Grosso; P = Pulmão; R = Rim; TA = Triplo Aquecedor; VB = Vesícula Biliar; VC = Vaso Concepção; VG = Vaso Governador.

podem ser desencadeados por cigarro, bebidas quentes, comidas contendo nitritos ou sulfitos, comida apimentada, álcool e, possivelmente, cafeína.

Mudanças neuropsiquiátricas (por exemplo, dificuldades de concentração, perda de memória, depressão, ansiedade) podem acompanhar a menopausa, mas não estão diretamente relacionadas à queda de estrogênio. Suores noturnos recorrentes, que podem atrapalhar o sono, podem contribuir para insônia, fadiga, irritabilidade e dificuldade de concentração.

O estrogênio baixo causa secura e atrofia vaginal e vulvar, o que pode resultar em inflamação da mucosa vaginal (vaginite atrófica). A atrofia pode causar irritação, dispareunia e disúria, além de poder aumentar o pH vaginal. Os pequenos lábios, clitóris, útero e ovários diminuem de tamanho. Também podem ocorrer sensação de cabeça vazia, parestesias e palpitações, assim como náuseas, constipação, diarreia, artralgias, mialgias e mãos e pés frios. Ganho de peso com aumento da adiposidade central e diminuição da massa muscular também são comuns, mas podem ser em parte resultado do envelhecimento.

Apesar de a menopausa ser normal, podem ocorrer problemas de saúde e, para algumas mulheres, a qualidade de vida pode ficar comprometida. O risco de osteoporose aumenta porque há diminuição de estrogênios, elevando-se assim a reabsorção óssea pelos osteoclastos. A perda mais rápida ocorre durante os primeiros dois anos após o início da diminuição de estrogênio.

Colecistite

A colecistite é a inflamação aguda ou crônica da vesícula biliar.

Colecistite Aguda

É a inflamação aguda da vesícula biliar que se desenvolve em horas, geralmente como resultado da obstrução do duto cístico por um cálculo. Sintomas incluem dor em quadrante superior direito do abdome,

92 – TRATAMENTOS DE ACUPUNTURA

Tabela 2.60 – Pontos para tratamento de colecistite

Doença	Especialidade	Nome	Pontos	Pontos	Pontos
Colecistite	GE	Calor, Umidade em Baço-Pâncreas	B-20; B-21; B-51; E-36; E-39; VC-10	VC-12; VB-34; VB-38; CS-6; BP-9; F-8	–
Colecistite	GE	Calor, Umidade em Fígado/ Vesícula Biliar	VC-3; VC-6; E-29; BP-1; BP-9; R-10	R-12; VB-26; F-5; F-8; F-9; F-10	–
Colecistite	GE	Estagnação de *Qi* do Fígado	B-17; B-18; B-19; B-51; F-2; F-3	F-14; VB-20; VB-34; E-18; E-34; E-36	F-13
Colecistite	GE	Estagnação de *Qi* do Fígado	B-17; B-18; B-19; B-51; F-2; F-3	F-14; VB-20; VB-34; E-18; E-34; E-36	CS-6; BP-6; C-5; VC-10

B = Bexiga; BP = Baço-Pâncreas; CS = Circulação-Sexo; E = Estômago; F = Fígado; GE = Gastroenterologia; R = Rim; VB = Vesícula Biliar; VC = Vaso Concepção.

algumas vezes acompanhada de febre, calafrios, náuseas e vômitos. A ultrassonografia abdominal detecta os cálculos e, algumas vezes, a inflamação local associada. O tratamento envolve a administração de antibióticos e a colecistectomia.

A colecistite aguda é a complicação mais comum da colelitíase. De modo inverso, ≥ 95% dos pacientes com colecistite aguda possuem colelitíase[5]. Quando um cálculo impacta no duto cístico e causa obstrução persistente, ocorre um processo inflamatório agudo. A estase biliar provoca liberação de enzimas inflamatórias (por exemplo, a fosfolipase A, que converte lecitina em lisolecitina, que pode mediar a inflamação). A mucosa, danificada, secreta ainda mais fluidos para dentro da vesícula. A distensão resultante leva à liberação de mais mediadores inflamatórios (por exemplo, prostaglandinas), o que piora a lesão de mucosa e resulta em isquemia, perpetuando a inflamação. Pode haver infecção bacteriana, necrose e perfuração da parede. Se houver resolução do quadro, a vesícula torna-se fibrótica e contraída e passa a não mais concentrar ou eliminar a bile de forma apropriada.

A colecistite acalculosa aguda (isto é, colecistite sem a presença de cálculos) é responsável por cerca de 5 a 10% das colecistectomias realizadas por episódios agudos[5]. Fatores de risco incluem estado crítico (com frequência, cirurgia, queimaduras, sepsia ou traumas extensos), jejum prolongado ou nutrição parenteral total (que predispõe à estase biliar), choque e vasculites (por exemplo, lúpus eritematoso sistêmico, poliarterite nodosa). O mecanismo provavelmente envolve a liberação de mediadores inflamatórios devido à isquemia, infecção ou estase biliar. Algumas vezes, um organismo responsável por um quadro infeccioso é identificado (por exemplo, a *Salmonella* ou o citomegalovírus em pacientes imunodeprimidos). Em crianças, a colecistite acalculosa aguda pode ocorrer após um quadro febril, sem organismo infectante diagnosticado.

Sinais e Sintomas

A maioria dos pacientes tem antecedente de cólicas biliares ou colecistite aguda. A dor causada pela colecistite aguda apresenta qualidade e localização similares à da cólica biliar, mas com duração maior (isto é, maior que 6h) e maior intensidade. É comum haver vômitos, bem como dor à palpação subcostal. Após algumas horas, pode surgir o sinal de Murphy e defesa involuntária dos músculos do hipocôndrio direito (interrupção súbita da inspiração durante a palpação do quadrante superior direito do abdome em função da dor). Febre, em níveis não elevados, é comum. Nos idosos, pode não haver febre, e os primeiros e únicos sinais podem ser sistêmicos e não específicos (como anorexia, vômitos, mal-estar, fraqueza e febre).

Se a colecistite aguda não for tratada de forma apropriada, 10% dos pacientes apresentam perfuração bloqueada localmente, e 1% apresenta perfuração livre e peritonite. Empiema de vesícula (pus no interior da vesícula), gangrena ou perfuração devem ser suspeitados em pacientes que apresentam dor abdominal crescente, febre alta, defesa e sinais de irritação peritoneal ou íleo. Se a colecistite aguda for acompanhada de icterícia ou colestase, pode haver obstrução parcial do ducto biliar comum, geralmente como resultado de cálculos ou inflamação. Cálculos biliares no ducto hepático comum originados da vesícula biliar podem obstruir, estreitar ou inflamar o ducto pancreático, levando à pancreatite (pancreatite biliar). A síndrome de Mirizzi é uma complicação rara em que um cálculo impactado no ducto cístico ou ampola de Hartman comprime e obstrui o ducto biliar comum. Algumas vezes, um cálculo grande perfura a parede da vesícula, criando uma fístula colecistoentérica; o cálculo pode migrar íntegro para o intestino delgado ou obstruí-lo (íleo biliar). A colecistite aguda começa a regredir em 2 a 3 dias e remite completamente em 1 semana.

A colecistite acalculosa aguda tende a causar os mesmos sintomas que a calculosa, mas os sintomas podem ser dificilmente reconhecidos em pacientes gravemente enfermos com dificuldade de comunicação. A única pista pode ser a distensão abdominal e febre de origem não explicada. Sem tratamento, a doença pode progredir rapidamente para gangrena e perfuração, levando à sepsia, ao choque e à peritonite, com mortalidade de 65%[6]. Pode também haver coledocolitíase e colangite.

Colecistite Crônica

A colecistite crônica é a inflamação da vesícula biliar por longos períodos, quase sempre causada por litíase vesicular.

Danos ocasionados na colecistite crônica variam de infiltração leve a vesícula biliar fibrosada, contraída e de paredes espessas. Litíase biliar é quase sempre a causa. Colecistite aguda é outro fator contribuidor.

Tabela 2.61 – Pontos para tratamento de colecistite aguda

Doença	Especialidade	Nome	Pontos	Pontos	Pontos
Colecistite aguda	GE	Calor, Umidade em Baço-Pâncreas	B-20; B-21; B-51; E-36; E-39; VC-10	VC-12; VB-34; VB-38; CS-6; BP-9; F-8	CS-6; BP-6; C-5; VC-10
Colecistite aguda	GE	Calor, Umidade em Fígado/Vesícula Biliar	VC-3; VC-6; E-29; BP-1; BP-9; R-10	R-12; VB-26; F-5; F-8; F-9; F-10	–
Colecistite aguda	GE	Estagnação de Qi de Fígado/Vesícula Biliar	VB-24; E-19; VB-34; VG-9; BP-9	–	F-13
Colecistite aguda	GE	Excesso em Fígado	CS-5; CS-6; VC-6; VG-14; VG-26; IG-4	F-3; ID-3; BP-1; BP-6; TA-23; B-15	–
Colecistite aguda	GE	Excesso em Fígado	CS-6; VC-10; VC-12; B-15; B-17; B-18	B-19; B-20; E-36	C-1; C-4; C-5
Colecistite aguda	GE	Excesso em Fígado	CS-7; VB-1; VB-14; VB-20; VG-14; IG-4	IG-20; B-1; B-11; P-9; E-1; E-8	–
Colecistite aguda	GE	Excesso em Fígado	VB-34; VG-9; VG-14; F-2; E-36	–	E-44
Colecistite aguda	GE	Excesso em Fígado	VG-1; BP-4; BP-6; BP-16; B-21; B-38	E-4; E-36	–

B = Bexiga; BP = Baço-Pâncreas; C = Coração; CS = Circulação-Sexo; E = Estômago; F = Fígado; GE = Gastroenterite; ID = Intestino Delgado; IG = Intestino Grosso; P = Pulmão; R = Rim; TA = Triplo Aquecedor; VB = Vesícula Biliar; VC = Vaso Concepção; VG = Vaso Governador.

Tabela 2.62 – Pontos para tratamento de colecistite crônica

Doença	Especialidade	Nome	Pontos	Pontos	Pontos
Colecistite crônica	GE	Estagnação do *Qi* do Fígado	B-17; B-18; B-19; B-51; F-2; F-3	F-14; VB-20; VB-34; E-18; E-34; E-36	–
Colecistite crônica	GE	Estagnação do *Qi* do Fígado	B-17; B-18; B-19; B-51; F-2; F-3	F-14; VB-20; VB-34; E-18; E-34; E-36	CS-6; BP-6; C-5; VC-10

B = Bexiga; C = Coração; CS = Circulação-Sexo; E = Estômago; F = Fígado; GE = Gastroenterite; VB = Vesícula Biliar; VC = Vaso Concepção.

Sinais e Sintomas

A inflamação crônica da vesícula, muitas vezes associada com danos teciduais intensos, pode ocorrer sem apresentar cólica biliar. Portanto, a ausência de cólica biliar não exclui a colecistite crônica. Entretanto, a maioria dos pacientes apresenta sintomas de cólica biliar recorrente. Pode haver dor abdominal superior com defesa local, mas geralmente sem febre. Uma vez iniciados os sintomas, eles tendem a recorrer.

Colelitíase

É a presença de um ou mais cálculos dentro da vesícula biliar. Nos Estados Unidos, 20% das pessoas com idade superior a 65 anos têm cálculos, e a maior parte das doenças das vias biliares extra-hepáticas origina-se de cálculos biliares[7]. A litíase vesicular pode ser assintomática ou causar cólica biliar, mas não causa dispepsia. Outras consequências comuns da litíase vesicular são colecistite, obstrução do trato biliar (geralmente como resultado de litíase ductal), algumas vezes acompanhada de infecção (colangite) e pancreatite biliar. O diagnóstico geralmente baseia-se na ultrassonografia. Se a colelitíase causar sintomas ou complicações, a colecistectomia torna-se necessária.

Fatores de risco para a formação de cálculos incluem sexo feminino, obesidade, idade avançada, algumas etnias (índios americanos), dieta de padrão ocidental e história familiar.

Fisiopatologia

Cálculos biliares e barro biliar são formados por diferentes tipos de materiais.

Nos países ocidentais, mais de 85% dos cálculos são formados por colesterol[7]. Para que eles se formem, três eventos devem acontecer:

- A bile deve estar supersaturada de colesterol. Normalmente, colesterol insolúvel em água é transformado em colesterol hidrossolúvel, pela combinação dos sais biliares com lecitina para formar micelas mistas. A supersaturação da bile com colesterol pode resultar da secreção excessiva de colesterol (como no diabetes), da diminuição da secreção de sais biliares (por exemplo, na má absorção de gorduras) ou da deficiência de lecitina (por exemplo, como ocorre em doença genética que causa forma progressiva de colestase hepática familiar).
- O excesso de colesterol deve precipitar-se na forma de microcristais sólidos. A precipitação é acelerada pela mucina, fibronectina, alfa$_1$-globulina ou imunoglobulina. A apolipoproteína A-I e A-II pode retardar o processo.
- Os microcristais devem agregar-se. Essa agregação é facilitada pela mucina, pela diminuição da contratilidade da vesícula biliar (que resulta do próprio excesso de colesterol na bile) e pela lentificação do trânsito intestinal, o que permite a transformação, por bactérias, do ácido cólico em ácido desoxicólico.

O barro biliar é formado por bilirrubinato de cálcio, microcristais de colesterol e mucina. O barro desenvolve-se durante estase vesicular, como ocorre durante a gestação e a nutrição parenteral total. Na maior parte das vezes, o barro biliar é assintomático e desaparece com o controle da condição causadora. Algumas vezes, o barro biliar pode resultar em cólicas biliares, litíase ou pancreatite.

Cálculos pigmentares negros são pequenos, duros e compostos de bilirrubinato de cálcio e sais de cálcio inorgânicos (como o carbonato de cálcio e o fosfato de cálcio). Fatores que aceleram seu aparecimento são alcoolismo, hemólise crônica e idade avançada.

Cálculos de pigmentos marrons são amolecidos e engordurados e são formados por bilirrubinato e

TRATAMENTOS DE ACUPUNTURA – **95**

Tabela 2.63 – Pontos para tratamento de colelitíase

Doença	Especialidade	Nome	Pontos	Pontos	Pontos
Colelitíase	GE	Calor tóxico	B-38; E-36; VB-34; VG-14; VG-16; VG-20	IG-11; TA-5	CS-6; BP-6; C-5; VC-10
Colelitíase	GE	Calor tóxico	CS-6; BP-8; BP-20; B-38; E-34; E-36	–	–
Colelitíase	GE	Calor tóxico	CS-7; VC-22; VC-23; IG-1; IG-3; IG-4	IG-5; IG-6; IG-10; IG-11; IG-16; IG-17	–
Colelitíase	GE	Calor tóxico	CS-9; VC-5; TA-5; TA-10; B-23; R-2	R-3; P-5; P-7; P-9	ID-1; ID-2; ID-3
Colelitíase	GE	Calor tóxico	IG-12; IG-13; IG-14; IG-15; F-2; F-7	F-8; F-14; ID-9; ID-10; BP-9; BP-10	–
Colelitíase	GE	Calor tóxico	IG-13; IG-14; BP-17; BP-18; TA-6; B-10	B-11; B-12; B-13; B-14; B-15; B-18	BP-21; TA-5; TA-11
Colelitíase	GE	Calor tóxico	VB-24; F-13; F-14; B-19; B-20; B-21	B-44; E-15	R-25; R-26; R-27
Colelitíase	GE	Calor tóxico	VC-3; VC-7; VC-14; F-3; F-9; BP-2	BP-3; TA-4; B-25; B-27; B-65; C-5	–
Colelitíase	GE	Calor, Umidade	BP-6; B-38; E-36	–	R-3; E-42
Colelitíase	GE	Calor, Umidade	CS-3; CS-7; VC-23; VC-24; VB-14; VB-20	VB-29; VB-30; VB-31; VB-32; VB-34; VB-39	–
Colelitíase	GE	Calor, Umidade	CS-5; VC-2; VC-3; VC-4; VC-5; VC-6	VC-7; VB-26; VB-27; VB-28; VB-29; VB-34	VG-1; VG-15; VG-16
Colelitíase	GE	Calor, Umidade	CS-7; VB-38; IG-2; IG-4; IG-5; IG-10	IG-11; ID-3; VB-38	VG-4; F-5; F-6
Colelitíase	GE	Calor, Umidade	F-3; ID-8; BP-4; BP-6; B-38; B-39	E-35; E-36	–
Colelitíase	GE	Calor, Umidade	IG-4; IG-11; BP-6; BP-9; BP-10; E-36	–	–
Colelitíase	GE	Calor, Umidade	VB-24; F-13; F-14; B-19; B-20; B-21	B-44; E-45	–
Colelitíase	GE	Calor, Umidade	VB-30; VB-31; VB-32; VB-40; VB-43	–	–
Colelitíase	GE	Calor, Umidade	VC-2; VC-4; VG-1; BP-6	–	–
Colelitíase	GE	Calor, Umidade	VG-14; B-15; B-17; B-23	–	–
Colelitíase	GE	Calor, Umidade em Fígado/ Vesícula Biliar	VC-3; VC-6; E-29; BP-1; BP-9; R-10	R-12; VB-26; F-5; F-8; F-9; F-10	–
Colelitíase	GE	Estagnação de *Qi*	VC-12; VC-2; BP-6; E-36; F-3	–	F-13

B = Bexiga; BP = Baço-Pâncreas; C = Coração; CS = Circulação-Sexo; E = Estômago; F = Fígado; GE = Gastroenterologia; ID = Intestino Delgado; IG = Intestino Grosso; P = Pulmão; R = Rim; TA = Triplo Aquecedor; VB = Vesícula Biliar; VC = Vaso Concepção; VG = Vaso Governador.

Tabela 2.64 – Pontos para tratamento de cólica renal

Doença	Especialidade	Nome	Pontos	Pontos	Pontos
Cólica renal	NF	Calor, Umidade em Bexiga	B-22; B-23; B-28; B-52; R-3; F-8	F-2; BP-6; BP-9; VC-3; BP-12	CS-6; BP-6; C-5; VC-10

B = Bexiga; BP = Baço-Pâncreas; C = Coração; CS = Circulação-Sexo; F = Fígado; NF = Nefrologia; R = Rim; VC = Vaso Concepção.

ácidos graxos (palmitato ou estearato de cálcio). Eles se formam durante processos infecciosos, infestações parasitárias (por exemplo, fascíola hepática na Ásia) e inflamações.

Os cálculos crescem cerca de 1 a 2mm por ano, levando cerca de 5 a 20 anos antes de se tornarem grandes o suficiente para causar problemas. A maioria dos cálculos se forma no interior da vesícula biliar, mas os pigmentados amarronzados formam-se dentro dos ductos. Cálculos podem migrar para o ducto biliar comum durante colecistectomia ou, principalmente nos marrons, se desenvolverem após áreas de estenose, como consequência de estase biliar.

Sinais e Sintomas

Cerca de 80% dos cálculos biliares são assintomáticos; nos demais, os sintomas variam entre cólica biliar, colecistite e até mesmo colangites graves com risco de morte[7]. Diabéticos são mais suscetíveis a manifestações graves. Cálculos podem atravessar o ducto cístico sem causar sintomas. Entretanto, a obstrução transitória do ducto cístico geralmente causa dor (cólica biliar). Dor pode ocorrer no quadrante superior direito do abdome, mas geralmente é difusa e ocorre em qualquer lugar do abdome, principalmente em idosos e diabéticos. Ela pode irradiar ao braço ou às costas. Ela inicia-se de forma abrupta, se intensifica entre 15min e 1h, permanece estável por 1 a 6h e remite gradualmente em 60 a 90min, levando a uma dor leve. A dor é geralmente intensa. Náuseas e vômitos muitas vezes acompanham a dor, mas febre e calafrios são raros. Pode haver dor à palpação do quadrante superior direito e da região epigástrica, mas não há irritação peritoneal e os exames laboratoriais geralmente encontram-se normais. Entre os episódios, o paciente sente-se bem.

Apesar de a cólica biliar muitas vezes ocorrer após refeições fartas, a ingestão de alimentos gordurosos não é um fator predisponente. Sintomas de dispepsia, como regurgitação, empanzinamento, plenitude e náuseas, são muitas vezes creditados, de forma incorreta, à litíase biliar. Esses sintomas são muito frequentes, apresentando prevalência semelhante em colelitíase, úlcera péptica e doenças funcionais do trato digestivo.

Cólica Renal

É uma dor aguda, intensa, oscilante (vai e vem), proveniente do aparelho urinário superior (rim). É uma das dores mais atrozes da medicina, sendo geralmente causada por pedras (cálculos) no rim ou no ureter. A pedra causa obstrução da urina que vem do rim, dilatando-o. Essa dilatação renal é a fonte da dor. Existem outras causas de cólica renal, como coágulos, ligadura cirúrgica do ureter ou mesmo compressões extrínsecas do ureter por tumores.

É uma das urgências urológicas mais frequentes, atingindo homens e mulheres na proporção três para um, respectivamente.

Conjuntivite

A inflamação da conjuntiva é tipicamente decorrente de infecção, alergia ou irritação. Sintomas são hiperemia conjuntival e edema ocular e, dependendo da etiologia, prurido e desconforto. O diagnóstico é

Tabela 2.65 – Pontos para tratamento de conjuntivite

Doença	Especialidade	Nome	Pontos
Conjuntivite	OF	Calor, Vento em Meridiano *Luo* do Fígado	TA-2; TA-3; VB-43; VB-41

OF = Oftalmologia; TA = Triplo Aquecedor; VB = Vesícula Biliar.

clínico; às vezes, culturas são indicadas. O tratamento depende da etiologia e pode incluir antibióticos tópicos, anti-histamínicos, estabilizantes de mastócitos e corticosteroides.

A conjuntivite infecciosa é mais comumente decorrente de bactérias ou vírus e é contagiosa. Raramente, patógenos mistos ou não identificáveis estão presentes. Numerosas substâncias podem causar conjuntivite alérgica. A irritação da conjuntiva por causa não alérgica pode ser decorrente de corpos estranhos, fumaça, vento, vapores químicos, outros tipos de poluição, exposição excessiva a raios ultravioletas, lâmpadas ultravioletas e reflexo da neve.

A conjuntivite é tipicamente aguda, mas tanto condições alérgicas quanto infecciosas podem se tornar crônicas. As condições que favorecem quadros crônicos são: ectrópio, entrópio, blefarite e dacriocistite crônica.

Sinais, Sintomas e Diagnóstico

Qualquer fonte de inflamação provoca dilatação vascular da conjuntiva e lacrimejamento ou secreção. Secreção excessiva pode atrapalhar a visão.

Prurido intenso e lacrimejamento predominam nas conjuntivites alérgicas. Quemose e hiperplasia papilar também sugerem conjuntivite alérgica. Irritação ou sensação de corpo estranho, fotofobia ou secreção purulenta sugerem conjuntivite infecciosa. Dor ocular intensa sugere esclerite.

História e exame normalmente sugerem o diagnóstico. No entanto, cultura é indicada no caso de sintomas graves, em pacientes imunocomprometidos, em olho vulnerável (por exemplo, após transplante de córnea, em exoftalmia por doença de Graves) e se terapia inicial falhar.

Conjuntivite Aguda

É uma inflamação conjuntival aguda, geralmente causada por vírus, bactéria ou alergia.

Etiologia

As viroses, especialmente as adenoviroses, bactérias e alergias são as causas mais comuns na população com boa higiene. Patógenos mistos ou não identificáveis podem estar presentes. A irritação conjuntival proveniente de vento, poeira, fumaça e outros tipos de poluição do ar frequentemente estão associadas; a conjuntivite também pode acompanhar resfriado comum, erupções cutâneas (especialmente o sarampo) e irritação corneal devido à luz ultravio-

Tabela 2.66 – Pontos para tratamento de conjuntivite aguda

Doença	Especialidade	Nome	Pontos	Pontos	Pontos
Conjuntivite aguda	OF	Calor em Fígado/Pulmão	CS-7; VB-1; VB-14; VB-20; VG-14; IG-4	IG-20; B-1; B-11; P-9; E-1; E-8	–
Conjuntivite aguda	OF	Excesso em Fígado	CS-5; CS-6; VC-6; VG-14; VG-26; IG-4	F-3; ID-3; BP-1; BP-6; TA-23; B-15	E-44
Conjuntivite aguda	OF	Excesso em Fígado	CS-6; VC-10; VC-12; B-15; B-17; B-18	B-19; B-20; E-36	C-1; C-4; C-5
Conjuntivite aguda	OF	Excesso em Fígado	CS-7; VB-1; VB-14; VB-20; VG-14; IG-4	IG-20; B-1; B-11; P-9; E-1; E-8	–
Conjuntivite aguda	OF	Excesso em Fígado	VB-34; VG-9; VG-14; F-2; E-36	E-44	–
Conjuntivite aguda	OF	Excesso em Fígado	VG-1; BP-4; BP-6; BP-16; B-21; B-38	E-4; E-36	–

B = Bexiga; BP = Baço-Pâncreas; C = Coração; CS = Circulação-Sexo; E = Estômago; F = Fígado; ID = Intestino Delgado; IG = Intestino Grosso; OF = Oftalmologia; P = Pulmão; TA = Triplo Aquecedor; VB = Vesícula Biliar; VC = Vaso Concepção; VG = Vaso Governador.

Tabela 2.67 – Pontos para tratamento de conjuntivite crônica

Doença	Especialidade	Nome	Pontos	Pontos
Conjuntivite crônica	OF	Calor em Fígado/Pulmão	CS-7; VB-1; VB-14; VB-20; VG-14; IG-4	IG-20; B-1; B-11; P-9; E-1; E-8

B = Bexiga; CS = Circulação-Sexo; E = Estômago; IG = Intestino Grosso; OF = Oftalmologia; P = Pulmão; VB = Vesícula Biliar; VG = Vaso Governador.

leta intensa de arcos elétricos, holofotes e reflexo da neve. A conjuntivite hemorrágica aguda, associada à infecção por enterovírus, tem ocorrido em surtos na África e na Ásia.

Sintomas, Sinais e Diagnóstico

Características diferenciais nas conjuntivites:

- *Bacteriana*: dor – lacrimejamento – fotofobia – edema palpebral moderado – secreção purulenta – prurido ausente – gânglios normais.
- *Virótica*: dor – lacrimejamento – fotofobia – edema palpebral ausente – secreção clara – prurido ausente – gânglios aumentados.
- *Alérgica*: dor – lacrimejamento – fotofobia – edema palpebral moderado a intenso – secreção clara – prurido intenso – gânglios normais.

Deve ser feita a cultura da secreção, particularmente se for purulenta. Ao passo que culturas podem ser executadas para doenças viróticas, meios de cultura de tecido especial são necessários para o crescimento do vírus.

O exame de raspado conjuntival irá excluir conjuntivite de inclusão, tracoma e conjuntivite primaveril: nos dois primeiros casos (ambos causados por *Chlamydia*), os corpos de inclusão estão presentes; no último, eosinófilos estão presentes. Corpos estranhos retidos na córnea ou conjuntiva e abrasões corneais ou úlceras podem ser excluídos corando-se o olho com fluoresceína e examinando-o sob magnificação, com um foco (luz).

Conjuntivite Crônica

É a conjuntivite cujo período de duração está além de três semanas. A causa é variada, podendo ser infecciosa, alérgica, tóxica, cicatricial ou mecânica. O tratamento é variado conforme a etiologia. Costuma evoluir bem com o tratamento, caso ocorra recidiva ou quadro de uso prévio de medicação sem melhora, deve-se fazer estudo laboratorial.

Conjuntivite Hemorrágica Epidêmica

Conjuntivite hemorrágica aguda: doença altamente contagiosa caracterizada por hemorragia subconjuntival, inchaço repentino das pálpebras e congestão, vermelhidão e dor no olho. A conjuntivite epidêmica causada pelo enterovirus 70 (EV-70) foi descrita pela primeira vez na África em 1969. Ela é causada também pela variante A24 do coxsackievírus (CA24v). Epidemias por esse organismo têm aparecido mais frequentemente na África.

Constipação

Constipação é definida como movimentos intestinais pequenos, pouco frequentes ou dificultosos. Por causa dos movimentos intestinais normais variarem em frequência e de um indivíduo ao outro, a constipação é relativa e deve ser avaliada de acordo com os padrões normais do paciente. A constipação pode ser

Tabela 2.68 – Pontos para tratamento de conjuntivite hemorrágica epidêmica

Doença	Especialidade	Nome	Pontos	Pontos	Pontos
Conjuntivite hemorragica epidêmica	OF	Calor, Vento em Fígado/Pulmão	CS-7; VB-1; VB-14; VB-20; VG-14; IG-4	IG-20; B-1; B-11; P-9; E-1; E-8	E-44

B = Bexiga; CS = Circulação-Sexo; E = Estômago; IG = Intestino Grosso; OF = Oftalmologia; VB = Vesícula Biliar; VG = Vaso Governador.

um distúrbio de pequena importância ou, mais raramente, um sinal de doença com risco de morte, como obstrução intestinal aguda. A constipação não tratada causa cefaleia, anorexia e desconforto abdominal; pode alterar de forma adversa o estilo de vida e o bem-estar do paciente.

A constipação habitualmente ocorre quando a vontade de defecar é suprimida, e os músculos associados aos movimentos intestinais permanecem contraídos. Como o sistema nervoso autônomo controla os movimentos intestinais – ao distinguir a sensação de distensão retal da produzida pelos conteúdos fecais e ao estimular o esfíncter externo –, qualquer fator que influencie este sistema poderá causar disfunção intestinal.

História e Exame Físico

Solicitar ao paciente para descrever a frequência dos movimentos intestinais, assim como tamanho e consistência das fezes. Há quanto tempo apresenta constipação? A constipação aguda habitualmente apresenta uma causa fisiológica, como distúrbio anal ou retal. Em um paciente com mais de 45 anos de idade, a constipação de início recente pode ser um sinal precoce de câncer colorretal. De maneira oposta, a constipação crônica, tipicamente, apresenta causa funcional e pode ser relacionada a estresse.

O paciente refere dor relacionada à constipação? Se for o caso, quando percebeu a dor pela primeira vez e onde ela se localiza? Cólicas e distensão abdominal sugerem obstipação, constipação extrema e persistente, em decorrência da obstrução do trato intestinal. Perguntar ao paciente se a evacuação piora ou ajuda a aliviar a dor. Evacuação geralmente piora a dor, mas em doenças como síndrome do cólon irritável pode aliviá-la.

Solicitar ao paciente para descrever a dieta típica de um dia e estimar a ingestão diária de fibras e de líquidos. Perguntar sobre mudanças no hábito alimentar, medicamentos, uso de álcool ou atividade física. Ele apresentou sofrimento emocional? A constipação afeta a família ou contatos sociais? Perguntar sobre o trabalho e o padrão de exercícios. O trabalho sedentário e estressante pode contribuir para constipação.

Pesquisar se o paciente tem história de doenças gastrointestinais (GI), anorretais, neurológicas ou metabólicas; cirurgia abdominal; ou radioterapia. Depois perguntar sobre os medicamentos que vem utilizando, incluindo opioides e medicamentos vendidos sem controle (como laxantes, óleo mineral, emolientes das fezes e enemas).

Inspecionar o abdome, observando distensão e cicatrizes de cirurgias prévias. A seguir, auscultar os ruídos intestinais e caracterizar sua motilidade.

Percutir os quatro quadrantes; palpar gentilmente, pois pode haver dolorimento abdominal, massas palpáveis e hepatomegalia. A seguir, examinar o reto do paciente. Separar as nádegas para expor o ânus; inspecionar observando se há inflamação, lesões, cicatrizes, fissuras e hemorroidas externas. Utilizar luva descartável e um lubrificante para palpar o esfíncter anal. Verificar constrição e relaxamento. Também avaliar massas retais e impactação fecal. Finalmente, obter uma amostra de fezes; realizar teste de sangue oculto.

Ao avaliar o paciente, lembrar que a constipação pode resultar de várias doenças com risco de morte (como obstrução intestinal aguda e isquemia mesentérica), mas não é um precursor destas.

Causas Médicas
Abscesso Anorretal

No abscesso anorretal, a constipação ocorre juntamente com dor intensa, latejante e localizada, além de dolorimento no local do abscesso. O paciente pode apresentar inflamação localizada, edema e secreção purulenta; pode se queixar de febre e mal-estar.

Cirrose

Nos estágios iniciais da cirrose, o paciente apresenta constipação, juntamente com náuseas e vômitos; além de dor surda no quadrante superior direito. Outros achados iniciais incluem indigestão, anorexia, fadiga, mal-estar, flatulência, hepatomegalia e, possivelmente, esplenomegalia e diarreia.

Diverticulite

Na diverticulite, ocorre constipação e diarreia, dor e dolorimento no quadrante inferior esquerdo, e possível massa abdominal palpável, firme, dolorosa e fixa. O paciente pode apresentar náusea moderada, flatulência e febre baixa.

Fissura Anal

A rachadura ou a laceração na linha da parede anal pode causar constipação aguda, habitualmente em decorrência do medo do paciente de laceração intensa e da dor em queimação, associada aos movimentos intestinais. O paciente pode observar algumas gotas de sangue no papel higiênico ou na roupa de baixo.

Hemorroidas

Hemorroidas trombosadas podem causar constipação, pois o paciente tenta evitar a dor intensa, proveniente do ato de defecar. As hemorroidas podem sangrar durante a evacuação.

Hipercalcemia

Na hipercalcemia, a constipação ocorre juntamente com anorexia, náuseas, vômitos, poliúria e polidipsia. O paciente pode apresentar também arritmias, dor óssea, fraqueza e atrofia muscular; reflexos tendinosos profundos hiporreativos e alterações de personalidade.

Hipotireoidismo

A constipação ocorre precoce e insidiosamente em paciente com hipotireoidismo, além de fadiga, sensibilidade ao frio, anorexia com ganho de peso, menorragia em mulheres, diminuição da memória, prejuízo da audição, câimbras musculares e parestesias.

Isquemia de Artéria Mesentérica

A isquemia de artéria mesentérica é uma doença com risco de morte, que produz constipação súbita, com incapacidade de expelir fezes ou eliminar gases. Inicialmente, o abdome é flácido e indolor, mas logo ocorrem dor e dolorimento abdominal intensos, vômitos e anorexia. Mais tarde, o paciente desenvolve defesa, rigidez e distensão abdominal; taquicardia, síncope, taquipneia, febre e sinais de choque (como pele fria e úmida e hipotensão). Pode ser auscultado sopro.

Lesão de Medula Espinal

A constipação pode ocorrer em virtude de lesão de medula espinal, assim como de retenção de urina, disfunção sexual, dor e, possivelmente, fraqueza motora, paralisia e lesão sensorial abaixo do nível da lesão.

Neuropatia Diabética

A neuropatia diabética produz constipação episódica ou diarreia. Outros sinais e sintomas incluem disfagia, hipotensão ortostática, síncope e distensão indolor da bexiga com incontinência por transbordamento. O paciente do sexo masculino pode apresentar impotência e ejaculação retrógrada.

Obstrução Intestinal

A constipação, associada à obstrução intestinal, varia com a gravidade e o início, dependendo da localização e da extensão dessa obstrução. Na obstrução parcial, a constipação se alterna com o vazamento de fezes líquidas. Na obstrução completa pode ocorrer obstipação. A constipação pode ser o sinal mais precoce da obstrução parcial de cólon, mas habitualmente ocorre de modo mais tardio se o nível da obstrução for mais proximal. Os achados associados incluem episódios de dor abdominal em cólica, distensão abdominal, náuseas e vômitos. O paciente também pode produzir ruídos hidroaéreos hiperativos, ondas peristálticas visíveis, massa abdominal palpável e dolorimento abdominal.

Porfiria Hepática

Dor abdominal pode ser intensa, havendo cólica localizada ou generalizada; precede a constipação na porfiria hepática. O paciente pode apresentar também febre, taquicardia sinusal, hipertensão lábil, sudorese excessiva, vômitos intensos, fotofobia, retenção urinária, nervosismo e inquietação, desorientação e, possivelmente, alucinações visuais. Os reflexos tendinosos profundos podem estar diminuídos ou ausentes. Ele pode apresentar também lesões de pele, causando prurido, queimação, eritema, alteração da pigmentação e edema nas áreas expostas à luz. A porfiria hepática grave pode produzir delírio, coma, convulsões, paraplegia ou quadriplegia flácida completa.

Síndrome do Cólon Irritável

A síndrome do cólon irritável (SCI) comumente produz constipação crônica, embora alguns pacientes apresentem diarreia líquida intermitente e outros se queixem de alternância de diarreia e constipação. Estresse pode desencadear náuseas, distensão abdominal

TRATAMENTOS DE ACUPUNTURA – **101**

Tabela 2.69 – Pontos para tratamento de constipação

Doença	Especialidade	Nome	Pontos	Pontos	Pontos
Constipação	GE	Calor, Umidade em Intestino Grosso	VC-12; E-25; E-37; VC-6; IG-11; BP-9	B-25	–
Constipação	GE	Calor	VC-15; VG-14; CS-5; E-40; C-7	–	–
Constipação	GE	Calor	VG-14; TA-5; VB-20; E-9; E-13; IG-11	P-9; P-10; P-11	–
Constipação	GE	Deficiência	R-6; R-21; R-23; VC-12; P-7; P-9	E-36	–
Constipação	GE	Deficiência	VC-12; E-25; VG-2; B-35; VG-1; B-20	B-23; B-26	–
Constipação	GE	Deficiência	VG-14; B-13; B-15; B-18; B-20; B-23	B-24; B-26; B-28; VC-4; BP-6	–
Constipação	GE	Deficiência de *Yin* de Estômago	CS-6; VC-12; B-20; B-21; BP-6; E-44	–	–
Constipação	GE	Estagnação de alimento no Estômago	VC-10; VC-12; VC-22; CS-6; BP-4; E-21	E-36; R-21; F-2; F-13; F-14	–
Constipação	GE	Estagnação de *Qi*	VC-12; VC-2; BP-6; E-36; F-3	–	–
Constipação	GE	Frio	VC-6; BP-8; BP-20; B-38; E-34; E-36	–	–
Constipação	GE	Frio	VG-14; TA-5; VB-20; E-9; E-13; IG-11	P-9; P-10; P-11	–
Constipação	GE	Umidade	VC-9; VC-6; B-11; B-22; E-36; IG-4	BP-6	–
Constipação	GE	Vento	VC-24; VB-23; VG-4; VG-26; IG-3; IG-19	ID-18; TA-6; TA-22; B-38; R-2; E-3	–
Constipação	GE	Vento	VG-14; TA-5; VB-20; E-9; E-13; IG-11	P-9; P-10; P-11	E-4; E-5

B = Bexiga; BP = Baço-Pâncreas; C = Coração; CS = Circulação-Sexo; E = Estômago; F = Fígado; GE = Gastroenterologia; ID = Intestino Delgado; IG = Intestino Grosso; P = Pulmão; R = Rim; TA = Triplo Aquecedor; VB = Vesícula Biliar; VC = Vaso Concepção; VG = Vaso Governador.

e dolorimento, mas a evacuação geralmente alivia esses sinais e sintomas. Em geral, pacientes apresentam vontade intensa de evacuar e sensação de evacuação incompleta. Tipicamente, as fezes são síbalos e contêm muco visível.

Outras Causas

Cirurgia e Radioterapia

A constipação pode ser resultante de cirurgia anorretal que traumatize os nervos, e irradiação abdominal que cause estreitamento intestinal.

Drogas

Pacientes habitualmente apresentam constipação quando utilizam analgésicos opiáceos ou outros medicamentos, incluindo alcaloides da vinca, bloqueadores dos canais de cálcio, antiácidos contendo alumínio ou cálcio, anticolinérgicos e drogas com efeito anticolinérgico (como antidepressivos tricíclicos). Os pacientes podem apresentar constipação pelo uso excessivo de laxativos e enemas.

Exames Diagnósticos

Constipação pode ocorrer por retenção do bário administrado em exames GI.

Considerações Especiais

Como indicado, preparar o paciente para exames diagnósticos (como proctossigmoidoscopia, colonoscopia, enema baritado, radiografias simples de abdome e exames do trato GI superior). Se o paciente estiver em repouso na cama, reposicioná-lo frequentemente; auxiliar a realização de exercícios passivos e ativos, conforme indicação. Ensinar exercícios para tonificar o abdome se os músculos abdominais do paciente estiverem fracos, assim como técnicas de relaxamento para auxiliar a reduzir o estresse associado à constipação.

Indicadores Pediátricos

O alto conteúdo de caseína e cálcio no leite de vaca pode produzir fezes endurecidas e possível constipação em recém-nascidos amamentados com mamadeira. Outras causas de constipação em bebês incluem ingestão inadequada de líquidos, doença de Hirschsprung e fissuras anais. Em crianças mais velhas, a constipação resulta de ingestão inadequada de fibras e consumo excessivo de leite; pode ser resultante de espasmo intestinal, obstrução mecânica, hipotireoidismo, relutância em parar de brincar para ir ao banheiro e falta de privacidade em alguns sanitários escolares.

Indicadores Geriátricos

A constipação aguda em pacientes geriátricos é habitualmente associada com anormalidades estruturais subjacentes. A constipação crônica, entretanto, é causada, em geral, por hábitos alimentares e intestinais de longa duração, além de uso de laxativos.

Convulsão

Convulsão é um fenômeno eletrofisiológico anormal temporário que ocorre no cérebro (descarga bioenergética) e que resulta numa sincronização anormal da actividade elétrica neuronal. Estas alterações podem refletir-se em tonacidade corporal (gerando contrações involuntárias da musculatura, como movimentos desordenados ou outras reações anormais como desvio dos olhos e tremores), alterações do estado mental,ou outros sintomas psíquicos.

Dá-se o nome de epilepsia à síndrome médica em que existem a convulsões recorrentes e involuntárias, embora possam ocorrer convulsões em pessoas que não sofrem desta condição médica

Tipos de Convulsões

- A crise convulsiva é generalizada quando há movimentos de braços e pernas, desvio dos olhos e liberação dos esfíncteres associada à perda da consciência.
- É denominada focal simples, quando as contrações acontecem em um membro do corpo (braço, perna) e não fazem com que a pessoa perca a consciência. Se houver perda da consciência associada à contração de apenas um membro damos o nome de focal complexa.
- As crises podem se apresentar ainda como uma "moleza" generalizada no corpo da pessoa; estas são as crises atônicas.
- A crise de ausência se caracteriza pela perda da consciência, em geral sem quedas e sem atividade motora. A pessoa fica com o "olhar perdido" por alguns momentos.

Tabela 2.70 – Pontos para tratamento de convulsão

Doença	Especialidade	Nome	Pontos	Pontos
Convulsão	CG	Vento, deficiência de Sangue do Fígado	VG-26; B-23; R-3; BP-10; E-36; F-3	B-17; B-43; VB-38; CS-6

B = Bexiga; BP = Baço-Pâncreas; CG = Clínica Geral; CS = Circulação-Sexo; E = Estômago; F = Fígado; R = Rim; VB = Vesícula Biliar; VG = Vaso Governador.

Principais Causas de Convulsão

São várias as causas que podem levar à convulsão, sendo as principais:

- Acidentes de carro, quedas e outros traumas na cabeça.
- Meningite.
- Desidratação grave.
- Intoxicações ou reações a medicamentos.
- Hipoxemia perinatal (falta de oxigênio aos recém-nascidos em partos complicados).
- Hipoglicemia (baixa glicose no sangue).
- Epilepsias (crises convulsivas repetitivas não relacionadas à febre nem a outras causas anteriormente relacionadas; têm forte herança familiar).
- Convulsão febril (causada por febre).
- É importante reforçar que a convulsão não é transmissível ("não se pega"), não havendo motivo para evitar contato com pessoas que sofreram algum distúrbio convulsivo ou discriminá-las. Também deve ser lembrado que há outras causas de convulsões além da epilepsia (citadas anteriormente).

- Convulsão febril: a convulsão febril é o distúrbio convulsivo mais comum na infância. Acomete de 2 a 5% das crianças até 5 anos de idade. Ela é definida como "uma crise que ocorre na infância, geralmente entre três meses e cinco anos de idade, associada à febre, mas sem evidência de infecção intracraniana (como meningite) ou de doença neurológica aguda (trauma, tumor). Normalmente não deixa sequelas, raramente ocorre mais de três vezes e desaparece após os 5 anos de idade. A crise febril normalmente é generalizada e ocorre durante a rápida elevação da febre[8].

Convulsão Infantil Crônica

A convulsão crônica é geralmente consecutiva a um vazio da energia central ou a uma doença grave, sendo caracterizada essencialmente por sinais como contração e tremor involuntários e instantâneos, emagrecimento, diarreia, etc. Ela é encontrada principalmente nas crianças abaixo de 5 anos e se sobressai pela sua gravidade.

Tabela 2.71 – Pontos para tratamento de convulsão, febre e/ou doenças infecciosas

Doença	Especialidade	Nome	Pontos	Pontos
Convulsão e febre/ doenças infecciosas	MI	Fogo Perverso/Vento no Fígado	B-38; E-36; VB-34; VG-14; VG-16; VG-20	IG-11; TA-5
Convulsão e febre/ doenças infecciosas	MI	Fogo Perverso/Vento no Fígado	CS-6; CS-7; VB-2; VB-34; ID-14; E-36	–
Convulsão e febre/ doenças infecciosas	MI	Fogo Perverso/Vento no Fígado	VB-41; IG-4; IG-11; B-60	–
Convulsão e febre/ doenças infecciosas	MI	Fogo Perverso/Vento no Fígado	VC-15; VG-14; CS-5; E-40; C-7	–
Convulsão e febre/ doenças infecciosas	MI	Fogo Perverso/Vento no Fígado	VG-15; ID-4; B-5; B-38; B-64; F-10	F-11; E-36

B = Bexiga; C = Coração; CS = Circulação-Sexo; E = Estômago; F = Fígado; ID = Intestino Delgado; IG = Intestino Grosso; MI = Medicina Intensiva; TA = Triplo Aquecedor; VB = Vesícula Biliar; VC = Vaso Concepção; VG = Vaso Goverbador.

104 – TRATAMENTOS DE ACUPUNTURA

Tabela 2.72 – Pontos para tratamento de convulsão infantil crônica

Doença	Especialidade	Nome	Pontos	Pontos
Convulsão infantil crônica	NE	Deficiência de Baço--Pâncreas/Estômago	CS-5; CS-6; VG-12; VG-20; VG-26; IG-1	IG-4; F-1; F-2; F-3; R-10

CS = Circulação-Sexo; F = Fígado; IG = Intestino Grosso; NE = Neurologia; R = Rim; VG = Vaso Governador.

Os sinais clínicos são:

- Tez amarela.
- Atrofia muscular.
- Psicastenia.
- Fadiga dos membros.
- Hipopneia.
- Sensação de frio no nariz e nos lábios.
- Disorexia.
- Abaixamento da fontanela.
- Sono agitado com os olhos abertos.
- Frio nos quatro membros.
- Vômitos (às vezes).
- Urinas claras.
- Fezes líquidas ou fezes sólidas de substâncias não digeridas.
- Rigidez da nuca (às vezes).
- Contração e tremor dos membros.
- Pulso profundo e fraco.
- Língua pálida.
- Unhas azuis pálidas.

Coqueluche

Sinônimo

Pertússis, tosse comprida, tosse com guincho, tosse espasmódica.

O que É?

É uma doença infecciosa altamente contagiosa que atinge o trato respiratório causando intensa bronquite. Tem como agentes etiológicos bactérias chamadas *Bordetella pertussis* e *Bordetella parapertussis*.

O que se Sente?

A coqueluche se manifesta classicamente em três estágios.

Estágio Catarral

As queixas iniciais são de sintomas semelhantes aos do resfriado comum: febre moderada, coriza, espirros e tosse irritativa

Estágio Paroxístico

Cerca de duas semanas depois, a tosse se torna paroxística, com espasmos (paroxismos) de tosse. A tosse caracteriza-se por acessos repetidos, vinte a trinta tossidas sem inalação seguidas de um ruído inspiratório característico (guincho). A face se torna pletórica a cada acesso de tosse ou repentinamente fica azulada (cianótica). A criança pode perder momentaneamente a consciência ao final de uma crise de tosse. Durante essa fase, existe intensa produção de muco e as crises de tosse podem induzir ao vômito.

Tabela 2.73 – Pontos para tratamento de coqueluche

Doença	Especialidade	Nome	Pontos	Pontos	Pontos
Coqueluche	PNE	Energia Perversa no Pulmão	IG-13; ID-14; BP-17; BP-18; TA-6; B-10	B-11; B-12; B-13; B-14; B-15; B-18	–
Coqueluche	PNE	Muco, Fogo-*Yin* no Pulmão	IG-13; ID-14; BP-17; BP-18; TA-6; B-10	B-11; B-12; B-13; B-14; B-15; B-18	R-25; R-26; R-27

B = Bexiga; BP = Baço-Pâncreas; ID = Intestino Delgado; IG = Intestino Grosso; PNE = Pneumologia; R = Rim; TA = Triplo Aquecedor.

Estes acessos geralmente são acompanhados de sudorese e vômitos.

Estágio de Convalescença

Os sintomas começam a regredir progressivamente. A duração total da doença pode alcançar seis a dez semanas.

Como se Adquire?

A infecção é disseminada pelo ar por meio de gotículas respiratórias (fomites) de uma pessoa infectada. O homem é o único hospedeiro da *Bordetella pertussis* ou da *Bordetella parapertussis*.

Incubação

O período de incubação vai de 6 a 21 dias.

Complicações

As complicações mais frequentes incluem: convulsões, pneumonias, encefalopatias e morte. A taxa de mortalidade é mais elevada até o segundo mês de vida diminuindo gradativamente até um ano de idade.

Diagnóstico

Na maioria dos casos, o diagnóstico é baseado em evidências clínicas. O hemograma com leucocitose, linfocitose e sedimentação normal ou baixa aliado ao quadro clínico é de valia. O raio X com espessamento brônquico não é suficiente para confirmação diagnóstica. Os exames culturais são tecnicamente difíceis. Os testes de amplificação do ácido desoxirribonucleico (DNA, *deoxyribonucleic acid*) são válidos, mas nem sempre estão disponíveis, bem como a reação em cadeia de polimerase (PCR, *polymerase chain reaction*).

Coreia de Huntington (Coreia Crônica Progressiva, Coreia Hereditária)

A doença de Huntington é autossômica dominante caracterizada por coreia e deterioração cognitiva progressiva, em geral iniciada na meia-idade. O diagnóstico se faz por exame genético. O tratamento é de suporte. Os parentes de primeiro grau são aconselhados a se submeter a exame genético.

A doença de Huntington afeta igualmente ambos os sexos. Ocorre atrofia do núcleo caudado, degeneração da população de células pequenas e diminuição das concentrações de ácido gama-aminobutírico (GABA, *gama-aminobutyric acid*) e da substância P.

A doença de Huntington é resultado de uma mutação genética que provoca expansão anormal da sequência repetida de DNA CAG (código do aminoácido glutamina), que codifica o aminoácido glutamina. O produto do gene, uma proteína grande, denominada huntingtina, apresenta um alongamento expandido de resíduos de poliglutamina, que causa a doença por mecanismo desconhecido. Quanto mais repetições CAG, mais precocemente a doença se inicia e mais grave é a evolução clínica. O número de repetições pode aumentar em gerações sucessivas e, ao longo do tempo, provocar um fenótipo mais grave na árvore familiar.

Sinais, Sintomas e Diagnóstico

Os sinais e sintomas se desenvolvem de forma insidiosa, começando por volta dos 35 aos 50 anos de idade. Demência ou anormalidades psiquiátricas (por exemplo, depressão, apatia, irritabilidade, anedonia, comportamento antissocial, doença bipolar completa ou esquizofrenia completa) desenvolvem-se anterior ou simultaneamente ao distúrbio do movi-

Tabela 2.74 – Pontos para tratamento de coreia

Doença	Especialidade	Nome	Pontos	Pontos	Pontos
Coreia	NE	Vento, deficiência de Sangue do Fígado	VG-26; B-23; R-3; BP-10; E-36; F-3	B-17; B-43; VB-38; CS-6	R-25; R-26; R-27

B = Bexiga; BP = Baço-Pâncreas; CS = Circulação-Sexo; F = Fígado; NE = Neurologia; R = Rim; VB = Vesícula Biliar; VG = Vaso Governador.

Tabela 2.75 – Pontos para tratamento de coriza

Doença	Especialidade	Nome	Pontos	Pontos
Coriza	ORL	Secura na superfície	B-1; B-2; IG-20; E-4; IG-4	–
Coriza	ORL	Secura na superfície	CS-9; VC-5; TA-5; TA-10; B-23; R-2	R-3; P-5; P-7; P-9
Coriza	ORL	Secura na superfície	VG-20; IG-4; IG-15; F-3; B-25; B-56	R-1; E-25; E-36

B = Bexiga; CS = Circulação-Sexo; E = Estômago; F = Fígado; IG = Intestino Grosso; ORL = Otorrinolaringologia; P = Pulmão; R = Rim; TA = Triplo Aquecedor; VC = Vaso Concepção; VG = Vaso Governador.

mento. Os movimentos anormais surgem; incluem agitação de extremidades, postura oscilante, incapacidade de manter um ato motor, como protrusão da língua (não persistência motora), caretas faciais, ataxia e distonia.

A doença evolui, impossibilitando a marcha, provocando dificuldade de deglutição e demência grave. Em razão de a maioria dos pacientes eventualmente necessitar de internação, os cuidados no final da vida devem ser discutidos antes.

O diagnóstico se baseia nos sinais e sintomas típicos, associados à história familiar positiva, confirmando-se por exame genético. Os exames de neuroimagem são realizados para excluir outras doenças; na doença de Huntington avançada, os cortes coronais da ressonância nuclear magnética (RNM) e da tomografia computadorizada (TC) mostram ventrículos com aspecto de vagão de trem (isto é, margens quadradas em decorrência da atrofia da cabeça do núcleo caudado).

Coriza

É a inflamação da mucosa nasal, acompanhada eventualmente de espirros, secreção e obstrução nasal. Popularmente, pode-se usar "nariz escorrendo" ou "nariz entupido".

A coriza é causada por excesso de muco, o qual pode obstruir os canais dos seios nasais e das tubas auditivas (de Eustáquio), causando dor e infecção.

Tipos

A secreção nasal pode ser de três tipos, associada a diferentes doenças:

- *Transparentes e ralas*: resfriado comum, alergias, rinite alérgica ou febre do feno.

- *Espessas e amarelas (ou marrom ou verde)*: sinusite ou tuberculose.
- *De cor ferrugem ou verde*: infecções bacterianas ou lesão encefálica.

Agentes Causadores

- *Modo biológico*: pode-se citar como seus causadores os vírus da *influenza*, coxsackievírus, rinovírus e outros.
- *Modo físico*: é consequência de quadro alérgico normalmente ocasionado por poeira, pólen, serragem, alterações climáticas ou outros fatores que possam irritar a mucosa.

Dacrioadenite
Inflamação da Glândula Lacrimal

A inflamação aguda da glândula lacrimal é uma afecção raramente unilateral. Em crianças, pode ser observada como complicação de parotidite e sarampo; em adultos, pode estar associada à gonorreia. A dacrioadenite crônica se observa também em tuberculose, leucemia linfática e "linfossarcoma".

Depressão

A depressão é um distúrbio de humor caracterizado por sentimentos de tristeza, desespero e perda de interesse ou prazer em atividades. Esses sentimentos são acompanhados de queixas somáticas como alterações de apetite, distúrbio de sono, inquietação ou letargia e diminuição da concentração. Podem ocorrer também pensamentos de autolesão, morte ou suicídio.

Tabela 2.76 – Pontos para tratamento de dacrioadenite

Doença	Especialidade	Nome	Pontos
Dacrioadenite	OF	Calor, Vento no olho	B-1; B-2; B-18; B-22; E-2
Dacrioadenite	OF	Fogo em Fígado/Coração	B-1; B-2; B-18; B-22; E-2
Dacrioadenite	OF	Fogo em Fígado/Coração	VB-1; B-1; BP-6; BP-9

B = Bexiga; BP = Baço-Pâncreas; E = Estômago; OF = Oftalmologia; VB = Vesícula Biliar.

A depressão clínica deve ser diferenciada de períodos de melancolia ou de disforia, que são menos persistentes e graves do que a doença clínica. O critério de depressão maior é a presença de um ou mais episódios de humor deprimido ou diminuição de interesse ou da habilidade de ter prazer em todas ou na maioria das atividades, durante pelo menos duas semanas.

A depressão maior atinge de 10 a 15% dos adultos, afetando todas as raças, etnias, idades e grupos socioeconômicos. É duas vezes mais comum em mulheres do que em homens, sendo especialmente prevalente entre adolescentes. A depressão tem inúmeras causas, incluindo genética e história familiar, doenças médicas e psiquiátricas, e utilização de certas drogas. Ela também pode ocorrer no período pós-parto. Exames físico e psiquiátrico completo devem ser realizados para excluir possíveis causas médicas.

História e Exame Físico

Durante o exame, determinar quais são os sentimentos do paciente em relação a si mesmo, à sua família e ao seu ambiente. Ter, como objetivo, explorar a natureza da depressão; a extensão em que é afetada por outros fatores; os mecanismos de combate e a eficácia destes. Iniciar perguntando o que está causando aborrecimento. Como o humor atual difere do humor habitual? Pedir então para descrever o que o paciente sente sobre si mesmo. Quais são seus planos e sonhos? Eles são realistas? Ele está satisfeito com suas conquistas no trabalho, relações e outros interesses? Perguntar sobre alterações nas relações sociais, padrões de sono, apetite, atividades normais ou capacidade de tomar decisões e de se concentrar. Determinar os padrões de utilização de medicamentos e uso de álcool. Prestar atenção a dicas que indiquem que ele pode ter potencial suicida.

Perguntar ao paciente sobre sua família – em relação a seus padrões de interação, assim como respostas características a sucessos e falhas. Qual o papel que acha que desempenha na vida familiar? Descobrir se outros membros da família apresentaram depressão, e se alguém importante para o paciente esteve doente ou morreu no último ano. Finalmente, perguntar-lhe sobre seu ambiente. Seu estilo de vida mudou no último mês? Seis meses? Um ano? Quando ele se sente melancólico, aonde vai ou o que faz para sentir-se melhor? Descobrir como se sente sobre seu papel na comunidade, assim como os recursos disponíveis a ele. Tentar determinar se ele tem uma rede de apoio para o auxiliar na luta contra a depressão.

Aspecto Cultural

Pacientes que não falam a língua local fluente podem apresentar dificuldade para comunicar seus sentimentos e seus pensamentos. Considerar a utilização de alguém de fora da família para intérprete, a fim de permitir ao paciente expressar mais livremente seus sentimentos.

Causas Médicas

Doenças Orgânicas

Várias doenças orgânicas produzem depressão leve, moderada ou grave. Entre elas destacam-se doenças endócrinas e metabólicas, como hipotireoidismo, hipertireoidismo e diabetes; doenças infecciosas, como *influenza*, hepatite e encefalite; doenças degenerativas, como doença de Alzheimer, esclerose múltipla e demência por infartos múltiplos; e doenças neoplásicas, como câncer.

Doenças Psiquiátricas

Distúrbios afetivos são tipicamente caracterizados por alterações abruptas de humor, de depressão a

Tabela 2.77 – Pontos para tratamento de depressão

Doença	Especialidade	Nome	Pontos	Pontos	Pontos
Depressão	PSI	Estagnação de *Qi*	VC-12; VC-2; BP-6; E-36; F-3	–	–
Depressão	PSI	Estagnação de *Qi* do Fígado	B-17; B-18; B-19; B-51; F-2; F-3	F-14; VB-20; VB-34; E-18; E-34; E-36	–
Depressão	PSI	Estagnação de *Qi* do Fígado	B-17; B-18; B-19; B-51; F-2; F-3	F-14; VB-20; VB-34; E-18; E-34; E-36	CS-6; BP-6; C-5; VC-10
Depressão	PSI	Muco	IG-4; B-38; C-1; C-3; R-17; P-3	P-4	CS-6; BP-6; C-5; VC-10

B = Bexiga; BP = Baço-Pâncreas; C = Coração; CS = Circulação-Sexo; E = Estômago; F = Fígado; IG = Intestino Grosso; P = Pulmão; PSI = Psiquiatria; R = Rim; VB = Vesículo Biliar; VC = Vaso Concepção.

mania, ou por episódios prolongados de cada humor. Na verdade, a depressão grave pode durar semanas. A depressão moderada ocorre em doenças ciclotímicas e, em geral, alternando com mania moderada. A depressão moderada é razoavelmente constante em um período de 2 anos; em geral, resulta de doenças distímicas. Os distúrbios crônicos de ansiedade, como pânico e distúrbio obsessivo-compulsivo, podem ser acompanhados por depressão.

Outras Causas

Abuso de Álcool

A utilização de álcool em longo prazo, intoxicação ou abstinência produzem depressão.

Drogas

Várias drogas causam depressão como efeito colateral. Entre as mais comuns estão os barbitúricos; quimioterápicos, como asparginase; anticonvulsivantes, como diazepam; e antiarrítmicos, como disopiramida. Outras drogas que induzem depressão são os anti-hipertensivos de ação central, como reserpina (comum em altas doses), metildopa e clonidina; bloqueadores beta-adrenérgicos, como propranolol; levodopa; indometacina, cicloserina, corticosteroides e contraceptivos hormonais.

Período Pós-parto

Apesar da causa não poder ser provada, a depressão ocorre em cerca de 1 a cada 2.000 a 3.000 gravidezes, sendo caracterizada por vários sintomas, que variam de melancolia leve pós-parto a psicose depressiva suicida grave.

Considerações Especiais

Cuidar de um paciente com depressão requer tempo, tato e energia. Também é necessário que haja consciência da própria vulnerabilidade aos sentimentos de desespero, que podem surgir ao lidar com um paciente deprimido. Deve-se auxiliá-lo a estabelecer objetivos realísticos; estimular os sentimentos de autovalorização, defendendo as opiniões dele e tomando decisões; tentar determinar o potencial de suicídio e tomar as medidas necessárias para garantir a segurança. O paciente pode necessitar de vigilância intensiva, a fim de evitar tentativa de suicídio.

Certificar-se de que o paciente receba nutrição adequada e repouso, além de conservar o ambiente livre de estresse e de estímulos excessivos. Realizar testes diagnósticos para determinar se a depressão é orgânica; administrar os medicamentos prescritos. Também, organizar seguimento com aconselhamento ou contatar um profissional de saúde mental para encaminhamento.

Indicadores Pediátricos

Como a labilidade emocional é normal em adolescentes, a depressão pode ser de difícil avaliação e diagnóstico. Pistas para depressão subjacente incluem queixas somáticas, promiscuidade sexual, desempenho escolar ruim e abuso de drogas e álcool.

A utilização de sistemas de modelos familiares habitualmente é útil para determinar a causa da depressão em adolescentes. Após os papéis familiares terem sido determinados, terapia de família ou de grupo com pares pode auxiliar o paciente a vencer a depressão. Em casos graves, pode ser necessária a utilização de antidepressivos.

Indicadores Geriátricos

Os pacientes idosos tipicamente apresentam queixas físicas, somáticas, agitação, alteração da função intelectual (prejuízo de memória), tornando difícil o diagnóstico de depressão. Os idosos com depressão com alto risco de suicídio são aqueles com 85 anos ou mais, com baixa autoestima e com necessidade de estar no controle. Mesmo um residente frágil de casa de saúde com essas características pode ter forças para se matar.

Depressão Pós-parto

A *depressão pós-parto* é uma forma de depressão que afeta mulheres após terem dado à luz um bebê. Estima-se que cerca de 10% das novas mães a apresentem em sua forma mais grave[9]. Recomenda-se que o tratamento seja iniciado o mais rápido possível. A depressão pós-parto é considerada um problema de ordem psicológica. Na depressão, o tratamento rápido, intensivo e completo (até o desaparecimento total dos sintomas) diminui as chances de recaídas, de depressões de tratamento difícil no futuro e de atrofias de hipocampo. Esse dado é especialmente válido para portadores de depressão que perdem meses em psicoterapias e tratamentos alternativos. Terapia é importante, mas na depressão ela é ator coadjuvante e não principal.

Dermatite de Contato

É uma inflamação aguda da pele causada por irritantes ou alérgenos. O sintoma primário é prurido;

as lesões de pele vão desde eritema até bolhas e ulcerações, frequentemente nas mãos ou nas proximidades destas, mas ocorre em qualquer área exposta. O diagnóstico é pela história de exposição, exame e, às vezes, testes de contato. O tratamento compreende antipruriginosos, corticosteroides tópicos e a evitação das causas.

Etiologia e Fisiopatologia
Dermatite de Contato Irritativa

Dermatite de contato irritativa (DCI) representa 80% de todos os casos de dermatite de contato[10,11]. É uma reação inflamatória não específica a substâncias contatantes da pele; o sistema imunológico não é ativado. Numerosas substâncias estão envolvidas, incluindo químicos (por exemplo, ácidos, álcalis, solventes e sais de metais), sabões (por exemplo, abrasivos e detergentes), plantas (por exemplo, pimenta e asa-de-papagaio), líquidos corporais (por exemplo, urina e saliva). Fatores que influenciam o desenvolvimento de DCI são as propriedades dos irritantes (pH extremo e solubilidade no manto lipídico da pele), ambientais (baixa umidade, alta temperatura, grande atrito) e do paciente (muito jovem ou idoso). A DCI também é comum em pacientes atópicos, nos quais essa doença também pode desencadear sensibilização imunológica e, consequentemente, dermatite de contato alérgica.

Dermatite fototóxica é uma variante em que agentes tópicos (por exemplo, perfumes, alcatrão da unha) ou ingeridos (por exemplo, psoralenos) geram radicais livres danosos e mediadores inflamatórios somente após a absorção pela luz ultravioleta.

Dermatite de Contato Alérgica

Dermatite de contato alérgica (DCA) é uma reação de hipersensibilidade do tipo IV mediada por células, a qual tem duas fases: sensibilização a um antígeno e resposta à reexposição. Na fase de sensibilização, os alérgenos são capturados pelas células de Langerhans (células dendríticas epidérmi-

Tabela 2.78 – Pontos para tratamento de depressão pós-parto

Doença	Especialidade	Nome	Pontos
Depressão pós-parto	CG	Deficiência de Sangue do Coração	C-9; CS-5; BP-9; B-15

B = Bexiga; BP = Baço-Pâncreas; C = Coração; CG = Clínica Geral; CS = Circulação-Sexo.

Tabela 2.79 – Pontos para tratamento de dermatite de contato

Doença	Especialidade	Nome	Pontos	Pontos
Dermatite de contato	DE	Umidade, toxinas	IG-11; VC-6; VB-23; VG-8; VG-13; VG-18	IG-4; IG-11; BP-6

BP = Baço-Pâncreas; DE = Dermatologia; IG = Intestino Grosso; VB = Vesícula Biliar; VC = Vaso Concepção; VG = Vaso Governador.

cas), que migram para os linfonodos regionais, onde processam e apresentam o antígeno aos linfócitos T. O processo pode ser breve (6 a 10 dias para sensibilizantes fortes, como o toxicodendro) ou prolongado (anos para sensibilizantes fracos, como fotoprotetores, fragrâncias e glicocorticoides). Os linfócitos T sensibilizados migram de volta para a epiderme e são ativados com a reexposição aos alérgeno, liberando citocinas, recrutando células inflamatórias e causando os característicos sintomas e sinais da DCA.

Na autoeczematização, os linfócitos T epidérmicos ativados pelo alérgeno migram localmente ou por meio da circulação, causando dermatite em locais remotos em relação ao local inicial. Contudo, o contato com o líquido de vesículas ou bolhas não pode desencadear uma reação em outro local do paciente ou de outra pessoa.

Múltiplos alérgenos causam DCA, e a sensibilização cruzada entre os agentes é comum (por exemplo, entre benzocaína e parafenilenodiamina).

Variantes da DCA incluem dermatite de contato fotoalérgica e DCA induzida sistemicamente. Na dermatite de contato fotoalérgica, uma substância torna-se sensibilizante somente após sofrer uma alteração estrutural desencadeada pela luz ultravioleta. Causas típicas são as loções após barbear, fotoprotetores e sulfonamida tópica. As reações podem se estender para áreas de pele não expostas ao sol. Na DCA induzida sistemicamente, a ingestão de alérgeno após sensibilização tópica causa dermatite difusa (por exemplo, difenidramina oral após sensibilização com difenidramina tópica).

Sinais e Sintomas

DCI é mais dolorosa do que pruriginosa. Os sinais variam desde leve eritema até hemorragia, crostas, erosões, pústulas, bolhas e edema.

Na DCA, o sintoma primário é um prurido intenso; dor geralmente decorre de escoriações ou

infecções. Alterações da pele variam desde eritema transitório até vesiculação ou edema grave com formação de bolha e/ou ulceração. As alterações frequentemente são em um padrão e/ou disposição, o qual sugere uma exposição específica, como uma lesão linear em um braço ou perna (por exemplo, por escoriações em razão de veneno) ou eritema em faixa (na pele abaixo da pulseira de relógio ou na cintura de calça). Qualquer superfície pode ser acometida, mas as mãos são as mais comuns, devido ao contato com alérgenos potenciais. Pela exposição a produtos transportados pelo ar (por exemplo, perfume em aerossol), áreas não cobertas pela roupa são predominantemente atingidas. A dermatite é tipicamente limitada à região do contato, mas pode depois se espalhar devido à coçadura e autoeczematização. Na DCA induzida sistemicamente, as alterações cutâneas podem ser distribuídas por todo o corpo.

Desnutrição Grave

A desnutrição energético-proteica é uma síndrome que compreende uma série de doenças, cada uma das quais tem uma causa específica relacionada com um ou mais nutrientes (por exemplo, proteínas, iodo ou cálcio) e se caracteriza pela existência de um desequilíbrio celular entre o fornecimento de nutrientes e energia por um lado e, por outro, a demanda corporal para assegurar crescimento, manutenção e funções específicas. Ocorre mais facilmente em crianças em fase de amamentação e menores de 5 anos.

A desnutrição é uma síndrome multifatorial que tem como causa diversos fatores, normalmente associados à pobreza e à falta de alimentos dela decorrente. Está relacionada à falta de condições mínimas de existência. Sua solução deve levar em consideração o acesso aos seguintes itens:

- Renda que garanta a aquisição de comida para uma vida saudável e a compra de bens neces-

Tabela 2.80 – Pontos para tratamento de desnutrição grave

Doença	Especialidade	Nome	Pontos
Desnutrição grave	GE	Deficiência de Sangue do Coração	C-9; CS-5; BP-9; B-15

B = Bexiga; BP = Baço-Pâncreas; C = Coração; CS = Circulação-Sexo; GE = Gastroenterologia.

sários para a existência social do indivíduo enquanto cidadão.

- Economia formal, a qual dá ao cidadão o acesso aos documentos necessários para que ele tenha uma identidade e possa trabalhar na sociedade em que vive.
- Educação mínima que forneça formação e informação, criando oportunidades para uma vida melhor, o que ajuda os indivíduos a cuidar bem de seus filhos.
- Escolaridade é cada vez mais fundamental para se ingressar no mercado de trabalho e viver numa sociedade desfrutando os direitos de cidadão. O analfabetismo é um dos mais potentes mecanismos de exclusão.
- Higiene.
- Moradias dignas, com vias pavimentadas, rede de esgoto, água potável e recolhimento de lixo, evitando a proliferação de doenças.
- Serviço de saúde acessível com atendimento adequado por profissionais capacitados, aptos a orientar mães e pais para se evitarem os males da desnutrição.

No atendimento à saúde, o cidadão deve ter acesso a medicamentos – os altos preços dos medicamentos impossibilitam o acesso do cidadão a estes, dificultando ou mesmo impossibilitando o tratamento de uma doença. Também a falta de medicamentos doados pela rede pública de saúde é outro agravante dessa situação.

O desenvolvimento da criança pode ser prejudicado quando seus pais não recebem orientação de médicos, enfermeiras, nutricionistas, auxiliares de enfermagem, psicólogos, assistentes sociais, etc, a respeito de:

- Cuidados pré-natais.
- Aleitamento materno.
- Desmame.
- Orientação nutricional durante o desenvolvimento da criança.

- Vacinação, que deve estar em dia, pois desta forma muitas doenças, como difteria, coqueluche, tétano, paralisia infantil, tuberculose e sarampo, serão evitadas.

Tais ações contribuem de maneira significativa para a prevenção da desnutrição energético-proteica.

A desnutrição só pode ser efetivamente combatida por meio de ações sociais e clínicas integradas entre si.

Além da deficiência de proteína e energia na alimentação, as crianças desnutridas sofrem também da deficiência de várias vitaminas e minerais, relacionados na seguinte ordem de importância: deficiência de ferro, deficiência de vitamina A, deficiência de iodo, deificiência de zinco, deficiência de vitamina D e deficiência de folato.

Diabetes Insipidus

Diabetes Insipidus *Central* (Diabetes Insipidus *Sensível à Vasopressina*)

Diabetes insipidus (DI) resulta de uma deficiência de vasopressina decorrente de doença hipotalâmica (*diabetes insipidus* central [DIC]) ou de resistência dos rins à vasopressina (*diabetes insipidus* nefrogênico [DIN]). Desenvolve-se poliúria e polidipsia. O diagnóstico é feito pelo teste de privação de água, mostrando incapacidade de atingir concentração máxima de urina; as concentrações de vasopressina e resposta à vasopressina endógena auxiliam a diferenciar o DIC do DIN. O tratamento consiste em desmopressina (DDAVP) intranasal ou lipressina. O tratamento não hormonal inclui utilização de diuréticos (principalmente tiazídicos) e drogas liberadoras de hormônio antidiurético (ADH, *antidiuretic hormone*), como clorpropamida.

112 – TRATAMENTOS DE ACUPUNTURA

Tabela 2.81 – Pontos para tratamento de *diabetes insipidus*

Doença	Especialidade	Nome	Pontos	Pontos	Pontos
Diabetes insipidus	EN	Deficiência de *Jing* do Rim	BP-6; BP-10; VC-4; E-36	–	–
Diabetes insipidus	EN	Deficiência de *Jing* do Rim	CS-4; VB-12; VB-13; VB-44; VG-22; ID-5	ID-7; BP-5; BP-8; TA-5	–
Diabetes insipidus	EN	Deficiência de *Jing* do Rim	CS-5; TA-10; B-8; E-23	–	–
Diabetes insipidus	EN	Deficiência de *Jing* do Rim	VC-2; VC-3; VC-4; VG-3; VG-4; F-4	F-5; F-10; BP-6; BP-9; B-28; B-32	–
Diabetes insipidus	EN	Deficiência de *Jing* do Rim	VC-4; B-22; B-23; B-24	–	B-48; E-38
Diabetes insipidus	EN	Deficiência de *Jing* do Rim	VC-24; VB-23; VB-7; VG-4; VG-26; IG-3	–	–
Diabetes insipidus	EN	Deficiência de *Jing* do Rim	VC-24; VB-23; VB-7; VG-4; VG-26; IG-3	IG-19; ID-18; TA-6; TA-22; B-38; R-2	–
Diabetes insipidus	EN	Deficiência de *Jing* do Rim	VG-4; B-64	–	E-3; E-4; E-5
Diabetes insipidus	EN	Deficiência de *Qi* do Rim	VC-4; VC-6; R-3; R-5; R-7; B-23	B-28; B-52; VG-4	–
Diabetes insipidus	EN	Muco, Fogo-*Yin* do Rim	VB-20; BP-6; B-10; B-23; E-36	–	–
Diabetes insipidus	EN	Muco, Fogo-*Yin* do Rim	VC-4; B-22; B-23; B-24	–	–
Diabetes insipidus	EN	Muco, Fogo-*Yin* do Rim	VC-4; B-22; B-23; B-24; CS-5; TA-10	–	–
Diabetes insipidus	EN	Muco, Fogo-*Yin* do Rim	VC-19; VC-20; IG-18; IG-11; B-13; B-23	B-38; C-3; P-1; P-5; R-10	–
Diabetes insipidus	EN	Muco, Fogo-*Yin* do Rim	VG-13; VG-14; IG-11; B-22; B-23; B-24	–	–

B = Bexiga; BP = Baço-Pâncreas; C = Coração; CS = Circulação-Sexo; E = Estômago; EN = Endocrinologia; F = Fígado; ID = Intestino Delgado; IG = Intestino Grosso; P = Pulmão; R = Rim; TA = Triplo Aquecedor; VB = Vesícula Biliar; VC = Vaso Concepção; VG = Vaso Governador.

Etiologia e Fisiopatologia

Poliúria pode resultar de deficiência de ADH, DIN ou ingestão compulsiva ou habitual de água (polidipsia psicogênica). O lobo posterior da pituitária é o principal local de armazenamento e liberação de ADH, mas este é sintetizado no hipotálamo. O hormônio recém-sintetizado ainda pode ser liberado na circulação enquanto os núcleos hipotalâmicos e parte do trato neuroipofisário estiverem intactos.

Apenas cerca de 10% dos neurônios neurossecretores devem permanecer intactos para evitar DIC. A patologia de DIC, assim, sempre envolve os núcleos supraóptico e paraventricular do hipotálamo e uma grande porção da haste pituitária.

DIC pode ser completo (ausência de vasopressina) ou parcial (quantidades insuficientes de vasopressina). DIC pode ser primário, em que ocorre diminuição significativa nos núcleos hipotalâmicos e sistema neuroipofisário. Anormalidades genéticas no gene da vasopressina no cromossomo 20 são responsáveis pela forma autossômica dominante de DIC primário, mas muitos casos são idiopáticos. DIC também pode ser secundário (adquirido), causado por várias lesões, incluindo pituitectomia, lesões cranianas (em particular fraturas da base do crânio), tumores suprasselares e intrasselares (primários ou metastáticos), granulomatose de células de Langerhans (histiocitose, doença de Hand-Schuller-Christian), granulomas (sarcoidose ou tuberculose), lesões vasculares (aneurisma e trombose) e infecções (encefalite ou meningite).

Sinais e Sintomas

O início pode ser insidioso ou abrupto, ocorrendo em qualquer idade. Os únicos sintomas no DIC primário são polidipsia e poliúria. No DIC secundário, os sintomas e sinais das lesões associadas também estão presentes. Grandes quantidades de líquidos podem ser ingeridas e grandes volumes (3 a 30L/dia) de urina muito diluída (densidade específica habitualmente < 1.005 e osmolalidade < 200mOsmL) são excretados. Noctúria ocorre quase sempre. A desidratação e a hipovolemia pode se desenvolver de modo rápido se as perdas urinárias não forem continuamente repostas.

Diabetes Mellitus

Diabetes mellitus é a alteração da secreção de insulina e graus variáveis de resistência periférica à insulina, causando hiperglicemia. Os sintomas iniciais são relacionados à hiperglicemia e incluem polidipsia, polifagia e poliúria. As complicações tardias incluem doença vascular, neuropatia periférica e predisposição a infecções. O diagnóstico se faz pela medida da glicose plasmática. O tratamento baseia-se em dieta, exercício e drogas que reduzem os níveis de glicose, incluindo insulina e agentes anti-hiperglicemiantes orais. O prognóstico varia de acordo com o grau de controle da glicose.

Há dois tipos principais de *diabetes mellitus* (DM), tipo 1 e tipo 2, que podem ser diferenciados por uma combinação de características. Os termos que descrevem a idade do início (juvenil ou adulto) ou o tipo de tratamento (dependente de insulina ou não dependente de insulina) não são precisos em razão da sobreposição das faixas etárias e entre os tipos da doença.

A alteração da regulação da glicose (alteração da tolerância à glicose ou alteração de glicemia de jejum) é um estado intermediário, possivelmente de transição, entre metabolismo normal de glicose e DM, que se torna comum com o envelhecimento. É um fator de risco significativo para DM e pode estar presente por vários anos antes do início do DM. Está associado ao aumento de risco de doenças cardiovasculares, mas em geral não ocorrem as complicações microvasculares típicas.

Tipo 1

No DM tipo 1 (anteriormente denominado de início juvenil ou dependente de insulina), a produção de insulina está ausente em decorrência da destruição autoimune das células betapancreáticas, possivelmente desencadeada por exposição ambiental em indivíduos geneticamente suscetíveis. A destruição evolui subclinicamente em meses ou anos, até que a massa de células beta diminua ao ponto de não controlar mais de modo adequado as concentrações de glicose no plasma. O DM tipo 1 em geral se desenvolve em crianças ou adolescentes e até recentemente era a forma mais comum de diagnóstico antes dos 30 anos de idade; entretanto, também pode ocorrer em adultos (diabetes autoimune latente da idade adulta). O diabetes tipo 1 constitui < 10% de todos os casos de diabetes[12].

A patogênese da destruição autoimune das células beta envolve interações ainda não completamente compreendidas entre genes de suscetibilidade, autoantígenos e fatores ambientais. Os genes de suscetibilidade incluem os que pertencem ao complexo de histocompatibilidade principal (CHP) – em especial *HLA-DR3, DQB1*0201* e *HLA-DR4, DQB1* 0302*, que estão presentes em mais de 90% dos pacientes com DM tipo 1 – e os fora do complexo CHP, que parecem regular a produção e o processamento de insulina e conferem risco para DM em associação com genes do complexo CHP. Os genes de suscetibilidade são mais comuns em algumas populações que em outras, o que explica prevalências mais elevadas de DM tipo 1 em alguns grupos étnicos (escandinavos e sardos).

Autoantígenos incluem descarboxilase do ácido glutâmico, insulina, proteína associada a insulinoma e outras proteínas de células beta. Acredita-se que essas proteínas sejam expostas ou liberadas durante o *turnover* normal das células beta, ou na lesão das células beta (por exemplo, por infecção), ativando resposta imune mediada por células, resultando em destruição das células beta (insulite). As células secretoras de glucagon, células beta, não são lesionadas. Anticorpos a autoantígenos, que podem ser detectados no soro, parecem ser a resposta (não a causa) da destruição das células beta.

Vários vírus (incluindo coxsackievírus, vírus da rubéola, citomegalovírus, vírus Epstein-Barr e retrovírus) foram ligados ao início de DM tipo 1. Os vírus podem infectar diretamente e destruir as células beta, ou podem causar destruição de células beta de modo indireto pela exposição de autoantígenos, ativando linfócitos imunorreativos, mimetizando sequências moleculares de autoantígenos que estimulam uma resposta imune (mimetismo molecular) ou outros mecanismos.

A dieta também pode ser um fator. A exposição de bebês a produtos do leite (em especial o leite de vaca e a proteína do leite, betacaseína), água muito rica em nitratos e baixo consumo de vitamina D foram ligadas ao risco aumentado de DM tipo 1. Inicialmente (< 4 meses) ou mais tarde (> 7 meses), a exposição a glúten e cereais aumenta a produção de autoanticorpos das células das ilhotas. Os mecanismos dessas associações não são claros.

Tipo 2

No DM tipo 2 (antigamente chamado de tipo adulto ou não insulino-dependente), a secreção de insulina é inadequada. Os níveis de insulina em geral estão altos, em especial no início da doença, mas estes níveis são inadequados para normalizar os níveis plasmáticos de glicose, devido à resistência periférica à insulina e produção hepática de glicose aumentada. A seguir, a produção de insulina cai, exacerbando ainda mais a hiperglicemia. A doença em geral se desenvolve em adultos e torna-se mais comum com a idade. Os níveis plasmáticos de glicose atingem níveis mais altos após as refeições em adultos mais velhos em comparação com adultos mais jovens, em especial após grande sobrecarga de carboidratos. Estes níveis demoram mais para retornar ao normal, em parte devido ao acúmulo de gordura visceral/abdominal e massa muscular diminuída. O DM tipo 2 está se tornando muito mais comum em crianças, pois a obesidade infantil se

tornou epidêmica: 40 a 50% dos novos casos de DM em crianças atualmente são do tipo 2. Cerca de 90% dos adultos com DM têm o tipo 2. Claramente há determinantes genéticos, evidenciados pela alta prevalência da doença dentro de certos grupos étnicos (em especial índios americanos, hispânicos e asiáticos) e em parentes de indivíduos com a doença. Não foram identificados genes responsáveis pelas formas mais comuns do DM tipo 2[13].

A patogênese é complexa e incompletamente compreendida. A hiperglicemia ocorre quando a secreção de insulina não consegue mais compensar a resistência à insulina. Apesar de a resistência à insulina ser característica em indivíduos com DM do tipo 2 e naqueles com risco para a doença, há evidências também de disfunção de células beta e alteração de secreção de insulina, incluindo alteração da primeira fase da secreção de insulina em resposta à infusão de glicose intravenosa, perda da secreção pulsátil normal de insulina e aumento na secreção de pró-insulina, indicando alteração do processamento da insulina e acúmulo de polipeptídeo amiloide na ilhota (uma proteína normalmente secretada com a insulina). A hiperglicemia por si mesma pode alterar a secreção de insulina, em razão das altas concentrações de glicose poderem dessensibilizar as células beta e/ou causar disfunção (glicotoxicidade). Essas alterações costumam levar anos para se desenvolverem na presença de resistência à insulina.

A obesidade e o ganho de peso são determinantes significativos da resistência à insulina no DM tipo 2. Possuem alguns determinantes genéticos, mas também refletem a dieta, os exercícios e o estilo de vida. O tecido adiposo aumenta as concentrações plasmáticas de ácidos graxos livres, que podem alterar o transporte de insulina estimulado por glicose e atividade de glicogênio sintase muscular. Adipócitos também parecem funcionar como órgãos endócrinos, liberando múltiplos fatores (adipocitocinas) que influenciam de modo favorável (adiponectina) ou adverso (fator de necrose tumoral alfa, interleucina 6 [IL-6], leptina, resistina) o metabolismo de glicose. O retardo de crescimento intrauterino e o baixo peso ao nascimento também foram associados à resistência à insulina mais tarde na vida e podem refletir influências ambientais prénatais sobre o metabolismo de glicose.

Tabela 2.82 – Pontos para tratamento de *diabetes mellitus*

Doença	Especialidade	Nome	Pontos	Pontos	Pontos
Diabetes mellitus	EN	Deficiência de *Yin* de Estômago	CS-6; VC-12; B-20; B-21; BP-6; E-44	–	–
Diabetes mellitus	EN	Deficiência de *Yin* de Rim	B-17; B-23; B-52; R-1; R-2; R-3	R-6; R-7; BP-1; BP-6; BP-8; F-1	F-8; VC-6; IG-11
Diabetes mellitus	EN	Fogo em Estômago	CS-6; BP-4; VC-11; VC-12; E-25; E-36	E-44	F-8; VC-6; IG-11

B = Bexiga; BP = Baço-Pâncreas; CS = Circulação-Sexo; E = Estômago; EN = Endocrinologia; F = Fígado; IG = Intestino Grosso; R = Rim; VC = Vaso Concepção.

Outras Causas

As causas de DM que representam uma pequena proporção de casos incluem defeitos genéticos que afetam a função das células beta, ação de insulina e DNA mitocondrial (por exemplo, diabetes de início tardio de jovens); doenças pancreáticas (por exemplo, fibrose cística, pancreatites, hemocromatose); endocrinopatias (por exemplo, síndrome de Cushing, acromegalia); toxinas (por exemplo, raticida vacor); e diabetes induzido por drogas, principalmente glicocorticoides, betabloqueadores, inibidores de proteases e doses terapêuticas de niacina. A gravidez causa alguma resistência à insulina em todas as mulheres, mas apenas algumas desenvolvem DM gestacional.

Diabetes Mellitus *e Distúrbios do Metabolismo de Carboidratos*

Diabetes mellitus e suas complicações (cetoacidose diabética, síndrome hiperosmolar não cetótica) são as doenças mais comuns do metabolismo de carboidratos, mas a cetoacidose alcoólica e a hipoglicemia também são importantes.

Diarreia Crônica

Fezes são constituídas de 60 a 90% de água. Nas sociedades ocidentais, a quantidade de fezes encontrada nos adultos é de 100 a 300g/dia e em crianças, de 10g/kg/dia, dependendo da quantidade de material inabsorvível ingerido (principalmente carboidratos). Em geral, quantidades de fezes > 300g/dia são consideradas diarreia. Porém, esse termo é usado de forma variável.

Etiologia e Fisiopatologia

Diarreia é normalmente secundária ao excesso de água nas fezes, que pode ser secundário a causas infecciosas, medicamentosas, alimentares, cirúrgicas, do trânsito intestinal ou de má absorção. Esses fatores produzem diarreia por quatro mecanismos distintos: carga osmótica aumentada, secreção aumentada, inflamação e aumento do tempo de absorção. Diarreia aguda (< 4 dias) é predominantemente secundária a causas autolimitadas, como, por exemplo, intoxicação alimentar ou infecções.

Complicações podem aparecer com diarreia de qualquer etiologia. Desidratação secundária às perdas de líquidos e de eletrólitos (Na, K, Mg, Cl) e mesmo choque podem ocorrer.

Choque pode aparecer rapidamente em pacientes com diarreia mais intensa (por exemplo, pacientes com cólera) ou muito jovens, muito idosos ou debilitados. Perda de sal bicarbonato de sódio (HCO_3) pode resultar em acidose metabólica. Hipocalemia pode ocorrer em diarreias crônicas e/ou mais intensas, ou ainda se as fezes contiverem excesso de muco. Hipomagnesemia após diarreias mais intensas pode causar tetania.

Diarreia osmótica aparece quando substâncias hidrossolúveis não absorvíveis permanecem na luz intestinal e retêm água. Esses solutos incluem polietilenoglicol, sais de magnésio (hidróxido e sulfato) e

116 – TRATAMENTOS DE ACUPUNTURA

Tabela 2.83 – Pontos para tratamento de diarreia crônica

Doença	Especialidade	Nome	Pontos	Pontos	Pontos
Diarreia crônica	GE	Deficiência de *Yang* do Rim	VC-4; VC-6; B-23; R-7; R-9; VG-4	VG-14; VB-39	–
Diarreia crônica	GE	Frio, Umidade em Baço-Pâncreas	E-21; E-25; E-36; BP-6; BP-9; B-20	B-23; VC-4; VC-6; VC-12	–
Diarreia crônica	GE	Muco, Fogo em *Qi* de Baço-Pâncreas/ Estômago	CS-8; VC-11; VC-12; VC-13; VC-14; VB-24	BP-16; BP-18; BP-19; BP-20; BP-21; BP-38	–
Diarreia crônica	GE	Muco, Fogo em *Qi* de Baço-Pâncreas/ Estômago	E-25; VC-8; VG-1; VG-3; VG-6; IG-3	BP-14; BP-15; TA-18; B-20; B-26; B-27	BP-44; E-21; E-23
Diarreia crônica	GE	Muco, Fogo em *Qi* de Baço-Pâncreas/ Estômago	VB-24; F-13; F-14; B-19; B-20; B-21	B-44; E-45	B-28; E-20
Diarreia crônica	GE	Muco, Fogo em *Qi* de Baço-Pâncreas/ Estômago	VC-9; VB-34; BP-6; BP-10; B-18; B-23	R-7; E-36; VB-40; F-3; F-9; BP-15	–
Diarreia crônica	GE	Muco, Fogo em *Qi* de Baço-Pâncreas/ Estômago	VC-12; IG-4; BP-2; E-25; E-44; R-7	B-25; B-29	R-3

B = Bexiga; BP = Baço-Pâncreas; CS = Circulação-Sexo; E = Estômago; F = Fígado; GE = Gastroenterologia; IG = Intestino Grosso; R = Rim; TA = Triplo Aquecedor; VB = Vesícula Biliar; VC = Vaso Concepção; VG = Vaso Governador.

fosfato de sódio, usados como laxantes. Diarreia osmótica ocorre nos casos de intolerância a carboidratos (por exemplo, intolerância à lactose, causada por deficiência de lactase). Ingestão de grande quantidade de hexitóis (por exemplo, sorbitol, manitol, xilitol), usados como substitutos do açúcar em doces e gomas de mascar, os quais causam diarreia osmótica porque são pouco absorvíveis. Lactulose, usada como laxativo, causa diarreia por um mecanismo similar. Ingestão exacerbada de determinadas frutas pode produzir diarreia osmótica.

Diarreia secretora ocorre quando o intestino secreta mais eletrólitos e água do que pode absorver. Secretagogos incluem toxinas bacterianas (por exemplo, em cólera e colite por *Clostridium difficile*), vírus enteropatogênicos, ácidos biliares (por exemplo, após ressecção ileal), gorduras não absorvíveis e vários fármacos (por exemplo, quinidina, quinino, colchicina, inibidores seletivos de recaptação de serotonina, inibidores da colinesterase, catárticos da antraquinona, óleo de rícino, prostaglandinas). Muitos tumores endócrinos produzem secretagogos, incluindo vipomas (peptídeo intestinal vasoativo), gastroinomas (gastrina), mastocitose (histamina), carcinoma medular da tireoide (calcitonina, prostaglandinas) e tumores carcinoides (histamina, serotonina e polipeptídeos). Raramente, a colite microscópica (colite colágena ou linfocítica) causa diarreia secretora, em particular nas mulheres > 60 anos de idade.

Diarreia inflamatória ocorre em algumas infecções e doenças que provocam inflamação e ulcerações da mucosa (por exemplo, doença de Crohn, colite ulcerativa, tuberculose, linfoma, câncer). O bolo fecal e seu conteúdo líquido aumentam pela liberação de plasma, proteínas séricas, sangue e muco. O acometimento da mucosa retal pode causar urgência e aumento da frequência evacuatória, porque a mucosa inflamada é mais sensível à distensão.

Diarreia secundária à deficiência de absorção ocorre quando o quimo não permanece por tempo suficiente em contato com a superfície absortiva do trato digestório, fazendo com que haja excesso de água nas fezes. Fatores que diminuem esse tempo de contato incluem ressecção de intestino grosso ou delgado, ressecção gástrica, piloroplastia, vagotomia, derivação cirúrgica de segmentos intestinais e medicamentos (por exemplo, antiácidos contendo magnésio, laxativos) ou agentes humorais (por exemplo, prostaglandinas, serotonina) que acelerem o trânsito por meio do estímulo da musculatura lisa.

Diarreia associada à má absorção pode resultar de mecanismos osmóticos ou secretores. O mecanismo osmótico aparece quando o material não absorvido é abundante, hidrossolúvel e de baixo peso molecular. Lipídeos não são tão osmóticos, mas alguns (ácidos graxos, ácidos biliares) agem como secretagogos e produzem diarreia secretora. Na má absorção generalizada (por exemplo, espru não tropical), a má absorção de gorduras causa secreção colônica e a má absorção de carboidratos provoca diarreia osmótica. Diarreia associada à má absorção também aparece quando o transporte do quimo se prolonga e existe um hipercrescimento bacteriano no intestino delgado, como acontece nos casos de segmentos intestinais este-nosados, doença intestinal esclerodérmica e alças estagnadas secundárias a procedimentos cirúrgicos.

Difteria

Difteria é uma infecção aguda, faríngea ou cutânea causada por *Corynebacterium diphtheriae*; algumas de suas cepas produzem exotoxina. Os sintomas são infecções inespecíficas de pele ou faringite pseudomembranosa, seguidas de dano de tecidos miocárdico e nervoso, secundário à exotoxina. O tratamento é feito com antitoxina e penicilina ou eritromicina. A vacinação na infância deve ser rotineira.

Corynebacterium diphtheriae infecta, em geral, a nasofaringe (difteria respiratória) ou a pele. Cepas infectadas por um betafago, que carreia o gene codificador da toxina, produzem uma toxina potente. Essa toxina provoca inicialmente inflamação e necrose de tecidos locais e, depois, danos ao coração, aos nervos e aos rins.

Seres humanos são os únicos reservatórios conhecidos para *C. diphtheriae*. O microrganismo é disseminado por gotículas respiratórias, contato direto com secreções orofaríngeas ou lesões de pele, ou raramente por fômites. A maioria dos pacientes torna-se portadora nasofaríngea assintomática. Higiene pessoal e coletiva precária contribui para a disseminação da difteria cutânea. Nos Estados Unidos, adultos indigentes residentes de áreas endêmicas estão sob risco.

Sinais e Sintomas

Os sintomas dependem do local de infecção e da produção de toxina. A maioria das infecções respiratórias é causada por cepas produtoras de toxina, ao passo que a maior parte das infecções cutâneas é decorrente de cepas não produtoras de toxinas. As toxinas são pouco absorvidas pela pele; portanto, complicações provocadas por toxinas são raras na difteria cutânea.

Após um período de incubação de cerca de dois a quatro dias, e um período prodrômico de 12 a 24h, o paciente manifesta uma dor de garganta discreta, disfagia, febre baixa e taquicardia. Náuseas, vômitos, calafrios, cefaleia e febre são comuns em crianças. Se uma cepa toxigênica estiver envolvida, uma membrana característica aparece na região tonsilar. Pode surgir inicialmente como um exsudato branco, brilhante, mas torna-se cinzento, tosco, fibrinoso e aderido, sangrando ao ser removido. O edema local pode ocasionar pescoço visivelmente edemaciado (pescoço taurino), rouquidão, estridor e dispneia. A membrana pode se estender à laringe, traqueia e brônquio, podendo obstruir parcialmente as vias aéreas ou provocar descolamento repentino, causando obstrução completa.

Lesões de pele geralmente ocorrem nas extremidades e são de aparência variável, sendo muitas vezes indistinguíveis das doenças cutâneas crônicas (por exemplo, eczema, psoríase, impetigo). Em poucos casos surgem ulcerações, ocasionalmente com uma membrana cinzenta. Dor, sensibilidade, eritema e exsudato são típicos. Se a exotoxina é produzida, as lesões podem ser numerosas. Infecção nasofaríngea concomitante ocorre em 20 a 40% dos casos.

Usualmente, a miocardite é evidente do 10º ao 14º dia, mas pode aparecer a qualquer momento, no período entre a 1ª e a 6ª semana. Alterações insignificantes ao eletrocardiograma (ECG) ocorrem em 20 a 30% dos pacientes, porém dissociação atrioventricular, bloqueio completo e arritmias ventriculares podem ocorrer, associando-se a altas taxas de mortalidade. Pode haver insuficiência cardíaca.

O envolvimento do sistema nervoso aparece na primeira semana da doença com paralisia bulbar, o que provoca disfagia e regurgitação nasal. Neuropatia periférica aparece da 3ª à 6ª semana. Embora sintomas motores predominem, há também comprometimento sensorial. A resolução ocorre após várias semanas.

118 – TRATAMENTOS DE ACUPUNTURA

Tabela 2.84 – Pontos para tratamento de difteria

Doença	Especialidade	Nome	Pontos	Pontos
Difteria	MI	Calor, Secura-*Yin*	VC-18	–
Difteria	MI	Energia Perversa	VB-39; VG-14; B-11; VB-38; VG-9	IG-16; B-17; B-43; IG-18
Difteria	MI	Energia Perversa	VG-14; TA-5; VB-20; E-9; E-13; IG-11	P-9; P-10; P-11
Difteria	MI	Fogo Perverso	VC-18	–
Difteria	MI	Muco, Fogo	TA-13	–

B = Bexiga; E = Estômago; IG = Intestino Grosso; MI = Medicina Intensiva; P = Pulmão; TA = Triplo Aquecedor; VB = Vesícula Biliar; VC = Vaso Concepção; VG = Vaso Governador.

Digestão, Má

Má digestão ou dispepsia é o nome que se dá a diversos distúrbios gástricos.

Sintomas

Sensação de estômago cheio; enjoos; eructações (arrotos); vômitos; sonolência após as refeições; dores abdominais.

Causas

Comer depressa demais sem mastigar direito os alimentos; beber líquidos em excesso durante as refeições; abusar de alimentos gordurosos e de frituras.

Recomendações

Se os sintomas desaparecerem com a simples mudança dos hábitos alimentares ou após tomar antiácidos, a indigestão não oferece riscos maiores. No entanto, se permanecerem por mais de uma semana, vierem acompanhados por fezes escuras ou por qualquer outro sintoma anormal, procure assistência médica sem demora.

Advertência

Dependendo da localização, a dor no abdome pode estar relacionada com algumas doenças:

- *Dor na parte superior do abdome*: caso haja alívio após a ingestão de alimentos, pode ser indício de gastrite, úlcera ou simplesmente de azia. Se a dor não desaparecer ou agravar-se após as refeições, pode sugerir cálculos biliares.
- *Dor no médio abdome*: sugere síndrome do intestino irritável ou gastrenterite.
- *Dor na parte inferior do abdome*: se vier em forma de aperto, pode indicar colite, síndrome do intestino irritável ou, em mulheres, problema pélvico.

Tabela 2.85 – Pontos para tratamento de má digestão

Doença	Especialidade	Nome	Pontos	Pontos	Pontos
Digestão, má	GE	Estagnação de alimento no Estômago	VC-10; VC-12; VC-22; CS-6; BP-4; E-21	E-36; R-21; F-2; F-13; F-14	–
Digestão, má	GE	Estagnação de *Qi* do Fígado	B-17; B-18; B-19; B-51; F-2; F-3	F-14; VB-20; VB-34; E-18; E-34; E-36	–
Digestão, má	GE	Estagnação de *Qi* do Fígado	B-17; B-18; B-19; B-51; F-2; F-3	F-14; VB-20; VB-34; E-18; E-34; E-36	CS-6; BP-6; C-5; VC-10

B = Bexiga; BP = Baço-Pâncreas; C = Coração; CS = Circulação-Sexo; E = Estômago; F = Fígado; GE = Gastroenterologia; R = Rim; VB = Vesícula Biliar; VC = Vaso Concepção.

978-85-7241-908-6

Distensão Abdominal

Refere-se ao aumento da circunferência abdominal – resultante do aumento da pressão intra-abdominal –, forçando a parede abdominal para fora. A distensão pode ser leve ou intensa, dependendo da quantidade de pressão. Ela pode ser localizada ou difusa; ocorrer progressiva ou subitamente. A distensão abdominal aguda pode ser um sinal de peritonite, com risco de morte, ou obstrução intestinal aguda.

A distensão abdominal aguda pode resultar de gordura, gases, feto (gravidez ou massa intra-abdominal [gravidez ectópica]) ou líquidos. Os líquidos e gases estão presentes normalmente no trato gastrointestinal (GI), porém não na cavidade peritoneal. Entretanto, se os líquidos ou gases não puderem passar livremente pelo trato GI, ocorrerá distensão abdominal. Na cavidade peritoneal, a distensão poderá refletir sangramento agudo, acúmulo de líquido de ascite ou ar proveniente da perfuração de um órgão abdominal.

A distensão abdominal nem sempre é sinal de patologia. Por exemplo, em pacientes ansiosos ou com distúrbios digestivos, a distensão localizada no quadrante superior esquerdo pode ser resultante de aerofagia – engolir ar inconscientemente. A distensão generalizada pode ser resultante da ingestão de frutas e vegetais com grandes quantidades de carboidratos não absorvíveis (como legumes) ou da fermentação anormal de alimentos por micróbios. Não esqueça de excluir a gravidez em todas as mulheres com distensão abdominal.

Intervenções de Emergência

Se um paciente apresentar distensão abdominal, verificar rapidamente os sinais de hipovolemia, como palidez, sudorese, hipotensão, pulso acelerado, respiração superficial e rápida, diminuição da diurese e alterações mentais. Perguntar ao paciente se ele sente dor abdominal intensa ou dificuldade respiratória. Perguntar sobre qualquer acidente recente; observar os sinais de trauma e sangramento abdominal, como os sinais de Cullen e de Turner. A seguir, auscultar todos os quadrantes abdominais, observando os ruídos abdominais agudos e acelerados, diminuídos ou ausentes (se não escutar ruídos abdominais inicialmente, auscultar por 5min, pelo menos, cada um dos quatro quadrantes). Palpar gentilmente o abdome, observando a rigidez. Lembrar que a palpação profunda ou extensa pode aumentar a dor.

Se detectar distensão abdominal, assim como rigidez com ruídos abdominais anormais, e se o paciente se queixar de dor, iniciar as intervenções de emergência. Colocá-lo em decúbito dorsal, administrar oxigênio instalar um acesso venoso para reposição de líquidos por via intravenosa (IV). Preparar para inserir uma sonda nasogástrica, com a finalidade de aliviar a distensão intraluminal aguda. Tranquilizar o paciente e prepará-lo para cirurgia.

História e Exame Físico

Se a distensão abdominal do paciente não for aguda, perguntar sobre o início, a duração e os sinais associados. Um paciente com distensão localizada pode relatar sensação de pressão, preenchimento ou dor na área afetada. Um paciente com distensão generalizada pode referir sensação de estufado, com o coração batendo e dificuldade para respirar profundamente quando está deitado.

Ele pode se sentir incapaz de se curvar dobrando a cintura. Certificar-se de perguntar sobre dor, febre, náuseas, vômitos, anorexia, alterações de hábito intestinal e ganho ou perda de peso.

Obter a história médica, observar doenças GI que possam causar peritonite ou ascite, como cirrose, hepatite e doenças inflamatórias intestinais. Também observar obstipação crônica. O paciente foi recentemente submetido à cirurgia abdominal que poderia causar a distensão? Perguntar sobre acidentes recentes, mesmo que pequenos, como queda de uma escada.

Realizar o exame físico completo. Não restringir o exame ao abdome, pois se pode perder pistas importantes da causa da distensão abdominal. A seguir, ficar em pé próximo à cama e observar, no paciente deitado, assimetrias abdominais, para verificar se a distensão é localizada ou generalizada. Depois, curvar-se ao lado dele, para avaliar o contorno abdominal. Inspecionar se há pele estirada e tensa, assim como abaulamento dos flancos, que podem indicar ascite. Observar o umbigo. Se estiver saliente, pode indicar ascite ou hérnia umbilical; se estiver invertido, pode ser sinal de distensão por gás; também é comum em obesidade. Inspecionar no abdome os sinais de hérnia umbilical ou inguinal e de incisões que indiquem aderências. Ambas podem causar obstrução intestinal. A seguir, auscultar os ruídos hidroaéreos, atritos de fricção abdominal (indicando inflamação peritoneal) e sopros (indicativos de aneurismas). Auscultar som de esguichar por sucussão – que é normalmente escutado no estômago quando o paciente se movimenta ou quando a palpação altera a víscera. Entretanto, um som de esguichar anormalmente alto indica acúmulo de líquidos, sugerindo dilatação gástrica ou obstrução.

A seguir, percutir e palpar o abdome para determinar se a distensão é resultante de ar, líquido ou ambos. Um som timpânico no quadrante inferior esquerdo indica preenchimento de ar no cólon descendente ou no sigmoide. Um som timpânico através de um abdome globalmente distendido sugere cavidade peritoneal preenchida por ar. Um som maciço em abdome globalmente distendido sugere a cavidade abdominal preenchida por líquidos. Desvio da macicez lateralmente, com o paciente em posição de decúbito, também indica cavidade abdominal preenchida por líquidos. Uma massa pélvica ou intra-abdominal causa som maciço a uma percussão local e deve ser palpável. Obesidade pode levar a aumento do abdome sem macicez deslocável, timpanismo evidente ou víscera palpável (outras massas) com macicez generalizada, em vez de localizada.

Palpar o abdome para verificar se há dor generalizada ou localizada. Observar os sinais e sintomas peritoneais, como dor à descompressão brusca, defesa, rigidez, ponto de McBurney; sinal obturador e do psoas. As pacientes do sexo feminino devem ser submetidas ao exame pélvico; os homens, ao exame genital. Todos os pacientes que referem dor abdominal devem ser submetidos ao exame de toque retal, com pesquisa de sangue oculto nas fezes. Finalmente, mensurar a circunferência abdominal do paciente, a fim de obter um valor basal. Marcar os flancos com uma caneta, como referência para futuras medidas.

Causas Médicas
Câncer Abdominal

Distensão abdominal generalizada pode ocorrer quando o câncer – mais comumente ovariano, hepático ou pancreático – produzir ascite (em geral, em pacientes com tumor conhecido). É um indicador de doença avançada. A macicez móvel e a onda de líquidos acompanham a distensão. Os sinais e sintomas associados podem incluir dor abdominal intensa, massa abdominal, anorexia, icterícia, sangramento GI (hematêmese e melena), dispepsia e perda de peso (que evolui para fraqueza muscular e atrofia).

Cirrose

Na cirrose, ascite causa distensão abdominal, que é confirmada por onda de líquido, macicez móvel e sinal da poça. Saliência umbilical e *caput medusae* (veias dilatadas ao redor do umbigo) são comuns. O paciente pode referir sensação de plenitude e ganho de peso. Os achados associados incluem dor abdominal vaga, febre, anorexia, náusea, vômito, constipação ou diarreia, tendência a sangramento, prurido intenso, eritema palmar, telangiectasia, edema de membros inferiores e possível esplenomegalia. Também podem ser encontrados hematêmese, encefalopatia, ginecomastia ou atrofia testicular. A icterícia geralmente é um sinal tardio. Hepatomegalia ocorre inicialmente, porém o fígado pode não ser palpável, se o paciente apresentar estágio avançado da doença.

Íleo Paralítico

O íleo paralítico (que produz distensão abdominal generalizada) é acompanhado de timpanismo à percussão e de ausência ou diminuição dos ruídos hidroaéreos ocasionalmente, além de dor abdominal leve e vômitos. O paciente pode apresentar constipação intensa ou eliminar gases e pequena quantidade de fezes líquidas.

Insuficiência Cardíaca

A distensão abdominal generalizada, em razão da ascite, acompanha tipicamente a disfunção cardiovascular grave; é confirmada pela macicez móvel e pela onda de líquido. Os sinais e sintomas da insuficiência cardíaca são numerosos; dependem do estágio da doença e do grau de deficiência cardiovascular. Indicadores incluem edema periférico, dilatação da veia jugular, dispneia e taquicardia. Os sinais e sintomas comumente associados incluem hepatomegalia (que pode causar dor no quadrante superior direito), náuseas, vômitos, tosse produtiva, estertores, extremidades frias, cianose no leito ungueal, noctúria, intolerância ao exercício, sibilos noturnos, hipertensão diastólica e cardiomegalia.

Megacólon Tóxico (Agudo)

O megacolón tóxico é uma complicação aguda da colite infecciosa ou ulcerativa, que leva a risco de morte. Produz distensão abdominal dramática, que, em geral, se instala gradualmente, sendo acompanhada por timpanismo à percussão, ausência ou redução dos ruídos hidroaéreos e dor leve à descompressão brusca. O paciente também apresenta dor abdominal, febre, taquicardia e desidratação.

Obstrução do Intestino Delgado

A distensão abdominal é característica na obstrução do intestino delgado, uma doença com risco de morte, e é mais pronunciada na obstrução tardia do intestino delgado distal, em especial. A ausculta revela ruídos hidroaéreos aumentados ou reduzidos, ao passo que a percussão produz ruído timpânico. Os sintomas e sinais que acompanham são dor periumbilical em cólica, constipação, náusea e vômitos; quanto mais alta for a obstrução, mais precoce e grave é o vômito. Dor à descompressão brusca reflete estrangulamento intestinal, com isquemia. Os sinais e sintomas associados incluem tonturas, mal-estar e sinais de desidratação. Os sinais de choque hipovolêmico aparecem com a desidratação progressiva e perda de plasma.

Obstrução do Intestino Grosso

Distensão abdominal dramática é uma característica dessa doença que apresenta risco de morte. Na verdade, as alças do intestino grosso podem se tornar visíveis na parede abdominal. A constipação precede a distensão e pode ser o único sintoma durante dias. Os achados associados incluem timpanismo, ruídos hidroaéreos agudos e cólica na porção inferior do abdome, de início súbito, que se torna persistente. Vômitos fecais, além de diminuição das ondas peristálticas e dos ruídos hidroaéreos, são sinais tardios.

Oclusão Aguda da Artéria Mesentérica

Nesta doença com risco de morte, a distensão abdominal geralmente ocorre horas após o início súbito de dor em cólica periumbilical intensa, acompanhada de rápida e (até forçada) evacuação intestinal. A dor depois se torna difusa e constante. Os sintomas e sinais relacionados incluem dor abdominal grave com defesa e rigidez, ausência de ruídos hidroaéreos e, ocasionalmente, um sopro na fossa ilíaca direita. O paciente pode apresentar também vômitos, anorexia, diarreia ou constipação. Os sinais tardios incluem febre, taquicardia, taquipneia, hipotensão e pele fria e úmida. A distensão abdominal e o sangramento GI podem ser as únicas pistas se a dor estiver ausente.

Peritonite

A peritonite é uma doença que leva ao risco de morte e em que a distensão abdominal pode ser localizada ou generalizada, dependendo da extensão da inflamação. Os líquidos se acumulam no interior da cavidade e depois na luz do intestino, causando uma onda de líquido e macicez móvel. Tipicamente, a distensão é acompanhada por dor abdominal súbita e intensa, que piora com a movimentação, dor à descompressão brusca e rigidez abdominal.

Síndrome do Colón Irritável

A síndrome do cólon irritável pode produzir distensão intermitente localizada – resultante de espasmos intestinais periódicos. Dor na porção abdominal inferior e cólicas tipicamente acompanham esses espasmos. A dor é, em geral, aliviada pela evacuação ou pela eliminação de gases, sendo agravada pelo estresse. Outros sinais e sintomas possíveis incluem diarreia (que pode alternar com constipação ou função intestinal normal), náuseas, dispepsia, puxo ou sensação de urgência para evacuar, tenesmo e fezes pequenas com muco.

Trauma Abdominal

Quando sangramento abdominal interno ativo acompanha trauma, a distensão abdominal poderá ser aguda e dramática. Os sinais e sintomas associados a esta doença com risco de morte incluem rigidez abdominal com defesa, diminuição ou ausência dos ruídos hidroaéreos, vômitos, dor e hematomas abdominais. A dor pode ocorrer no local do trauma ou embaixo da escápula, se o sangramento abdominal irritar o nervo frênico. Os sinais de choque hipovolêmico (como hipotensão e pulso rápido e fino) surgem com a perda significativa de sangue.

A pele no abdome do paciente pode estar lisa. Os sinais e sintomas associados habitualmente incluem diminuição ou ausência dos ruídos hidroaéreos, febre, calafrios, hiperalgesia, náuseas e vômitos. Sinais de choque, como taquicardia e hipotensão, surgem com a perda significativa de líquido para dentro do abdome.

Considerações Especiais

Posicionar o paciente de forma confortável, utilizando travesseiros para sustentação. Colocá-lo do lado

122 – TRATAMENTOS DE ACUPUNTURA

Tabela 2.86 – Pontos para tratamento de distensão

Sintomas	Especialidade	Nome	Pontos	Pontos	Pontos
Distensão	CG	Perda de Sangue em Pulmão/ deficiência de *Qi*	B-20; B-21; BP-6; BP-10; E-36; F-3	VC-4; VC-7	–
Distensão	CG	Calor	VC-15; VG-14; CS-5; E-40; C-7	–	–
Distensão	CG	Calor	VG-14; TA-5; VB-20; E-9; E-13; IG-11	P-9; P-10; P-11	–
Distensão	CG	Calor no Sangue de Estômago/ Intestino Delgado	E-25; IG-4	–	–
Distensão	CG	Deficiência de *Qi* do Baço-Pâncreas	CS-3; VC-4; VG-4; VG-14; VG-15; VG-22	VG-23; IG-4; BP-1; BP-6; BP-15; B-10	B-11; B-13; B-17
Distensão	CG	Deficiência de *Qi* do Baço-Pâncreas	VB-39; VG-14; B-11; VB-38; VG-9	IG-16; B-17; B-43	–
Distensão	CG	Deficiência de *Qi* do Baço-Pâncreas	VC-6; VC 8; VB-1; VB-20; BP-6; B-57	E-36	–
Distensão	CG	Deficiência de *Qi* do Baço-Pâncreas	BP-6; E-36; F-3; VC-12; VC-8	–	–
Distensão	CG	Estagnação de alimento	VC-12; F-8; BP-4; BP-6	–	–
Distensão	CG	Estagnação de alimento no Estômago	VC-10; VC-12; VC-22; CS-6; BP-4; E-21	E-36; R-21; F-2; F-13; F-14	–
Distensão	CG	Muco em Baço-Pâncreas	IG-4; B-38; C-1; C-3; R-17; P-3	P-4; BP-2; BP-6; BP-9	–
Distensão	CG	Muco no Estômago	VC-12; B-20; B-21; BP-17; CS-6; E-36	E-40	–
Distensão	CG	Estagnação de *Qi* do Fígado	B-17; B-18; B-19; B-51; F-2; F-3	F-14; VB-20; VB-34; E-18; E-34; E-36	CS-6; BP-6; C-5; VC-10

B = Bexiga; BP = Baço-Pâncreas; C = Coração; CG = Clínica Geral; CS = Circulação-Sexo; E = Estômago; F = Fígado; IG = Intestino Grosso; P = Pulmão; R = Rim; TA = Triplo Aquecedor; VB = Vesícula Biliar; VC = Vaso Concepção; VG = Vaso Governador.

esquerdo, a fim de auxiliar a saída de gases. Ou, se ele apresentar ascite, elevar a cabeceira da cama, para facilitar sua respiração. Administrar medicações para aliviar a dor; oferecer suporte emocional.

Prepará-lo para exames diagnósticos, como radiografias de abdome, endoscopia, laparoscopia, ultrassonografia, tomografia computadorizada ou, possivelmente, paracentese.

Indicadores Pediátricos

Como o abdome de crianças pequenas é, em geral, globoso, a distensão pode ser de difícil observação. Felizmente, a parede abdominal de uma criança é menos desenvolvida do que a do adulto, tornando a palpação mais fácil. Quando percutir o abdome, lembre-se de que crianças normalmente engolem ar quando se alimentam ou choram, resultando em timpanismo mais alto do que o habitual. Um timpanismo mínimo, com distensão abdominal, pode ser resultante de acúmulo de líquidos e massas sólidas. Para verificar o líquido abdominal, checar a macicez móvel, em vez da onda de líquido (em uma criança, o fato de engolir ar e o desenvolvimento muscular incompleto tornam a onda de líquido difícil de interpretar).

Algumas vezes, a criança não coopera com o exame físico. Deve-se tentar ganhar a sua confiança e permitir que ela permaneça no colo dos pais ou da pessoa responsável. Obter pistas observando a criança enquanto ela estiver tossindo, andando ou mesmo escalando os móveis do consultório. Remover as roupas da criança para evitar perder pistas diagnósticas. Deve-se também realizar um toque retal com gentileza.

Em recém-nascidos, a ascite pode ser resultante de perfurações do trato GI ou urinário; em crianças maiores, de insuficiência cardíaca, cirrose ou nefrose. Além da ascite, as malformações congênitas do trato GI (como intussuscepções ou volvo) podem causar distensão abdominal. Uma hérnia pode ocasionar distensão se produzir obstrução intestinal. Além disso, comer em demasia e constipação também podem causar esse sintoma.

Indicadores Geriátricos

Na medida em que as pessoas envelhecem, a gordura tende a se acumular na porção inferior do abdome e próxima ao quadril, mesmo com o peso corpóreo estável. Esse acúmulo, juntamente com o enfraquecimento da musculatura abdominal, produz abdome saliente, que em alguns idosos é interpretado como coleção de líquidos ou evidência de doenças.

Disenteria

É uma infecção do intestino grosso que provoca normalmente fortes dores abdominais, ulceração das mucosas, tenesmo e diarreia, sempre acompanhada de muco e sangue, após estágio inicial de diarreia aquosa.

A disenteria pode ter duas causas principais:

- *Disenteria amébica*: mais comum, devido ao parasita ameboide unicelular *Entamoeba histolytica*. Potencialmente grave numa minoria de indivíduos.

- *Disenteria bacteriana*: também frequentemente devido às bactérias do género *Shigella*. Geralmente não causa complicações, exceto raramente peritonite.

Forma de Contágio

Os microrganismos que causam disenteria são disseminados por mãos, alimentos e águas contaminados com fezes ou resíduos fecais. O curioso é que a contaminação através das mãos é muito eficiente e apenas um pequeno número de bactérias (por exemplo 10 a 100) já podem causar a disenteria.

Sintomas

Pessoas com disenteria em geral apresentam febre, tosse, cólicas intestinais e diminuição do apetite, podendo levar rapidamente à perda de peso e até à desnutrição.

Disenteria Amebiana

É uma forma de disenteria (ou seja, diarreia dos protozoários sarcodina ou rizópodos [protista]). É uma ameba típica, com movimentos por extensão de pseudópodes e capacidade fagocítica, que evoluiu para viver como parasita humano, ao contrário da ameba *Entamoeba* díspar, muito semelhante, mas que raramente causa infecções sintomáticas.

A entamoeba tem duas formas, o trofozoíto ativo e o cisto infeccioso quiescente.

A entamoeba alimenta-se de bolo alimentar, bactérias intestinais, líquidos intracelulares das células que destrói e, por vezes, também fagocita eritrócitos. Tem proteínas membranares capazes de formar poros nas membranas das células humanas, destruindo-as por choque osmótico, e adesinas que lhe permitem fixar-se às células da mucosa, de modo a não ser arrastada pela diarreia. Além disso produz enzimas proteases de cisteína, que degradam o meio extracelular humano, permitindo-lhe invadir outros órgãos e isso é perigoso.

Há muitas estirpes, a maioria praticamente inócua, mas algumas altamente virulentas, e a infecção geralmente não leva à imunidade.

Os trofozoítos multiplicam-se, alimentando-se do bolo intestinal após as refeições e destruindo por lise os enterócitos (células da mucosa intestinal), devido à formação de poros membranares por proteínas especí-

Tabela 2.87 – Pontos para tratamento de disenteria

Doença	Especialidade	Nome	Pontos	Pontos	Pontos
Disenteria	GE	Calor tóxico	B-38; E-36; VB-34; VG-14; VG-16; VG-20	IG-11; TA-5	B-38; E-31
Disenteria	GE	Calor tóxico	CS-6; BP-8; BP-20; B-38; E-34; E-36	–	–
Disenteria	GE	Calor tóxico	CS-7; VC-22; VC-23; IG-1; IG-3; IG-4	IG-5; IG-6; IG-10; IG-11; IG-16; IG-17	–
Disenteria	GE	Calor tóxico	CS-9; VC-5; TA-5; TA-10; B-23; R-2	R-3; P-5; P-7; P-9	ID-1; ID-2; ID-3
Disenteria	GE	Calor tóxico	IG-12; IG-13; IG-14; IG-15; F-2; F-7	F-8; F-14; ID-9; ID-10; BP-9; BP-10	–
Disenteria	GE	Calor tóxico	IG-13; IG-14; BP-17; BP-18; TA-6; B-10	B-11; B-12; B-13; B-14; B-15; B-18	BP-21; TA-5; TA-11
Disenteria	GE	Calor tóxico	VB-24; F-13; F-14; B-19; B-20; B-21	B-44; E-15	R-25; R-26; R-27
Disenteria	GE	Calor tóxico	VC-3; VC-7; VC-14; F-3; F-9; BP-2	BP-3; TA-4; B-25; B-27; B-65; C-5	–
Disenteria	GE	Calor, Umidade em Intestino Grosso	VC-12; E-25; E-37; VC-6; IG-11; BP-9	B-25	R-3; E-42

B = Bexiga; BP = Baço-Pâncreas; C = Coração; CS = Circulação-Sexo; E = Estômago; F = Fígado; GE = Gastroenterologia; ID = Intestino Delgado; IG = Intestino Grosso; P = Pulmão; R = Rim; TA = Triplo Aquecedor; VB = Vesícula Biliar; VC = Vaso Concepção; VG = Vaso Governador.

ficas. A maioria das infecções é controlada pelo sistema imunitário, não havendo geralmente sintomas, mas havendo excreção de cistos infecciosos nas fezes. No entanto, se existir grande número de parasitas, ocorre extensa necrose crônica (destruição) da mucosa intestinal, com ruptura dos vasos sanguíneos e destruição das células caliciformes que armazenam muco. Além disso, o sistema imunitário reage à sua presença com geração de focos disseminados de inflamação do intestino. O resultado é má absorção de água e nutrientes dos alimentos (devido à destruição das vilosidades de enterócitos) com diarreia sanguinolenta e muco. Outros sintomas frequentes são dores intestinais, náuseas e vômitos. A formação de úlceras intestinais é comum, e as perdas de sangue podem levar à anemia por déficit de ferro, particularmente em mulheres férteis (que já perdem sangue mensalmente na menstruação). A disenteria amébica pode ser re-corrente, com períodos assintomáticos e outros sintomáticos durante muitos anos. Por vezes ocorrem infecções bacterianas devido à fratura da mucosa do intestino. Esta infecção intestinal dura 12 dias. Se os parasitas se disseminarem para além do trato, podem causar outros problemas. No fígado, eles destroem hepatócitos até o sistema imune controlar a sua proliferação pela formação de um abscesso, que, por vezes, cresce e pode levar a problemas hepáticos. Raramente podem formar-se abscessos em baço ou cérebro, complicações perigosas. Sintomas de invasão sistêmica são febre alta ondulante, tremores, suores, dores abdominais na zona do fígado (principalmente à direita, junto ao rebordo costal), fadiga, hepatomegalia.

Disenteria Bacteriana

A disenteria bacteriana ou shigelose é uma forma de intoxicação alimentar com diarreia sanguinolenta causada pelas bactérias do gênero *Shigella*.

As *Shigella* são bacilos não móveis Gram-negativos anaérobios facultativos, pertencentes à família Enterobacteriaceae. Há várias espécies que podem causar disenteria, como *S. dysenteriae* (sintomas mais graves), *S. flexneri*, *S. boydii* e *S. sonnei* (menos grave).

Ao contrário de outros patógenos intestinais, as *Shigella* são altamente invasivas.

As *Shigella* produzem a toxina *shiga*, que destrói os ribossomas das células humanas, impedindo a síntese proteica e matando a célula.

Elas são endocitadas pelas células M da mucosa intestinal, invadindo a submucosa, sendo depois fagocitadas por macrófagos. São resistentes à fagocitose, e induzem a apoptose (morte) do macrófago. Então, produzem proteínas extracelulares específicas, as invasinas, que lhes permitem acoplar e invadir os enterócitos, onde se multiplicam até destruírem as células.

Progressão e Sintomas

O período de incubação é de 12 a 50h.

A ingestão das bactérias leva à invasão da mucosa do intestino e sua extensa destruição (necrose) devido à invasão e à produção de toxina *shiga*. A destruição grave das células da mucosa (os enterócitos) leva à perda da capacidade de absorção de água e à hemorragia dos vasos locais, com perda adicional de muco acentuada após destruição das células caliciformes. O resultado é a diarreia sanguinolenta e mucoide abundante, denominada disenteria.

Sintomas iniciais são decorrentes de perda da capacidade de absorção de água, com diarreia aquosa. Mais tarde, a necrose leva à disenteria, diarreia com sangue semidigerido, pus e muco, acompanhada de febre, dores intestinais e dor ao evacuar as fezes (tenesmo). A extensão da hemorragia e o risco de peritonite são as principais complicações, assim como a desidratação excessiva.

Ao contrário de outras intoxicações alimentares e da salmonelose (que causa diarreia não sanguinolenta), a disenteria exige tratamento médico, porque sem ele a mortalidade é de 10% com algumas estirpes mais virulentas:

- Febre.
- Dor abdominal.
- Vontade constante de evacuar, podendo evacuar mais de oito vezes no dia.
- Diarreia aquosa (fezes líquidas esverdeadas com pedaços de muco e, às vezes, sangue).
- Náuseas e vômitos.
- Dor de cabeça.
- Convulsões nas crianças.
- Dor muscular (mialgia).
- Espasmos dolorosos da musculatura do reto (tenesmo).

Disenteria Crônica

É o nome dado a qualquer diarreia que perdure por mais de três semanas. Esta requer atendimento médico especial, pois não é como a aguda, que acaba geralmente em menos de uma semana.

Causas

As causas são diversas, mas podemos encabeçar:

- Intolerância/alergia a certos alimentos.
- Reação do organismo a medicamentos.
- Doenças intestinais.
- Insuficiência pancreática, gerando acúmulo de gordura, a qual atua como laxante.
- Infecção.

Dentro da intolerância alimentar podemos ressaltar a intolerância à lactose, devido à falta de lactase.

Tabela 2.88 – Pontos para tratamento de disenteria amebiana

Doença	Especialidade	Nome	Pontos	Pontos
Disenteria amebiana	MI	Calor, Umidade em Estômago	CS-6; IG-11; BP-6; B-25; E-25; E-36	–
Disenteria amebiana	MI	Calor, Umidade em Intestino Delgado/ Intestino Grosso	BP-4; BP-6; VC-12; B-17	–
Disenteria amebiana	MI	Calor, Umidade em Intestino Delgado/ Intestino Grosso	CS-6; IG-11; BP-6; B-25; E-25; E-36	IG-4; ID-3
Disenteria amebiana	MI	Calor, Umidade em Intestino Delgado/ Intestino Grosso	IG-2; IG-3; IG-4; B-23; E-36	–
Disenteria amebiana	GE	Calor, Umidade em Intestino Grosso	VC-12; E-25; E-37; VC-6; IG-11; BP-9	B-25

B = Bexiga; BP = Baço-Pâncreas; CS = Circulação-Sexo; E = Estômago; GE = Gastroenterologia; ID = Intestino Delgado; IG = Intestino Grosso; MI = Medicina Intensiva; VC = Vaso Concepção.

Tabela 2.89 – Pontos para tratamento de disenteria bacteriana

Doença	Especialidade	Nome	Pontos	Pontos
Disenteria bacteriana	GE	Calor, Umidade em Intestino Delgado/ Intestino Grosso	BP-4; BP-6; VC-12; B-17	–
Disenteria bacteriana	GE	Calor, Umidade em Intestino Delgado/ Intestino Grosso	CS-6; IG-11; BP-6; B-25; E-25; E-36	IG-4; ID-3
Disenteria bacteriana	GE	Calor, Umidade em Intestino Delgado/ Intestino Grosso	IG-2; IG-3; IG-4; B-23; E-36	–

B = Bexiga; BP = Baço-Pâncreas; CS = Circulação-Sexo; E = Estômago; GE = Gastroenterologia; ID = Intestino Delgado; IG = Intestino Grosso; VC = Vaso Concepção.

Sintomas

Os sintomas são próximos aos da diarreia aguda, em um primeiro estágio:

- Cólicas.
- Aumento de flatulências.
- Dores abdominais e/ou retais.
- Mal-estar.
- Possíveis êmeses e/ou náuseas.

Em grau mais avançado podem se encontrar estados febris e desidratação, que pode levar ao óbito. Também há a possibilidade de disenteria.

Deferencia-se por apresentar perda de apetite, sede, câimbras, unhas quebradiças, dermatite perianal, vermelhidão na língua, perda de massa.

Dismenorreia

Dismenorreia é a dor pélvica que surge com a menstruação. A dismenorreia primária começa durante a adolescência e não pode ser explicada pelos distúrbios ginecológicos estruturais. Em geral, a dismenorreia secundária começa durante a vida adulta e decorre de anormalidades pélvicas subjacentes. O diagnóstico é clínico e também feito por exclusão de distúrbios estruturais por meio de ultrassonografia pélvica e testes direcionados a outra causa clinicamente presumida. Os distúrbios subjacentes devem ser tratados; a dor é tratada com anti-inflamatórios não esteroidais (AINE) e, às vezes, com baixas doses de contraceptivos combinados de estrogênio-progesterona.

A dismenorreia primária é comum. Em geral, começa durante a adolescência e tende a diminuir com a idade e depois da gestação. Acredita-se que a dor seja resultado das contrações uterinas e de isquemia, provavelmente mediadas pelas prostaglandinas produzidas no endométrio secretor. Os fatores que contribuem para a dismenorreia podem incluir passagem de tecido menstrual pela cérvice, orifício cervical estreito, útero mal posicionado, falta de exercícios físicos e ansiedade em relação à menstruação.

As causas comuns de dismenorreia secundária incluem endometriose, adenomiose uterina, miomas e, em algumas mulheres, a presença de um orifício cervical extremamente estreito (secundário à conização, criocauterização ou termocauterização) que causa dor quando o útero tenta expelir o tecido. A dor ocasionalmente resulta de mioma pediculado submucoso ou de pólipo endometrial que sai pela cérvice.

Sinais, Sintomas e Diagnóstico

Pode ocorrer dor pélvica durante a menstruação ou um a três dias antes dela. A dor tende a atingir o pico 24h antes do início da menstruação e a diminuir após dois ou três dias. Em geral é aguda, mas pode ser uma dor pouco intensa e constante; pode irradiar para a região lombar ou pernas. São comuns dor de cabeça, náuseas, constipação ou diarreia e aumento da frequência urinária; ocasionalmente ocorrem vômitos. Os sintomas da síndrome pré-menstrual podem ocorrer em algumas ou em todas as menstruações. Às vezes expelem-se coágulos ou tecido endometrial.

Suspeita-se de dismenorreia caso os sintomas comecem logo após a menarca ou durante a adolescência e de dismenorreia secundária se os sintomas

Tabela 2.90 – Pontos para tratamento de disenteria crônica

Doença	Especialidade	Nome	Pontos	Pontos	Pontos
Disenteria crônica	GE	Muco, Fogo-Yang em Baço-Pâncreas	CS-5; VC-2; VC-3; VC-4; VC-5; VC-6	VC-7; VB-20; VB-27; VB-28; VB-29; VB-34	–
Disenteria crônica	GE	Muco, Fogo-Yang em Baço-Pâncreas	CS-8; VC-11; VC-12; VC-13; VC-14; VB-24	BP-16; BP-18; BP-19; BP-20; BP-21; BP-38	VG-4; F-5; F-6
Disenteria crônica	GE	Muco, Fogo-Yang em Baço-Pâncreas	IG-4; B-25; B-27; B-41; E-44	–	BP-44; E-21; E-23
Disenteria crônica	GE	Muco, Fogo-Yang em Baço-Pâncreas	VB-24; F-13; F-14; B-19; B-20; B-21	B-44; E-45	–
Disenteria crônica	GE	Muco, Fogo-Yang em Baço-Pâncreas	VC-4; VC-8; VC-9; VC-11; IG-6; BP-9	B-20; B-47; B-22; B-43	–
Disenteria crônica	GE	Muco, Fogo-Yang em Baço-Pâncreas	VC-9; VB-34; BP-6; BP-10; B-18; B-23	R-7; E-36; VB-40; F-3; F-9; BP-15	–

B = Bexiga; BP = Baço-Pâncreas; CS = Circulação-Sexo; E = Estômago; F = Fígado; GE = Gastroenterologia; IG = Intestino Grosso; R = Rim; VB = Vesícula Biliar; VC = Vaso Concepção; VG = Vaso Governador.

começarem após a adolescência. Para o diagnóstico preciso é necessário conhecer a história das características dos sintomas recorrentes. Para diferenciar a dismenorreia primária da secundária, excluem-se distúrbios ginecológicos por meio de avaliação clínica, ultrassonografia pélvica e exames para outros distúrbios dos quais se suspeite clinicamente.

Dispepsia

A dispepsia se refere à sensação incômoda de plenitude após as refeições; está associada a náuseas, eructações, azia e possivelmente a cólicas e distensão abdominal. É agravada, com frequência, por alimentos condimentados, gordurosos e muito ricos em fibra e também por excesso de cafeína. A dispepsia sem outros distúrbios é um indicador de disfunção digestiva.

A dispepsia é causada por distúrbios gastrointestinais (GI) e, em menor grau, por doenças cardíacas, pulmonares, renais e pelo efeito de drogas. Ela aparentemente resulta de alteração das secreções gástricas, levando ao excesso de acidez estomacal. Este sintoma também pode ser resultante de aborrecimentos de origem emocional, ingestão muito rápida de alimentos ou mastigação inade-quada. Em geral, ocorre algumas horas após a alimentação e tem duração variável. Sua gravidade depende da quantidade e do tipo de alimento ingerido, além da motilidade GI. Alimentação adicional ou antiácidos podem aliviar o desconforto.

História e Exame Físico

Se o paciente queixar-se de dispepsia, deve-se solicitar que ele a descreva detalhadamente. Ocorre com qual frequência e apresenta relação específica com alimentos? Medicamentos ou atividades a aliviam ou agravam? Apresentou náusea, vômitos, melena, hematêmese, tosse ou dor torácica? Perguntar se está utilizando medicamentos prescritos ou se foi operado recentemente. Apresenta história de doença renal, cardiovascular ou pulmonar? Observou alteração na quantidade ou na cor da urina? Perguntar ao paciente se ele está sob estresse não habitual ou mais intenso. Determinar os mecanismos de enfrentamento e sua eficácia.

Focalizar o exame físico no abdome. Inspecionar se há distensão, cicatrizes, hérnias evidentes, icterícia, descamação urêmica e hematomas. Auscultar os ruídos intestinais e caracterizar sua motilidade. Palpar e percutir o abdome, observando dolorimento, dor, aumento de vísceras ou timpanismo.

Finalmente, observar outros sistemas do organismo. Perguntar sobre alterações de comportamento; avaliar o nível de consciência. Auscultar galopes e estertores. Percutir os pulmões para detectar consolidações. Observar edema periférico e aumento de linfonodos.

128 – TRATAMENTOS DE ACUPUNTURA

Tabela 2.91 – Pontos para tratamento de dismenorreia

Doença	Especialidade	Nome	Pontos	Pontos	Pontos
Dismenorreia	GO	Congestão do Sangue	BP-15; B-20	–	R-3
Dismenorreia	GO	Congestão do Sangue	CS-3; VC-4; VG-4; VG-14; VG-15; VG-22	VG-23; IG-4; BP-1; BP-6; BP-15; B-10	–
Dismenorreia	GO	Congestão do Sangue	VB-21; VG-4; VG-12; VG-14	–	B-11; B-13; B-17
Dismenorreia	GO	Congestão do Sangue	VB-21; VG-4; VG-12; VG-14; VB-38; F-3	E-36; BP-6	–
Dismenorreia	GO	Congestão do Sangue	VC-6; VG-1; VG-4; VG-20; BP-6; B-31	B-32; B-33; B-34; B-57; P-6; E-25	–
Dismenorreia	GO	Congestão do Sangue	VG-14; B-11; B-17; B-18; B-20; B-22;	E-36	E-26
Dismenorreia	GO	Deficiência de *Qi*/ Sangue	VG-20; VB-20; BP-10; B-43; IG-4; BP-6	B-67; E-25	–
Dismenorreia	GO	Desarmonia, disfunção de *Chong* – Vaso Concepção	CS-5; VC-2; VC-3; VC-4; VC-5; VC-6	VC-7; VB-26; VB-27; VB-28; VB-29; VB-34	–
Dismenorreia	GO	Desarmonia, disfunção de *Chong* – Vaso Concepção	VB-20; VG-14; IG-4; IG-11; F-11; BP-6	B-18; B-25; B-36	VG-4; F-5; F-6
Dismenorreia	GO	Desarmonia, disfunção de *Chong* – Vaso Concepção	VC-6; VG-1; VG-4; VG-20; BP-6; B-31	B-32; B-33; B-34; B-57; P-6; E-25	–
Dismenorreia	GO	Estagnação de *Qi*	VC-12; VC-2; BP-6; E-36; F-3	–	E-26
Dismenorreia	GO	Estagnação de *Qi* do Fígado	B-17; B-18; B-19; B-51; F-2; F-3	F-14; VB-20; VB-34; E-18; E-34; E-36	–
Dismenorreia	GO	Estagnação de *Qi* do Fígado	B-17; B-18; B-19; B-51; F-2; F-3	F-14; VB-20; VB-34; E-18; E-34; E-36	CS-6; BP-6; C-5; VC-10
Dismenorreia	GO	Estagnação de *Qi* do Intestino Delgado	VC-4; E-29; F-3; BP-9; BP-6; F-6	E-25; E-36	CS-6; BP-6; C-5; VC-10
Dismenorreia	GO	Estagnação de *Qi* do Intestino Delgado	VC-6; VG-1; VG-4; VG-20; BP-6; B-31	B-32; B-33; B-34; B-57; P-6; E-25	–
Dismenorreia	GO	Frio, Umidade	CS-6; VC-4; VB-39; F-8; BP-4; BP-6	BP-9; BP-14; B-22; B-23; B-24; B-25	E-26
Dismenorreia	GO	Frio, Umidade	VC-6; VG-1; VG-4; VG-20; BP-6; B-31	B-32; B-33; B-34; B-57; P-6; E-25	B-31; B-33

Tabela 2.91 – Pontos para tratamento de dismenorreia (*continuação*)

Doença	Especialidade	Nome	Pontos	Pontos	Pontos
Dismenorreia	GO	Frio no Fígado	F-9; BP-1; BP-5; BP-6; BP-8; BP-10	BP-12; B-23; B-30; B-31; B-32; B-33	E-26
Dismenorreia	GO	Frio no Fígado	VB-21; VG-4; VG-12; VG-14	–	B-38; B-61; B-62
Dismenorreia	GO	Frio no Fígado	VC-3; VC-4; BP-6; BP-9; B-23; B-47	–	–
Dismenorreia	GO	Frio no Intestino Delgado	VC-4; E-29; F-3; BP-9; BP-6; F-6	E-25; E-36	–
Dismenorreia	GO	Frio no Intestino Delgado	VC-6; VG-1; VG-4; VG-20; BP-6; B-31	B-32; B-33; B-34; B-57	–

B = Bexiga; BP = Baço-Pâncreas; C = Coração; CS = Circulação-Sexo; E = Estômago; F = Fígado; GO = Ginecologia e Obstetrícia; IG = Intestino Grosso; P = Pulmão; R = Rim; VB = Vesícula Biliar; VC = Vaso Concepção; VG = Vaso Governador.

Causas Médicas

Câncer Gastrointestinal

Geralmente produz dispepsia crônica. Outras características incluem anorexia, fadiga, icterícia, melena, hematêmese, constipação e dor abdominal.

Cirrose

Nesse caso, a duração e a intensidade da dispepsia são variáveis; é aliviada por antiácidos. Outros efeitos GI são anorexia, náuseas, vômitos, flatulência, diarreia, constipação, distensão abdominal, dor epigástrica ou no quadrante superior direito. Também são comuns perda de peso, icterícia, hepatomegalia, ascite, edema postural, febre, tendências hemorrágicas e fraqueza muscular. As alterações cutâneas incluem prurido intenso, pele extremamente seca, facilidade para formação de hematomas e lesões (como telangiectasias e eritema palmar). Também podem ocorrer ginecomastia e atrofia testicular.

Colelitíase

A dispepsia pode ocorrer quando há cálculos biliares, habitualmente após alimentos a gordurosos. A cólica biliar, um sintoma mais comum desses cálculos, causa crise aguda de dor, que pode ser irradiada para as costas, ombros e tórax. O paciente também pode apresentar sudorese, taquicardia, calafrios, febre baixa, petéquias, tendências hemorrágicas, icterícia com prurido, urina escura e fezes cor de gesso.

Dilatação Gástrica (Aguda)

A sensação de plenitude epigástrica é um sintoma inicial de dilatação gástrica, uma doença com risco de morte. A dispepsia é acompanhada por náuseas e vômitos, distensão do abdome superior, onda de sucção e apatia. O paciente pode apresentar sinais e sintomas de desidratação (como diminuição do turgor cutâneo, mucosas secas) e desequilíbrio eletrolítico, como pulso irregular e fraqueza muscular. O sangramento gástrico pode produzir hematêmese e melena.

Tabela 2.92 – Pontos para tratamento de dispepsia

Doença	Especialidade	Nome	Pontos
Dispepsia	GE	Deficiência de *Yin* do Estômago	CS-6; VC-12; B-20; B-21; BP-6; E-44

B = Bexiga; BP = Baço-Pâncreas; CS = Circulação-Sexo; E = Estômago; GE = Gastroenterologia; VC = Vaso Concepção.

Embolismo Pulmonar

A dispneia súbita caracteriza o embolismo pulmonar, uma doença potencialmente fatal. Entretanto, pode ocorrer dispepsia na forma de desconforto intenso, opressivo e subesternal. Outros achados incluem ansiedade, taquicardia, taquipneia, tosse, dor pleurítica, hemoptise, síncope, cinose, dilatação da veia jugular e hipotensão.

Gastrite (Crônica)

A dispepsia na gastrite crônica é aliviada por antiácidos, reduzida pela alimentação de porções menores e mais frequentes e agravada por alimentos condimentados ou excesso de cafeína. Ocorre em conjunto com anorexia, sensação de plenitude, dor epigástrica vaga, eructações, náuseas e vômitos.

Hepatite

A dispepsia ocorre em dois dos três estágios da hepatite. Na fase pré-ictérica, ocorre dispepsia, de moderada a intensa, febre, mal-estar, artralgia, coriza, mialgia, náusea, vômito, alteração de paladar e olfato, além de hepatomegalia. A icterícia caracteriza o início da fase ictérica, juntamente com dispepsia persistente e anorexia, irritabilidade e prurido intenso. Quando a icterícia desaparece ocorre também melhora da dispepsia e dos outros sintomas GI. Na fase de recuperação, apenas a fadiga permanece.

Hérnia de Hiato

A dispepsia resulta de elevação da porção inferior do esôfago e da porção superior do estômago dentro do tórax, quando há aumento de pressão abdominal.

Insuficiência Cardíaca

A dispepsia é comum na insuficiência cardíaca direita, e pode ocorrer com sensação de aperto no peito, além de dor constante ou aguda no quadrante superior direito. A insuficiência cardíaca tipicamente também causa hepatomegalia, anorexia, náusea, vômitos, distensão, ascites, taquicardia, dilatação da veia jugular, taquipneia, dispneia e ortopneia. Outros achados incluem edema postural, ansiedade, fadiga, sudorese, hipotensão, tosse, estertores, galope atrial e ventricular, noctúria, hipertensão diastólica, pele fria e pálida.

Tuberculose Pulmonar

A dispepsia vaga pode ocorrer juntamente com anorexia, mal-estar e perda de peso. Os achados associados comuns incluem febre alta, sudorese noturna, palpitações aos médios esforços, tosse produtiva, dispneia, adenopatia e, ocasionalmente, hemoptise.

Úlcera Duodenal

Um sintoma primário dessa doença, a dispepsia varia de sensação de vaga de plenitude ou pressão à sensação de dor ou de perturbação na porção medial e direita do epigástrio. Habitualmente, ocorre de 90min a 3h após a refeição, e é aliviada pela ingestão de alimentos ou de antiácidos. A dor pode despertar o paciente durante a noite, com azia e regurgitação de líquidos. Podem ocorrer dor abdominal e ganho de peso; anorexia e vômitos são raros.

Úlcera Gástrica

Tipicamente, dispepsia e azia após a alimentação ocorrem de forma precoce na úlcera gástrica. O principal sintoma entretanto é dor epigástrica, que pode ser associada a vômitos, plenitude e distensão abdominal; pode não ser aliviada pela ingestão de alimentos. Perda de peso e sangramentos GI também são característicos.

Uremia

Entre as várias queixas GI associadas à uremia, a dispepsia pode ser a mais precoce e principal. Outras reclamações incluem anorexia, náuseas, vômitos, distensão, diarreia, cólicas abdominais, dor epigástrica e ganho de peso. Na medida em que a deterioração do sistema renal evolui, o paciente apresenta edema, prurido, palidez, hiperpigmentação, descamação urêmica, equimoses, disfunção sexual, perda de memória, irritabilidade, cefaleia, tontura, contrações musculares, convulsões e oligúria.

Outras Causas
Cirurgia

Após cirurgias GI ou outras, a gastrite pós-operatória pode causar dispepsia, que habitualmente desaparece em algumas semanas.

Drogas

Os anti-inflamatórios não esteroidais, especialmente a aspirina, causam, com frequência, dispepsia. Diuréticos, antibióticos, anti-hipertensivos, corticosteroides e várias outras drogas podem causar dispepsia, dependendo da tolerância do paciente à dosagem.

Considerações Especiais

Alterar a posição do paciente habitualmente não melhora a dispepsia, mas esta pode, em certas ocasiões, ser aliviada por alimentos e antiácidos. Manter alimentos à disposição durante todo o tempo; administrar antiácidos 30min antes da refeição ou após 1h. Como vários medicamentos podem causar dispepsia, administrá-los, se possível, após as refeições.

Fornecer um ambiente calmo para reduzir o estresse e certificar-se de que o paciente consiga repousar o suficiente. Discutir outras maneiras de lidar com estresse, como respirações profundas e imaginação dirigida. Além disso, preparar o paciente para endoscopia, com a finalidade de avaliar a causa da dispepsia.

Indicadores Pediátricos

A dispepsia pode ocorrer em adolescentes com úlcera péptica, mas não é aliviada pela alimentação. Também pode ocorrer na estenose congênita do piloro, mas o sinal mais característico são os vômitos em jato após as refeições. Também pode ser causada por intolerância à lactose.

Indicadores Geriátricos

A maioria dos pacientes idosos com pancreatite crônica apresenta dor menos intensa do que os adultos jovens; alguns não apresentam dor.

Dispepsia Aguda

Dispepsia é o termo médico que designa "dificuldade de digestão", popularmente conhecida como "indigestão". Essa condição médica caracteriza-se por dor crônica ou recorrente no abdome superior, plenitude abdominal superior completa e sensação precoce de saciedade durante a alimentação. Pode ser acompanhada de distensão abdominal, eructação (arrotos), náuseas ou azia. A dispepsia é um problema comum. Frequentemente é causada pela doença do refluxo gastroesofágico (DRGE) ou gastrite, mas em uma pequena minoria pode ser o primeiro sintoma da doença da úlcera péptica (úlcera do estômago ou duodeno) e, ocasionalmente, do câncer. Por isso, uma inexplicável dispepsia de início recente em pessoas acima de 55 anos ou a presença de outros sintomas de alarme pode requerer novas investigações.

Os sinais e sintomas gastrointestinais são diversificados, porém comumente encontramos: epigastralgia, desconforto abdominal, saciedade precoce, empachamento, náuseas, ânsia e sensação de distensão abdominal superior.

Esses sintomas podem representar um problema orgânico, quando existe alguma alteração morfológica caracterizada, ou pode ser chamado de funcional, na ausência de lesões estruturais. Dentre as causas orgânicas mais comuns, podemos citar a doença do refluxo gastresofágico, gastrites, úlcera duodenal, úlcera gástrica e câncer gástrico.

Ocasionalmente, os sintomas dispépticos são causados por medicamentos, como os antagonistas do cálcio (usado no tratamento da angina e hipertensão), nitratos (usados no tratamento da angina), teofilina (utilizada no tratamento da doença pulmonar crônica), bisfosfonatos, corticosteroides e AINE. A presença de hemorragia gastrointestinal (vômitos com sangue), disfagia (dificuldade para engolir), anorexia (perda de apetite), perda involuntária de peso, edema (inchaço) abdominal e vômitos persistentes são sugestivos de úlcera péptica ou neoplasia; exigem investigação urgente.

Eclampsia

Eclampsia é uma séria complicação da gravidez e é caracterizada por convulsões. É um acidente agudo

Tabela 2.93 – Pontos para tratamento de dispepsia aguda

Doença	Especialidade	Nome	Pontos	Pontos
Dispepsia aguda	GE	Estagnação de alimento no Estômago	VC-10; VC-12; VC-22; CS-6; BP-4; E-21	E-36; R-21; F-2; F-13; F-14

BP = Baço-Pâncreas; CS = Circulação-Sexo; E = Estômago; F = Fígado; GE = Gastroenterologia; R = Rim; VC = Vaso Concepção.

paroxístico da toxemia gravídica, sendo a forma mais grave da doença pré-eclampsia. Consiste em acessos repetidos de convulsões seguidas de um estado comatoso. As convulsões podem aparecer antes (três últimos meses), durante ou depois do parto, embora já tenham sido registrados casos de eclampsia com somente 20 semanas de gravidez. É precedido pelo cortejo de sintomas que constituem o eclampsismo: aumento da albuminúria, cefaleias persistentes, hipertensão arterial, edemas, oligúria, vertigens, zumbidos, fadiga, sonolência, proteinúria (presença de proteína na urina) e vômitos.

Em cerca de 10% das gestações há incidência de hipertensão, em sua maioria, na forma de pré-eclampsia leve. Os casos de eclampsia e pré-eclampsia ocorrem geralmente no oitavo ou nono mês.

Fatores de Risco

Possuem maiores riscos de adquirir a doença as mulheres que engravidam mais velhas ou muito novas, que estão grávidas pela primeira vez, que têm histórico de diabetes, pressão alta, pré-eclampsia ou eclampsia, se há alguém na família que já teve a pré-eclampsia e obesas. Porém, as mulheres que têm pressão normal e não apresentam tal histórico também podem ser acometidas.

Patofisiologia

Eclampsia é a forma mais grave da doença pré-eclampsia. A doença é caracterizada pela hipertensão (alta pressão arterial) e proteinúria (presença

de proteína na urina). Acomete mulheres na segunda metade da gravidez (após a 20ª semana de gestação).

A causa da pré-eclampsia ocorrer durante a gravidez é desconhecido. Sabe-se, no entanto, que a existência da placenta é obrigatória e que não precisa existir o feto. Alguns tumores placentários provocam pré-eclampsia sem que haja feto. A doença desaparece assim que a placenta sai do organismo da mulher.

Sinais e Sintomas

A forma mais amena da doença é chamada de pré-eclampsia leve e a mulher pode até não notar sintomas. Por vezes, percebe-se um pequeno inchaço. A necessidade de se realizar um bom pré-natal é imensa durante toda a gravidez. O médico aferirá a pressão e fará frequentes exames de urina para identificar a doença.

Já na pré-eclampsia grave, além do aumento da pressão arterial e proteinúria, inchaço, pode-se notar cefaleia (dor de cabeça), cansaço, sensação de ardor no estômago e alterações visuais ligeiras. Quando a eclampsia estiver iminente acontecerá hemorragias vaginais e diminuição dos movimentos do seu bebê.

A eclampsia é caracterizada quando a mulher com pré-eclampsia grave convulsiona ou entra em coma. A mulher tem convulsões porque a pressão sobe muito e, em decorrência disso, diminui o fluxo de sangue que vai para o cérebro. Essa é a principal causa de morte materna no Brasil atualmente.

Tabela 2.94 – Pontos para tratamento de eclampsia

Doença	Especialidade	Nome	Pontos	Pontos	Pontos
Eclampsia	GO	Fogo Perverso/ Vento no Fígado	B-38; E-36; VB-34; VG-14; VG-16; VG-20	IG-11; TA-5	R-7; R-8; R-9
Eclampsia	GO	Fogo Perverso/ Vento no Fígado	CS-6; CS-7; VB-2; VB-34; ID-14; E-36	–	–
Eclampsia	GO	Fogo Perverso/ Vento no Fígado	VB-41; IG-4; IG-11; B-60	–	–
Eclampsia	GO	Fogo Perverso/ Vento no Fígado	VC-15; VG-14; CS-5; E-40; C-7	–	–
Eclampsia	GO	Fogo Perverso/ Vento no Fígado	VG-15; ID-4; B-5; B-38; B-64; F-10	F-11; E-36	–

B = Bexiga; C = Coração; CS = Circulação-Sexo; E = Estômago; F = Fígado; GO = Ginecologia e Obstetrícia; ID = Intestino Delgado; IG = Intestino Grosso; R = Rim; TA = Triplo Aquecedor; VB = Vesícula Biliar; VC = Vaso Concepção; VG = Vaso Governador.

Eczema

Eczema é uma lesão da pele decorrente de sua inflamação. Os eczemas, em geral, iniciam-se pela aparecimento, à superfície da pele, de vermelhidão (eritema) e inchaço (edema) da superfície cutânea. Como consequência, pode ocorrer um acúmulo de líquidos em pequenas vesículas, com prurido. Das vesículas, um líquido seroso é secretado, o que favorece a formação de crosta. Com a progressão do quadro, a pele torna-se espessa (liquenificada).

Sintomas

Ardência na área afetada pelo eczema, edema e ressecamento de pele.

Eczema Genital

Eczema é um "tipo de reacção cutânea inflamatória exsudativa e pruriginosa, provocada por agentes exógenos ou endógenos, que se caracteriza: clinicamente e na fase aguda, por sucessão de elementos eritematopapulovesiculosos; na fase crónica, pela tendência para a liquenificação..."[14].

O que isto quer dizer é que o eczema é uma reação da pele com inflamação (calor, rubor ou vermelhidão, inchaço e dor), exsudação (saída de material das camadas mais profundas da pele para o exterior, quer seja líquido, quer sejam células) e prurido, ou seja, "comichão".

O que Provoca o Eczema?

Como está patente na definição apresentada, existem vários fatores que podem contribuir para o aparecimento desta reação, isoladamente ou agrupados. Alguns são exógenos, ou seja, vêm do meio exterior provocar reação exagerada, ao passo que outros dependem da própria reação exagerada que o organismo do indivíduo produz, independentemente do fator que a desencadeou. São eles:

- Factores exógenos:
  - Alergia.
  - Traumatismo.
  - Fatores ambientais.
- Fatores endógenos:
  - Atopia.
  - Fatores psicológicos.
  - Alterações vasculares.

- Fatores mistos:
  - Retenção de suor.
  - Infecções.

Qual o Aspecto do Eczema?

O eczema na fase aguda é uma lesão eritematopapulovesiculosa, ou seja, possui vários tipos:

- Eritema: alteração da cor da pele entre rosa pálido e vermelho vivo ou arroxeado, que desaparece quando se faz pressão com o dedo e volta a aparecer quando se retira a pressão.
- Pápulas: elevação da superfície cutânea, sólida e pequena (menos de 1cm de diâmetro).
- Vesículas: acumulação localizada de conteúdo (líquido) seroso com menores dimensões que a bolha.

Pode ainda surgir uma crosta amarelo-acastanhada de material destruído à superfície.

Na fase crônica, ocorre liquenificação, ou seja, a pele fica mais espessa, mais escura, com menos pilosidade e com o pregueado natural acentuado, constituindo quadrículas.

Em quais Regiões o Eczema se Distribui?

Depende do fator desencadeante. Caso se trate de um traumatismo ou de uma alergia, o eczema surge na zona afetada pelo traumatismo ou que esteve em contato com a substância a que a pessoa é alérgica. Caso se trate de um eczema por atopia, apresenta uma distribuição característica:

- Face:
  - Fronte ou "testa".
  - Regiões malares ou "maçãs do rosto".
  - Mento ou "queixo".
- Face anterior da prega do cotovelo.
- Punhos.
- Região poplitea ou face posterior do joelho.
- Virilhas.
- Órgãos genitais externos.
- Contorno perianal.

Tabela 2.95 – Pontos para tratamento de eczema

Doença	Especialidade	Nome	Pontos	Pontos	Pontos
Eczema	DE	Calor, Umidade	BP-6; B-38; E-36	–	–
Eczema	DE	Calor, Umidade	CS-3; CS-7; VC-23; VC-24; VB-14; VB-20	VB-29; VB-30; VB-31; VB-32; VB-34; VB-39	–
Eczema	DE	Calor, Umidade	CS-5; VC-2; VC-3; VC-4; VC-5; VC-6	VC-7; VB-26; VB-27; VB-28; VB-29; VB-34	VG-1; VG-15; VG-16
Eczema	DE	Calor, Umidade	CS-7; VB-38; IG-2; IG-4; IG-5; IG-10	IG-11; ID-3; VB-38	VG-4; F-5; F-6
Eczema	DE	Calor, Umidade	F-3; ID-8; BP-4; BP-6; B-38; B-39	E-35; E-36	–
Eczema	DE	Calor, Umidade	IG-4; IG-11; BP-6; BP-9; BP-10; E-36	–	–
Eczema	DE	Calor, Umidade	VB-24; F-13; F-14; B-19; B-20; B-21	B-44; E-45	–
Eczema	DE	Calor, Umidade	VB-30; VB-31; VB-32; VB-40; VB-43	–	–
Eczema	DE	Calor, Umidade	VC-2; VC-4; VG-1; BP-6	–	–
Eczema	DE	Calor, Umidade	VG-14; B-15; B-17; B-23	–	–

B = Bexiga; BP = Baço-Pâncreas; CS = Circulação-Sexo; DE = Dermatologia; E = Estômago; F = Fígado; ID = Intestino Delgado; IG = Intestino Grosso; VB = Vesícula Biliar; VC = Vaso Concepção; VG = Vaso Governador.

Edema

Edema Pulmonar

Edema pulmonar é insuficiência ventricular esquerda aguda e grave, com hipertensão venosa pulmonar e inundação alveolar. Os achados são dispneia grave, diaforese, sibilos e, às vezes, escarro espumoso e tinto de sangue. O diagnóstico é clínico com a ajuda de radiografia de tórax. O tratamento é feito com O_2, nitratos, diuréticos, morfina e, às vezes, entubação intratraqueal e ventilação mecânica.

Se a pressão de enchimento do ventrículo esquerdo (VE) aumentar subitamente, o líquido plasmático move-se rapidamente dos capilares pulmonares para os espaços intersticiais e alvéolos, causando edema pulmonar. Cerca da medade dos casos decorre de isquemia coronariana aguda, um quarto de descompensação de insuficiência cardíaca significativa subjacente, incluindo insuficiência cardíaca por disfunção diastólica decorrente de hipertensão e o restante secundário à arritmia, valvopatia aguda ou sobrecarga de volume aguda decorrente, com frequência, de líquidos intravenosos (IV). Frequentemente, está envolvida a não complacência às drogas ou à dieta.

Sinais e Sintomas

Os pacientes desenvolvem dispneia intensa, inquietação e ansiedade, além de sensação de sufoco. São comuns tosse produtiva com expectoração tingida de sangue, palidez, cianose, diaforese intensa; alguns pacientes espumam pela boca. A hemoptise franca é incomum. O pulso é rápido e de baixo volume; a pressão arterial (PA) é variável. A hipertensão acentuada indica a existência de reserva cardíaca significativa e a hipotensão é um péssimo sinal. Os estertores finos inspiratórios são amplamente dispersos anterior e posteriormente em ambos os campos pulmonares. Podem ocorrer sibilos intensos (asma cardíaca). Os esforços respiratórios ruidosos frequentemente dificultam a ausculta cardíaca, mas é possível auscultar galope de soma, ou seja, a fusão de B_3 e B_4. Pode-se evidenciar sinais de insuficiência do VD (por exemplo, distensão das veias do pescoço e edema periférico).

Edema do Braço

O edema do braço – excesso de líquido intersticial no braço – pode ser uni ou bilateral e desenvolver-se gradual ou abruptamente. Pode ser agravado pela imobilização e aliviado pela elevação e exercícios.

TRATAMENTOS DE ACUPUNTURA – **135**

Tabela 2.96 – Pontos para tratamento de eczema genital

Doença	Especialidade	Nome	Pontos	Pontos	Pontos
Eczema genital	GO	Calor, Umidade em Vesícula Biliar	B-60; B-64; E-31; VC-3; IG-9; F-1	BP-11; B-28; B-31; B-35; B-38; B-48	–
Eczema genital	GO	Calor, Umidade em Vesícula Biliar	CS-6; CS-8; VB-24; VG-9; VG-14; VG-16	VG-27; IG-1; F-3; F-4; F-13; BP-5	B-57; R-3; R-5; R-7; R-8
Eczema genital	GO	Calor, Umidade em Vesícula Biliar	VB-24; F-13; F-14; B-19; B-20; B-21	B-44; E-45	B-13; B-18; B-19
Eczema genital	GO	Calor, Umidade em Vesícula Biliar	VB-38; VG-14; IG-7; IG-11; IG-15; BP-6	BP-10; TA-6	–
Eczema genital	GO	Calor, Umidade em Vesícula Biliar	VC-1; VC-2; VC-4; VC-6; VC-7; VB-28	E-28; E-32	–
Eczema genital	GO	Calor, Umidade em Vesícula Biliar	VC-1; VC-2; VG-1; VG-2; VG-4; BP-6	BP-9; R-10; R-12; E-29	–
Eczema genital	GO	Calor, Umidade em Vesícula Biliar	VC-4; VB-27; F-1; F-2; F-11; B-32	B-34; B-38; B-47; B-48; B-55; VB-29	–

B = Bexiga; BP = Baço-Pâncreas; CS = Circulação-Sexo; E = Estômago; F = Fígado; GO = Ginecologia e Obstetrícia; IG = Intestino Grosso; R = Rim; TA = Triplo Aquecedor; VB = Vesícula Biliar; VC = Vaso Concepção; VG = Vaso Governador.

O edema no braço indica o desequilíbrio localizado de líquidos entre os espaços intersticial e intravascular. Habitualmente, é consequência de trauma, doenças venosas, toxinas e certos tratamentos.

Intervenções de Emergência

Remover anéis, pulseiras e relógios do braço afetado. Esses itens podem atuar como torniquetes. Certificar-se que as mangas do paciente não inibam a drenagem de líquido ou o fluxo sanguíneo.

História e Exame Físico

Quando for obter a história do paciente, uma das primeiras questões a serem formuladas é: *há quanto tempo seu braço está inchado?* Pesquisar se ele também apresenta dor, dormência ou formigamento no braço. O exercício e a elevação do braço diminuem o edema? Perguntar sobre lesões recentes no braço, como queimaduras ou picadas de insetos. Observar se houve tratamento IV recente, cirurgia ou radioterapia para câncer de mama.

Precisar a gravidade do edema, comparando o tamanho e a simetria dos dois braços. Utilizar uma fita métrica para determinar a circunferência exata e marcar o local onde a medida foi realizada, a fim de realizar medidas comparativas depois. Certificar-se de verificar se o edema é unilateral ou bilateral; avaliar a compressibilidade (ver *Edema: compressível*

ou não compressível?, em Edema generalizado). A seguir, examinar e comparar a cor e a temperatura de ambos os braços. Observar se há eritema, equimoses e ferimentos que sugiram lesão. Palpar e comparar os pulsos radiais e braquiais. Finalmente, constatar se há dor no braço, assim como diminuição de sensibilidade e de mobilidade. Se for detectado sinal de comprometimento neurovascular, elevar o braço.

Causas Médicas

Edema Angioneurótico

O edema angioneurótico é uma reação comum, caracterizada por edema de início súbito, indolor, sem prurido, acometendo mãos, pés, pálpebras, lábios, face, pescoço, genitália ou vísceras. Embora o inchaço não seja pruriginoso, ele pode causar sensação de queimação e parestesia. Se o edema se estender para laringe, podem ocorrer sinais de desconforto respiratório.

Envenenamento

Envenenamento por cobras, animais aquáticos ou insetos pode causar edema ao redor da mordida ou picada, que rapidamente se espalha para o braço todo. Dor, eritema e prurido no local são comuns; parestesias são ocasionais. Mais tarde, o paciente pode desenvolver sinais e sintomas generalizados, como náusea, vômito, fraqueza, câimbras musculares, febre, calafrios, hipotensão, cefaleia e, nos casos graves, dispneia, convulsões e paralisia.

Queimadura

Dois dias (ou menos) após a queimadura do braço podem ocorrer edema grave, dor e lesão tissular.

Síndrome da Veia Cava Superior

Em geral, edema bilateral dos braços progride de maneira lenta, sendo acompanhado de edema da face e pescoço. Veias dilatadas marcam as áreas edemaciadas. O paciente também se queixa de cefaleia, vertigem e distúrbios visuais.

Trauma no Braço

Logo após uma lesão com esmagamento, o edema pode afetar o braço inteiro. Podem ocorrer equimoses, sangramento superficial, dor, dormência ou paralisia.

Tromboflebite

Tromboflebites, que podem ser resultantes da inserção periférica de cateteres centrais e *portocaths* nos braços, podem causar edema, dor e calor. A tromboflebite venosa profunda também pode provocar cianose, febre, calafrios e mal-estar; a tromboflebite superficial causa vermelhidão, dolorimento e endurecimento ao longo da veia.

Outras Causas
Tratamentos

O edema localizado do braço pode ser resultante de infiltração de líquido IV no tecido intersticial. A mastectomia radical ou a mastectomia radical modificada, que interrompem a drenagem linfática, pode causar edema do braço inteiro, assim como a dissecção de linfonodos axilares. A radioterapia para câncer de mama também pode provocar edema imediatamente após o tratamento ou meses depois.

Considerações Especiais

O tratamento do paciente com edema no braço varia de acordo com a causa subjacente. As medidas de cuidados gerais incluem elevação do braço, reposicionamento frequente, além de utilização adequada de faixas e curativos, a fim de facilitar a drenagem e a circulação. Certificar-se de fornecer cuidado adequado à pele do paciente, a fim de evitar lesões e formação de úlceras de pressão. Administrar, também, analgésicos e anticoagulantes, se necessário.

Indicadores Pediátricos

O edema de braço raramente ocorre em crianças, exceto como parte de edema generalizado, mas pode ser resultante de traumatismo no braço, como queimadura ou lesões com esmagamento.

Edema Escrotal

O edema escrotal ocorre quando uma condição que afeta testículos, epidídimo ou pele do escroto causa edema ou tumoração; pode ocorrer envolvimento do pênis. Pode ser unilateral ou bilateral, doloroso ou indolor, e afetar indivíduos do sexo masculino de qualquer idade.

O início súbito de edema escrotal com dor sugere torção de testículo ou de apêndices testiculares, especialmente em meninos pré-púberes. Essa emergência torna necessária cirurgia imediata para destorcer e estabilizar o cordão espermático ou remover o apêndice.

Intervenções de Emergência

Se ocorrer dor intensa acompanhando o edema escrotal, perguntar ao paciente quando o inchaço começou. Utilizando um estetoscópio com Doppler, avaliar o fluxo sanguíneo do testículo. Se estiver diminuído ou ausente, suspeitar de torção de testículo e preparar o paciente para cirurgia. Suspender a alimentação, instalar um acesso venoso e aplicar compressa de gelo no escroto, para reduzir dor e inchaço. Pode ser realizada uma tentativa de distorcer manualmente o cordão, mas mesmo que esta seja bem-sucedida, ainda será necessária cirurgia para estabilização.

História e Exame Físico

Se o paciente não apresentar sofrimento, prosseguir com a história. Perguntar sobre lesões no escroto, secreção uretral, urina turva, aumento da frequência urinária e disúria. O paciente é sexualmente ativo? Quando foi o último contato sexual? Apresenta antecedentes de doenças sexualmente transmissíveis? Pesquisar sobre doenças recentes, em particular, caxumba. Ele tem antecedente de cirurgia de próstata ou sondagem prolongada? A mudança da posição do corpo ou nível de atividade afeta o edema?

Obter os sinais vitais, observando especialmente febre; palpar dor abdominal. Depois examinar toda a área genital. Avaliar o escroto com o paciente em posição supina e em pé; verificar o tamanho e a cor. O inchaço é unilateral ou bilateral? São visíveis sinais de trauma ou contusões? Há exantemas ou lesões presentes? Palpar gentilmente o escroto para avaliar cistos ou tumores. Observar, em especial, dor e aumento da consistência. Averiguar a posição dos testículos no escroto. Transiluminar o escroto para diferenciar cisto preenchido por líquido de massa tumoral sólida (esta não pode ser transiluminada).

Causas Médicas

Cisto de Epidídimo

Localizados na cabeça do epidídimo, cistos podem causar edema escrotal indolor.

Edema Escrotal Idiopático

O inchaço ocorre rapidamente no edema escrotal idiopático e quase sempre desaparece dentro de 24h. O testículo do lado afetado é róseo.

Epididimite

As principais características da inflamação são dor, dolorimento extremo e edema na virilha e no escroto. O paciente bamboleia para evitar a pressão na virilha e no escroto ao caminhar. Pode apresentar febre alta, mal-estar, secreção uretral, urina turva e dor na porção inferior do abdome do lado afetado. A pele do escroto pode estar quente, vermelha, seca, descamativa, escamosa e fina.

Espermatocele

A espermatocele é uma massa cística geralmente indolor, que fica acima e atrás do testículo; contém líquido opaco e esperma. Seu início pode ser agudo ou gradual. Tem menos de 1cm de diâmetro, é móvel e pode ser transiluminada.

Hidrocele

O acúmulo de líquido provoca edema gradual no escroto, em geral, indolor. O escroto pode estar amolecido e cístico, ou firme e tenso. Palpação revela massa arredondada não dolorosa no escroto.

Orquite (Aguda)

Caxumba, sífilis ou tuberculose podem causar orquite, provocando inchaço súbito doloroso de um ou, algumas vezes, de ambos os testículos. Os achados relacionados incluem escroto quente e vermelho, febre de até 40°C; calafrios; dor na porção inferior do abdome; náuseas; vômitos; e fraqueza extrema. Em geral, sinais urinários estão ausentes.

Torção da Hidátide de Morgagni

A torção desse cisto pequeno, do tamanho de uma ervilha, corta o suprimento de sangue, ocasionando edema duro e doloroso no polo superior do testículo.

Torção Testicular

Mais comum antes da puberdade, a torção testicular é uma emergência urológica que causa edema escrotal, dor súbita e intensa e, possivelmente, elevação do testículo afetado no escroto. Também pode provocar náuseas e vômitos.

Trauma Escrotal

O trauma fechado causa edema escrotal, com contusão e dor intensa. O escroto pode se tornar escuro ou azulado.

Tumor de Testículo

Tipicamente indolor, o tumor testicular (macio e firme) motiva inchaço e sensação de peso excessivo no escroto.

Outra Causa

Cirurgia

Derramamento de sangue de cirurgia pode causar hematocele, induzindo edema escrotal.

Considerações Especiais

Manter o paciente em repouso no leito e administrar antibiótico. Fornecer líquidos, fibras e laxantes adequados. Colocar uma toalha enrolada entre as pernas dele e sob o escroto, para auxiliar a diminuição do inchaço grave. Ou, se o paciente apresentar edema leve a moderado, orientar para utilização de suporte atlético folgado, revestido por curativo de algodão macio. Administrar analgésicos para aliviar a dor por vários dias. Estimular banhos de assento e aplicar bolsa de calor ou gelo para reduzir a inflamação.

Preparar o paciente para aspiração com agulha de cistos preenchidos por líquido e outros exames diagnósticos, como tomografia de pulmão e tomografia computadorizada de abdome, a fim de excluir tumores malignos.

Indicadores Pediátricos

A avaliação física completa é especialmente importante em crianças com edema escrotal que não são capazes de informar dados de história. Em crianças de até 1 ano de idade, hérnias ou hidroceles do cordão espermático podem se originar de anormalidades do desenvolvimento fetal. Em bebês, o edema escrotal pode ser originário de dermatite relacionada à amônia se as fraldas não forem trocadas com frequência suficiente. Em meninos na pré-puberdade, resulta da torção do cordão espermático.

Em crianças, outras doenças que podem causar edema escrotal incluem epididimites (raras antes dos 10 anos de idade), orquite traumática (em razão de esportes de contato) e caxumba, que habitualmente ocorre após a puberdade.

Edema Facial

O edema facial refere-se ao edema localizado – ao redor dos olhos, por exemplo – ou ao edema facial mais generalizado, que pode se estender para pescoço e braços. Ocasionalmente doloroso, esse sinal pode se desenvolver de forma gradual ou abrupta. Algumas vezes, precede o aparecimento de edema periférico ou generalizado. O edema leve pode ser de difícil detecção; o paciente ou indivíduos familiarizados com sua aparência podem relatar esse edema antes de ser percebido na avaliação.

O edema facial resulta de ruptura das pressões osmóticas e hidrostáticas, que governam o movimento de líquidos entre artérias, veias e linfáticos. Pode resultar de doenças venosas, inflamatórias e certas doenças sistêmicas, assim como trauma, alergia, desnutrição ou efeitos de certos medicamentos, exames e tratamentos.

Intervenções de Emergência

Se o paciente apresentar edema facial associado a queimaduras ou referir exposição recente a um alérgeno, avaliar rapidamente o estado respiratório. O edema pode acometer também as vias aéreas superiores, acarretando obstrução com risco de morte. Se detectar sibilos audíveis, estridor inspiratório ou outros sinais de desconforto respiratório, administrar adrenalina. Para o paciente em sofrimento intenso – com ausência de ruídos respiratórios e cianose – pode ser necessária entubação intratraqueal, cricotireotomia ou traqueostomia. Sempre administrar oxigênio.

História e Exame Físico

Se o paciente não estiver em sofrimento intenso, obter a história de saúde. Perguntar se o edema facial se desenvolveu súbita ou gradualmente. É mais proeminente cedo, pela manhã, ou se agrava durante o dia? Houve ganho de peso? Se for o caso, quanto e em quanto tempo? Foi observado alteração no volume ou na cor da urina? E no apetite? Obter a história de medicações e investigar sobre trauma facial recente.

Iniciar o exame físico caracterizando o edema. É localizado em parte da face ou acomete ela toda? Estende-se a outras partes do corpo? Determinar se o edema é compressível ou não compressível; graduar a sua gravidade. A seguir, obter os sinais vitais e avaliar o estado neurológico. Examinar a cavidade oral, a fim de averiguar a higiene dental e procurar sinais de infecção. Visualizar a orofaringe; observar edema de partes moles.

Causas Médicas

Calázio

O calázio causa edema e dor na pálpebra afetada, acompanhada de pequena tumoração vermelha na superfície da conjuntiva.

Celulite Orbital

O início súbito de edema orbital caracteriza a celulite orbital. Pode ser acompanhado por secreção purulenta unilateral, hiperemia, exoftalmo, hiperemia de conjuntiva, alteração dos movimentos extraoculares, febre e dor intensa na órbita.

Conjuntivite

A conjuntivite causa edema da pálpebra, lacrimejamento excessivo, prurido e ardor no olho. A inspeção revela secreção purulenta espessa, pálpebras com crostas e hiperemia da conjuntiva. O envolvimento da córnea causa fotofobia e dor.

Dacrioadenite

O edema periorbital intenso caracteriza a dacrioadenite, que também pode causar hiperemia de conjuntiva, secreção purulenta e dor temporal.

Dacriocistite

A inflamação do saco lacrimal causa edema palpebral importante e lacrimejamento constante. Nos casos agudos, dor e dolorimento próximos ao saco lacrimal acompanham a secreção purulenta.

Herpes-zóster Oftálmico (Cobreiro)

No herpes-zóster, pálpebras edemaciadas e vermelhas acompanham lacrimejamento excessivo e secreção serosa. A dor intensa unilateral facial pode ocorrer vários dias antes da erupção das vesículas.

Mixedema

O mixedema eventualmente causa edema facial generalizado, pele seca com aspecto de cera, perda de cabelos e cabelos ásperos, e outros sinais de hipotireoidismo.

Pré-eclampsia

O edema de face, mãos e tornozelos é um sinal precoce de pré-eclampsia. Outras características incluem ganho de peso excessivo, cefaleia intensa, embaçamento da visão, hipertensão e dor na região mesoepigástrica.

Queimaduras Faciais

Queimaduras podem causar edema extenso, dificultando a respiração. Os achados adicionais incluem pelos nasais chamuscados, mucosa vermelha, escarro com fuligem e sinais de desconforto respiratório (como estridor inspiratório).

Reação Alérgica

O edema facial pode caracterizar reação alérgica local e anafilaxia. Na anafilaxia com risco de morte, o edema angioneurótico pode ocorrer com urticária e vermelhidão. O edema causa rouquidão, estridor e broncoespasmo (com dispneia e taquipneia). Sinais de choque (como hipotensão, pele fria e úmida) também podem ocorrer. A reação localizada causa edema, eritema e urticária.

Rinite (Alérgica)

Na rinite, as pálpebras vermelhas e edemaciadas são acompanhadas de espirros paroxísticos, prurido no nariz e olhos e rinorreia aquosa e profusa. O paciente também pode desenvolver congestão nasal, lacrimejamento excessivo, cefaleia, dor nos seios da face e, algumas vezes, mal-estar e febre.

Síndrome da Veia Cava Superior

A síndrome da veia cava superior gradualmente produz edema facial e no pescoço, acompanhado por edema torácico e dilatação da veia jugular. Também causa sintomas no sistema nervoso central, como cefaleia, distúrbios visuais e vertigem.

Síndrome Nefrítica

Habitualmente o primeiro sinal de síndrome nefrítica, o edema periorbital precede os edemas postural e abdominal. Os achados associados incluem ganho de peso, náusea, vômito, anorexia, letargia, fadiga e palidez.

Sinusite

A sinusite frontal causa edema da testa e das pálpebras. A sinusite maxilar produz edema na área maxilar, assim como mal-estar, edema de gengiva e trismo. Ambos os tipos também são acompanhados por dor facial, febre, congestão nasal, secreção nasal purulenta, assim como mucosa nasal edemaciada e vermelha.

Tracoma

No tracoma, o edema afeta as pálpebras e a conjuntiva, sendo acompanhado por dor ocular, lacrimejar excessivo, fotofobia e secreção ocular. O exame revela linfonodo pré-auricular inflamado e folículos visíveis na conjuntiva.

Trauma Facial

A extensão de edema varia de acordo com o tipo de lesão. Por exemplo, contusão pode causar edema localizado, ao passo que fratura nasal ou maxilar causa edema mais generalizado. As características associadas também dependem do tipo de lesão.

Triquinose

A triquinose é uma doença infecciosa relativamente rara, que causa edema palpebral de início súbito, com febre (38,2 a 40ºC); conjuntivite; dor muscular; pele com prurido e ardor; sudorese; lesões cutâneas; e delírio.

Trombose de Seio Cavernoso

A trombose de seio cavernoso é uma doença rara, porém grave. Pode começar com edema unilateral e rapidamente progredir para bilateral da testa, base do nariz e pálpebras. Também pode produzir calafrios, febre, cefaleia, náusea, letargia, exoftalmo e dor ocular.

Outras Causas

Cirurgias e Transfusão

Cirurgia de crânio, nariz ou mandíbula pode causar edema facial, assim como transfusão de sangue, acarretando reação alérgica.

Drogas

A utilização prolongada de glicocorticoides pode produzir edema facial. Qualquer droga que cause reação alérgica (aspirina, antipiréticos, penicilina e preparações à base de sulfa, por exemplo) pode ter o mesmo efeito.

Alerta sobre Fitoterápicos

A ingestão da polpa da fruta de *Gingko biloba* pode causar eritema intenso, edema e formação rápida de vesículas. Matricária e *Chrysantemum parthenium* podem causar edema de lábios, irritação na língua e úlceras na boca. Alcaçuz pode causar edema facial, retenção de líquidos ou distensão, especialmente se utilizado antes da menstruação.

Exames Diagnósticos

Reação alérgica a meio de contraste utilizado em exames radiológicos pode causar edema facial.

Considerações Especiais

Administrar analgésico para dor e aplicar creme, a fim de reduzir o prurido. A menos que seja contraindicado, aplicar compressas frias nos olhos do paciente, para diminuir o edema. Elevar a cabeceira da cama, para auxiliar a drenagem do líquido acumulado. Os exames de urina e sangue são, habitualmente, solicitados para auxiliar a diagnosticar a causa do edema facial.

Indicadores Pediátricos

Em geral, a pressão do tecido periorbital é mais baixa em crianças do que em adultos. Como resultado, as crianças têm maior probabilidade de desenvolver edema periorbital. Na verdade, esse edema é mais comum do que o periférico em crianças com doenças como insuficiência cardíaca e glomerulonefrite aguda. A coqueluche também pode causar edema periorbital.

Edema Generalizado

Um sinal comum em doentes graves, o edema generalizado é o acúmulo excessivo de líquido intersticial no corpo. Sua gravidade varia muito. O edema discreto pode ser difícil de detectar, especialmente se o paciente for obeso. Por sua vez, o edema maciço é muito aparente.

O edema generalizado é tipicamente crônico e progressivo. Pode resultar de doenças cardíacas, renais, endócrinas ou hepáticas, assim como de queimaduras graves, desnutrição ou efeitos de certas drogas e tratamentos.

Os fatores comuns responsáveis pelo edema são hipoalbuminemia, assim como ingestão excessiva ou retenção de sódio, ambos influenciando a pressão osmótica do plasma. O edema cíclico associado à secreção de aldosterona pode ocorrer nas mulheres pré-menopausa.

Intervenções de Emergência

Determinar rapidamente a localização e a gravidade do edema, incluindo o grau de compressibilidade. Se o paciente apresentar edema grave, obter de imediato os sinais vitais, verificar dilatação de veia jugular e cianose nos lábios. Auscultar coração e pulmões. Estar alerta para sinais de insuficiência cardíaca ou congestão pulmonar (como estertores, batimentos cardíacos abafados ou galope ventricular). A menos que o paciente esteja hipotenso, colocá-lo na posição de Fowler para facilitar a expansão pulmonar. Preparar para administrar oxigênio e diurético IV. Manter equipamento de reanimação de emergência disponível.

História e Exame Físico

Quando as condições do paciente permitirem, obter a história médica completa. Primeiro, anotar quando o edema começou. Este se altera durante o dia – por exemplo, das extremidades superiores para as inferiores, para a região periorbital ou sacral? O edema é pior pela manhã ou no final do dia? É afetado por alterações de posição? É acompanhado de falta de ar ou de dor nos braços e nas pernas? Pesquisar quanto peso o paciente ganhou. O volume de diurese se alterou em quantidade ou qualidade?

A seguir, perguntar sobre queimaduras prévias ou doenças cardíacas, renais, hepáticas, endócrinas ou gastrointestinais (GI). Solicitar ao paciente para descrever sua dieta, a fim de avaliar se ele apresenta desnutrição proteica. Explorar a história de medicações; anotar utilização recente de drogas IV.

Iniciar o exame físico comparando os braços e as pernas quanto à simetria do edema. Também, verificar equimoses e cianose. Avaliar as costas, o sacro, os quadris do paciente acamado, para identificar edema postural. Palpar os pulsos periféricos, observando se pés e mãos estão frios. Finalmente, realizar avaliação cardíaca e respiratória completa.

Causas Médicas

Derrame Pericárdico

No derrame pericárdico, o edema compressível generalizado pode ser mais evidente nos braços e nas pernas. Pode ser acompanhado por dor torácica, dispneia, ortopneia, tosse não produtiva, atrito de fricção pericárdica, dilatação da veia jugular, disfagia e febre.

Desnutrição

A anasarca na desnutrição pode mascarar o consumo muscular dramático. A desnutrição tipicamente causa fraqueza muscular, letargia, anorexia, diarreia, apatia, pele seca e rugosa e sinais de anemia, como tontura e palidez.

Edema Angioneurótico ou Angioedema

Crises agudas, indolores e reincidentes de edema não compressível, envolvendo a pele e as mucosas – especialmente as do trato respiratório, face, pescoço, lábios, laringe, mãos, pés, genitálias ou vísceras –, podem resultar de alergia a alimentos ou medicamentos, assim como de estresse emocional, ou podem ser hereditárias. Dor abdominal, náuseas, vômitos e diarreia acompanham o edema visceral; dispneia e estridor seguem o edema de laringe, que acarreta risco de morte.

Insuficiência Cardíaca

Edema compressível generalizado grave – ocasionalmente anasarca – pode ocorrer tardiamente nesta doença, após edema de membros inferiores. O edema pode melhorar com exercício ou elevação dos membros e tipicamente piora no final do dia. Entre outros achados tardios clássicos estão hemoptise, cianose, hepatomegalia importante, abaulamento dos dedos, estertores e galope ventricular. Em geral, o paciente apresenta taquipneia, palpitações, hipotensão, ganho de peso (apesar da anorexia), lentificação das respostas mentais, sudorese e palidez. Dispneia, ortopneia, fadiga e taquicardia caracterizam a insuficiência cardíaca esquerda; edema periférico evidencia a insuficiência cardíaca direita.

Insuficiência Renal

Na insuficiência renal aguda, o edema compressível generalizado ocorre como um sinal tardio. Na insuficiência renal crônica, há menor probabilidade do edema se generalizar, sua gravidade depende da sobrecarga hídrica. Ambas as causas de insuficiência renal acarretam oligúria, anorexia, náuseas e vômitos, tontura, confusão, hipertensão, dispneia, estertores, tontura e palidez.

Mixedema

No mixedema, que é uma forma grave de hipotireoidismo, o edema não compressível generalizado é acompanhado por pele seca, descamativa, sem elasticidade, com aparência de cera e pálida, fácies infiltrada e queda da pálpebra superior. A observação também revela fácies como máscara, perda de cabelo ou cabelos quebradiços e lentificação psicomotora. Os achados associados incluem rouquidão, ganho de peso, fadiga, intolerância ao frio, bradicardia, hipoventilação, constipação, distensão abdominal, menorragia, impotência e infertilidade.

Pericardite (Constritiva Crônica)

Assemelhando-se à insuficiência cardíaca direita, a pericardite geralmente inicia-se com edema compressível de braços e pernas, podendo progredir para edema generalizado. Outros sinais e sintomas incluem ascite, sinal de Kussmaul, dispneia, fadiga, fraqueza, distensão abdominal e hepatomegalia.

Queimadura

Edema associado à lesão tissular varia com a gravidade da queimadura. Pode ocorrer edema generalizado grave (4cm) até 2 dias após uma grande queimadura; edema localizado pode ocorrer em queimaduras menos graves.

Síndrome Nefrítica

Apesar da síndrome nefrítica ser caracterizada por edema generalizado compressível, inicialmente este se localiza ao redor dos olhos. Nos casos graves, ocorre anasarca, aumentando o peso corpóreo em até 50%. Outros sinais e sintomas comuns são ascite, anorexia, fadiga, mal-estar, depressão e palidez.

Outras Causas

Drogas

Qualquer droga que cause retenção de sódio pode agravar ou provocar edema generalizado. São exemplos os anti-hipertensivos, corticosteroides, andrógenos, esteroides anabolizantes e anti-infla-matórios não esteroidais, como fenilbutazona, ibuprofeno e naproxeno.

Tratamentos

A infusão de solução salina IV e alimentação parenteral podem causar retenção de sódio e líquido, acarretando edema generalizado, especialmente em pacientes com doenças cardíacas e renais.

Considerações Especiais

Posicionar o paciente com os membros acima do nível do coração para promover a drenagem. Reposicioná-lo periodicamente para evitar úlceras de decúbito. Se apresentar dispneia, abaixar os membros, elevar a cabeceira da cama e administrar oxigênio.

Massagear as áreas avermelhadas, especialmente onde se acumula o edema postural (por exemplo, costas, sacro, quadris ou nádegas). Evitar as lesões de pele nessas áreas, colocando colchão para pressão, almofada de lã de carneiro ou anel de flutuação na cama do paciente. Restringir líquidos e sódio; administrar diurético ou albumina IV.

Monitorar a ingestão e eliminação do paciente, assim como peso diário. Deve-se também monitorar os níveis de eletrólitos – especialmente sódio e albumina. Preparar o paciente para exames de sangue e urina, radiografias, ecocardiograma ou eletrocardiograma.

Indicadores Pediátricos

A insuficiência renal em crianças geralmente causa edema generalizado. Monitorar o equilíbrio de líquidos de forma rigorosa. Lembrar que febre e sudorese podem acarretar perdas hídricas e, desta forma, deve ser aumentada a ingestão de líquidos.

Kwashiorkor (desnutrição proteica) é mais comum em crianças do que em adultos; causa anasarca.

Indicadores Geriátricos

Os pacientes idosos têm maior probabilidade de apresentar edema por várias causas, incluindo diminuição das funções cardíaca e renal e, em alguns casos, mal estado nutricional. Ter cuidado ao administrar líquidos IV para indivíduos idosos, assim como medicações que elevem os níveis de sódio, provocando retenção de líquidos.

Edema na Perna

O edema na perna é um sinal comum, resultante do excesso de líquido intersticial acumulado em uma ou ambas as pernas. Pode acometer apenas o pé e o tornozelo ou se estender até a coxa; pode ser leve ou dramático, compressível ou não compressível.

Esse edema pode resultar de várias doenças venosas, trauma, assim como de certas doenças ósseas e cardíacas que alteram o equilíbrio hídrico normal. Pode resultar de síndrome nefrítica, tromboflebites aguda e crônica, insuficiência venosa crônica (mais comum), celulite, linfedema e drogas. Entretanto, vários mecanismos não patológicos também podem causar edema da perna. Por exemplo, sentar, ficar em pé ou imóvel por período prolongado pode causar edema ortostático bilateral. O edema compressível,

habitualmente, acomete o pé, desaparecendo com repouso e elevação da perna. O aumento da pressão venosa no final da gravidez pode causar edema de tornozelo. Meias-calças ou ligas apertadas podem causar mecanicamente edema de membros inferiores.

História e Exame Físico

Para avaliar o paciente, perguntar inicialmente há quanto tempo ele apresenta o edema. Surgiu súbita ou gradualmente? Diminui com a elevação das pernas? É doloroso ao toque ou ao caminhar? É pior pela manhã ou se agrava progressivamente durante o dia? Perguntar sobre lesões na perna, cirurgia ou doença recente que tenha mantido o paciente imobilizado. Tem história de doença cardiovascular? Finalmente, obter a história dos medicamentos.

Iniciar o exame físico pelo exame de cada perna, a fim de verificar a presença de edema compressível. Como o edema na perna pode comprometer o fluxo arterial, palpar ou utilizar o Doppler para auscultar os pulsos periféricos, assim como detectar insuficiência. Observar a cor da perna e verificar padrões venosos não habituais. A seguir, palpar se ocorre calor, dor e cordões; apertar gentilmente a musculatura da panturrilha contra a tíbia, a fim de avaliar a presença de dor profunda. Se o edema da perna for unilateral, flexionar o pé dorsalmente, pesquisando o sinal de Homans, indicado por dor na panturrilha. Por fim observar espessamento da pele ou ulceração em áreas edemaciadas.

Causas Médicas

Celulite

Edema compressível e pele com aspecto de laranja são causados por infecção por estreptococos ou estafilococos, que com mais frequência ocorre em membros inferiores. A celulite também está associada à eritema, calor e dor na área infectada.

Envenenamento

Edema (de leve a grave) se desenvolve subitamente no local da mordida ou da picada, juntamente com eritema, dor, urticária, prurido e sensação de ardor.

Insuficiência Cardíaca

O edema bilateral das pernas é um sinal precoce da insuficiência cardíaca direita. Outros sinais e sintomas incluem ganho de peso (apesar da anorexia), náusea, aperto no peito, hipotensão, palidez, taquipneia, dispneia aos esforços, ortopneia, dispneia paroxística noturna, palpitações, galope ventricular e estertores inspiratórios. Edema compressível de tornozelo, hepatomegalia, hemoptise e cianose indicam insuficiência cardíaca mais avançada.

Insuficiência Venosa (Crônica)

Edema na perna (unilateral ou bilateral; moderado a grave) ocorre em pacientes com insuficiência venosa. Inicialmente, o edema é macio e compressível, mais tarde se torna duro e a pele fica espessa. Outros sinais incluem escurecimento da pele e úlceras de estase, indolores e facilmente infectáveis ao redor do tornozelo. Em geral, a insuficiência venosa ocorre em mulheres.

Osteomielite

Quando a osteomielite – infecção óssea – afeta a porção inferior da perna, geralmente produz edema localizado (de leve a moderado), o qual pode se estender para articulação adjacente. O edema tipicamente ocorre após febre, dor localizada e dolorimento (que aumenta com a movimentação da perna).

Queimadura

Dois dias ou menos após a lesão, a queimadura da perna pode causar edema (de leve a grave), dor e lesão tissular.

Trauma na Perna

Edema localizado (de leve a grave) pode se formar ao redor do local da lesão.

Tromboflebite

A trombose venosa profunda e superficial pode causar edema unilateral (de leve a moderado). A trombose venosa profunda pode ser assintomática ou causar dor leve a intensa, calor e cianose na perna afetada, assim como febre, calafrios e mal-estar. A tromboflebite superficial comumente causa dor, calor, vermelhidão e endurecimento na veia afetada.

Outras Causas

Cirurgia de *Bypass* Arterial Coronariana

A insuficiência venosa unilateral pode ocorrer após a retirada da veia safena inferior.

Exames Diagnósticos

A venografia é uma causa rara de edema nas pernas.

Considerações Especiais

Fornecer, se necessário, analgésico e antibiótico. Solicitar ao paciente que evite ficar sentado ou em pé por período prolongado; elevar as pernas, se houver necessidade; instruí-lo a não cruzar as pernas. Uma bota compressiva (bota de Unna) pode ser utilizada para ajudar a reduzir o edema. Monitorar a ingestão e eliminação; verificar peso e circunferência da perna diariamente, a fim de detectar alterações no edema. Preparar o paciente para exames diagnósticos, como exames de sangue e urina, assim como radiografias. Determinar a necessidade de modificação dietética (como restrição de sódio e água). Monitorar a pele para avaliar lesão.

Indicadores Pediátricos

Raro em crianças, o edema de membros inferiores pode ser resultante de osteomielite, trauma da perna ou insuficiência cardíaca. A síndrome nefrítica resulta em edema bilateral das pernas, poliúria e edema palpebral.

Embolismo Cerebral

Embolismo Cerebral: Aneurisma

O embolismo ou bloqueio cerebrovascular ocorre quando o fluxo de sangue que irriga uma área de células do cérebro é bloqueado, ocasionando a morte dos neurônios, que deixam de receber o oxigênio e os nutrientes por um determinado período de tempo – 3,5 a 6min. Esse bloqueio pode ser produzido por:

- Arteriosclerose ou aterosclerose, que produz um coágulo sanguíneo, o qual pode ser proveniente de alguma outra parte do corpo; hemorragia ou ruptura de artéria. Existe forte semelhança com o ataque cardíaco, com a diferença de que nesse as fibras do músculo do coração morrem, assim os neurônios do cérebro.
- Aneurisma, que é a dilatação das artérias devido à pressão do sangue. Os aneurismas são perigosos porque pressionam os tecidos por onde passam, bem como podem romper a artéria nesse local, provocando derrame. A extensão do dano dependerá da localização do aneurisma. Se ele se apresenta no cérebro, a pessoa pode ficar semiparalisada de algum membro ou de um olho...Também pode apresentar-se em outras partes do corpo.

144 – TRATAMENTOS DE ACUPUNTURA

Tabela 2.97 – Pontos para tratamento de edema

Doença	Especialidade	Nome	Pontos	Pontos	Pontos
Edema	CG	Deficiência de *Yang* do Rim	VC-4; VC-6; B-23; R-7; R-9; VG-4	VG-14; VB-39	R-7; R-8; R-9
Edema	CG	Muco, Fogo-*Yang* em Baço-Pâncreas	CS-5; VC-2; VC-3; VC-4; VC-5; VC-6	VC-7; VB-20; VB-27; VB-28; VB-29; VB-34	–
Edema	CG	Muco, Fogo-*Yang* em Baço-Pâncreas	CS-8; VC-11; VC-12; VC-13; VC-14; VB-24	BP-16; BP-18; BP-19; BP-20; BP-21; BP-38	VG-4; F-5; F-6
Edema	CG	Muco, Fogo-*Yang* em Baço-Pâncreas	IG-4; B-25; B-27; B-41; E-44	–	BP-44; E-21; E-23
Edema	CG	Muco, Fogo-*Yang* em Baço-Pâncreas	VB-24; F-13; F-14; B-19; B-20; B-21	B-44; E-45	–
Edema	CG	Muco, Fogo-*Yang* em Baço-Pâncreas	VC-4; VC-8; VC-9; VC-11; IG-6; BP-9	B-20; B-47; B-22; B-43	–
Edema	CG	Muco, Fogo-*Yang* em Baço-Pâncreas	VC-9; VB-34; BP-6; BP-10; B-18; B-23	R-7; E-36; VB-40; F-3; F-9; BP-15	–
Edema funcional	CG	Muco, Fogo-*Yang* em Rim	CS-3; VC-15; C-1; C-4; C-5; C-6	–	R-3
Edema funcional	CG	Muco, Fogo-*Yang* em Rim	CS-7; C-7; E-36; VC-17; P-9	–	–
Edema funcional	CG	Muco, Fogo-*Yang* em Rim	IG-4; F-3; BP-6; BP-9; B-23; B-25	–	–

B = Bexiga; BP = Baço-Pâncreas; C = Coração; CG = Clínica Geral; CS = Circulação-Sexo; E = Estômago; F = Fígado; IG = Intestino Grosso; P = Pulmão; R = Rim; VB = Vesícula Biliar; VC = Vaso Concepção; VG = Vaso Governador.

Sintomas

Estão relacionados com as funções que lhe correspondem fazer na área afetada, apresentando-se geralmente num só lado do corpo – braços, pernas e músculos do rosto.

No entanto, as funções da memória ficam afetadas de acordo com o lado da embolia. Se esta for do lado esquerdo a fala ficará afetada – por exemplo, identifica-se um objeto mas sem conseguir denominá-lo. Poderá se recordar de acontecimentos muito antigos, da infância, mas em contrapartida não se recordar de algo que aconteceu há poucos minutos ou no dia anterior. Todos esses sintomas poderão variar dependendo da área afetada e somente o estudo realizado por um neurologista poderá determinar o caso e a atitude a ser tomada. A pressão arterial alta, a obesidade, o colesterol, o diabetes, a idade avançada e o cigarro são os fatores que mais predispõem a estes embolismos.

Encefalite

Encefalite é a inflamação do parênquima do encéfalo, decorrente de invasão viral direta ou hipersensibilidade determinada por vírus ou outra proteína estranha. A encefalomielite é o mesmo processo, mas compromete o encéfalo e a medula espinal. Essas doenças podem ser causadas por vários vírus. Os sintomas são febre, cefaleia e estado mental alterado, muitas vezes acompanhado por convulsões ou déficits neurológicos focais. O diagnóstico requer análise do líquido cefalorraquidiano (LCR) e neuroimagens. O tratamento é de suporte e, para certas causas, inclui drogas antivirais.

Etiologia e Fisiopatologia

A encefalite pode ser uma manifestação primária ou uma complicação secundária de uma infecção viral. Os vírus que causam encefalite primária podem ser epidêmicos (por exemplo, arbovírus, poliovírus, echovírus, coxsackievírus) ou esporádicos (por exemplo, herpes-vírus simples, vírus da raiva, varicela-zóster ou caxumba). As encefalites causadas por arbovírus, transmitidos por mosquitos, infectam pessoas durante o verão e o início do outono, quando o clima está quente. Nos Estados Unidos, a incidência varia de 150 a mais de 4.000 casos por ano, prevalecendo em crianças. A maioria dos casos ocorre durante epidemias. Dentre os arbovírus, o vírus La Crosse (vírus da Califórnia) é identificado como causa principalmente no centro-norte dos Estados Unidos. No entanto, o vírus é distribuído geograficamente e a encefalite de La Crosse provavelmente seja subvalorizada e responsável pela maioria dos casos de encefalite por arbovírus em crianças. A taxa de mortalidade é provavelmente menor que 1%. Até 1975, a encefalite de St. Louis ocorria a cada dez anos, principalmente na região central e leste dos Estados Unidos; hoje em dia é rara. Em 2003, a encefalite do Nilo Ocidental disseminou-se a partir da costa leste, onde apareceu inicialmente em 1999, para quase todos os estados do oeste. A taxa de mortalidade é de aproximadamente 9%. Pequenas epidemias de encefalite equina oriental ocorrem a cada 10 a 20 anos no leste dos Estados Unidos, principalmente em crianças e pessoas com mais de 55 anos. A taxa de mortalidade é de aproximadamente 50 a 70%. Por razões desconhecidas, a encefalite equina ocidental basicamente desapareceu dos Estados Unidos desde 1988[15].

Tabela 2.98 – Pontos para tratamento de embolismo cerebral

Doença	Especialidade	Nome	Pontos	Pontos	Pontos
Embolismo cerebral	NE	Deficiência de *Qi*	R-3; B-23; VG-4; VC-4; B-20; B-21	B-36; BP-6; F-13; VC-17	–
Embolismo cerebral	NE	Elevação do *Yang* do Fígado	B-18; B-23; R-3; BP-6; BP-10; VB-20	VB-34; VB-38; F-2; F-3; VG-20	–
Embolismo cerebral	NE	Elevação de Sangue	CS-6; CS-7; VB-20; VB-21; VB-34; VG-14	VG-16; VG-20; VG-26; IG-2; IG-3; IG-4	–
Embolismo cerebral	NE	Elevação de Sangue	CS-6; CS-7; VB-20; VB-21; VB-34; VG-14	VG-16; VG-20; VG2-6; IG-2; IG-3; IG-4	IG-11; IG-15; IG-20
Embolismo cerebral	NE	Estagnação de Sangue	CS-6; CS-7; VB-20; VB-21; VB-34; VG-14	VG-16; VG-20; VG-26; IG-2; IG-3; IG-4	IG-11; IG-15; IG-20
Embolismo cerebral	NE	Estagnação de Sangue	VC-9; VB-34; BP-6; BP-10; B-18; B-23	VG-16; VG-20; VG-26; IG-2; IG-3; IG-4	–
Embolismo cerebral	NE	Estagnação de Sangue	VC-9; VB-34; BP-6; BP-10; B-18; B-23	R-7; E-36	–
Embolismo cerebral	NE	Sangue bloqueando o Meridiano *Luo*	CS-3; CS-7; VC-23; VC-24; VB-14; VB-20	VB-29; VB-30; VB-31; VB-32; VB-34; VB-39	–
Embolismo cerebral	NE	Sangue bloqueando o Meridiano *Luo*	CS-6; CS-7; VB-20; VB-21; VB-34; VG-14	VG-16; VG-20; VG-26; IG-2; IG-3; IG-4	VG-1; VG-15; VG-16
Embolismo cerebral	NE	Umidade, muco interior	CS-6; CS-7; VB-20; VB-21; VB-34; VG-14	VG-16; VG-20; VG-26; IG-2; IG-3; IG-4	IG-11; IG-15; IG-20
Embolismo cerebral	NE	Umidade, muco interior	VC-4; VC-6; VC-8; VC-12; VG-1; VG-20	E-21; E-36; B-20; B-23; B-43	IG-11; IG-15; IG-20

B = Bexiga; BP = Baço-Pâncreas; CS = Circulação-Sexo; F = Fígado; IG = Intestino Grosso; NE = Neurologia; R = Rim; VB = Vesícula Biliar; VC = Vaso Concepção; VG = Vaso Governador.

146 – TRATAMENTOS DE ACUPUNTURA

Tabela 2.99 – Pontos para tratamento de encefalite

Doença	Especialidade	Nome	Pontos	Pontos	Pontos
Encefalite	MI	Calor tóxico	B-38; E-36; VB-34; VG-14; VG-16; VG-20	IG-11; TA-5	–
Encefalite	MI	Calor tóxico	CS-6; BP-8; BP-20; B-38; E-34; E-36	–	–
Encefalite	MI	Calor tóxico	CS-7; VC-22; VC-23; IG-1; IG-3; IG-4	IG-5; IG-6; IG-10; IG-11; IG-16; IG-17	–
Encefalite	MI	Calor tóxico	CS-9; VC-5; TA-5; TA-10; B-23; R-2	R-3; P-5; P-7; P-9	ID-1; ID-2; ID-3
Encefalite	MI	Calor tóxico	IG-12; IG-13; IG-14; IG-15; F-2; F-7	F-8; F-14; ID-9; ID-10; BP-9; BP-10	–
Encefalite	MI	Calor tóxico	IG-13; IG-14; BP-17; BP-18; TA-6; B-10	B-11; B-12; B-13; B-14; B-15; B-18	BP-21; TA-5; TA-11
Encefalite	MI	Calor tóxico	VB-24; F-13; F-14; B-19; B-20; B-21	B-44; E-15	R-25; R-26; R-27
Encefalite	MI	Calor tóxico	VC-3; VC-7; VC-14; F-3; F-9; BP-2	BP-3; TA-4; B-25; B-27; B-65; C-5	–
Encefalite	NE	Fogo Perverso/ Vento no Fígado	B-38; E-36; VB-34; VG-14; VG-16; VG-20	IG-11; TA-5	R-3; E-42
Encefalite	NE	Fogo Perverso/ Vento no Fígado	CS-6; CS-7; VB-2; VB-34; ID-14; E-36	–	–
Encefalite	NE	Fogo Perverso/ Vento no Fígado	VB-41; IG-4; IG-11; B-60	–	–
Encefalite	NE	Fogo Perverso/ Vento no Fígado	VC-15; VG-14; CS-5; E-40; C-7	–	–
Encefalite	NE	Fogo Perverso/ Vento no Fígado	VG-15; ID-4; B-5; B-38; B-64; F-10	F-11; E-36	–

B = Bexiga; BP = Baço-Pâncreas; C = Coração; CS = Circulação-Sexo; E = Estômago; F = Fígado; ID = Intestino Delgado; IG = Intestino Grosso; MI = Medicina Intensiva; NE = Neurologia; P = Pulmão; R = Rim; TA = Triplo Aquecedor; VB = Vesícula Biliar; VC = Vaso Concepção; VG = Vaso Governador.

Nos Estados Unidos, a encefalite esporádica mais comum é causada pelo herpes-vírus simples (HSV, *herpes simplex virus*); centenas a vários milhares de casos ocorrem por ano. A maior parte decorre de infecção pelo HSV tipo 1, mas o HSV tipo 2 pode ser mais comum em pacientes imunocomprometidos. A encefalite herpética ocorre em qualquer época do ano e tende a afetar pacientes com menos de 20 ou mais de 40 anos de idade e, muitas vezes, é fatal se não for tratada.

A encefalite primária pode ocorrer como consequência tardia de infecção viral. Os tipos mais conhecidos são a encefalopatia por HIV, que causa demência, e a pan-encefalite esclerosante subaguda, que ocorre anos após infecção de sarampo. O mecanismo provável é a reativação da infecção original.

Pode ocorrer encefalite como complicação imunológica secundária a certas infecções virais ou vacinações. A desmielinização inflamatória do encéfalo e da medula espinal pode ocorrer uma a três semanas depois (como encefalomielite disseminada aguda); o sistema imune ataca um ou mais antígenos do sistema nervoso central (SNC) que se assemelham a proteínas do agente infeccioso. As causas mais comuns eram sarampo, rubéola, varicela e caxumba (todas raras atualmente graças à vacinação das crianças); vacina contra varíola e vacinas com vírus vivos (por exemplo, as antigas vacinas antirrábicas preparadas a partir de encéfalo de ovelha ou cabra). Nos Estados Unidos, a maioria dos casos atuais resulta dos vírus *influenza* A ou B, enterovírus, vírus Epstein-Barr, vírus das hepatites A ou B, ou HIV.

Em encefalite aguda, ocorrem edema cerebral e hemorragias petequiais em toda parte dos hemisférios, tronco cerebral, cerebelo e, ocasionalmente, medula espinal. A invasão viral direta do encéfalo costuma danificar os neurônios, às vezes com corpos de inclusão visíveis. Uma infecção grave, em particular a encefalite por HSV não tratada, pode produzir necrose hemorrágica cerebral. A encefalomielite disseminada aguda se caracteriza por desmielinização perivenosa e ausência do vírus no encéfalo.

Sinais e Sintomas

Os sintomas incluem febre, cefaleia e estado mental alterado, com frequência acompanhado por convulsões e déficits neurológicos focais. Um pródromo gastrointestinal ou respiratório pode preceder esses sintomas. Os sinais meníngeos são, em geral, brandos e menos evidentes que outras manifestações. Estado epilético, em particular o estado epilético convulsivo, ou coma sugerem inflamação cerebral grave e prognóstico desfavorável.

Encefalite Meningocócica

Encefalites são inflamações agudas do cérebro, comumente causadas por infecção viral. Podem ser causadas por infecção bacteriana, como nos casos de meningite bacteriana, ou podem ser uma complicação de outras doenças infecciosas, como raiva (viral) ou sífilis (bacteriana). Acontecem em certas infestações parasitárias e protozoárias, como toxoplasmose, malária ou meningoencefalite amébica primária. Elas também podem ser causadas por HIV.

Encefalite, Mielite, Encefalomielite

Também podem ocorrer encefalites em pessoas com o sistema imune comprometido. Uma lesão cerebral acontece quando o cérebro inflamado é empurrado contra o crânio, o que pode conduzir à morte. Como sinônimos de encefalite, temos: inflamação do encéfalo e síndrome de Rasmussen.

Como tipos de encefalite, temos:

- Encefalite viral.
- Encefalomielite.

- Meningoencefalite.
- Encefalite límbica.
- Leucoencefalite hemorrágica aguda.

Sintomas

Pacientes com encefalite sofrem de febre. Dor de cabeça, fotofobia com fraqueza e convulsões são comuns. Com menos frequência, pode acontecer dureza no pescoço, em casos raros de pacientes que também sofrem de dureza nos membros, lentidão nos movimentos e desajeitamento. Isso depende de qual parte específica do cérebro está envolvida. Os sintomas das encefalites são causados pelos mecanismos de defesa do cérebro que são ativados para livrá-lo da infecção. Outro sintoma de encefalite é alucinação.

Outros sintomas podem envolver:

- Afetação meníngea, com meningismo ou rigidez na nuca e cefaleia.
- Alterações de consciência, com letargia, que pode progredir para estupor e coma.
- Alterações de linguagem e afasia.
- Alterações visuais, auditivas e sensoriais.
- Diabetes insípido ou secreção inadequada de hormônio antidiurético, nos casos em que o hipotálamo e a hipófise são afetados.

Diagnóstico

Pacientes adultos com encefalites apresentam febre, dor de cabeça, confusão e, às vezes, ataques epilépticos. Crianças e jovens podem apresentar irritabilidade, anorexia e febre.

Exames neurológicos normalmente revelam paciente sonolento ou confuso. Pescoço duro, devido à irritação das meninges que cobrem o cérebro, indicando que o paciente tem meningite ou meningoencefalite. O exame do fluido cerebrospinal normalmente obtido por procedimento de punção lombar revela quantidades elevadas de proteína e células brancas com glicose normal. No entanto, em uma porcentagem significativa de pacientes, o fluido cerebrospinal pode ser normal. Abscesso cerebral é mais comum em pacientes com meningite do que com encefalite. Hemorragia também é incomum. Ressonância nuclear magnética oferece melhor resolução. Em pacientes com encefalite por herpes simples, o eletrencefalógrafo pode mostrar ondas afiadas em um ou ambos os lóbulos temporais. O procedimento de

Tabela 2.100 – Pontos para tratamento de encefalite meningocócica

Doença	Especialidade	Nome	Pontos	Pontos
Encefalite meningocócica	MI	Calor na camada *Yin*	VG-26; CS-6; IG-4; C-7; *Jing*; *Xuan*	–
Encefalite meningocócica	MI	Calor na camada *Yin*	VG-20; VG-24; BP-10; CS-8; B-40	–
Encefalite meningocócica	MI	Vento, Umidade, Calor	B-38; E-36; VB-34; VG-14; VG-16; VG-20	IG-11; TA-5
Encefalite meningocócica	MI	Vento, Umidade, Calor	VG-15; ID-4; B-5; B-38; B-64; F-10	F-11; E-36

B = Bexiga; BP = Baço-Pâncreas; CS = Circulação-Sexo; E = Estômago; F = Fígado; ID = Intestino Delgado; IG = Intestino Grosso; MI = Medicina Intensiva; TA = Triplo Aquecedor; VB = Vesícula Biliar; VG = Vaso Governador.

punção lombar só é executado depois que a possibilidade de o cérebro inchar for excluída por uma tomografia computadorizada.

O diagnóstico é feito, frequentemente, com a descoberta de anticorpos no fluido cerebrospinal contra agente viral específico ou através da reação em cadeia da polimerase, que amplia o ácido ribonucleico (RNA, *ribonucleic acid*) ou DNA do vírus responsável.

Encefalite, Sequelas de
Encefalites Virais

Embora menos frequentes que as meningites (a cada ano, nos Estados Unidos, cerca de 1.000 a 5.000 casos novos de encefalites são notificados aos Centers for Disease Control [CDC]), as encefalites por vírus apresentam maior potencial de gravidade[15].

O diagnóstico de encefalite não oferece maior resistência nas grandes epidemias ou nos casos de pacientes oriundos de áreas endêmicas a determinados arbovírus. Casos esporádicos, por sua vez, podem ser extremamente difíceis ao clínico, principalmente no que tange ao diagnóstico diferencial com encefalopatias metabólicas. A presença de febre, cefaleia, síndrome mental flutuante, sinais neurológicos focais e convulsões parciais favorecerão a etiologia infecciosa.

A característica mais marcante que distingue as encefalites das meningites é o acometimento predominante e precoce do sensório. Este pode variar desde a leve confusão mental até o delírio, torpor e coma. Importante fato que não deve escapar à atenção do médico é o de que determinadas encefalites virais tendem a exibir preferência geográfica ou sazonal – caso das encefalites por arbovírus – ou, ainda, por determinadas faixas etárias – caso do coxsackievírus tipo B, echovírus e citomegalovírus, que preferem os neonatos. Indivíduos imunocomprometidos, por sua vez, estão mais sujeitos a encefalites por herpes-vírus, sarampo, adenovírus, echovírus e HIV.

A mais frequente encefalite esporádica no mundo atual parece ser decorrente de infecção por herpes-vírus simples tipo 1. De curso extremamente grave quando não tratada, esta encefalite, infelizmente, não apresenta qualquer característica clínica que a distinga das demais. Desta maneira, diante de qualquer caso de encefalite esporádica, deve-se manter um elevado índice de suspeição quanto à etiologia herpética. De acordo com estudos multicêntricos realizados nos Estados Unidos, na década de 1980, apenas $\frac{1}{3}$ dos pacientes com suspeita clínica de encefalite herpética tinham realmente este diagnóstico[15]. Os principais agentes etiológicos encontrados nestes casos foram *Cryptococcus*, *Listeria*, bacilo de Koch, *Toxoplasma*, sarcoidose e abscessos cerebrais. Deve-se ressaltar, portanto, a importância do estabelecimento do diagnóstico definitivo nestes indivíduos, uma vez que, em sua maioria, são passíveis de tratamento específico.

Encefalopatia Hipertensiva

É um estado agudo, consequente à elevação rápida da pressão arterial por várias doenças, como

TRATAMENTOS DE ACUPUNTURA – 149

Tabela 2.101 – Pontos para tratamento de encefalite, mielite, encefalomielite

Doença	Especialidade	Nome	Pontos	Pontos	Pontos
Encefalite, mielite, encefalomielite	NE	Calor em Circulação-Sexo	CS-1; CS-6; CS-7; VC-14; B-13; B-14	B-16; B-17; C-7; C-9	–
Encefalite, mielite, encefalomielite	NE	Calor em Circulação-Sexo	CS-3; CS-4; CS-6; CS-7; CS-9; C-7	C-9; TA-6	–
Encefalite, mielite, encefalomielite	NE	Calor em Circulação-Sexo	CS-6; CS-7; VC-11; VC-12; VB-14; IG-4	ID-14; ID-15; BP-1	–
Encefalite, mielite, encefalomielite	NE	Calor em Circulação-Sexo	VB-34; VG-14; VG-16; VG-20; IG-11; TA-5	–	–
Encefalite, mielite, encefalomielite	NE	Calor em Circulação-Sexo	VG-14; VG-20; IG-4; ID-3; TA-5; B-54	B-60	–
Encefalite, mielite, encefalomielite	NE	Calor interno	VB-34; VG-14; VG-16; VG-20; IG-11; TA-5	–	–
Encefalite, mielite, encefalomielite	NE	Calor interno	VG-14; VG-20; IG-4; ID-3; TA-5; B-54	B-60	–
Encefalite, mielite, encefalomielite	NE	Calor no Pulmão	CS-3; CS-7; VC-23; VC-24; VB-14; VB-20	VB-29; VB-30; VB-31; VB-32; VB-34; VB-39	–
Encefalite, mielite, encefalomielite	NE	Calor no Pulmão	VB-34; VG-14; VG-16; VG-20; IG-11; TA-5	–	VG-1; VG-15; VG-16
Encefalite, mielite, encefalomielite	NE	Calor no Pulmão	VC-24; VG-27; E-4; B-11; B-13	–	–
Encefalite, mielite, encefalomielite	NE	Calor no Pulmão	VG-14; VG-20; IG-4; ID-3; TA-5; B-54	B-60	–
Encefalite, mielite, encefalomielite	NE	Calor na camada *Ying*	VG-26; CS-6; IG-4; C-7; *Jing*; *Xuan*	–	–
Encefalite, mielite, encefalomielite	NE	Calor na camada *Ying*	VG-20; VG-24; BP-10; CS-8; B-40	–	–
Encefalite, mielite, encefalomielite	NE	Energia Perversa na camada *Yang*	IG-2; IG-3; IG-4; B-23; E-36	–	–
Encefalite, mielite, encefalomielite	NE	Energia Perversa na camada *Yang*	VB-34; VG-14; VG-16; VG-20; IG-11; TA-5	–	–
Encefalite, mielite, encefalomielite	NE	Energia Perversa na camada *Yang*	VG-14; VG-20; IG-4; ID-3; TA-5; B-54	B-60	–

B = Bexiga; BP = Baço-Pâncreas; C = Coração; CS = Circulação-Sexo; E = Estômago; ID = Intestino Delgado; IG = Intestino Grosso; NE = Neurologia; TA = Triplo Aquecedor; VB = Vesícula Biliar; VC = Vaso Concepção; VG = Vaso Governador.

toxemia gravídica, glomerulonefrite aguda, feocromocitoma ou hipertensão maligna. Os pacientes apresentam cefaleia intensa, obnubilação, crises convulsivas e coma. Se não for possível controlar a hipertensão, o quadro geralmente evolui para óbito.

As principais alterações consistem em intenso edema cerebral, hiperemia, hemorragias petequiais difusas e necrose fibrinoide de arteríolas com trombose hialina. Pode haver necrose focal de neurônios.

Admite-se que a elevação da pressão arterial acima do nível máximo de autorregulação levaria a um aumento excessivo do fluxo sanguíneo e vasodilatação forçada. Esta causaria lesão endotelial na microcirculação, dano à barreira hemoencefálica e edema cerebral.

Tabela 2.102 – Pontos para tratamento de sequelas de encefalite

Doença	Especialidade	Nome	Pontos	Pontos
Encefalite, sequelas de	NE	Vento, deficiência de Sangue do Fígado	VG-26; B-23; R-3; BP-10; E-36; F-3	B-17; B-43; VB-38; CS-6

B = Bexiga; BP = Baço-Pâncreas; CS = Circulação-Sexo; E = Estômago; F = Fígado; NE = Neurologia; R = Rim; VB = Vesícula Biliar; VG = Vaso Governador.

Endocardite Aguda ou Subaguda

Endocardite

Endocardite usualmente refere-se à infecção do endocárdio (por exemplo, endocardite infecciosa). O termo também pode incluir endocardite não infecciosa, que constitui a formação de trombos estéreis de fibrina e plaqueta nas valvas cardíacas e endocárdio adjacente. A endocardite não infecciosa às vezes conduz à endocardite infecciosa. Ambas podem provocar embolismos e comprometimento da função cardíaca.

Endocardite Infecciosa

Endocardite infecciosa é a infecção do endocárdio, habitualmente por bactérias (em geral, estreptococos e estafilococos) ou fungos. Provoca febre, sopros cardíacos, petéquias, fenômenos embólicos e vegetações endocárdicas. As vegetações podem acarretar obstrução ou insuficiência valvar, abscesso miocárdico ou aneurisma micótico. O diagnóstico requer demonstração de microrganismos no sangue e, quase sempre, ecocardiografia. O tratamento consiste em terapêutica antimicrobiana e, às vezes, cirurgia.

Pode ocorrer endocardite em qualquer idade. Os homens são comprometidos com frequência duas vezes maior. Os usuários de drogas intravenosas (IV) e os pacientes imunodeficientes têm risco mais elevado.

Fisiopatologia e Etiologia

O coração normal é relativamente resistente à infecção. As bactérias e os fungos não aderem facil-mente à superfície endocárdica, e o fluxo sanguíneo constante ajuda a prevenir a colonização em estruturas endocárdicas. Assim, geralmente são necessários dois fatores para endocardite: alteração predisponente do endocárdio e microrganismos na corrente sanguínea (bacteremia). Raramente, a bacteremia maciça ou microrganismos especialmente virulentos provocam endocardite em valvas normais.

Fatores Endocárdicos

Habitualmente, a endocardite envolve as valvas cardíacas. Os principais fatores predisponentes são defeitos cardíacos congênitos, valvopatia reumática, valvas aórticas calcificadas ou bicúspides, prolapso da valva mitral e cardiomiopatia hipertrófica. As próteses valvares têm risco especial. Ocasionalmente, desenvolvem infecção, trombos murais locais nas comunicações interventriculares e na persistência do canal arterial. O local ideal para infecção é usualmente a vegetação estéril de plaqueta e fibrina, formada quando células endoteliais são lesadas, com liberação de fator tecidual.

A endocardite infecciosa ocorre com maior frequência do lado esquerdo (por exemplo, valva aórtica ou mitral). Cerca de 10 a 20% dos casos incidem do lado direito (valva tricúspide ou pulmonar). Os usuários de drogas IV têm incidência muito mais elevada de endocardite do lado direito (cerca de 30 a 70%).

Microrganismos

Os microrganismos que infectam o endocárdio podem ser oriundos de locais infectados distantes (por exemplo, abscesso cutâneo ou infecção das vias urinárias) ou ter portas de entrada óbvias, como cateter venoso central ou ponto de injeção de droga. Quase todos os materiais estranhos implantados (por exem-

Tabela 2.103 – Pontos para tratamento de encefalopatia hipertensiva

Doença	Especialidade	Nome	Pontos	Pontos
Encefalopatia hipertensiva	CG	Elevação do *Yang* do Fígado	B-18; B-23; R-3; BP-6; BP-10; VB-20	VB-34; VB-38; F-2; F-3; VG-20

B = Bexiga; BP = Baço-Pâncreas; CG = Clínica Geral; F = Fígado; R = Rim; VB = Vesícula Biliar; VG = Vaso Governador.

plo, desvio peritoneal ou ventricular e prótese) encontram-se sob o risco de colonização bacteriana, tornando-se, dessa forma, uma fonte de bacteremia e, também, de endocardite. A endocardite também pode ser decorrente de bacteremia assintomática, como acontece caracteristicamente durante procedimentos invasivos dentários, clínicos ou cirúrgicos. Até a escovação dos dentes e a mastigação podem provocar bacteremia (usualmente decorrente de *Streptococcus viridans*) em pacientes com gengivite.

Os microrganismos causadores variam em função do local da infecção, da fonte da bacteremia e dos fatores de risco do hospedeiro (por exemplo, usuário de drogas IV), mas, de maneira geral, os estreptococos e o *Staphylococcus aureus* causam de 80 a 90% dos casos. Enterococos, bacilos Gram-negativos, organismos HACEK (*Haemophilus, Actinobacillus, Cardiobacterium, Eikenella* e *Kingella* spp.) e fungos são responsáveis pela maioria dos casos restantes. Não está esclarecido porque estreptococos e estafilococos frequentemente aderem às vegetações e porque bacilos aeróbicos Gram-negativos raramente aderem. No entanto, a habilidade do *S. aureus* para aderir à fibronectina pode desempenhar um papel, da mesma forma que a produção de dextrana pelos *Streptococcus viridans*.

Após a colonização das vegetações, os microrganismos são cobertos por uma camada de fibrina e plaquetas, a qual impede o acesso de neutrófilos, imunoglobulinas (Ig) e complemento e, por isso, bloqueia as defesas do hospedeiro.

Consequências

A endocardite tem consequências locais e sistêmicas.

As consequências locais envolvem formação de abscessos miocárdicos, com destruição tecidual e, às vezes, alterações do tecido de condução (usualmente com abscessos septais baixos). Pode haver desenvolvimento súbito de insuficiência valvar grave, desencadeando insuficiência cardíaca e morte (habitualmente em virtude de lesões das valvas aórtica e mitral). Pode haver aortite pela transmissão contígua da infecção. As infecções das próteses valvares são especialmente propensas a desenvolver abscesso do anel valvar, vegetações obstrutivas, abscessos miocárdicos e aneurismas micóticos manifestos por obstrução valvar, deiscência e alterações da condução.

As consequências sistêmicas são primariamente decorrentes de embolismo do material infectado da valva cardíaca e, principalmente na infecção crônica, de fenômenos de caráter imunológico. Característi-camente, as lesões do lado direito desencadeiam embolismo pulmonar séptico, o que acarreta infarto, pneumonia ou empiema pulmonar. As lesões do lado esquerdo podem provocar embolismo para qualquer órgão, especialmente rins, baço e sistema nervoso ventral (SNC). Existe a possibilidade de formação de aneurismas micóticos em qualquer artéria de grosso calibre. São comuns os embolismos cutâneo e retiniano. A glomerulonefrite difusa pode ser decorrente da deposição de complexo imune.

Classificação

A endocardite infecciosa pode ter evolução subaguda e indolente ou mais aguda e fulminante, com potencial mais elevado de descompensação rápida.

Endocardite Bacteriana Subaguda

Embora agressiva, com frequência, desenvolve-se insidiosamente e progride vagarosamente (ou seja, no decorrer de semanas a meses). Com frequência, não se evidencia nenhuma fonte de infecção ou porta de entrada. A endocardite bacteriana subaguda (EBS) é causada mais comumente por estreptococos (especialmente os estreptococos do grupo D, *viridans*, microaerófilos, anaeróbicos e não enterococos e enterococos) e, menos comumente, por *S. aureus, Staphylococcus epidermidis* e o fastidioso (com exigências nutricionais complexas) *Haemophilus* sp. Frequentemente, a EBS desenvolve-se em valvas anormais após bacteremia assintomática, decorrente de infecções periodontais, gastrointestinais (GI) ou geniturinárias (GU).

Endocardite Bacteriana Aguda

Habitualmente, desenvolve-se de forma abrupta e progride rapidamente (ou seja, em dias). Frequentemente, evidencia-se a fonte de infecção ou a porta de entrada. Quando as bactérias forem virulentas ou a exposição às bactérias for maciça, a endocardite bacteriana aguda (EBA) pode comprometer valvas normais. É usualmente causada por *S. aureus*, estreptococos hemolíticos do grupo A, pneumococos ou gonococos.

Endocardite de Prótese Valvar

Desenvolve-se em 2 a 3% dos pacientes dentro de um ano após a substituição valvar e, depois disso, em 0,5% por ano. É mais comum após substituição valvar aórtica que valvar mitral, comprometendo igualmente as valvas mecânicas e biológicas. As infecções de início recente (< 2 meses após a cirurgia) são provocadas principalmente por contaminação durante a cirurgia com bactérias resistentes aos antimicrobianos (por exemplo, *S. epidermidis*, bacilos difteroides e coliformes, *Candida* sp., *Aspergillus* sp.). As infecções de início tardio são provocadas principalmente por contaminação com organismos de baixa virulência durante a cirurgia ou por bacteremias transitórias e assintomáticas, com maior frequência por estreptococos, *S. epidermidis*, bacilos difteroides e Gram-negativos fastidiosos, *Haemophilus* sp., *Actinobacillus actinomycetemcomitans* e *Cardiobacterium hominis*.

Sinais e Sintomas

Endocardite Bacteriana Subaguda

Inicialmente, os sintomas são vagos, febre baixa (< 39°C), sudorese noturna, fatigabilidade, mal-estar e perda de peso. Podem haver calafrios e artralgias. Os sintomas e sinais de insuficiência valvar podem constituir o primeiro indício. Inicialmente, ≤ 15% dos pacientes têm febre ou sopro, mas eventualmente quase todos desenvolvem ambos. O exame físico pode ser normal ou incluir palidez, febre, modificação de sopro preexistente ou desenvolvimento de novo sopro em regurgitação e taquicardia.

Os embolismos retinianos podem provocar lesões retinianas hemorrágicas arredondadas ou ovais, com pequenos centros esbranquiçados (manchas de Roth). As manifestações cutâneas compreendem petéquias (na parte superior do tronco, conjuntivas, membranas mucosas e extremidades distais), nódulos subcutâneos eritematosos e dolorosos nas pontas dos dedos (nódulos de Osler), máculas hemorrágicas indolores nas palmas ou solas (lesões de Janeway) e hemorragias longitudinais subungueais. Cerca de 35% dos pacientes têm efeito s sobre o SNC, incluindo episódios de isquemia transitória, acidente vascular cerebral (AVC), encefalopatia tóxica e, se houver ruptura de aneurisma micótico no SNC, abscesso cerebral e hemorragia subaracnóidea. O embolismo renal pode acarretar dor no flanco e, raramente, hematúria macroscópica. O embolismo esplênico pode acarretar dor no quadrante superior esquerdo. A infecção prolongada pode causar esplenomegalia ou baqueteamento dos dedos das mãos e dos pés.

Endocardites Bacteriana Aguda e de Prótese Valvar

Os sinais e sintomas são semelhantes aos da EBS, mas a evolução é mais rápida. Inicialmente, quase sempre existe febre, os pacientes aparentam estar toxêmicos e, às vezes, desenvolvem choque séptico. Inicialmente, existe sopro cardíaco em 50 a 80% e, eventualmente, em > 90%. Raramente, ocorre meningite purulenta.

Endocardite do Lado Direito

O embolismo pulmonar séptico pode causar tosse, dor torácica pleurítica e, às vezes, hemoptise. O sopro de regurgitação tricúspide é clássico.

Diagnóstico

Como sinais e sintomas são inespecíficos, variam enormemente e podem se desenvolver insidiosamente, o diagnóstico requer um grau elevado de presunção. Deve-se suspeitar de endocardite em pacientes com febre e sem fonte óbvia de infecção, especialmente se houver sopro. A presunção de endocardite deve ser muito elevada se as hemoculturas forem positivas em pacientes que tenham história de valvopatia, que foram recentemente submetidos a determinados procedimentos invasivos ou que sejam usuários de drogas IV. Os pacientes com bacteremia documentada devem ser examinados completa e repetidamente para identificar sopros valvares recentes e sinais de embolismo.

Se houver suspeita de endocardite, devem-se obter três hemoculturas (cada uma com 20mL) dentro de 24h (se as manifestações iniciais sugerirem EBA, obtêm-se duas culturas dentro das primeiras 1 a 2h). Quando houver endocardite e não for aplicada nenhuma terapêutica antibiótica, todas as três hemoculturas usualmente serão positivas, pois a bacteremia é contínua e pelo menos uma hemocultura é positiva em 99% dos casos. Se foi administrada terapêutica antimicrobiana prévia, ainda devem-se obter hemoculturas, mas podem ser negativas.

Deve-se realizar ecocardiograma, classicamente o transtorácico (ETT), em vez do transesofágico (ETE). Embora o ETE seja um pouco mais preciso, é invasivo e mais dispendioso. Deve-se efetuar ETE quando houver suspeita de endocardite em portadores de próteses valvares, quando ETT não for diagnóstico e quando o diagnóstico de endocardite infecciosa tiver sido estabelecido clinicamente.

Excetuando-se a hemocultura positiva, não existem achados laboratoriais específicos. As infecções estabelecidas frequentemente acarretam anemia normocítica e normocrômica; leucocitose; aumento da velocidade de hemossedimentação (VHS); elevação de Ig, complexos imunes circulantes e fator reumatoide; porém, tais achados não são muito úteis do ponto de vista

Tabela 2.104 – Pontos para tratamento de endocardite aguda ou subaguda

Doença	Especialidade	Nome	Pontos	Pontos
Endocardite aguda ou subaguda	CV	Calor em Circulação-Sexo	CS-1; CS-6; CS-7; VC-14; B-13; B-14	B-16; B-17; C-7; C-9
Endocardite aguda ou subaguda	CV	Calor em Circulação-Sexo	CS-3; CS-4; CS-6; CS-7; CS-9; C-7	C-9; TA-6;
Endocardite aguda ou subaguda	CV	Calor em Circulação-Sexo	CS-6; CS-7; VC-11; VC-12; VB-14; IG-4	ID-14; ID-15; BP-1
Endocardite aguda ou subaguda	CV	Calor em Circulação-Sexo	VB-34; VG-14; VG-16; VG-20; IG-11; TA-5	–
Endocardite aguda ou subaguda	CV	Calor em Circulação-Sexo	VG-14; VG-20; IG-4; ID-3; TA-5; B-54	B-60

B = Bexiga; BP = Baço-Pâncreas; C = Coração; CS = Circulação-Sexo; CV = Cardiovascular; ID = Intestino Delgado; IG = Intestino Grosso; TA = Triplo Aquecedor; VB = Vesícula Biliar; VC = Vaso Concepção; VG = Vaso Governador.

diagnóstico. A análise da urina frequentemente revela hematúria microscópica e, ocasionalmente, cilindros eritrocitários, piúria ou bacteriúria.

A identificação do organismo e sua suscetibilidade antimicrobiana são vitais para a orientação do tratamento. As hemoculturas podem exigir 3 a 4 semanas de incubação para determinados organismos. Outros organismos (por exemplo, *Aspergillus* sp.) podem não fornecer culturas positivas. Alguns organismos (por exemplo, *Coxiella burnetti, Bartonellosis* sp., *Chlamydia psitacci, Brucella* sp.) exigem diagnóstico sorológico, ao passo que outros (por exemplo, *Legionella pneumophila*) exigem meio de cultura especial. Resultados negativos de hemocultura podem indicar supressão decorrente de terapêutica antimicrobiana pregressa, infecção com organismos que não crescem em meios de cultura padrões ou outro diagnóstico (por exemplo, endocardite não infecciosa, mixoma atrial com fenômenos embólicos e vasculite).

A endocardite infecciosa é diagnosticada definitivamente quando os microrganismos são observados histologicamente em vegetações endocárdicas (ou cultivados em), obtidas durante cirurgia cardíaca, embolectomia ou autópsia. Como habitualmente as vegetações não estão disponíveis para exame, desenvolveram-se critérios clínicos para o estabelecimento do diagnóstico (com sensibilidade e especificidade > 90%).

Endometriose

Endometriose é uma doença não neoplásica em que o tecido endometrial funcional se implanta fora da cavidade uterina. Os sintomas dependem da localização dos implantes e podem ser dismenorreia, dispareunia, infertilidade, disúria e dor à evacuação. O diagnóstico se faz por meio de biópsia, em geral por via laparoscópica. O tratamento abrange drogas anti-inflamatórias, drogas para suprimir a função ovariana e o crescimento do tecido endometrial, ablação cirúrgica e excisão dos implantes endome-trióticos e, em casos graves, nos quais a paciente não deseje uma gestação, histerectomia associada à ooforectomia.

A endometriose fica confinada à superfície peritoneal ou à superfície serosa dos órgãos pélvicos, comumente nos ovários, ligamentos largos, fundo de saco posterior e ligamentos útero-sacros. Os lugares acometidos com menos frequência são as superfícies serosas dos intestinos delgado e grosso, uretra, bexiga, vagina, cérvice, cicatrizes cirúrgicas, pleura e pericárdio. Acredita-se que os sangramentos dos implantes peritoneais iniciem a inflamação, seguida por deposição de fibrina, formação de aderências e, eventualmente, cicatrizes que distorcem as superfícies peritoneais dos órgãos e a anatomia pélvica.

Etiologia e Fisiopatologia

A hipótese mais aceita diz que as células endometriais, provindas da cavidade uterina, são transportadas e subsequentemente se implantam em locais ectópicos. O fluxo retrógrado do tecido menstrual através das tubas uterinas pode transportar células endometriais viáveis para as cavidades pélvica e abdominal; o sistema linfático ou o circulatório pode levar as células endometriais viáveis para locais distantes (por exemplo, para a cavidade pleural).

Outra hipótese é a metaplasia celômica: o epitélio celômico se transforma em glândulas semelhantes às endometriais.

Microscopicamente, os implantes endometriais são constituídos por glândulas e estroma idênticos ao endométrio localizado no interior da cavidade uterina. Esses tecidos contêm receptores de estrogênio e progesterona e, desse modo, em geral, crescem, se diferenciam e sangram em resposta às mudanças nos níveis hormonais durante o ciclo menstrual.

A incidência de endometriose é superior em parentes de primeiro grau de mulheres com endometriose, o que sugere a hereditariedade como fator associado. A incidência também é mais elevada em mulheres que adiam a maternidade, que têm ciclos menstruais curtos (menos de 27 dias), naquelas com menstruações que são anormalmente longas (mais de oito dias) ou que apresentem anomalias dos ductos müllerianos.

A incidência reportada varia, mas abrange provavelmente de 10 a 15% em mulheres que menstruam e que tenham entre 25 e 44 anos de idade. A média de idade ao diagnóstico é de 27 anos, mas a endometriose também ocorre entre adolescentes. Cerca de 25 a 50% das mulheres inférteis sofrem de endometriose. Em pacientes com endometriose grave e anatomia pélvica distorcida, a incidência de infertilidade é elevada, pois os mecanismos de captação do óvulo e o transporte deste pela tuba estão comprometidos. Algumas pacientes com endometriose leve e anatomia pélvica conservada também podem ser inférteis. Nessas pacientes, a fertilidade pode estar diminuída por ser maior a incidência de disfunções na fase lútea e de síndrome do folículo luteinizado não roto pelo aumento da produção de prostaglandinas em nível peritoneal ou da atividade de macrófagos peritoneais (resultando em fagocitose dos oócitos) ou pelo fato de o endométrio não ser receptivo.

Os fatores protetores em potencial parecem ser gestações múltiplas, uso de contraceptivos orais de baixa dosagem (contínuos ou cíclicos) e exercícios físicos regulares (em especial se começados antes dos 15 anos de idade e realizados por mais de 7h/semana ou ambos).

Sinais e Sintomas

Dor pélvica, massas pélvicas, alterações do ciclo menstrual e infertilidade são sintomas típicos. Algumas mulheres com endometriose extensa são assintomáticas; outras com endometriose mínima sofrem dores incapacitantes. Podem surgir dispareunia e dor na região mediana da pelve antes ou durante a menstruação, que começa especialmente depois de vários anos de menstruações sem dor. Tal tipo de dismenorreia é um importante indicador no momento do diagnóstico.

Os implantes no intestino grosso podem causar dor durante a evacuação, inchaço abdominal ou sangramento retal durante a menstruação; os implantes na bexiga podem causar disúria, hematúria, dor suprapúbica ou uma combinação de todos os sintomas à micção. Os implantes ovarianos podem formar massa cística de 2 a 10cm localizada em um ovário (endometrioma); os implantes nas estruturas anexiais podem formar aderências anexiais, resultando em massas pélvicas. Ocasionalmente, um endometrioma pode se romper, causando dor abdominal aguda e sintomas peritoneais. A endometriose não pélvica pode causar dor pélvica não específica.

O exame pélvico pode ser normal ou, raramente, é possível visualizar lesões em vulva, cérvice, vagina, cicatriz umbilical ou cicatrizes cirúrgicas. Os achados incluem útero retrovertido e fixo, ovários aumentados, massas ovarianas fixas, septo retovaginal espessado, endurecimento do fundo de saco ou presença de nodulações nos ligamentos útero-sacros.

Enfisema

Enfisema é uma doença pulmonar obstrutiva crônica caracterizada pela dilatação excessiva dos alvéolos pulmonares, o que causa perda de capacidade respiratória e oxigenação insuficiente. Ela geralmente é causada pela exposição a produtos químicos tóxicos ou exposição prolongada ao fumo de tabaco. Caracteriza-se por hipertrofia e hiperplasia das paredes das mucosas.

Sinais e Sintomas

O enfisema é caracterizado pela perda da elasticidade do tecido pulmonar, destruição das estruturas que suportam os alvéolos e destruição dos capilares que nutrem os alvéolos. O resultado é que as pequenas vias aéreas colabam durante a exalação do ar, levando a uma forma obstrutiva de doença pulmonar. Os sintomas incluem falta de ar, hipoventilação e peito expandido. Assim que o enfisema

Tabela 2.105 – Pontos para tratamento de endometriose

Doença	Especialidade	Nome	Pontos	Pontos
Endometriose	GO	Congestão do Sangue do útero	VC-3; VB-26; VB-28; VB-29; VB-41; VG-4	F-5; F-7; B-27; B-28; B-32; C-6

B = Bexiga; C = Coração; F = Fígado; GO = Ginecologia e Obstetrícia; VB = Vesícula Biliar; VC = Vaso Concepção; VG = Vaso Governador.

avança, podem-se observar deformidades nas unhas, decorrentes da hipóxia.

As pessoas que sofrem de enfisema podem hiperventilar para manter os níveis sanguíneos de oxigênio adequados. A hiperventilação explica o fato de os pacientes com enfisema não aparentarem cianose.

Achados e Diagnóstico

O diagnóstico de enfisema está intimamente relacionado ao da DPOC; entretanto, no que se refere ao enfisema, pode-se utilizar a oximetria de pulso, a gasometria arterial e os sinais e sintomas relacionados à hipoxemia.

Prognóstico e Tratamento

O enfisema é uma condição degenerativa irreversível, embora possa haver uma pequena recuperação da função pulmonar. A medida mais importante que pode ser tomada para diminuir a progressão do enfisema é a interrupção do tabagismo por parte do paciente e a diminuição à exposição a cigarros. A reabilitação pulmonar também pode ser muito útil para melhorar a qualidade de vida do paciente. O enfisema também é tratado auxiliando a respiração com anticolinérgicos, broncodilatadores e medicação esteroide (inalada ou oral). Além disso, a suplementação de oxigênio também é necessária. Em situações mais graves, pode levar à morte.

Enurese

Enurese, em geral, refere-se à incontinência urinária noturna em meninas com idade superior a cinco anos e em meninos com mais de seis anos. Esse sinal raramente persiste na idade adulta, mas pode ocorrer em alguns adultos com apneia do sono. É mais comum em meninos, podendo ser classificada como primária ou secundária. A enurese primária se refere à criança que nunca conseguiu o controle vesical; a secundária refere-se a crianças que conseguiram o controle vesical por pelo menos três meses, mas o perderam.

Entre os fatores que podem contribuir para enurese estão o retardo de desenvolvimento do controle do músculo detrusor, sono muito profundo, distúrbios

Tabela 2.106 – Pontos para tratamento de enfisema

Doença	Especialidade	Nome	Pontos	Pontos	Pontos
Enfisema	PNE	Deficiência de *Qi* do Pulmão	B-13; P-1; P-7; P-9; VC-17; IG-4	IG-18; E-36	–
Enfisema	PNE	Muco, Fogo-*Yang* do Rim	CS-3; VC-15; C-1; C-4; C-5; C-6	–	E-36
Enfisema	PNE	Muco, Fogo-*Yang* do Rim	CS-7; C-7; E-36; VC-17; P-9	–	–
Enfisema	PNE	Muco, Fogo-*Yang* do Rim	IG-4; F-3; BP-6; BP-9; B-23; B-25	–	–
Enfisema	PNE	Umidade, muco em Pulmão	VC-17; VC-22; B-13; B-20; BP-9; CS-6	P-3; P-5; P-7; P-9; E-40	–

B = Bexiga; BP = Baço-Pâncreas; C = Coração; CS = Circulação-Sexo; E = Estômago; IG = Intestino Grosso; P = Pulmão; PNE = Pneumologia; VC = Vaso Concepção.

orgânicos (como infecção do trato urinário [ITU] ou obstrução) e estresse psicológico, provavelmente o fator mais importante, e resulta do nascimento de um irmão, morte de um parente ou de uma pessoa amada, divórcio ou treinamento de micção prematuro muito rigoroso. A criança pode estar muito embaraçada ou envergonhada para discutir a perda de urina na cama, o que intensifica o estresse psíquico e torna a enurese mais provável – criando, dessa forma, um círculo vicioso.

História e Exame Físico

Ao obter a história, incluir os pais e a criança. Primeiro, determinar o número de noites a cada semana ou mês em que a criança molha a cama. Há história familiar de enurese? Perguntar sobre a ingestão de líquidos da criança. Ela toma muito líquido depois do jantar? Quais são os padrões de sono e micção típicos? Pesquisar se a criança já obteve o controle vesical. Se este for o caso, tentar estabelecer o que precipitou a enurese (como doença orgânica ou estresse psicológico). A perda de urina na cama ocorre em casa ou longe de casa? Perguntar aos pais como eles tentaram lidar com o problema; solicitar que descrevam o treinamento da criança para o controle da micção. Observar as atitudes dos pais e da criança em relação a molhar a cama. Finalmente, perguntar a criança se ela sente dor ao urinar.

A seguir, realizar o exame físico para detectar sinais de doenças neurológicas e do trato urinário. Verificar a marcha da criança para avaliar disfunção motora; determinar a função sensorial nas pernas. Inspecionar o meato uretral, a fim de verificar se há eritema; obter amostra de urina. Pode ser necessário exame retal para avaliar o controle esfincteriano.

Causas Médicas

Hiperatividade do Músculo Detrusor

Contrações involuntárias do músculo detrusor podem causar enureses primária e secundária, associadas à urgência e ao aumento da frequência e incontinência urinárias. Os sinais e sintomas de ITU são comuns.

Infecção do Trato Urinário

Em crianças, a maioria das ITU produz enurese secundária. As características associadas incluem aumento de frequência e urgência urinárias, disúria, esforço para urinar e hematúria. Dor lombar, fadiga e desconforto suprapúbico também podem ocorrer.

Obstrução do Trato Urinário

Apesar da incontinência diurna ser mais comum, a obstrução do trato urinário pode causar enurese primária ou secundária. Pode provocar também dor lombar e no flanco; distensão do abdome superior; aumento de frequência, urgência, hesitação e gotejamento de urina; disúria; diminuição do jato urinário; hematúria; e débito urinário variável.

Considerações Especiais

Fornecer apoio emocional à criança e sua família. Estimular os pais a aceitarem e apoiarem o filho. Explicar como lidar com a enurese em casa.

Se a criança apresentar hiperatividade do músculo detrusor, o treinamento vesical pode ajudar a controlar o sinal. Um dispositivo de alarme pode ser útil para crianças maiores de 8 anos. Esse aparelho sensível à umidade se encaixa no lençol e desencadeia um alarme quando está úmido, acordando a criança. As condições desse alarme evitam que ela molhe a cama, devendo ser utilizado apenas nos casos em que a enurese está causando efeitos psicológicos adversos na criança. O tratamento farmacológico com imipramina, desmopressina ou anticolinérgicos pode ser útil.

Enxaqueca

Enxaqueca é uma cefaleia primária episódica e crônica. Em geral, os sintomas se manifestam por 4 a 72h e podem ser graves. Muitas vezes, a dor é unilateral, pulsátil, piora com o esforço e é acompanhada por sintomas autônomos (por exemplo, náusea e sensibilidade à luz, ao som ou a odores). Em alguns pacientes ocorrem espectros de fortificação e em outros, déficits neurológicos focais transitórios, em geral imediatamente antes de uma cefaleia. O diagnóstico é clínico. O tratamento se faz com agonistas dos receptores 1B,1D de serotonina, antieméticos e analgésicos. Métodos preventivos incluem modificações do estilo de vida (por exemplo, dos hábitos de dormir ou da dieta) e medicamentos (por exemplo, betabloqueadores, amitriptilina, valproato, topiramato).

Tabela 2.107 – Pontos para tratamento de enurese

Doença	Especialidade	Nome	Pontos	Pontos	Pontos
Enurese	PSI	Calor, Umidade no Meridiano *Luo* do Fígado	VC-3; VC-4; BP-6; B-23; E-36	–	–
Enurese	PSI	Calor, Umidade no Meridiano *Luo* do Fígado	IG-11; E-36; F-3; IG-4; VB-40; C-7	CS-6	R-3
Enurese	PSI	Calor, Umidade no Meridiano *Luo* do Fígado	VC-2; VC-3; VC-4; VC-5; VC-6; VG-4	F-1; F-8; F-9; BP-11; B-22; B-23	–
Enurese	PSI	Deficiência de *Yang* do Rim	VC-4; VC-6; B-23; R-7; R-9; VG-4	VG-14; VB-39	–
Enurese	PSI	Deficiência de *Yang* do Rim	B-17; B-23; B-52; R-1; R-2; R-3	R-6; R-7; BP-1; BP-6; BP-8; F-1	B-26; B-27; B-28
Enurese	PSI	Deficiência de *Yang* do Rim	B-17; B-23; B-52; R-1; R-2; R-3	R-6; R-7; BP-1; BP-6; BP-8; F-1	–
Enurese	PSI	Deficiência de *Qi* de Baço-Pâncreas/Pulmão	VC-12; B-13; B-20; B-21; BP-9; F-13	P-9; E-40	F-8; VC-6; IG-11
Enurese	PSI	Deficiência de *Qi* do Rim	VC-4; VC-6; R-3; R-5; R-7; B-23	B-28; B-52; VG-4	F-8; VC-6; IG-11

B = Bexiga; BP = Baço-Pâncreas; C = Coração; CS = Circulação-Sexo; E = Estômago; F = Fígado; IG = Intestino Grosso; P = Pulmão; PSI = Psiquiatria; VB = Vesícula Biliar; VC = Vaso Concepção; VG = Vaso Governador.

Epidemiologia e Fisiopatologia

A enxaqueca é a causa mais comum de cefaleia recorrente moderada a grave; nos Estados Unidos, a prevalência é de 18% para mulheres e 6% para homens[16]. Surge em geral durante a puberdade ou no início da idade adulta, oscila em frequência e gravidade nos anos subsequentes e diminui após os 50 anos de idade. Estudos mostram uma concentração familiar da enxaqueca.

Considera-se a enxaqueca como uma síndrome dolorosa neurovascular com alteração do processamento neuronal central (ativação dos núcleos do tronco encefálico, hiperexcitabilidade cortical e depressão cortical alastrante) e comprometimento do sistema trigeminovascular (deflagrando a liberação de neuropeptídeos que produzem inflamação dolorosa nos vasos cranianos e na dura-máter).

O mecanismo que desencadeia ataques específicos geralmente é incerto. No entanto, muitos fatores desencadeantes potenciais da enxaqueca foram identificados: ingestão de vinho tinto, omissão de refeições, estímulos aferentes em excesso (por exemplo, luzes brilhantes, odores fortes, alterações climáticas, privação de sono, estresse e fatores hormonais.

Às vezes, trauma cefálico, dor no pescoço ou disfunção da articulação temporomandibular deflagram ou exacerbam a enxaqueca.

A flutuação dos níveis de estrógenos constitui um potente fator deflagrador de enxaqueca. Em muitas mulheres, a enxaqueca surge na menarca, ataca gravemente durante a menstruação (enxaqueca menstrual) e piora durante a menopausa. Para a maioria das mulheres, ocorre remissão da enxaqueca durante a gravidez (mas, às vezes, há exacerbação durante o primeiro ou o segundo trimestre). Contraceptivos orais e outras terapias hormonais ocasionalmente deflagram ou agravam a enxaqueca e têm sido associados a acidente vascular cerebral (AVC) em mulheres que apresentam enxaqueca com aura.

Sinais e Sintomas

Em alguns pacientes, certos ataques de enxaqueca são precedidos ou acompanhados por uma aura neurológica (pródromo) com duração de minutos a 1h (enxaqueca com aura). Em geral, as auras compreendem sintomas visuais (espectro de fortificação – por exemplo, lampejos binoculares, arcos de luzes cintilantes, zigue-zagues luminosos, escotomas).

158 – TRATAMENTOS DE ACUPUNTURA

Tabela 2.108 – Pontos para tratamento de enxaqueca

Doença	Especialidade	Nome	Pontos	Pontos
Enxaqueca	CG	Alteração do Meridiano *Luo* da Vesícula Biliar	VB-7; VB-21; VB-42; IG-10; B-20; B-23	–
Enxaqueca	CG	Deficiência de *Yin* do Fígado	VC-4; VB-20; VG-4; VG-12; VG-20; IG-10	ID-3; E-36
Enxaqueca	CG	Elevação do *Yang* do Fígado	B-18; B-23; R-3; BP-6; BP-10; VB-20	VB-34; VB-38; F-2; F-3; VG-20
Enxaqueca	CG	Excesso em Vesícula Biliar	VB-7; VB-21; VB-42; IG-10; B-20; B-23	B-32; B-62; P-7
Enxaqueca	CG	Fogo elevando Fígado	VG-20; VG-23; VB-2; VB-20; VB-34; VB-43	F-2; F-3; IG-4; TA-3; TA-5; TA-17

B = Bexiga; BP = Baço-Pâncreas; CG = Clínica Geral; E = Estômago; F = Fígado; ID = Intestino Delgado; IG = Intestino Grosso; P = Pulmão; TA = Triplo Aquecedor; VB = Vesícula Biliar; VC = Vaso Concepção; VG = Vaso Governador.

Parestesias e dormência (começando em geral em uma das mãos e estendendo-se ipsilateralmente ao braço e à face), distúrbios da fala e disfunção tronco encefálico-tálamo transitória são menos comuns que auras visuais. Alguns pacientes têm ataques de aura de enxaqueca com pouca ou nenhuma cefaleia.

A dor varia de moderada a grave e os ataques duram de horas a dias, em geral desaparecendo com o sono. A dor pode ser bilateral ou unilateral, frequentemente com distribuição frontotemporal e descrita como contínua, compressiva ou, às vezes, latejante.

A enxaqueca é mais que uma cefaleia. Sintomas autônomos como náusea (e, ocasionalmente, vômito), fotofobia, sonofobia e osmofobia são evidentes. Os pacientes relatam dificuldade de concentração durante os ataques. A atividade física diária geralmente agrava a enxaqueca; esse efeito, somado à fotofobia e à sonofobia, estimula a maioria dos pacientes a deitar em um quarto escuro e silencioso durante os ataques. Ataques graves podem ser incapacitantes, desorganizando a vida familiar e as condições de trabalho.

Os ataques variam de modo significativo em frequência e gravidade. Muitos pacientes apresentam vários tipos de cefaleia, incluindo ataques mais brandos sem náusea ou fotofobia; esses ataques podem assemelhar-se à cefaleia de tensão.

Formas raras de enxaqueca incluem a enxaqueca da artéria basilar, com combinação de vertigem, ataxia, perda de campo visual, distúrbios sensoriais, fraqueza focal e alteração do nível de consciência. A enxaqueca abdominal (síndrome periódica), que afeta crianças com história familiar de enxaqueca, se caracteriza por surtos de 2h de dor abdominal, palidez, náusea e vômito. Muitas vezes, essas crianças desenvolvem enxaquecas típicas posteriormente.

Epilepsia

É uma alteração temporária e reversível do funcionamento do cérebro, que não tenha sido causada por febre, drogas ou distúrbios metabólicos. Durante alguns segundos ou minutos, uma parte do cérebro emite sinais incorretos, que podem ficar restritos a esse local ou espalhar-se. Se ficarem restritos, a crise será chamada parcial; se envolverem os dois hemisférios cerebrais, generalizada. Por isso, algumas pessoas podem ter sintomas mais ou menos evidentes de epilepsia, não significando que o problema tenha menos importância se a crise for menos aparente.

Sintomas

Em crises de ausência, a pessoa apenas apresenta-se "desligada" por alguns instantes, podendo retomar o que estava fazendo em seguida. Em crises parciais simples, o paciente experimenta sensações estranhas, como distorções de percepção ou movimentos descontrolados de uma parte do corpo. Ele pode sentir um medo repentino, um desconforto no estômago, ver ou ouvir de maneira diferente. Se, além disso, perder a consciência, a crise será chamada de parcial complexa. Depois do episódio, enquanto se recupera, a pessoa pode sentir-se confusa e ter déficits de memória. Tranquilize-a e leve-a para casa se achar necessário. Em crises tônico-clônicas, o paciente primeiro perde a consciência e cai, ficando com o corpo rígido; depois, as extremidades do corpo tremem e contraem-se. Existem, ainda, vários outros tipos de crises. Quando elas duram mais de 30min sem que a pessoa recupere a consciência, são perigosas, podendo prejudicar as funções cerebrais.

Epistaxe

É o sangramento nasal que ocorre a partir das porções anterior ou posterior do septo nasal. O diagnóstico é feito por visualização direta. O tratamento varia dependendo da localização do sangramento, mas inclui cauterização e diversos tipos de tamponamento.

A maioria dos sangramentos nasais é anterior, com origem no plexo vascular da porção anteroinferior do septo (área de Kiesselbach). Menos comum, porém mais grave, são os sangramentos posteriores, que tendem a ocorrer em pacientes com vasos ateroscleróticos preexistentes ou distúrbios da coagulação submetidos à cirurgia nasal ou nasossinusal. Na síndrome de Rendu-Osler-Weber, sangramentos nasais intensos e múltiplos podem resultar de aneurismas arteriovenosos na membrana mucosa. Epistaxe intensa é frequentemente causada por coagulopatias das doenças hepáticas.

A maioria das epistaxes ocorre de forma secundária a um trauma local (incluindo manipulação e assoar o nariz) e ressecamento da mucosa nasal. Causas menos comuns incluem infecções locais, como vestibulite, rinite e sinusite; infecções sistêmicas, como a síndrome da imunodeficiência adquirida (AIDS, *acquired immune deficiency syndrome*); corpos estranhos (particularmente em crianças); arteriosclerose; hipertensão (quando mal controlada); tumor benigno ou maligno dos seios paranasais ou da nasofaringe; e perfurações septais. Epistaxe, independentemente da causa, é comum em pacientes com tendência a sangramento (por exemplo, trombocitopenia, doença hepática, coagulopatias, uso de anticoagulantes).

Tabela 2.109 – Pontos para tratamento de epilepsia

Doença	Especialidade	Nome	Pontos	Pontos
Epilepsia	NE	Calor, Fogo, muco no Fígado	VC-15; VG-14; CS-5; E-40; C-7	–
Epilepsia	NE	Deficiência de Coração/Rim	VC-15; VG-14; CS-5; E-40; C-7	CS-6; C-7; E-36
Epilepsia	NE	Fogo Perverso/Vento no Fígado	B-38; E-36; VB-34; VG-14; VG-16; VG-20	IG-11; TA-5
Epilepsia	NE	Fogo Perverso/Vento no Fígado	CS-6; CS-7; VB-2; VB-34; ID-14; E-36	–
Epilepsia	NE	Fogo Perverso/Vento no Fígado	VB-41; IG-4; IG-11; B-60	–
Epilepsia	NE	Fogo Perverso/Vento no Fígado	VC-15; VG-14; CS-5; E-40; C-7	–
Epilepsia	NE	Fogo Perverso/Vento no Fígado	VG-15; ID-4; B-5; B-38; B-64; F-10	F-11; E-36
Epilepsia	NE	Muco, Fogo no Coração	CS-5; C-8; VG-14; VG-26	–
Epilepsia	NE	Muco nos orifícios do Coração	VG-20; VG-15; IG-4; E-40; TA-8	–
Epilepsia	NE	Muco nos orifícios do Coração	CS-5; CS-7; VG-14; VG-20; VG-26; B-15	B-18; B-40
Epilepsia	NE	Muco nos orifícios do Coração	VC-15; VG-14; CS-5; E-40; C-7	–
Epilepsia	NE	Vento interno agitando o Fígado	VB-20; IG-11; VC-6; BP-6; R-3	–
Epilepsia	NE	Vento interno agitando o Fígado	VG-20; VG-26; E-36; VC-4; VC-6; VC-8	B-23; VG-4; VC-17

B = Bexiga; BP = Baço-Pâncreas; C = Coração; CS = Circulação-Sexo; E = Estômago; F = Fígado; ID = Intestino Delgado; IG = Intestino Grosso; NE = Neurologia; R = Rim; TA = Triplo Aquecedor; VB = Vesícula Biliar; VC = Vaso Concepção; VG = Vaso Governador.

Sinais, Sintomas e Diagnóstico

O sangramento varia de gotejamento até fluxo intenso. Embora epistaxes intensas envolvam ambas as narinas, a maioria dos pacientes é capaz de localizar o fluxo inicial em um dos lados, no qual deve se concentrar o exame clínico.

Em geral, a localização dos sangramentos anteriores é aparente ao exame com espéculo nasal e luz direta. Se o local não for aparente e o sangramento for intenso ou recorrente, a endoscopia óptica pode ser necessária.

Os exames laboratoriais de rotina não são necessários. Pacientes com sintomas ou sinais de sangramento em outros sítios (por exemplo, melena, petéquias) e aqueles com epistaxe intensa ou recorrente necessitam de hemograma completo, tempo de protrombina e tempo de tromboplastina parcial (PTT, *partial thromboplastin time*). Tomografia computadorizada (TC) pode ser realizada se houver suspeita de corpo estranho, tumor, fratura ou sinusite.

Erisipela

É um tipo de celulite superficial (ver anteriormente) com acometimento dos linfáticos dérmicos.

Não se deve confundir erisipelas com erisipeloide, que é uma infecção de pele causada pelo *Erysipelothrix*. A erisipela é caracterizada clinicamente por lesões em placas de aspecto brilhante, induradas ou macias, com margens delimitadas. É, em geral, causada por estreptococos beta-hemolíticos do grupo A (ou raramente do grupo C ou G) e ocorre mais frequentemente nas pernas e na face. A erisipela da face deve ser diferenciada do herpes-zóster, edema angioneurótico e dermatite de contato. É comumente acompanhada de febre alta, calafrios e mal-estar. Pode ser recorrente e causar linfedema crônico.

O diagnóstico é clínico, e a hemocultura é realizada em pacientes aparentemente toxemiados. O carcinoma difuso inflamatório do tórax também pode ser confundido com a erisipela.

Tabela 2.110 – Pontos para tratamento de epistaxe

Doença	Especialidade	Nome	Pontos	Pontos	Pontos
Epistaxe	ORL	Calor, Vento	CS-4; CS-8; VB-18; VB-19; VB-39; VG-12	VG-14; VG-16; VG-18; VG-23; F-2	–
Epistaxe	ORL	Calor, Vento	CS-6; VC-22; VB-20; VB-21; VC-16; IG-4	TA-5; B-12; B-13	–
Epistaxe	ORL	Calor, Vento	IG-4; IG-11; BP-6; BP-9; BP-10; E-36	–	–
Epistaxe	ORL	Calor, Vento	IG-4; VG-14; TA-10; P-11	–	–
Epistaxe	ORL	Calor, Vento	VB-20; VG-12; VG-14; VG-16; VG-23; IG-4	IG-20; TA-5	–
Epistaxe	ORL	Calor, Vento	VB-20; VG-12; VG-14; VG-16; VG-23; IG-4	IG-20; TA-5; B-13; E-36	–
Epistaxe	ORL	Calor, Vento	VB-20; VG-14; IG-4; IG-11; F-11; BP-6	B-18; B-25; B-36	–
Epistaxe	ORL	Calor, Vento	VC-24; VB-2; VB-12; VB-17; VB-19; VB-27	IG-4; IG-8; ID-8; TA-2; TA-20; TA-21	–
Epistaxe	ORL	Calor, Vento	VG-13; VG-14; IG-11	–	–
Epistaxe	ORL	Calor em Pulmão/ Estômago	CS-4; CS-8; VB-18; VB-19; VB-39; VG-12	VG-14; VG-16; VG-18; VG-23; F-2	B-38; E-2; E-3
Epistaxe	ORL	Calor em Pulmão/ Estômago	VB-20; VG-23; IG-4; IG-20; B-7; P-7	–	–
Epistaxe	ORL	Deficiência de *Yin*	P-7; R-6; CS-6; BP-4	–	–

B = Bexiga; BP = Baço-Pâncreas; CS = Circulação-Sexo; E = Estômago; F = Fígado; ID = Intestino Delgado; IG = Intestino Grosso; ORL = Otorrinolaringologia; P = Pulmão; R = Rim; TA = Triplo Aquecedor; VB = Vesícula Biliar; VC = Vaso Concepção; VG = Vaso Governador.

O tratamento é com penicilina V ou eritromicina, 500mg, por via oral (VO), quatro vezes ao dia, por tempo maior ou igual a duas semanas. Em casos graves, a penicilina G, 1,2 milhão de unidades, IV, a cada 6h, é indicada, podendo ser substituída por terapia oral após 36 a 48h. Em casos de resistência a esses antibióticos, usa-se cloxacilina ou cefalexina. O desconforto local pode ser aliviado com analgésicos e compressas frias. Infecções fúngicas dos pés podem funcionar como porta de entrada para infecções, requerendo tratamento antifúngico para prevenir recidiva.

Esclerite

É uma inflamação grave, destrutiva e com risco à visão que envolve os tecidos escleral e episcleral profundo. Sintomas são dor moderada a intensa, hiperemia do globo, lacrimejamento e fotofobia. O diagnóstico é clínico. O tratamento é feito com corticosteroide sistêmico e, possivelmente, imunossupressores.

Esclerite é mais comum em mulheres com idades entre 30 e 50 anos, muitas delas apresentando doenças do tecido conjuntivo, como artrite reumatoide (AR), lúpus eritematoso sistêmico (LES), poliarterite nodosa, granulomatose de Wegener ou policondrite recidivante. Alguns casos têm origem infecciosa. A esclerite comumente envolve a câmara anterior e pode apresentar três tipos: necrosante (escleromalacia perfurante), nodular e difusa.

Sinais, Sintomas e Diagnóstico

A dor (caracteristicamente profunda e contínua) é suficientemente intensa para interferir no sono e no apetite. Fotofobia e lacrimejamento podem ocorrer. Placas hiperêmicas se desenvolvem profundamente abaixo da conjuntiva bulbar e têm aspecto mais violáceo do que as observadas em casos de episclerite. A con-

juntiva palpebral apresenta-se sem alterações. A área envolvida pode ser focal (ou seja, de um quadrante do olho) ou difusa, podendo conter também um nódulo elevado, edematoso e hiperêmico (esclerite nodular) ou uma área avascular (esclerite necrosante).

Nos casos mais graves de esclerite necrosante, podem ocorrer perfuração do globo ocular e perda do olho. Doença do tecido conjuntivo acomete cerca de 20% dos pacientes com esclerite difusa ou nodular e 50% dos pacientes com esclerite necrosante. Em pacientes com doença do tecido conjuntivo, a esclerite necrosante assinala vasculite sistêmica subjacente. O diagnóstico é feito clinicamente e com lâmpada de fenda. Esfregaços ou biópsias são necessários para confirmar esclerite infecciosa. Tomografia computadorizada ou ultrassonografia podem ser necessárias para esclerite posterior.

Esquizofrenia

A esquizofrenia se caracteriza por psicose (perda do contato com a realidade), alucinações (percepções falsas), delírios (crenças falsas), discurso e comportamento desorganizados, embotamento afetivo (variação emocional restrita), déficits cognitivos (comprometimento do raciocínio e da solução de problemas) e disfunções ocupacional e social. A causa é desconhecida, mas há fortes evidências com relação a um componente genético. Os sintomas geralmente começam na adolescência ou no início da idade adulta. Um ou mais episódios de sintomas devem durar 6 meses ou mais antes que o diagnóstico seja feito. O tratamento consiste em terapia medicamentosa, psicoterapia e reabilitação.

Mundialmente, a prevalência da esquizofrenia é de 1%. A prevalência é comparável entre homens e mulheres e relativamente constante entre culturas. A prevalência da esquizofrenia parece ser maior entre

Tabela 2.111 – Pontos para tratamento de erisipela

Doença	Especialidade	Nome	Pontos
Erisipela	CV	Calor, Umidade no Sangue	BP-10; BP-40; B-54
Erisipela	CV	Calor, Vento no Meridiano *Luo* do Intestino Grosso	BP-10; B-40; B-54; P-7; IG-4; IG-11
Erisipela	CV	Calor, Vento na camada do Sangue	BP-10; BP-40; B-54

B = Bexiga; BP = Baço-Pâncreas; CV = Cardiovascular; IG = Intestino Grosso; P = Pulmão.

Tabela 2.112 – Pontos para tratamento de esclerite

Doença	Especialidade	Nome	Pontos	Pontos
Esclerite	OF	Calor tóxico no Meridiano *Luo* do Pulmão	CS-1; VC-17; VB-41; VB-42; VB-43; IG-8	ID-1; ID-2; P-1; P-5; P-7; P-9

CS = Circulação-Sexo; ID = Intestino Delgado; IG = Intestino Grosso; OF = Oftalmologia; P = Pulmão; VB = Vesícula Biliar; VC = Vaso Concepção.

classes socioeconômicas mais baixas em áreas urbanas, talvez porque seus efeitos incapacitantes levem ao desemprego e à pobreza. Semelhantemente, uma prevalência maior entre pessoas solteiras pode refletir o efeito da enfermidade ou dos precursores da enfermidade no funcionamento social. A idade de início máxima é de 18 anos em homens e de 25 anos em mulheres. O início é raro na infância, mas a instalação no começo da adolescência ou no final da vida (quando, às vezes, é chamada de parafrenia) pode ocorrer.

Etiologia

Embora a causa específica seja desconhecida, a esquizofrenia possui uma base biológica evidenciada por alterações na estrutura cerebral, como ventrículos cerebrais aumentados e diminuição no tamanho do hipocampo anterior e de outras regiões cerebrais, e alterações em neurotransmissores, envolvendo especialmente atividades dopaminérgica e glutamatérgica alteradas. Alguns especialistas sugerem que a esquizofrenia ocorre em pessoas com vulnerabilidades de neurodesenvolvimento, e que início, remissão e recorrência dos sintomas são resultado de interações entre tais vulnerabilidades permanentes e estressores ambientais.

A vulnerabilidade do neurodesenvolvimento à esquizofrenia pode resultar de predisposição genética; de complicações intra-uterinas, decorrentes de parto ou pós-natais; ou de infecções virais no SNC. A exposição materna à inanição, gripe no segundo trimestre de gestação, peso ao nascer abaixo de 2.500g, incompatibilidade de Rh na segunda gravidez e hipóxia aumentam o risco. Embora muitas pessoas com esquizofrenia não apresentem história familiar, fatores genéticos têm sido implicados. Pessoas que têm um parente de primeiro grau com esquizofrenia apresentam um risco de desenvolver o transtorno de aproximadamente 10%, em comparação com risco de 1% na população geral. Gêmeos monozigóticos apresentam concordância de cerca de 50%. Testes neurológicos e neuropsiquiátricos sensíveis sugerem que tentativas aberrantes de ajustamento ocular fino, prejuízo no desempenho em testes de cognição e atenção e deficiência na percepção sensorial ocorrem mais comumente entre pacientes com esquizofrenia que entre a população geral. Esses marcadores (endofenótipos) também ocorrem entre parentes de primeiro grau de pessoas com esquizofrenia e podem indicar o componente inerente da vulnerabilidade.

Estressores ambientais podem desencadear surgimento ou recorrência dos sintomas em pessoas vulneráveis. Podem ser primariamente bioquímicos (por exemplo, abuso de substâncias, especialmente maconha) ou sociais (por exemplo, ficar desempregado ou empobrecer, deixar o lar para ir à faculdade, romper um relacionamento amoroso, juntar-se às Forças Armadas); tais estressores, no entanto, não são causa. Não há evidências de que a esquizofrenia seja causada por poucos cuidados parentais. Os fatores protetores que podem diminuir o efeito do estresse na formação ou exacerbação de sintomas incluem bom suporte social, habilidades de enfrentamento e antipsicóticos.

Sinais e Sintomas

A esquizofrenia é uma doença crônica que pode progredir em diversas fases, embora a duração e os padrões dessas fases possam variar. Pacientes com esquizofrenia tendem a desenvolver sintomas psicóticos em média de 12 a 24 meses antes de se apresentarem para tratamento médico. Na fase pré--mórbida, os pacientes podem não apresentar sintomas ou podem ter competência social prejudicada, desorganização cognitiva leve ou distorção perceptiva, diminuição da capacidade de experimentar prazer (anedonia) e outras deficiências gerais de enfrentamento. Tais traços podem ser leves e reconhecíveis apenas retrospectivamente ou podem ser mais evidentes, com comprometimento dos funcionamentos social, acadêmico e vocacional. Na fase prodrômica, sintomas subclínicos podem surgir, incluindo retraimento ou isolamento, irritabilidade, desconfiança, pensamentos incomuns, distorções perceptivas e desorganização. A instalação evidente da esquizofrenia (delírios e alucinações) pode ser súbita (em dias ou semanas) ou lenta e insidiosa (ao longo de anos). Na fase intermediária, os períodos sintomáticos podem ser episódicos (com exacerbações e remissões identificáveis) ou contínuos; os déficits funcionais tendem a piorar. Na fase tardia, o padrão da doença pode ser estabelecido e a incapacitação estabiliza ou mesmo diminui.

Geralmente, os sintomas são classificados como positivos, de desorganização, negativos e cognitivos. Os sintomas positivos se caracterizam por excesso ou distorção de funções normais; os sintomas negativos pela diminuição ou perda de funções normais. Sintomas de desorganização incluem alterações de pensamento e comportamento bizarro. Os sintomas cognitivos são déficits no processamento de informações e na resolução de problemas. Uma pessoa pode ter sintomas de uma ou de todas as categorias.

Os sintomas positivos podem ser classificados adicionalmente como delírios e alucinações ou distúrbios de pensamento e comportamentos bizarros. Delírios são crenças errôneas. Nos delírios persecutórios, o paciente acredita que está sendo atormentado, seguido, enganado ou espionado. Nos delírios de referência, o paciente acredita que passagens de livros, jornais, letras de música ou outras evidências ambientais são direcionadas a ele. Nos delírios de remoção ou inserção de pensamento, o paciente acredita que outras pessoas conseguem ler sua mente e que seus pensamentos estão sendo transmitidos para outras pessoas ou que forças externas estão impondo pensamentos e impulsos a ele. As alucinações podem ser auditivas, visuais, olfativas, gustativas ou táteis, mas as alucinações auditivas são, de longe, as mais comuns. O paciente pode ouvir vozes comentando sobre seu comportamento, conversando com outra voz ou fazendo comentários críticos e abusivos. Os delírios e as alucinações podem ser extremamente vergonhosos para o paciente.

O distúrbio de pensamento envolve pensamento desorganizado, o qual não é orientado a um objetivo e se desvia de um tópico para outro. O discurso pode variar de levemente desorganizado a incoerente e incompreensível. O comportamento bizarro pode incluir infantilidades, agitação e aparência, higiene ou conduta inapropriadas. A catatonia é um comportamento extremo que inclui manter postura rígida e esforços para resistir ao fato de ser movido ou engajamento em atividade motora sem propósito sem que ela tenha sido estimulada.

Os sintomas negativos (déficits) incluem afeto embotado, linguagem pobre, anedonia e associabilida-de. No caso do afeto embotado (superficialidade de emoções), a face do paciente pode parecer imóvel, com contato ocular precário e falta de expressividade. A pobreza de linguagem se refere à diminuição no discurso e respostas sucintas a perguntas, criando a impressão de vazio interno. A anedonia (diminuição da capacidade de experimentar prazer) pode se refletir em perda de interesse nas atividades e aumento de atividades sem propósito. A associabilidade é demonstrada pela falta de interesse em relacionamentos. Os sintomas negativos frequentemente levam à perda de motivação e diminuição no sentido de propósitos e objetivos.

Os déficits cognitivos incluem comprometimento da atenção, velocidade de processamento, memória de trabalho, pensamento abstrato, resolução de problemas e entendimento das interações sociais. O pensamento do paciente pode ser inflexível e a capacidade de resolver problemas, de entender os pontos de vista das outras pessoas e de aprender com as experiências pode estar diminuída. Os sintomas da esquizofrenia tipicamente comprometem o funcionamento e, muitas vezes, interferem marcadamente no trabalho, nas relações sociais e no autocuidado. Desemprego, isolamento, deterioração dos relacionamentos e diminuição da qualidade de vida são desfechos comuns. A gravidade do comprometimento cognitivo é o determinante principal da incapacitação geral.

Subtipos

Cinco subtipos da esquizofrenia foram descritos: paranoide, desorganizado, catatônico, residual e indiferenciado. A esquizofrenia paranoide caracteriza-se por delírios ou alucinações auditivas, com preservação da cognição e do afeto. A esquizofrenia desorganizada caracteriza-se por discurso desorganizado, comportamento desorganizado e afeto embotado ou inapropriado. A esquizofrenia catatônica é caracterizada por sintomas físicos, incluindo tanto imobilidade como atividade motora excessiva e o ato de assumir posturas bizarras. Na esquizofrenia indiferenciada, os sintomas são mistos. Na esquizofrenia residual, há história clara de esquizofrenia com sintomas mais proeminentes, os quais são seguidos por um período prolongado de sintomas negativos leves.

Alternativamente, alguns especialistas classificam a esquizofrenia em subtipos com déficits e sem déficits, com base na presença e na gravidade dos sintomas negativos, tais como afeto embotado, perda da motivação e diminuição do sentido de propósito. Os pacientes do subtipo com déficit têm sintomas negativos proeminentes, os quais não são explicados por outros fatores (por exemplo, depressão, ansiedade, ambiente sem estimulação, efeitos adversos de drogas). Aqueles com subtipo sem déficit podem ter delírios, alucinações e distúrbios do pensamento, mas são indivíduos relativamente sem sintomas negativos.

Suicídio

Cerca de 10% dos pacientes com esquizofrenia cometem suicídio. O suicídio é uma das principais causas de morte prematura entre pacientes com esquizofrenia e explica, em parte, porque esse transtorno reduz a expectativa de vida dos afetados em dez anos, em média. Os pacientes com subtipo paranoide, com início tardio e bom funcionamento pré-mórbido – pacientes com melhor prognóstico para recuperação – também são os que têm maior risco de suicídio. Como tais pacientes mantêm a capacidade de se entristecer e se angustiar, eles podem ser mais suscetíveis a atuar com base no desespero do reconhecimento realista dos efeitos de seu transtorno.

Violência

A esquizofrenia tem risco relativamente pequeno para comportamento violento. Ameaças de violência e acessos agressivos menores são muito mais comuns que comportamentos seriamente perigosos. Os pacientes com mais chances de se engajarem em violência significativa incluem aqueles com abuso de substâncias, delírios persecutórios ou alucinações de comando e também aqueles que não tomam as medicações prescritas. Muito raramente, uma pessoa gravemente deprimida, isolada e paranoide ataca ou mata alguém que percebe como fonte única de suas dificuldades (por exemplo, uma autoridade, uma celebridade, seu cônjuge). Os pacientes com esquizofrenia podem se apresentar em serviço de emergência com ameaças de violência, a fim de obter alimentação, abrigo ou cuidados necessários.

Diagnóstico

Não existe nenhum teste definitivo para detecção de esquizofrenia. O diagnóstico se baseia na avaliação abrangente de história clínica, sinais e sintomas. Informações oriundas de fontes auxiliares, tais como família, amigos, professores e colegas de trabalho, são frequentemente importantes. De acordo com *Diagnostic and Statistical Manual of Mental Disorders*, quarta edição (DSM-IV), são necessários dois ou mais sintomas característicos (ilusões, alucinações, fala desorganizada, comportamento desorganizado, sintomas negativos) por uma porção significativa de um período de um mês para o diagnóstico; sinais prodrômicos ou atenuados da enfermidade com prejuízos sociais, ocupacionais ou de cuidados pessoais devem ficar evidentes por um período de seis meses, incluindo um mês de sintomas ativos.

Psicose decorrente de outros distúrbios médicos ou por abuso de substâncias deve ser descartada em história e exames, os quais incluem testes laboratoriais e estudos de neuroimagem. Embora alguns pacientes com esquizofrenia tenham anormalidades da estrutura cerebral nos exames de imagem, elas não são suficientemente específicas para ter valor diagnóstico.

Outros transtornos mentais com sintomas similares incluem os diversos transtornos relacionados à esquizofrenia: transtorno psicótico breve, transtorno esquizofreniforme, transtorno esquizoafetivo e transtorno delirante. Adicionalmente, transtornos do humor podem produzir psicose em algumas pessoas. Certos transtornos de personalidade (especialmente esquizotípico) manifestam sintomas similares aos da esquizofrenia, embora eles sejam geralmente mais leves e não envolvam psicose.

Prognóstico

Durante os primeiros cinco anos após a instalação dos sintomas, o funcionamento pode deteriorar e as habilidades sociais e de trabalho podem declinar, com negligenciamento progressivo do autocuidado. Os sintomas negativos podem aumentar em gravidade e o funcionamento cognitivo pode declinar. Dessa forma, o nível de incapacitação tende a atingir um platô. Algumas evidências sugerem que a gravidade da doença pode diminuir mais tarde na vida, particularmente entre mulheres. Transtornos de movimentos espontâneos podem se desenvolver em pacientes que tenham graves sintomas negativos e disfunção cognitiva, mesmo quando antipsicóticos não forem usados.

O prognóstico varia de acordo com o subtipo. Pacientes com esquizofrenia paranoide tendem a ser menos gravemente comprometidos e mais respondedores aos tratamentos disponíveis. Pacientes com subtipo com déficit são tipicamente mais incapacitados, têm pior prognóstico e são mais resistentes ao tratamento.

A esquizofrenia pode ocorrer com outros transtornos mentais. Quando associada a sintomas obsessivo-compulsivos significativos, ela tem prognóstico particularmente ruim; com sintomas de transtorno de personalidade limítrofe, ela possui prognóstico melhor. Cerca de 80% das pessoas com esquizofrenia vão experimentar um ou mais episódios de depressão maior em algum momento de suas vidas.

Pelo período de um ano após o diagnóstico, o prognóstico se relaciona proximamente à adesão às drogas psicoativas prescritas. Em geral, $\frac{1}{3}$ dos pacientes obtém melhora significativa e duradoura; $\frac{1}{3}$ melhora um pouco, mas apresenta recidivas intermitentes e incapacidade residual; e $\frac{1}{3}$ permanece grave e permanentemente incapacitado. Apenas cerca de 15% de todos os pacientes retorna plenamente ao seu nível pré-mórbido de funcionamento. Os fatores associados a um bom prognóstico incluem bom funcionamento pré-mórbido (por exemplo, bom estudante, história de trabalho intenso), início de enfermidade tardio e/ou repentino, história familiar de transtornos de humor, em vez de esquizofrenia, prejuízo cognitivo mínimo, poucos sintomas negativos e subtipo paranoico ou sem déficits. Os fatores associados a um mau prognóstico incluem idade de início precoce, funcionamento pré-mórbido deficiente, história familiar de esquizofrenia e subtipo desorganizado ou deficitário com muitos sintomas negativos. Os homens apresentam desfechos piores que as mulheres; as mulheres respondem melhor ao tratamento com drogas antipsicóticas.

O abuso de substâncias constitui um problema significativo em até 50% dos pacientes com esquizofrenia. Evidências anedóticas sugerem que o uso de maconha e de outros alucinógenos é altamente prejudicial para pacientes com esquizofrenia e deve ser fortemente desencorajado. O abuso de substâncias comórbidas é um preditor significante de desfecho ruim, podendo levar à não adesão à medicação, a recaídas repetidas, a hospitalizações frequentes, ao declínio no funcionamento e à perda do suporte social, incluindo morar na rua.

Tratamento

O período entre o início dos sintomas psicóticos e o primeiro tratamento se correlaciona à rapidez da resposta do tratamento inicial, qualidade da resposta ao tratamento e gravidade dos sintomas negativos. Quando tratados precocemente, os pacientes tendem a responder mais rápida e completamente. Sem o uso de drogas antipsicóticas, após um episódio inicial, 70 a 80% dos pacientes apresentam um episódio subsequente durante os 12 meses seguintes. O uso contínuo de drogas antipsicóticas pode reduzir a taxa de recidiva em um ano para cerca de 30%.

Os objetivos gerais de tratamento são redução da gravidade dos sintomas psicóticos, prevenção de recorrências de episódios sintomáticos e da deterioração do funcionamento associada e ajuda para que os pacientes funcionem no nível mais alto possível. Antipsicóticos, reabilitação com serviços de apoio comunitários e psicoterapia constituem os componentes principais do tratamento. Como a esquizofrenia é uma doença de longa duração e recorrente, ensinar aos pacientes habilidades de automanejo da doença é uma meta geral significativa.

As drogas são divididas em antipsicóticos convencionais e antipsicóticos de segunda geração (ASG) com base em sua atividade e afinidade com receptores de neurotransmissores específicos. ASG podem oferecer algumas vantagens, tanto em termos de eficácia ligeiramente maior (embora para alguns ASG, essa pequena vantagem seja questionável), quanto em termos de menor probabilidade de distúrbios de movimentos involuntários e efeitos adversos relacionados.

Estomatite

Inflamação oral e úlceras, conhecidas como estomatite, podem ser leves e localizadas ou intensas, disseminadas e dolorosas. Os sintomas são causados pela inflamação da mucosa oral. A estomatite pode se manifestar com edema e hiperemia da mucosa oral ou com pequenas úlceras dolorosas (única ou múltiplas). Menos frequentes são lesões esbranquiçadas e, em casos raros, a boca se apresenta sem alterações (síndrome da ardência/queimação oral), mesmo com sintomas significativos. Os sintomas dificultam a alimentação, levando, algumas vezes, à desidratação e à desnutrição. Infecções secundárias podem ocorrer ocasionalmente. Algumas condições são recorrentes.

A estomatite pode ser causada por infecção, doença sistêmica, irritação física ou química ou reação alérgica; muitos casos são idiopáticos. Em razão da proteção a diferentes agressões que o fluxo salivar normal proporciona à mucosa oral, a xerostomia predispõe à ocorrência de estomatite de diferentes causas.

166 – TRATAMENTOS DE ACUPUNTURA

Tabela 2.113 – Pontos para tratamento de esquizofrenia

Doença	Especialidade	Nome	Pontos	Pontos
Esquizofrenia	PSI	Fogo em Fígado/Vesícula Biliar	CS-5; CS-7; IG-14; IG-20; IG-26; B-15	B-18; E-40
Esquizofrenia	PSI	Muco nos orifícios do Coração	VC-15; VG-14; CS-5; E-40; C-7	–

B = Bexiga; C = Coração; CS = Circulação-Sexo; E = Estômago; IG = Intestino Grosso; PSI = Psiquiatria; VC = Vaso Concepção; VG = Vaso Governador.

Infecções

As causas virais são as mais comuns, mas bactérias e fungos estão algumas vezes envolvidos. As infecções orais podem ser clinicamente significativas em pacientes imunocomprometidos.

A infecção primária pelo herpes-vírus simples produz lesões vesiculares múltiplas, na mucosa intraoral, em ambas as superfícies, queratinizada e não queratinizada, e sempre envolve a gengiva. Essas lesões ulceram rapidamente. A manifestação clínica ocorre com mais frequência em crianças. As recorrências subsequentes (herpes simples secundária, "úlceras de frio"), contudo, geralmente ocorrem nos lábios, na borda do vermelhão e raramente no palato duro.

Em geral, a infecção primária por varicela-zóster (catapora) produz vesículas na mucosa oral. A reativação ("cobreiro") produz lesões semelhantes no trajeto de um nervo; se o nervo trigêmeo estiver comprometido, podem ocorrer úlceras orais unilaterais.

Muitos outros vírus podem estar envolvidos. O coxsackievírus pode causar a doença de mão-pé-boca em crianças jovens, com lesões cutâneas e intraorais, ou herpangina, com úlceras orais isoladas. Outras infecções incluem os vírus Epstein-Barr, *influenza*, citomegalovírus e HIV.

A gengivite úlcero-necrosante aguda é uma infecção inespecífica, principalmente por bactérias fusoespiroquetais que produz inflamação e úlceras elevadas nas papilas dentárias e gengiva marginal. Uma variante mais grave, conhecida como noma (estomatite gangrenosa ou cancro oral), pode produzir destruição tecidual completa (algumas vezes, incluindo lábios ou bochecha) e, em geral, ocorre em pacientes debilitados. Tem início como úlcera gengival, bucal ou em palato (granuloma letal de linha média) e, então, torna-se necrótica e dissemina-se rapidamente. Pode ocorrer descamação do tecido.

As doenças sexualmente transmissíveis podem causar estomatite. A gonorreia muito raramente causa úlceras e eritema da gengiva e da língua, assim como a faringite mais comum. Os cancros sifilíticos primários podem aparecer na boca e aproximadamente 20%

dos pacientes com sífilis secundária apresentam úlceras mucosas rasas não dolorosas (retalho mucoso), tipicamente com base amarela ou cinza e leve eritema periférico. A sífilis terciária pode produzir goma oral ou glossite generalizada e atrofia de mucosa. O local da goma é o único possível para o desenvolvimento de carcinoma de células escamosas no dorso da língua.

As raras causas bacterianas incluem *Mycobacterium tuberculosis*, inoculado pelo escarro dos pulmões. A actinomicose cervicofacial bacteriana ("mandíbula e maxila fragmentadas") pode lembrar infecção fúngica e apresentar grânulos amarelos (sulfúricos) patognomônicos com exsudato purulento.

Candida albicans e suas espécies correlatas, que fazem parte da flora oral normal, podem apresentar crescimento exagerado em indivíduos em uso crônico de antibióticos ou corticosteroides ou que estejam debilitados, como pacientes com AIDS. O crescimento exagerado pode produzir pseudomembrana com substância caseosa na mucosa friável. As formas eritematosa e erosiva crônicas são mais comuns, mas também mais difíceis de ser reconhecidas. As lesões orais e periorais ocorrem com pouca frequência em blastomicose, histoplasmose, coccidioidomicose, criptococose (principalmente em pacientes debilitados) e mucomicose (particularmente em indivíduos com diabetes).

Doenças Sistêmicas

A síndrome de Behçet, a síndrome de Stevens-Johnson e a doença intestinal inflamatória podem produzir lesões bolhosas ou ulceradas na mucosa oral. O penfigoide e o pênfigo vulgar causam vesículas e úlceras orais. A enteropatia induzida por glúten pode produzir úlceras orais. Lesões hemorrágicas orais podem ocorrer no eritema multiforme, no escorbuto, na leucemia, na púrpura trombocitopênica e nas plaquetopenias. Sangramento espontâneo, xerostomia e odor de amônia acompanham a uremia. A síndrome linfonodal mucocutânea (doença de Kawasaki) afeta crianças, causando eritema de lábios e mucosa oral.

A estomatite pode resultar de hipovitaminoses (particularmente, vitamina B ou C), anemia ferropriva com disfagia (como na síndrome de Plummer-Vinson) ou agranulocitose. Pelagra produz língua lisa, vermelha e ardente; boca dolorosa e úlceras mucosas. A neutropenia cíclica é uma condição rara, causada provavelmente por defeito na maturação dos neutrófilos, resultando em episódios regulares cíclicos de neutropenia (< 500/μL), com febre, mal-estar, linfadenopatia e úlceras orais. Em geral, ocorre na infância.

Irritações e Alergias

A irritação está frequentemente envolvida. Mordida na bochecha, respiração bucal, dentes fraturados, aparelhos ortodônticos, próteses dentárias mal adaptadas e mamadeiras com bicos duros ou muito longos podem causar estomatite. Outros fatores que contribuem são o uso excessivo de álcool, tabaco, alimentos quentes e apimentados.

Medicações e produtos químicos podem ser sensibilizantes (tipicamente resultam em reação de hipersensibilidade do tipo intravenoso) ou diretamente irritantes (isto é, desencadeiam a liberação de mediadores inflamatórios sem o envolvimento dos linfócitos T de memória ou imunoglobulina E). Substâncias comuns incluem ingredientes do creme dental, antissépticos bucais, doces, gomas de mascar, tintas, batons e, raramente, material dentário. A estomatite também pode resultar da exposição ocupacional a tintas, metais pesados, fumaça ácida ou poeira metálica ou mineral. Muitos medicamentos estão envolvidos no desenvolvimento da estomatite. Os mais comuns são os medicamentos quimioterápicos citotóxicos e sais de ouro. Nicorandil (bloqueador do canal K), iodados, barbitúricos e AINE são causas raras. Alguns alimentos, em especial aqueles altamente ácidos, podem produzir úlceras orais.

Faringite

A faringite ou dor de garganta é uma dor na região posterior da faringe, durante a deglutição ou não. A dor pode ser intensa; muitos pacientes não aceitam ingestão oral.

A maioria das causas é infecciosa. De longe, a mais comum é a faringoamigdalite viral ou bacteriana. Causas menos comuns são abscessos (peritonsilar, parafaríngeo e, em crianças, retrofaríngeo) e epiglotite. A epiglotite é mais comum em crianças, mas pode ocorrer em adultos.

Como algumas pessoas consideram a porção anterior do pescoço como sendo sua garganta, elas podem se queixar de "dor de garganta" mesmo no caso de doenças não faríngeas (por exemplo, tireoidite, linfadenite).

Avaliação

A epiglotite e, menos frequentemente, o abscesso faríngeo representam uma ameaça à via respiratória e devem ser diferenciados de uma simples faringoamigdalite, que é, em geral, autolimitada.

Tabela 2.114 – Pontos para tratamento de estomatite

Doença	Especialidade	Nome	Pontos	Pontos	Pontos
Estomatite	ORL	Calor, Secura em Rim	CS-6; CS-8; IG-1; IG-7; IG-18; ID-1	ID-5; ID-17; R-20	–
Estomatite	ORL	Deficiência de Água do Rim	CS-6; CS-8; IG-1; IG-7; IG-18; ID-1	ID-5; ID-17; R-20	–
Estomatite	ORL	Deficiência de Água do Rim	VC-4; R-3; B-23; B-52; ID-3; B-62;	VG-16; VG-17; VG-20; VB-39	–
Estomatite	ORL	Deficiência de Líquido	B-21; VC-12; R-2; R-6; BP-6; CS-8	–	–
Estomatite	ORL	Estagnação de *Qi* do Fígado	B-17; B-18; B-19; B-51; F-2; F-3	F-14; VB-20; VB-34; E-18; E-34; E-36	–
Estomatite	ORL	Fogo falso em Coração/Baço-Pâncreas	CS-6; CS-8; IG-1; IG-7; IG-18; ID-1	ID-5; ID-17; R-20	CS-6; BP-6; C-5; VC-10

B = Bexiga; BP = Baço-Pâncreas; C = Coração; CS = Circulação-Sexo; E = Estômago; F = Fígado; ID = Intestino Delgado; IG = Intestino Grosso; ORL = Otorrinolaringologia; R = Rim; VB = Vesícula Biliar; VC = Vaso Concepção; VG = Vaso Governador.

Coriza intensa sugere faringoamigdalite viral; a cultura da secreção faríngea é o único meio confiável para diferenciar a causa bacteriana da viral. Uma voz abafada (como se estivesse com um alimento quente na boca) sugere abscesso peritonsilar. A presença de estridor e a posição inclinada para frente ao sentar indicam epiglotite. O exame da faringe não deve ser realizado na suspeita de epiglotite, pois pode desencadear fechamento completo da via respiratória. Nos outros casos, inflamação faríngea, exsudato ou ambos podem estar presentes nos quadros de tonsilofaringite ou abscesso; a faringe quase sempre aparece normal na epiglotite. Edema local é, em geral, aparente nos abscessos.

Se a etiologia não estiver clara, uma radiografia da porção lateral cervical pode mostrar edema de epiglote ou aumento do espaço retrofaríngeo. A TC cervical pode mostrar a localização e a extensão de um abscesso.

Tratamento

Devem ser tratadas as condições específicas, mais notadamente a faringite estreptococócica. Tratamentos locais com gargarejo com água e sal e anestésicos tópicos (por exemplo, benzocaína, lidocaína, diclonina) podem ajudar temporariamente nas faringoamigdalites. Pacientes com dor intensa (até mesmo por faringoamigdalite) podem necessitar do uso de opioides a curto prazo.

Faringite Crônica

A faringite crônica costuma afetar as pessoas cuja mucosa faríngea está em constante contato com substâncias irritantes, tais como fumo do tabaco e álcool; que sofrem de infecções crônicas nos tecidos vizinhos; e cujas defesas imunes estão fragilizadas.

A manifestação mais característica desta doença é o eritema permanente da mucosa faríngea. Por vezes, esta vermelhidão é difusa; noutras ocasiões, pode-se observar cordões vermelhos sobrepostos, os quais atravessam verticalmente a parede da faringe situada por trás da cavidade bucal.

Noutros casos, a faringite crônica provoca atrofia da mucosa faríngea, em que o tecido não apresenta eritema, adquirindo tonalidade esbranquiçada e encontrando-se mais fino e anormalmente seco. Além disso, nestes casos, é frequente a formação de crostas que podem se soltar do tecido com maior ou menor facilidade e, às vezes, perturbam a respiração e a deglutição.

Os sintomas da faringite crônica podem limitar-se aos referidos; porém, em muitos casos, é possível que se manifeste certa secura e dor de garganta, por vezes, tosse seta, que tende a ser mais ou menos permanente. Por outro lado, a faringite crônica facilita o desenvolvimento de processos infecciosos agudos repetidos, ou seja, episódios recorrentes de faringite aguda; quando assim acontece, costumam aparecer os sintomas característicos de infecção aguda: febre, dor de garganta mais intensa, inflamação dos gânglios linfáticos, etc.

Febre
Febre Funcional

Febre é definida como elevação da temperatura corporal (por exemplo, > 37,8°C oralmente e > 38,2°C retalmente, ou uma elevação de temperatura acima da variação diária normal). No período de 24h, a temperatura varia do nível menor, no início da manhã, até o mais alto, no final da tarde. A variação máxima é de cerca de 0,6°C. A temperatura é determinada pelo balanço entre a produção de calor pelos tecidos, particularmente o fígado e os músculos, e a perda de calor da periferia. Em pessoas sadias, o centro hipotalâmico de termorregulação mantém a temperatura corporal dos órgãos internos de 37 a 38°C. A febre aumenta o ponto de equilíbrio hipotalâmico, estimu-

Tabela 2.115 – Pontos para tratamento de faringite

Doença	Especialidade	Nome	Pontos	Pontos	Pontos
Faringite	ORL	Estagnação de *Qi* do Fígado	B-17; B-18; B-19; B-51; F-2; F-3	F-14; VB-20; VB-34; E-18; E-34; E-36	CS-6; BP-6; C-5; VC-10
Faringite	ORL	Estagnação de *Qi* do Fígado	B-17; B-18; B-19; B-51; F-2; F-3	F-14; VB-20; VB-34; E-18; E-34; E-36	–

B = Bexiga; BP = Baço-Pâncreas; C = Coração; CS = Circulação-Sexo; E = Estômago; F = Fígado; ORL = Otorrinolaringologia; VB = Vesícula Biliar.

lando o centro vasomotor a iniciar a vasoconstrição, desviando o sangue da periferia, a fim de diminuir a perda de calor e, algumas vezes, induzindo calafrios, que aumentam a produção de calor até que a temperatura do sangue que banha o hipotálamo alcance um novo ponto de equilíbrio. Diminuindo-se o ponto de equilíbrio hipotalâmico (por exemplo, com drogas antipiréticas), inicia-se a perda de calor por meio de sudorese e vasodilatação. A capacidade de gerar febre é diminuída em certos pacientes (por exemplo, alcoólatras, idosos e crianças).

Etiologia

A causa da febre pode ser infecciosa ou não (por exemplo, causas inflamatórias, neoplasias, ambientais, mediadas por drogas e imunologicamente). A febre pode ser intermitente, caracterizada por picos diários seguidos por retorno à temperatura normal, ou remitente, em que a temperatura não retorna ao normal até que a causa seja resolvida.

Pirógenos são substâncias que provocam febre. Pirógenos endógenos são, em geral, micróbios ou seus produtos. Os mais estudados são os lipopolissacarídeos de bactérias Gram-negativas (comumente chamadas de endotoxinas) e as toxinas do *Staphilococcus aureus*, as quais produzem a síndrome do choque tóxico.

Pirógenos exógenos causam, em geral, febre por indução da liberação de pirógenos endógenos (interleucina [IL] 1, fator de necrose tumoral, interleucina-gama e IL-6), que são polipeptídeos produzidos por células hospedeiras, particularmente monócitos-macrófagos, que elevam o ponto crítico hipotalâmico. A síntese da prostaglandina E_2 parece desempenhar um papel crítico.

Sinais e Sintomas

A febre pode ser desconfortável. A maioria das crianças está sob risco de convulsões febris. A febre pode aumentar a demanda de O_2 em cerca de 13% para cada 1°C acima de 37°C, o que é particularmente problemático em adultos com insuficiência cardíaca ou pulmonar preexistente. A febre pode também piorar o estado mental de pacientes com demência.

Flebite e Tromboflebite

Flebite é uma inflamação de uma veia, geralmente nas pernas. Quando a flebite está associada à formação de coágulos sanguíneos (trombose), geralmente nas veias profundas das pernas, a condição médica é chamada de tromboflebite.

Fraqueza

Redução da força em um ou mais músculos.

Considerações Gerais

A fraqueza é um sintoma muito importante. O sentimento de fraqueza pode ser subjetivo (a pessoa se sente fraca, mas não consegue medir sua perda de força) ou concreto (quando a perda de força pode ser medida). A fraqueza pode ser generalizada (fraqueza total do corpo) ou localizada em uma área específica, em um lado do corpo, em um membro, etc.

A sensação subjetiva de fraqueza normalmente é generalizada e associada a doenças infecciosas como a mononucleose infecciosa e a *influenza*.

A fraqueza é particularmente importante quando ocorre em apenas uma área do corpo (fraqueza localizada ou focalizada). A fraqueza localizada pode seguir-se a um derrame cerebral, exacerbação da esclerose múltipla ou trauma à raiz de um nervo motor ou periférico.

Causas Comuns

A fraqueza mensurável pode ser resultado de várias condições, incluindo doenças metabólicas, neurológicas e musculares primárias, além de distúrbios tóxicos.

Tabela 2.116 – Pontos para tratamento de faringite crônica

Doença	Especialidade	Nome	Pontos	Pontos	Pontos
Faringite crônica	ORL	Deficiência de *Yin* do Pulmão	P-6; P-9; P-10; R-3; B-43; B-13	B-23; BP-6	CS-6; BP-6; C-5; VC-10

B = Bexiga; BP = Baço-Pâncreas; C = Coração; CS = Circulação-Sexo; ORL = Otorrinolaringologia; P = Pulmão; R = Rim; VC = Vaso Concepção.

Tabela 2.117 – Pontos para tratamento de febre funcional

Doença	Especialidade	Nome	Pontos	Pontos
Febre funcional	CG	Muco, Fogo no *Yin* do Rim	CS-5; TA-10; B-8; E-23	–
Febre funcional	CG	Muco, Fogo no *Yin* do Rim	VB-20; BP-6; B-10; B-23; E-36	R-2; R-3; R-4
Febre funcional	CG	Muco, Fogo no *Yin* do Rim	VC-4; B-22; B-23; B-24	–
Febre funcional	CG	Muco, Fogo no *Yin* do Rim	VC-4; B-22; B-23; B-24; CS-5; TA-10	–
Febre funcional	CG	Muco, Fogo no *Yin* do Rim	VC-19; VC-20; IG-18; IG-11; B-13; B-23	B-38; C-3; P-1; P-5; R-10
Febre funcional	CG	Muco, Fogo no *Yin* do Rim	VG-13; VG-14; IG-11; B-22; B-23; B-24	–

B = Bexiga; BP = Baço-Pâncreas; C = Coração; CG = Clínica Geral; CS = Circulação-Sexo; E = Estômago; IG = Intestino Grosso; P = Pulmão; R = Rim; TA = Triplo Aquecedor; VB = Vesícula Biliar; VC = Vaso Concepção; VG = Vaso Governador.

Metabólicas

- Diabetes.
- Doença de Addison.
- Tireotoxicose.

Neurológicas

- Derrame cerebral (a fraqueza costuma ser focalizada ou localizada).
- Esclerose múltipla (pode ser focalizada).
- Esclerose lateral amiotrófica (focalizada, evoluindo para generalizada).
- Paralisia cerebral (fraqueza localizada, associada com espasticidade).
- Síndrome de Guillain-Barré.
- Atrofia muscular peroneira.
- Doença de Werdnig-Hoffmann (atrofia muscular espinal).

Doenças Musculares Primárias

- Distrofia muscular (Duchenne).
- Distrofia muscular de Becker.
- Distrofia miotônica.
- Dermatomiosite.

Tóxicas

- Intoxicação por fosfato orgânico (inseticidas, gás neurotóxico).
- Intoxicação paralizante por mariscos.
- Botulismo.

Outras

- Miastenia grave (distúrbio autoimune que interfere na transmissão dos impulsos nervosos para os músculos).
- Poliomielite (doença infecciosa que danifica os neurônios motores).
- Paralisia periódica (relacionada ao potássio, como a paralisia periódica hipocalêmica).

Observação: o problema pode ter outras causas. Esta lista não menciona todas as causas, nem as cita em ordem de probabilidade.

Fraqueza Muscular

A fraqueza muscular é detectada pela observação e mensuração da força de um músculo individual ou agrupamento muscular. Pode resultar de disfunção nos hemisférios cerebrais, tronco cerebral, medula espinal, raízes nervosas, nervos periféricos, junções mioneurais ou dentro do próprio músculo. A fraqueza muscular ocorre em certas doenças neurológicas musculoesqueléticas, metabólicas, endócrinas e cardiovasculares; como resposta a certas drogas; e após imobilização prolongada.

História e Exame Físico

Iniciar pela determinação da localização da fraqueza muscular do paciente. Perguntar se ele apresenta dificuldade para movimentos específicos como levantar da cadeira. Descobrir quando ele percebeu

Tabela 2.118 – Pontos para tratamento de flebite e tromboflebite

Doença	Especialidade	Nome	Pontos	Pontos	Pontos
Flebite e tromboflebite	CV	Congestão no Sangue	BP-15; B-20	–	–
Flebite e tromboflebite	CV	Congestão no Sangue	CS-3; VC-4; VG-4; VG-14; VG-15; VG-22	VG-23; IG-4; BP-1; BP-6; BP-15; B-10	–
Flebite e tromboflebite	CV	Congestão no Sangue	VB-21; VG-4; VG-12; VG-14	–	–
Flebite e tromboflebite	CV	Congestão no Sangue	VB-21; VG-4; VG-12; VG-14; VB-38; F-3	E-36; BP-6	B-11; B-13; B-17
Flebite e tromboflebite	CV	Congestão no Sangue	VC-6; VG-1; VG-4; VG-20; BP-6; B-31	B-32; B-33; B-34; B-57; P-6; E-25	–
Flebite e tromboflebite	CV	Congestão no Sangue	VG-14; B-11; B-17; B-18; B-20; B-22	E-36	–

B = Bexiga; BP = Baço-Pâncreas; CS = Circulação-Sexo; CV = Cardiovascular; E = Estômago; F = Fígado; P = Pulmão; VB = Vesícula Biliar; VC = Vaso Concepção; VG = Vaso Governador.

pela primeira vez a fraqueza; averiguar se esta é agravada pelos exercícios ou durante a progressão do dia. Também pesquisar sintomas relacionados, especialmente dores articulares ou musculares, alterações sensitivas e fadiga.

Obter a história médica, observando especialmente doenças crônicas, como hipertireoidismo; problemas neurológicos ou musculoesqueléticos, incluindo traumas recentes; história de fraqueza familiar crônica, especialmente em homens; e utilização de álcool ou drogas.

Focalizar o exame físico na avaliação da força muscular. Testar todos os principais músculos de maneira bilateral. Quando avaliar, certificar-se de que o esforço do paciente é constante; caso contrário, suspeitar de dor ou relutância ao fazer o esforço. Se houver queixa de dor, facilitar ou interromper o exame e solicitar que tente os movimentos novamente. Lembrar que mão, braço e perna dominantes do paciente são, de certa forma, mais fortes do que os contralaterais. Além de examinar a força muscular, examinar a amplitude de movimentos (AM) das principais articulações (ombro, cotovelo, punho, quadril, joelho e tornozelo). Testar também a função sensitiva nas áreas envolvidas e avaliar os reflexos tendinosos profundos (RTP) bilateralmente.

Causas Médicas

Acidente Vascular Cerebral

Dependendo do tamanho e extensão da lesão, o acidente vascular pode causar fraqueza contralateral ou bilateral dos braços, pernas, face, língua, com possível evolução para hemiplegia e atrofia. Os efeitos associados incluem disartria, afasia, agnosia, ataxia, apraxia, parestesia ou perda sensitiva ipsilateral, distúrbios visuais, alteração do nível de consciência, amnésia e diminuição da capacidade de julgamento, alterações de personalidade, disfunção intestinal e vesical, cefaleia, vômitos e convulsões.

Anemia

Vários graus de fraqueza muscular e fadiga são exacerbados pelo esforço e temporariamente aliviados pelo repouso. Outros sinais e sintomas incluem palidez, taquicardia, parestesias e tendências hemorrágicas.

Artrite Reumatoide

Na artrite reumatoide, a fraqueza muscular simétrica pode acompanhar aumento de calor, edema e dor nas articulações envolvidas; além de dor e rigidez, limitando a movimentação.

Desequilíbrio de Potássio

Na hipocalemia, fraqueza muscular generalizada temporária pode ser acompanhada por náuseas, vômitos, diarreia, diminuição da mentalização, câimbras nas pernas, diminuição de reflexos, mal-estar, poliúria, tontura, hipotensão e arritmias.

Na hipercalemia, a fraqueza pode evoluir para paralisia flácida, acompanhada de irritabilidade e confusão, hiper-reflexia, parestesia ou anestesia, oligúria, anorexia, náuseas, diarreia, cólicas abdominais, taquicardia ou bradicardia, e arritmias.

Distúrbios Convulsivos

Fraqueza muscular generalizada temporária pode ocorrer após convulsão tônico-clônica generalizada; outros achados pós-ictais incluem cefaleia, dolorimento muscular e fadiga profunda.

Doença de Parkinson

A fraqueza muscular acompanha a rigidez em Parkinson, uma doença degenerativa. Os achados relacionados incluem tremor fino unilateral, marcha propulsiva, disartria, bradicinesia, salivação, disfagia, fácies em máscara, assim como voz aguda e monótona.

Esclerose Lateral Amiotrófica

A esclerose lateral amiotrófica (ELA) tipicamente se inicia com fraqueza muscular progressiva e atrofia em uma mão, que rapidamente se estende para o braço e depois ocorre na outra mão e braço. Em alguns casos, esses efeitos se expandem para tronco, pescoço, língua, laringe, faringe e pernas; a fraqueza progressiva da musculatura respiratória causa insuficiência respiratória.

Herniação de Disco

Pressão sobre as raízes nervosas induz fraqueza muscular, falta de uso e, em última instância, atrofia. O sintoma primário é dor intensa nas costas, com possível irradiação para nádega, perna e pé – geralmente em um lado. Também pode ocorrer diminuição dos reflexos e alterações sensitivas.

Hipercortisolismo

O hipercortisolismo pode causar fraqueza muscular e, eventualmente, atrofia. As características cushingoides relacionadas incluem gibosidade, fácies em lua cheia, obesidade truncal, estrias violáceas, pele fina, acne, pressão arterial elevada, fadiga, hiperpigmentação, facilidade para equimoses, má cicatrização de ferimentos e sudorese. O paciente do sexo masculino pode apresentar impotência e, do sexo feminino, hirsutismo e irregularidade menstrual.

Miastenia Grave

Fraqueza gradual progressiva dos músculos esqueléticos e fadiga são os principais sintomas da miastenia grave. Em geral, a fraqueza é mais leve ao acordar e se agrava no decorrer do dia. Os sinais iniciais incluem fraqueza no fechamento dos olhos, ptose e diplopia; fácies paralisadas como máscaras; dificuldade para mastigar e engolir; regurgitação de líquidos pelo nariz, com hipernasalidade; mandíbula dependurada e cabeça oscilante. Em alguns casos, o envolvimento da musculatura respiratória pode induzir à insuficiência respiratória.

Osteoartrite

A osteoartrite é uma doença crônica, que causa falta de utilização da musculatura e fraqueza, acarretando atrofia.

Rabdomiólise

Sinais e sintomas incluem fraqueza ou dor musculares, febre, náuseas, vômitos, mal-estar e urina escura. Na insuficiência renal aguda, em razão da obstrução de estruturas renais e lesão pela tentativa dos rins de filtrar a mioglobina do sangue, é uma complicação comum.

Síndrome de Guillain-Barré

A síndrome de Guillain-Barré causa fraqueza muscular rapidamente progressiva, simétrica e ascendente, movendo-se do pé para os braços e nervos faciais até evoluir para paralisia motora total e falência respiratória. Os achados associados incluem perdas sensitivas ou parestesias, ausência de RTP, taquicardia ou bradicardia, hipertensão flutuante e hipotensão ortostática, sudorese, incontinência, disfagia, disartria, hipernasalidade e diplegia facial.

Trauma e Doenças Medulares

O traumatismo pode causar fraqueza muscular intensa, acarretando flacidez, espasticidade e eventualmente paralisia. Infecção, tumor e espondilose cervical ou estenose pode também provocar fraqueza muscular.

Traumatismo em Nervo Periférico

Pressão prolongada ou lesão de nervo periférico causa fraqueza muscular e atrofia. Outros achados incluem parestesias ou perda de sensibilidade, dor e perda dos reflexos inervados pelo nervo lesado.

Tumor Cerebral

Sinais e sintomas de fraqueza muscular variam com o tamanho e a localização do tumor. Os achados associados incluem cefaleias, vômitos, diplopia, diminuição da acuidade visual, diminuição do nível de consciência, alterações pupilares, diminuição da força motora, hemiparesias, hemiplegia, diminuição de sensibilidade, ataxia, convulsão e alterações de comportamento.

Outras Causas

Drogas

A fraqueza muscular generalizada pode resultar da utilização prolongada de corticosteroides, digoxina e dose excessiva de dantroleno. Os antibióticos aminoglicosídeos podem agravar a fraqueza em pacientes com miastenia grave.

Imobilização

A imobilização com gesso, goteira ou por tração pode causar fraqueza muscular na extremidade envolvida; o repouso prolongado no leito ou inatividade causa fraqueza muscular generalizada.

Considerações Especiais

Fornecer aparelhos auxiliares se necessário, e preservar o paciente de lesões. Se houver perda de sensibilidade concomitante, proteger contra úlceras de decúbito e lesões térmicas. Na fraqueza crônica, possibilitar movimentos com AM ou talas nos membros, se necessário. Providenciar sessões de terapia, permitindo períodos de repouso adequado; administrar medicamentos para dor, se necessário.

Preparar o paciente para exames de sangue, biópsia muscular, eletromiografia, estudos de condução nervosa, radiografia ou tomografia computadorizada.

Indicadores Pediátricos

A distrofia muscular, geralmente a do tipo Duchenne, é a principal causa de fraqueza muscular em crianças.

Frigidez

A frigidez feminina é uma condição em que há diminuição ou ausência de lubrificação vaginal como resposta ao estímulo. O termo frigidez feminina também é usado para definir a diminuição no interesse da mulher em atividades sexuais. A perda de interesse sexual em mulheres acontece mais frequentemente quando elas se aproximam da menopausa.

Garganta, Inflamação de (Amigdalite)

Amigdalite é a infecção das amígdalas palatinas. O inverno seco e poluído em alguns lugares, contribui para o surgimento e desenvolvimento das amigdalites, que predominam entre as crianças.

As amígdalas são massas de tecido esponjoso linfoide, localizadas na parte de trás da garganta, na entrada das vias respiratórias, nos dois lados da garganta. Elas agem como filtros, ajudando a prevenir o alastramento de infecções de garganta, boca e seios da face para o resto do corpo. As amígdalas também são responsáveis pela produção de anticorpos, que ajudam a combater as infecções na garganta e no nariz. As amígdalas são muito suscetíveis à infecção. A amigdalite, portanto, é a inflamação das amígdalas.

Causas

As amigdalites podem ser tanto de origem viral quanto bacteriana, sendo que esta última pode ser facilmente identificada por apresentar pus, ou seja, aqueles pontos brancos, também conhecidos por placas. Sendo bacteriana, a doença deve ser tratada com antibióticos. As virais, no entanto, não se beneficiam deste tipo de tratamento, possuindo um ciclo próprio e necessitando apenas de medicação para alívio dos sintomas, como antitérmicos e analgésicos.

A amigdalite bacteriana é causada, principalmente, pela bactéria *Streptococcus pyogenes*, sendo o tipo mais perigoso das infecções de garganta. A febre que atinge os pacientes acometidos por esta bactéria pode

Tabela 2.119 – Pontos para tratamento de fraqueza

Doença	Especialidade	Nome	Pontos	Pontos	Pontos
Fraqueza	CG	Síndrome de Alto/Baixo	CS-6; CS-7; C-7; C-8; ID-2; ID-3	ID-4; B-60; B-61; B-62; R-3; R-7	E-26
Fraqueza	CG	Síndrome de Alto/Baixo	IG-4; IG-11; E-36; F-3	–	–

B = Bexiga; C = Coração; CG = Clínica Geral; CS = Circulação-Sexo; E = Estômago; F = Fígado; ID = Intestino Delgado; IG = Intestino Grosso; R = Rim.

mesmo chegar aos 40ºC e ocasionalmente podem se formar abscessos.

As crianças desenvolvem amigdalite quando enfrentam queda na resistência dos seus organismos e variações bruscas de temperatura, típicas desta época do ano.

Gastrite Aguda

Gastrite

Gastrite é a inflamação da mucosa gástrica causada por várias condições, incluindo infecção (*Helicobacter pylori*), medicações (AINE, álcool), estresse e fenômenos autoimunes (gastrite atrófica). Muitos casos são assintomáticos, mas a dispepsia e o sangramento gastrointestinal algumas vezes podem ocorrer. O diagnóstico é endoscópico. O tratamento é dirigido à causa de base, mas com frequência inclui supressão ácida e, para infecção por *H. pylori*, antibióticos.

A gastrite é classificada como erosiva ou não erosiva, com base na gravidade da lesão da mucosa. É também classificada de acordo com sua localização (isto é, cárdia, corpo, antro). A gastrite pode ser ainda classificada histologicamente como aguda ou crônica, de acordo com o tipo de célula inflamatória presente. Nenhum esquema de classificação corresponde perfeitamente à fisiopatologia. Existe um alto grau de sobreposição. Algumas formas de gastrite envolvem doenças ácido-pépticas e *H. pylori*. Além disso, o termo é genericamente aplicado para desconforto abdominal não específico (e, em geral, não diagnosticado) e gastroenterite.

A gastrite aguda é caracterizada por infiltrado polimorfonuclear da mucosa do antro e corpo.

Gastrite crônica implica em algum grau de atrofia (com perda da função da mucosa) ou metaplasia. Com

Tabela 2.120 – Pontos para tratamento de frigidez

Doença	Especialidade	Nome	Pontos	Pontos	Pontos
Frigidez	PSI	Calor/Umidade descem	VC-1; VC-4; VC-7; BP-6; R-7; E-29	–	–
Frigidez	PSI	Calor/Umidade descem	VC-2; VC-3; VC-4; VB-20; VG-4; VG-12	ID-14; BP-6; B-10; B-11; B-17; B-31	–
Frigidez	PSI	Deficiência de Coração/Baço-Pâncreas	CS-3; CS-7; VC-23; VC-24; VB-14; VB-20	VB-29; VB-30; VB-31; VB-32; VB-34; VB-39	–
Frigidez	PSI	Deficiência de Coração/Baço-Pâncreas	VB-20; BP-6; B-10; B-23; E-36	–	B-32
Frigidez	PSI	Deficiência de Coração/Baço-Pâncreas	VC-1; VC-4; VC-7; BP-6; R-7; E-29	C-1; C-3; BP-6; BP-9	VG-1; VG-15; VG-16
Frigidez	PSI	Deficiência de Coração/Baço-Pâncreas	VC-2; VC-3; VC-4; VB-20; BP-6; BP-9	B-17; B-31; B-32; B-33; B-34	–
Frigidez	PSI	Deficiência de *Yang* do Rim	VC-4; VC-6; B-23; R-7; R-9; VG-4	VG-14; VB-39	–
Frigidez	PSI	Estagnação de *Qi* do Fígado	B-17; B-18; B-19; B-51; F-2; F-3	F-14; VB-20; VB-34; E-18; E-34; E-36	–
Frigidez	PSI	Fogo deficiente do *Mingmen*	VC-1; VC-4; VC-7; BP-6; R-7; E-29	–	CS-6; BP-6; C-5; VC-10
Frigidez	PSI	Fogo deficiente do *Mingmen*	VC-2; VC-3; VC-4; VB-20; VG-4; VG-12	ID-14; BP-6; B-10; B-11; B-17; B-31	CS-6; BP-6; C-5; VC-10

B = Bexiga; BP = Baço-Pâncreas; C = Coração; CS = Circulação-Sexo; E = Estômago; F = Fígado; ID = Intestino Delgado; PSI = Psiquiatria; R = Rim; VB = Vesícula Biliar; VC = Vaso Concepção; VG = Vaso Governador.

Tabela 2.121 – Pontos para tratamento de inflamação de garganta

Doença	Especialidade	Nome	Pontos	Pontos
Garganta, inflamação de	ORL	Calor em Intestino Delgado	E-36; BP-6; F-3	–
Garganta, inflamação de	ORL	Calor em Intestino Delgado	ID-1; E-36	–
Garganta, inflamação de	ORL	Calor em Intestino Delgado	IG-4; IG-11; IG-15; F-10; E-36	–
Garganta, inflamação de	ORL	Calor em Intestino Delgado	VC-6; E-29; VC-3; VC-4; BP-6; B-23	E-36
Garganta, inflamação de	ORL	Calor em Intestino Delgado	VC-10; IG-8; B-23; B-27; E-36	–

B = Bexiga; BP = Baço-Pâncreas; E = Estômago; F = Fígado; ID = Intestino Delgado; IG = Intestino Grosso; ORL = Otorrinolaringologia; VC = Vaso Concepção.

frequência, envolve o antro (com subsequente perda de células G e diminuição da produção de gastrina) ou o corpo (com perda das glândulas oxínticas, provocando produção reduzida de ácido, pepsina e fator intrínseco).

Gastrite Erosiva

Gastrite erosiva consiste em erosão da mucosa gástrica causada por dano nas defesas da mucosa. É tipicamente aguda, mas pode ser subaguda ou crônica com poucos ou nenhum sintoma. O tratamento é de suporte e consiste na remoção da causa de base. Alguns pacientes de unidade de tratamento intensivo (UTI) (em respiração assistida por ventilador, trauma crânio-encefálico, queimaduras, politraumatismos) podem se beneficiar da profilaxia com supressores ácidos.

As causas de gastrite erosiva incluem AINE, álcool, estresse e menos comumente radiação, infecção viral (por exemplo, citomegalovírus), lesão vascular e trauma direto (por exemplo, sonda nasogástrica).

Erosões superficiais e pontuais podem ocorrer na mucosa gástrica. Estas podem se desenvolver em até 12h após o problema inicial. Erosões profundas, úlceras e algumas vezes perfuração, podem ocorrer em casos mais graves ou que não foram tratados. As lesões classicamente acontecem no corpo, mas o antro pode também estar envolvido.

Gastrite aguda por estresse é uma forma de gastrite erosiva, ocorrendo em cerca de 5% dos pacientes gravemente enfermos. A incidência aumenta com a duração da permanência na UTI e o tempo pelo qual o paciente não recebe dieta enteral. A patogênese pode causar hipoperfusão da mucosa gastrointestinal, provocando diminuição das defesas da mucosa. Pacientes com história de trauma crania-

no ou queimaduras podem também apresentar excesso da produção de ácido.

Sinais, Sintomas e Diagnóstico

Pacientes com gastrite erosiva leve são em geral assintomáticos, embora alguns possam referir dispepsia, náusea ou vômitos. Com frequência, o primeiro sinal é hematêmese, melena ou sangue no aspirado da sonda nasogástrica, em geral dentro de dois a cinco dias após o evento etiológico. O sangramento costuma ser leve a moderado, embora possa ser maciço se houver lesão ulcerosa profunda, em particular na gastrite aguda por estresse. Gastrites erosivas aguda ou crônica são diagnosticadas endoscopicamente.

Gastrite Crônica

Em relação à gastrite crônica também existe muita confusão, principalmente no que se refere aos sintomas e à relação com os agentes causadores.

Sabe-se que a bactéria *Helicobacter pylori* pode determinar uma gastrite crônica.

Na gastrite crônica atrófica, situação em que diminuem muito as células da mucosa do estômago, existe considerável redução na produção do ácido gástrico, que é importante para a "esterilização" do que ingerimos e para a digestão dos alimentos.

Por vezes, a bile que o fígado descarrega na porção inicial do intestino delgado (chamado de duodeno) reflui para o estômago, causando inflamação crônica.

Estes fatores, atuando isoladamente ou em conjunto, podem determinar gastrite crônica.

Tabela 2.122 – Pontos para tratamento de gastrite aguda

Doença	Especialidade	Nome	Pontos	Pontos
Gastrite aguda	GE	Estagnação de alimento no Estômago	VC-10; VC-12; VC-22; CS-6; BP-4; E-21	E-36; R-21; F-2; F-13; F-14

BP = Baço-Pâncreas; CS = Circulação-Sexo; E = Estômago; F = Fígado; GE = Gastroenterologia; R = Rim; VC = Vaso Concepção.

Sintomas

A maioria dos casos crônicos não apresenta sintomas. Já na gastrite aguda, quando existem queixas, são muito variadas:

- Dor em queimação no abdome.
- Azia.
- Perda do apetite.
- Náuseas e vômitos.
- Sangramento digestivo, nos casos complicados, demonstrado pela evacuação de fezes pretas (melena) e/ou vômitos com sangue (hematêmese).

Por deficiência de absorção de vitamina B_{12} e ácido fólico, pode ocorrer anemia manifestada por:

- Fraqueza.
- Ardência da língua (glossite).
- Irritação dos cantos dos lábios (comissurite).
- Diarreia.

Mais raramente, ocorrem alterações neurológicas envolvendo memória, orientação e coerência, quadro clínico relacionado à gastrite atrófica.

Gastroenterocolite Aguda

- Gastroenterocolite aguda (GECA): geralmente causada pelo rotavírus no sistema digestivo:
  - Contágio: pela via fecal-oral, por contato pessoa a pessoa e também através de fômites (objetos contaminados). A máxima excreção viral se dá no 3º e 4º dia a partir dos primeiros sintomas; no entanto, podem ser detectados nas fezes de pacientes mesmo após a completa resolução da diarreia.
  - Incubação: de 1 a 3 dias.
  - População-alvo: geralmente crianças de 6 meses a 2 anos, mas também podem infectar adultos.

- Sintomas: a doença se manifesta como quadro abrupto de vômito, que na maioria das vezes precede a diarreia, e a presença de febre alta. É comum a ocorrência de formas mais leves ou quadros subclínicos entre adultos contactantes. A diarreia é caracteristicamente aquosa, com aspecto gorduroso e caráter explosivo, durando de 4 a 8 dias.

Gengivite Aguda

Gengivite

A gengivite é a inflamação da gengiva, produzindo sangramento com edema, hiperemia, exsudato, alteração dos contornos normais e, ocasionalmente, desconforto. O diagnóstico baseia-se na inspeção. O tratamento inclui limpeza dos dentes por um profissional e intensificação da higiene dental domiciliar. Casos mais avançados podem necessitar de antibioticoterapia ou cirurgia.

Normalmente, a gengiva é rígida, adaptada firmemente aos dentes, e nivelada numa mesma altura. A gengiva ceratinizada próxima às coroas é um tecido rosa pontilhado. Deve preencher todo o espaço entre as coroas. A gengiva distante das coroas, chamada de mucosa alveolar, é não ceratinizada, altamente vascularizada, vermelha, móvel e se apresenta em continuidade com a mucosa bucal. O uso de um abaixador de língua, ao tocar uma gengiva normal, não deve mostrar sangue ou pus.

A inflamação, ou gengivite, o problema gengival mais comum, pode evoluir para periodontite.

Etiologia

A causa mais comum de gengivite é a má higiene oral. A má higiene oral permite que a placa se acumule entre a gengiva e os dentes (a gengivite não ocorre em áreas edêntulas). A irritação da placa aprofunda a fenda normal entre dente e gengiva,

Tabela 2.123 – Pontos para tratamento de gastrite crônica

Doença	Especialidade	Nome	Pontos	Pontos
Gastrite crônica	GE	Deficiência de *Yin* do Estômago	CS-6; VC-12; B-20; B-21; BP-6; E-44	B-44; E-21; E-23
Gastrite crônica	GE	Deficiência de *Yin* do Estômago	CS-6; VC-12; B-20; B-21; BP-6; E-44	–
Gastrite crônica	GE	Frio, Umidade em Baço-Pâncreas	E-21; E-25; E-36; BP-6; BP-9; B-20	B-23; VC-4; VC-6; VC-12
Gastrite crônica	GE	Frio em Estômago	CS-6; VC-4; VC-12; E-36; B-20; B-21	F-13; BP-4

B = Bexiga; BP = Baço-Pâncreas; CS = Circulação-Sexo; E = Estômago; F = Fígado; GE = Gastroenterologia; VC = Vaso Concepção.

criando recessos gengivais. Esses recessos contêm bactérias que podem causar tanto gengivite quanto cárie (raiz). Outros fatores locais, tais como má oclusão, tártaro dentário, impactação de alimentos, restaurações dentárias defeituosas e xerostomia, têm papel secundário.

A gengivite também ocorre com frequência na puberdade, durante o período menstrual, gravidez e menopausa, presumivelmente pelas mudanças hormonais. De forma semelhante, contraceptivos orais podem exacerbar a inflamação.

A gengivite pode ser um sinal precoce de alteração sistêmica, particularmente aquelas que afetam a resposta à infecção (por exemplo, diabetes, síndrome da imunodeficiência adquirida, deficiência de vitamina, leucopenia), em especial se ocorrer em pacientes com placa dental mínima. Alguns pacientes com doença de Crohn apresentam áreas de hipertrofia gengival granulomatosa na presença de surtos intestinais da doença. A exposição a metais pesados (por exemplo, chumbo, bismuto) pode causar gengivite e uma linha escura na marginal gengival. Deficiência grave de niacina ou vitamina C pode causar gengivite.

Sinais e Sintomas

Inicialmente, a gengivite simples causa aprofundamento do sulco (fenda gengival) entre o dente e a gengiva, seguido por uma faixa de gengiva vermelha inflamada ao longo de um ou mais dentes, com edema da papila interdental e sangramento fácil. De forma geral, não há dor. Pode se resolver, permanecer superficial por anos ou, ocasionalmente, progredir para periodontite.

A pericoronite é uma inflamação aguda e dolorosa do retalho gengival sobre um dente em erupção parcial, geralmente sobre os terceiros molares (dentes do juízo). A infecção é comum e pode haver o desenvolvimento de um abscesso. A pericoronite geralmente recorre quando um alimento fica preso embaixo do retalho. O retalho gengival desaparece quando ocorre a erupção completa.

A gengivite descamativa pode ocorrer durante a menopausa. É caracterizada pela presença de tecido gengival vermelho forte, doloroso e facilmente sangrante. Vesículas podem preceder a descamação. A gengiva encontra-se amolecida, porque as células ceratinizadas que resistem à abrasão por partículas alimentares estão ausentes. Uma lesão gengival similar pode estar associada a pênfigo vulgar, penfigoide bolhoso, penfigoide membrano-mucoso benigno ou líquen plano atrófico.

Durante a gestação, o edema, especialmente de papila interdental, pode ocorrer. Crescimentos gengivais pedunculados frequentemente surgem na papila interdental durante o primeiro trimestre, podendo persistir por toda a gestação e podendo ou não desaparecer após o parto. Os tumores da gravidez são massas avermelhadas e amolecidas que são, histologicamente, granulomas piogênicos. Eles desenvolvem-se rapidamente e, então, permanecem estáveis. A existência de um irritante é comum, tal como tártaro ou restauração com margens irregulares.

Diabetes não controlado pode exacerbar os efeitos dos irritantes gengivais, fazendo com que infecções secundárias e abscessos gengivais agudos se tornem comuns.

178 – TRATAMENTOS DE ACUPUNTURA

Tabela 2.124 – Pontos para tratamento de gastroenterocolite aguda

Doença	Especialidade	Nome	Pontos	Pontos
Gastroenterocolite aguda	GE	Calor, Umidade em Intestino Grosso	VC-12; E-25; E-37; VC-6; IG-11; BP-9	B-25
Gastroenterocolite aguda	GE	Estagnação de alimento no Estômago	VC-10; VC-12; VC-22; CS-6; BP-4; E-21	E-36; R-21; F-2; F-13; F-14

B = Bexiga; BP = Baço-Pâncreas; CS = Circulação-Sexo; E = Estômago; F = Fígado; GE = Gastroenterologia; IG = Intestino Grosso; R = Rim; VC = Vaso Concepção.

Na leucemia, a gengiva pode se tornar ingurgitada com infiltrado leucêmico, apresentando sintomas clínicos como edema, dor e sangramento fácil.

No escorbuto (deficiência de vitamina C), a gengiva apresenta-se inflamada, hiperplásica e ingurgitada, com sangramento fácil. Podem aparecer petéquias e equimoses por toda a boca.

Na pelagra (deficiência de niacina), a gengiva apresenta-se inflamada, com sangramento fácil e suscetível à infecção secundária. Ainda, os lábios ficam vermelhos e rachados, há sensação de queimação na boca, a língua encontra-se lisa e vermelho-clara e podem ocorrer ulcerações na mucosa e na língua.

Gengitive Crônica

Doença periodontal é uma doença infecto-inflamatória que acomete os tecidos de suporte (gengiva) e sustentação (cemento, ligamento periodontal e osso) dos dentes. Caracteriza-se pela perda de inserção do ligamento periodontal e destruição do tecido ósseo adjacente. A evolução deste processo leva à perda dos dentes, pois o comprometimento e a destruição por acção bacteriana, acúmulo de tártaro e inflamação destas estruturas colaboram para a formação de bolsas periodontais que levam à mobilidade dentária.

Entende-se por doença periodontal um conjunto de condições inflamatórias, de carater crônico e de origem bacteriana que começa afetando o tecido gengival e pode levar, com o tempo, à perda dos tecidos de suporte dos dentes. Os microrganismos responsáveis por esses eventos estão presentes na placa bacteriana dental.

A placa bacteriana é o principal fator etiológico da doença periodontal, como foi demonstrado de forma inequívoca pelo trabalho clássico sobre gengivite experimental em humanos de Löe e colaboradores. Nesse estudo, que representa um marco histórico ao entendimento dos fatores etiológicos da doença periodontal, partindo-se de um quadro clínico de gengiva saudável, o livre acúmulo de placa bacteriana na superfície dental foi capaz de produzir gengivite em períodos de 7 a 21 dias. Com a retomada regular e eficaz das medidas de higiene bucal por parte do indivíduo, uma gengiva novamente saudável foi observada dentro de alguns dias[17].

O termo gengivite refere-se à inflamação de gengiva marginal e é de caráter reversível, ao passo que por doença periodontal destrutiva ou periodontite é referida a inflamação dos tecidos de suporte de dente, detectada pela presença de sangramento à sondagem e perda de inserção – osso, cemento e ligamento periodontal –, resultando disso a formação de bolsa periodontal.

A gengivite – a mais comum das doenças periodontais –, pode ocorrer em qualquer indivíduo se houver acúmulo suficiente de placa bacteriana dental na margem e/ou no nível dentogengival. É considerada uma doença infecto-inflamatória, caracterizando-se por vermelhidão da gengiva marginal, edema e sangramento à sondagem. A inflamação na margem gengival é decorrente de uma resposta ao acúmulo gradual de biomassa supragengival. Os microrganismos mais comuns associados são da espécie *Streptococcus*, *Actinonicetes* e espiroquetas.

Para se evitar a doença, deve-se manter sempre bem limpos e higienizados os dentes e a região onde eles se instalam, bem como se consultar com um dentista regularmente.

Esta doença tem seu desenvolvimento mais acelerado em paciente diabéticos, imunossuprimidos e fumantes. Existem vários índices através dos quais é possível avaliar o grau de doença periodontal.

Nos últimos anos, o tema Doença Periodontal vem ganhando ainda maior destaque pela sua correlação em Medicina, particularmente em Obstetrícia, com desfechos desfavoráveis em gestações, como parto prematuro e óbitos neonatais associados a sepse do recém-nascidos por microrganismos bacterianos ligados aos estreptococos do grupo B.

Etiologia

A etiologia da doença periodontal e gengival é microbiana, sendo agravada quando a higiene bucal é negligenciada. Neste sentido, Genco (1996) considera ser a doença periodontal induzida por alterações qualitativas da microflora presente na cavidade bucal; alterações essas que podem modificar o equilíbrio entre os microrganismos e o hospedeiro, permitindo o estabelecimento de resposta inflamatória. É, portanto, uma infecção oportunista[17].

Mais de trezentas espécies de microrganismos foram isolados da área subgengival, mas apenas cerca de vinte a trinta são considerados periodontopatogênicas.

A agressão aos tecidos periodontais se faz sentir pela liberação de produtos bacterianos como enzimas, endo e exotoxina, alérgenos. Contrapondo-se a ela há a resposta do hospedeiro (fatores de defesa), o que pode explicar a diferença de suscetibilidade e gravidade da doença.

Além da placa bacteriana dental presente na superfície do dente, diversos fatores podem interagir, modificando o ambiente do sulco gengival, favorecendo a proliferação e a multiplicação de micror-ganismos. Nesse sentido, cabe referir o papel desempenhado pelo cálculo dental (placa bacteriana calcificada) e pelos fatores retentivos de placa, em especial as reconstruções dentais com excessos que dificultam a remoção mecânica da placa e modificam o equilíbrio ecológico da bolsa.

A sequência de eventos de uma gengiva clinicamente sadia até a gengivite foi determinada por inúmeros estudos epidemiológicos e clínicos. Embora a transição de gengivite para periodontite em humanos não esteja determinada de modo claro, estudos em animais comprovam, desde que suprimida a adequada higiene bucal por um tempo significativo, o fato de que nem toda gengivite evolui para periodontite. No entanto, toda periodontite, num determinado momento, foi precedida de uma gengivite, o que parece reforçar ainda mais a natureza complexa do processo[18].

Glaucoma

Glaucoma é a designação genérica de um grupo de doenças que atingem o nervo óptico e envolvem a perda de células ganglionares da retina num padrão característico de neuropatia óptica. A pressão intraocular elevada é um fator de risco significativo para o desenvolvimento de glaucoma, não existindo, contudo,

Tabela 2.125 – Pontos para tratamento de gengivite aguda

Doença	Especialidade	Nome	Pontos	Pontos
Gengivite aguda	ORL	Calor, Vento	CS-4; CS-8; VB-18; VB-19; VB-39; VG-12	VG-14; VG-16; VG-18; VG-23; F-2
Gengivite aguda	ORL	Calor, Vento	CS-6; VC-22; VB-20; VB-21; VC-16; IG-4	TA-5; B-12; B-13
Gengivite aguda	ORL	Calor, Vento	IG-4; IG-11; BP-6; BP-9; BP-10; E-36	–
Gengivite aguda	ORL	Calor, Vento	IG-4; VG-14; TA-10; P-11	–
Gengivite aguda	ORL	Calor, Vento	VB-20; VG-12; VG-14; VG-16; VG-23; IG-4	IG-20; TA-5
Gengivite aguda	ORL	Calor, Vento	VB-20; VG-12; VG-14; VG-16; VG-23; IG-4	IG-20; TA-5; B-13; E-36
Gengivite aguda	ORL	Calor, Vento	VB-20; VG-14; IG-4; IG-11; F-11; BP-6	B-18; B-25; B-36
Gengivite aguda	ORL	Calor, Vento	VC-24; VB-2; VB-12; VB-17; VB-19; VB-27	IG-4; IG-8; ID-8; TA-2; TA-20; TA-21
Gengivite aguda	ORL	Calor, Vento	VG-13; VG-14; IG-11	–

B = Bexiga; BP = Baço-Pâncreas; CS = Circulação-Sexo; E = Estômago; F = Fígado; ID = Intestino Delgado; IG = Intestino Grosso; ORL = Otorrinolaringologia; P = Pulmão; TA = Triplo Aquecedor; VB = Vesícula Biliar; VC = Vaso Concepção; VG = Vaso Governador.

180 – TRATAMENTOS DE ACUPUNTURA

Tabela 2.126 – Pontos para tratamento de gengivite crônica

Doença	Especialidade	Nome	Pontos	Pontos	Pontos
Gengivite crônica	ORL	Calor, Vento	CS-4; CS-8; VB-18; VB-19; VB-39; VG-12	VG-14; VG-16; VG-18; VG-23; F-2	B-38; E- 2; E-3
Gengivite crônica	ORL	Calor, Vento	CS-6; VC-22; VB-20; VB-21; VC-16; IG-4	TA-5; B-12; B-13	–
Gengivite crônica	ORL	Calor, Vento	IG-4; IG-11; BP-6; BP-9; BP-10; E-36	–	–
Gengivite crônica	ORL	Calor, Vento	IG-4; VG-14; TA-10; P-11	–	–
Gengivite crônica	ORL	Calor, Vento	VB-20; VG-12; VG-14; VG-16; VG-23; IG-4	IG-20; TA-5	–
Gengivite crônica	ORL	Calor, Vento	VB-20; VG-12; VG-14; VG-16; VG-23; IG-4	IG-20; TA-5; B-13; E-36	–
Gengivite crônica	ORL	Calor, Vento	VB-20; VG-14; IG-4; IG-11; F-11; BP-6	B-18; B-25; B-36	–
Gengivite crônica	ORL	Calor, Vento	VC-24; VB-2; VB-12; VB-17; VB-19; VB-27	IG-4; IG-8; ID-8; TA-2; TA-20; TA-21	–
Gengivite crônica	ORL	Calor, Vento	VG-13; VG-14; IG-11	–	–

B = Bexiga; BP = Baço-Pâncreas; CS = Circulação-Sexo; E = Estômago; F = Fígado; ID = Intestino Delgado; IG = Intestino Grosso; ORL = Otorrinolaringologia; P = Pulmão; TA = Triplo Aquecedor; VB = Vesícula Biliar; VC = Vaso Concepção; VG = Vaso Governador.

uma relação causal direta entre um determinado valor da pressão intraocular e o aparecimento da doença: enquanto uma pessoa pode desenvolver dano no nervo com pressões relativamente baixas, outra pode ter pressão intraocular elevada durante anos sem apresentar lesões. Se não for tratado, o glaucoma leva ao dano permanente do disco óptico da retina, causando atrofia progressiva do campo visual, que pode progredir também para perda de cílios e cegueira.

Tipos

O tipo mais comum é o *glaucoma primário de ângulo fechado*, frequentemente assintomático. Uma das causas pode ser uma obstrução do escoamento do humor aquoso do olho. O humor aquoso é produzido no corpo ciliar do olho, fluindo através da pupila para a câmera anterior. A malha trabecular então drena o líquido para o canal de Schlemm e, finalmente, para o sistema venoso. Todos os olhos possuem alguma pressão intraocular que é causada pela presença de alguma resistência ao fluxo do humor aquoso através da malha trabecular e do canal de Schlemm. Se a pressão intrao-cular (PIO) for alta demais (maior do que 21,5mmHg), a pressão nas paredes do olho resultará na compressão das estruturas oculares. Entretanto, outros fatores, como perturbações no fluxo sanguíneo no nervo óptico

podem interagir com a PIO e afetar o nervo óptico. Em um terço dos casos de glaucoma primário de ângulo aberto há PIO estatisticamente normal. Esses casos são chamados de *glaucoma de pressão normal*. Devido ao fato de exames do nervo óptico nem sempre serem realizados juntamente com medidas de PIO em pacientes de risco, o glaucoma de pressão normal é mais raramente diagnosticado até as condições se apresentarem adiantadas.

Outro tipo, o *glaucoma de ângulo fechado*, é caracterizado por aumentos súbitos de pressão intraocular. Isto ocorre em olhos susceptíveis quando a pupila dilata e bloqueia o fluxo do fluido através dela, fazendo com que a íris bloqueie a malha trabecular. Glaucoma de ângulo fechado pode causar dor e reduzir a acuidade visual (visão borrada), podendo levar à perda visual irreversível dentro de um curto período de tempo. É considerada uma situação de emergência oftalmológica e requer tratamento imediato. Muitas pessoas com esse glaucoma podem visualizar um halo em volta de pontos de luz brilhantes, além da perda de visão característica da doença.

Glaucoma congênito é uma doença genética rara que atinge bebês. Recém-nascidos com globos oculares aumentados e córneas embaçadas. Se considera que a causa da pressão intraocular elevada nesses casos é causada pela redução da permeabilidade trabecular. O tratamento é a cirurgia.

Glaucoma secundário ocorre como complicação de várias condições médicas, como cirurgia ocular, catarata avançada, lesões oculares, uveítes, diabetes ou uso de corticoides.

Sintomas

Ao passo que o glaucoma pode ou não ter sintomas distintos, uma complicação quase inevitável do glaucoma é a perda visual. A perda visual causada por glaucoma atinge primeiro a visão periférica. No começo, a perda é sutil, podendo não ser percebida pelo paciente. Perdas moderadas a graves podem ser notadas pelo paciente através de exames atentos da sua visão periférica. Isso pode ser feito fechando um olho e examinando todos os quatro cantos do campo visual, notando claridade e acuidade e, então, repetindo o processo com o outro olho fechado. Frequentemente, o paciente não nota a perda de visão até vivenciar a "visão tunelada". Se a doença não for tratada, o campo visual se estreita cada vez mais, obscurecendo a visão central e finalmente progredindo para a cegueira do olho afetado.

Esperar pelos sintomas de perda visual não é o ideal. A perda visual causada pelo glaucoma é irreversível, mas pode ser prevenida ou atrasada por tratamento. Um oftalmologista deve ser consultado pelas pessoas com risco de desenvolver glaucoma.

Glomerulonefrite Aguda

Glomerulopatias

Os distúrbios renais nos quais a inflamação afeta principalmente os glomérulos são denominados glomerulopatias. Embora as causas variem, as glomerulopatias são semelhantes porque os glomérulos sempre respondem de modo similar, independentemente da causa.

Existem quatro tipos principais de glomerulopatias. A síndrome nefrítica aguda começa repentinamente e, geralmente, apresenta resolução rápida. A síndrome nefrítica rapidamente progressiva inicia subitamente e piora rapidamente. A síndrome nefrítica acarreta a perda de grande quantidade de proteínas na urina. A síndrome nefrítica crônica apresenta início gradual e piora muito lentamente, com frequência ao longo de vários anos.

Quando o glomérulo é lesado, as substâncias presentes no sangue que normalmente não são filtradas (por exemplo, proteínas, sangue, leucócitos e resíduos) podem passar através do glomérulo e serem eliminadas na urina. Pode ocorrer a formação de minúsculos coágulos sanguíneos (microtrombos) nos capilares que irrigam o glomérulo. Esses coágulos, juntamente com outras alterações, podem reduzir enormemente a quantidade de urina produzida. Além disso, os rins podem tornar-se incapazes de concentrar a urina, de excretar ácido do organismo ou de equilibrar a excreção de sais. Inicialmente, o glomérulo pode compensar parcialmente essa situação, mas o comprometimento progressivo acarreta a diminuição da produção de urina e o acúmulo de produtos tóxicos da degradação metabólica no sangue.

Diagnóstico

Para todas as glomerulopatias, o diagnóstico preciso é estabelecido através da realização de biópsia renal.

É realizada a coleta de uma pequena amostra do tecido renal, comumente através da inserção de uma agulha através da pele até o rim. A amostra é submetida a exame microscópico antes e após ser corada, para se observar o tipo e a localização das reações imunes no interior do rim. Um exame de urina (urinálise) ajuda no diagnóstico e os exames de sangue de rotina sugerem a extensão do comprometimento da função renal. A determinação dos níveis de anticorpos em amostras de sangue pode ajudar a determinar se os níveis estão aumentando (piora do quadro) ou caindo (melhoria do quadro).

Glomerulonefrite Crônica

A síndrome nefrítica crônica (glomerulonefrite crônica, doença glomerular lentamente progressiva) é um distúrbio que ocorre em várias doenças nas quais os glomérulos são lesados e a função renal degrada ao longo dos anos.

A sua causa é desconhecida. Em aproximadamente 50% dos indivíduos com síndrome nefrítica crônica existem evidências de uma glomerulopatia subjacente, embora eles não apresentem um antecedente de sintomas.

Tabela 2.127 – Pontos para tratamento de glaucoma

Doença	Especialidade	Nome	Pontos	Pontos	Pontos
Glaucoma	OF	Calor, Vento em Fígado/Vesícula Biliar	CS-6; VB-1; VB-3; VB-5; VB-14; VB-16	VB-26; VB-42; F-3; TA-5; B-1; B-2	B-38; E-2; E-3
Glaucoma	OF	Deficiência de *Yin*	P-7; R-6; CS-6; BP-4	–	–
Glaucoma	OF	Fogo em Fígado	CS-6; VB-1; VB-3; VB-5; VB-14; VB-16	VB-26; VB-42; F-3; TA-5; B-1; B-2	B-6; B-10; B-23
Glaucoma	OF	Fogo em Fígado	VB-1; IG-4; IG-11; ID-19	–	–
Glaucoma	OF	Fogo em Fígado	VB-30; VB-31; VB-32; VB-40; VB-43	–	B-6; B-10; B-23

B = Bexiga; BP = Baço-Pâncreas; CS = Circulação-Sexo; E = Estômago; F = Fígado; ID = Intestino Delgado; IG = Intestino Grosso; OF = Oftalmologia; P = Pulmão; R = Rim; TA = Triplo Aquecedor; VB = Vesícula Biliar.

Sintomas e Diagnóstico

Como a síndrome não causa sintomas durante anos, permanece indetectada na maioria dos indivíduos. A síndrome nefrítica crônica evolui gradualmente e, por essa razão, o médico pode ser incapaz de dizer exatamente quando ela se iniciou. Ela pode ser descoberta por acaso durante um exame médico de rotina de um indivíduo que está se sentindo bem, apresenta função renal normal e não apresenta sintomas de um problema, exceto proteinúria (presença de proteínas na urina) e presença de células sanguíneas na urina. Em outros casos, o indivíduo pode apresentar insuficiência renal, a qual causa náusea, vômito, dificuldade respiratória, prurido ou fadiga. Ele pode apresentar edema (retenção de líquido). A hipertensão arterial é comum.

Como os sintomas de muitas doenças renais são idênticos, o método mais confiável para se diferenciar, no estágio inicial, a síndrome nefrítica crônica dessas doenças é a biópsia renal. A biópsia renal raramente é realizada nos estágios avançados, quando os rins encontram-se atrofiados ou fibrosados, pois as chances de se obter informações específicas sobre a causa são pequenas.

Glossite

Nome Alternativos

Infecção na língua, inflamação na língua.

Definição

Anomalia na língua que resulta de inflamação.

Causas, Incidência e Fatores de Risco

Alterações na aparência da língua podem ser um distúrbio primário ou um sintoma de outros distúrbios. A glossite ocorre quando há inflamação aguda ou crônica na língua. A língua incha e muda de cor. Há perda de papilas (pequenas saliências digitiformes na superfície da língua), fazendo a língua parecer lisa.

As causas locais de glossite incluem infecções virais ou bacterianas (incluindo herpes simples oral), irritação mecânica ou ferimentos causados por queimaduras, bordas ásperas dos dentes ou acessórios dentários ou outros traumas, exposição a substâncias irritantes como tabaco, álcool, alimentos quentes ou condimentados e sensibilização (reação alérgica) à pasta de dentes, colutórios e refrescantes bucais, corantes de doces, plástico em dentaduras e retentores, etc.

As causas sistêmicas da glossite incluem anemia por deficiência de ferro, anemia perniciosa e outras deficiências de vitamina B, líquen plano oral, eritema multiforme, úlceras aftosas, pênfigo vulgar, sífilis e outros distúrbios. A glossite pode, eventualmente, ser hereditária.

Gonorreia

A *gonorreia* ou *blenorragia* é uma doença sexualmente transmissível (DST), causada pela bactéria *Neisseria gonorrheae* ou gonococo.

Tabela 2.128 – Pontos para tratamento de glomerulonefrite aguda

Doença	Especialidade	Nome	Pontos	Pontos
Glomerulonefrite aguda	NF	Calor, Umidade no Rim	IG-8; IG-13; VC-3; B-23; B-22; BP-6	E-36
Glomerulonefrite aguda	NF	Calor, Umidade no Rim	VC-3; VC-7; VC-9; VB-25; VB-28; VB-29	F-8; BP-9; B-22; B-23; B-36; B-38

B = Bexiga; BP = Baço-Pâncreas; F = Fígado; IG = Intestino Grosso; NF = Nefrologia; VB = Vesícula Biliar; VC = Vaso Concepção.

A *N. gonorrhoeae* é uma bactéria Gram-negativa, que à microscopia óptica tem forma de diplococos medindo cerca de 1 micrometro (são cocos assemelhados a um rim, e que se agrupam aos pares).

O fator mais importante de virulência do gonococo é a existência de pílios e da proteína Opa. Estas estruturas permitem à bactéria permanecer aderente à mucosa do trato urinário, resistindo ao jato da micção.

O gonococo infecta principalmente as células cilíndricas da uretra, poupando geralmente a vagina e útero, cujos epitélios são de células escamosas.

Ocorre durante o ato sexual quando o(a) companheiro(a) está contaminado(a); no parto normal, se a mãe estiver infectada; ou por contaminação indireta, se, por exemplo, uma mulher usar artigos de higiene íntima de amiga contaminada (evento considerado raro). Há casos raríssimos de contágio em vasos sanitários, se houver ferimento proeminente na vulva feminina e por contágio através de uso de artefatos contundentes ou agulhas infectadas.

Progressão e Sintomas

O intervalo de tempo entre a contaminação e o surgimento dos sintomas e o período de incubação é curto, de 2 a 4 dias, excepcionalmente podendo alcançar 10 dias, em casos extremamente raros pode chegar a 30 dias.

Normalmente, o mais comum no homem é a ardência ao urinar ou disúria acompanhada de febre baixa e o aparecimento de um corrimento amarelo e purulento saindo da uretra. Por isso é também conhecida como uretrite gonocócica. Das mulheres, 70% não apresentam sintomas (perigoso porque podem se desenvolver complicações sem tratamento). Nas restantes é comum ocorrerem dores ou disúria ao urinar, acompanhada de incontinência urinária (urina solta) e corrimento vaginal. Uma complicação perigosa é consequência de disseminação para o trato genital superior, havendo, após algumas semanas da contaminação, a doença inflamatória pélvica (DIP). Esta é decorrente de infecção do útero, tubas uterinas e cavidade abdominal. Pode resultar em infertilidade.

No homem pode haver prostatite, epididimite e raros casos de infertilidade. Na mulher, a infecção gonocócica não costuma se manter na vagina devido às defesas naturais, por ser este um ambiente ácido. Já a uretra, o colo do útero e as glândulas da vulva são habitualmente atingidas pelo gonococo em face

Tabela 2.129 – Pontos para tratamento de glomerulonefrite crônica

Doença	Especialidade	Nome	Pontos	Pontos	Pontos
Glomerulonefrite crônica	NF	Deficiência de *Yang* do Baço-Pâncreas	B-20; B-21; E-36; E-41; VC-12; BP-2	BP-3; BP-6; BP-9	B-46; B-47; B-53
Glomerulonefrite crônica	NF	Deficiência de *Yang* de Baço-Pâncreas/Rim	VC-12; VC-4; B-23; BP-6; B-54; E-28	B-46; B-47; B-53	–
Glomerulonefrite crônica	NF	Deficiência de *Yin* de Fígado/Rim	B-18; B-23; B-52; R-3; R-10; F-3	F-8; BP-6; E-29; VC-4	–

B = Bexiga; BP = Baço-Pâncreas; E = Estômago; F = Fígado; NF = Nefrologia; R = Rim; VC = Vaso Concepção.

da concepção orgânica de cada pessoa e dobras naturais que favorecem a proliferação das bactérias. Nas trompas ocorre a invasão progressiva acompanhada de reação inflamatória, podendo produzir abscessos ou obstruções graves. Na região da vulva pode afetar a glândula de Bartholin, ocasionando as chamadas bartholinites: essa inflamação deixa a vulva sensível e perigosamente exposta a novas infecções. Em alguns casos raros não tratados, o gonococo pode se disseminar através da circulação, afetando principalmente pele, articulações, cérebro, válvulas cardíacas, faringe e olhos.

Gota

Gota é a precipitação de cristais de urato monossódico nos tecidos, geralmente dentro e ao redor das articulações, causando artrite aguda recidivante ou crônica. Artrite aguda é inicialmente monoarticular e, com frequência, envolve a primeira articulação metatarsofalangiana. Os sintomas incluem dor aguda, eritema, calor e edema. O diagnóstico requer identificação dos cristais no líquido sinovial. O tratamento das crises agudas é feito com drogas anti-inflamatórias. As crises podem ser evitadas com anti-inflamatórios não esteroidais (AINE) e/ou cloroquina e, para hiperuricemia persistente, alopurinol ou drogas uricosúricas.

Etiologia e Fisiopatologia

Quanto maior o grau e a duração da hiperuricemia, maior a possibilidade de haver sintomas leves ou graves. Os níveis de urato podem estar elevados por uma excreção diminuída, pelo aumento da produção ou pelo aumento do consumo de purina. O

porquê somente algumas pessoas com elevado nível de ácido úrico desenvolvem gota não é conhecido.

A excreção renal diminuída é, de longe, a causa mais comum da hiperuricemia. Ela pode ser hereditária, ocorrer em pacientes que tomem diuréticos de forma crônica e naqueles com doenças que diminuam a taxa de filtração glomerular (GFR, *glomerular filtration rate*). O etanol aumenta o catabolismo de purina no fígado e aumenta a formação de ácido lático, o que bloqueia a secreção de urato pelos túbulos renais. A ciclosporina, geralmente dada para pacientes transplantados, lesa de forma irreversível os túbulos renais, levando à retenção de urato.

O aumento da produção de urato pode ser causado pelo aumento da nucleoproteína em condições hematológicas (por exemplo, linfomas, leucemia, anemia hemolítica) e em condições com taxas elevadas de proliferação e morte celular (por exemplo, psoríase, terapia citotóxica do câncer). A produção aumentada de urato também pode ocorrer como anormalidade hereditária primária. Na maioria dos casos, a causa é desconhecida, mas em alguns casos está atribuída a anormalidades enzimáticas; a deficiência de hipoxantina-guanina fosforribosiltransferase (a deficiência completa é a síndrome de Lesch-Nyhan) é uma possível causa, assim como a hiperatividade do fosforribosilpirofosfato sintetase.

O aumento de consumo de alimentos ricos em purina (por exemplo, fígado, rins, anchovas) pode contribuir para hiperuricemia. No entanto, uma dieta com restrição de purina reduz o urato plasmático somente em cerca de 1mg/dL.

O urato se precipita como cristais de urato monossódico (MSU, *monosodium urate*) em forma de agulhas, os quais são depositados extracelularmente nos tecidos avasculares (por exemplo, cartilagem) ou em tecidos relativamente vascularizados (por exemplo,

Tabela 2.130 – Pontos para tratamento de glossite

Doença	Especialidade	Nome	Pontos
Glossite	ORL	Fogo falso	IG-7; VC-20; VC-22; IG-18
Glossite	ORL	Fogo falso	VB-20; BP-6; B-10; B-23; E-36
Glossite	ORL	Fogo no Coração	IG-4; CS-8; C-15; VG-14; R-3
Glossite	ORL	Fogo no Coração	IG-4; CS-8; C-15; VG-14; R-3

B = Bexiga; BP = Baço-Pâncreas; C = Coração; CS = Circulação-Sexo; E = Estômago; IG = Intestino Grosso; ORL = Otorrinolaringologia; R = Rim; VB = Vesícula Biliar; VC = Vaso Concepção; VG = Vaso Governador.

Tabela 2.131 – Pontos para tratamento de gonorreia

Doença	Especialidade	Nome	Pontos	Pontos
Gonorreia	UR	Calor, Umidade em Bexiga	B-22; B-23; B-28; B-52; R-3; F-8	F-2; BP-6; BP-9; VC-3; BP-12

B = Bexiga; BP = Baço-Pâncreas; F = Fígado; R = Rim; UR = Urologia; VC = Vaso Concepção.

tendões, bainhas tendinosas, ligamentos e paredes da bolsa) ao longo de tecidos e articulações mais frias (por exemplo, orelhas). Na hiperuricemia grave e de longa evolução, os cristais de MSU podem ser depositados em articulações centrais maiores e no parênquima de órgãos como os rins. Com o pH ácido da urina, o urato se precipita prontamente como pequenas placas ou cristais irregulares que podem se agregar para formar pedras ou cálculos, causando obstrução. Os tofos são agregados de cristais de MSU que usualmente se desenvolvem na articulação e no tecido cutâneo.

A artrite gotosa aguda pode advir de estresse médico (por exemplo, infecção, oclusão vascular, pequenos traumas, cirurgia), fadiga, estresse emocional, uso de diuréticos ou drogas com atividade uricosúrica (por exemplo, alopurinol), indulgência a alimentos ricos em purina ou ao álcool. As crises são usualmente precipitadas por um aumento súbito ou, mais comumente, por uma diminuição súbita nos níveis plasmáticos de urato. Os tofos dentro e ao redor das articulações podem limitar a movimentação e causar deformidades, produzindo artrite gotosa com tofos e artrite crônica.

Sinais e Sintomas

A artrite gotosa aguda geralmente começa com uma crise súbita de dor (em geral noturna). A articulação metatarsofalangiana do hálux é mais frequentemente afetada (podagra), mas tornozelo, joelho, punho e cotovelo também são lugares comuns. Raramente são envolvidas as articulações de quadril, ombro, sacroilíaca, esternoclavicular ou coluna cervical. A dor torna-se progressivamente mais forte em poucas horas, sendo em geral excruciante. Edema, calor, rubor e excessiva sensibilidade podem sugerir infecção. A pele próxima torna-se tensa, quente, brilhante, avermelhada ou cianótica. Também pode ocorrer febre, taquicardia e mal-estar.

As primeiras crises usualmente afetam uma articulação isolada e duram somente alguns dias. As crises posteriores podem afetar várias articulações

simultaneamente ou sequencialmente e persistirem por até três semanas se não forem tratadas. As crises subsequentes se desenvolvem após intervalos pequenos livres de sintomas. Eventualmente, várias crises podem ocorrer a cada ano.

Os tofos se desenvolvem com mais frequência em pacientes com gota crônica, mas podem ocorrer em pacientes que nunca tiveram artrite gotosa aguda. Eles geralmente são nódulos ou pápulas amarelas ou brancas, simples ou múltiplas. Podem se desenvolver em vários locais, comumente em mãos, dedos, pés e ao redor de olécrano ou tendão do calcâneo. Os pacientes com nódulos artríticos de Heberden frequentemente desenvolvem tofos nos nódulos. Isso ocorre com frequência nas mulheres idosas que fazem uso de diuréticos. Normalmente indolores, os tofos, especialmente os da bolsa olecraniana, podem tornar-se inflamados e dolorosos de forma aguda. Os tofos podem eventualmente romper através da pele, mostrando massas de cristais de urato, e causar deformidades.

A artrite gotosa crônica pode causar dor, deformidade e limitação da amplitude articular similar à artrite reumatoide (AR). Entretanto, na AR, todas as articulações afetadas se inflamam e regridem simultaneamente; ao passo que na gota, a inflamação pode ser aguda em algumas articulações enquanto regride em outras. Cerca de 20% dos pacientes com gota desenvolvem urolitíase com cálculos de ácido úrico ou oxalato de cálcio. As complicações incluem obstrução ou infecção com doença túbulo-intersticial secundária. Se não for tratada, a disfunção renal progressiva, mais frequentemente relacionada à hipertensão coexistente ou mais raramente à alguma outra causa de nefropatia, pode incapacitar a excreção de urato, acelerando a deposição de cristais nos tecidos.

Hematúria

A hematúria, sinal importante de doenças renais e do trato urinário, é a presença anormal de sangue na urina. A definição estrita é a presença de três ou mais hemácias por campo microscópico de alto poder na urina. A hematúria microscópica é confirmada pelo

186 – TRATAMENTOS DE ACUPUNTURA

exame de sangue oculto, ao passo que a hematúria macroscópica é visível imediatamente. Entretanto, a hematúria macroscópica deve ser diferenciada da pseudo-hematúria. A hematúria macroscópica pode ser contínua ou intermitente e é habitualmente acompanhada por dor, podendo ser agravada ao se permanecer muito tempo sentado ou caminhando.

A hematúria pode ser classificada de acorco com a etapa da micção que afeta predominantemente. Sangramento no início da micção – *hematúria inicial* – indica, em geral, patologia uretral; sangramento no final da micção – *hematúria terminal* – indica patologia do colo vesical, uretra posterior ou próstata; sangramento durante toda a micção – *hematúria total* – indica sangramento acima do colo vesical.

Hematúria pode resultar de um dos dois mecanismos: ruptura ou perfuração de vasos no sistema renal ou no trato urinário; ou alteração da filtração glomerular, que permite que hemácias passem para a urina. A cor do sangue na urina fornece uma pista da fonte do sangramento. Geralmente, sangue escuro ou marrom indica sangramento renal ou do trato urinário superior, ao passo que sangue vermelho brilhante indica sangramento do trato urinário inferior.

Apesar de a hematúria resultar, com frequência, de doenças renais ou do trato urinário, ela também pode ser provocada por algumas doenças gastrointestinais (GI), da próstata e da vagina, distúrbios de coagulação ou efeito de certas drogas. Tratamentos invasivos e alguns exames diagnósticos, que envolvem instrumentação e manipulação dos sistemas renais e urológicos, também podem causar hematúria. A hematúria não patológica pode resultar de febre e estado de catabolismo acelerado. A hematúria transitória pode ocorrer após realização de exercícios extenuantes.

História e Exame Físico

Após detectar hematúria, obter a história de saúde pertinente. Se a hematúria for macroscópica, perguntar quando o paciente observou sangue na urina pela primeira vez. Ela varia em gravidade entre as micções? É pior no início, meio ou final da micção? Já ocorreu outras vezes anteriormente? Há coágulos na urina? Para excluir hematúria artificial, investigar hemorroidas com sangramento ou início da menstrua-

Tabela 2.132 – Pontos para tratamento de gota

Doença	Especialidade	Nome	Pontos	Pontos	Pontos
Gota	RE	Calor, Umidade	BP-6; B-38; E-36	–	–
Gota	RE	Calor, Umidade	CS-3; CS-7; VC-23; VC-24; VB-14; VB-20	VB-29; VB-30; VB-31; VB-32; VB-34; VB-39	–
Gota	RE	Calor, Umidade	CS-5; VC-2; VC-3; VC-4; VC-5; VC-6	VC-7; VB-26; VB-27; VB-28; VB-29; VB-34	–
Gota	RE	Calor, Umidade	CS-7; VB-38; IG-2; IG-4; IG-5; IG-10	IG-11; ID-3; VB-38	VG-1; VG-15; VG-16
Gota	RE	Calor, Umidade	F-3; ID-8; BP-4; BP-6; B-38; B-39	E-35; E-36	VG-4; F-5; F-6
Gota	RE	Calor, Umidade	IG-4; IG-11; BP-6; BP-9; BP-10; E-36	–	–
Gota	RE	Calor, Umidade	VB-24; F-13; F-14; B-19; B-20; B-21	B-44; E-45	–
Gota	RE	Calor, Umidade	VB-30; VB-31; VB-32; VB-40; VB-43	–	–
Gota	RE	Calor, Umidade	VC-2; VC-4; VG-1; BP-6	–	–
Gota	RE	Calor, Umidade	VG-14; B-15; B-17; B-23	–	–

B = Bexiga; BP = Baço-Pâncreas; CS = Circulação-Sexo; E = Estômago; F = Fígado; ID = Intestino Delgado; IG = Intestino Grosso; RE = Reumatologia; VB = Vesícula Biliar; VC = Vaso Concepção; VG = Vaso Governador.

ção, se adequado. Perguntar se o paciente apresenta dor ou ardor nos episódios de hematúria.

Inquirir sobre traumatismo recente em abdome ou flanco. O paciente está realizando exercícios extenuantes? Observar história de doenças renais, urinárias, prostáticas ou de coagulação. Depois obter história de medicamentos, verificando aspirina e anticoagulantes.

Iniciar o exame físico palpando e percutindo abdome e flancos. A seguir, percutir o ângulo costovertebral (ACV) para desencadear dor. Verificar sangramento ou outras anormalidades no meato urinário. Utilizando uma fita de reagentes químicos, testar a presença de proteínas na urina. Pode ser necessário exame vaginal ou retal.

Causas Médicas

Anemia Falciforme

A anemia falciforme é uma doença hereditária em que a hematúria macroscópica pode ser resultante de congestão nas papilas renais. Os sinais e sintomas associados incluem palidez, desidratação, fadiga crônica, poliartralgia, úlceras nas pernas, dispneia, dor torácica, retardo de crescimento e desenvolvimento, hepatomegalia e, possivelmente, icterícia. A ausculta revela taquicardia, além de sopros sistólico e diastólico.

Cálculos

Cálculos vesicais e renais causam hematúria, que pode estar associada a sinais de infecção do trato urinário (ITU), como disúria e aumento de frequência e urgência urinárias. Os cálculos vesicais geralmente provocam hematúria macroscópica, dor referida na porção lombar inferior, área peniana ou vulvar e, em alguns pacientes, distensão vesical.

Câncer de Bexiga

Câncer de bexiga, causa primária de hematúria em homens, também pode provocar dor em bexiga, reto, pelve, flanco, costas ou perna. Outras características comuns são noctúria, disúria, frequência e urgência urinárias, vômitos, diarreia e insônia.

Câncer Renal

A tríade clássica de sintomas inclui hematúria macroscópica, dor surda no flanco e massa firme, lisa e palpável no flanco. Cólica pode acompanhar a passagem de coágulos. Outros achados incluem

febre, dor no ACV e aumento da pressão arterial. Na doença avançada, o paciente apresenta perda de peso, náusea, vômitos e edema de membros inferiores com varicocele.

Cistite

Hematúria é um sinal indicativo em todos os tipos de cistite. O tipo bacteriano causa hematúria macroscópica com aumento da frequência e urgência urinárias, disúria, noctúria e tenesmo. O paciente queixa-se de dor lombar ou no períneo, desconforto suprapúbico, fadiga e, ocasionalmente, febre baixa.

Mais comum em mulheres, a cistite intersticial crônica, às vezes, causa hematúria macroscópica com sangue. As características associadas incluem aumento de frequência urinária, disúria, noctúria e tenesmo. Hematúria microscópica e macroscópica podem ocorrer na cistite tubercular, que também causa aumento da frequência e urgência urinárias, disúria, tenesmo, dor no flanco, fadiga e anorexia. A cistite viral habitualmente provoca hematúria, aumento da frequência e urgência urinárias, disúria, noctúria, tenesmo e febre.

Os cálculos renais podem causar hematúria microscópica ou macroscópica. O sintoma mais importante, entretanto, é dor em cólica, dirigida do ACV para o flanco, região suprapúbica e genitália externa, na passagem do cálculo. A dor em seu ápice pode ser excruciante. Outros sinais e sintomas podem incluir náuseas, vômitos, inquietação, febre, calafrios, distensão abdominal e possível diminuição dos ruídos intestinais.

Distúrbios de Coagulação

Em geral, a hematúria macroscópica é o primeiro sinal de hemorragia nos distúrbios de coagulação, como trombocitopenia ou coagulação intravascular disseminada. Outras características incluem epistaxe, púrpura (petéquias e equimoses) e sinais de sangramento GI.

Diverticulite

Quando a diverticulite acomete a bexiga, causa hematúria microscópica, aumento da frequência e urgência urinárias, disúria e noctúria. Achados característicos incluem dor no quadrante inferior esquerdo, dolorimento abdominal, constipação, diarreia e, algumas vezes, massa abdominal palpável, firme, fixa e dolorosa. O paciente também pode desenvolver náuseas, flatulência e febre baixa.

Doença Policística Renal

A doença policística renal é hereditária e pode causar hematúria reincidente microscópica ou macroscópica. Apesar de habitualmente ser assintomática antes dos 40 anos de idade, pode causar aumento da pressão arterial, poliúria, dor surda no flanco e sinais de ITU (como disúria e aumento da frequência e urgência urinárias). Mais tarde, o paciente desenvolve dor lombar e abdominal, que é agravada por esforço e aliviada ao deitar. Também pode apresentar proteinúria e dor abdominal em cólica por causa da passagem de coágulos ou cálculos.

Esquistossomose

A esquistossomose, em geral, causa hematúria intermitente ao final da micção. Pode ser acompanhada por disúria, cólica renal, dor vesical e massas abdominais palpáveis na porção inferior do abdome.

Glomerulonefrite

A glomerulonefrite aguda habitualmente inicia-se com hematúria macroscópica, que diminui para hematúria microscópica e cilindros hemáticos, que podem persistir por meses. Também pode provocar oligúria ou anúria, proteinúria, febre leve, fadiga, dor em flanco e abdome, edema generalizado, aumento da pressão arterial, náusea, vômito e sinais de congestão pulmonar, como estertores e tosse produtiva.

A glomerulonefrite crônica causa hematúria microscópica, acompanhada por proteinúria, edema generalizado e aumento da pressão arterial. Sinais e sintomas de uremia podem ocorrer em doença avançada.

Infarto Renal

Tipicamente, o infarto renal causa hematúria macroscópica. O paciente pode queixar-se de dor intensa e constante no flanco e dor abdominal superior, acompanhada de dor no ACV, anorexia, náuseas e vômitos. Outros achados incluem oligúria ou anúria, proteinúria, ruídos intestinais diminuídos ou ausentes e, um dia ou dois após o infarto, febre e aumento da pressão arterial.

Lúpus Eritematoso Sistêmico

Hematúria macroscópica e proteinúria podem ocorrer quando o lúpus eritematoso sistêmico (LES) envolve os rins. As principais características associa-

das incluem dor articular não deformante e rigidez, eritema em asa de borboleta, fotossensibilidade, fenômeno de Raynaud, convulsões ou psicose, febre reincidente, linfadenopatia, úlceras orais ou nasofaringeanas, anorexia e perda de peso.

Necrose Cortical (Aguda)

Acompanhando a hematúria macroscópica na necrose cortical aguda, estão dor intensa no flanco, anúria, leucocitose e febre.

Necrose de Papilas Renais (Aguda)

A necrose aguda de papilas renais habitualmente causa hematúria macroscópica, que pode ser acompanhada de dor intensa no flanco, dor no ACV, rigidez abdominal e cólica, oligúria, anúria, piúria, febre, calafrios, vômitos e ruídos intestinais diminuídos. São comuns artralgia e hipertensão.

Nefrite (Intersticial)

A nefrite causa hematúria microscópica. Entretanto, o paciente com nefrite intersticial aguda pode desenvolver hematúria macroscópica. Outros achados são febre, exantema maculopapular, oligúria ou anúria. No tipo crônico, o paciente apresenta urina diluída – quase sem cor – que pode ser acompanhada de poliúria e aumento da pressão arterial.

Nefropatia (Obstrutiva)

A nefropatia obstrutiva pode causar hematúria microscópica ou macroscópica, mas raramente sangramento grosseiro na urina. O paciente pode referir cólicas nos flancos e dor abdominal, dor no ACV, anúria ou oligúria, que se alterna com poliúria.

Pielonefrite (Aguda)

A pielonefrite aguda causa hematúria macro ou microscópica, que evolui para hematúria macroscópica. Após a resolução da infecção, a hematúria microscópica pode persistir por alguns meses. Os sintomas e sinais relacionados incluem febre alta persistente, dor no flanco (unilateral ou bilateral), dor no ACV, calafrios, fraqueza, fadiga, disúria, aumento da frequência e urgência urinárias, noctúria e tenesmo. O paciente também pode apresentar náuseas, vômitos, anorexia e sinais de íleo paralítico, como ruídos intestinais ausentes ou hipoativos e distensão abdominal.

Prostatite

Independentemente de ser aguda ou crônica, a prostatite pode causar hematúria macroscópica, em geral, no final da micção. Também causa aumento da frequência e urgência urinárias, assim como disúria, seguida de distensão vesical visível.

Prostatite aguda também causa fadiga, mal-estar, mialgia, poliartralgia, febre com calafrios, náusea, vômito, dor lombar ou perineal e diminuição da libido. A palpação retal revela próstata dolorosa, inchada e firme.

Em geral, a prostatite crônica ocorre após crise aguda. Pode provocar secreção uretral persistente, dor surda no períneo, dor na ejaculação e diminuição da libido.

Trauma Renal

Cerca de 80% dos pacientes com traumatismo renal apresentam hematúria microscópica ou macroscópica. Os sinais e sintomas associados podem incluir dor e massa palpável no flanco; oligúria; hematoma ou equimoses na porção superior do abdome ou flanco; náuseas e vômitos; e ruídos intestinais diminuídos. O trauma grave pode precipitar sinais de choque, como taquicardia e hipotensão.

Trauma Vesical

A hematúria grosseira é característica da ruptura traumática ou perfuração da bexiga. Tipicamente, é acompanhada por dor na porção inferior do abdome e, em alguns casos, anúria (apesar da sensação de urgência urinária). O paciente também pode apresentar inchaço em escroto, nádegas ou períneo, além de sinais de choque, como taquicardia e hipotensão.

Traumatismo Uretral

Pode ocorrer hematúria inicial, possivelmente com presença de sangue no meato uretral, dor local e equimoses no pênis ou na vulva.

Trombose de Veia Renal

A hematúria macroscópica pode ocorrer na trombose de veia renal. Na obstrução venosa aguda, o paciente apresenta dor intensa no flanco ou lombar, assim como dor epigástrica e no ACV. Outras características incluem febre, palidez, proteinúria, edema periférico e, quando a obstrução é bilateral, oligúria, anúria e outros sintomas de uremia. Os rins são facilmente palpáveis. A obstrução venosa gradual causa sinais de síndrome nefrítica, proteinúria e, ocasionalmente, edema periférico.

Tuberculose Renal

Hematúria macroscópica é habitualmente o primeiro sinal de tuberculose renal. Pode ser acompanhada por aumento da frequência urinária, disúria, piúria, tenesmo, cólica abdominal, lombalgia e proteinúria.

Vasculite

Hematúria, em geral, é microscópica na vasculite. Os sinais e sintomas associados incluem mal-estar, mialgia, poliartralgia, febre, aumento da pressão arterial, palidez e, em alguns casos, anúria. Outras características, como urticária e púrpura, podem refletir a etiologia da vasculite.

Outras Causas

Drogas

Drogas que podem causar hematúria são anticoagulantes, aspirina (toxicidade), analgésicos, ciclofosfamida, metirosina, fenilbutazona, oxifembutazona, penicilina, rifampicina e tiabendazol.

Alerta sobre Fitoterápicos

Quando ingeridos com anticoagulante, os fitoterápicos (como alho e *Ginkgo biloba*) podem causar efeitos colaterais, incluindo sangramento excessivo e hematúria.

Exames Diagnósticos

Biópsia renal é o exame diagnóstico associado com mais frequência à hematúria. Esse sinal pode resultar também de biópsias ou manipulação com instrumentação do trato urinário, como na citoscopia.

Tratamentos

Qualquer tratamento que envolva manipulação com instrumentação das vias urinárias, como prostatectomia transuretral, pode causar hematúria microscópica ou macroscópica. Seguindo um transplante de

Tabela 2.133 – Pontos para tratamento de hematúria

Doença	Especialidade	Nome	Pontos	Pontos
Hematúria	UR	Calor em Intestino Delgado	E-36; BP-6; F-3	–
Hematúria	UR	Calor em Intestino Delgado	ID-1; E-36	–
Hematúria	UR	Calor em Intestino Delgado	IG-4; IG-11; IG-15; F-10; E-36	–
Hematúria	UR	Calor em Intestino Delgado	VC-6; E-29; VC-3; VC-4; BP-6; B-23	E-36
Hematúria	UR	Calor em Intestino Delgado	VC-10; IG-8; B-23; B-27; E-36	–
Hematúria	UR	Calor em Triplo Aquecedor/ Aquecedor Inferior	VC-10; IG-8; B-23; B-27; E-36	–
Hematúria	UR	Descontrole do *Qi* do Sangue	VC-10; IG-8; B-23; B-27; E-36	–

B = Bexiga; BP = Baço-Pâncreas; E = Estômago; F = Fígado; ID = Intestino Delgado; IG = Intestino Grosso; UR = Urologia; VC = Vaso Concepção.

rim, o paciente pode apresentar hematúria, com ou sem coágulos, o que requer irrigação com sonda urinária de demora.

Considerações Especiais

Em razão da hematúria poder assustar e aborrecer o paciente, certificar-se de fornecer apoio emocional. Verificar os sinais vitais pelo menos a cada 4h e monitorar ingestão e eliminação, incluindo quantidade e padrão da hematúria. Se o indivíduo estiver com sonda urinária de demora, observar a permeabilidade; irrigar, se necessário, a fim de remover coágulos e tecidos que possam impedir a drenagem de urina. Administrar analgésicos prescritos e reforçar o repouso no leito, se indicado. Preparar o paciente para exames diagnósticos, como exames de sangue e urina, cistoscopia e radiografias renais ou biópsia.

Indicadores Pediátricos

Várias das causas descritas nesta seção também causam hematúria em crianças. Entretanto, ciclofosfamida apresenta maior probabilidade de provocar hematúria na fase pueril do que na adulta.

São causas comuns de hematúria que acometem principalmente crianças: anomalias congênitas, como uropatias obstrutivas e displasia renal; trauma de parto; doenças hematológicas, como deficiência de vitamina K, hemofilia e síndrome hemolítico-urêmi-

ca; certas neoplasias, como tumor de Wilms, câncer de bexiga e rabdomiossarcoma; alergias e corpos estranhos no trato urinário. Hematúria artificial pode resultar de circuncisão.

Indicadores Geriátricos

A avaliação de hematúria em paciente idosos deve incluir urocultura, urografia excretora ou ultrassonografia, além de consulta com urologista.

Hemiplegia

Hemiplegia: um Tipo de Paralisia Cerebral

A hemiplegia é uma paralisia que atinge um dos lados do corpo, causada por lesões no encéfalo, como, por exemplo, hemorragia, congestão ou embolismo, podendo surgir também como sintoma da arterosclerose.

A paralisia cerebral não é uma doença e também não é progressiva. Os sintomas da paralisia cerebral podem oscilar entre a falta de jeito quase imperceptível e a espasticidade grave.

Diferentes tipos de lesões podem causar paralisia cerebral, mas, habitualmente, a causa é desconhecida.

Os valores elevados de bilirrubina no sangue, frequentes nos recém-nascidos, podem desembocar numa doença chamada querníctero, com lesão cerebral.

Durante os primeiros anos de vida, doenças graves, como meningite, sepse, trauma e desidratação grave, podem causar lesão cerebral e desembocar em paralisia cerebral.

Em todas as formas de paralisia cerebral, a fala pode ser difícil de entender devido à dificuldade em controlar os músculos que intervêm na pronúncia das palavras.

Existem quatro tipos principais de paralisia cerebral:

- Espástica, na qual os músculos se tornam rígidos e fracos.
- Coreoatetoide, em que os músculos espontaneamente se movem devagar e sem controle.
- Atáxica, na qual há pouca coordenação e movimentos inseguros.
- Mista, em que dois dos tipos antes mencionados, em geral espástico e coreoatetoide se combinam.

Tabela 2.134 – Pontos para tratamento de hemiplegia

Doença	Especialidade	Nome	Pontos	Pontos	Pontos
Hemiplegia	NE	Calor, Umidade	BP-6; B-38; E-36	–	–
Hemiplegia	NE	Calor, Umidade	CS-3; CS-7; VC-23; VC-24; VB-14; VB-20	VB-29; VB-30; VB-31; VB-32; VB-34; VB-39	–
Hemiplegia	NE	Calor, Umidade	CS-5; VC-2; VC-3; VC-4; VC-5; VC-6	VC-7; VB-26; VB-27; VB-28; VB-29; VB-34	–
Hemiplegia	NE	Calor, Umidade	CS-7; VB-38; IG-2; IG-4; IG-5; IG-10	IG-11; ID-3; VB-38	VG-1; VG-15; VG-16
Hemiplegia	NE	Calor, Umidade	F-3; ID-8; BP-4; BP-6; B-38; B-39	E-35; E-36	VG-4; F-5; F-6
Hemiplegia	NE	Calor, Umidade	IG-4; IG-11; BP-6; BP-9; BP-10; E-36	–	–
Hemiplegia	NE	Calor, Umidade	VB-24; F-13; F-14; B-19; B-20; B-21	B-44; E-45	–
Hemiplegia	NE	Calor, Umidade	VB-30; VB-31; VB-32; VB-40; VB-43	–	–
Hemiplegia	NE	Calor, Umidade	VC-2; VC-4; VG-1; BP-6	–	–
Hemiplegia	NE	Calor, Umidade	VG-14; B-15; B-17; B-23	–	–
Hemiplegia	NE	Calor no Pulmão	CS-3; CS-7; VC-23; VC-24; VB-14; VB-20	VB-29; VB-30; VB-31; VB-32; VB-34; VB-39	–
Hemiplegia	NE	Calor no Pulmão	VB-34; VG-14; VG-16; VG-20; IG-11; TA-5	–	–
Hemiplegia	NE	Calor no Pulmão	VC-24; VG-27; E-4; B-11; B-13	–	VG-1; VG-15; VG-16
Hemiplegia	NE	Calor no Pulmão	VG-14; VG-20; IG-4; ID-3; TA-5; B-54	B-60	–
Hemiplegia	NE	Deficiência de Coração/Baço--Pâncreas	CS-3; CS-7; VC-23; VC-24; VB-14; VB-20	VB-29; VB-30; VB-31; VB-32; VB-34; VB-39	–
Hemiplegia	NE	Deficiência de Coração/Baço--Pâncreas	VB-20; BP-6; B-10; B-23; E-36	–	–

(continua)

Tabela 2.134 – Pontos para tratamento de hemiplegia (*continuação*)

Doença	Especialidade	Nome	Pontos	Pontos	Pontos
Hemiplegia	NE	Deficiência de Coração/Baço--Pâncreas	VC-1; VC-4; VC-7; BP-6; R-7; E-29	C-1; C-3; BP-6; BP-9	VG-1; VG-15; VG-16
Hemiplegia	NE	Deficiência de Coração/Baço--Pâncreas	VC-2; VC-3; VC-4; VB-20; BP-6; BP-9	B-17; B-31; B-32; B-33; B-34	–
Hemiplegia	NE	Deficiência de Fígado/Rim	CS-3; CS-7; VC-23; VC-24; VB-14; VB-20	VB-29; VB-30; VB-31; VB-32; VB-34; VB-39	–
Hemiplegia	NE	Deficiência de Fígado/Rim	F-5; BP-5; TA-5; B-14; B-38; B-64	C-4; C-5; R-1; R-4; E-36	–
Hemiplegia	NE	Deficiência de Fígado/Rim	VG-20; VG-26; E-36; VC-4; VC-6; VC-8	B-23; VG-4; VC-17	VG-1; VG-15; VG-16
Hemiplegia	NE	Bloqueio por muco	CS-1; VB-20; VB-23; VB-29; IG-4; IG-9	IG-12; IG-13; IG-15; ID-9; ID-10; ID-13	–
Hemiplegia	NE	Bloqueio por muco	CS-3; CS-7; VC-23; VC-24; VB-14; VB-20	VB-29; VB-30; VB-31; VB-32; VB-34; VB-39	–
Hemiplegia	NE	Bloqueio por muco	VB-20; VB-21; VB-31; VB-34; VB-36; VB-20	IG-4; IG-11; BP-8; TA-9; TA-14; B-18	ID-16; TA-17; B-1
Hemiplegia	NE	Sangue bloqueando Meridiano *Luo*	CS-3; CS-7; VC-23; VC-24; VB-14; VB-20	VB-29; VB-30; VB-31; VB-32; VB-34; VB-39	VG-1; VG-15; VG-16
Hemiplegia	NE	Sangue bloqueando Meridiano *Luo*	CS-6; CS-7; VB-20; VB-21; VB-34; VG-14	VG-16; VG-20; VG-26; IG-2; IG-3; IG-4	B-38; E-31

B = Bexiga; BP = Baço-Pâncreas; C = Coração; CS = Circulação-Sexo; E = Estômago; F = Fígado; ID = Intestino Delgado; IG = Intestino Grosso; NE = Neurologia; R = Rim; TA = Triplo Aquecedor; VB = Vesícula Biliar; VC = Vaso Concepção; VG = Vaso Governador.

Hemofilia

Hemofilia é o nome de diversas doenças genéticas hereditárias que incapacitam o corpo de controlar sangramentos, uma incapacidade conhecida tecnicamente como diátese hemorrágica. Deficiências genéticas e um distúrbio autoimune raro podem causar a diminuição da atividade dos fatores de coagulação do plasma sanguíneo, de modo que comprometem a coagulação sanguínea; logo, quando um vaso sanguíneo é danificado, um coágulo não se forma e o vaso continua a sangrar por um período excessivo de tempo. O sangramento pode ser externo, se a pele é danificada por um corte ou abrasão, ou pode ser interno, em músculos, articulações ou órgãos. É a falta dos fatores de coagulação – a hemofilia A tem falta do fator de coagulação VIII, a hemofilia B tem falta do fator de coagulação IX e a hemofilia C tem falta do fator de coagulação XI.

A hemofilia A é a mais comum, ocorrendo em 90% dos casos.

Tipos

Hemofílico é o termo que designa o indivíduo que sofre desta doença. Os três tipos mais comuns de hemofilia são descritos a seguir,

Hemofilia A

É conhecida também como hemofilia clássica e se caracteriza pela ausência do fator VIII da coagulação ou globulina anti-hemofílica.

Hemofilia B

É também conhecida como doença de Christmas e se caracteriza pela ausência do fator hemofílico B ou fator IX.

Tabela 2.135 – Pontos para tratamento de hemofilia

Doença	Especialidade	Nome	Pontos	Pontos	Pontos
Hemofilia	HE	Deficiência de *Qi/Yang* em Baço--Pâncreas	TA-5; BP-6; BP-9; BP-4	–	VG-1; VG-15; VG-16
Hemofilia	HE	Deficiência de *Qi/Yang* em Baço--Pâncreas	VC-2; VC-3; VC-4; BP-9; BP-10; B-67	R-3	IG-11; IG-15; IG-20
Hemofilia	HE	Deficiência de *Qi/Yang* em Baço--Pâncreas	VC-2; VC-3; VC-4; BP-9; BP-10; B-67	VB-34; E-29	–

B = Bexiga; BP = Baço-Pâncreas; E = Estômago; HE = Hematologia; IG = Intestino Grosso; R = Rim; TA = Triplo Aquecedor; VC = Vaso Concepção; VG = Vaso Governador.

Hemofilia C

Este tipo de hemofilia é determinado por gene autossômico dominante não relacionado com o sexo e caracteriza-se pela ausência de um fator denominado PTA ou fator XI.

Hemorragia Digestiva Alta

- Qualquer sangramento proximal ao ângulo de Treitz.
- Mortalidade de 10%.
- 85% cessam espontaneamente, 15% requerem cirurgia.

Classificação do sangramento:

- *Maciço*: alterações circulatórias, perda de, no mínimo, 20% do volume intravascular.
- *Manifesto*: sangramento evidenciado, mas sem repercussões hemodinâmicas.
- *Oculto*: detectado por pesquisa nas fezes, com ou sem anemia, mas não evidente.

Causas mais frequentes:

- Úlcera péptica duodenal.
- Lesão aguda da mucosa gastroduodenal (LAMGD).
- Úlcera gástrica.
- Varizes esofageanas.
- Síndrome de Mallory-Weiss.
- Esofagites.
- Câncer gástrico.

Abordagem inicial em sangramento maciço:

- Reposição volêmica.
- Sonda nasogástrica para lavagem do estômago.
- Sonda vesical.
- Endoscopia digestiva alta.

Tabela 2.136 – Pontos para tratamento de hemorragia digestiva alta

Doença	Especialidade	Nome	Pontos	Pontos	Pontos
Hemorragia digestiva alta	GE	Excesso em Fígado	CS-5; CS-6; VC-6; VG-14; VG-26; IG-4	F-3; R-3; BP-1; BP-6; TA-23; B-15	–
Hemorragia digestiva alta	GE	Excesso em Fígado	CS-6; VC-10; VC-12; B-15; B-17; B-18	B-19; B-20; E-36	–
Hemorragia digestiva alta	GE	Excesso em Fígado	CS-7; VB-1; VB-14; VB-20; VG-14; IG-4	IG-20; B-1; B-11; P-9; E-1; E-8	C-1; C 4; C-5
Hemorragia digestiva alta	GE	Excesso em Fígado	VB-34; VG-9; VG-14; F-2; E-36	–	–
Hemorragia digestiva alta	GE	Excesso em Fígado	VG-1; BP-4; BP-6; BP-16; B-21; B-38	E-4; E-36	E-44

B = Bexiga; BP = Baço-Pâncreas; C = Coração; CS = Circulação-Sexo; E = Estômago; F = Fígado; GE = Gastroenterologia; IG = Intestino Grosso; P = Pulmão; TA = Triplo Aquecedor; VB = Vesícula Biliar; VC = Vaso Concepção; VG = Vaso Governador.

Tabela 2.137 – Pontos para tratamento de hemorragia uterina

Doença	Especialidade	Nome	Pontos	Pontos	Pontos
Hemorragia uterina	GO	Fogo elevando no Fígado	VG-20; VG-23; VB-2; VB-20; VB-34; VB-43	F-2; F-3; IG-4; TA-3; TA-5; TA-17	–
Hemorragia uterina	GO	Frio ou Calor em *Chong*/Vaso Concepção	IG-4; BP-6; BP-10; TA-5; B-58; R-1	F-3	–
Hemorragia uterina	GO	Baço-Pâncreas não segurando Sangue	B-17; B-20; BP-6; BP-10; E-36; F-1	–	CS-6; C-7; E-36

B = Bexiga; BP = Baço-Pâncreas; C = Coração; CS = Circulação-Sexo; E = Estômago; F = Fígado; GO = Ginecologia e Obstetrícia; IG = Intestino Grosso; R = Rim; TA = Triplo Aquecedor; VB = Vesícula Biliar; VG = Vaso Governador.

Hemorragia Uterina

A hemorragia uterina é o sangramento uterino excessivo, na vigência ou não da menstruação. Para o ginecologista, a hemorragia não está apenas relacionada à perda de sangue profusa que pode conduzir a paciente a um quadro de anemia aguda, mas também à menstruação relativamente abundante ou mais duradoura ou mesmo a discreto escoamento sanguíneo por muitos dias ou meses. A hemorragia uterina corresponde a 21% das queixas em ginecologia e pode ser dividida em hemorragia uterina disfuncional (HUD), quando não é encontrado nenhum fator orgânico associado ao sangramento; ou hemorragia uterina orgânica, quando é causada por determinada ginecopatia ou doença sistêmica.

Nos casos agudos, a paciente refere sangramento intenso, que pode evoluir para choque hipovolêmico. O sangue é geralmente vermelho vivo, com coágulos. No sangramento crônico, a paciente pode referir perda sanguínea prolongada durante o ciclo menstrual, geralmente de 7 a 10 dias de duração, ou sangramento intenso nos primeiros dias do ciclo, seguido de um sangramento vermelho escuro ou marrom por vários dias. Mais raramente, o sangramento pode ser pequeno, mas contínuo ao longo do mês. Este quadro, quando persiste por vários meses, frequentemente evolui para anemia.

Hemorroidas

Hemorroidas consistem em veias dilatadas do plexo hemorroidário do reto baixo. Os sintomas consistem em irritação e sangramento. A trombose hemorroidária costuma ser dolorosa. O diagnóstico se faz por inspeção ou anuscopia. O tratamento é sintomático com ligadura endoscópica, escleroterapia ou, às vezes, cirurgia.

As hemorroidas externas se localizam abaixo da linha dentada e são cobertas por epitélio escamoso. As hemorroidas internas se localizam acima da linha dentada e são delimitadas pela mucosa retal. As hemorroidas classicamente aparecem nas zonas anterior direita, posterior esquerda, posterior direita e lateral esquerda. Acometem adultos e crianças.

Tabela 2.138 – Pontos para tratamento de hemorroidas

Doença	Especialidade	Nome	Pontos	Pontos	Pontos
Hemorroidas	PR	Deficiência de *Qi*/*Yang* da Bexiga	CS-6; VC-1; VG-1; IG-11; BP-4; BP-5	B-25; B-31; B-56; B-57; R-6; R-9	–
Hemorroidas	PR	Deficiência de *Qi*/*Yang* da Bexiga	VC-2; VC-4; VG-1; BP-6	–	–
Hemorroidas	PR	Baço-Pâncreas não segurando Sangue	B-17; B-20; BP-6; BP-10; E-36; F-1	–	P-6; P-7

B = Bexiga; BP = Baço-Pâncreas; CS = Circulação-Sexo; E = Estômago; F = Fígado; IG = Intestino Grosso; P = Pulmão; PR = Proctologia; R = Rim; VC = Vaso Concepção; VG = Vaso Governador.

Sinais, Sintomas e Diagnóstico

As hemorroidas costumam ser assintomáticas ou podem ser ligeiramente protrusas. Prurido anal raramente pode ser causado por hemorroidas.

Pode ocorrer trombose nas hemorroidas externas, causado edema, congestão e dor. Raramente, ulceram e produzem sangramento de pequena monta. A higiene da região perianal pode se tornar difícil.

As hemorroidas internas classicamente se apresentam com sangramento após a evacuação. O sangue pode ser notado no papel higiênico e, algumas vezes, no vaso sanitário. O sangramento retal deve ser atribuído às hemorroidas somente após condições mais graves serem afastadas. As hemorroidas internas podem ser desconfortáveis, mas não são tão dolorosas quanto a trombose hemorroidária externa. As hemorroidas externas às vezes provocam produção e perda de muco e sensação de evacuação incompleta.

Hemorroidas estranguladas ocorrem quando há sua protrusão e constrição, diminuindo o suprimento de sangue. Podem causar dor, ocasionalmente seguida por necrose e ulceração.

As hemorroidas mais dolorosas, trombosadas, ulceradas ou não, são observadas à inspeção de ânus e reto. A anuscopia é excelente na avaliação das hemorroidas sangrantes ou não.

Hepatite

Hepatite é a inflamação hepática caracterizada por necrose em ponte difusa. Suas principais causas são vírus específicos da hepatite, álcool e medicamentos. Causas menos comuns incluem outros tipos de vírus (mononucleose infecciosa, febre amarela, citomegalovírus) e leptospirose. Infecções parasitárias (como esquistossomíase, malária e amebíase), infecções piogênicas e abscessos podem afetar o fígado, mas não são considerados hepatite. O envolvimento hepático por tuberculose e outras infiltrações granulomatosas é chamado, algumas vezes, de hepatite granulomatosa, mas os achados clínicos, bioquímicos e histológicos dessas doenças diferem daqueles encontrados na hepatite difusa.

Várias infecções sistêmicas e outras doenças podem causar pequenas áreas focais de inflamação ou necrose. Essa hepatite reativa não específica pode causar leves alterações funcionais hepáticas, mas geralmente são assintomáticas.

Tabela 2.139 – Pontos para tratamento de hepatite

Doença	Especialidade	Nome	Pontos	Pontos	Pontos
Hepatite	GE	Calor, Umidade em Intestino Grosso	VC-12; E-25; E-37; VC-6; IG-11; BP-9	B-25	–
Hepatite	GE	Calor, Umidade em Vesícula Biliar	B-60; B-64; E-31; VC-3; IG-9; F-1	BP-11; B-28; B-31; B-35; B-38; B-48	–
Hepatite	GE	Calor, Umidade em Vesícula Biliar	CS-6; CS-8; VB-24; VG-9; VG-14; VG-16;	VG-27; IG-1; F-3; F-4; F-13; BP-5	–
Hepatite	GE	Calor, Umidade em Vesícula Biliar	VB-24; F-13; F-14; B-19; B-20; B-21	B-44; E-45	B-57; R-3; R-5; R-7; R-8
Hepatite	GE	Calor, Umidade em Vesícula Biliar	VB-38; VG-14; IG-7; IG-11; IG-15; BP-6	BP-10; TA-6	B-13; B-18; B-19
Hepatite	GE	Calor, Umidade em Vesícula Biliar	VC-1; VC-2; VC-4; VC-6; VC-7; VB-28	E-28; E-32	–
Hepatite	GE	Calor, Umidade em Vesícula Biliar	VC-1; VC-2; VG-1; VG-2; VG-4; BP-6	BP-9; R-10; R-12; E-29	–
Hepatite	GE	Calor, Umidade em Vesícula Biliar	VC-4; VB-27; F-1; F-2; F-11; B-32	B-34; B-38; B-47; B-48; B-55; VB-29	–

B = Bexiga; BP = Baço-Pâncreas; CS = Circulação-Sexo; F = Fígado; GE = Gastroenterologia; IG = Intestino Grosso; R = Rim; TA = Triplo Aquecedor; VB = Vesícula Biliar; VC = Vaso Concepção; VG = Vaso Governador.

Hepatite Aguda

É a inflamação hepática difusa causada por vírus específicos hepatotrópicos que apresentam diversos modos de transmissão e diferentes epidemiologias. Um pródromo viral não específico é seguido de anorexia, náuseas e, com frequência, febre ou dor em quadrante superior direito do abdome. Geralmente há aparecimento de icterícia quando outros sintomas começam a desaparecer. A maioria dos casos tem resolução espontânea, mas alguns progridem para hepatite crônica. Ocasionalmente, a hepatite viral aguda progride para insuficiência hepática aguda (hepatite fulminante). Higiene adequada pode prevenir a hepatite viral aguda. Dependendo do tipo específico de vírus, é possível a profilaxia pré e pós-exposição, utilizando vacinas ou globulinas séricas. O tratamento é frequentemente de suporte.

A hepatite viral aguda é uma doença comum e de importância em todo o mundo e que tem diversas causas; cada tipo apresenta características clínicas, bioquímicas e morfológicas. A infecção hepática por vírus não específicos de hepatite (como Epstein-Barr, febre amarela, citomegalovírus) geralmente não é denominada como hepatite viral aguda.

Etiologia e Epidemiologia

Pelo menos cinco vírus específicos estão relacionados com a hepatite. Outros vírus ainda não identificados provavelmente também causam hepatite viral aguda.

Vírus da Hepatite A

É um picornavírus de cadeia única de ácido ribonucleico (RNA, *ribonucleic acid*). É a causa mais comum de hepatite viral aguda, sendo particularmente comum em crianças e adultos jovens. Em alguns países, mais que 75% da população adulta já foi exposta ao vírus da hepatite A (HAV, *hepatitis A virus*). O HAV é transmitido principalmente pela via fecal-oral e, portanto, ocorre de forma mais frequente em áreas com pouca higiene. Epidemias causadas por contaminação de água e comida são frequentes, principalmente em países em desenvolvimento. A ingestão de mariscos crus contaminados pode ser uma forma de transmissão. Casos esporádicos também são comuns, geralmente por contato entre pessoas. A disseminação fecal do vírus ocorre antes do apareci-mento dos sintomas e geralmente acaba poucos dias depois do início da sintomatologia; portanto, a infecciosidade comumente já acabou quando a hepatite torna-se clinicamente evidente. O HAV não apresenta estado de portador crônico e não desenvolve hepatite crônica ou cirrose.

Vírus da Hepatite B

É o vírus de hepatite mais complexo e mais estudado e caracterizado. A partícula infectante consiste em um *core* viral (núcleo viral) com um envelope proteico de superfície. O *core* contém partículas de ácido desoxirribonucleico (DNA, *deoxyribonucleic acid*) circulares de cadeia dupla e polimerase de DNA e se replica no interior de hepatócitos infectados. O envelope proteico se adere no citoplasma e, por razões desconhecidas, é produzido em quantidade intensamente excedente.

O vírus da hepatite B (HBV, *hepatitis B virus*) é a segunda causa de hepatite viral aguda. Infecções prévias não reconhecidas são comuns, mas muito menos frequentes que por HAV. O HBV é mais frequentemente transmitido por via parenteral, tipicamente por transfusão de sangue ou hemoderivados contaminados. O *screening* de rotina de doadores de sangue para o antígeno de superfície da hepatite B (HBsAg) praticamente eliminou a transmissão pós-transfusional, que foi uma das principais formas de contaminação. Entretanto, a transmissão por meio de agulhas compartilhadas por usuários de drogas injetáveis mantém-se frequente. Pacientes realizando hemodiálise e em unidades de oncologia, bem como profissionais da área de saúde em contato com sangue, têm risco aumentado de contaminação por HBV. Disseminação não parenteral ocorre entre parceiros sexuais, hetero e homossexuais, e em instituições fechadas para doentes mentais e prisões, mas a infecciosidade é muito menor que para o HAV, e as formas de transmissão são geralmente desconhecidas. Picadas de insetos têm um papel não claro na transmissão do HBV. Muitos casos de hepatite B aguda ocorrem esporadicamente sem uma fonte conhecida.

O HBV é algumas vezes associado a manifestações extra-hepáticas, incluindo a poliarterite nodosa e outras doenças do tecido conjuntivo, glomerulonefrite membranosa e crioglobulinemia mista essencial. O papel na patogenicidade dessas doenças pelo HBV é desconhecido, mas há suspeita de mecanismos autoimunes.

Portadores crônicos do HBV são um reservatório mundial da infecção. A prevalência varia amplamente de acordo com diversos fatores, incluindo a geografia (< 0,5% na América do Norte e norte da Europa; > 10% em algumas regiões do extremo leste). A transmissão vertical de mães para neonatos é comum.

Vírus da Hepatite C

O vírus da hepatite C (HCV, *hepatitis C virus*) é um flavivírus de cadeia simples de RNA. Existem seis subtipos principais de HCV com sequências variáveis de aminoácidos (genótipos); esses subtipos variam em sua distribuição geográfica, virulência e resposta ao tratamento. O HCV também pode variar sua sequência de aminoácidos com o passar do tempo em um indivíduo infectado (quase-espécies).

A infecção é transmitida, na maioria das vezes, pelo sangue. A principal forma de transmissão é o compartilhamento de agulhas por usuários de drogas, mas também são importantes as tatuagens e a aplicação de *piercings*. As transmissões sexual e vertical de mães para neonatos são relativamente raras. A transmissão pela transfusão de hemoderivados tornou-se muito rara após o advento dos testes de *screening* no sangue doado. Alguns casos esporádicos ocorrem em pacientes sem fatores de risco aparentes. A prevalência do HCV varia de acordo com a geografia e outros fatores de risco.

Algumas vezes, o HCV ocorre de forma simultânea a outras doenças sistêmicas específicas, incluindo a crioglobulinemia mista essencial, a porfiria cutânea tardia (cerca de 60 a 80% dos pacientes com porfiria têm HCV, mas apenas alguns poucos pacientes com HCV desenvolvem porfiria) e a glomerulonefrite; os mecanismos envolvidos são desconhecidos. Além disso, até 20% dos pacientes com doença hepática alcoólica são portadores de HCV. As razões para essa alta taxa de associação são incertas, uma vez que o uso concomitante de álcool e drogas injetáveis acontece em apenas uma parte dos casos. Nesses pacientes, há uma ação sinergística do álcool com o HCV, o que potencializa a agressão ao fígado.

Vírus da Hepatite D

O vírus da hepatite D (HDV, *hepatitis D virus*), ou delta vírus, é um vírus de RNA defeituoso que tem a capacidade de se replicar apenas na presença do HBV. Ele ocorre raramente como uma coinfecção com a hepatite B aguda ou como uma superinfecção na hepatite B crônica. Os hepatócitos infectados contêm partículas delta revestidas pelo HBsAg. A prevalência do HDV varia de acordo com a localização geográfica, com áreas endêmicas em diversos países. Usuários de drogas injetáveis encontram-se em risco aumentado, mas o HDV (diferente do HBV) não acomete a comunidade homossexual de forma intensa.

Vírus da Hepatite E

É um vírus de RNA transmitido pela via entérica. Surtos de hepatite por vírus da hepatite E (HEV, *hepatitis E virus*), geralmente originados de contaminação por fezes na água, ocorrem na China, na Índia, no México, no Paquistão, no Peru, na Rússia e na África do Norte e Central. Essas epidemias guardam características epidemiológicas semelhantes às da hepatite A. Casos esporádicos também podem ocorrer. Nenhum surto de hepatite E ocorreu nos Estados Unidos e na Europa Ocidental. Como a hepatite A, o HEV não causa hepatite crônica ou cirrose e não existe o estado de portador crônico.

Sinais e Sintomas

A infecção aguda tende a ocorrer em fases conhecidas. Ela começa com um período de incubação, durante o qual ocorre multiplicação e disseminação viral sem sintomas. Segue a fase prodrômica, ou pré--ictérica, que gera sintomas não específicos, como anorexia intensa, fraqueza, náuseas e vômitos, e, frequentemente, febre ou dor em quadrante superior direito do abdome. Podem ocorrer urticárias e artralgias, especialmente na infecção por vírus da hepatite B. Após 3 a 10 dias, ocorre escurecimento da urina, seguido de icterícia (fase ictérica). Os sintomas sistêmicos então tendem a regredir, e o paciente sente-se melhor, apesar da icterícia. Durante a fase ictérica, o fígado geralmente aumenta de tamanho e torna-se sensível (doloroso), mas suas bordas mantêm-se de consistência normal. Esplenomegalia moderada pode ocorrer em cerca de 15 a 20% dos pacientes. O pico da icterícia ocorre por volta de 1 a 2 semanas e, então, regride progressivamente em 2 a 4 semanas (fase de recuperação). Em geral, há retorno do apetite após a primeira semana. A hepatite viral aguda geralmente resolve-se espontaneamente após 4 a 8 semanas.

Algumas vezes, um quadro gripal sem icterícia é a única manifestação da hepatite aguda. Esse quadro ocorre mais frequentemente que a hepatite ictérica

Tabela 2.140 – Pontos para tratamento de hepatite aguda

Doença	Especialidade	Nome	Pontos	Pontos	Pontos
Hepatite aguda	GE	Calor, Umidade em Baço-Pâncreas	B-20; B-21; B-51; E-36; E-39; VC-10	VC-12; VB-34; VB-38; CS-6; BP-9; F-8	–
Hepatite aguda	GE	Calor, Umidade em Baço-Pâncreas	B-20; B-21; B-51; E-36; E-39; VC-10	VC-12; VB-34; VB-38; CS-6; BP-9; F-8	R-7; R-8; R-9

B = Bexiga; BP = Baço-Pâncreas; CS = Circulação-Sexo; E = Estômago; F = Fígado; GE = Gastroenterologia; R = Rim; VB = Vesícula Biliar; VC = Vaso Concepção.

em casos de infecção pelo HCV e em crianças infectadas pelo HAV.

Em alguns pacientes, ocorre uma forma recrudescente de hepatite aguda, em que há manifestações recorrentes durante a fase de recuperação. Manifestações de colestase podem ocorrer durante a fase ictérica (hepatite colestática), mas geralmente cedem. Quando há persistência dessas manifestações, apesar da regressão da inflamação, causam icterícia por tempo prolongado, elevação da fosfatase alcalina e prurido.

A infecção pelo HAV, na maioria das vezes, não produz icterícia e pode não causar nenhum sintoma. Na grande maioria dos casos, há cura após o quadro de infecção aguda, apesar de ocorrerem casos esporádicos de recrudescência precoce.

O HBV produz um largo espectro de doenças hepáticas, desde um estado subclínico de portador crônico até quadros de hepatite aguda fulminante (principalmente em idosos), em que a mortalidade pode atingir 10 a 15%. Infectados pelo HBV podem desenvolver o carcinoma hepatocelular, mesmo naqueles que não são cirróticos.

O HCV pode ser assintomático durante a fase de infecção aguda. Sua intensidade de acometimento geralmente flutua, algumas vezes com quadros de hepatite recrudescente e grandes flutuações nos níveis de aminotransferases, por muitos anos ou até mesmo décadas. O HCV tem a maior taxa de cronificação (cerca de 75%). A hepatite crônica resultante é, na maioria das vezes, assintomática ou de comportamento benigno, mas progride para cirrose em 20 a 30% dos pacientes; a cirrose usualmente leva anos para se manifestar. O carcinoma hepatocelular pode ser resultado da cirrose causada pelo HCV, mas raramente se desenvolve em portadores crônicos de HCV sem cirrose (diferente do HBV).

A HDV aguda manifesta-se como uma infecção pelo HBV aguda anormalmente grave (coinfecção), uma exacerbação aguda em portadores crônicos do HBV (superinfecção) ou como uma progressão agressiva de uma infecção crônica pelo HBV.

A infecção pelo HEV pode ser grave, principalmente em mulheres grávidas.

Hepatite com Hepatomegalia

Hepatite é toda e qualquer inflamação do fígado e que pode resultar desde uma simples alteração laboratorial (portador crônico que descobre por acaso a sorologia positiva), até doença fulminante e fatal (mais frequente nas formas agudas). Existem várias causas de hepatite, sendo as mais conhecidas as causadas por vírus (vírus das hepatite A, B, C, D, E, F, G, citomegalovírus, etc.). Outras causas: drogas (anti-inflamatórios, anticonvulsivantes, sulfas, derivados imidazólicos, hormônios tireoidianos, anticoncepcionais, etc.), distúrbios metabólicos (doença de Wilson, politransfundidos, hemossiderose, hemocromatose, etc.), transinfecciosa, pós-choque. Em comum, todas as hepatites têm algum grau de destruição das células hepáticas. A grande maioria das hepatites *agudas* é assintomática ou leva a sintomas incaracterísticos como febre, mal-estar, desânimo e dores musculares. Hepatites mais graves podem levar a sintomas mais específicos, sendo o sinal mais chamativo a icterícia, conhecida popularmente no Brasil por "trisa" ou "amarelão" e que caracteriza-se pela coloração amarelo-dourada da pele e conjuntivas. Associado a isso pode ocorrer urina cor de coca-cola (colúria) e fezes claras, tipo massa de vidraceiro (acolia fecal). Hepatites mais graves podem cursar com insuficiência hepática e culminar com a encefalopatia hepática e óbito. Hepatites crônicas (com duração superior a 6 meses) geralmente são assintomáticas e podem progredir para cirrose.

A *hepatomegalia* é uma condição na qual o tamanho do fígado está aumentado. Geralmente indica a existência de hepatopatia (doença do fígado). No entanto, muitos indivíduos com hepatopatia apresentam fígado de tamanho normal ou mesmo menor do que o normal.

Normalmente, a hepatomegalia é assintomática (não produz sintomas). Entretanto, quando o aumento de volume é acentuado, ele pode causar desconforto abdominal ou sensação de plenitude.

Tabela 2.141 – Pontos para tratamento de hepatite com hepatomegalia

Doença	Especialidade	Nome	Pontos	Pontos
Hepatite com hepatomegalia	GE	Estagnação do *Qi* do Fígado	B-17; B-18; B-19; B-51; F-2; F-3	F-14; VB-20; VB-34; E-18; E-34; E-36

B = Bexiga; E = Estômago; F = Fígado; GE = Gastroenterologia; VB = Vesícula Biliar.

Quando o aumento de volume do fígado ocorre rapidamente, o fígado pode tornasse sensível à palpação. O médico comumente avalia o tamanho do fígado palpando-o através da parede abdominal durante o exame físico. Ao palpar o fígado, o médico também observa a sua textura. Quando aumentado de volume devido a uma hepatite aguda, a uma infiltração gordurosa, a uma congestão sanguínea ou a uma obstrução inicial das vias biliares, o fígado normalmente é macio. Quando o aumento é causado por uma cirrose, o fígado é firme e irregular. A presença de nódulos bem definidos normalmente sugere um câncer.

Hepatite Crônica

Se a hepatite aguda não se cura ao fim de 6 meses, considera-se que evoluiu para hepatite crônica. Algumas hepatites agudas nunca evoluem para hepatite crônica. A hepatite A é o exemplo da hepatite aguda que nunca evolui para hepatite crônica, pois quase sempre cura. Excepcionalmente, a hepatite A evolui para uma forma grave de hepatite, a hepatite fulminante. O mesmo se passa com a hepatite E. Pelo contrário, cerca de 80% das hepatites agudas C evoluem para hepatite crônica C.

Tabela 2.142 – Pontos para tratamento de hepatite crônica

Doença	Especialidade	Nome	Pontos	Pontos	Pontos
Hepatite crônica	GE	Calor, Umidade	BP-6; B-38; E-36	–	CS-6; BP-6; C-5; VC-10
Hepatite crônica	GE	Calor, Umidade	CS-3; CS-7; VC-23; VC-24; VB-14; VB-20	VB-29; VB-30; VB-31; VB-32; VB-34; VB-39	CS-6; BP-6; C-5; VC-10
Hepatite crônica	GE	Calor, Umidade	CS-5; VC-2; VC-3; VC-4; VC-5; VC-6	VC-7; VB-26; VB-27; VB-28; VB-29; VB-34	–
Hepatite crônica	GE	Calor, Umidade	CS-7; VB-38; IG-2; IG-4; IG-5; IG-10	IG-11; ID-3; VB-38	VG-1; VG-15; VG-16
Hepatite crônica	GE	Calor, Umidade	F-3; ID-8; BP-4; BP-6; B-38; B-39	E-35; E-36	VG-4; F-5; F-6
Hepatite crônica	GE	Calor, Umidade	IG-4; IG-11; BP-6; BP-9; BP-10; E-36	–	–
Hepatite crônica	GE	Calor, Umidade	VB-24; F-13; F-14; B-19; B-20; B-21	B-44; E-45	–
Hepatite crônica	GE	Calor, Umidade	VB-30; VB-31; VB-32; VB-40; VB-43	–	–
Hepatite crônica	GE	Calor, Umidade	VC-2; VC-4; VG-1; BP-6	–	–
Hepatite crônica	GE	Calor, Umidade	VG-14; B-15; B-17; B-23;	–	–
Hepatite crônica	GE	Deficiência de Sangue do Fígado	BP-6; BP-9; BP-10; E-36; B-17; B-18	B-20; B-21; F-13; VG-9	–
Hepatite crônica	GE	Desarmonia, disfunção de Fígado/ Baço-Pâncreas	B-20; E-36; VC-12; F-3; F-4; IG-4	BP-9	–

(continua)

Tabela 2.142 – Pontos para tratamento de hepatite crônica (*continuação*)

Doença	Especialidade	Nome	Pontos	Pontos	Pontos
Hepatite crônica	GE	Estagnação de *Qi* do Fígado	B-17; B-18; B-19; B-51; F-2; F-3	F-14; VB-20; VB-34; E-18; E-34; E-36	–
Hepatite crônica	GE	Frio, Umidade em Baço-Pâncreas	E-21; E-25; E-36; BP-6; BP-9; B-20	B-23; VC-4; VC-6; VC-12	CS-6; BP-6; C-5; VC-10
Hepatite crônica	GE	Frio, Umidade em Baço-Pâncreas	E-21; E-25; E-36; BP-6; BP-9; B-20	B-23; VC-4; VC-6; VC-12	–
Hepatite crônica	GE	Muco, Fogo *Yang* do Baço-Pâncreas	CS-5; VC-2; VC-3; VC-4; VC-5; VC-6	VC-7; VB-20; VB-27; VB-28; VB-29; VB-34	–
Hepatite crônica	GE	Muco, Fogo *Yang* do Baço-Pâncreas	CS-8; VC-11; VC-12; VC-13; VC-14; VB-24	BP-16; BP-18; BP-19; BP-20; BP-21; BP-38	–
Hepatite crônica	GE	Muco, Fogo *Yang* do Baço-Pâncreas	IG-4; B-25; B-27; B-41; E-44	–	VG-4; F-5; F-6
Hepatite crônica	GE	Muco, Fogo *Yang* do Baço-Pâncreas	VB-24; F-13; F-14; B-19; B-20; B-21	B-44; E-45	BP-44; E-21; E-23
Hepatite crônica	GE	Muco, Fogo *Yang* do Baço-Pâncreas	VC-4; VC-8; VC-9; VC-11; IG-6; BP-9	B-20; B-47; B-22; B-43	–
Hepatite crônica	GE	Muco, Fogo *Yang* do Baço-Pâncreas	VC-9; VB-34; BP-6; BP-10; B-18; B-23	R-7; E-36; VB-40; F-3; F-9; BP-15	–
Hepatite crônica	GE	Muco, Fogo no *Qi* de Baço-Pâncreas/ Estômago	CS-8; VC-11; VC-12; VC-13; VC-14; VB-24	BP-16; BP-18; BP-19; BP-20; BP-21; BP-38	–
Hepatite crônica	GE	Muco, Fogo no *Qi* de Baço-Pâncreas/ Estômago	E-25; VC-8; VG-1; VG-3; VG-6; IG-3	BP-14; BP-15; TA-18; B-20; B-26; B-27	R-3
Hepatite crônica	GE	Muco, Fogo no *Qi* de Baço-Pâncreas/ Estômago	VB-24; F-13; F-14; B-19; B-20; B-21	B-44; E-45	BP-44; E-21; E-23
Hepatite crônica	GE	Muco, Fogo no *Qi* de Baço-Pâncreas/ Estômago	VC-9; VB-34; BP-6; BP-10; B-18; B-23	R-7; E-36; VB-40; F-3; F-9; BP-15	B-28; E-20
Hepatite crônica	GE	Muco, Fogo no *Qi* de Baço-Pâncreas/ Estômago	VC-12; IG-4; BP-2; E-25; E-44; R-7	B-25; B-29	–

B = Bexiga; BP = Baço-Pâncreas; C = Coração; CS = Circulação-Sexo; E = Estômago; F = Fígado; GE = Gastroenterologia; ID = Intestino Delgado; IG = Intestino Grosso; R = Rim; TA = Triplo Aquecedor; VB = Vesícula Biliar; VC = Vaso Concepção; VG = Vaso Governador.

Causas

As causas principais de hepatite crônica são:

- Virais:
  - Hepatite B.
  - Hepatite B + hepatite D.
  - Hepatite C.
- Medicamentosas:
  - Metildopa.
  - Nitrofurantoína.
  - Amiodarona.
  - Isoniazida.
- Autoimunes.
- Genéticas:
  - Doença de Wilson.
  - Deficiência de alfa$_1$-antitripsina.
- Decorrentes de alterações metabólicas:
  - Esteatoepatite não alcoólica.

Hepatite Grave

Hepatite é uma inflamação do fígado que pode ser causada por agentes infecciosos e não infecciosos. As hepatites infecciosas são causadas principalmente pelos vírus A, B, C, Delta, E e G; por isso, são chamadas de virais. Desses seis vírus, os que acometem a população com mais frequência são os da hepatite A, B e C.

O vírus da hepatite A é transmitido pela água e pelos alimentos contaminados e por via fecal-oral. O paciente elimina o vírus nas fezes de 10 dias antes até 1 semana após o início da icterícia (quando a pele fica com coloração amarelada), sendo este o período de transmissibilidade da doença. Acomete preferencialmente em crianças entre 6 e 15 anos e indivíduos com condições precárias de higiene e saúde.

A hepatite B é considerada grave. O vírus da hepatite B é transmitido na relação sexual, na transfusão sanguínea da mãe para o recém-nascido no momento do parto e na amamentação, entre usuários de drogas intravenosas que compartilham a mesma seringa, e entre profissionais de saúde que têm ferimento com sangue ou material contaminado. Essa infecção é considerada grave porque alguns pacientes não conseguem curar-se e evoluem como portadores crônicos assintomáticos, isto é, são infectados pelo vírus, porém, não têm sintomas clínicos. Com isso, constituem um reservatório da infecção. Além disso, a doença pode evoluir para hepatite crônica, com progressão para cirrose hepática e hepatocarcinoma.

Hepatite Infecciosa Aguda

A hepatite viral aguda é a inflamação do fígado causada pela infecção produzida por um dos cinco vírus da hepatite. Na maioria dos indivíduos, a inflamação inicia abruptamente e dura apenas algumas semanas.

Sintomas e Diagnóstico

Os sintomas de hepatite viral aguda normalmente iniciam abruptamente. Eles incluem inapetência,

sensação de mal-estar generalizado, náusea, vômito e, frequentemente, febre. Nos tabagistas, a aversão ao tabaco é típica. Ocasionalmente, sobretudo no caso da infecção pelo vírus da hepatite B, o indivíduo apresenta dores articulares e erupções cutâneas (urticária vermelha e pruriginosa). Após alguns dias, a urina torna-se escura e pode ocorrer icterícia. A maioria dos sintomas comumente desaparecem nesse momento e o indivíduo sente-se melhor, mesmo quando a icterícia piora.

Podem ocorrer sintomas de colestase (interrupção ou redução do fluxo biliar), como fezes claras e prurido generalizado. Normalmente, a icterícia atinge seu ponto máximo em 1 a 2 semanas e, em seguida, desaparece ao longo de 2 a 4 semanas. A hepatite viral aguda é diagnosticada baseando-se nos sintomas apresentados pelo indivíduo e nos resultados dos exames de sangue que avaliam a função hepática. Em aproximadamente 50% dos indivíduos com hepatite viral aguda, o médico observará a presença de um fígado sensível e algo aumentado em volume.

A hepatite viral aguda deve ser diferenciada de várias outras doenças que produzem sintomas similares. Por exemplo, os sintomas semelhantes aos de uma gripe, os quais manifestam-se precocemente, podem ser confundidos com os de outras doenças virais como, por exemplo, a gripe e a mononucleose infecciosa. A febre e a icterícia também são sintomas da hepatite alcoólica, que ocorre em indivíduos que consomem álcool de modo abusivo. O diagnóstico específico da hepatite viral aguda pode ser feito quando os exames de sangue revelam a presença de proteínas virais ou de anticorpos contra o vírus da hepatite.

Hepatite Viral

Os principais vírus causadores de hepatites na espécie humana são: A, B, C, D, e E, que apresentam forma e estruturas diferentes. Sobre a hepatite A, tem-se o texto que comenta que o saneamento básico ineficiente prolifera hepatite A, o amarelão. De acordo com a forma de transmissão da hepatite, os vírus são divididos em grupos. Aqueles que são transmiti-

Tabela 2.143 – Pontos para tratamento de hepatite grave

Doença	Especialidade	Nome	Pontos	Pontos	Pontos
Hepatite grave	GE	Calor, Umidade em Baço-Pâncreas	B-20; B-21; B-51; E-36; E-39; VC-10	VC-12; VB-34; VB-38; CS-6; BP-9; F-8	R-3

B = Bexiga; BP = Baço-Pâncreas; CS = Circulação-Sexo; E = Estômago; F = Fígado; GE = Gastroenterologia; R = Rim; VB = Vesícula Biliar; VC = Vaso Concepção.

Tabela 2.144 – Pontos para tratamento de hepatite infecciosa aguda

Doença	Especialidade	Nome	Pontos	Pontos	Pontos
Hepatite infecciosa aguda	GE	Excesso no Fígado	CS-5; CS-6; VC-6; VG-14; VG-26; IG-4	F-3; R-3; BP-1; BP-6; TA-23; B-15	–
Hepatite infecciosa aguda	GE	Excesso no Fígado	CS-6; VC-10; VC-12; B-15; B-17; B-18	B-19; B-20; E-36	
Hepatite infecciosa aguda	GE	Excesso no Fígado	CS-7; VB-1; VB-14; VB-20; VG-14; IG-4	IG-20; B-1; B-11; P-9; E-1; E-8	C-1; C-4; C-5
Hepatite infecciosa aguda	GE	Excesso no Fígado	VB-34; VG-9; VG-14; F-2; E-36	–	–
Hepatite infecciosa aguda	GE	Excesso no Fígado	VG-1; BP-4; BP-6; BP-16; B-21; B-38	E-4; E-36	E-44

B = Bexiga; BP = Baço-Pâncreas; C = Coração; CS = Circulação-Sexo; E = Estômago; F = Fígado; GE = Gastroenterologia; IG = Intestino Grosso; P = Pulmão; TA = Triplo Aquecedor; VB = Vesícula Biliar; VC = Vaso Concepção; VG = Vaso Governador.

dos por via fecal-oral – vírus HAV e HEV – e, em outro grupo, encontram-se aqueles transmitidos por sangue, contato sexual e fluidos corporais – vírus HBV, HCV e HDV.

Quanto às manifestações clínicas apresentadas pelas pessoas infectadas por vírus da hepatite, podem as vezes não apresentar nenhum sintoma evidente ou podem surgir sintomas que variam de mal-estar generalizado a um comprometimento hepático grave.

Sintomas Mais Frequentes

Falta de apetite, dor abdominal, náuseas, vômitos, icterícia (amarelão), urina escura, fezes esbranquiçadas e febre. Pode evoluir de forma crônica ou aguda, principalmente em função do tipo de vírus. Não há formas crônicas em hepatites A e E; já na hepatite B, a evolução para a forma crônica está relacionada à idade em que o indivíduo adquiriu a infecção.

Hérnia Inguinal

As *hérnias inguinais* são hérnias que ocorrem na região da virilha, e correspondem a 75% de todas as hérnias abdominais. Este tipo de hérnia é 25 vezes mais comum em homens que em mulheres. São divididas em diretas e indiretas (mais comuns).

O tratamento das hérnias inguinais é cirúrgico.

Tipos

Existem dois tipos de hérnia inguinal, a direta e a indireta. A diferenciação do tipo de hérnia inguinal direta ou indireta não tem importância no momento da consulta, pois o tratamento é semelhante para os dois tipos.

Hérnia Inguinal Direta

As hérnias inguinais diretas são as decorrentes da fraqueza da parede do canal inguinal, e são mais comuns em pessoas mais velhas e que se submetem a um grande esforço abdominal (profissionais, esporte, tosse crônica, constipação, obesidade).

Hérnia Inguinal Indireta

As hérnias inguinais indiretas ocorrem devido a uma falha congênita da região inguinal, e por isso são mais comuns em crianças e adultos jovens.

Sinais e Sintomas

O paciente com hérnia inguinal se queixa de abaulamento nesta região, com dor discreta associada, a qual piora com o esforço abdominal (tosse, evacuação, exercício, levantar objetos pesados). Ao exame, o médico percebe o abaulamento da região inguinal, que fica mais evidente quando o paciente aumenta a pressão abdominal por solicitação do médico.

Herpes Genital

Herpes é uma doença viral recorrente, geralmente benigna, causada pelo herpes-vírus simples tipos

TRATAMENTOS DE ACUPUNTURA – **203**

Tabela 2.145 – Pontos para tratamento de hepatite viral

Doença	Especialidade	Nome	Pontos	Pontos	Pontos
Hepatite viral	GE	Calor tóxico	B-38; E-36; VB-34; VG-14; VG-16; VG-20	IG-11; TA-5	–
Hepatite viral	GE	Calor tóxico	CS-6; BP-8; BP-20; B-38; E-34; E-36	–	–
Hepatite viral	GE	Calor tóxico	CS-7; VC-22; VC-23; IG-1; IG-3; IG-4	IG-5; IG-6; IG-10; IG-11; IG-16; IG-17	–
Hepatite viral	GE	Calor tóxico	CS-9; VC-5; TA-5; TA-10; B-23; R-2	R-3; P-5; P-7; P-9	–
Hepatite viral	GE	Calor tóxico	IG-12; IG-13; IG-14; IG-15; F-2; F-7	F-8; F-14; ID-9; ID-10; BP-9; BP-10	ID-1; ID-2; ID-3
Hepatite viral	GE	Calor tóxico	IG-13; IG-14; BP-17; BP-18; TA-6; B-10	B-11; B-12; B-13; B-14; B-15; B-18	–
Hepatite viral	GE	Calor tóxico	VB-24; F-13; F-14; B-19; B-20; B-21	B-44; E-15	BP-21; TA-5; TA-11
Hepatite viral	GE	Calor tóxico	VC-3; VC-7; VC-14; F-3; F-9; BP-2	BP-3; TA-4; B-25; B-27; B-65; C-5	R-25; R-26; R-27
Hepatite viral	GE	Calor, Umidade	BP-6; B-38; E-36	–	–
Hepatite viral	GE	Calor, Umidade	CS-3; CS-7; VC-23; VC-24; VB-14; VB-20	VB-29; VB-30; VB-31; VB-32; VB-34; VB-39	R-3; E-42
Hepatite viral	GE	Calor, Umidade	CS-5; VC-2; VC-3; VC-4; VC-5; VC-6	VC-7; VB-26; VB-27; VB-28; VB-29; VB-34	–
Hepatite viral	GE	Calor, Umidade	CS-7; VB-38; IG-2; IG-4; IG-5; IG-10	IG-11; ID-3; VB-38	VG-1; VG-15; VG-16
Hepatite viral	GE	Calor, Umidade	F-3; ID-8; BP-4; BP-6; B-38; B-39	E-35; E-36	VG-4; F-5; F-6
Hepatite viral	GE	Calor, Umidade	IG-4; IG-11; BP-6; BP-9; BP-10; E-36	–	–
Hepatite viral	GE	Calor, Umidade	VB-24; F-13; F-14; B-19; B-20; B-21	B-44; E-45	–
Hepatite viral	GE	Calor, Umidade	VB-30; VB-31; VB-32; VB-40; VB-43	–	–
Hepatite viral	GE	Calor, Umidade	VC-2; VC-4; VG-1; BP-6	–	–
Hepatite viral	GE	Calor, Umidade	VG-14; B-15; B-17; B-23	–	–
Hepatite viral	GE	Desarmonia, disfunção de Baço-Pâncreas/ Estômago	VB-24; F-13; F-14; B-19; B-20; B-21	B-44; E-45	–
Hepatite viral	GE	Estagnação de *Qi* do Fígado	B-17; B-18; B-19; B-51; F-2; F-3	F-14; VB-20; VB-34; E-18; E-34; E-36	–

B = Bexiga; BP = Baço-Pâncreas; C = Coração; CS = Circulação-Sexo; E = Estômago; F = Fígado; GE = Gastroenterologia; ID = Intestino Delgado; IG = Intestino Grosso; P = Pulmão; R = Rim; TA = Triplo Aquecedor; VB = Vesícula Biliar; VC = Vaso Concepção; VG = Vaso Governador.

Tabela 2.146 – Pontos para tratamento de hérnia inguinal

Doença	Especialidade	Nome	Pontos	Pontos	Pontos
Hérnia inguinal	CG	Estagnação de *Qi* do Intestino Delgado	VC-4; E-29; F-3; BP-9; BP-6; F-6	E-25; E-36	CS-6; BP-6; C-5; VC-10
Hérnia inguinal	CG	Estagnação de *Qi* do Intestino Delgado	VC-6; VG-1; VG-4; VG-20; BP-6; B-31	B-32; B-33; B-34; B-57; P-6; E-25	CS-6; BP-6; C-5; VC-10
Hérnia inguinal	CG	Frio no Intestino Delgado	VC-4; E-29; F-3; BP-9; BP-6; F-6	E-25; E-36	–
Hérnia inguinal	CG	Frio no Intestino Delgado	VC-6; VG-1; VG-4; VG-20; BP-6; B-31	B-32; B-33; B-34; B-57	E-26
Hérnia inguinal	CG	Frio no Meridiano *Luo* do Fígado	VC-2; VC-4; BP-6; BP-9; F-1; F-3	F-14; E-29; B-23	–

B = Bexiga; BP = Baço-Pâncreas; C = Coração; CG = Clínica Geral; CS = Circulação-Sexo; E = Estômago; F = Fígado; P = Pulmão; VC = Vaso Concepção; VG = Vaso Governador.

1 e 2, que afeta principalmente a mucosa da boca ou da região genital, mas pode causar graves complicações neurológicas.

Progressão e Sintomas

Após a infecção da mucosa, o vírus multiplica-se produzindo os característicos exantemas (manchas vermelhas inflamatórias) e vesículas (bolhas) dolorosas (causadas talvez mais pela resposta destrutiva necessária do sistema imunitário à invasão). As vesículas contêm líquido muito rico em vírions e a sua ruptura junto à mucosa de outro indivíduo é uma forma de transmissão (contudo também existe vírus nas secreções vaginais e do pênis ou na saliva). Elas desaparecem e reaparecem sem deixar quaisquer marcas ou cicatrizes. É possível que ambos os vírus e ambas as formas coexistam num só indivíduo.

Os episódios agudos secundários são sempre de menor intensidade que o inicial (devido aos linfócitos-memória), contudo a doença permanece para toda a vida, ainda que os episódios se tornem menos frequentes. Muitas infecções e recorrências são assintomáticas.

A infecção pelo herpes-vírus simples tipo 2 é semelhante (10% dos casos são por herpes-vírus simples tipo 1, o que se atribui ao aumento da prática do sexo oral). Há infecção da mucosa genital; no homem, a infecção ocorre na glande do pênis; na mulher, na vulva ou vagina, com exantemas e sensi-

bilidade dolorosa. Também pode ocorrer no ânus. Outros sintomas são febre, mal-estar, dores musculares e de cabeça, dores ao urinar e corrimento vaginal ou da uretra no pênis. A maioria das infecções no entanto é assintomática.

Simultaneamente ocorre a invasão dos neurônios sensitivos com migração no interior dos axônios para os corpos celulares nos gânglios nervosos lombossacrais. Aí ficam em estado de latência sem se reproduzir, indetectáveis enquanto os vírions ativos da mucosa são destruídos pela resposta citotóxica imunitária. Após período de debilidade, eles voltam a migrar pelos axônios para a mucosa e estabelecem novo episódio doloroso típico. As recorrências podem ocorrer todos os meses ou ser raras.

Os episódios de recorrência são menos intensos e frequentemente antes da erupção das vesículas há irritação (comichão) da mucosa. O vírus é transmitido mesmo na ausência de sintomas.

As complicações são mais raras e mais moderadas quando ocorrem somente na forma labial. Um tipo de complicação específico do herpes-vírus simples tipo 2 é a meningite, que é pouco perigosa, sendo a encefalite muito rara. Contudo, se a mãe infecta o recém-nascido via ascensão pelo útero na gravidez ou no nascimento, a infecção é especialmente virulenta, devido ao sistema imunitário ainda pouco eficaz do bebê. A mortalidade e probabilidade de deficiências mentais são significativas, apesar de ocorrer numa minoria dos casos.

A herpes pode ser mortal.

Tabela 2.147 – Pontos para tratamento de herpes genital

Doença	Especialidade	Nome	Pontos	Pontos	Pontos
Herpes genital	GO	Calor, Umidade	BP-6; B-38; E-36	–	–
Herpes genital	GO	Calor, Umidade	CS-3; CS-7; VC-23; VC-24; VB-14; VB-20	VB-29; VB-30; VB-31; VB-32; VB-34; VB-39	–
Herpes genital	GO	Calor, Umidade	CS-5; VC-2; VC-3; VC-4; VC-5; VC-6	VC-7; VB-26; VB-27; VB-28; VB-29; VB-34	–
Herpes genital	GO	Calor, Umidade	CS-7; VB-38; IG-2; IG-4; IG-5; IG-10	IG-11; ID-3; VB-38	VG-1; VG-15; VG-16
Herpes genital	GO	Calor, Umidade	F-3; ID-8; BP-4; BP-6; B-38; B-39	E-35; E-36	VG-4; F-5; F-6
Herpes genital	GO	Calor, Umidade	IG-4; IG-11; BP-6; BP-9; BP-10; E-36	–	–
Herpes genital	GO	Calor, Umidade	VB-24; F-13; F-14; B-19; B-20; B-21	B-44; E-45	–
Herpes genital	GO	Calor, Umidade	VB-30; VB-31; VB-32; VB-40; VB-43	–	–
Herpes genital	GO	Calor, Umidade	VC-2; VC-4; VG-1; BP-6	–	–
Herpes genital	GO	Calor, Umidade	VG-14; B-15; B-17; B-23	–	–

B = Bexiga; BP = Baço-Pâncreas; CS = Circulação-Sexo; E = Estômago; F = Fígado; GO = Ginecologia e Obstetrícia; ID = Intestino Delgado; IG = Intestino Grosso; VB = Vesícula Biliar; VC = Vaso Concepção; VG = Vaso Governador.

Herpes Simples

Herpes-vírus Simples Tipos 1 e 2

- *Grupo*: grupo I (DNA).
- *Família*: Herpesviridae.
- *Subfamília*: Alphaherpesvirinae.
- *Gênero*: *Simplexvirus*.
- *Espécie*: herpes-vírus simples tipo 1.
- *Espécie*: herpes-vírus simples tipo 2.

Os herpes-vírus simples (HSV, *herpes simplex virus*) são dois vírus da família dos herpes-vírus, com genoma de DNA bicatenar (dupla hélice) que se multiplicam no núcleo da célula-hóspede, produzindo cerca de 90 proteínas víricas em grandes quantidades. Têm nucleocapsídeo de simetria icosaédrica e envelope bilipídico. Têm a propriedade de infectar alguns tipos de células de forma lítica (destrutiva) e outras de forma latente (hibernante). Os HSV 1 e 2 são líticos nas células epiteliais e nos fibroblastos, e latentes nos neurônios, de onde são reativados em alturas de fragilidade do indivíduo, como estresse, febre, irradiação solar excessiva, trauma ou terapia com glucocorticoides (corticosteroides). A produção de proteínas víricas pelas células tomadas pelo vírus têm três fases: na primeira, produzem-se as proteínas envolvidas na replicação do seu genoma e essa replicação ocorre; na segunda, há produção de proteínas reguladoras víricas que regulam o metabolismo da célula para maximizar o número de vírions produzíveis; e na terceira, há produção das proteínas do nucleocapsídeo e construção das novas unidades virais, após o qual a célula é destruída pela grande quantidade de vírus que é fabricada.

Os HSV 1 e 2 são muito semelhantes, mas apresentam algumas diferenças significativas. O HSV 1 tem características que o levam a ser particularmente infeccioso e virulento para as células da mucosa oral. O HSV 2 tem características de maior virulência e infecciosidade para a mucosa genital. No entanto, o HSV 1 também pode causar herpes genital e o HSV 2, herpes bucal.

A infecção por herpes simples 1 é normalmente oral, mas pode ocorrer da pessoa ter o vírus e apenas eclodir dias, meses ou até anos depois e produz gengivoestomatite (inflamação das gengivas). O vírus invade os terminais dos neurónios dos nervos sensitivos, infectando latentemente os seus corpos celulares no gânglio nervoso trigeminal (junto ao cérebro). Quando o sistema imunitário elimina o vírus das mucosas, não consegue detectar o vírus quiscente dos neurônios, que volta a ativar-se em períodos de debilidade, como estresse, trauma, imunossupressão ou outras infecções, migrando pelo caminho inverso para a mucosa, e dando origem a novo episódio de herpes oral com exantemas e vesículas dolorosas.

Complicações raras são a queratoconjuntivite do olho, que pode levar à cegueira e à encefalite. Esta cursa com multiplicação do vírus no cérebro, especialmente nos lobos temporais com convulsões, anormalidades neurológicas e psiquiátricas. É altamente letal, e 70% dos casos resultam em morte, apenas 20% dos sobreviventes não apresentam sequelas neurológicas. Raramente é causada pelo HSV-2.

Herpes-zóster (Zóster, Ganglionite Posterior Aguda)

Para mais informações sobre o tema, ver "Zona (Zona-zóster)" (p. 456).

Herpes-zóster é uma infecção que resulta da reativação do vírus da varicela-zóster de seu estado latente em um gânglio da raiz dorsal posterior. Os sintomas em geral começam com dor ao longo do dermátomo afetado, seguida por erupção vesicular em dois a três dias que, com frequência, fornece o diagnóstico. O tratamento é feito com drogas antivirais e, possivelmente, com corticosteroides administrados dentro de 72h após o início das lesões de pele.

Varicela e herpes-zóster são provocados pelo vírus da varicela zóster (herpes-vírus humano tipo 3), sendo a varicela a fase invasiva aguda do vírus e o herpes-zóster (herpes) a reativação da fase latente. O herpes-zóster causa inflamação do gânglio da raiz sensitiva, da pele do

Tabela 2.148 – Pontos para tratamento de herpes-vírus simples

Doença	Especialidade	Nome	Pontos	Pontos	Pontos
Herpes-vírus simples	DE	Calor, Vento na superfície	VC-24; VG-27; E-4	–	–
Herpes-vírus simples	DE	Calor no Estômago	CS-5; CS-6; VC-4; VC-12; VB-20; VB-26	IG-4; F-3; BP-6; TA-5; B-13; B-15	–
Herpes-vírus simples	DE	Calor no Estômago	CS-8; VC-11; VC-12; VC-13; VC-14; VB-24	BP-16; BP-18; BP-19; BP-20; BP-21; BP-38	–
Herpes-vírus simples	DE	Calor no Estômago	VB-20; IG-4; F-3; TA-2; TA-5	–	B-60; E-36
Herpes-vírus simples	DE	Calor no Estômago	VC-24; VG-27; E-4	–	–
Herpes-vírus simples	DE	Calor no Pulmão	CS-3; CS-7; VC-23; VC-24; VB-14; VB-20	VB-29; VB-30; VB-31; VB-32; VB-34; VB-39	–
Herpes-vírus simples	DE	Calor no Pulmão	VB-34; VG-14; VG-16; VG-20; IG-11; TA-5	–	–
Herpes-vírus simples	DE	Calor no Pulmão	VC-24; VG-27; E-4; B-11; B-13	–	VG-1; VG-15; VG-16
Herpes-vírus simples	DE	Calor no Pulmão	VG-14; VG-20; IG-4; ID-3; TA-5; B-54	B-60	–

B = Bexiga; BP = Baço-Pâncreas; CS = Circulação-Sexo; DE = Dermatologia; E = Estômago; F = Fígado; ID = Intestino Delgado; IG = Intestino Grosso; TA = Triplo Aquecedor; VB = Vesícula Biliar; VC = Vaso Concepção; VG = Vaso Governador.

dermátomo associado; e, algumas vezes, dos cornos posteriores e anteriores da massa cinzenta, das meninges e das raízes dorsais e anteriores. O herpes-zóster ocorre com frequência em idosos e pacientes infectados por HIV, sendo mais grave em pessoas imunocomprometidas. Não há nenhum fator desencadeante evidente.

Sinais e Sintomas

Dor lacinante, disestesia ou outra dor se desenvolve no local envolvido, seguida por *rash* cutâneo em dois a três dias, normalmente com formação de vesículas em uma base eritematosa. O local em geral é adjacente a um ou mais dermátomos na região torácica ou lombar. As lesões são tipicamente unilaterais. Com frequência, o local é hiperestésico e a dor pode ser intensa. As lesões comumente continuam se formando durante cerca de três a cinco dias. Herpes-

-zóster pode se disseminar para outras regiões da pele e para os órgãos viscerais, em especial em pacientes imunocomprometidos.

Menos de 4% dos pacientes com herpes-zóster experimentam outro episódio. Porém, muitos deles, em particular idosos, apresentam dor persistente ou recorrente no dermátomo envolvido (neuralgia pós-herpética), que pode persistir por meses, anos ou de forma permanente. É provável que a infecção no nervo trigêmeo, em particular, conduza à dor intensa e persistente. A dor da neuralgia pós-herpética pode ser lancinante e intermitente ou constante, bem como debilitante.

Zóster geniculado (síndrome de Ramsay Hunt) é o resultado do envolvimento do gânglio geniculado. Ocorre dor no ouvido, paralisia facial e, às vezes, vertigem. Vesículas se rompem no canal auditivo externo e a gustação pode ser prejudicada nos $\frac{2}{3}$ anteriores da língua.

Tabela 2.149 – Pontos para tratamento de herpes-zóster

Doença	Especialidade	Nome	Pontos	Pontos	Pontos
Herpes-zóster	DE	Calor, Umidade	BP-6; B-38; E-36	–	–
Herpes-zóster	DE	Calor, Umidade	CS-3; CS-7; VC-23; VC-24; VB-14; VB-20	VB-29; VB-30; VB-31; VB-32; VB-34; VB-39	–
Herpes-zóster	DE	Calor, Umidade	CS-5; VC-2; VC-3; VC-4; VC-5; VC-6	VC-7; VB-26; VB-27; VB-28; VB-29; VB-34	–
Herpes-zóster	DE	Calor, Umidade	CS-7; VB-38; IG-2; IG-4; IG-5; IG-10	IG-11; ID-3; VB-38	VG-1; VG-15; VG-16
Herpes-zóster	DE	Calor, Umidade	F-3; ID-8; BP-4; BP-6; B-38; B-39	E-35; E-36	VG-4; F-5; F-6
Herpes-zóster	DE	Calor, Umidade	IG-4; IG-11; BP-6; BP-9; BP-10; E-36	–	–
Herpes-zóster	DE	Calor, Umidade	VB-24; F-13; F-14; B-19; B-20; B-21	B-44; E-45	–
Herpes-zóster	DE	Calor, Umidade	VB-30; VB-31; VB-32; VB-40; VB-43	–	–
Herpes-zóster	DE	Calor, Umidade	VC-2; VC-4; VG-1; BP-6	–	–
Herpes-zóster	DE	Calor, Umidade	VG-14; B-15; B-17; B-23	–	–
Herpes-zóster	DE	Fogo do Fígado	CS-6; VB-1; VB-3; VB-5; VB-14; VB-16	VB-26; VB-42; F-3; TA-5; B-1; B-2	–
Herpes-zóster	DE	Fogo do Fígado	VB-1; IG-4; IG-11; ID-19	–	–
Herpes-zóster	DE	Fogo do Fígado	VB-30; VB-31; VB-32; VB-40; VB-43	–	B-6; B-10; B-23

B = Bexiga; BP = Baço-Pâncreas; CS = Circulação-Sexo; DE = Dermatologia; E = Estômago; F = Fígado; ID = Intestino Delgado; IG = Intestino Grosso; TA = Triplo Aquecedor; VB = Vesícula Biliar; VC = Vaso Concepção; VG = Vaso Governador.

Herpes-zóster oftálmico resulta de envolvimento do gânglio de Gasser, com dor e erupção vesicular dentro e ao redor dos olhos, na distribuição da divisão oftálmica do V par craniano. Vesículas na ponta do nariz (sinal de Hutchinson) indicam envolvimento do ramo nasociliar e, muitas vezes, doença ocular grave. Contudo, o envolvimento ocular pode ocorrer na ausência de lesões na ponta do nariz.

Zóster intraoral é incomum, mas pode produzir uma distribuição unilateral de lesões. Nenhum sintoma prodrômico intraoral ocorre.

Hiperidrose

É o suor excessivo, o qual pode ser localizado ou difuso, tendo múltiplas causas. A sudorese de axilas, palmas e plantas é frequentemente causada por estresse; a sudorese difusa é, em geral, idiopática, mas pode promover suspeita de malignidade, infecção e doença endócrina. O diagnóstico é óbvio, mas exames para doenças de base devem ser realizados. O tratamento é feito com cloreto de alumínio tópico, toxina botulínica, iontoforese com água e, em casos extremos, cirurgia.

Etiologia

A hiperidrose pode ser localizada ou generalizada.

Sudorese localizada: causas emocionais são comuns, proporcionando sudorese em palmas, plantas, axilas e fronte em ocasiões de ansiedade, excitação, medo e angústia. Pode ser causada por aumento generalizado do fluxo devido ao estímulo do simpático por meio de estresse. Apesar de essa sudorese ser uma resposta normal, pacientes com hiperidrose suam excessivamente e em condições que não causam sudorese na maioria das pessoas.

Sudorese gustatória ocorre ao redor dos lábios e da boca ao se ingerir alimentos condimentados e bebidas quentes. Não há causa conhecida na maioria dos casos, mas a sudorese gustatória pode estar aumentada em casos de neuropatia diabética, herpes-zóster facial, invasão do gânglio cervical simpático, doença ou laceração do sistema nervoso central (SNC) ou dano da parótida. Neste último, considera-se a síndrome de Frey, que é causada por cirurgia, infecção ou trauma, que rompem a inervação da glândula parótida, provocando o reaparecimento de fibras parassimpáticas parótidas nas fibras

simpáticas que inervam as glândulas sudoríparas locais na pele em que ocorreu a lesão, em geral sobre a região da parótida.

Outras causas de sudorese localizada são mixedema pré-tibial, osteoartropatia hipertrófica (palmas), tumor glômico (sobre a lesão) e síndrome do nevo azul borracha. A sudorese compensatória é intensa após simpatectomia.

Sudorese generalizada: a sudorese generalizada acomete quase o corpo inteiro. Apesar de a maioria dos casos ser idiopática, numerosas condições podem estar envolvidas, como endocrinopatias (especialmente hipertireoidismo, hipoglicemia e hiperpituarismo induzido por agonistas do hormônio liberador de gonadotropina), gravidez e menopausa, drogas (especialmente antidepressivos de todas as classes, ácido acetilssalicílico, anti-inflamatórios não esteroidais hipoglicemiantes, cafeína e teofilina), suspensão de opioides, síndrome carcinoide, neuropatia autonômica, acometimento do gânglio simpático cervical e doença ou lesão do SNC. A sudorese noturna generalizada é, frequentemente, benigna ou relacionada à ansiedade, mas pode causar suspeita de malignidade (principalmente linfoma e leucemia) e infecções (em especial, tuberculose, endocardite e infecção fúngica sistêmica).

Sinais, Sintomas e Diagnóstico

A sudorese é frequentemente observada durante o exame clínico, sendo, às vezes, abundante; as roupas podem ficar molhadas e as palmas e plantas podem se tornar maceradas e fissuradas. A hiperidrose pode causar desconforto emocional, proporcionando até afastamento social do indivíduo. As palmas ou plantas têm aspecto pálido.

O diagnóstico é feito por história e exame, mas a hiperidrose pode ser confirmada com o teste do iodo com amido (aplicar o iodo na área a ser testada, deixar secar e polvilhar amido; haverá aparência escura nas áreas de sudorese). O teste é só para identificar focos de sudorese (como na síndrome de Frey ou para localizar a região que necessita de tratamento cirúrgico ou de toxina botulínica) ou para o seguimento de um tratamento.

Os exames para identificar a causa da hiperidrose dependem dos sintomas, podendo incluir o hemograma completo para detectar leucemia, glicemia para diabetes e hormônio estimulante da tireoide para verificar disfunção tireoidiana.

Tabela 2.150 – Pontos para tratamento de hiperidrose

Doença	Especialidade	Nome	Pontos	Pontos
Hiperidrose	CG	Deficiência de *Yang* do *Wei*	VB-5; BP-1; BP-14; BP-15; TA-15; B-4	B-17; B-38; C-6; R-6; R-7; P-7
Hiperidrose	CG	Deficiência de *Yin*	P-7; R-6; CS-6; BP-4	–

B = Bexiga; BP = Baço-Pâncreas; C = Coração; CG = Clínica Geral; CS = Circulação-Sexo; P = Pulmão; R = Rim; TA = Triplo Aquecedor; VB = Vesícula Biliar.

Hiperlipemia

Aumento da concentração de lípidos no sangue. Pode ser fisiológica (digestão, gravidez, lactação) ou patológica (nefrose, diabetes, icterícia, mixedema).

Hipermetropia

Hipermetropia é o nome dado ao erro de focalização da imagem no olho, fazendo com que a imagem seja formada após a retina. Isso acontece principalmente porque o olho do hipermétrope é um pouco menor do que o normal. Outras causas incluem situações em que a córnea ou o cristalino apresentam alterações no seu formato que diminuem o seu poder refrativo, como a megalocórnea, onde a córnea é mais plana do que deveria ser.

O hipermétrope geralmente tem boa visão ao longe, pois o seu grau, se não for muito elevado, é corrigido pelo aumento do poder dióptrico do cristalino, processo designado de acomodação. No entanto, na tentativa de focalizar a imagem para perto, o cristalino, além de corrigir o grau de longe, ainda tem que aumentar mais 3 graus para focalizar a imagem a 33 centímetros dos olhos, o que faz com que este não consiga focalizar a imagem ou sinta desconforto visual, geralmente referido como cansaço ou dor de cabeça.

A hipermetropia ocorre quando o ponto mais próximo do olho está mais afastado do que no olho normal, devido a uma anomalia do cristalino, uma insuficiente curvatura, causando, assim, dificuldades em ver de perto.

A maioria das crianças apresenta hipermetropia, uma vez que seus olhos normalmente são menores do que o que deveriam ser, contudo, têm um maior poder de acomodação do que os adultos, e suportam graus muito mais elevados de hipermetropia.

O grau do hipermétrope geralmente diminui com o crescimento do olho, sendo comum assistir a pessoas que necessitavam de óculos durante a infância, mas que deixaram de os usar na idade adulta. A hipermetropia pode também estar associada ao aparecimento de estrabismo acomodativo na infância, com aparecimento de sintomas, geralmente ao redor dos 2 anos de idade, onde deverá ser efectuada uma correcção total com lentes de óculos adequadas.

Para este problema utilizam-se lentes convergentes ou convexas, que têm a função de convergir a luz para a retina, onde se vai formar a imagem.

Uma alternativa de correcção do problema, restrita geralmente a maiores de 21 anos, é a cirurgia refrativa realizada com *laser* de excímero ou queratomileuse *in situ* laser-assistida (LASIK, *laser-assisted in situ keratomileusis*).

Tabela 2.151 – Pontos para tratamento de hiperlipemia

Doença	Especialidade	Nome	Pontos	Pontos	Pontos
Hiperlipemia	CG	Deficiência de *Yin* de Fígado/Rim	B-18; B-23; B-52; R-3; R-10; F-3	F-8; BP-6; E-29; VC-4	P-11; E-36; E-39; BP-2
Hiperlipemia	CG	Estagnação de alimento	VC-12; F-8; BP-4; BP-6	–	–
Hiperlipemia	CG	Estagnação de *Qi*/Sangue	CS-8; VC-11; VC-12; VC-13; VC-14; VB-24	BP-16; BP-18; BP-19; BP-20; BP-21; BP-38	–
Hiperlipemia	CG	Estagnação de *Qi*/Sangue	VC-12; F-8; BP-4; BP-6	–	–

B = Bexiga; BP = Baço-Pâncreas; CG = Clínica Geral; CS = Circulação-Sexo; E = Estômago; F = Fígado; P = Pulmão; R = Rim; VC = Vaso Concepção.

Tabela 2.152 – Pontos para tratamento de hipermetropia

Doença	Especialidade	Nome	Pontos
Hipermetropia	OF	Deficiência de Yin/Jing	B-1; E-1; VB-1

B = Bexiga; E = Estômago; OF = Oftalmologia; VB = Vesícula Biliar.

Hipertensão Arterial

Hipertensão é a elevação sustentada e em repouso da pressão arterial (PA) sistólica ($\geq$ 140mmHg), diastólica ($\geq$ 90mmHg) ou ambas. A hipertensão de causa desconhecida, classificada como primária (antiga hipertensão essencial), é a mais comum. A hipertensão com causa identificada (hipertensão secundária) em geral decorre de doença renal. Habitualmente, não há desenvolvimento de sintomas, a menos que a hipertensão seja grave ou de longa duração. Obtém-se o diagnóstico com esfigmomanômetro. Podem-se realizar exames para determinar a causa, avaliar as repercussões e identificar outros fatores de risco cardiovascular. O tratamento abrange a modificação do estilo de vida e drogas, incluindo diuréticos, betabloqueadores, inibidores da enzima conversora de angiotensina, bloqueadores dos receptores da angiotensina II e bloqueadores dos canais de cálcio.

Nos Estados Unidos, cerca de 50 milhões de pessoas têm hipertensão. Somente cerca de 70% dessas pessoas têm conhecimento de que são hipertensas, apenas 59% estão em tratamento e somente 34% têm PA adequadamente controlada. Em adultos, a hipertensão ocorre mais frequentemente em negros (32%) que em brancos (23%) ou méxico--americanos (23%). Morbidade e mortalidade são maiores em negros.

A PA aumenta com a idade. Cerca de dois terços dos indivíduos > 65 anos têm hipertensão e, naqueles com PA normal aos 55 anos de idade, 90% têm de risco de desenvolver hipertensão durante toda a vida. Como a hipertensão torna-se tão comum com a idade, o aumento da PA relacionado à idade pode parecer inócuo, mas a PA mais elevada aumenta o risco de morbidade e mortalidade. A hipertensão pode desenvolver-se durante a gestação.

Etiologia

A hipertensão pode ser primária (85 a 95% dos casos) ou secundária.

Hipertensão Primária

Os componentes hemodinâmicos e fisiológicos (por exemplo, volume plasmático e atividade de renina plasmática) variam, indicando que a hipertensão primária tem baixa probabilidade de ter uma única causa. Mesmo que um fator seja inicialmente responsável, múltiplos fatores provavelmente estão envolvidos na manutenção da PA elevada (teoria do mosaico). Nas arteríolas sistêmicas aferentes, a disfunção das bombas iônicas nos sarcolemas das células musculares lisas pode conduzir à elevação crônica do tônus vascular. A hereditariedade é um fator predisponente, mas o mecanismo exato não está esclarecido. Fatores ambientais (por exemplo, Na dietético, obesidade e estresse) parecem afetar somente indivíduos geneticamente suscetíveis.

Hipertensão Secundária

As causas envolvem doenças do parênquima renal (por exemplo, glomerulonefrite ou pielonefrite crônica, doença renal policística, doenças do tecido conjuntivo e uropatia obstrutiva), doença renovascular, feocromocitoma, síndrome de Cushing, aldosteronismo primário, hipertireoidismo, mixedema e coarctação da aorta. A ingestão excessiva de álcool e o uso de contraceptivos orais são causas comuns de hipertensão curável. O uso de simpatomiméticos, corticosteroides, cocaína ou alcaçuz comumente contribui para hipertensão.

Fisiopatologia

Como a PA é igual ao débito cardíaco (DC) $\times$ resistência vascular periférica total (RVPT), os mecanismos patogênicos devem envolver o aumento do DC ou da RVPT.

Na maioria dos pacientes, o DC é normal ou levemente aumentado e a RVPT está elevada. Esse padrão é típico de hipertensão primária e de hipertensão decorrente de feocromocitoma, aldosteronismo primário, doença renovascular e doença do parênquima renal.

Em outros pacientes, o DC está aumentado (possivelmente em virtude de venoconstrição de grandes veias) e a RVPT está inadequadamente normal para o nível de DC. Mais adiante na evolução da doença, a RVPT aumenta e o DC retorna ao normal, provavelmente em decorrência da autorregulação. Algumas enfermidades que aumentam o DC (tireotoxicose, fístula arteriovenosa e insuficiência aórtica), especialmente quando há aumento do volume de ejeção, acarretam hipertensão sistólica isolada. Alguns pacientes idosos têm hipertensão sistólica isolada, com DC normal ou baixo, provavelmente em virtude da perda da elasticidade da aorta e de seus ramos principais. Pacientes com pressão diastólica fixa e elevada frequentemente têm diminuição do DC.

O volume plasmático tende a diminuir à medida que aumenta a PA, mas, raramente, o volume plasmático permanece normal ou aumenta. O volume plasmático tende a ser elevado na hipertensão decorrente de aldosteronismo primário ou doença do parênquima renal, podendo estar muito baixo na hipertensão decorrente de feocromocitoma. O fluxo sanguíneo renal diminui gradualmente à medida que a PA diastólica aumenta e inicia-se a esclerose arteriolar. A taxa de filtração glomerular (TFG) permanece normal até tardiamente na evolução da doença e, em consequência, a fração de filtração está elevada. Os fluxos sanguíneos coronariano, cerebral e muscular estão mantidos, a menos que coexista aterosclerose grave nesses leitos vasculares.

Transporte Anormal de Sódio

Em alguns casos de hipertensão, o transporte de Na através da parede celular é anormal, pois a bomba de sódio-potássio (Na^+-K^+-ATPase – sódio-potássio adenosina trifosfatase) é defeituosa ou inibida ou a permeabilidade ao Na^+ está exacerbada. O resultado é o aumento do Na intracelular, o que torna a célula mais sensível à estimulação simpática. Ca segue Na, de maneira que o acúmulo de Ca intracelular pode ser responsável pelo aumento da sensibilidade. Como Na^+-K^+-ATPase pode bombear noradrenalina de volta para os neurônios simpáticos (inativando esse neurotransmissor), a inibição desse mecanismo pode também exacerbar o efeito da noradrenalina, aumentando a PA. Podem existir defeitos do transporte de Na em crianças normotensas de pais hipertensos.

Sistema Nervoso Simpático

A estimulação do simpático aumenta a PA, habitualmente mais em pacientes com pré-hipertensão (PA de 120 a 139/80 a 89mmHg) ou hipertensão (PA sistólica ≥ 140mmHg e PA diastólica ≥ 90mmHg ou ambos) que em pacientes normotensos. Não está estabelecido se tal resposta excessiva reside no sistema nervoso simpático ou em miocárdio e musculatura lisa vascular. A frequência elevada de pulso, a qual pode resultar do aumento da atividade nervosa simpática, é um fator preditivo de hipertensão bem conhecido. Em alguns pacientes hipertensos, os níveis circulantes de catecolamina plasmática durante o repouso estão mais elevados que o normal.

Sistema Renina-angiotensina--aldosterona

Esse sistema ajuda a regular o volume sanguíneo e, dessa forma, a PA. A renina, uma enzima formada no aparelho justaglomerular, catalisa a conversão do angiotensinogênio em angiotensina I. Esse produto inativo é clivado pela enzima conversora de angiotensina (ECA), principalmente nos pulmões, mas também em rins e cérebro, em angiotensina II, um potente vasoconstritor que também estimula centros autonômicos no cérebro para aumentar a estimulação simpática e estimular a liberação de aldosterona e hormônio antidiurético (ADH, *antidiuretic hormone*). Aldosterona e ADH provocam retenção de Na e água, elevando a PA. A aldosterona também intensifica a excreção de K, e os níveis baixos de K no plasma (< 3,5mEq/L) aumentam a vasoconstrição pela oclusão dos canais de K. A angiotensina III, existente na circulação, estimula a liberação da aldosterona tão ativamente quanto a angiotensina II, mas tem atividade vasoconstritora bem menos intensa. Como as enzimas quimases também convertem a angiotensina I em angiotensina II, as drogas que inibem a ECA não suprimem totalmente a produção de angiotensina II.

A secreção de renina é controlada por pelo menos quatro mecanismos, os quais não são mutuamente exclusivos:

- O receptor vascular renal responde às alterações na tensão da parede arteriolar aferente.
- O receptor da mácula densa detecta alterações no índice de liberação ou concentração de NaCl no túbulo distal.
- A angiotensina circulante tem efeito negativo de retroalimentação na secreção de renina.
- Por meio do nervo renal, o sistema nervoso simpático estimula a secreção de renina mediada pelos betarreceptores.

Geralmente, admite-se que a angiotensina é responsável pela hipertensão renovascular, pelo menos na fase inicial, mas o papel do sistema renina-angiotensina-aldosterona não está estabelecido na hipertensão primária. Entretanto, em hipertensos idosos e negros, os níveis de renina tendem a ser baixos. O idoso também tende a ter níveis baixos de angiotensina II.

A hipertensão decorrente de doença crônica do parênquima renal (hipertensão renopriva) resulta da combinação de mecanismo dependente de renina com mecanismo dependente de volume. Na maioria dos casos, a elevação da atividade da renina não está evidente no sangue periférico. A hipertensão é tipicamente moderada e sensível ao equilíbrio de Na e água.

Deficiência de Vasodilatador

A deficiência de vasodilatador (por exemplo, bradicinina e óxido nítrico), em vez de excesso de vasoconstritor (por exemplo, angiotensina e noradrenalina), pode causar hipertensão. Se os rins não produzirem quantidades adequadas de vasodilatadores (em virtude de doença do parênquima renal ou nefrectomia bilateral) pode haver aumento da PA. Vasodilatadores e vasoconstritores (principalmente endotelina) também são produzidos nas células endoteliais. Portanto, a disfunção endotelial afeta amplamente a PA.

Patologia e Complicações

Inicialmente, na hipertensão não existem alterações patológicas. A hipertensão grave ou prolongada compromete órgãos-alvo (principalmente sistema cardiovascular, cérebro e rins), elevando o risco de doença arterial coronariana (DAC), infarto do miocárdio (IM), acidente vascular cerebral (AVC) (principalmente hemorrágico) e insuficiência renal. O mecanismo envolve desenvolvimento de arteriolosclerose e aceleração da aterogênese. A arteriolosclerose caracteriza hipertrofia, hiperplasia e hialinização da média. É particularmente evidente nas pequenas arteríolas e notável em olhos e rins. Nos rins, as alterações estreitam o lúmen arteriolar, aumentando a RVPT e, dessa forma, hipertensão acarreta mais hipertensão. Além disso, uma vez que as artérias estejam estreitadas, qualquer discreto encurtamento adicional da musculatura lisa já hipertrofiada reduz o lúmen a um grau ainda maior que nas artérias com diâmetro normal. Esses efeitos explicam porque quanto maior a duração da hipertensão, menor a pro-

babilidade do tratamento específico (por exemplo, cirurgia renovascular) restaurar a PA ao normal em virtude de causas secundárias.

Em virtude do aumento da pós-carga, o ventrículo esquerdo (VE) hipertrofia-se gradualmente, acarretando disfunção diastólica. O ventrículo eventualmente se dilata, evoluindo para cardiomiopatia dilatada e insuficiência cardíaca decorrente de disfunção sistólica. A dissecção da aorta torácica é tipicamente uma consequência da hipertensão, e quase todos os pacientes com aneurisma da aorta abdominal têm hipertensão.

Sinais e Sintomas

Habitualmente, a hipertensão é assintomática até o desenvolvimento de complicações nos órgãos-alvo. Tontura, rubor facial, cefaleia, fadiga, epistaxe e nervosismo não são causados por hipertensão não complicada. A hipertensão grave pode desencadear sintomas graves cardiovasculares, neurológicos, renais e retinianos (por exemplo, aterosclerose coronariana sintomática, insuficiência cardíaca, encefalopatia hipertensiva e insuficiência renal).

A ausculta da quarta bulha cardíaca é um dos primeiros sinais de cardiopatia hipertensiva.

As alterações retinianas podem incluir estreitamentos arteriolares, hemorragias, exsudatos e, na vigência de encefalopatia, papiledema. As alterações classificam-se em quatro grupos (de acordo com a classificação de Keith, Wagener e Barker), com prognóstico progressivamente pior: somente constrição das arteríolas (grau 1), constrição e esclerose das arteríolas (grau 2), hemorragias e exsudatos, além das alterações vasculares (grau 3) e papiledema (grau 4).

Hipertireoidismo

Hipertireoidismo significa qualquer condição em que exista excesso de produção de hormônios tireóideos.

A causa mais comum de hipertireoidismo é quando toda a glândula encontra-se exageradamente ativa, produzindo excessiva quantidade de hormônio, condição denominada também de bócio difuso tóxico ou doença de Graves.

Quando um ou mais nódulos da tireoide se tornam muito ativos, também podem causar hipertireoidismo. Essa condição é denominada de nódulo tóxico autônomo ou bócio multinodular tóxico, respectivamente.

Tabela 2.153 – Pontos para tratamento de hipertensão arterial

Doença	Especialidade	Nome	Pontos	Pontos	Pontos
Hipertensão arterial	CV	Calor, Umidade no Meridiano *Luo* do Fígado	VC-3; VC-4; BP-6; B-23; E-36	–	–
Hipertensão arterial	CV	Calor, Umidade no Meridiano *Luo* do Fígado	IG-11; E-36; F-3; IG-4; VB-40; C-7	CS-6	–
Hipertensão arterial	CV	Calor, Umidade no Meridiano *Luo* do Fígado	VC-2; VC-3; VC-4; VC-5; VC-6; VG-4	F-1; F-8; F-9; BP-11; B-22; B-23	–
Hipertensão arterial	CV	Deficiência de *Yin* do Coração	CS-6; VC-17; B-15; C-5; C-7	–	–
Hipertensão arterial	CV	Deficiência de *Yin* do Coração	F-5; BP-5; TA-5; B-14; B-38; B-64	C-4; C-5; R-1; R-4; E-36	B-26; B-27; B-28
Hipertensão arterial	CV	Deficiência de *Yin* do Coração	IG-11; E-36; F-3; IG-4; VB-40; C-7	CS-6	–
Hipertensão arterial	CV	Deficiência de *Yin* do Coração	VB-20; VG-11; VG-14; F-2; B-10; B-13	B-38; B-39; C-5	–
Hipertensão arterial	CV	Deficiência de *Yin* de Fígado/Rim	B-18; B-23; B-52; R-3; R-10; F-3	F-8; BP-6; E-29; VC-4	–
Hipertensão arterial	CV	Deficiência de *Yin* de Rim	B-17; B-23; B-52; R-1; R-2; R-3	R-6; R-7; BP-1; BP-6; BP-8; F-1	–
Hipertensão arterial	CV	Deficiência de *Qi* da Vesícula Biliar	VB-20; F-2; F-3; CS-6; E-8; E-40	VC-12; R-3	F-8; VC-6; IG-11
Hipertensão arterial	CV	Deficiência de Sangue do Fígado	BP-6; BP-9; BP-10; E-36; B-17; B-18	B-20; B-21; F-13; VG-9	–
Hipertensão arterial	CV	Elevação do *Yang* do Fígado	B-18; B-23; R-3; BP-6; BP-10; VB-20	VB-34; VB-38; F-2; F-3; VG-20	–
Hipertensão arterial	CV	Vento e muco	VG-26; VG-22; ID-9; F-14; VB-41; E-40	F-3; VB-21; VC-11; VG-15	–
Hipertensão arterial	CV	Vento interno do Fígado	IG-11; E-36; F-3; IG-4; VB-40; C-7	CS-6	–
Hipertensão arterial	CV	Vento interno do Fígado	VB-20; IG-4; B-1; E-1	–	–
Hipertensão arterial	CV	Vento interno do Fígado	VC-24; VB-2; VB-3; VB-4; VB-12; VB-34	VB-36; IG-20; TA-2; B-2	–

B = Bexiga; BP = Baço-Pâncreas; C = Coração; CS = Circulação-Sexo; CV = Cardiovascular; E = Estômago; F = Fígado; ID = Intestino Delgado; IG = Intestino Grosso; R = Rim; TA = Triplo Aquecedor; VB = Vesícula Biliar; VC = Vaso Concepção; VG = Vaso Governador.

Por último, uma pessoa pode estar com sintomas de hipertireoidismo se ela tiver uma tireoidite aguda. O consumo excessivo de hormônio da tireoide também pode ocasionar sintomas de hipertireoidismo. Alguns remédios, que contêm grande quantidade de iodo em sua composição, também podem desencadear o hipertireoidismo.

Sintomas

Os sintomas mais comuns são nervosismo, irritabilidade, transpiração excessiva, pele fina, cabelos finos e dores musculares. Podem ocorrer tremores das mãos e aumento da frequência cardíaca.

Geralmente ocorre perda de peso, apesar do aumento do apetite e, nas mulheres, pode ocorrer diminuição do fluxo menstrual com menstruações menos frequentes. Na doença de Graves, os olhos podem aparecer aumentados devido à retração da pálpebra superior.

Menos comum, mas pode ocorrer, é a protrusão de um ou ambos os olhos, conhecido como exoftalmo.

Hipofunção Geral (Addison) (Insuficiência Adrenocortical Primária ou Crônica)

A doença de Addison é insidiosa, em geral por hipofunção progressiva do córtex suprarrenal. Produz vários sintomas, incluindo hipotensão e hiperpigmentação, e pode causar crise suprarrenal com colapso cardiovascular. O diagnóstico é clínico e pelo encontro de concentrações elevadas de hormônio adrenocorticotrófico (ACTH, *adrenocorticotropic hormone*) no plasma com concentrações baixas de cortisol plasmático. O tratamento depende da causa, mas em geral inclui hidrocortisona e, algumas vezes, outros hormônios.

A doença de Addison se desenvolve em cerca de 4/100.000 indivíduos anualmente. Ocorre em todas as faixas etárias, igualmente em ambos os sexos e tende a se tornar clinicamente aparente durante estresse metabólico ou trauma. O início de sintomas graves (crise suprarrenal) pode ser precipitado por uma infecção aguda (uma causa comum, em especial com septicemia). Outras causas incluem trauma, cirurgia e perda de Na decorrente de sudorese excessiva.

Etiologia

Cerca de 70% dos casos nos Estados Unidos decorrem de atrofia idiopática do córtex suprarrenal, provavelmente causada por processo autoimune. O restante resulta da destruição das glândulas suprarre-

Tabela 2.154 – Pontos para tratamento de hipertireoidismo

Doença	Especialidade	Nome	Pontos	Pontos	Pontos
Hipertireoidismo	EN	Deficiência de *Yin* do Coração	CS-6; VC-17; B-15; C-5; C-7	–	–
Hipertireoidismo	EN	Deficiência de *Yin* do Coração	F-5; BP-5; TA-5; B-14; B-38; B-64	C-4; C-5; R-1; R-4; E-36	–
Hipertireoidismo	EN	Deficiência de *Yin* do Coração	IG-11; E-36; F-3; IG-4; VB-40; C-7	CS-6	–
Hipertireoidismo	EN	Deficiência de *Yin* do Coração	VB-20; VG-11; VG-14; F-2; B-10; B-13	B-38; B-39; C-5	–
Hipertireoidismo	EN	Deficiência de *Yin* do Rim	B-17; B-23; B-52; R-1; R-2; R-3	R-6; R-7; BP-1; BP-6; BP-8; F-1	–
Hipertireoidismo	EN	Elevação de *Yang* do Fígado	B-18; B-23; R-3; BP-6; BP-10; VB-20	VB-34; VB-38; F-2; F-3; VG-20	F-8; VC-6; IG-11;
Hipertireoidismo	EN	Excesso do Fígado	CS-5; CS-6; VC-6; VG-14; VG-26; IG-4	F-3; R-3; BP-1; BP-6; TA-23; B-15	F-8; VC-6; IG-11
Hipertireoidismo	EN	Excesso do Fígado	CS-6; VC-10; VC-12; B-15; B-17; B-18	B-19; B-20; E-36	–
Hipertireoidismo	EN	Excesso do Fígado	CS-7; VB-1; VB-14; VB-20; VG-14; IG-4	IG-20; B-1; B-11; P-9; E-1; E-8	C-1; C-4; C-5
Hipertireoidismo	EN	Excesso do Fígado	VB-34; VG-9; VG-14; F-2; E-36	–	–
Hipertireoidismo	EN	Excesso do Fígado	VG-1; BP-4; BP-6; BP-16; B-21; B-38	E-4; E-36	E-44

B = Bexiga; BP = Baço-Pâncreas; C = Coração; CS = Circulação-Sexo; E = Estômago; EN = Endocrinologia; F = Fígado; IG = Intestino Grosso; P = Pulmão; R = Rim; TA = Triplo Aquecedor; VB = Vesícula Biliar; VC = Vaso Concepção; VG = Vaso Governador.

nais por granuloma (por exemplo, tuberculose), tumor, amiloidose, hemorragia ou necrose inflamatória. Hipoadrenocorticismo pode resultar de drogas que bloqueiam a síntese de corticosteroides (por exemplo, cetoconazol e anestésico etomidato). A doença de Addison pode coexistir com *diabetes mellitus* ou hipotireoidismo e na síndrome de deficiência poliglandular.

Fisiopatologia

Ocorre deficiência tanto de mineralocorticoides, como de glicocorticoides.

Deficiência de mineralocorticoides resulta em aumento de excreção de Na e diminuição da excreção de K, principalmente na urina, mas também no suor, na saliva e no trato gastrointestinal (GI). Resulta em concentração sérica baixa de Na e elevada de K. A incapacidade de concentrar a urina, associada a alterações no equilíbrio de eletrólitos, causa desidratação grave, hipertonicidade do plasma, acidose, diminuição do volume circulatório. Entretanto, quando a insuficiência suprarrenal é causada por produção inadequada de ACTH (insuficiência suprarrenal secundária), as concentrações de eletrólitos em geral são normais ou com discreta alteração.

Deficiência de glicocorticoides contribui para hipotensão e causa sensibilidade intensa à insulina e distúrbios no metabolismo de carboidratos, gorduras e proteínas. Na ausência de cortisol, há formação insuficiente de carboidratos a partir de proteínas, resultando em hipoglicemia e diminuição do glicogênio hepático. A seguir, ocorre fraqueza decorrente, em parte, da disfunção neuromuscular. Diminui a resistência a infecções, traumas e outros estresses. A fraqueza do miocárdio e a desidratação reduzem o débito cardíaco, podendo ocorrer falência circulatória. A diminuição do cortisol no sangue resulta em aumento da produção pituitária de ACTH e aumento da betalipotrofina no sangue, que possui atividade estimulante de melanócitos e juntamente com o ACTH produz hiperpigmentação de pele e mucosas, carac-

terística da doença de Addison. Assim, a insuficiência suprarrenal secundária à insuficiência pituitária não causa essa hiperpigmentação.

Sinais e Sintomas

Fraqueza, fadiga e hipotensão ortostática são sinais e sintomas iniciais. A hiperpigmentação é caracterizada por bronzeamento difuso das áreas expostas do corpo e, em menor grau, das não expostas, em especial nos pontos de pressão (proeminências ósseas), pregas cutâneas, cicatrizes e superfícies extensoras. Sardas negras são comuns na testa, face, pescoço e ombros. Áreas de vitiligo se desenvolvem e ocorre coloração preto-azulada das aréolas e mucosas de lábios, boca, reto e vagina. Em geral, há anorexia, náuseas, vômitos e diarreia. A diminuição da tolerância ao frio e o hipometabolismo podem ser observados. Tontura e síncope podem ocorrer. O início gradual e a natureza não específica dos sintomas em geral provocam o diagnóstico incorreto de neurose. Perda de peso, desidratação e hipotensão são características dos estágios avançados da doença de Addison.

Crise suprarrenal é caracterizada por astenia profunda; dor intensa no abdome, nas costas e nas pernas; colapso vascular periférico; e, por fim, insuficiência renal e uremia. A temperatura corporal pode ser baixa, apesar de em geral ocorrer febre alta, em particular quando a crise for precipitada por uma infecção aguda. Um número significativo de pacientes com perda parcial da função suprarrenal (reserva adrenocortical limitada) parece bem, mas apresenta crise suprarrenal quando submetido a estresse fisiológico (por exemplo, cirurgia, infecção, queimaduras e doenças críticas). Choque e febre podem ser os únicos sinais.

Hipotensão Ortostática

A hipotensão ortostática (postural) é a queda excessiva na PA (tipicamente > 20/10mmHg) quando se assume a posição ortostática. Fraqueza, sensação

Tabela 2.155 – Pontos para tratamento de hipofunção geral

Doença	Especialidade	Nome	Pontos	Pontos
Hipofunção geral	CG	Deficiência de *Yang* do Rim	VC-4; VC-6; B-23; R-7; R-9; VG-4	VG-14; VB-39

B = Bexiga; CG = Clínica Geral; R = Rim; VB = Vesícula Biliar; VC = Vaso Concepção; VG = Vaso Governador.

de cabeça vazia, tontura, confusão e turvação da visão dentro de segundos após assumir o ortostatismo. Alguns pacientes desenvolvem síncope ou até convulsões generalizadas. Esforço ou refeição copiosa pode exacerbar os sintomas. A maioria dos sinais e sintomas relaciona-se à causa. A hipotensão ortostática é manifestação da regulação anormal da PA decorrente de várias condições, mas não uma enfermidade específica.

A hipotensão ortostática ocorre em cerca de 20% dos idosos, sendo mais comum entre os portadores de doenças coexistentes, especialmente hipertensos, e internos de asilos. Muitas quedas podem ser decorrentes de hipotensão ortostática desconhecida. Os sintomas tendem a ser mais graves logo após a refeição e após estimulação vagal (por exemplo, micção e evacuação).

Síndrome de taquicardia ortostática postural (STOP) (também denominada taquicardia autonômica postural, intolerância ortostática idiopática ou crônica) é uma síndrome de intolerância ortostática em pacientes mais jovens. Embora taquicardia e outros sintomas (por exemplo, fadiga, sensação de cabeça vazia, intolerância ao esforço e comprometimento cognitivo) ocorram com ortostatismo, existe discreta ou nenhuma queda de PA. A razão para os sintomas não está esclarecida.

Fisiopatologia

Normalmente, o estresse gravitacional do ortostatismo súbito provoca acúmulo de sangue (500mL a 1L) nas veias de capacitância de pernas e tronco. A diminuição transitória subsequente do retorno venoso reduz o débito cardíaco e, dessa forma, a PA. Os primeiro efeitos são os da hipoperfusão cerebral, entretanto, a diminuição da PA não provoca sempre hipoperfusão cerebral.

Os barorreceptores do arco aórtico e dos seios carotídeos respondem à hipotensão pela ativação dos reflexos autonômicos para normalizar a PA rapidamente. O sistema simpático aumenta a frequência cardíaca e a contratilidade. Em seguida, eleva-se o tônus vasomotor dos vasos de capacitância. A inibição parassimpática (vagal) simultânea também aumenta a frequência cardíaca. Com a manutenção do ortostatismo, a ativação do sistema renina-angiotensina-aldosterona e a secreção de hormônio antidiurético (ADH, *antidiuretic hormone*) provocam retenção de Na e água e aumento do volume sanguíneo circulante.

Etiologia

Os mecanismos homeostáticos podem ser inadequados para recuperar a diminuição da PA se houver comprometimento das porções aferente, central ou eferente do arco reflexo autonômico por enfermidades ou drogas; depressão da contratilidade miocárdica ou da resposta vascular; concomitância de hipovolemia; ou inadequação das respostas hormonais.

A causa mais comum no idoso é a diminuição da resposta do barorreceptor acompanhada da redução da complacência arterial. A diminuição da resposta do barorreceptor atrasa a aceleração cardíaca em resposta ao ortostatismo. Paradoxalmente, a hipertensão pode contribuir para baixa sensibilidade ao barorreceptor, aumentando a vulnerabilidade à hipotensão ortostática. A hipotensão ortostática pósprandial também é comum, podendo ser desencadeada pela resposta insulínica às refeições com alto teor de carboidratos e acúmulo de sangue no trato gastrointestinal (GI). Essa condição é agravada pelo uso de bebida alcoólica.

Hipotensão Inespecífica

Hipotensão arterial é a situação médica em que existe diminuição dos valores da pressão arterial, acompanhada de sintomas decorrentes desta queda. Entre os sintomas podem ocorrer tonturas, desmaios, confusão mental e alterações visuais.

Como o risco de derrame cerebral e infarto agudo do miocárdio é contínuo com a pressão arterial elevada, um valor baixo de pressão na ausência de sintomas não só é normal, como é desejado.

- Se uma pessoa tem pressão arterial de 90/60mmHg sem ter sintomas, isto não é hipotensão arterial.
- Se uma pessoa tem tonturas quando a pressão cai a 110/65 e não tem quando a pressão é mais alta, isto é hipotensão arterial.

Histeria

A histeria é uma psiconeurose cujos conflitos emocionais inconscientes surgem na forma de grave dissociação mental ou como sintomas físicos (conversão), independentemente de qualquer patologia orgânica ou estrutural conhecida, quando a ansiedade subjacente é "convertida" num sintoma físico.

TRATAMENTOS DE ACUPUNTURA – **217**

Tabela 2.156 – Pontos para tratamento de hipotensão ortostática

Doença	Especialidade	Nome	Pontos	Pontos
Hipotensão ortostática	CV	Deficiência de *Qi/Yin*	VB-41; F-1; E-43; E-45; C-7; R-7	–
Hipotensão ortostática	CV	Deficiência de *Qi/Yin*	VC-16; VC-22; VC-23; VB-34; IG-5; IG-14	IG-17; F-6; ID-1; ID-19; TA-9; R-1

B = Bexiga; C = Coração; CV = Cardiovascular; E = Estômago; F = Fígado; ID = Intestino Delgado; IG = Intestino Grosso; R = Rim; TA = Triplo Aquecedor; VB = Vesícula Biliar; VC = Vaso Concepção.

O termo origina-se do grego, *hystéra*, que significa útero. Uma antiga teoria sugeria que o útero vagava pelo corpo e a histeria era considerada uma moléstia especificamente feminina, atribuída a uma disfunção uterina. Na verdade, os sintomas histéricos podem se manifestar em homens e mulheres e são mais comumente observados na adolescência.

No final do século XIX, Jean Martin Charcot (1825-1893), um eminente neurologista francês, que empregava a hipnose para estudar a histeria, demonstrou que ideias mórbidas podiam produzir manifestações físicas. Seu aluno, o psicólogo francês Pierre Janet (1859-1947), considerou como prioritárias para o desencadeamento do quadro histérico muito mais as causas psicológicas do que as físicas.

Posteriormente, Sigmund Freud (1856-1939), em colaboração com Breuer, começou a pesquisar os mecanismos psíquicos da histeria e postulou em sua teoria que essa neurose era causada por lembranças reprimidas, de grande intensidade emocional.

Casos clássicos de histeria, como aqueles frequentemente descritos pelos médicos do século XIX, atualmente são raros e a maioria das psiconeuroses são formas mistas, nas quais os sintomas histéricos podem estar mesclados com outros tipos de distúrbios neuróticos.

Os sintomas sensoriais e motores da histeria são denominados conversão, pois geralmente não seguem as costumeiras inervações do sistema nervoso.

Os distúrbios sensoriais podem:

- Abranger os sentidos de visão, audição, paladar e olfato.
- Variar desde sensações peculiares até a hipersensibilidade ou anestesia total.

- Causar grande sofrimento com dores agudas, para as quais nenhuma causa orgânica pode ser determinada.

Os distúrbios motores podem incluir uma gama de manifestações, como paralisia total, tremores, tiques, contrações ou convulsões. Afonia, tosse, náusea, vômito e soluços são muitas vezes de origem histérica.

Episódios de amnésia e sonambulismo são considerados reações de dissociação histérica.

Icterícia

A icterícia é o amarelamento da pele, das escleras e de outros tecidos causado pelo excesso de bilirrubina circulante.

Visão Geral sobre o Metabolismo da Bilirrubina

A quebra do grupo heme produz a bilirrubina (um subproduto insolúvel) e outros pigmentos biliares. A bilirrubina deve ser transformada em uma substância solúvel em água para ser excretada. Essa transformação ocorre em cinco etapas: formação, transporte plasmático, captação hepática, conjugação e excreção biliar.

Formação

Cerca de 250 a 350mg de bilirrubina não conjugada são formadas por dia: 70 a 80% como resultado da destruição de eritrócitos senescentes e 20 a 30%

Tabela 2.157 – Pontos para tratamento de hipotensão inespecífica

Doença	Especialidade	Nome	Pontos
Hipotensão inespecífica	CG	Deficiência de *Yang* de Coração/Rim	B-23; B-32; VG-4; VC-4; CS-5; B-15

B = Bexiga; CG = Clínica Geral; CS = Circulação-Sexo; VC = Vaso Concepção; VG = Vaso Governador.

218 – TRATAMENTOS DE ACUPUNTURA

Tabela 2.158 – Pontos para tratamento de histeria

Doença	Especialidade	Nome	Pontos	Pontos
Histeria	PSI	Alteração do *Shen*	CS-6; VB-20; C-7; R-1; VG-8	R-2; R-3; R-4
Histeria	PSI	Fogo	CS-6; VB-20; C-7; R-1; VG-8	–
Histeria	PSI	Muco, Fogo do Coração	CS-5; C-8; VG-14; VG-26	–
Histeria	PSI	Muco nos orifícios do Coração	VG-20; VG-15; IG-4; E-40; TA-8	–

C = Coração; CS = Circulação-Sexualidade; E = Estômago; IG = Intestino Grosso; PSI = Psiquiatria; R = Rim; TA = Triplo Aquecedor; VB = Vesícula Biliar; VG = Vaso Governador.

(bilirrubina marcada precocemente) derivam primariamente de outras proteínas do grupo heme na medula óssea e no fígado. A hemoglobina é degradada em ferro e biliverdina, que é convertida em bilirrubina.

Transporte Plasmático

A bilirrubina não conjugada (reação indireta) não é solúvel em água e, portanto, é transportada no plasma ligada à albumina. Nessa forma, ela não pode atravessar a membrana glomerular renal e ser excretada na urina. A ligação da bilirrubina com a albumina se enfraquece em determinadas situações (como na acidose), e algumas substâncias (como salicilatos e alguns antibióticos) competem pelos receptores de ligação.

Captação Hepática

O fígado capta rapidamente a bilirrubina, mas não a albumina sérica ligada a ela.

Conjugação

A bilirrubina indireta (não conjugada) é conjugada no fígado, de modo a formar principalmente a forma diglicuronídea ou bilirrubina conjugada (direta). Essa reação, catalisada pela enzima microssomal glicuronil transferase, transforma a bilirrubina em um produto solúvel em água.

Excreção Biliar

Pequenos canalículos formados por hepatócitos adjacentes se unem progressivamente para formar dúctulos, ductos hepáticos interlobares e ductos he-

páticos maiores (principais). Fora da *porta hepatis* (hilo hepático), o ducto hepático principal se une ao ducto cístico (oriundo da vesícula biliar) para formar o ducto hepático comum, que drena para o duodeno através da ampola de Vater.

A bilirrubina conjugada é secretada nos canalículos biliares com outras substâncias que formam a bile. No intestino, bactérias metabolizam a bilirrubina para formar urobilinogênio, sendo a maior parte dele metabolizado em estercobilina, que confere a cor amarronzada às fezes. Na obstrução biliar completa, as fezes perdem sua coloração típica para se tornarem acinzentadas (massa de vidraceiro). Parte do urobilinogênio é reabsorvida, captada pelos hepatócitos e reexcretada na bile (circulação êntero-hepática). Pequena parte é excretada pela urina.

Uma vez que a bilirrubina direta é excretada pela urina e a bilirrubina indireta não, apenas a hiperbilirrubinemia direta (como na icterícia hepatocelular ou colestática) causa colúria (bilirrubinúria).

Etiologia

A icterícia pode resultar de aumento na síntese de bilirrubina ou de doenças hepatobiliares (icterícia hepatobiliar). A icterícia hepatobiliar pode resultar de disfunção hepatocelular ou colestase. A colestase, por sua vez, pode ser de origem intra ou extra-hepática.

Aumento na formação de bilirrubina e doenças hepatocelulares que prejudicam a captação hepática ou diminuem a conjugação levam à hiperbilirrubinemia indireta. Déficit na excreção biliar resulta em hiperbilirrubinemia direta. Apesar de esses mecanismos parecerem distintos, na prática clínica, a icterícia, principalmente aquela de origem hepatobiliar, na maioria das vezes produz disfunções múltiplas; o resultado é uma hiperbilirrubinemia mista (direta e indireta).

Tabela 2.159 – Pontos para tratamento de icterícia

Doença	Especialidade	Nome	Pontos	Pontos	Pontos
Icterícia	GE	Calor, Umidade em Vesícula Biliar	B-60; B-64; E-31; VC-3; IG-9; F-1	BP-11; B-28; B-31; B-35; B-38; B-48	–
Icterícia	GE	Calor, Umidade em Vesícula Biliar	CS-6; CS-8; VB-24; VG-9; VG-14; VG-16	VG-27; IG-1; F-3; F-4; F-13; BP-5	–
Icterícia	GE	Calor, Umidade em Vesícula Biliar	VB-24; F-13; F-14; B-19; B-20; B-21	B-44; E-45	B-57; R-3; R-5; R-7; R-8
Icterícia	GE	Calor, Umidade em Vesícula Biliar	VB-38; VG-14; IG-7; IG-11; IG-15; BP-6	BP-10; TA-6	B-13; B-18; B-19
Icterícia	GE	Calor, Umidade em Vesícula Biliar	VC-1; VC-2; VC-4; VC-6; VC-7; VB-28	E-28; E-32	–
Icterícia	GE	Calor, Umidade em Vesícula Biliar	VC-1; VC-2; VG-1; VG-2; VG-4; BP-6	BP-9; R-10; R-12; E-29	–
Icterícia	GE	Calor, Umidade em Vesícula Biliar	VC-4; VB-27; F-1; F-2; F-11; B-32	B-34; B-38; B-47; B-48; B-55; VB-29	–
Icterícia	GE	Frio, Umidade em Baço-Pâncreas	E-21; E-25; E-36; BP-6; BP-9; B-20	B-23; VC-4; VC-6; VC-12	–
Icterícia	GE	Frio, Umidade em Baço-Pâncreas	E-21; E-25; E-36; BP-6; BP-9; B-20	B-23; VC-4; VC-6; VC-12	R-7; R-8; R-9

B = Bexiga; BP = Baço-Pâncreas; CS = Circulação-Sexo; E = Estômago; F = Fígado; GE = Gastroenterologia; IG = Intestino Grosso; R = Rim; TA = Triplo Aquecedor; VB = Vesícula Biliar; VC = Vaso Concepção; VG = Vaso Governador.

Raramente, algumas doenças causam hiperbilirrubinemia preponderantemente direta ou indireta. Hiperbilirrubinemia indireta resultante de aumento da formação de bilirrubina ocorre em doenças hemolíticas; aquelas consequentes a déficits de conjugação ocorrem em doenças como a síndrome de Gilbert (leve) e a de Crigler-Najjar (grave).

Hiperbilirrubinemia direta devido a déficit de excreção pode ser decorrente da síndrome de Dubin-Johnson. Em casos de colestase intra-hepática, pode-se suspeitar de hepatite, toxicidade por drogas e doença hepática alcoólica. Causas menos comuns de hiperbilirrubinemia direta incluem cirrose biliar primária, colestase gestacional e tumores metastáticos. Hiperbilirrubinemia direta devido à colestase extra-hepática pode ser resultado de litíase de ducto biliar comum ou tumores pancreáticos. Causas menos comuns incluem estenoses benignas do ducto biliar comum (geralmente relacionadas a procedimentos cirúrgicos prévios), carcinomas ductais, pancreatite ou pseudocistos pancreáticos e colangite esclerosante.

Doenças hepáticas e obstruções biliares geralmente resultam em múltiplas disfunções, levando à hiperbilirrubinemia mista.

Impetigo

Impetigo é uma infecção superficial da pele com bolhas ou crostas, causada por estreptococos, estafilococos ou ambos. Ectima é uma forma ulcerativa de impetigo.

Na maioria dos pacientes, não se encontram fatores predisponentes, mas o impetigo pode surgir a partir de qualquer solução de continuidade da pele. Os fatores de risco gerais parecem ser ambiente úmido, má higiene e porte crônico de estafilocos pelo nariz. O impetigo é bolhoso ou não bolhoso. As bolhas são produzidas por uma toxina exfoliativa produzida por estafilococos.

Sinais, Sintomas e Diagnóstico

O impetigo não bolhoso apresenta-se como agrupamentos de vesículas ou pústulas que se rompem e

Tabela 2.160 – Pontos para tratamento de impetigo

Doença	Especialidade	Nome	Pontos	Pontos
Impetigo	DE	Calor, Umidade em Baço-Pâncreas	B-20; B-21; B-51; E-36; E-39; VC-10	VC-12; VB-34; VB-38; CS-6; BP-9; F-8

B = Bexiga; BP = Baço-Pâncreas; CS = Circulação-Sexo; DE = Dermatologia; E = Estômago; F = Fígado; VB = Vesícula Biliar; VC = Vaso Concepção.

desenvolvem uma crosta melicérica (exsudato da base da lesão). O impetigo bolhoso é semelhante, exceto pelo fato que as vesículas crescem rapidamente, formando bolhas. Estas se rompem e expõem grandes áreas, que são recobertas por crostas melicéricas. Ectima caracteriza-se por úlceras pequenas, purulentas e rasas, recobertas por crostas espessas negro-acastanhadas com eritema ao redor.

O impetigo e o ectima causam leve dor ou desconforto. O prurido é comum e o ato de coçar dissemina a infecção, inoculando áreas adjacentes e distantes da pele.

O diagnóstico é feito pela aparência clínica. A cultura de lesões deve ser realizada unicamente quando as terapias falham. Nos casos recorrentes, é necessária a cultura das narinas.

Impotência

Impotência é a incapacidade de atingir e manter a ereção peniana suficiente para completar satisfatoriamente o intercurso sexual; a ejaculação pode ou não ser afetada. Varia de ocasional e mínima até permanente e completa. A impotência ocasional ocorre em metade dos homens americanos adultos, ao passo que a impotência crônica afeta 10 milhões de homens americanos[19].

A impotência pode ser classificada como primária ou secundária. Um homem com impotência primária, que nunca foi potente com parceira sexual, pode apresentar ereções normais em outras situações. Essa condição incomum é de difícil tratamento. A impotência secundária apresenta um prognóstico mais favorável, em razão do paciente ter apresentado intercurso satisfatório no passado, apesar da disfunção erétil atual.

A ereção peniana envolve aumento do fluxo arterial, secundário a estímulos psicológicos, táteis e outros estímulos sensoriais. O aprisionamento do sangue no pênis causa aumento do comprimento, circunferência e rigidez. A impotência resulta da disfunção de qualquer um dos componentes desse processo – psicológico, vascular, neurológico ou hormonal.

As causas orgânicas de impotência incluem doenças vasculares, *diabetes mellitus*, hipogonadismo, lesão da medula espinal, abuso de álcool e drogas, assim como complicações cirúrgicas (a incidência de impotência orgânica, associada a outros problemas médicos, aumenta após os 50 anos de idade). Causas psicogênicas variam de ansiedade em relação à *performance*, e de desajustes matrimoniais, até conflitos religiosos e morais. Fadiga, saúde debilitada, idade e drogas também podem prejudicar a função sexual normal.

História e Exame Físico

Se o paciente queixar-se de impotência ou de alguma alteração que possa causá-la, deixá-lo descrever o problema sem interrupção. A seguir, iniciar o questionário de forma sistemática, passando de perguntas simples para questionamentos mais sensíveis. Inicie com uma história psicossocial. O paciente é casado, solteiro ou viúvo? Há quanto tempo está casado ou mantém um relacionamento sexual? Qual a idade e o estado de saúde de sua parceira sexual? Ele está sendo pressionado pela parceira para ter filhos? Questionar sobre casamentos anteriores eo porquê eles terminaram. Caso possa inquirir discretamente, perguntar sobre atividade sexual extraconjugal ou sobre seu primeiro relacionamento. Perguntar também sobre trabalho, atividades diárias habituais e modo de vida. Como ele está se dando com as outras pessoas da casa.

Direcione o questionamento para a história médica das causas de disfunção erétil. O paciente apresenta *diabetes mellitus* tipo 2, hipertensão ou doença cardíaca? Em caso afirmativo, perguntar sobre início e tratamento. Perguntar também sobre doenças neurológicas, como esclerose múltipla. Obter a história cirúrgica, enfatizando cirurgia neurológica, vascular e urológica. Caso a impotência seja resultante de trauma, questionar sobre data e gravidade da lesão, assim como efeitos associados e tratamento. Inquirir sobre ingestão de álcool, uso e abuso de drogas, fumo, dieta e exercício. Obter a história urológica, incluindo problemas miccionais e lesões anteriores.

A seguir, perguntar ao paciente quando a impotência começou. Como progrediu? Qual o estado atual? Formular questões específicas, mas lembrar-se que ele pode apresentar dificuldades em discutir problemas sexuais ou pode não compreender o aspecto psicológico envolvido.

As seguintes questões podem fornecer dados úteis: quando foi a primeira vez que se lembra de ter sido capaz de iniciar e manter a ereção? Com qual frequência acorda pela manhã ou à noite com ereção? Apresenta polução noturna? Seu desejo sexual mudou? Com que frequência tenta ter intercurso sexual com a parceira? Consegue ejacular com ou sem ereção? Apresenta orgasmo na ejaculação?

Perguntar ao paciente para que ele quantifique a qualidade da ereção em uma escala de 0 a 10: zero representando flacidez completa e dez, ereção completa. Utilizando a mesma escala, perguntar sobre a capacidade de ejacular durante a atividade sexual; com zero representando nunca e dez, sempre.

A seguir, realizar um exame físico breve. Inspecionar e palpar genitália e próstata, pesquisando anormalidades estruturais. Avaliar a função sensitiva, concentrando-se na área perineal. A seguir, avaliar força motora e reflexos tendinosos profundos em todas as extremidades; observar outros *déficits* neurológicos. Obter os sinais vitais e palpar pulsos, determinando a qualidade. Averiguar sinais de doença vascular periférica, como cianose e extremidades frias. Auscultar sopros aórtico-abdominais, femorais, carotídeos ou ilíacos; palpar se há aumento de tireoide.

Causas Médicas

Doenças do Sistema Nervoso Central

Lesões da medula espinal, provocadas por traumatismo, causam impotência súbita. Uma lesão completa acima de S2 (lesão de neurônio motor superior) interrompe o descenso dos tratos motores para a área genital, causando perda do controle erétil voluntário, mas não da ereção e ejaculação reflexas. Entretanto, lesão completa na medula espinal lombossacral (lesão do neurônio motor inferior) acarreta na perda da ejaculação e ereção reflexas. Os tumores de medula espinal e doenças cerebrais degenerativas (como esclerose múltipla e esclerose lateral amiotrófica) provocam impotência progressiva.

Doenças Endócrinas

Hipogonadismo por disfunção testicular ou hipofisária pode causar impotência em razão da deficiência de secreção de andrógenos (principalmente testosterona). Disfunções adrenocortical e tireoidiana, além de doenças hepáticas crônicas, também causam impotência, pois esses órgãos têm papel (apesar de pequeno) na regulação dos hormônios sexuais.

Doenças Penianas

Na doença de Peyronie, o pênis fica curvado, tornando a penetração difícil e a ereção dolorosa e, eventualmente, impossível. A fimose impede a ereção até que a circuncisão libere o prepúcio constritor. Outras doenças inflamatórias, infecciosas ou destrutivas do pênis também podem causar impotência.

Estresse Psicológico

A impotência pode resultar de várias causas psicológicas, incluindo depressão, ansiedade pela *performance*, lembranças de experiências sexuais traumáticas, conflitos morais ou religiosos, e relações emocionais ou sexuais problemáticas.

Outras Causas

Álcool e Drogas

Alcoolismo e abuso de drogas estão associados à impotência, assim como vários medicamentos prescritos, em especial, anti-hipertensivos.

Cirurgia

Lesão cirúrgica do pênis, colo vesical, esfíncter urinário, reto ou períneo pode provocar impotência, assim como lesão em nervos locais ou vasos sanguíneos.

Considerações Especiais

O tratamento inicia-se ao assegurar a privacidade, confirmando a confidência e estabelecendo harmonia com o paciente. Nenhuma outra condição que acomete homens é potencialmente frustrante, humilhante e devastadora para a autoestima e para as relações significativas como a impotência. Auxiliá-lo a sentir-se confortável sobre discutir sua sexualidade. Isto começa sentindo-se confortável com a própria sexualidade e adotando atitude de aceitação sobre experiências sexuais e preferências dos outros.

Prepará-lo para exames de triagem de irregularidades hormonais e estudos de Doppler de pressão sanguínea peniana, a fim de excluir insuficiência vascular. Outros testes incluem exames de micção, testes de condução nervosa, avaliação da tumescência peniana noturna e avaliação psicológica.

O tratamento da impotência psicogênica pode envolver aconselhamento para o paciente e seu parceiro sexual; tratamento da impotência orgânica focaliza a reversão da causa, se possível. Outras formas de tratamento incluem revascularização cirúrgica, ereção induzida por drogas, reparo cirúrgico de vazamento venoso e próteses penianas. Estimular o paciente a manter consultas de seguimento, assim como tratamento para doenças médicas subjacentes.

Indicadores Geriátricos

A maioria das pessoas acredita de forma errada que a *performance* sexual normalmente diminui com a idade, e que indivíduos idosos não são capazes ou não estão interessados em sexo, ou não podem encontrar parceiros idosos interessados em sexo. As doenças orgânicas devem ser excluídas em idosos que apresentem disfunção sexual, antes de se iniciar o aconselhamento para melhora da *performance* sexual.

Incontinência Fecal

Incontinência fecal – perda involuntária de fezes – segue a perda ou disfunção do controle do esfíncter anal externo. Pode ser resultante de várias doenças gastrointestinais (GI), neurológicas e psicológicas; efeito de drogas; ou cirurgia. Em alguns pacientes, pode ser propositadamente um comportamento manipulativo.

Tabela 2.161 – Pontos para tratamento de impotência

Doença	Especialidade	Nome	Pontos	Pontos	Pontos
Impotência	UR	Calor/Umidade descem	VC-1; VC-4; VC-7; BP-6; R-7; E-29	–	–
Impotência	UR	Calor/Umidade descem	VC-2; VC-3; VC-4; VB-20; VG-4; VG-12	ID-14; BP-6; B-10; B-11; B-17; B-31	–
Impotência	UR	Deficiência de Coração/Baço-Pâncreas	CS-3; CS-7; VC-23; VC-24; VB-14; VB-20	VB-29; VB-30; VB-31; VB-32; VB-34; VB-39	–
Impotência	UR	Deficiência de Coração/Baço-Pâncreas	VB-20; BP-6; B-10; B-23; E-36	B-32	–
Impotência	UR	Deficiência de Coração/Baço-Pâncreas	VC-1; VC-4; VC-7; BP-6; R-7; E-29	C-1; C-3; BP-6; BP-9	VG-1; VG-15; VG-16
Impotência	UR	Deficiência de Coração/Baço-Pâncreas	VC-2; VC-3; VC-4; VB-20; BP-6; BP-9	B-17; B-31; B-32; B-33; B-34	–
Impotência	UR	Deficiência de *Yang* do Rim	VC-4; VC-6; B-23; R-7; R-9; VG-4	VG-14; VB-39	–
Impotência	UR	Estagnação de *Qi* do Fígado	B-17; B-18; B-19; B-51; F-2; F-3	F-14; VB-20; VB-34; E-18; E-34; E-36	–
Impotência	UR	Fogo deficiente do *Mingmen*	VC-1; VC-4; VC-7; BP-6; R-7; E-29	CS-6; BP-6; C-5; VC-10	–
Impotência	UR	Fogo deficiente do *Mingmen*	VC-2; VC-3; VC-4; VB-20; VG-4; VG-12	ID-14; BP-6; B-10; B-11; B-17; B-31	CS-6; BP-6; C-5; VC-10

B = Bexiga; BP = Baço-Pâncreas; C = Coração; CS = Circulação-Sexo; E = Estômago; F = Fígado; ID = Intestino Delgado; R = Rim; UR = Urologia; VB = Vesícula Biliar; VC = Vaso Concepção; VG = Vaso Governador.

A incontinência fecal pode ser temporária ou permanente; seu início pode ser gradual, como na demência, ou súbito, como no traumatismo da medula espinal. Em geral, apesar de não ser um sinal de doença grave, afeta muito o bem-estar físico e psicológico do paciente.

História e Exame Físico

Perguntar ao paciente com incontinência fecal sobre início, duração e gravidade, assim como sobre padrões diferenciais – por exemplo, ocorre à noite ou apenas com episódios de diarreia? Observar frequência, consistência e volume de fezes nas últimas 24h; obter amostra fecal. Focalizar a história em doenças GI, neurológicas e psicológicas.

Deixar a história direcionar a realização do exame físico. Se suspeitar de lesão cerebral ou da medula espinal, proceder exame neurológico completo. Se uma doença GI parecer provável, inspecionar distensão abdominal, auscultar ruídos intestinais e percutir e palpar massas. Inspecionar a região anal para a sinais de escoriações ou infecção. Se não for contraindicado, verificar impactação fecal, que pode estar associada à incontinência.

Causas Médicas

Demência

Qualquer doença degenerativa cerebral crônica pode causar incontinências fecal e urinária. Os sinais e sintomas associados incluem capacidade de julgamento e pensamento abstrato prejudicados, amnésia, labilidade emocional, reflexos tendinosos profundos hiper-reativos, afasia ou disartria, e possíveis movimentos coreoatetoides difusos.

Doenças Inflamatórias Intestinais

A incontinência fecal noturna ocorre ocasionalmente com diarreia. Os achados associados incluem dor abdominal, anorexia, perda de peso, sangue nas fezes e ruídos intestinais hiperativos.

Fístula Retovaginal

A incontinência fecal ocorre após a passagem de flato não inibida.

Lesões da Medula Espinal

Qualquer lesão que cause compressão ou transsecção dos tratos espinais sensitivo-motores pode provocar incontinência fecal. A incontinência pode ser permanente, especialmente em lesões graves dos segmentos sacrais. Outros sinais e sintomas refletem distúrbios sensitivos e motores abaixo do nível da lesão, como incontinência urinária, fraqueza ou paralisia, parestesias, analgesia e termoanalgesia.

Traumatismo Craniano

Ruptura das vias neurológicas de controle da evacuação causa incontinência fecal. Os achados adicionais dependem da localização e da gravidade da lesão, podendo incluir diminuição do nível de consciência, convulsões, vômitos e amplo espectro de disfunções motoras e sensoriais.

Outras Causas
Cirurgia

Cirurgia pélvica, prostática ou retal ocasionalmente provoca incontinência fecal temporária. Colostomia ou ileostomia causa incontinência fecal permanente ou temporária.

Drogas

Abuso crônico de laxantes pode induzir insensibilidade à massa fecal ou perda do reflexo colônico de evacuação.

Considerações Especiais

Manter cuidados de higiene adequados, incluindo controle de odores pútridos. Fornecer cuidados meticulosos da pele; instruir o paciente a fazer sozinho se ele for capaz. Fornecer também apoio emocional, pois o paciente pode se sentir muito constrangido. Para aqueles com incontinência temporária ou intermitente, estimular exercícios de Kegel para fortalecer os músculos abdominais e perirretais. Para pacientes neurologicamente capazes, com incontinência crônica, fornecer treinamento intestinal de novo.

Tabela 2.162 – Pontos para tratamento de incontinência fecal

Doença	Especialidade	Nome	Pontos	Pontos
Incontinência fecal	GE	Deficiência de *Yang* do Rim	VC-4; VC-6; B-23; R-7; R-9; VG-4	VG-14; VB-39

B = Bexiga; GE = Gastroentenologia; R = Rim; VB = Vesícula Biliar; VC = Vaso Concepção; VG = Vaso Governador.

Indicadores Pediátricos

A incontinência fecal é normal em bebês e pode ocorrer temporariamente em crianças jovens que apresentam regressão psicológica, relacionada ao estresse ou à doença física, associada à diarreia. A incontinência fecal pediátrica também pode resultar de meningomielocele.

Indicadores Geriátricos

A incontinência fecal é um fator importante nos cuidados a longo prazo dos pacientes idosos. O vazamento de material fecal líquido é especialmente comum em homens. As alterações relacionadas à idade, afetando células musculares lisas do cólon, podem modificar a motilidade GI e provocar incontinência fecal. Antes de estabelecer a idade como causa, outras patologias devem ser excluídas.

Incontinência Urinária

A incontinência urinária é a perda involuntária de urina; alguns especialistas consideram sua presença apenas quando o paciente acredita que seja um problema. A doença muitas vezes não é reconhecida e relatada; a estimativa habitual é de que tal condição afete 13 milhões de pessoas nos Estados Unidos, a qual é baixa. A incontinência pode ocorrer em qualquer idade, mas é mais comum entre idosos e mulheres, afetando cerca de 30% das mulheres idosas e 15% dos homens idosos[20].

A incontinência reduz muito a qualidade de vida, causando constrangimento, estigmatização, isolamento e depressão. Vários pacientes idosos são institucionalizados, pois sua incontinência é uma carga para os cuidadores. Em pacientes restritos ao leito, a urina irrita e macera a pele, contribuindo para a formação de úlceras de decúbito sacrais. Os indivíduos idosos com urgência miccional apresentam maiores riscos de quedas e fraturas.

Tipos

A incontinência pode se manifestar como gotejamento constante ou micção intermitente, com ou sem percepção da necessidade de urinar. Alguns pacientes apresentam urgência extrema (necessidade incontrolável de urinar) com pouco ou nenhum aviso e podem ser incapazes de inibir a micção até chegar ao banheiro. A incontinência pode ocorrer ou ser agravada por manobras que aumentam a pressão intra-abdominal. Gotejamento pós-miccional é extremamente comum e provavelmente uma variante normal em homens. A identificação do padrão clínico algumas vezes é útil, mas as causas se sobrepõem com frequência e a maioria dos tratamentos é igual:

- *Incontinência de urgência* é uma necessidade urgente e não controlável de urinar, que ocorre antes da perda descontrolada de urina (de volume grande a moderado); noctúria e incontinência noturna são comuns. A incontinência de urgência é o tipo de incontinência mais comum em idosos, mas pode afetar indivíduos mais jovens. Em geral, é precipitada pela utilização de diuréticos e exacerbada pela incapacidade de chegar rapidamente a um banheiro.
- *Incontinência de esforço (ou de estresse)* é a perda de urina decorrente de aumentos abruptos da pressão intra-abdominal (por exemplo, tosse, espirros, risadas, curvar o corpo ou erguer pesos). O volume perdido é habitualmente pequeno a moderado. É o segundo tipo mais comum de incontinência em mulheres, principalmente em decorrência de complicações de partos e de desenvolvimento de uretrites atróficas. A incontinência de estresse é tipicamente mais grave em indivíduos obesos, em razão da pressão do conteúdo abdominal sobre a bexiga.
- *Incontinência por transbordamento* é o gotejamento de urina de uma bexiga cheia demais. O volume habitualmente é pequeno, mas as perdas podem ser constantes, resultando em perdas totais grandes. A incontinência por transbordamento

é o segundo tipo mais comum de incontinência em homens.

- *Incontinência funcional* é a perda de urina decorrente de alterações cognitivas e físicas (por exemplo, demência ou acidente vascular cerebral) ou barreiras ambientais que interfiram no controle da micção. Mecanismos neurais e do trato urinário que mantêm a continência podem ser normais.
- *Incontinência mista* é qualquer uma das combinações dos tipos citados anteriormente. As associações mais comuns são de incontinências de urgência e esforço e incontinências de urgência, esforço e funcional.

Fisiopatologia e Etiologia

A doença tende a diferir entre as faixas etárias. Com a idade, ocorre diminuição da capacidade vesical, a capacidade de inibir a micção diminui e contrações involuntárias da bexiga (hiperatividade do detrusor) ocorrem com maior frequência e a contratilidade da bexiga é alterada. Assim, a micção torna-se mais difícil de adiar e tende a ser incompleta. O volume residual pós-miccional aumenta, provavelmente ≤ 100mL (normal < 50mL). Ocorre enfraquecimento da fáscia endopélvica. Em mulheres na pós-menopausa, a diminuição das concentrações de estrógeno causa uretrite atrófica e diminuição de resistência, comprimento e pressão máxima de fechamento uretral. Em homens, a próstata aumenta de tamanho, obstruindo parcialmente a uretra, causando enchimento incompleto da bexiga e forçando o músculo detrusor. Essas alterações ocorrem em vários indivíduos idosos normais e continentes e pode facilitar a incontinência, mas não causá-la.

Em pacientes mais jovens, a incontinência inicia-se com frequência de forma súbita, pode causar pequena perda e habitualmente é solucionada de modo rápido com pouco ou nenhum tratamento. Em geral, a incontinência apresenta uma causa em indivíduos jovens, mas diversas causas em idosos.

Conceitualmente, a caracterização de causas de incontinência reversível (transitória) ou estabelecida pode ser útil. Entretanto, as causas e os mecanismos em geral se sobrepõem e ocorrem associações.

Incontinência Transitória

Uma forma mnemônica útil para várias causas reversíveis é DIAPPERS (com um P a mais): delírio (*delirium*), infecção (*infection*) (habitualmente infecções sintomáticas do trato urinário), vaginite e uretrite atróficas (*atrophic urethritis and vaginitis*), medicamentos (*pharmaceuticals*) (por exemplo, os com atividade alfa-adrenérgica, colinérgica ou anticolinérgica; diuréticos; sedativos), doenças psiquiátricas (*psychiatric disorders*) (em especial, depressão), excesso de débito urinário (*excess urine output*) (poliúria), mobilidade restrita (*restricted mobility*) e impactação fecal (*stool impaction*).

Incontinência Estabelecida

A incontinência estabelecida é causada por problema persistente afetando nervos ou músculos. Os mecanismos utilizados habitualmente para descrever esse problema são hiperatividade e hipoatividade do detrusor, incompetência do colo vesical ou obstrução, dissinergia do esfíncter do detrusor ou associações. Entretanto, esses mecanismos também estão envolvidos em algumas causas reversíveis.

Hiperatividade do detrusor é uma causa comum de incontinência de urgência em idosos e jovens. O músculo detrusor se contrai sem motivo aparente, em geral quando a bexiga está parcial ou completamente cheia. A hiperatividade do detrusor pode ser idiopática ou pode resultar de disfunção do centro frontal inibidor da micção (comumente em decorrência de alterações relacionadas à idade ou demência) ou obstrução do colo. A hiperatividade do detrusor com alteração de contratilidade (DHIC, *detrusor hyperactivity with impaired contractility*) é uma variante da incontinência de urgência caracterizada por urgência, frequência (polaciúria), baixa taxa de fluxo, retenção urinária, trabeculação da bexiga e volume residual pós-miccional > 50mL. Essa variante pode mimetizar prostatismo em homens ou incontinência de esforço em mulheres.

Obstrução do colo vesical é uma causa comum de incontinência em homens, mas a maioria dos homens com obstrução não é incontinente. A obstrução comumente resulta de hiperplasia prostática benigna, câncer de próstata ou estreitamento uretral. Em mulheres, a obstrução do colo vesical é rara, mas pode resultar de cirurgia prévia para incontinência ou de cistocele prolapsada, que causa flexão na uretra durante esforço miccional. Em ambos os sexos, a impactação fecal pode causar obstrução. A obstrução causa hiperdistensão crônica da bexiga, que perde sua capacidade de contração e, então, a bexiga não se esvazia por completo, provocando transbordamento.

A obstrução também pode causar hiperatividade do detrusor e incontinência de urgência; se ocorrer descompensação do detrusor, pode haver incontinência por transbordamento em seguida. Algumas causas de obstrução da saída são reversíveis (por exemplo, grande divertículo da bexiga, cistocele, infecção da bexiga, cálculos e tumores).

Dissinergia do esfíncter do detrusor (perda de coordenação entre a contração da bexiga e o relaxamento do esfíncter urinário externo) pode causar obstrução do colo vesical, resultando em incontinência por transbordamento. A dissinergia em geral decorre de lesão da medula espinal que interrompe as vias para o centro miccional na ponte, que coordena o relaxamento do esfíncter e a contração vesical. Em vez de relaxar quando a bexiga se contrai, o esfíncter se contrai, obstruindo o colo vesical. A dissinergia causa trabeculação intensa, divertículos, deformação da bexiga em "árvore de natal", hidronefrose e insuficiência renal.

Incompetência do colo vesical é uma causa comum de incontinência de esforço em mulheres. Habitualmente, decorre de fraqueza do assoalho pélvico ou da fáscia endopélvica. Essa fraqueza comumente resulta de vários partos vaginais, cirurgia pélvica (incluindo histerectomia), alterações relacionadas à idade (incluindo uretrite atrófica) ou associações. Como resultado, ocorre descenso da junção uretrovesical; o colo vesical e a uretra tornam-se muito móveis e a pressão na uretra cai abaixo da pressão vesical. Em homens, uma causa comum de lesão no esfíncter ou no colo vesical e porção externa da uretra ocorre após prostatectomia radical, resultando em incontinência de esforço.

Hipoatividade do detrusor causa retenção urinária e incontinência por transbordamento em cerca de 5% dos pacientes com incontinência. Pode ser causada por lesão na medula espinal ou nos nervos que inervam a bexiga (por exemplo, compressão de disco, tumor ou cirurgia), por neuropatia periférica ou autonômica, ou por outras doenças neurológicas. Anticolinérgicos e opioides diminuem muito a contratilidade do detrusor; essas drogas são causas transitórias comuns. O detrusor pode se tornar hipoativo em homens com obstrução crônica do colo vesical, pois o detrusor é substituído por fibrose e tecido conjuntivo, impedindo a bexiga de se esvaziar mesmo após a remoção da obstrução. Em mulheres, a hipoatividade do detrusor em geral é idiopática. Fraqueza menos intensa do detrusor é comum entre mulheres mais velhas. Essa fraqueza não causa incontinência, mas pode complicar o tratamento se coexistirem outras causas de incontinência.

Alteração funcional (por exemplo, alteração cognitiva, redução da mobilidade, perda de destreza manual, doenças coexistentes, falta de motivação), em particular nos idosos, pode contribuir para estabelecer incontinência, mas raramente é considerada causa.

Incontinência Urinária em Idosos

A incontinência urinária (IU) no idoso é uma condição de múltiplas causas, que deve ser investigada, com muita paciência e ponderação. Através do histórico da função vesical, com o apoio dos familiares e cuidadores, exame físico, avaliações de exames complementares, a fim de definir a classificação da incontinência, é possível tratar a IU da forma mais adequada para que se torne o menos traumático para o idoso. Deve-se trabalhar com a prevenção deste problema antes que ele se instale.

A incontinência urinaria é um dos maiores problemas de saúde que afeta a população idosa, devido a problemas funcionais e estruturais no sistema urinário, afetando-os nos aspectos físico e psicológico, restringindo-lhes em sua independência e dignidade, pois predispõe às infecções perineais e genitais; leva a macerações e rupturas de pele, facilitando a formação de úlceras de pressão; interfere no sono; e predispõe as quedas.

Causas

As causas de IU são diversas, mas ela pode ocorrer principalmente por redução da contratilidade e da capacidade vesical, instabilidade do detrusor, declínio da habilidade para retardar a micção, aumento do volume residual.

Na mulher, principalmente, é comum ocorrer a redução da pressão máxima de fechamento uretral, devido à atrofia dos tecidos que revestem e envolvem a uretra, a bexiga e a vagina.

Entre os homens, o fator principal que leva a alterações do fluxo urinário relacionadas ao envelhecimento é o aumento da próstata.

Doenças como diabetes, uretrites, doenças do sistema nervoso central, uso de medicamentos, restrição da mobilidade, aumento do débito urinário, impactação fecal e distúrbios psíquicos podem levar a problemas de incontinência urinária.

Tabela 2.163 – Pontos para tratamento de incontinência urinária

Doença	Especialidade	Nome	Pontos	Pontos	Pontos
Incontinência urinária	UR	Deficiência de *Yang* do Rim	VC-4; VC-6; B-23; R-7; R-9; VG-4	VG-14; VB-39	B-32

B = Bexiga; R = Rim; UR = Urologia; VB = Vesícula Biliar; VC = Vaso Concepção; VG = Vaso Governador.

A prevalência estimada é de 38 a 55% para idosos institucionalizados e de 5 a 37% para idosos que vivem na comunidade.

Classificação da Incontinência Urinária

- Aguda ou transitória: causadas por estado confusional, urgência miccional, infecções, inflamações do trato urinário, uso de medicamentos e fatores psicológicos como raiva, hostilidade e depressão.
- Persistente (classificada em quatro categorias):
  - Incontinência de estresse: perda involuntária quando a pressão intravesical excede a pressão uretral máxima por pressão intrabdominal e ausência da contração do músculo detrusor. Ocorre quando se realizam exercícios, durante espirros e risos.
  - Urgência urinária: perda involuntária associada ao forte desejo de urinar. Ocorre em casos de algumas doenças como demências senis, Parkinson, AVC, escleroses cerebrais múltiplas e também em pessoas idosas saudáveis.
  - Incontinência de superfluxo: a pressão intravesical excede a pressão máxima da uretra devido à elevação da primeira, associada à distensão da bexiga, na ausência da atividade do detrusor. Ocorre em casos de obstrução por aumento da próstata, bexiga neurogênica não inibida (perda frequente de pequeno volume) e bexiga neurogênica atônica; em casos que o paciente não percebe a distensão vesical, o reflexo miccional não chega a ser desencadeado (por exemplo, em casos de bexiga neurogênica em portadores de diabetes).
  - Incontinência funcional: perda urinária involuntária associada à incapacidade de usar o toalete e relacionada a perdas cognitivas e físicas do idoso, fatores psicológicos e ambientais que levam à dificuldade do uso do toalete.

Indecisão

É geralmente um estado emocional de aflição em que uma pessoa não consegue escolher uma das opções sob as quais é submetida. Pode variar desde a indecisão frente a coisas simples, como uma cor ou um modelo de bolsa, até indecisões frente a coisas que poderão mudar direta ou drasticamente a vida da pessoa. Caso a opção escolhida não seja reflexo de uma calma ponderação (quais mudanças tal opção irá acarretar na vida do indivíduo, quais as consequências, as perdas, os ganhos, as vantagens, as desvantagens, etc.), poderá ocorrer o arrependime0nto e, talvez, o indivíduo não possa mais escolher outras opções ou a outra opção.

Infarto de Miocárdio

O infarto do miocárdio, melhor denominado como infarto agudo do miocárdio (IAM) ou, simplesmente, "ataque cardíaco", é uma emergência médica em que parte do fluxo sanguíneo do coração sofre uma interrupção súbita e intensa, produzindo morte das células do músculo cardíaco (miocárdio). O pico de ocorrência do primeiro infarto do miocárdio costuma ser aos 55 anos de idade nos homens e aos 65 anos de idade nas mulheres.

Causas

Em geral, o infarto do miocárdio ocorre quando há interrupção súbita e intensa do fluxo de sangue através de uma artéria coronária que irriga uma região do coração, ocorrendo morte de parte do tecido cardíaco. Geralmente, a causa desta interrupção do fluxo sanguíneo é o acidente de uma placa de ateroma, ou seja, uma ruptura de uma placa de gordura.

Esta ruptura acarreta a formação de um coágulo que interrompe o fluxo sanguíneo neste local da artéria. O infarto do miocárdio é uma das manifestações da doença arterial coronariana, caracterizada pela formação de ateromas na parede das artérias coronárias. Raramente, o infarto do miocárdio ainda poderá

Tabela 2.164 – Pontos para tratamento de incontinência urinária em idosos

Doença	Especialidade	Nome	Pontos	Pontos
Incontinência urinária em idosos	UR	Deficiência de *Qi* do Rim	VC-4; VC-6; R-3; R-5; R-7; B-23	B-28; B-52; VG-4

B = Bexiga; R = Rim; UR = Urologia; VC = Vaso Concepção; VG = Vaso Governador.

ser ocasionado por outras causas, como: uso de drogas ilícitas (cocaína e derivados), aneurismas das artérias coronárias, dissecção aórtica aguda com acometimento da origem das artérias coronárias, vasculites (inflamação das artérias coronárias) ou embolização por coágulo que sai da cavidade cardíaca e se aloja na coronária ou por uma vegetação, que se desprende de uma válvula acometida por endocardite infecciosa.

Curiosamente, uma pequena parte dos pacientes que sofrem um infarto do miocárdio apresentam artérias coronárias aparentemente normais no cateterismo cardíaco e cineangiocoronariografia (exame contrastado que observa o fluxo de sangue através das artérias coronárias).

Sintomas

Embora o infarto do miocárdio possa ocorrer sem sintomas (infarto do miocárdio silencioso), fato mais comum em idosos, cerca de 80% dos casos de infarto do miocárdio sintomáticos cursam com dor no peito. Geralmente, a dor típica do infarto do miocárdio é um desconforto torácico localizado na região central do peito, a qual pode irradiar para costas, mandíbula, membros superiores e dorso. A dor ainda pode ocorrer apenas em uma ou várias dessas localizações e não no peito. A dor de um infarto do miocárdio é semelhante à dor da angina do peito, porém costuma ser mais prolongada e não é aliviada por repouso e nem pelo uso de nitratos (vasodilatadores).

Menos frequentemente, a dor é localizada na parte superior do abdome, podendo ser confundida com indigestão, úlcera ou gastrite. Durante um infarto do miocárdio, o indivíduo ainda pode apresentar sudorese excessiva, palidez, agitação, tontura, desmaio, ansiedade ou até sensação de morte iminente.

Apesar de todos os sintomas possíveis, um em cada cinco indivíduos que sofrem infarto do miocárdio apresentam apenas sintomas leves ou não apresentam sintomas. Esse infarto do miocárdio, chamado de silencioso, poderá ser detectado algum tempo após sua ocorrência, através de eletrocardiograma de rotina.

Infecção

Infecção é a colonização de um organismo hospedeiro por uma espécie estranha. Em uma infecção, o organismo infectante procura utilizar os recursos do hospedeiro para se multiplicar (com evidentes prejuízos para o hospedeiro). O organismo infectante, ou patógeno, interfere na fisiologia normal do hospedeiro e pode levar a diversas consequências. A resposta do hospedeiro é a inflamação.

Infecção Renal

A *pielonefrite* é uma infecção do trato urinário ascendente que atingiu a "pielo" (pelve) do rim. Afeta quase todas as estruturas do rim, incluindo túbulos, sistema recolector e interstício. Só o glomérulo é excepção, pelo menos até uma fase avançada.

Existem duas formas de pielonefrite, a aguda, causada por infecção bacteriana, e a crônica, na qual infecções de repetição se conjugam à reação do sistema imunitário a essas infecções para produzir o quadro de lesões.

Fisiopatologia

A pielonefrite é frequentemente causada por bactérias Gram-negativas que são flora normal no

Tabela 2.165 – Pontos para tratamento de indecisão

Doença	Especialidade	Nome	Pontos	Pontos
Indecisão	PSI	Deficiência de *Qi* da Vesícula Biliar	VB-20; F-2; F-3; CS-6; E-8; E-40	VC-12; R-3

CS = Circulação-Sexo; E = Estômago; F = Fígado; PSI = Psiquiatria; R = Rim; VB = Vesícula Biliar; VC = Vaso Concepção.

Tabela 2.166 – Pontos para tratamento de infarto de miocárdio

Doença	Especialidade	Nome	Pontos	Pontos
Infarto de miocárdio	CV	Congestão do Meridiano *Luo* do Pulmão	CS-3; CS-4; CS-6; CS-9; C-7; C-9	TA-6
Infarto de miocárdio	CV	Deficiência de Coração/Pulmão	CS-3; CS-4; CS-6; CS-9; C-7; C-9	TA-6
Infarto de miocárdio	CV	Desaparecimento do *Yang* do Coração	CS-3; CS-4; CS-6; CS-9; C-7; C-9	TA-6
Infarto de miocárdio	CV	Estagnação de Sangue do Coração	B-15; B-14; VC-14; VC-17; CS-6; C-5	B-17; BP-4
Infarto de miocárdio	CV	Estagnação de Sangue do Coração	VG-26; R-1; E-36; BP-6; CS-6; VC-6	–

B = Bexiga; BP = Baço-Pâncreas; C = Coração; CS = Circulação-Sexo; CV = Cardiovascular; E = Estômago; R = Rim; TA = Triplo Aquecedor; VC = Vaso Concepção; VG = Vaso Governador.

intestino. Estas bactérias (*Escherichia coli*, *Enterobacter*, *Proteus Mirabillis*, *Klebsiella*) causam as infecções do trato urinário (ITU), mais frequentes nas mulheres. As pielonefrites são quase sempre complicações decorrentes destas infecções de uretra, bexiga e/ou ureteres – denominada infecção ascendente. Normalmente, os ureteres não recebem urina de volta da bexiga, devido a mecanismos antirrefluxo. Contudo, se estes mecanismos, devido a anomalias congênitas ou à inflamação, não forem eficazes, o refluxo de urina pode transportar bactérias que infectam a bexiga ou a uretra para o rim. Outra condição que frequentemente leva à pielonefrite é a obstrução do ureter. A obstrução pode ser decorrente de litíase renal ("pedra dos rins") ou, nos idosos do sexo masculino, de hiperplasia benigna da próstata (condição quase universal a partir dos 70 anos), podendo provocar suficiente obstrução também. Nessa situação, a estagnação da urina acima da obstrução permite o crescimento bacteriano, que normalmente seria impedido pelo fluxo constante. A cateterização de doentes acamados ou com outros problemas das vias urinárias também é um fator de risco.

Infecção Urinária

A infecção urinária é um problema predominantemente feminino: se você nunca passou por uma, certamente tem várias amigas que já sofreram com seus sintomas nada agradáveis, como a vontade de ir ao banheiro o tempo todo. Mas, por que será que as mulheres são tão mais suscetíveis a desenvolver a doença? A resposta está na anatomia feminina.

Explica-se: a maioria dos casos de infecção é causada por uma bactéria chamada *Escherichia coli*, presente na flora intestinal. Ela costuma ser inofensiva para o intestino, mas quando atinge as vias urinárias provoca complicações. Com a evacuação, pode ocorrer a contaminação da área adjacente ao ânus. É aí que entra a questão anatômica da mulher: a vagina fica muito próxima ao ânus; e a uretra, que conduz a urina para fora da bexiga, é mais curta que a dos homens. Ou seja, tudo facilita para que as bactérias que contaminam a região anal atinjam a bexiga e os órgãos mais internos se não forem rapidamente eliminadas.

Esse tipo de infecção pode atingir diversos níveis: desde a uretra até os rins, passando pela bexiga e os ureteres. Os casos mais frequentes acometem as regiões "baixas" e são chamados de cistites infecciosas. Elas causam dor, ardência, sensação de urgência para urinar e, em alguns casos, sangramento na urina. Em situações mais raras, pode ocorrer febre, o que significa que a bactéria pode estar seguindo em direção ao rim. Neste estágio, as condições da pessoa são mais debilitantes, normalmente envolvendo, além da febre, dores nas costas. Isso ocorre geralmente quando uma cistite não foi tratada da maneira correta, pois esse tipo de infecção tem tendência de "subir" até atingir os rins e levar a situações mais graves.

Se a anatomia expõe todas as mulheres à infecção urinária, por que algumas têm mais episódios da doença que outras? O fato é que existe uma predisposição familiar às infecções urinárias. Portanto, se na sua família existem mulheres que sofrem do problema, reforce os cuidados com a higiene da região íntima e com as relações sexuais.

Tabela 2.167 – Pontos para tratamento de infecção

Doença	Especialidade	Nome	Pontos	Pontos	Pontos
Infecção	MI	Calor, Umidade	BP-6; B-38; E-36	–	–
Infecção	MI	Calor, Umidade	CS-3; CS-7; VC-23; VC-24; VB-14; VB-20	VB-29; VB-30; VB-31; VB-32; VB-34; VB-39	–
Infecção	MI	Calor, Umidade	CS-5; VC-2; VC-3; VC-4; VC-5; VC-6	VC-7; VB-26; VB-27; VB-28; VB-29; VB-34	–
Infecção	MI	Calor, Umidade	CS-7; VB-38; IG-2; IG-4; IG-5; IG-10	IG-11; ID-3; VB-38	VG-1; VG-15; VG-16
Infecção	MI	Calor, Umidade	F-3; ID-8; BP-4; BP-6; B-38; B-39	E-35; E-36	VG-4; F-5; F-6
Infecção	MI	Calor, Umidade	IG-4; IG-11; BP-6; BP-9; BP-10; E-36	–	–
Infecção	MI	Calor, Umidade	VB-24; F-13; F-14; B-19; B-20; B-21	B-44; E-45	–
Infecção	MI	Calor, Umidade	VB-30; VB-31; VB-32; VB-40; VB-43	–	–
Infecção	MI	Calor, Umidade	VC-2; VC-4; VG-1; BP-6	–	–
Infecção	MI	Calor, Umidade	VG-14; B-15; B-17; B-23	–	–

B = Bexiga; BP = Baço-Pâncreas; CS = Circulação-Sexo; E = Estômago; F = Fígado; ID = Intestino Delgado; IG = Intestino Grosso; MI = Medicina Intensiva; VB = Vesícula Biliar; VC = Vaso Concepção; VG = Vaso Governador.

Infecção Urogenital Crônica

As infecções genitourinárias podem ser causadas por:

- Transmissão sexual de microrganismos patogênicos.
- Parasitas (*Trichomonas vaginalis*).
- Bactérias (*Treponema pallidum*, *Neisseria gonorrhoeae*, *Chlamydia trachomatis*, *Haemophilus ducreyi*).
- Vírus (herpes-vírus simples, papilomavírus humano [HPV, *human papillomavirus*], HIV).
- Desequilíbrios na flora normal (por exemplo, vaginose bacteriana):
  - Do trato genital feminino fazem parte: lactobacilos, difteroides, *Gardnerella vaginalis*, estafilococos coagulase-negativos, *Staphylococcus aureus*, *Steptococcus agalactiae*, *Ente-*

rococcus spp., estreptococos alfa e beta-hemolíticos, *Escherichia coli* e leveduras.
- No trato genital masculino encontram-se poucos microrganismos, como as infecções causadas por:
  - Fungo *Candida albicans*.
  - Fungo ou por membros da flora bacteriana.

Uma vez realizada a história clínica, incluindo o exame físico, deverá ser possível classificar o doente de acordo com os seus sintomas e sinais, numa das seguintes síndromes:

- Síndromes clínicas – mulher:
  - Vaginite, cervicite, uretrite.
  - Doença inflamatória pélvica.
  - Úlceras genitais.
  - Proctite.
- Síndromes clínicas – homem:
  - Uretrite.

Tabela 2.168 – Pontos para tratamento de infecção renal

Doença	Especialidade	Nome	Pontos	Pontos
Infecção renal	NF	Calor, Umidade no Rim	IG-8; IG-13; VC-3; B-23; B-22; BP-6	E-36
Infecção renal	NF	Calor, Umidade no Rim	VC-3; VC-7; VC-9; VB-25; VB-28; VB-29	F-8; BP-9; B-22; B-23; B-36; B-38
Infecção renal	NF	Frio Perverso	IG-8; IG-13; VC-3; B-23; B-22; BP-6	E-36

B = Bexiga; BP = Baço-Pâncreas; E = Estômago; F = Fígado; IG = Intestino Grosso; NF = Nefrologia; VB = Vesícula Biliar; VC = Vaso Concepção.

- Epididimite.
- Úlceras genitais.
- Orquite.
- Prostatite.
- Proctite.

Para os doentes assintomáticos e com exame normal, é geralmente necessário aguardar pelo diagnóstico laboratorial, a fim de que se possa direcionar o tratamento.

Infertilidade

Infertilidade é a inabilidade de um casal conceber depois de um ano de relações sexuais desprotegidas.

Em geral, relações sexuais frequentes e desprotegidas resultam em concepção para 50% dos casais em três meses, para 75% em seis meses e para 90% em um ano. A incidência de infertilidade vem aumentando, em parte como reflexo do adiamento da maternidade até que a mulher tenha idade mais avançada. As causas de infertilidade primária são alterações espermáticas (35% dos casais), diminuição da reserva ovariana ou disfunção ovariana (20%), disfunção tubária e lesões pélvicas (30%), alteração do muco cervical ($\leq$ 5%) e fatores indeterminados (10%). A inabilidade de conceber frequentemente causa sentimento de frustração, raiva, culpa, ressentimento e inadequação.

Os casais que desejam conceber são encorajados a ter relações sexuais frequentes nos poucos dias em que a ovulação é mais provável, em geral na metade do ciclo menstrual. Aferições diárias matutinas da temperatura corporal podem ajudar a determinar quando a ovulação ocorre em mulheres com ciclos menstruais regulares. Diminuição sugere ovulação iminente; aumento de 0,5ºC ou mais sugere que a ovulação acabou de ocorrer. *Kits* de testes preditivos de hormônio luteinizante (LH, *luteinizing hormone*) comercialmente disponíveis, que identificam o pico do LH no meio do ciclo, também podem ajudar a determinar a ocorrência da ovulação. O uso de cafeína e tabaco, que podem prejudicar a fertilidade, deve ser desencorajado.

O diagnóstico se inicia com história, exame físico e aconselhamento de ambos os parceiros. Os homens são avaliados quanto a alterações espermáticas e as mulheres quanto a alterações ovulatórias e tubárias e lesões pélvicas.

Grupos de apoio para casais podem ajudar. Se a probabilidade de concepção for baixa (usualmente após dois anos de tratamento), o médico deve mencionar a adoção.

Tabela 2.169 – Pontos para tratamento de infecção urinária

Doença	Especialidade	Nome	Pontos	Pontos	Pontos
Infecção urinária	UR	Calor, Umidade na Bexiga	B-22; B-23; B-28; B-52; R-3; F-8	F-2; BP-6; BP-9; VC-3; BP-12	B-46; B-47; B-53
Infecção urinária	UR	Fogo no Coração	IG-4; CS-8; C-15; VG-14; R-3	–	–

B = Bexiga; BP = Baço-Pâncreas; C = Coração; CS = Circulação-Sexo; F = Fígado; IG = Intestino Grosso; R = Rim; UR = Urologia; VC = Vaso Concepção; VG = Vaso Governador.

Alterações Espermáticas

Alterações espermáticas incluem defeitos na produção e na emissão do esperma. O diagnóstico é feito pela avaliação do sêmen e por testes genéticos. O tratamento mais eficaz em geral é a fertilização *in vitro* com injeção espermática intracitoplasmática.

A espermatogênese ocorre continuamente. Cada célula germinativa requer cerca de 72 a 74 dias para maturação completa. A espermatogênese é mais eficiente a 34ºC. Nos túbulos seminíferos, as células de Sertoli regulam a maturação e as células de Leydig produzem testosterona necessária. A frutose normalmente é produzida nas vesículas seminais e secretada pelos ductos ejaculatórios. Alterações do esperma podem resultar em quantidade inadequada de esperma – muito pouco (oligospermia) ou nenhum (azoospermia) – ou em defeitos na qualidade, como mobilidade ou estrutura anormais.

Etiologia

A espermatogênese pode ser prejudicada por calor, disfunções (genitourinárias, endócrinas ou genéticas), drogas ou toxinas, resultando em quantidade inadequada ou qualidade alterada do esperma.

As causas de emissão prejudicada do esperma (azoospermia obstrutiva) incluem ejaculação retrógrada para a bexiga decorrente de diabetes, disfunção neurológica, dissecção retroperitoneal (por exemplo, em linfoma de Hodgkin) e prostatectomia. Outras causas incluem obstrução do canal deferente e ausência congênita bilateral do canal deferente ou do epidídimo. Muitos homens afetados têm mutações do gene regulador da condutância transmembrana da fibrose cística (CFTR, *cystic fibrosis transmembrane conductance regulator*) e a maioria dos homens com fibrose cística sintomática tem ausência congênita do canal deferente.

Homens com microdeleções afetando o cromossomo Y podem desenvolver oligospermia por vários mecanismos, dependendo da deleção específica. Outro raro mecanismo de infertilidade é a destruição ou inativação do esperma por anticorpos espermáticos, que são usualmente produzidos pelo homem.

Influenza

A gripe é uma doença infecciosa aguda que afeta aves e mamíferos. É causada pelo vírus RNA da família *Orthomyxoviridae* (dos vírus *influenza*). O nome *influenza* vem da língua italiana, e significa "influência" (em latim, *influentia*). Em humanos, os sintomas mais comuns da doença são calafrios e febre, dor de garganta, dores musculares, dores de cabeça, tosse, fadiga e mal-estar. Em casos mais graves, causa pneumonia, que pode ser fatal, particularmente em crianças pequenas e idosos. Embora às vezes seja confundida com o resfriado, a gripe é muito mais grave e causada por vários tipos de vírus. Pode causar náusea e vômito, especialmente em crianças, mas tais sintomas são mais característicos da não relacionada gastroenterite, que pode ser chamada de "gripe de estômago" ou "gripe de 24h".

Tipicamente, a gripe é transmitida por mamíferos infectados por meio do ar por tosses ou espirros, criando partículas contendo o vírus, e por aves infectadas por meio de suas fezes. Pode também ser transmitida pela saliva, secreções nasais, fezes e sangue. Infecções também ocorrem por meio de contato com estes fluidos corporais ou com superfícies contaminadas. Os vírus podem infectar por cerca de uma semana à temperatura do corpo, e por mais de 30 dias a 0ºC (32ºF), e por períodos mais longos em temperaturas mais baixas. A maior parte das variedades do vírus da *influenza* pode ser facilmente neutralizada por meio de desinfetantes e detergentes.

A gripe se espalha ao redor do mundo em epidemias, que resultam em mortes de centenas de milhares de pessoas anualmente – milhões em anos de pandemia. Três epidemias da doença ocorreram no século 20, matando dezenas de milhões de pessoas, com cada uma destas pandemias sendo causada pelo surgimento de uma nova variedade do vírus em humanos. Frequentemente, estas novas variedades resultam de uma gripe existente em espécies animais para seres humanos[21].

Sintomas e Diagnóstico

Em humanos, os efeitos da gripe são muito mais graves e duram muito mais que os do resfriado. A recuperação leva de uma a duas semanas. Entretanto,

Tabela 2.170 – Pontos para tratamento de infecção urogenital crônica

Doença	Especialidade	Nome	Pontos	Pontos
Infecção urogenital crônica	UR	Deficiência de *Yin* do Rim	B-17; B-23; B-52; R-1; R-2; R-3	R-6; R-7; BP-1; BP-6; BP-8; F-1

B = Bexiga; BP = Baço-Pâncreas; F = Fígado; R = Rim; UR = Urologia.

TRATAMENTOS DE ACUPUNTURA – **233**

Tabela 2.171 – Pontos para tratamento de infertilidade feminina

Doença	Especialidade	Nome	Pontos	Pontos	Pontos
Infertilidade feminina	GO	Deficiência de *Yang* do Rim	VC-4; VC-6; B-23; R-7; R-9; VG-4	VG-14; VB-39	F-8; VC-6; IG-11
Infertilidade feminina	GO	Deficiência de *Jing* do Rim	BP-6; BP-10; VC-4; E-36	F-8; VC-6; IG-11	–
Infertilidade feminina	GO	Deficiência de *Jing* do Rim	CS-4; VB-12; VB-13; VB-44; VG-22; ID-5	ID-7; BP-5; BP-8; TA-5	–
Infertilidade feminina	GO	Deficiência de *Jing* do Rim	CS-5; TA-10; B-8; E-23	–	–
Infertilidade feminina	GO	Deficiência de *Jing* do Rim	VC-2; VC-3; VC-4; VG-3; VG-4; F-4	F-5; F-10; BP-6; BP-9; B-28; B-32	–
Infertilidade feminina	GO	Deficiência de *Jing* do Rim	VC-4; B-22; B-23; B-24	–	–
Infertilidade feminina	GO	Deficiência de *Jing* do Rim	VC-24; VB-23; VB 7; VG-4; VG-26; IG-3	B-48; E-38	–
Infertilidade feminina	GO	Deficiência de *Jing* do Rim	VC-24; VB-23; VB-7; VG-4; VG-26; IG-3	IG-19; ID-18; TA-6; TA-22; B-38; R-2	–
Infertilidade feminina	GO	Deficiência de *Jing* do Rim	VG-4; B-64	–	–

B = Bexiga; BP = Baço-Pâncreas; CS = Circulação-Sexo; E = Estômago; F = Fígado; GO = Ginecologia e Obstetrícia; ID = Intestino Delgado; IG = Intestino Grosso; R = Rim; TA = Triplo Aquecedor; VB = Vesícula Biliar; VC = Vaso Concepção; VG = Vaso Governador.

a gripe pode matar, especialmente pessoas fracas, idosas ou com doenças crônicas por piorar problemas de saúde crônicos. Pessoas com enfisema, bronquite crônica ou asma podem sofrer dificuldade de respiração durante a gripe e, além disso, ela pode piorar casos de aterosclerose coronariana ou insuficiência cardíaca. Tabagismo é um outro fator de risco associado com sérias complicações e aumento de mortalidade por gripe.

Os sintomas podem começar repentinamente, um ou dois dias após a infecção. Geralmente, os primeiros sintomas são calafrios, mas febre também é comum no início da infecção, com temperaturas corporais acima de 39ºC (aproximadamente 103ºF). Muitos ficam tão doentes que são confinados na cama por vários dias, com dores por todo o corpo, que são piores nas costas e pernas. Sintomas de gripe podem incluir:

- Dores no corpo, especialmente juntas e garganta.
- Tosse e espirros.
- Sensação de frio e febre.
- Fadiga.
- Cefaleia.

- Irritação nos olhos.
- Congestão nasal.
- Olhos, pele (especialmente a face), boca, garganta e nariz avermelhados.
- Dor abdominal (em crianças com gripe tipo B).

Insolação

A insolação é um estado delicado da pele provocado pela exposição excessiva do corpo ao calor solar. Essa exposição ao sol causa destruição das células da pele, eliminação dos líquidos armazenados entre estas células, respiração e suor intensos, além de envelhecimento precoce e possibilidade de desenvolver câncer de pele.

A insolação pode ser percebida quando a pessoa apresenta os seguintes sintomas: tontura, dor de cabeça, falta de ar, náuseas, mal-estar, vômitos, aumento da temperatura corporal, fraqueza, irritação, pele seca e vermelha e até inconsciência. Ao perceber o início da insolação, deve-se sair imediatamente do sol, cobrindo o corpo com toalhas úmidas e permanecer próximo a ventiladores. Em estágios mais avançados é aconselhável locomover a pessoa até um hospital para que seja hidratada novamente através do soro. É muito importante ingerir bastante líquido alternado com soro caseiro, além de utilizar hidratantes na pele, roupas claras e leves, alimentar-se com comidas leves e naturais e tomar banhos frios para evitar o aquecimento corpóreo.

Para não sofrer com insolação é necessário não se expor ao sol no período entre às 10 e 16h, utilizar proteção solar, tomar bastante líquido, hidratar a pele após exposição ao sol, reaplicar o protetor solar a cada duas horas, proteger rosto e pescoço, utilizar sabonetes glicerinados, proteger os olhos com óculos escuros, não utilizar óleo bronzeador se o sol estiver muito quente e não utilizar repelente ao ir à praia.

Insônia

Distúrbios do sono podem se manifestar por insônia ou sonolência diurna excessiva (SDE).

Higiene de Sono Inadequada

O sono é prejudicado por determinados comportamentos como consumo de cafeína, drogas simpatomiméticas ou outros estimulantes (em geral próximo à hora de dormir, mas também à tarde para pessoas particularmente sensíveis), exercícios ou exaltação tarde da noite (por exemplo, um programa emocionante na televisão) e um ciclo sono-vigília irregular. Pacientes que compensam o sono perdido dormindo até tarde ou cochilando durante o dia frag-

mentam ainda mais o sono noturno. As pessoas que sofrem de insônia devem obedecer um horário regular de despertar e evitar cochilos, independentemente da quantidade de sono noturno. Medidas adequadas de higiene de sono são importantes.

Distúrbio de Ajustamento do Sono

Estímulos de estresse emocional agudo (por exemplo, perda de emprego, hospitalização) podem causar insônia. Em geral, os sintomas diminuem rapidamente após a supressão dos estímulos; a insônia costuma ser transitória e breve. Contudo, quando há sonolência diurna e fadiga, em especial quando interferem nas atividades diárias, justifica-se o tratamento a curto prazo com hipnóticos. A ansiedade persistente pode requerer tratamento específico.

Insônia Psicofisiológica

A insônia, independentemente de sua causa, pode persistir muito além da eliminação dos fatores precipitantes. Em geral, a principal razão é a ansiedade antecipada sobre a possibilidade de outra noite sem sono seguida por outro dia de fadiga. Muitas vezes, os pacientes passam horas na cama concentrados e pensando no sono. Os pacientes normalmente têm mais dificuldade de adormecer em seu próprio quarto que em qualquer outro lugar fora de casa.

O tratamento mais eficiente combina estratégias comportamentais e medicamentos. Embora as estra-

Tabela 2.172 – Pontos para tratamento de *influenza*

Doença	Especialidade	Nome	Pontos	Pontos	Pontos
Influenza	PNE	Energia Perversa	VB-39; VG-14; B-11; VB-38; VG-9	IG-16; B-17; B-43; IG-18	E-3; E-4; E-5
Influenza	PNE	Energia Perversa	VC-18	–	–
Influenza	PNE	Energia Perversa	VG-14; TA-5; VB-20; E-9; E-13; IG-11	P-9; P-10; P-11	–
Influenza	PNE	Vento	VC-24; VB-23; VG-4; VG-26; IG-3; IG-1	ID-18; TA-6; TA-22; B-38; R-2; E-3	–
Influenza	PNE	Vento	VG-14; TA-5; VB-20; E-9; E-13; IG-11	P-9; P-10; P-11	–

B = Bexiga; E = Estômago; ID = Intestino Delgado; IG = Intestino Grosso; P = Pulmão; PNE = Pneumologia; R = Rim; TA = Triplo Aquecedor; VB = Vesícula Biliar; VC = Vaso Concepção; VG = Vaso Governador.

tégias comportamentais sejam mais difíceis de serem implementadas e demorem mais, os efeitos são mais duradouros. Essas estratégias incluem higiene do sono, educação, treino de relaxamento, controle de estímulo e terapia cognitiva. Os hipnóticos são convenientes para pacientes que necessitam de alívio rápido e naqueles em que a insônia tem causado efeitos durante o dia com SDE e fadiga. Esses medicamentos não devem ser utilizados indefinidamente.

Distúrbios Físicos do Sono

Os distúrbios físicos podem interferir no sono e causar SDE. Os distúrbios que causam dor ou desconforto (por exemplo, artrite, câncer, hérnia de disco), em particular aqueles que pioram com o movimento, causam despertar transitório e má qualidade de sono. O tratamento é direcionado ao distúrbio subjacente e ao alívio dos sintomas (por exemplo, com analgésicos na hora de dormir).

Distúrbios Mentais do Sono

A maioria dos grandes distúrbios mentais está associada à SDE e à insônia, relatadas por 90% com depressão grave. Por outro lado, 60 a 69% dos pacientes com insônia crônica apresentam um grande distúrbio mental, em geral um distúrbio de humor.

Os pacientes com depressão podem ter insônia inicial ou insônia de manutenção do sono. Às vezes, no transtorno bipolar e no transtorno afetivo sazonal, o sono é interrompido, mas os pacientes se queixam de sonolência diurna contínua.

Se a depressão é acompanhada por insônia, pode-se optar por antidepressivos que proporcionem maior sedação (por exemplo, amitriptilina, doxepina, mirtazapina, nefazodona, trazodona). Essas drogas são utilizadas em doses regulares (não baixas) para assegurar a correção da depressão.

Se a depressão é acompanhada por SDE, pode-se optar por antidepressivos com qualidades ativadoras,

Tabela 2.173 – Pontos para tratamento de insolação

Doença	Especialidade	Nome	Pontos	Pontos	Pontos
Insolação	CG	Calor	VC-15; VG-14; CS-5; E-40; C-7	–	E-4; E-5
Insolação	CG	Calor	VG-14; TA-5; VB-20; E-9; E-13; IG-11	P-9; P-10; P-11	–
Insolação	CG	Fogo Perverso/ Vento do Fígado	B-38; E-36; VB-34; VG-14; VG-16; VG-20	IG-11; TA-5	–
Insolação	CG	Fogo Perverso/ Vento do Fígado	CS-6; CS-7; VB-2; VB-34; ID-14; E-36	–	–
Insolação	CG	Fogo Perverso/ Vento do Fígado	VB-41; IG-4; IG-11; B-60	–	–
Insolação	CG	Fogo Perverso/ Vento do Fígado	VC-15; VG-14; CS-5; E-40; C-7	–	–
Insolação	CG	Fogo Perverso/ Vento do Fígado	VG-15; ID-4; B-5; B-38; B-64; F-10	F-11; E-36	–
Insolação	CG	Vento interno do Fígado	IG-11; E-36; F-3; IG-4; VB-40; C-7	CS-6	–
Insolação	CG	Vento interno do Fígado	VB-20; IG-4; B-1; E-1	–	–
Insolação	CG	Vento interno do Fígado	VC-4; VB-20; VG-4; VG-12; VG-20; IG-10	ID-3; E-36	–
Insolação	CG	Vento interno do Fígado	VC-24; VB-2; VB-3; VB-4; VB-12; VB-34	VB-36; IG-20; TA-2; B-2	–

B = Bexiga; C = Coração; CG = Clínica Geral; CS = Circulação - Sexo; E = Estômago; F = Fígado; ID = Intestino Delgado; IG = Intestino Grosso; P = Pulmão; TA = Triplo Aquecedor; VB = Vesícula Biliar; VC = Vaso Concepção; VG = Vaso Governador.

como bupropiona, venlafaxina ou inibidores seletivos de recaptação de serotonina (SSRI, *selective serotonin reuptake inhibitors*) (por exemplo, fluoxetina, sertralina).

Síndrome do Sono Insuficiente (Privação de Sono)

Pacientes com essa síndrome não dormem o suficiente à noite (por várias razões sociais ou ocupacionais) para permanecerem alertas quando acordam. Provavelmente, essa síndrome é a causa mais comum de SDE, que desaparece quando o tempo de sono aumenta (por exemplo, nos finais de semanas e nas férias).

Distúrbios do Sono Relacionados a Drogas

A insônia e a SDE podem resultar do uso excessivo de estimulantes do sistema nervoso central (SNC) (por exemplo, anfetaminas, cafeína), hipnóticos (por exemplo, benzodiazepínicos), outros sedativos, quimioterapia de antimetabólito, anticonvulsivantes (por exemplo, fenitoína), contraceptivos orais, metildopa, propanolol, álcool e preparações de hormônio da tireoide. A insônia também pode se desenvolver durante a retirada de depressivos do SNC (por exemplo, barbitúricos, opioides, sedativos), antidepressivos tricíclicos, inibidores da monoamina oxidase ou drogas ilícitas (por exemplo, cocaína, heroína, maconha, fenciclidina). Os hipnóticos prescritos mais comuns podem interromper o sono de movimento rápido dos olhos (REM, *rapid eye movement*), causando irritabilidade e apatia e reduzindo o alerta mental. A retirada abrupta de hipnóticos e sedativos pode causar nervosismo, tremores e convulsões. Muitas drogas psicoativas podem induzir movimentos anormais durante o sono.

Insuficiência Cardíaca Congestiva

É o estado fisiopatológico em que o coração é incapaz de bombear sangue a uma taxa satisfatória às necessidades dos tecidos metabolizadores ou pode fazê-lo apenas a partir de pressão de enchimento elevada[22].

O coração é um músculo formado por duas metades, a direita e a esquerda. Quando uma dessas cavidades falha como bomba, não sendo capaz de enviar adiante todo o sangue que recebe, falamos que há insuficiência cardíaca.

A insuficiência cardíaca congestiva pode aparecer de modo agudo, mas geralmente se desenvolve gradualmente, às vezes durante anos. Sendo uma condição crônica, gera a possibilidade de adaptações do coração, o que pode permitir uma vida prolongada, às vezes com alguma limitação aos seus portadores, se tratada corretamente.

Insuficiência Cardíaca

Não é uma doença do coração por si só. É uma incapacidade do coração em efetuar as suas funções de forma adequada, como consequência de outras enfermidades, do próprio coração ou de outros órgãos.

Insuficiência Cardíaca Aguda

É um acontecimento súbito e catastrófico e que ocorre devido à qualquer situação que torne o coração incapaz de uma ação eficaz. Geralmente, a insuficiência cardíaca aguda (ICA) é consequente a um infarto do miocárdio ou a uma arritmia grave do coração. Existem ainda as insuficiências cardíacas agudas provocadas por doenças não cardíacas. A insuficiência cardíaca aguda é uma situação grave, exige tratamento médico emergencial e, mesmo assim, é muitas vezes fatal.

Exemplo delas são hemorragia grave, traumatismo cerebral grave e choque elétrico de alta voltagem.

Principais Causas

- Doenças que podem alterar a contratilidade do coração. A causa mais frequente é a doença ateroesclerótica do coração.
- Doenças que exigem esforço maior do músculo cardíaco. É o que ocorre na hipertensão arterial ou na estenose (estreitamento) da válvula aórtica que, com o tempo, podem levar à insuficiência cardíaca congestiva do ventrículo esquerdo. Doenças pulmonares como o enfisema podem aumentar a resistência para a parte direita do coração e, eventualmente, levar à insuficiência cardíaca congestiva do ventrículo direito.
- Doenças que podem fazer com que uma quantidade maior de sangue retorne ao coração,

Tabela 2.174 – Pontos para tratamento de insônia

Doença	Especialidade	Nome	Pontos	Pontos	Pontos
Insônia	CG	Deficiência de Baço--Pâncreas	CS-5; VC-2; VC-3; VC-4; VC-5; VC-6	VC-7; VB-26; VB-27; VB-28; VB-29; VB-34	–
Insônia	CG	Deficiência de Baço--Pâncreas	CS-6; VB-12; VB-20; VB-44; VB-19; VG-24	IG-4; F-1; F-2; F-10; BP-2; BP-6;	–
Insônia	CG	Deficiência de Baço--Pâncreas	CS-8; VC-11; VC-12; VC-13; VC-14; VB-24	BP-16; BP-18; BP-19; BP-20; BP-21; BP-38	VG-4; F-5; F-6
Insônia	CG	Deficiência de Baço--Pâncreas	VC-6; BP-8; BP-20; B-38; E-34; E-36	–	BP-9; BP-20; B-26
Insônia	CG	Deficiência de Baço--Pâncreas	VC-12; B-25; B-27; E-36	–	–
Insônia	CG	Deficiência de Baço--Pâncreas	VC-19; VC-20; IG-18; IG-11; B-13; B-23	B-38; C-3; P-1; P-5; R-10	–
Insônia	CG	Deficiência de *Yang*	ID-3; B-62; TA-5; VB-41	–	–
Insônia	CG	Deficiência de *Yin*	P-7; R-6; CS-6; BP-4	–	–
Insônia	PSI	Deficiência de Sangue do Coração	C-9; CS-5; BP-9; B-15	–	–
Insônia	CG	Desarmonia, disfunção de Coração/Baço--Pâncreas	CS-6; CS-7; VG-24; F-2; BP-1; B-10	C-5; C-7	–
Insônia	CG	Desarmonia, disfunção de Estômago	CS-6; VB-12; VB-20; VB-44; VB-19; VG-24	IG-4; F-1; F-2; F-10; BP-2; BP-6	–
Insônia	CG	Fogo elevado no Fígado	VG-20; VG-23; VB-2; VB-20; VB-34; VB-43	F-2; F-3; IG-4; TA-3; TA-5; TA-17	–
Insônia	CG	Fogo do Coração	IG-4; CS-8; C-15; VG-14; R-3	–	BP-9; BP-20; B-26
Insônia	CG	Fogo do Coração	IG-4; CS-8; C-15; VG-14; R-3	–	CS-6; C-7; E-36
Insônia	CG	Coração/Rim não permutam	VG-20; C-7; CS-8; CS-5; B-15; B-23	R-3; VC-14	–
Insônia	CG	Síndrome de Alto/Baixo	CS-6; CS-7; C-7; C-8; ID-2; ID-3	ID-4; B-60; B-61; B-62; R-3; R-7	–
Insônia	CG	Síndrome de Alto/Baixo	IG-4; IG-11; E-36; F-3	–	–

B = Bexiga; BP = Baço-Pâncreas; C = Coração; CG = Clínica Geral; CS = Circulação-Sexo; E = Estômago; F = Fígado; ID = Intestino Delgado; IG = Intestino Grosso; P = Pulmão; PSI = Psiquiatria; R = Rim; TA = Triplo Aquecedor; VB = Vesícula Biliar; VC = Vaso Concepção; VG = Vaso Governador.

como o hipertireoidismo, a anemia grave e as doenças congênitas do coração. A insuficiência de válvulas (quando não fecham bem) pode fazer com que uma quantidade de sangue maior reflua para dentro das cavidades e o coração poderá descompensar por ser incapaz de bombear o excesso de oferta.

- As manifestações de insuficiência cardíaca congestiva variam conforme a natureza do estresse ao qual o coração é submetido, da sua resposta, bem como de qual dos ventrículos está mais envolvido. O ventrículo esquerdo costuma falhar antes do direito, mas às vezes os dois estão insuficientes simultaneamente.

Sintomas

- Falhando o ventrículo esquerdo, o território que congestiona é o pulmonar. Isso explica a falta de ar, que de início surge aos grandes esforços, depois aos médios, terminando pela falta de ar mesmo em repouso. Com a piora surge a ortopneia, a falta de ar quando se está deitado. A pessoa pode acordar durante a noite devido à falta de ar, o que a obriga a sentar-se para obter algum alívio. É a dispneia paroxística noturna. Isso pode evoluir para um quadro ainda mais grave de descompensação esquerda denominado edema agudo de pulmão, grave e que termina em morte se não tratado com urgência.
- Falhando o ventrículo direito surge o edema, ou o inchume, principalmente das pernas e do fígado, além de outros órgãos, tudo provocado pelo acúmulo de líquidos nesses órgãos.

Diagnóstico

O médico faz o diagnóstico através de um exame clínico:

- Ausculta cardíaca (sopros).
- Ausculta pulmonar (chiado).
- Edema das pernas.

Pode ainda utilizar exames complementares como:

- Radiografia de tórax (que visualiza o aumento do coração).
- Ecocardiografia (que mostra o coração em funcionamento, podendo ser visualizada a insuficiência cardíaca mais detalhadamente), entre outros.

Insuficiência Renal Aguda

Insuficiência Renal

A insuficiência renal é tradicionalmente categorizada em aguda ou crônica. A primeira se desenvolve rapidamente, em geral ao longo de dias, ao passo que a última progride lentamente em meses a anos. Algumas causas se sobrepõem.

Insuficiência renal aguda é a diminuição rápida da função renal em dias ou semanas, causando acúmulo de produtos nitrogenados no sangue (uremia). Em geral, resulta de grandes traumas, doenças ou cirurgias, mas em alguns casos é provocada por doença renal rápida e progressiva. Os sintomas incluem anorexia, náuseas e vômitos, evoluindo para convulsão e coma, se a condição não for tratada. Distúrbios de líquidos, eletrólitos e ácido-básicos desenvolvem-se de modo rápido. O diagnóstico se baseia em exames laboratoriais de função renal, abrangendo creatinina sérica, índice de insuficiência renal e sedimento urinário. São necessários outros exames para determinação da causa. O tratamento é direcionado para a causa, mas também inclui equilíbrio de líquidos e eletrólitos e, algumas vezes, diálise.

Etiologia e Fisiopatologia

As causas de insuficiência renal aguda (IRA) podem ser classificadas como pré-renais, renais e pós-renais. Em todos os casos, ocorre aumento de ureia e creatinina no sangue ao longo de vários dias e desenvolvimento de distúrbios de líquidos e eletrólitos. Dentre esses distúrbios, os mais graves são hipercalemia e sobrecarga de líquidos (possivelmente provocando edema pulmonar). A retenção de fosfato causa hiperfosfatemia. A hipocalcemia parece decorrer da perda da produção de calcitriol pelas células renais lesionadas, assim como da precipitação de fosfato de cálcio nos tecidos em decorrência da hiperfosfatemia. O desenvolvimento da acidose decorre da incapacidade de excretar íons hidrogênio. Na presença de uremia significativa, pode haver alteração de coagulação e desenvolvimento de pericardite. O débito urinário varia com o tipo e a causa de IRA.

Uremia *pré-renal* decorre de perfusão renal inadequada. As principais causas são depleção do volume do líquido extracelular (ECF, *extracellular fluid*) e doenças cardiovasculares. As condições pré-renais causam cerca de 50 a 80% das IRA, mas não causam lesão renal permanente (e, assim, são potencialmente reversíveis), a menos que a hipoperfusão seja grave o suficiente para causar isquemia tubular. A hipoperfusão de um rim funcionante sob outros aspectos provoca aumento de reabsorção de sódio (Na) e água, resultando em oligúria com alta osmolalidade urinária e baixo Na urinário.

Causas *renais* de IRA incluem doenças ou lesões renais intrínsecas. No total, as causas mais comuns são isquemia renal prolongada e nefrotoxinas (incluindo utilização intravenosa de contrastes iodados). As doenças podem envolver glomérulos, túbulos ou interstício. As doenças glomerulares reduzem a taxa de filtração glo-

Tabela 2.175 – Pontos para tratamento de insuficiência cardíaca congestiva

Doença	Especialidade	Nome	Pontos	Pontos
Insuficiência cardíaca congestiva	CV	Deficiência de *Qi*	R-3; B-23; VG-4; VC-4; B-20; B-21	B-36; BP-6; F-13; VC-17
Insuficiência cardíaca congestiva	CV	Deficiência de Sangue	B-17; B-43; B-20; B-21; BP-10; E-36	–
Insuficiência cardíaca congestiva	CV	Muco, Fogo *Yang* do Rim	CS-3; VC-15; C-1; C-4; C-5; C-6	–
Insuficiência cardíaca congestiva	CV	Muco, Fogo *Yang* do Rim	CS-7; C-7; E-36; VC-17; P-9	–
Insuficiência cardíaca congestiva	CV	Muco, Fogo *Yang* do Rim	IG-4; F-3; BP-6; BP-9; B-23; B-25	–

B = Bexiga; BP = Baço-Pâncreas; C = Coração; CS = Circulação-Sexo; CV = Cardiovascular; E = Estômago; F = Fígado; IG = Intestino Grosso; P = Pulmão; R = Rim; VC = Vaso Concepção; VG = Vaso Governador.

merular (TFG) e aumentam a permeabilidade capilar glomerular a proteínas, podendo ser inflamatórias (glomerulonefrites) ou resultar de lesão vascular por isquemia ou vasculites. Os túbulos também são lesionados por isquemia e podem ser obstruídos por *debris* celulares, proteínas ou deposição de cristais e edemas celular e intersticial. A lesão tubular impede a reabsorção de Na, de forma que o Na urinário tende a ser elevado, o que auxilia o diagnóstico. A inflamação intersticial (nefrite) em geral envolve um fenômeno alérgico ou imunológico. Esses fatores são complexos e interdependentes, o que faz com que o termo anteriormente popular de necrose tubular aguda seja uma descrição inadequada.

Uremia *pós-renal* (nefropatia obstrutiva) decorre de vários tipos de obstrução em partes do sistema urinário relacionadas à micção e a porções coletoras, sendo responsável por 5 a 10% dos casos. A obstrução pode ocorrer no interior dos túbulos em razão da precipitação de material cristalino ou proteináceo. Essa forma de insuficiência renal é em geral agrupada com a insuficiência pós-renal, pois o mecanismo é obstrutivo. A obstrução do fluxo de ultrafiltrado nos túbulos ou mais distalmente aumenta a pressão no espaço urinário do glomérulo, reduzindo a TFG. A obstrução também afeta o fluxo sanguíneo renal, inicialmente aumentando o fluxo e a pressão nos capilares glomerulares mediante a redução da resistência arteriolar aferente. Entretanto, dentro de 3 a 4h, o fluxo sanguíneo renal é reduzido e, em 24h, cai 50% em relação ao normal, em razão do aumento da resistência da vasculatura renal. A resistência renovascular pode levar até uma semana para voltar ao normal após a resolução de uma obstrução de 24h. Para produzir uremia significativa, a obstrução no nível do ureter requer o envolvimento de ambos os ureteres, a menos que o paciente tenha apenas um rim funcionante. A obstrução do colo vesical é provavelmente a causa mais comum de interrupção súbita e, em geral, total do débito urinário em homens.

Débito Urinário

As causas pré-renais normalmente apresentam oligúria e não anúria. Anúria ocorre em geral em uropatias obstrutivas ou, menos comumente, em oclusão bilateral da artéria renal, necrose cortical aguda ou glomerulonefrite rapidamente progressiva.

Um débito urinário relativamente constante de 1 a 2,4L ao dia está inicialmente presente na maioria das causas renais. Na lesão tubular aguda, o débito urinário pode apresentar três fases. A fase prodrômica, com débito urinário normal em geral, varia em duração dependendo dos fatores causais (por exemplo, quantidade de toxina ingerida, duração e gravidade da hipotensão). A fase oligúrica, normalmente com débito de 50 a 400mL ao dia, dura em média de 10 a 14 dias, mas varia de um dia a oito semanas. Entretanto, vários pacientes nunca apresentam oligúria. Pacientes não oligúricos apresentam mortalidade, morbidade e necessidade de diálise menores. Na fase pós-oligúrica, o débito urinário gradualmente retorna ao normal, mas as concentrações séricas de ureia e creatinina podem não se reduzir por vários dias. A disfunção tubular pode persistir e se manifestar por perda de Na, poliúria (possivelmente maciça) não responsiva à vasopressina ou acidose metabólica hiperclorêmica.

Sinais e Sintomas

Inicialmente, ganho de peso e edema periférico podem ser os únicos achados; em geral, os sintomas predominantes são os da doença subjacente ou do procedimento cirúrgico que precipitou a deterioração renal. Mais tarde, na medida em que se acumulam os produtos nitrogenados, podem ocorrer sintomas de uremia, incluindo anorexia, náuseas, vômitos, fraqueza, abalos mioclônicos, convulsões, confusão e coma; asterixe e hiper-reflexia podem estar presentes no exame. A dor torácica, o atrito de fricção pericárdico e os achados de tamponamento cardíaco podem acontecer se a pericardite urêmica estiver presente. O acúmulo de líquido nos pulmões pode causar dispneia e estertores na ausculta.

Outros achados dependem da causa. A urina pode ter cor de bebida de cola nas glomerulonefrites ou na mioglobinúria. Pode haver bexiga palpável na obstrução do colo vesical.

Insuficiência Renal Crônica

Insuficiência renal crônica é a deterioração da função renal de longa duração e progressiva. Os sintomas desenvolvem-se lentamente e incluem anorexia, náuseas, vômitos, estomatites, disgeusia, noctúria, esgotamento, fadiga, prurido, diminuição da acuidade mental, contrações musculares e câimbras, retenção hídrica e desnutrição, ulceração e sangramento gastrointestinal, neuropatia periférica e convulsões. O diagnóstico se baseia nos exames de laboratório de função renal e, às vezes, por biópsia renal. O tratamento é dirigido primariamente à condição subjacente, mas engloba manejo de líquidos e eletrólitos e, em geral, diálise e/ou transplante.

Etiologia e Fisiopatologia

A insuficiência renal crônica (IRC) pode resultar de qualquer causa de disfunção renal de magnitude suficiente. A causa mais comum nos Estados Unidos é a nefropatia diabética, seguida de nefroangiosclerose hipertensiva e várias glomerulopatias primárias e secundárias. A síndrome metabólica, na qual estão presentes hipertensão e diabetes tipo 2, é uma causa significativa e crescente de lesão renal.

IRC pode ser grosseiramente descrita como diminuição da reserva renal, insuficiência renal e falência renal (doença renal em estágio terminal). Inicialmente, na medida em que o tecido renal perde a função, existem poucas anormalidades, pois o tecido remanescente aumenta seu desempenho (adaptação da função renal); uma perda de 75% do tecido renal provoca uma queda de TFG para apenas 50% do normal. Ocasionalmente, o hiperparatireoidismo secundário é uma manifestação precoce.

A diminuição da função renal interfere na capacidade renal de manter a homeostase de líquidos e eletrólitos. As alterações progridem de forma previsível, mas há considerável superposição e variação individual. A capacidade de concentrar urina diminui precocemente, sendo seguida da diminuição da capacidade de excretar fosfato, ácidos e K. Com o avanço da insuficiência renal (TFG $\leq$ 10mL/min/1,73m^2), a capacidade de diluir urina é perdida; assim, a osmolalidade urinária é fixa, próxima à do plasma (300 a 320mOsm/kg) e o volume urinário não responde prontamente a variações da ingestão de água.

As concentrações plasmáticas de creatinina e ureia (que são muito dependentes da filtração glomerular) apresentam elevação não linear na medida em que a TFG diminui. Quando a TFG cai abaixo de 6mL/min/1,73m^2 (normal = 100mL/min/1,73m^2), suas concentrações aumentam rapidamente e, em geral, são associadas a manifestações sistêmicas (uremia). A ureia e a creatinina não são os principais contribuintes para os sintomas urêmicos; são marcadores para várias outras substâncias, algumas ainda não bem definidas, que causam os sintomas.

Apesar da diminuição da TFG, o equilíbrio de Na e água é bem conservado em razão de um aumento da fração de excreção de Na e resposta normal à sede. Assim, a concentração de Na plasmático é tipicamente normal e a hipervolemia é infrequente, apesar da ingestão alimentar não modificada de Na. Entretanto, os desequilíbrios podem ocorrer se a ingestão de Na e água for muito restrita ou excessiva. A insuficiência cardíaca pode decorrer da sobrecarga de Na e água, em particular nos pacientes com doenças cardíacas subjacentes.

Para substâncias que são excretadas principalmente pela secreção no néfron distal (por exemplo, K), a adaptação em geral provoca concentrações plasmáticas normais até que ocorre insuficiência renal avançada, a menos que sejam utilizados diuréticos poupadores de K, inibidores da enzima conversora da angiotensina, betabloqueadores ou bloqueadores do receptor de angiotensina.

Podem ocorrer anormalidades de Ca, PO$_4$, hormônio paratireóideo (PTH), metabolismo da vitamina D e osteodistrofia renal. Tipicamente, hipocalcemia e hiperfosfatemia estão presentes.

Tabela 2.176 – Pontos para tratamento de insuficiência renal aguda

Doença	Especialidade	Nome	Pontos	Pontos
Insuficiência renal aguda	NF	Calor, Umidade no interior	IG-4; F-3; BP-6; BP-9; B-23; B-25	–
Insuficiência renal aguda	NF	Deficiência de *Yang* do Baço-Pâncreas	B-20; B-21; E-36; E-41; VC-12; BP-2	BP-3; BP-6; BP-9
Insuficiência renal aguda	NF	Deficiência de *Yang* de Baço-Pâncreas/Rim	VC-12; VC-4; B-23; BP-6; B-54; E-28	–
Insuficiência renal aguda	NF	Estagnação de *Qi*	VC-12; VC-2; BP-6; E-36; F-3	
Insuficiência renal aguda	NF	Frio, Umidade no interior	IG-4; F-3; BP-6; BP-9; B-23; B-25	–
Insuficiência renal aguda	NF	Frio, Umidade no interior	VC-6; B-23; B-24; B-25; E-36	

B = Bexiga; BP = Baço-Pâncreas; E = Estômago; F = Fígado; IG = Intestino Grosso; NF = Nefrologia; VC = Vaso Concepção.

Acidose moderada (conteúdo de HCO_3 plasmático de 15 a 20mmol/L) e anemia são características. A anemia da IRC é normocítica e normocrômica, com hematócrito (Ht) de 20 a 30% (35 a 50% em pacientes com doença renal policística). Em geral, é causada por deficiência na produção de eritropoetina em decorrência da redução da massa renal funcional. Outras causas incluem deficiências de ferro, folato e vitamina B_{12}.

Sinais e Sintomas

Pacientes com discreta diminuição da reserva renal são assintomáticos e a disfunção renal só pode ser detectada por exames de laboratório. Mesmo pacientes com insuficiência renal de leve a moderada podem não apresentar sintomas, apesar das elevações de ureia e creatinina. A noctúria é observada com frequência, principalmente em decorrência da incapacidade de concentrar urina. Lentidão, fadiga, anorexia e diminuição da acuidade mental são, em geral, as manifestações iniciais da uremia.

Em insuficiência renal mais significativa (por exemplo, *clearance* de creatinina < 10mL/min para pacientes sem diabetes e < 15mL/min para pacientes diabéticos), sintomas neuromusculares incluem contrações musculares grosseiras, neuropatia periférica com fenômenos sensitivos e motores, câimbras musculares e convulsões (em geral resultantes de encefalopatia hipertensiva ou metabólica). Anorexia, náuseas, vômitos, estomatite e gosto ruim na boca estão quase que uniformemente presentes. A pele pode tornar-se amarelo-amarronzada. Ocasionalmente, a ureia do suor se cristaliza na pele, formando um sedimento urêmico. O prurido pode ser especialmente desconfortável. Desnutrição causando perda tecidual generalizada é uma característica proeminente da uremia crônica.

Em IRC avançada, pericardite, úlceras e sangramentos GI são comuns. A hipertensão está presente em > 80% dos pacientes com insuficiência renal avançada, sendo habitualmente relacionada à hipervolemia e ocasionalmente resultante da ativação do sistema renina-angiotensina-aldosterona. Cardiomiopatia (hipertensiva, isquêmica) e retenção renal de Na e água podem provocar edema postural e insuficiência cardíaca.

A osteodistrofia renal (mineralização óssea anormal resultante de hiperfunção da paratireoide, deficiência de calcitriol, elevação do PO_4 sérico e Ca sérico baixo ou normal) em geral assume a forma de doença óssea do hiperparatireoidismo (osteíte fibrosa).

Laringite

É uma inflamação da laringe, geralmente causada por vírus ou abuso vocal. O resultado é uma alteração aguda da voz, com diminuição do volume e rouquidão. O diagnóstico baseia-se nos achados clínicos. A laringoscopia está indicada quando os sintomas persistem por mais de três semanas. A laringite viral é autolimitada. Outras infecções ou causas irritativas necessitam de tratamento específico.

As infecções virais da via respiratória superior (URI, *upper respiratory infection*) são a causa mais comum de laringite aguda. A laringite induzida por tosse também pode ocorrer nos quadros de bronquite, pneumonia, *influenza*, coqueluche, sarampo e difteria. O abuso vocal (principalmente quando em voz muito alta ou durante o canto), as reações alérgicas, o refluxo gastroesofágico, a bulimia ou a inalação de substâncias irritantes, como fumaça do cigarro ou certas medicações em aerossol, podem causar laringite crônica ou aguda.

Sinais, Sintomas e Diagnóstico

Uma alteração não natural da voz é, em geral, o sintoma mais proeminente. O volume se apresenta frequentemente muito diminuído; alguns pacientes apresentam afonia. Podem ocorrer rouquidão, sensação de prurido, pigarro e necessidade constante de limpar a garganta. Os sintomas podem variar de acordo com a intensidade da inflamação. Febre, mal-estar, disfagia e dor de garganta podem ocorrer nas infecções mais graves. O edema laríngeo, apesar de raro, pode causar dispneia.

A laringoscopia flexível indireta ou direta está indicada quando os sintomas persistirem por mais de três semanas e revela um eritema, de leve a acentuado, da membrana mucosa, a qual pode, ainda, apresentar-se edemaciada. Se houver pseudomembrana, deve-se suspeitar de difteria.

Tratamento

Não existe tratamento específico para laringite viral. Antitussígeno, repouso vocal e inalação de vapor produzem alívio sintomático e promovem a resolução da laringite aguda. A suspensão do taba-gismo e o tratamento da bronquite aguda ou crônica podem melhorar o quadro de laringite. Dependendo da causa presumida, tratamentos específicos para o controle do refluxo gastroesofágico, bulimia ou laringite induzida por drogas podem ser benéficos.

Leucemia Linfocítica Aguda (Leucemia Linfoblástica Aguda)

Leucemia linfoblástica aguda (ALL, *acute lymphoblastic leukemia*) é o câncer pediátrico mais comum. Também acontece em adultos de todas as idades. A transformação maligna e a proliferação descontrolada de uma célula progenitora hematopoiética de longa vida, anormalmente diferenciada resultam em um alto número de blastos circulantes, substituição da medula normal por células malignas e potencial para infiltração leucêmica no SNC e órgãos abdominais. Os sintomas incluem fadiga, palidez, infecção e hematoma fáceis, além de sangramento. O exame do esfregaço do sangue periférico e da medula óssea fornece, em geral, o diagnóstico. O tratamento inclui tipicamente a combinação quimioterápica para atingir a remissão, quimioterapia intratecal para profilaxia do SNC e/ou irradiação cerebral para infiltração leucêmica intracerebral, quimioterapia de consolidação com ou sem transplante das células-tronco e manutenção da quimioterapia por um a três anos para evitar recidiva.

Tabela 2.177 – Pontos para tratamento de insuficiência renal crônica

Doença	Especialidade	Nome	Pontos	Pontos
Insuficiência renal crônica	NF	Calor, Umidade no interior	IG-4; F-3; BP-6; BP-9; B-23; B-25	–
Insuficiência renal crônica	NF	Deficiência de *Yang* de Baço--Pâncreas	B-20; B-21; E-36; E-41; VC-12; BP-2	BP-3; BP-6; BP-9
Insuficiência renal crônica	NF	Deficiência de *Yang* de Baço--Pâncreas/Rim	VC-12; VC-4; B-23; BP-6; B-54; E-28	–
Insuficiência renal crônica	NF	Estagnação de *Qi*	VC-12; VC-2; BP-6; E-36; F-3	–
Insuficiência renal crônica	NF	Frio, Umidade no interior	IG-4; F-3; BP-6; BP-9; B-23; B-25	–
Insuficiência renal crônica	NF	Frio, Umidade no interior	VC-6; B-23; B-24; B-25; E-36	–

B = Bexiga; BP = Baço-Pâncreas; E = Estômago; F = Fígado; IG = Intestino Grosso; NF = Nefrologia; VC = Vaso Concepção.

Dois terços de todos os casos de ALL ocorrem em crianças, com pico de incidência dos dois aos dez anos de idade; ALL é o câncer mais comum em crianças e a segunda causa de morte mais comum em crianças com menos de 15 anos de idade. A segunda maior incidência acontece com o envelhecimento, após os 45 anos de idade.

Leucemia Mielocítica Aguda (Leucemia Mielógena Aguda, Leucemia Mieloide Aguda)

Na leucemia mielocítica aguda (AML, *acute myelogenous leukemia*), a transformação maligna e a proliferação descontrolada de uma célula progenitora mielocítica de longa vida, anormalmente diferenciada, resultam em números circulantes altos de formas sanguíneas imaturas e substituição da medula óssea por células malignas. Os sintomas incluem fadiga, palidez, hematomas fáceis e sangramento, febre e infecção; os sintomas de infiltração leucêmica estão presentes em apenas 5% dos pacientes (frequentemente com manifestações cutâneas). O diagnóstico é obtido por exame do esfregaço do sangue periférico e da medula óssea. O tratamento inclui quimioterapia de indução para atingir a remissão e quimioterapia pós--remissão (com ou sem transplante de células-tronco) para evitar recidiva.

A incidência de AML aumenta com a idade; é a leucemia aguda mais comum em adultos, sendo a média etária de início aos 50 anos. AML pode ocorrer como câncer secundário após quimioterapia ou irradiação para um tipo diferente de câncer.

AML tem numerosos subtipos que se distinguem por morfologia, imunofenótipo e citoquímica. Cinco classes são descritas com base no tipo predominante de célula, incluindo mielocítica, mielocítica-mono-cítica, monocítica, eritroide e megacariocítica.

Leucemia promielocítica aguda é um subtipo importante em particular, representando 10 a 15% de todos os casos de AML, atingindo um grupo etário mais jovem (média de 31 anos), em particular hispâ-nicos, em que o paciente normalmente apresenta distúrbio de coagulação.

Leucorreia (Vaginite)

Os tratos genitais femininos inferior e superior são separados pela cérvice. Vaginite é uma inflamação do trato genital inferior (vagina e vulva). A doença inflamatória pélvica é uma infecção do trato genital superior (cérvice, útero, tubas e, se a infecção for grave, ovários – um ou ambos).

Vaginite

Vaginite é uma inflamação infecciosa ou não infecciosa da mucosa vaginal e, às vezes, da vulva. Os sintomas são: corrimento vaginal, irritação, prurido e eritema. O diagnóstico se faz por meio de testes de secreção vaginal em ambulatório. O tratamento se direciona à causa e a qualquer sintoma grave.

A vaginite é um dos distúrbios ginecológicos mais comuns. Algumas de suas causas afetam apenas a vulva (vulvite) ou a vulva e a vagina em conjunto (vulvovaginite).

Etiologia

As causas variam de acordo com a idade da paciente.

Tabela 2.178 – Pontos para tratamento de laringite

Doença	Especialidade	Nome	Pontos	Pontos
Laringite	ORL	Secura na superfície	B-1; B-2; IG-20; E-4; IG-4	–
Laringite	ORL	Secura na superfície	CS-9; VC-5; TA-5; TA-10; B-23; R-2	R-3; P-5; P-7; P-9
Laringite	ORL	Secura na superfície	VG-20; IG-4; IG-15; F-3; B-25; B-56	R-1; E-25; E-36

B = Bexiga; CS = Circulação-Sexo; E = Estômago; F = Fígado; IG = Intestino Grosso; ORL = Otorrinolaringologia; P = Pulmão; R = Rim; TA = Triplo Aquecedor; VC = Vaso Concepção; VG = Vaso Governador.

- Em crianças, em geral, a vaginite é ocasionada por infecção pela flora provinda do trato gastrointestinal (vulvovaginite não específica). Os fatores que contribuem para a doença em meninas de dois a seis anos de idade incluem higiene perineal inadequada (por exemplo, limpar de trás para frente após evacuação; não lavar as mãos após a evacuação; mexer na região com os dedos, principalmente como resposta ao prurido). Produtos químicos na água do banho de banheira ou sabão podem causar inflamação. Corpos estranhos (por exemplo, papel higiênico) podem causar vaginite não específica com sangramento. Às vezes, a vulvovaginite em crianças decorre de infecção com patógeno específico (por exemplo, estreptococos, estafilococos, *Candida* sp.; ocasionalmente, lombriga).
- Em mulheres em idade reprodutiva, a vaginite em geral é infecciosa. Os tipos mais comuns são vaginite por tricomonas, sexualmente transmissível; vaginose bacteriana; e vaginite por candidíase. Em mulheres em idade reprodutiva, em geral, a flora vaginal normal consiste predominantemente em *Lactobacillus* sp. A colonização por essa bactéria mantém o pH vaginal dentro da normalidade (3,8 a 4,2) e, por isso, previne o crescimento de bactérias e fungos patogênicos. Além disso, os altos níveis de estrogênio mantêm a espessura vaginal e reforçam as defesas locais. Os fatores que predispõem ao supercrescimento de bactérias e fungos vaginais patogênicos podem incluir pH vaginal alcalino decorrente de sangue menstrual, sêmen ou diminuição dos lactobacilos; roupas íntimas apertadas e não porosas; higiene inadequada; e duchas frequentes. A vaginite pode ser resultado de corpos estranhos (por exemplo, absorventes internos esquecidos na vagina). A vaginite inflamatória, que não é infecciosa, não é comum.
- Após a menopausa, a diminuição significativa de estrogênios causa atrofia vaginal e aumento da vulnerabilidade à infecção e à inflamação. Alguns tratamentos (por exemplo, ooforectomia, radiação pélvica, certas quimioterapias) também resultam em perda de estrogênio. Higiene inadequada (por exemplo, em pacientes com incontinência ou acamados) pode causar inflamação vulvar crônica decorrente de irritação química de urina ou fezes, ou provocar infecção não específica. Vaginose

Tabela 2.179 – Pontos para tratamento de leucemia linfocítica

Doença	Especialidade	Nome	Pontos	Pontos	Pontos
Leucemia linfocítica	HE	Congestão no Sangue	BP-15; B-20	–	CS-6; BP-6; C-5; VC-10
Leucemia linfocítica	HE	Congestão no Sangue	CS-3; VC-4; VG-4; VG-14; VG-15; VG-22	VG-23; IG-4; BP-1; BP-6; BP-15; B-10	CS-6; BP-6; C-5; VC-10
Leucemia linfocítica	HE	Congestão no Sangue	VB-21; VG-4; VG-12; VG-14	–	–
Leucemia linfocítica	HE	Congestão no Sangue	VB-21; VG-4; VG-12; VG-14; VB-38; F-3	E-36; BP-6	B-11; B-13; B-17
Leucemia linfocítica	HE	Congestão no Sangue	VC-6; VG-1; VG-4; VG-20; BP-6; B-31	B-32; B-33; B-34; B-57; P-6; E-25	–
Leucemia linfocítica	HE	Congestão no Sangue	VG-14; B-11; B-17; B-18; B-20; B-22	E-36	–
Leucemia linfocítica	HE	Deficiência de *Yang*	ID-3; B-62; TA-5; VB-41	–	E-26
Leucemia linfocítica	HE	Deficiência de *Yin*	P-7; R-6; CS-6; BP-4	–	–
Leucemia linfocítica	HE	Deficiência de *Qi*	R-3; B-23; VG-4; VC-4; B-20; B-21	B-36; BP-6; F-13; VC-17	–
Leucemia linfocítica	HE	Deficiência de Sangue	B-17; B-43; B-20; B-21; BP-10; E-36	–	–

B = Bexiga; BP = Baço-Pâncreas; C = Coração; CS = Circulação-Sexo; E = Estômago; F = Fígado; HE = Hematologia; ID = Intestino Delgado; IG = Intestino Grosso; P = Pulmão; R = Rim; TA = Triplo Aquecedor; VB = Vesícula Biliar; VC = Vaso Concepção; VG = Vaso Governador.

Tabela 2.180 – Pontos para tratamento de leucemia mielocítica

Doença	Especialidade	Nome	Pontos	Pontos	Pontos
Leucemia mielocítica	HE	Calor na camada *Yin*	VG-26; CS-6; IG-4; C-7; *Jing; Xuan*	–	–
Leucemia mielocítica	HE	Calor na camada *Yin*	VG-20; VG-24; BP-10; CS-8; B-40	–	–
Leucemia mielocítica	HE	Congestão no Sangue	BP-15; B-20	–	–
Leucemia mielocítica	HE	Congestão no Sangue	CS-3; VC-4; VG-4; VG-14; VG-15; VG-22	VG-23; IG-4; BP-1; BP-6; BP-15; B-10	–
Leucemia mielocítica	HE	Congestão no Sangue	VB-21; VG-4; VG-12; VG-14	–	–
Leucemia mielocítica	HE	Congestão no Sangue	VB-21; VG-4; VG-12; VG-14; VB-38; F-3	E-36; BP-6	B-11; B-13; B-17
Leucemia mielocítica	HE	Congestão no Sangue	VC-6; VG-1; VG-4; VG-20; BP-6; B-31	B-32; B-33; B-34; B-57; P-6; E-25	–
Leucemia mielocítica	HE	Congestão no Sangue	VG-14; B-11; B-17; B-18; B-20; B-22	E-36	–
Leucemia mielocítica	HE	Deficiência de *Yang*	ID-3; B-62; TA-5; VB-41	–	E-26
Leucemia mielocítica	HE	Deficiência de *Yin*	P-7; R-6; CS-6; BP-4	–	–
Leucemia mielocítica	HE	Deficiência de *Qi*	R-3; B-23; VG-4; VC-4; B-20; B-21	B-36; BP-6; F-13; VC-17	–
Leucemia mielocítica	HE	Deficiência de Sangue	B-17; B-43; B-20; B-21; BP-10; E-36	–	–

B = Bexiga; BP = Baço-Pâncreas; C = Coração; CS = Circulação-Sexo; E = Estômago; F = Fígado; HE = Hematologia; ID = Intestino Delgado; IG = Intestino Grosso; P = Pulmão; R = Rim; TA = Triplo Aquecedor; VB = Vesícula Biliar; VC = Vaso Concepção; VG = Vaso Governador.

bacteriana, vaginite por candidíase e por tricomona não são comuns em mulheres na pós-menopausa, mas podem ocorrer nas que apresentam fatores de risco.

- Em mulheres de qualquer idade, as condições que predispõem à infecção vaginal ou vulvar incluem fístulas entre intestino e trato genital, o que permite que a flora intestinal contamine o trato genital, e irradiação pélvica e tumores, que rompem o tecido e então comprometem as defesas normais do hospedeiro. As vulvites não infecciosas podem ocorrer em qualquer idade graças à hipersensibilidade ou a reações irritativas decorrentes de *sprays* higiênicos, perfumes, absorventes, sabão de lavar roupa, alvejantes, amaciantes de roupas, produtos para tingir tecidos, tecidos sintéticos, produtos usados na água do banho, papel higiênico ou, ocasionalmente, espermicidas, lubrificantes ou cremes vaginais, preservativos de látex, anéis vaginais contraceptivos ou diafragmas.

Sinais e Sintomas

A vaginite causa corrimento vaginal, que deve ser distinguido da secreção vaginal normal. A secreção normal é comum quando os níveis de estrogênio estão elevados – por exemplo, durante as duas primeiras semanas de vida, visto que os estrogênios maternos são transferidos antes do nascimento (às vezes ocorre um pequeno sangramento quando os níveis de estrogênio caem abruptamente), e durante os meses que antecedem a menarca, quando aumenta a produção de estrogênios. O corrimento vaginal normal é, em geral, esbranquiçado ou mucoso, inodoro e não causa irritação; pode resultar em umidade vaginal, a qual deixa a roupa íntima úmida. O corrimento decorrente de vaginite vem acompanhado de prurido, eritema e, às vezes, de queimação, dor ou sangramento moderado. O prurido pode interferir no sono. Podem ocorrer disúria e dispareunia. Em casos de vaginite atrófica, há pouco corrimento, dispareunia e o tecido vaginal apresenta aspecto atrófico e seco. Apesar de os sintomas variarem entre os tipos específicos de vaginite, há muitos sintomas em comum.

As vulvites podem causar eritema, prurido e, às vezes, turgidez e corrimento da vulva.

O corrimento cervical decorrente de cervicite (por exemplo, por doença inflamatória pélvica [DIP]) pode parecer com o da vaginite; dor abdominal, dor à mobilização do colo ou inflamação cervical sugerem DIP. Os corrimentos aquoso, sanguinolento ou ambos podem resultar de câncer vulvar ou vaginal; pode-se diferenciar câncer de vaginite pelo exame físico e pelo exame de Papanicolaou. Se houver corrimento em crianças, deve-se suspeitar de corpo estranho. O prurido vaginal e o corrimento podem resultar de distúrbios dermatológicos (por exemplo, psoríase, tinha versicolor), que, em geral, podem ser diferenciados por meio da história e de achados dermatológicos.

Linfangite

É a lesão infecciosa dos vasos linfáticos de determinada região. Essa lesão pode ser causada por bactéria (*Streptococcus pyogenes* grupo A), verme (helmintos da espécie *Wuchereria bancrofti*), disseminação linfogênica de câncer, lesões químicas ou irradiações de tumores.

No Brasil, a causa mais comum de linfangite é a complicação da erisipela, infecção da pele causada geralmente pela bactéria *Streptococcus pyogenes* grupo A, mas também pode ser causada por outros estreptococos ou até por estafilococos.

A partir de lesão causada por fungos (frieira) entre os dedos dos pés, arranhões na pele, bolhas nos pés produzidas por calçado, corte de calos ou cutículas, coçadura de alguma picada de inseto com as unhas, pacientes com varizes ou diminuição do número de linfáticos têm predisposição maior de adquirir a doença, como é o caso de pacientes submetidas à mastectomia, portadoras de linfedema. As pessoas portadoras de diabetes ou varizes estão mais propensas a esta infecção.

Os primeiros sintomas podem ser aqueles comuns a qualquer infecção: calafrios, febre alta, astenia, cefaleia, mal-estar, náuseas e vômitos. As alterações da pele podem se apresentar rapidamente e variam desde simples vermelhidão, dor e edema (inchaço) até a formação de bolhas e feridas por necrose (morte das células) da pele.

A localização mais frequente é nos membros inferiores, na região acima dos tornozelos, mas pode ocorrer em outras regiões como face e tronco. No início, a pele se apresenta lisa, brilhosa, vermelha e quente. Com a progressão da infecção, o inchaço aumenta, surgem as bolhas de conteúdo amarelado ou achocolatado e, por fim, a necrose da pele. É comum o paciente queixar-se de "íngua" (aumento dos gânglios linfáticos na virilha) linfangite e infecção dos linfonodos.

Definição

Infecção dos linfonodos e dos vasos linfáticos.

Causas, Incidência e Fatores de Risco

O sistema linfático é uma rede de vasos (canais), gânglios (nodos) e órgãos. Funciona como parte do sistema imune para proteger e combater infecções, inflamações e cânceres. O sistema linfático também transporta fluidos, gorduras, proteínas e outras substâncias dentro do corpo. Os gânglios linfáticos ou linfonodos são estruturas pequenas que filtram fluido linfático. Nos linfonodos existem diversos glóbulos brancos que auxiliam a combater infecções.

A linfadenite e a linfangite são complicações comuns de infecções bacterianas. A linfadenite é a inflamação dos linfonodos. Quando os linfonodos ficam cheios de bactérias, vírus, fungos ou outros organismos há o desenvolvimento da infecção. Também pode ocorrer como consequência de células cancerosas circulantes ou de outros estados inflamatórios. A localização do(s) lindonodo(s) afetados normalmente associa-se ao local da infecção, tumor ou inflamação subjacentes. Geralmente resulta de celulite ou outra infecção bacteriana (normalmente infecção provocada por estreptococos ou estafilococos).

A linfangite acomete vasos/canais linfáticos e provoca inflamação dos canais e resultante dor e sintomas locais e sistêmicos. Geralmente é consequência de infecção aguda provocada por estreptococos ou estafilococos, como, por exemplo, picada de insetos ou mordidas de animais.

Linfadenite e linfangite provocam a formação de abscessos e celulite. Pode haver progressão rápida e disseminação para a corrente sanguínea em algumas horas e morte. A linfangite pode ser similar à tromboflebite.

Tabela 2.181 – Pontos para tratamento de leucorreia

Doença	Especialidade	Nome	Pontos	Pontos	Pontos
Leucorreia	GO	Calor, Umidade	BP-6; B-38; E-36	–	–
Leucorreia	GO	Calor, Umidade	CS-3; CS-7; VC-23; VC-24; VB-14; VB-20	VB-29; VB-30; VB-31; VB-32; VB-34; VB-39	–
Leucorreia	GO	Calor, Umidade	CS-5; VC-2; VC-3; VC-4; VC-5; VC-6	VC-7; VB-26; VB-27; VB-28; VB-29; VB-34	–
Leucorreia	GO	Calor, Umidade	CS-7; VB-38; IG-2; IG-4; IG-5; IG-10	IG-11; ID-3; VB-38	VG-1; VG-15; VG-16
Leucorreia	GO	Calor, Umidade	F-3; ID-8; BP-4; BP-6; B-38; B-39	E-35; E-36	VG-4; F-5; F-6
Leucorreia	GO	Calor, Umidade	IG-4; IG-11; BP-6; BP-9; BP-10; E-36	–	–
Leucorreia	GO	Calor, Umidade	VB-24; F-13; F-14; B-19; B-20; B-21	B-44; E-45	–
Leucorreia	GO	Calor, Umidade	VB-30; VB-31; VB-32; VB-40; VB-43	–	–
Leucorreia	GO	Calor, Umidade	VC-2; VC-4; VG-1; BP-6	–	–
Leucorreia	GO	Calor, Umidade	VG-14; B-15; B-17; B-23	–	–
Leucorreia	GO	Calor, Umidade em Fígado/Vesícula Biliar	VC-3; VC-6; E-29; BP-1; BP-9; R-10	R-12; VB-26; F-5; F-8; F-9; F-10	–
Leucorreia	GO	Deficiência de Baço--Pâncreas	CS-5; VC-2; VC-3; VC-4; VC-5; VC-6	VC-7; VB-26; VB-27; VB-28; VB-29; VB-34	–
Leucorreia	GO	Deficiência de Baço--Pâncreas	CS-6; VB-12; VB-20; VB-44; VB-19; VG-24	IG-4; F-1; F-2; F-10; BP-2; BP-6	F-13
Leucorreia	GO	Deficiência de Baço--Pâncreas	CS-8; VC-11; VC-12; VC-13; VC-14; VB-24	BP-16; BP-18; BP-19; BP-20; BP-21; BP-38	VG-4; F-5; F-6
Leucorreia	GO	Deficiência de Baço--Pâncreas	VC-6; BP-8; BP-20; B-38; E-34; E-36	–	BP-9; BP-20; B-26
Leucorreia	GO	Deficiência de Baço--Pâncreas	VC-12; B-25; B-27; E-36	–	–
Leucorreia	GO	Deficiência de Baço--Pâncreas	VC-19; VC-20; IG-18; IG-11; B-13; B-23	B-38; C-3; P-1; P-5; R-10	–
Leucorreia	GO	Deficiência do *Dai Mai*	CS-5; VC-2; VC-3; VC-4; VC-5; VC-6;	VC-7; VB-26; VB-27; VB-28; VB-29; VB-34;	–
Leucorreia	GO	Deficiência de *Qi*/Sangue	VG-20; VB-20; BP-10; B-43; IG-4; BP-6	B-67; E-25	–
Leucorreia	GO	Deficiência de Rim	CS-5; VC-2; VC-3; VC-4; VC-5; VC-6	VC-7; VB-26; VB-27; VB-28; VB-29; VB-34	VG-4; F-5; F-6
Leucorreia	GO	Deficiência de Rim	ID-1; E-36; B-21	–	–
Leucorreia	GO	Deficiência de Rim	VB-1; VB-40; IG-4; ID-3; ID-4; B-1	R-11; R-12	VG-4; F-5; F-6
Leucorreia	GO	Deficiência de Rim	VC-2; VC-4; VG-1; BP-6; R-10	–	–
Leucorreia	GO	Deficiência de Rim	VC-4; VB-20; VG-4; VG-12; VG-20; IG-10	E-36	–
Leucorreia	GO	Deficiência de Rim	VC-6; BP-8; BP-20; B-38; E-34; E-36	–	–

(*continua*)

248 – TRATAMENTOS DE ACUPUNTURA

Tabela 2.181 – Pontos para tratamento de leucorreia (*continuação*)

Doença	Especialidade	Nome	Pontos	Pontos	Pontos
Leucorreia	GO	Desarmonia, disfunção de *Chong*/Vaso Concepção	CS-5; VC-2; VC-3; VC-4; VC-5; VC-6	VC-7; VB-26; VB-27; VB-28; VB-29; VB-34	–
Leucorreia	GO	Desarmonia, disfunção de *Chong*/Vaso Concepção	VB-20; VG-14; IG-4; IG-11; F-11; BP-6	B-18; B-25; B-36	–
Leucorreia	GO	Desarmonia, disfunção de *Chong*/Vaso Concepção	VC-6; VG-1; VG-4; VG-20; BP-6; B-31	B-32; B-33; B-34; B-57; P-6; E-25	VG-4; F-5; F-6
Leucorreia	GO	Estagnação de Fígado	CS-5; VC-2; VC-3; VC-4; VC-5; VC-6	VC-7; VB-26; VB-27; VB-28; VB-29; VB-34	–
Leucorreia	GO	Frio, Umidade em Baço-Pâncreas	E-21; E-25; E-36; BP-6; BP-9; B-20	B-23; VC-4; VC-6; VC-12	E-26
Leucorreia	GO	Frio, Umidade em Baço-Pâncreas	E-21; E-25; E-36; BP-6; BP-9; B-20	B-23; VC-4; VC-6; VC-12	VG-4; F-5; F-6
Leucorreia	GO	Frio, Umidade em Baço-Pâncreas	E-21; E-25; E-36; BP-6; BP-9; B-20	B-23; VC-4; VC-6; VC-12	–
Leucorreia	GO	Muco, Fogo-*Yang* em Baço-Pâncreas	CS-5; VC-2; VC-3; VC-4; VC-5; VC-6	VC-7; VB-20; VB-27; VB-28; VB-29; VB-34	–
Leucorreia	GO	Muco, Fogo-*Yang* em Baço-Pâncreas	CS-8; VC-11; VC-12; VC-13; VC-14; VB-24	BP-16; BP-18; BP-19; BP-20; BP-21; BP-38	–
Leucorreia	GO	Muco, Fogo-*Yang* em Baço-Pâncreas	IG-4; B-25; B-27; B-41; E-44	–	VG-4; F-5; F-6
Leucorreia	GO	Muco, Fogo-*Yang* em Baço-Pâncreas	VB-24; F-13; F-14; B-19; B-20; B-21	B-44; E-45	BP-44; E-21; E-23
Leucorreia	GO	Muco, Fogo-*Yang* em Baço-Pâncreas	VC-4; VC-8; VC-9; VC-11; IG-6; BP-9	B-20; B-47; B-22; B-43	–
Leucorreia	GO	Muco, Fogo-*Yang* em Baço-Pâncreas	VC-9; VB-34; BP-6; BP-10; B-18; B-23	R-7; E-36; VB-40; F-3; F-9; BP-15	–
Leucorreia	GO	Umidade, muco	VC-9; BP-9; E-40; P-5; VC-4; VC-12	B-20; VB-28	R-3
Leucorreia	GO	Umidade, muco	VC-9; BP-9; E-40; P-5; VC-4; VC-12	B-20; B-51; VB-28	–

B = Bexiga; BP = Baço-Pâncreas; C = Coração; CS = Circulação-Sexo; E = Estômago; F = Fígado; GO = Ginecologia e Obstetrícia; ID = Intestino Delgado; IG = Intestino Grosso; P = Pulmão; R = Rim; VB = Vesícula Biliar; VC = Vaso Concepção; VG = Vaso Governador.

Linfoadenite Crônica

Infecção dos linfonodos e dos vasos linfáticos.

Causas, Incidência e Fatores de Risco

O sistema linfático é uma rede de vasos (canais), gânglios (nodos) e órgãos. Funciona como parte do sistema imune para proteger e combater infecções, inflamações e cânceres. O sistema linfático também transporta fluidos, gorduras, proteínas e outras substâncias dentro do corpo. Os gânglios linfáticos ou linfonodos são estruturas pequenas que filtram fluido linfático. Nos linfonodos existem diversos glóbulos brancos que auxiliam a combater infecções.

A linfadenite e a linfangite são complicações comuns de infecções bacterianas. A linfadenite é a inflamação dos linfonodos. Quando os linfonodos ficam cheios de bactérias, vírus, fungos ou outros organismos há o desenvolvimento da infecção. Também pode ocorrer como consequência de células cancerosas circulantes ou de outros estados inflamatórios. A localização do(s) lindonodo(s) afetado(s) normalmente associa-se ao local de infecção, tumor ou inflamação subjacentes. Geralmente resulta de celulite ou de outra infecção bacteriana (normalmente infecção provocada por estreptococos ou estafilococos).

A linfangite acomete vasos/canais linfáticos e provoca inflamação dos canais e resultante dor e sintomas locais e sistêmicos. Geralmente é consequência de infecção aguda provocada por estreptococos ou estafilococos, como, por exemplo, picada de insetos ou mordidas de animais.

Linfadenite e linfangite provocam a formação de abscessos e celulite. Pode haver progressão rápida e disseminação para a corrente sanguínea em algumas horas e morte. A linfangite pode ser similar à tromboflebite.

Líquen Plano

É uma erupção inflamatória, recorrente e pruriginosa, caracterizada por pequenas pápulas, poligonais, aplanadas e violáceas, que podem se coalescer em placas descamativas e rugosas, frequentemente acompanhadas por lesões orais. O diagnóstico é, em geral, clínico e comprovado por biópsia de pele. O tratamento geralmente requer corticosteroides tópicos ou intralesionais. Casos graves são tratados com fototerapia ou imunossupressores sistêmicos.

Acredita-se que o líquen plano (LP) seja causado por reação autoimune mediada por linfócitos T contra os ceratinócitos da camada epitelial basal em pessoas com predisposição genética. Drogas (especialmente betabloqueadores, AINE, ECA, ouro, sulfonilureia, antimaláricos, penicilamina e tiazídicos) podem causar LP; o LP induzido por drogas (às vezes, denominado erupção liquenoide por drogas) pode ser indistinto do LP de outras origens ou ter um quadro mais eczematoso. Associação com hepatite C, induzindo insuficiência hepática, é suspeita, porém não comprovada.

Sinais e Sintomas

As lesões típicas são pruriginosas, poliangulares, pápulas aplanadas e placas. Inicialmente, são de 2 a 4mm de diâmetro, com bordas angulares, cor violácea e brilho característico à luz tangencial. Em geral, as lesões possuem distribuição simétrica, mais comumente nas superfícies flexoras de punhos, pernas, tronco, glande do pênis e mucosas vaginal e oral, mas podem também ser disseminadas. A face raramente é acometida. O início é súbito ou gradual. Não é frequente em crianças. Durante a fase aguda, novas pápulas podem surgir em locais de mínimos traumas (fenômeno de Köbner), como escoriações. As lesões podem se coalescer ou se alterar com o tempo, tornando-se hiperpigmentadas, atróficas, hiperceratósicas (LP hipertrófico) ou vesicobolhosas. As lesões pruriginosas raramente são escoriadas ou crostosas. No couro cabeludo, áreas com alopécias cicatriciais (líquen planopilar) podem ocorrer.

Há lesões na mucosa oral em cerca de 50% dos casos; lesões orais podem ocorrer na ausência de lesões cutâneas e, em geral, persistem de forma indefinida. Lesões lineares reticuladas, rendilhadas e branco-azuladas (estrias de Wickham) são característica do LP oral, especialmente na mucosa bucal. As bordas da língua e a mucosa gengival em áreas desdentadas também são atingidas. Uma forma de LP erosivo é observada em pacientes que desenvolvem úlceras superficiais, dolorosas e recorrentes, mas, em casos de longa evolução, raramente se tornam cancerosas. Exacerbações crônicas e remissões são comuns.

As unhas são acometidas em mais de 10% dos casos. Os achados variam de intensidade, com descoloração do leito ungueal, estrias longitudinais, adelgaçamento das laterais e perda total da unha e de sua matriz, com cicatriz da dobra ungueal proximal estendendo-se até o leito da unha (pterígio).

Tabela 2.182 – Pontos para tratamento de linfangite

Doença	Especialidade	Nome	Pontos	Pontos	Pontos
Linfangite	CV	Calor, Umidade no Meridiano *Luo*	VB-41; IG-13; IG-16; IG-17; TA-10	–	–
Linfangite	CV	Calor, Umidade no Meridiano *Luo*	VG-14; IG-11; TA-5; VB-33; IG-12; ID-9	B-49; E-10; VB-4; TA-3; B-60; E-34	–
Linfangite	CV	Frio Perverso no Meridiano *Luo*	VB-2; VB-20; VB-21; IG-4; IG-11; ID-14	ID-15; ID-17; ID-19; BP-2; TA-3; TA-17	–
Linfangite	CV	Frio Perverso no Meridiano *Luo*	VB-41; IG-13; IG-16; IG-17; TA-10	–	R-25; R-26; R-27; E-13; E-14; E-15

B = Bexiga; BP = Baço-Pâncreas; CV = Cardiovascular; E = Estômago; ID = Intestino Delgado; IG = Intestino Grosso; R = Rim; TA = Triplo Aquecedor; VB = Vesícula Biliar; VG = Vaso Governador.

Litíase Vesicular ou Biliar

Colelitíase é a formação de cálculos (pedras) no interior da vesícula biliar (90% dos casos) ou dos ductos biliares (dentro e fora do fígado). Nos últimos anos tem havido aumento da incidência e do diagnóstico desta doença. Com o uso cada vez maior da ultrassonografia abdominal em exames de rotina (*checkup*), muitos casos de cálculos em vesícula biliar têm sido diagnosticados, mesmo antes do paciente apresentar qualquer sintoma. Os tipos de cálculos mais comuns são os de colesterol (90%) e, em segundo lugar, os de bilirrubina (10%), que ocorrem em pessoas portadoras de alguns tipos de anemia ou com deficiência do metabolismo da bilirrubina (pigmento metabolizado pelo fígado).

Quando Ocorre?

Os estudos têm demonstrado claramente aumento da incidência de cálculos biliares com o passar da idade. Embora rara na população pediátrica, as crianças com distúrbios hematológicos (alguns tipos de anemia) e com dificuldade de absorção de sais biliares estão predispostas à formação de cálculos biliares.

A calculose biliar é mais comum entre as mulheres, e deve estar ligado a fatores hormonais, já que há aumento do número de casos com a gravidez. Esta variação hormonal alteraria a motilidade da vesícula biliar, causando dificuldade de esvaziamento, assim como alteração do metabolismo do colesterol.

A obesidade também é um fator de risco, já que nestes pacientes há aumento da concentração de colesterol. A diabetes também causa aumento na incidência dos cálculos na vesícula biliar, devido à supersaturação do colesterol.

Sintomas

A presença de cálculos na vesícula biliar pode se manifestar de várias maneiras, sendo que muitos pacientes são assintomáticos (mais de 50%) por vários anos. Nos casos sintomáticos, a obstrução do ducto da vesícula biliar por um cálculo pode causar dor no abdome, principalmente do lado direito, próxima às costelas, conhecida como cólica biliar. A cólica é causada pela contração da vesícula biliar contra a resistência imposta pela obstrução do ducto, e classicamente surge de 30 a 60min depois das refeições. Caso a obstrução persista, pode haver a evolução para inflamação aguda da vesícula biliar (colecistite aguda). A calculose biliar também pode se apresentar como "má" digestão, desconforto abdominal vago, náuseas e vômitos, ou mesmo flatulência. Este quadro tende a piorar com a ingestão de alimentos gordurosos, mas todos os alimentos podem desencadear sintomas.

Lúpus Eritematoso Sistêmico (Lúpus Eritematoso Disseminado)

O lúpus eritematoso sistêmico (LES) é um distúrbio inflamatório, crônico e multissistêmico, de provável etiologia autoimune e que ocorre predominantemente em mulheres jovens. As manifestações comuns incluem artralgias e artrite, *rash* malar e de outras regiões, pleurite ou pericardite, envolvimento renal ou do SNC, além de citopenia hematológica. O diagnóstico requer critérios clínicos e sorológicos. O tratamento da doença grave e ativa requer corticosteroides, frequentemente hidroxicloroquina e, algumas vezes, imunossupressores.

De todos os casos, de 70 a 90% ocorrem em mulheres (geralmente na idade fértil). O LES é mais comum em negros que brancos, podendo afetar pacientes de qualquer idade, inclusive neonatos. O conhecimento crescente sobre formas leves de lúpus tem resultado em um aumento no relato de casos. Em alguns países, a prevalência de LES rivaliza com a de AR. O LES provavelmente é precipitado por gatilhos

Tabela 2.183 – Pontos para tratamento de linfoadenite crônica

Doença	Especialidade	Nome	Pontos
Linfoadenite crônica	CV	Toxinas no Meridiano *Luo*	TA-10; VB-32; VB-40

CV = Cardiovascular; TA = Triplo Aquecedor; VB = Vesícula Biliar.

Tabela 2.184 – Pontos para tratamento de líquen

Doença	Especialidade	Nome	Pontos	Pontos
Líquen	DE	Calor, Umidade em Baço--Pâncreas/Estômago	IG-11; CS-7	–
Líquen	DE	Calor, Umidade em Baço--Pâncreas/Estômago	VB-38; F-14; BP-2; BP-14; BP-17; BP-19	BP-21; B-38; B-67; IG-5

B = Bexiga; BP = Baço-Pâncreas; CS = Circulação-Sexo; DE = Dermatologia; F = Fígado; IG = Intestino Grosso; VB = Vesícula Biliar.

ambientais ainda desconhecidos, os quais produzem reações autoimunes em pessoas geneticamente predispostas. Algumas drogas (por exemplo, hidralazina, procainamida) produzem síndrome como o lúpus.

Sinais e Sintomas

Os achados clínicos são muito variáveis. O LES pode se desenvolver abruptamente com febre ou de forma insidiosa, por meses ou anos, com episódios de artralgias e mal-estar. Dores de cabeça vasculares, epilepsia ou psicoses podem ser os achados iniciais. Podem aparecer manifestações em qualquer órgão ou sistema. Podem ocorrer também exacerbações periódicas.

Os sintomas articulares variam de artralgias intermitentes a poliartralgias agudas, e ocorrem em cerca de 90% dos pacientes, podendo preceder outras manifestações por anos. A maioria das poliartrites do lúpus não é destrutiva ou deformante. Entretanto, em caso de doença prolongada, as deformidades podem se desenvolver (por exemplo, as articulações metacarpofalangianas e interfalangianas podem desenvolver deformidades em pescoço de ganso ou desvio ulnar sem erosões ósseas ou cartilaginosas [artrite de Jaccoud]).

As lesões da pele incluem eritema malar em forma de borboleta (achatado ou elevado), o qual geralmente poupa as pregas nasolabiais. A ausência de pápulas e pústulas ajuda a distinguir de rosácea. Uma variedade de outras lesões eritematosas, firmes e maculopapulares podem ocorrer em qualquer lugar, inclusive em áreas expostas de face, pescoço, tórax superior e cotovelos. As ulcerações de pele são raras, embora as úlceras recidivantes das membranas mu-

cosas (particularmente na porção central do palato duro, próximo à junção de palato duro e palato mole, na mucosa de boca e gengiva e no septo nasal anterior) sejam comuns. Alopecia focal ou generalizada é comum durante as faces ativas do LES. A paniculite pode produzir lesões nodulares subcutâneas. As lesões vasculíticas da pele podem incluir eritema marmorizado em dedos e palmas das mãos, eritema periungueal, infartos periungueais, urticária e púrpura palpável. Podem se desenvolver petéquias secundárias à trombocitopenia. A fotossensibilidade ocorre em 40% dos pacientes.

Os sintomas cardiopulmonares comuns incluem pleurisia recidivante, com ou sem derrame pleural. A pneumonite é rara, embora sejam comuns lesões menores na função pulmonar. Graves hemorragias pulmonares ocorrem ocasionalmente e têm 50% de mortalidade. Outras complicações incluem embolismo pulmonar, hipertensão pulmonar e síndrome do pulmão encolhido. As complicações cardíacas incluem pericardite (mais comum), derrame pericárdico e miocardite. Dentre as complicações raras e graves, encontram-se vasculite da artéria coronária e endocardite de Libman-Sacks. A aterosclerose acelerada é uma causa que leva à morbidade e à mortalidade. O bloqueio cardíaco congênito pode se desenvolver nos neonatos.

É comum adenopatia generalizada, particularmente em crianças, jovens e negros. A esplenomegalia ocorre em 10% dos pacientes. O baço pode desenvolver fibrose periarterial.

Os sintomas neurológicos podem resultar de envolvimento de qualquer parte do sistema nervoso central ou periférico ou das meninges. São comuns também pequenas restrições cognitivas. Pode haver também

Tabela 2.185 – Pontos para tratamento de litíase vesicular ou biliar

Doença	Especialidade	Nome	Pontos	Pontos
Litíase vesicular ou biliar	GE	Calor, Umidade em Baço-Pâncreas	B-20; B-21; B-51; E-36; E-39; VC-10	VC-12; VB-34; VB-38; CS-6; BP-9; F-8

B = Bexiga; CS = Circulação-Sexo; E = Estômago; F = Fígado; GE = Gastroenterologia; VB = Vesícula Biliar; VC = Vaso Concepção.

enxaquecas, distúrbio de personalidade, acidente vascular cerebral (AVC) isquêmico, hemorragia subaracnóidea, psicoses, síndromes cerebrais orgânicas, meningites assépticas, neuropatias periféricas, mielite transversa ou disfunção cerebelar.

O envolvimento renal pode se desenvolver a qualquer tempo, podendo ser a única manifestação do LES. Ele pode ser benigno e assintomático ou progressivo e fatal. As lesões renais podem variar em sua gravidade, indo desde lesão focal, geralmente benigna, até glomerulite difusa, potencialmente fatal, e glomerulonefrite membranoproliferativa. Dentre as manifestações comuns incluem-se proteinúria (mais comum), sedimentação urinária anormal manifestada por uma casta de eritrócitos e leucócitos, hipertensão e edema.

Dentre as manifestações obstétricas incluem-se a perda fetal prematura ou tardia. No entanto, a gravidez pode ser bem-sucedida, particularmente após 6 a 12 meses de remissão.

As manifestações hematológicas incluem anemia (frequentemente hemolítica autoimune), leucopenia (incluindo linfopenia com < 1.500 células/µL) e trombocitopenia (algumas vezes, trombocitopenia autoimune de tratamento contínuo). A trombose venosa ou arterial recidivante ou trombocitopenia e alta probabilidade de complicações obstétricas ocorrem em pacientes com anticorpos antifosfolipídicos. As tromboses provavelmente são responsáveis pela maioria das complicações do LES, incluindo as complicações obstétricas.

As manifestações GI podem resultar de vasculite intestinal ou diminuição da motilidade intestinal. Além disso, pode haver pancreatite resultante de LES ou tratamento com corticosteroides e/ou azatioprina. As manifestações podem incluir: dor abdominal proveniente de serosite, náusea, vômito, sintomas de perfuração intestinal e pseudo-obstrução. O LES raramente causa doença do parênquima hepático.

Má Absorção Intestinal

Esteatorreia é a formação de fezes volumosas, acinzentadas ou claras, que geralmente são malcheirosas, flutuam na água e têm aparência oleosa ou são acompanhadas de gordura que flutua no vaso sanitário. Ocorre por aumento na quantidade de gordura nas fezes, geralmente definida acima de 6g por dia, causada por má absorção de diferentes etiologias.

Má Absorção Intraluminal

É a que ocorre por distúrbio no processo de digestão na luz intestinal, seja pela falta de bile (por cirrose ou obstrução dos canais biliares, principalmente por câncer de pâncreas) ou de enzimas pancreáticas (por pancreatite crônica ou câncer de pâncreas).

Má Absorção pela Mucosa Intestinal

A má absorção pode ocorrer por destruição das células da mucosa intestinal (enterócitos), drogas (colchicina, neomicina, algumas classes de AINE e outros), parasitas (giardíase, criptosporídeo, estrongiloides, doença de Whipple, *Mycobacterium avium-intracellulare*), doenças autoimunes (doença celíaca, enteropatia autoimune, gastroenterite eosinofílica e outras) ou medicações (como a colestiramina, que impede a absorção dos sais biliares).

Obstrução Pós-mucosa

A principal causa é a linfangiectasia intestinal, que pode ser congênita ou adquirida (por trauma, linfoma, carcinoma ou doença de Whipple). Com a obstrução dos canais linfáticos, ocorre a enteropatia perdedora de proteína com esteatorreia significativa. O que caracteriza essa situação é a má absorção de gorduras com perda nas fezes de proteínas e linfócitos, mas sem prejudicar a absorção de carboidratos, que são absorvidos e transportados pela circulação sanguínea portal.

Outras Causas

Outra causa de esteatorreia inclui o supercrescimento bacteriano, que causa diarreia inflamatória e secretória em pacientes com obstrução anatômica intestinal, como nos portadores de doença de Crohn, diverticulose do intestino delgado e distúrbios de motilidade intestinal. A esteatorreia ocorre da desconjugação pelas bactérias dos sais biliares, lesão e inflamação da mucosa intestinal e hidroxilação das gorduras.

A síndrome do intestino curto ocorre quando há ressecção extensa do intestino delgado, deixando-se menos de 200cm. A esteatorreia é multifatorial, resultando da diminuição da superfície absortiva, do tempo de trânsito e *pool* de sais biliares. É parte de uma síndrome chamada "falência intestinal", que também inclui doença parenquimatosa intestinal (como a doença de Crohn) e distúrbios de motilidade, nos quais a nutrição está prejudicada. Aos mecanismos de diarreia ainda se somam o efeito osmótico dos solutos não absorvidos pela hipersecreção gástrica (talvez pelo supercrescimento bacteriano) e pela hipersecreção intestinal.

Malária

Malária é uma infecção causada por quaisquer das quatro espécies de *Plasmodium*. Os sintomas são febre, que pode ser periódica; calafrios; sudorese; anemia hemolítica; e esplenomegalia. O diagnóstico é feito pela identificação de *Plasmodium* em uma amostra de sangue periférico. Tratamento e profilaxia dependem das espécies e da sensibilidade às drogas, e incluem cloroquina, quinina, atovaquona e proguanil, mefloquina, doxiciclina e derivados de artemisinina. Pacientes infectados com *P. vivax* e *P. ovale* também recebem primaquina.

A malária é endêmica na África, na maioria do sul e do sudeste da Ásia, na América Central e ao norte da América do Sul. Há entre 300 e 500 milhões de pessoas infectadas mundialmente, e entre 1 e 2 milhões de mortes anualmente, a maioria em crianças com < 5 anos. A malária já foi endêmica nos Estados Unidos, mas foi eliminada da América do Norte. Aproximadamente 1.000 casos por ano ocorrem nesse país, quase todos adquiridos no exterior; um pequeno número é o resultado de transfusões de sangue ou, raramente, da transmissão autóctone por meio de mosquitos locais que se alimentam de imigrantes infectados.

Tabela 2.186 – Pontos para tratamento de lúpus eritematoso

Doença	Especialidade	Nome	Pontos	Pontos	Pontos
Lúpus eritematoso	RE	Calor tóxico	B-38; E-36; VB-34; VG-14; VG-16; VG-20	IG-11; TA-5	–
Lúpus eritematoso	RE	Calor tóxico	CS-6; BP-8; BP-20; B-38; E-34; E-36	–	–
Lúpus eritematoso	RE	Calor tóxico	CS-7; VC-22; VC-23; IG-1; IG-3; IG-4	IG-5; IG-6; IG-10; IG-11; IG-16; IG-17	–
Lúpus eritematoso	RE	Calor tóxico	CS-9; VC-5; TA-5; TA-10; B-23; R-2	R-3; P-5; P-7; P-9	–
Lúpus eritematoso	RE	Calor tóxico	IG-12; IG-13; IG-14; IG-15; F-2; F-7	F-8; F-14; ID-9; ID-10; BP-9; BP-10;	ID-1; ID-2; ID-3
Lúpus eritematoso	RE	Calor tóxico	IG-13; IG-14; BP-17; BP-18; TA-6; B-10	B-11; B-12; B-13; B-14; B-15; B-18	–
Lúpus eritematoso	RE	Calor tóxico	VB-24; F-13; F-14; B-19; B-20; B-21	B-44; E-15	BP-21; TA-5; TA-11
Lúpus eritematoso	RE	Calor tóxico	VC-3; VC-7; VC-14; F-3; F-9; BP-2	BP-3; TA-4; B-25; B-27; B-65; C-5	R-25; R-26; R-27
Lúpus eritematoso	RE	Deficiência de *Yang* de Baço-Pâncreas/ Rim	VC-12; VC-4; B-23; BP-6; B-54; E-28	–	–
Lúpus eritematoso	RE	Deficiência de *Yin*	P-7; R-6; CS-6; BP-4	–	R-3; E-42
Lúpus eritematoso	RE	Congestão de Sangue na camada *Yin*	IG-11; VC-6; VB-23; VG-8; VG-13; VG-18	IG-4; IG-11; BP-6	–
Lúpus eritematoso	RE	Umidade, toxinas	IG-11; VC-6; VB-23; VG-8; VG-13; VG-18	IG-4; IG-11; BP-6	–

B = Bexiga; BP = Baço-Pâncreas; C = Coração; CS = Circulação-Sexo; E = Estômago; F = Fígado; ID = Intestino Delgado; IG = Intestino Grosso; P = Pulmão; R = Rim; RE = Reumatologia; TA = Triplo Aquecedor; VB = Vesícula Biliar; VC = Vaso Concepção; VG = Vaso Governador.

Etiologia e Fisiopatologia

As quatro espécies de *Plasmodium* que infectam seres humanos são *P. falciparum*, *P. vivax*, *P. ovale*, e *P. malariae*. Os elementos básicos do ciclo de vida são os mesmos para todas. A transmissão se inicia quando uma fêmea do mosquito *Anopheles* se alimenta em uma pessoa com malária e ingere sangue contendo gametócitos. Durante uma a duas semanas depois, gametócitos dentro do mosquito se reproduzem sexualmente e produzem esporozoítas infectados. Quando o mosquito se alimenta novamente em uma pessoa, transmite esporozoítas que logo infectam hepatócitos. Os parasitas amadurecem em esquizontes teciduais dentro dos hepatócitos. Cada esquizonte produz 10.000 a 30.000 merozoítos, que são liberados na circulação sanguínea após uma a três semanas, quando os hepatócitos se rompem. Cada merozoíto pode invadir um eritrócito e, então, se transformar em um trofozoíto. Os trofozoítos evoluem e são chamados de esquizontes eritrocitários, que produzem merozoítos adicionais e 48 a 72h depois rompem os eritrócitos e são liberados no plasma. Esses merozoítos rapidamente invadem novos eritrócitos, repetindo o ciclo.

Esquizontes teciduais no fígado podem persistir como hipnozoítas por até três anos no caso de *P. vivax* e *P. ovale*, mas não de *P. falciparum* ou *P. malariae*. Estas formas dormentes servem como cápsulas de liberação lenta que induzem a recaídas e complicam a quimioterapia, porque não são mortas pela maioria das drogas.

O estágio pré-eritrocítico (hepático) do ciclo de vida da malária é evitado quando a infecção é transmitida por transfusões de sangue, compartilhamento de agulhas contaminadas ou congenitamente. Esses modos de transmissão não produzem doença latente e não provocam recorrências.

A ruptura dos eritrócitos durante a liberação de merozoítos é responsável pelos sintomas clínicos. Quando grave, a hemólise produz anemia e icterícia que pioram por fagocitose de eritrócitos infectados no baço.

Ao contrário de outras formas de malária, *P. falciparum* causa obstrução microvascular porque os eritrócitos infectados aderem às células vasculares endoteliais. Isquemia se desenvolve, resultando em hipóxia de tecido, em particular no cérebro, nos rins, nos pulmões e no trato GI, além de hipoglicemia e acidose láctica.

Resistência

A maioria dos africanos ocidentais possui resistência completa a *P. vivax*, porque em seus eritrócitos falta o grupo sanguíneo Duffy, necessário à invasão de eritrócitos por *P. vivax*; muitos afro-americanos são resistentes. O desenvolvimento de *Plasmodium* em eritrócitos também é retardado em pacientes com hemoglobina S, hemoglobina C, talassemia, deficiência de glicose-6-fosfato desidrogenase (G6PD) ou eliptocitose melanésia.

Tabela 2.187 – Pontos para tratamento de má absorção intestinal

Doença	Especialidade	Nome	Pontos	Pontos	Pontos
Má absorção intestinal	GE	Deficiência de Baço-Pâncreas	CS-5; VC-2; VC-3; VC-4; VC-5; VC-6	VC-7; VB-26; VB-27; VB-28; VB-29; VB-34	–
Má absorção intestinal	GE	Deficiência de Baço-Pâncreas	CS-6; VB-12; VB-20; VB-44; VB-19; VG-24	IG-4; F-1; F-2; F-10; BP-2; BP-6	–
Má absorção intestinal	GE	Deficiência de Baço-Pâncreas	CS-8; VC-11; VC-12; VC-13; VC-14; VB-24	BP-16; BP-18; BP-19; BP-20; BP-21; BP-38	VG-4; F-5; F-6
Má absorção intestinal	GE	Deficiência de Baço-Pâncreas	VC-6; BP-8; BP-20; B-38; E-34; E-36	–	BP-9; BP-20; B-26
Má absorção intestinal	GE	Deficiência de Baço-Pâncreas	VC-12; B-25; B-27; E-36	–	–
Má absorção intestinal	GE	Deficiência de Baço-Pâncreas	VC-19; VC-20; IG-18; IG-11; B-13; B-23	B-38; C-3; P-1; P-5; R-10	–

B = Bexiga; BP = Baço-Pâncreas; C = Coração; CS = Circulação - Sexo; E = Estômago; F = Fígado; GE = Gastroenterologia; IG = Intestino Grosso; P = Pulmão; VB = Vesícula Biliar; VC = Vaso Concepção.

Tabela 2.188 – Pontos para tratamento de malária

Doença	Especialidade	Nome	Pontos	Pontos
Malária	MI	Calor, Umidade em *Shaoyang*	CS-5; VC-12; VG-13; VG-14; VG-16; IG-4	IG-11; F-13; ID-3; BP-4; TA-6; B-11

B = Bexiga; BP = Baço-Pâncreas; CS = Circulação-Sexo; F = Fígado; ID = Intestino Delgado; IG = Intestino Grosso; MI = Medicina Intensiva; TA = Triplo Aquecedor; VC = Vaso Concepção; VG = Vaso Governador.

Infecções prévias fornecem imunidade parcial. Quando residentes de áreas hiperendêmicas deixam o local, sua imunidade adquirida anteriormente dura apenas alguns meses, podendo ocorrer desenvolvimento de malária sintomática caso retornem e sejam infectados.

Mastite

Mastite é a inflamação dolorosa da mama, geralmente acompanhada por infecção.

Febre tardia no puerpério está quase sempre associada à mastite. Os sintomas incluem febre alta, eritema, endurecimento local, dor, edema e aumento da temperatura local.

O tratamento inclui o estímulo à ingestão de líquidos e antibióticos direcionados para *Staphylococcus aureus*, o patógeno mais frequentemente associado. Exemplos são dicloxacilina, 500mg, via oral, a cada 6h, por 7 a 10 dias e, para mulheres alérgicas a penicilina, eritromicina, 250mg, via oral, a cada 6h. Caso a paciente não melhore e nenhum abscesso se desenvolva, devem ser consideradas vancomicina, 1g, via intravenosa, a cada 12h, ou cefotetana, 1 a 2g, via intravenosa, a cada 12h, para cobrir organismos resistentes. A amamentação deve ser continuada durante o tratamento, pois este também inclui o esvaziamento da mama acometida. Os abscessos mamários são muito raros e tratados com incisão e drenagem associada a antibióticos contra *Staphylococcus aureus*.

Mastoidite Aguda

A mastoidite aguda é uma infecção bacteriana localizada no processo mastoide, o osso proeminente situado atrás da orelha. Comumente, este distúrbio ocorre quando uma otite média aguda não tratada ou tratada de modo inadequado dissemina-se do ouvido médio até o osso circunjacente (o processo mastoide).

Sintomas

Os sintomas geralmente manifestam-se duas ou mais semanas após uma otite média aguda, à medida que a disseminação da infecção destrói a parte interna do processo mastoide. Pode ocorrer a formação de um abscesso no osso. A pele que recobre o processo mastoide pode tornar-se hiperemiada, inflamada e dolorosa e o ouvido externo é deslocado para o lado e para baixo. Outros sintomas são a febre, a dor ao redor e no interior do ouvido e uma secreção cremosa e abundante do ouvido. Todos esses sintomas normalmente pioram. A dor tende a ser persistente e latejante. A perda auditiva é progressiva. A tomografia computadorizada (TC) revela que as células aéreas (espaços no osso que normalmente contêm ar) do processo mastoide estão cheias de líquido. À medida que a mastoidite evolui, os espaços aumentam. Uma mastoidite tratada inadequadamente pode acarretar surdez, infecção do sangue (sepse), meningite, abscesso cerebral ou morte.

Tabela 2.189 – Pontos para tratamento de mastite

Doença	Especialidade	Nome	Pontos	Pontos
Mastite	GO	Calor tóxico no Meridiano *Luo* do Estômago	CS-1; VC-17; VB-41; VB-42; VB-43; IG-8	ID-1; ID-2; BP-12; BP-18; R-3; E-18
Mastite	GO	Estagnação do *Qi* do Fígado	B-17; B-18; B-19; B-51; F-2; F-3	F-14; VB-20; VB-34; E-18; E-34; E-36

B = Bexiga; BP = Baço-Pâncreas; CS = Circulação-Sexo; E = Estômago; F = Fígado; GO = Ginecologia e Obstetrícia; ID = Intestino Delgado; IG = Intestino Grosso; R = Rim; VB = Vesícula Biliar; VC = Vaso Concepção.

256 – TRATAMENTOS DE ACUPUNTURA

Tabela 2.190 – Pontos para tratamento de mastoidite aguda

Doença	Especialidade	Nome	Pontos	Pontos	Pontos
Mastoidite aguda	ORL	Fogo no Meridiano *Luo* de Fígado/Rim/ Estômago	VB-2; VB-20; VB-21; IG-4; IG-11; ID-14	ID-15; ID-17; ID-19; BP-2; TA-3; TA-17	CS-6; BP-6; C-5; VC-10

BP = Baço-Pâncreas; C = Coração; CS = Circulação-Sexo; ID = Intestino Delgado; IG = Intestino Grosso; ORL = Otorrinolaringologia; TA = Triplo Aquecedor; VB = Vesícula Biliar; VC = Vaso Concepção.

Medo

É um sentimento que proporciona um estado de alerta demonstrado pelo receio de fazer alguma coisa, geralmente por se sentir ameaçado, tanto fisicamente como psicologicamente. Pavor é a ênfase do medo.

O medo pode provocar reações físicas como descarga de adrenalina, aceleração cardíaca e tremor. Pode provocar atenção exagerada a tudo que ocorre ao redor, depressão, pânico, etc.

Medo é uma reação obtida a partir do contato com algum estímulo físico ou mental (interpretação, imaginação, crença) que gera uma resposta de alerta no organismo. Esta reação inicial dispara uma resposta fisiológica no organismo, que libera hormônios do estresse (adrenalina, cortisol), preparando o indivíduo para lutar ou fugir.

A resposta anterior ao medo é conhecida por ansiedade. Na ansiedade, o indivíduo teme antecipadamente o encontro com a situação ou objeto que lhe causa medo. Sendo assim, é possível se traçar uma escala de graus de medo, em que o máximo seria o pavor e, o mínimo, uma leve ansiedade.

O medo pode se transformar em uma doença (fobia) quando passa a comprometer as relações sociais e a causar sofrimento psíquico. A técnica mais utilizada pelos psicólogos para tratar o medo se chama dessensibilização sistemática. Com ela se cons-

Tabela 2.191 – Pontos para tratamento de medo

Doença	Especialidade	Nome	Pontos	Pontos	Pontos
Medo	PSI	Deficiência de *Jing* do Rim	BP-6; BP-10; VC-4; E-36	–	TA-21; E-6; E-36
Medo	PSI	Deficiência de *Jing* do Rim	CS-4; VB-12; VB-13; VB-44; VG-22; ID-5	ID-7; BP-5; BP-8; TA-5	–
Medo	PSI	Deficiência de *Jing* do Rim	CS-5; TA-10; B-8; E-23	–	–
Medo	PSI	Deficiência de *Jing* do Rim	VC-2; VC-3; VC-4; VG-3; VG-4; F-4	F-5; F-10; BP-6; BP-9; B-28; B-32	–
Medo	PSI	Deficiência de *Jing* do Rim	VC-4; B-22; B-23; B-24	–	–
Medo	PSI	Deficiência de *Jing* do Rim	VC-24; VB-23; VB-7; VG-4; VG-26; IG-3	–	B-48; E-38
Medo	PSI	Deficiência de *Jing* do Rim	VC-24; VB-23; VB-7; VG-4; VG-26; IG-3	IG-19; ID-18; TA-6; TA-22; B-38; R-2	–
Medo	PSI	Deficiência de *Jing* do Rim	VG-4; B-64	–	–
Medo	PSI	Deficiência de *Qi* da Vesícula Biliar	VB-20; F-2; F-3; CS-6; E-8; E-40	VC-12; R-3	E-3; E-4; E-5
Medo	PSI	Síndrome de Alto/Baixo	CS-6; CS-7; C-7; C-8; ID-2; ID-3	ID-4; B-60; B-61; B-62; R-3; R-7	–
Medo	PSI	Síndrome de Alto/Baixo	IG-4; IG-11; E-36; F-3	–	–
Medo	PSI	Deficiência de *Yang* de Rim/Coração/Pulmão	CS-4; VB-12; VB-13; VB-44; VG-22; ID-5	ID-7; BP-5; BP-8; TA-5	–

B = Bexiga; BP = Baço-Pâncreas; C = Coração; CS = Circulação-Sexo; E = Estômago; F = Fígado; ID = Intestino Delgado; IG = Intestino Grosso; PSI = Psiquiatria; R = Rim; TA = Triplo Aquecedor; VB = Vesícula Biliar; VC = Vaso Concepção; VG = Vaso Governador.

trói uma escala de medo, da leve ansiedade até o pavor, e, progressivamente, o paciente vai sendo encorajado a enfrentar o medo. Ao fazer isso, o paciente passa, gradativamente, por um processo de restruturação cognitiva em que ocorre uma reaprendizagem ou ressignificação da reação que anteriormente gerava a resposta de alerta no organismo para uma reação mais equilibrada.

Melancolia

Melancolia (do grego *melagcholía*; *mélas*, negro e *cholé*, bile) é um estado psíquico de depressão sem causa específica. Se caracteriza pela falta de entusiasmo e pela falta de predisposição para atividades em geral.

Melancolia é uma das "características" da depressão maior. A duração do estado depressivo deve ser superior a dois anos, afetando as funções básicas do dia a dia de forma considerável. A melancolia pode ou não estar presente na pessoa que sofre de depressão maior.

Diagnóstico

Segundo a classificação do *Diagnostic and Statistical Manual of Mental Disorders*, quarta edição (DSM IV) para o diagnóstico melancolia são necessários:

* Pelo menos um dos dois pontos relatados a seguir:
    – Falta de prazer nas atividades diárias.
    – Desânimo como reação a um estimulo agradável que, em geral, causaria prazer.
* Pelo menos três dos seguintes pontos:
    – Falta de prazer e desânimo não estão relacionadas a um fato real que causaria tristeza natural (como no caso da morte de um ente próximo).

– A depressão é agravada na parte da manhã.
– O despertar é adiantado pelo menos em duas horas em comparação ao usual.
– Profunda agitação psicomotora ou languidez intensa.
– Perda de peso significante ou anorexia.
– Sentimento de culpa constante e inapropriado[23].

Ménière, Doença de (Hidropsia Endolinfática)

A doença de Ménière é uma alteração do ouvido interno que causa vertigem, perda auditiva sensório--neural flutuante e zumbido. Não existe um exame diagnóstico específico. Vertigem e náuseas são tratadas com anticolinérgicos e benzodiazepínicos. Diuréticos e dieta com pouco sal podem diminuir a frequência e a intensidade das crises. Em casos graves, pode ser realizada a ablação do sistema vestibular com gentamicina tópica ou cirurgia.

Na doença de Ménière, as mudanças de pressão e volume da endolinfa labiríntica afetam as funções do ouvido interno. A etiologia do aumento do líquido endolinfático é desconhecida. Fatores de risco incluem história familiar de doença de Ménière, doenças autoimunes preexistentes, alergias, trauma de crânio ou ouvido e, raramente, sífilis (até mesmo se esta tiver ocorrido décadas antes do acometimento). O pico de incidência ocorre entre 20 e 50 anos.

Sinais e Sintomas

Os pacientes têm episódios súbitos de vertigem que duram até 24h, geralmente com náuseas e vômitos. Outros sintomas associados são diaforese,

Tabela 2.192 – Pontos para tratamento de melancolia

Doença	Especialidade	Nome	Pontos	Pontos
Melancolia	PSI	Deficiência de *Qi/Yang* de Baço-Pâncreas/Estômago	CS-4; VB-12; VB-13; VB-44; VG-22; ID-5	ID-7; BP-5; BP-8; TA-5
Melancolia	PSI	Deficiência de *Qi/Yang* de Baço-Pâncreas/Estômago	F-5; BP-5; TA-5; B-14; B-38; B-64	C-4; C-5; R-1; R-4; E-36
Melancolia	PSI	Deficiência de Água do Rim	CS-6; CS-8; IG-1; IG-7; IG-18; ID-1	ID-5; ID-17; R-20

B = Bexiga; BP = Baço-Pâncreas; C = Coração; CS = Circulação-Sexo; F = Fígado; ID = Intestino Delgado; IG = Intestino Grosso; PSI = Psiquiatria; R = Rim; TA = Triplo Aquecedor; VB = Vesícula Biliar; VG = Vaso Governador.

Tabela 2.193 – Pontos para tratamento de doença de Ménière

Doença	Especialidade	Nome	Pontos	Pontos	Pontos
Ménière, doença de	ORL	Deficiência de Água do Rim	VC-4; R-3; B-23; B-52; ID-3; B-62	VG-16; VG-17; VG-20; VB-39	–
Ménière, doença de	ORL	Elevação do *Yang* do Fígado	B-18; B-23; R-3; BP-6; BP-10; VB-20	VB-34; VB-38; F-2; F-3; VG-20	–
Ménière, doença de	ORL	Excesso no Fígado	CS-5; CS-6; VC-6; VG-14; VG-26; IG-4	F-3 ; ID-3; BP-1; BP-6; TA-23; B-15	–
Ménière, doença de	ORL	Excesso no Fígado	CS-6; VC-10; VC-12; B-15; B-17; B-18	B-19; B-20; E-36	–
Ménière, doença de	ORL	Excesso no Fígado	CS-7; VB-1; VB-14; VB-20; VG-14; IG-4	IG-20; B-1; B-11; P-9; E-1; E-8	C-1 ;C-4; C-5
Ménière, doença de	ORL	Excesso no Fígado	VB-34; VG-9; VG-14; F-2; E-36	–	–
Ménière, doença de	ORL	Excesso no Fígado	VG-1; BP-4; BP-6; BP-16; B-21; B-38	E-4; E-36	E-44
Ménière, doença de	ORL	Muco, Fogo interno	VB-3; VB-4; VB-13; VB-21; VB-43; VG-20	VG-21; ID-5; ID-7	–
Ménière, doença de	ORL	Vento e muco	VG-26; VG-22; ID-9; F-14; VB-41; E-40	F-3; VB-21; VC-11; VG-15	–
Ménière, doença de	ORL	Fogo Perverso/ Vento do Fígado	B-38; E-36; VB-34; VG-14; VG-16; VG-20	IG-11; TA-5	

B = Bexiga; BP = Baço-Pâncreas; C = Coração; CS = Circulação-Sexo; E = Estômago; F = Fígado; ID = Intestino Delgado; IG = Intestino Grosso; ORL = Otorrinolaringologia; P = Pulmão; R = Rim; TA = Triplo Aquecedor; VB = Vesícula Biliar; VC = Vaso Concepção; VG = Vaso Governador.

diarreia e instabilidade na marcha. O zumbido pode ser constante ou intermitente, na forma de buzina ou rugido; não está relacionado à posição ou ao movimento. Pode evoluir para deficiência auditiva, com comprometimento típico das frequências baixas. Antes do episódio, a maioria dos pacientes apresenta sensação de plenitude ou pressão no ouvido afetado. Em 50% dos pacientes, apenas um dos ouvidos é afetado.

Nos estágios iniciais, os sintomas remitem entre os episódios; os intervalos sem sintomas entre os episódios podem durar mais de um ano. À medida que a doença progride, entretanto, a deficiência auditiva persiste e piora gradualmente e o zumbido pode ser constante.

Meningite

Meningite é a inflamação das meninges que envolvem o encéfalo ou a medula espinal. Com frequência, é infecciosa e uma das infecções mais comuns do sistema nervoso central. Às vezes, a inflamação abrange as meninges e o parênquima do encéfalo (meningoencefalite). A meningite pode ficar evidente durante horas ou dias (aguda), ou por um período maior (subaguda ou crônica).

Os tipos mais comuns de meningite aguda são a meningite bacteriana aguda e a meningite asséptica. A meningite bacteriana aguda é uma enfermidade grave caracterizada por líquido cefalorraquidiano (LCR) purulento. Progride rapidamente e, sem tratamento, é fatal. A meningite asséptica é mais branda e, em geral, autolimitada; costuma ser causada por vírus, mas às vezes por bactérias, fungos, parasitas ou inflamação não infecciosa.

Sinais e Sintomas

Muitos casos de meningite infecciosa iniciam-se com um pródromo indefinido de sintomas virais. A tríade clássica da meningite constituída de febre, cefaleia e rigidez de nuca desenvolve-se durante horas ou dias. A flexão passiva do pescoço é restrita e dolorosa, mas a rotação e a extensão normalmente não são tão dolorosas. Em casos graves, as tentativas de flexionar o pescoço podem provocar a flexão do quadril ou do joelho (sinal de Brudzinski) e pode haver resistência à extensão passiva do joelho enquanto o quadril é fletido (sinal de Kernig). A rigidez do

Tabela 2.194 – Pontos para tratamento de meningite

Doença	Especialidade	Nome	Pontos	Pontos
Meningite	NE	Fogo Perverso/ Vento do Fígado	CS-6; CS-7; VB-2; VB-34; ID-14; E-36	–
Meningite	NE	Fogo Perverso/ Vento do Fígado	VB-41; IG-4; IG-11; B-60	–
Meningite	NE	Fogo Perverso/ Vento do Fígado	VC-15; VG-14; CS-5; E-40; C-7	–
Meningite	NE	Fogo Perverso/ Vento do Fígado	VG-15; ID-4; B-5; B-38; B-64; F-10	F-11; E-36
Meningite	NE	Calor em Circulação-Sexo	CS-1; CS-6; CS-7; VC-14; B-13; B-14	B-16; B-17; C-7; C-9

B = Bexiga; C = Coração; CS = Circulação-Sexo; E = Estômago; F = Fígado; ID = Intestino Delgado; IG = Intestino Grosso; NE = Neurologia; VB = Vesícula Biliar; VC = Vaso Concepção; VG = Vaso Governador.

pescoço e os sinais de Brudzinski e de Kernig são denominados sinais meníngeos ou meningismo; ocorrem porque a tensão sobre as raízes nervosas que atravessam as meninges inflamadas causa irritação.

Embora o parênquima do encéfalo normalmente não esteja comprometido no início da meningite, pode ocorrer letargia, confusão, convulsões e déficits focais, em particular na meningite bacteriana não tratada.

Meningite Bacteriana

Meningite bacteriana aguda é uma infecção piogênica fulminante, frequentemente fatal, que se inicia nas meninges. Os sintomas incluem cefaleia, febre e rigidez de nuca. Sem tratamento imediato, ocorre embotamento e coma. O diagnóstico se estabelece com testes do LCR. O tratamento requer administração de antibióticos, iniciada empiricamente com cefalosporina de terceira ou quarta geração, vancomicina e ampicilina; em geral, administram-se corticosteroides. É comum morbidez residual.

Etiologia

Muitas bactérias podem causar meningite, mas as mais comuns são os estreptococos do grupo B, durante os primeiros dois meses de vida, e, depois disso, a *Neisseria meningitidis* (meningococo) e o *Streptococcus pneumoniae* (pneumococo). Os meningococos estão presentes na parte nasal da faringe em aproximadamente 5% das pessoas e disseminam-se por aerossóis e contato íntimo. Apenas uma pequena fração dos portadores desenvolve meningite; não se sabe o que os torna suscetíveis. A meningite meningocócica ocorre com mais frequência no primeiro ano de vida. Também há tendência para que ocorra em epidemias que acometem populações fechadas (por exemplo, quartéis, repúblicas estudantis, internatos).

Pneumococos são a causa mais comum de meningite em adultos. Em risco estão especialmente os alcoólatras e as pessoas com otite crônica, sinusite, mastoidite, drenagem de LCR, meningite recorrente, pneumonia pneumocócica, anemia falciforme ou asplenia. A incidência de meningite pneumocócica está diminuindo em decorrência da prática da vacinação.

Pode ocorrer meningite por bactérias Gram-negativas (quase sempre por *Escherichia coli, Klebsiella* sp. ou *Enterobacter* sp.) em pacientes imunocomprometidos ou após cirurgia no SNC, trauma do SNC, bacteremia (por exemplo, decorrente de manipulação urogenital) ou infecções hospitalares. Ocasionalmente, a *Pseudomonas* sp. causa meningite em pacientes imunocomprometidos ou colonizados. A meningite por *Haemophilus influenzae* tipo B, atualmente rara em razão da grande difusão da vacinação, pode ocorrer em pacientes imunocomprometidos ou após trauma cefálico em pessoas não vacinadas.

A meningite estafilocócica pode ocorrer após traumas cefálicos penetrantes ou procedimentos neurocirúrgicos (muitas vezes como parte de infecção mista), ou após bacteremia (por exemplo, decorrente de endocardite). A meningite por *Listeria* pode ocorrer em todas as idades e é particularmente comum em pacientes imunocomprometidos em decorrência de insuficiência renal crônica, distúrbios hepáticos, terapia por corticosteroides ou citotóxica após transplante de órgãos.

As bactérias habitualmente chegam às meninges por disseminação hematogênica a partir de locais de colonização na parte nasal da faringe ou outros focos de infecção (por exemplo, pneumonia). Não se sabe ao certo porque algumas bactérias estão mais propensas a colonizar o LCR, mas fímbrias e cápsulas parecem desempenhar um papel importante nesse processo. Receptores para fímbrias e outros componentes da superfície bacteriana presentes no plexo coroide facilitam a penetração no LCR.

As bactérias também podem entrar no LCR diretamente a partir de infecções adjacentes (por exemplo, sinusite, mastoidite) ou por aberturas externas nas vias liquóricas normalmente fechadas (por exemplo, decorrente de meningomielocele, seio dérmico na coluna vertebral, lesões penetrantes, procedimentos neurocirúrgicos).

Fisiopatologia

Os componentes da superfície bacteriana, o sistema complemento e as citocinas inflamatórias (por exemplo, fator de necrose tumoral, interleucina 1) atraem os neutrófilos para o LCR. Os neutrófilos liberam metabólitos que danificam as membranas celulares, incluindo as do endotélio vascular. O resultado é vasculite e tromboflebite, causando isquemia focal ou infarto e edema cerebral. A vasculite também

Tabela 2.195 – Pontos para tratamento de meningite bacteriana

Doença	Especialidade	Nome	Pontos	Pontos	Pontos
Meningite bacteriana	NE	Calor em Circulação-Sexo	CS-3; CS-4; CS-6; CS-7; CS-9; C-7	C-9; TA-6	–
Meningite bacteriana	NE	Calor em Circulação-Sexo	CS-6; CS-7; VC-11; VC-12; VB-14; IG-4	ID-14; ID-15; BP-1	–
Meningite bacteriana	NE	Calor em Circulação-Sexo	VB-34; VG-14; VG-16; VG-20; IG-11; TA-5	–	–
Meningite bacteriana	NE	Calor em Circulação-Sexo	VG-14; VG-20; IG-4; ID-3; TA-5; B-54	B-60	–
Meningite bacteriana	NE	Calor interno	VB-34; VG-14; VG-16; VG-20; IG-11; TA-5	–	–
Meningite bacteriana	NE	Calor interno	VG-14; VG-20; IG-4; ID-3; TA-5; B-54	B-60	–
Meningite bacteriana	NE	Calor no Pulmão	CS-3; CS-7; VC-23; VC-24; VB-14; VB-20	VB-29; VB-30; VB-31; VB-32; VB-34; VB-39	–
Meningite bacteriana	NE	Calor no Pulmão	VB-34; VG-14; VG-16; VG-20; IG-11; TA-5	–	–
Meningite bacteriana	NE	Calor no Pulmão	VC-24; VG-27; E-4; B-11; B-13	VG-1; VG-15; VG-16	–
Meningite bacteriana	NE	Calor no Pulmão	VG-14; VG-20; IG-4; ID-3; TA-5; B-54	B-60	–
Meningite bacteriana	NE	Calor na camada Yin	VG-26; CS-6; IG-4; C-7; Jing; Xuan	–	–
Meningite bacteriana	NE	Calor na camada Yin	VG-20; VG-24; BP-10; CS-8; B-40	–	–
Meningite bacteriana	NE	Energia Perversa no Sangue	IG-2; IG-3; IG-4; B-23; E-36	–	–
Meningite bacteriana	NE	Energia Perversa no Sangue	VB-34; VG-14; VG-16; VG-20; IG-11; TA-5	–	–
Meningite bacteriana	NE	Energia Perversa no Sangue	VG-14; VG-20; IG-4; ID-3; TA-5; B-54	B-60	–
Meningite bacteriana	NE	Calor na camada Yin	VG-26; CS-6; IG-4; C-7; Jing Xuan	–	–

B = Bexiga; BP = Baço-Pâncreas; C = Coração; CS = Circulação-Sexo; E = Estômago; ID = Intestino Delgado; IG = Intestino Grosso; NE = Neurologia; TA = Triplo Aquecedor; VB = Vesícula Biliar; VC = Vaso Concepção; VG = Vaso Governador.

rompe a barreira hematoencefálica, aumentando ainda mais o edema cerebral. O exsudato purulento presente no LCR bloqueia sua reabsorção pelas vilosidades aracnóideas, causando hidrocefalia. Edema cerebral e hidrocefalia aumentam a pressão intracraniana.

As complicações sistêmicas incluem hiponatremia decorrente da síndrome da secreção inapropriada de hormônio antidiurético (SIADH, *syndrome of inappropriate antidiuretic hormone secretion*), coagulação intravascular disseminada (CID) e choque séptico. Ocasionalmente, ocorre infarto hemorrágico suprarrenal bilateral (síndrome de Waterhouse-Friderichsen).

Sinais e Sintomas

Enfermidade respiratória ou dor de garganta muitas vezes precedem os sintomas típicos de febre, cefaleia, rigidez de nuca e vômito. Os sinais de Kernig e Brudzinski surgem em aproximadamente metade dos pacientes. Os adultos podem ficar extremamente doentes em 24h e as crianças até antes. Ocorrem convulsões em cerca de 30% das pessoas. Anormalidades de nervos cranianos (por exemplo, paralisia do III [oculomotor] e VII [facial] nervos cranianos; ocasionalmente, surdez) e outros déficits focais ocorrem em 10 a 20% dos indivíduos. Em pacientes com mais de dois anos de idade, alterações de consciência progridem passando por irritabilidade, confusão, sonolência, estupor e coma. O paciente pode assumir postura opistotônica.

A desidratação é comum e o colapso vascular produz choque. Uma infecção, em particular a meningocócica, pode se disseminar amplamente para articulações, pulmões, seios e outros locais. Em geral, ocorre erupção cutânea petequial ou purpúrica na meningite meningocócica. O exame de cabeça, orelhas, coluna vertebral e pele pode revelar a origem ou a via da infecção. Fossetas sacrococcígeas, seios, nevos ou tufos de pelos sugerem mielomeningocele.

Os sinais meníngeos podem estar ausentes em crianças com menos de dois anos de idade. Em lactentes com menos de dois meses, os sinais e sintomas muitas vezes são inespecíficos, em particular na fase inicial da doença. Febre, hipotermia, má alimentação, letargia, vômito e irritabilidade são sintomas comuns. Pode haver convulsões, choro agudo, ou fontículos tensos, mas em geral ocorrem tardiamente. Podem ocorrer efusões subdurais por vários dias; os sinais típicos são convulsões, febre persistente e aumento do perímetro cefálico.

Os idosos podem apresentar sintomas inespecíficos (por exemplo, confusão com ou, ocasionalmente, sem febre). Os sinais meníngeos podem ser brandos ou estar ausentes. A artrite pode restringir o movimento do pescoço, muitas vezes em múltiplas direções, e não deve ser confundida com meningismo.

Meningite parcialmente tratada: os pacientes examinados no início da doença, antes de surgirem os sinais e sintomas típicos de meningite, às vezes são diagnosticados com otite média ou sinusite e medicados com antibióticos. Dependendo do medicamento, a infecção pode ser parcialmente (mas temporariamente) suprimida. Os pacientes não aparentam doença e apresentam sinais meníngeos mais brandos e progressão mais lenta da doença. Essa situação pode dificultar bastante a identificação da meningite.

Meningite Meningocócica

É uma inflamação das meninges, membranas que envolvem o encéfalo e a medula espinal. Pode ser causada por vírus ou bactéria, a qual é a variedade mais comum.

A meningite meningocócica é causada pela bactéria *Neisseria meningitidis* ou *Neisseria intracelullaris*. O meningococo é uma bactéria do tipo diplococo que só causa a doença no homem, não infectando outros animais.

A transmissão é feita através de contato direto com secreções da garganta ou do nariz de pessoas portadoras ou convalescentes. Estas pessoas liberam os agentes etiológicos no ar que podem ser inspirados por outros indivíduos e causar a doença.

Felizmente, os meningococos não sobrevivem muito tempo na atmosfera.

Sintomatologia

O período de incubação é de dois a dez dias. A doença meningocócica evolui em três etapas: nasofaríngea, septicêmica ou meningococcêmica e meningítica.

A fase nasofaríngea é normalmente pouco sintomática, mas é o ponto de partida para as formas evolutivas da doença. Os sinais gerais são: febre, mal-estar, falta de apetite, náuseas e vômitos.

A fase septicêmica ou miningococcêmica caracteriza-se pelo aparecimento de febre, calafrios, dores musculares e toxemia. Geralmente, aparecem lesões cutâneas purpúricas.

Tabela 2.196 – Pontos para tratamento de meningite meningocócica

Doença	Especialidade	Nome	Pontos	Pontos
Meningite meningocócica	MI	Calor na camada *Yin*	VG-20; VG-24; BP-10; CS-8; B-40	–
Meningite meningocócica	MI	Vento, Umidade, Calor	B-38; E-36; VB-34; VG-14; VG-16; VG-20	IG-11; TA-5
Meningite meningocócica	MI	Vento, Umidade, Calor	VG-15; ID-4; B-5; B-38; B-64; F-10	F-11; E-36
Meningite meningocócica	MI	Deficiência de *Yin* do Rim	B-17; B-23; B-52; R-1; R-2; R-3	R-6; R-7; BP-1; BP-6; BP-8; F-1

B = Bexiga; BP = Baço-Pâncreas; CS = Circulação-Sexo; E = Estômago; F = Fígado; ID = Intestino Delgado; IG = Intestino Grosso; MI = Medicina Intensiva; R = Rim; TA = Triplo Aquecedor; VB = Vesícula Biliar; VG = Vaso Governador.

O último estágio evolutivo da infecção é a meningite meningocócica, em que ocorre inflamação das meninges, com fortes dores de cabeça, dores no pescoço e nas costas, rigidez na nuca, confusão mental, etc. O corpo assume posturas de defesa contra a dor, a fim de evitar o estiramento doloroso dos nervos que saem da medula espinhal.

Pode ocorrer ainda aumento ou diminuição do ritmo cardiorrespiratório.

Profilaxia e Tratamento

As principais medidas profiláticas que devem ser tomadas são: utilização de pratos, talheres e copos bem lavados; dar preferência a utensílios descartáveis; evitar ambientes abafados em que haja aglomerações de pessoas; isolamento dos doentes em hospitais especializados. Existem vacinas contra a meningite, mas, como apresentam algum tipo de problema, nenhuma delas é amplamente utilizada. As mais conhecidas são desenvolvidas em Cuba, Noruega e Estados Unidos. Todas protegem apenas contra o meningococo do tipo B e não são eficientes em crianças com menos de quatro anos, justamente as que mais necessitam.

O tratamento, muito demorado pela dificuldade de se fazerem os antibióticos atingirem as meninges, é feito com penicilina, tetraciclina e cloranfenicol.

Menstruação, Problemas de

As perturbações menstruais mais frequentes são a síndrome pré-menstrual (SPM) e a dor que surge durante a menstruação (dismenorreia). Um conjunto de interações hormonais (que se caracterizam por extrema complexidade) controla o início da menstruação durante a puberdade, os ritmos e a duração dos ciclos enquanto a mulher é fértil e o fim da menstruação na menopausa. O controle hormonal da menstruação começa no hipotálamo (a parte do cérebro que coordena e controla a atividade hormonal) e na hipófise, glândula localizada na base do cérebro, e, finalmente, é determinado pelos ovários. Os hormônios segregados por outras glândulas, como as suprarrenais, também afetam a menstruação.

Menstruação, Ciclo Irregular

O ciclo menstrual irregular pode ser causado por alterações hormonais relacionadas a experiências passadas que deixaram trauma. Porém, a causa mais comum com a qual o atraso na menstruação está relacionado é

Tabela 2.197 – Pontos para tratamento de problemas de menstruação

Doença	Especialidade	Nome	Pontos	Pontos	Pontos
Menstruação, problemas de	GO	Deficiência de *Yin* do Rim	B-17; B-23; B-52; R-1; R-2; R-3	R-6; R-7; BP-1; BP-6; BP-8; F-1	–
Menstruação, problemas de	GO	Deficiência de Sangue do Fígado	BP-6; BP-9; BP-10; E-36; B-17; B-18	B-20; B-21; F-13; VG-9	F-8; VC-6; IG-11

B = Bexiga; BP = Baço-Pâncreas; E = Estômago; F = Fígado; GO = Ginecologia e Obstetrícia; IG = Intestino Grosso; R = Rim; VC = Vaso Concepção; VG = Vaso Governador.

Tabela 2.198 – Pontos para tratamento de ciclo irregular de menstruação

Doença	Especialidade	Nome	Pontos	Pontos	Pontos
Menstruação, ciclo irregular	GO	Estagnação de *Qi* do Fígado	B-17; B-18; B-19; B-51; F-2; F-3	F-14; VB-20; VB-34; E-18; E-34; E-36	F-8; VC-6; IG-11
Menstruação, ciclo irregular	GO	Elevação de *Yang* do Fígado	B-18; B-23; R-3; BP-6; BP-10; VB-20	VB-34; VB-38; F-2; F-3; VG-20	CS-6; BP-6; C-5; VC-10

B = Bexiga; BP = Baço-Pâncreas; C = Coração; CS = Circulação-Sexo; E = Estômago; F = Fígado; GO = Ginecologia e Obstetrícia; IG = Intestino Grosso; R = Rim; VB = Vesícula Biliar; VC = Vaso Concepção; VG = Vaso Governador.

mesmo o estresse, a tensão, os medicamentos e a utilização medicinal da cafeína como anticoagulante do sangue.

O consumo da cafeína para fins medicinais diminui a intervalo mensal entre os ciclos. A flutuação nos períodos indica o começo de um rompimento da corrente natural de eventos hormonais que controlam o período menstrual.

Alguns dos fatores comuns responsáveis pela irregularidade dos períodos são:

- Ganho ou perda significativa do peso.
- Exercício em excesso.
- Síndrome de ovário/predomínio de estrogênio.
- Desnutrição (ou dieta com exagero de hidratos de carbono).
- Medicamentos.
- Quimioterapia.
- Cigarro/nicotina/tabaco.
- Drogas.
- Cafeína.
- Alimentação desordenada.
- Estresse.
- Desequilíbrio hormonal relacionado à perimenopausa.
- Parto.
- Uso excessivo de álcool.
- Disfunções uterinas.

Se você estiver sofrendo de ciclo menstrual irregular, procure seu médico para um tratamento adequado. A irregularidade do ciclo não é o único sinal de problema médico. O fluxo contínuo ou irregular é uma indicação de problemas na ovulação.

Menstruação, Tensão Pré-Menstrual

A síndrome pré-menstrual (SPM) (perturbação disfórica pré-menstrual, perturbação disfórica da última fase luteínica) é uma situação caracterizada por nervosismo, irritabilidade, instabilidade emocional, depressão, cefaleias, edema e hipersensibilidade dolorosa dos seios, que aparece entre 7 e 14 dias antes do início do período menstrual.

A síndrome pré-menstrual parece estar relacionada com as flutuações nos níveis de estrogênios e de progesterona que se verificam durante o ciclo menstrual. Os estrogênios provocam retenção de líquidos, o que provavelmente explica o aumento de peso, o edema, a dor mamária e o seu aumento de volume. Da mesma forma, outras alterações hormonais e metabólicas estão envolvidas nesta síndrome.

Sintomas

O tipo e a intensidade dos sintomas variam de mulher para mulher e de um mês para outro. O amplo leque de sintomas físicos e psicológicos pode alterar temporariamente a vida da mulher. As mulheres epilépticas podem ter mais ataques do que o habitual e as que sofrem de doenças do tecido conjuntivo (como lúpus eritematoso sistêmico ou artrite reumatoide) podem sofrer episódios de vermelhidão.

Em geral, os sintomas aparecem uma ou duas semanas antes da menstruação, e desaparecem quando se inicia o fluxo menstrual. Em mulheres pré-menopáusicas, estes sintomas podem persistir durante toda a menstruação e depois dela. Todos os meses, após os sintomas da síndrome pré-menstrual, segue-se frequentemente uma menstruação dolorosa.

Tratamento

As flutuações nos valores de estrogênios e de progesterona no sangue são menos acentuadas se forem administrados contraceptivos orais combinados, ou seja, que contenham estrogênios com progesterona. A retenção de líquidos e a distensão são aliviadas diminuindo o consumo de sal e tomando

Tabela 2.199 – Pontos para tratamento de tensão pré-menstrual

Doença	Especialidade	Nome	Pontos	Pontos
Menstruação, tensão pré-menstrual	NE	Deficiência de Baço--Pâncreas/Rim	IG-4; BP-6; E-36	CS-6; BP-6; C-5; VC-10

BP = Baço-Pâncreas; C = Coração; CS = Circulação-Sexo; E = Estômago; IG = Intestino Grosso; NE = Neurologia; VC = Vaso Concepção.

um diurético suave, como a espironolactona, imediatamente antes do momento em que se espera que os sintomas comecem. Outras alterações na dieta, como a redução da quantidade de açúcar, de cafeína e de álcool, o aumento do consumo de hidratos de carbono e comer com maior frequência, também podem ser eficazes. Os suplementos dietéticos que contêm cálcio e magnésio podem ser benéficos. A ingestão adicional de vitamina B, em especial B_6 (piridoxina), pode reduzir alguns sintomas, apesar de os benefícios da vitamina B_6 terem sido questionados recentemente e uma dose demasiado elevada poder ser até prejudicial (doses tão pequenas como as de 200mg por dia foram associadas a lesões nos nervos). Os fármacos anti-inflamatórios não esteroidais (AINE) aliviam as dores de cabeça, a dor provocada pelas contrações uterinas e a dor nas articulações.

A prática de exercício e a redução do estresse (fazendo exercícios de meditação ou de relaxamento) podem ser úteis para tratar o nervosismo e a agitação. A fluoxetina pode melhorar a depressão e outros sintomas e a buspirona ou o alprazolam, administrados durante um curto período de tempo, podem diminuir a irritabilidade e o nervosismo e ajudam a reduzir o estresse. No entanto, o tratamento com alprazolam pode criar dependência do fármaco. Por vezes, pode ser pedido à paciente que registe seus sintomas num diário para determinar a eficácia do tratamento.

Miastenia Grave

Miastenia grave é uma doença autoimune de perda de força muscular episódica e cansaço fácil, causada pela destruição dos receptores de acetilcoli-

na por anticorpos ou mediada por células. É mais comum entre mulheres jovens e homens mais velhos, mas pode ocorrer em qualquer idade. Os sintomas se agravam com a atividade muscular e melhoram com o repouso. O diagnóstico se faz pelo teste do edrofônio intravenoso, que diminui de forma breve a perda de força. O tratamento inclui drogas anticolinesterase, imunossupressores, corticosteroides, timectomia e plasmaférese.

A miastenia grave resulta de ataque autoimune aos receptores de acetilcolina pós-sinápticos, que interrompe a transmissão neuromuscular. O desencadeante da produção de anticorpos é desconhecido, mas a doença está associada a anormalidades no timo, tireotoxicose e outras doenças autoimunes. O papel do timo na miastenia é incerto, mas 65% dos pacientes apresentam hiperplasia do timo e 10% apresentam timoma. Os fatores precipitantes incluem infecção, cirurgia e certas drogas (por exemplo, aminoglicosídeos, quinina, sulfato de magnésio, procainamida e bloqueadores dos canais de cálcio).

Formas Raras

A miastenia grave ocular envolve apenas os músculos extraoculares. A miastenia congênita é uma doença autossômica recessiva rara que se inicia na infância; resulta de anormalidades estruturais no receptor pós-sináptico e não de uma doença autoimune; oftalmoplegia é comum.

A miastenia neonatal afeta 12% dos filhos de mães com miastenia grave. Decorre de anticorpos para imunoglobulina G (IgG) que atravessam passivamente a placenta. Causa fraqueza muscular gene-

Tabela 2.200 – Pontos para tratamento de miastenia grave

Doença	Especialidade	Nome	Pontos	Pontos
Miastenia grave	NE	Deficiência de Baço--Pâncreas/Rim	VG-14; IG-11; B-19; E-36; E-48	–
Miastenia grave	NE	Calor em Circulação--Sexo	CS-1; CS-6; CS-7; VC-14; B-13; B-14	B-16; B-17; C-7; C-9

B = Bexiga; C = Coração; CS = Circulação-Sexo; E = Estômago; IG = Intestino Grosso; NE = Neurologia; VC = Vaso Concepção; VG = Vaso Governador.

ralizada, que melhora em dias a semanas, na medida em que os títulos de anticorpos diminuem. Assim, o tratamento costuma ser de suporte.

Sinais e Sintomas

Os sintomas mais comuns são ptose, diplopia e fraqueza muscular após exercício. A fraqueza melhora quando os músculos afetados repousam, mas reincide quando são utilizados novamente. Os músculos oculares são afetados inicialmente em 40% dos pacientes e eventualmente em 85%. Se a miastenia generalizada for se desenvolver após os sintomas oculares, isso em geral ocorre dentro dos primeiros três anos. A fraqueza da musculatura proximal dos membros é comum. Alguns pacientes apresentam sintomas bulbares (por exemplo, alteração da voz, regurgitação nasal, engasgo e disfagia). A sensibilidade e os reflexos tendinosos profundos são normais. As manifestações têm intensidade flutuante em horas ou dias.

Crise miastênica, uma quadriparesia intensa generalizada ou fraqueza da musculatura respiratória com risco de morte, ocorre em 10% dos pacientes. Em geral, decorre de infecção intercorrente que reativa o sistema imune. Uma vez que se inicia a insuficiência respiratória, pode ocorrer falha respiratória rapidamente.

Miocardite Aguda

Miocardite é uma inflamação do miocárdio, a camada muscular grossa da parede do coração. Esta condição incomum pode resultar em variedade de sinais e sintomas, incluindo dor no peito (angina), batida anormal do coração e parada cardíaca congestiva.

Quando a miocardite for bastante grave, a ação de bombeamento do coração enfraquece e o coração não pode prover para o resto do corpo sangue rico em oxigênio. Coágulos podem se formar no coração também, potencialmente conduzindo a um derrame (AVC) ou ataque cardíaco.

A miocardite pode se desenvolver como uma complicação de doença infecciosa, normalmente causada por vírus. Pode acontecer em pessoas de todas as idades, sendo diagnosticada com mais frequência em homens que em mulheres. O tratamento de miocardite depende da causa subjacente.

Sintomas

Os sinais e sintomas da miocardite podem variar, dependendo da causa e da gravidade da doença. Os sinais mais comuns e sintomas incluem:

- Dores no peito.
- Batida do coração rápida ou anormal (arritmia).
- Diminuição da respiração, particularmente durante a atividade física.
- Retenção de fluidos, com inchar de pernas, tornozelos e pés.
- Fadiga.

Outros sinais e sintomas podem acontecer ocasionalmente também: desfalecimento ou perda súbita de consciência que pode ser associada com ritmos irregulares do coração. Outros sintomas associados com infecção viral, como dor de cabeça, dor no corpo, dor nas juntas, febre, garganta dolorida ou diarreia. A miocardite pode ser acompanhada por pericardite, que é uma inflamação da membrana que cobre o

Tabela 2.201 – Pontos para tratamento de miocardite aguda

Doença	Especialidade	Nome	Pontos	Pontos
Miocardite aguda	CV	Calor em Circulação-Sexo	CS-3; CS-4; CS-6; CS-7; CS-9; C-7	C-9; TA-6
Miocardite aguda	CV	Calor em Circulação-Sexo	CS-6; CS-7; VC-11; VC-12; VB-14; IG-4	ID-14; ID-15; BP-1
Miocardite aguda	CV	Calor em Circulação-Sexo	VB-34; VG-14; VG-16; VG-20; IG-11; TA-5	–
Miocardite aguda	CV	Calor em Circulação-Sexo	VG-14; VG-20; IG-4; ID-3; TA-5; B-54	B-60
Miocardite aguda	CV	Vento, deficiência de Sangue do Fígado	VG-26; B-23; R-3; BP-10; E-36; F-3	B-17; B-43; VB-38; CS-6

B = Bexiga; BP = Baço-Pâncreas; C = Coração; CS = Circulação-Sexo; CV = Cardiovascular; E = Estômago; F = Fígado; ID = Intestino Delgado; IG = Intestino Grosso; R = Rim; TA = Triplo Aquecedor; VB = Vesícula Biliar; VC = Vaso Concepção; VG = Vaso Governador.

Tabela 2.202 – Pontos para tratamento de mioclonia

Doença	Especialidade	Nome	Pontos	Pontos
Mioclonia	NE	Deficiência de *Qi/Yang*	VB-1; VB-20; IG-4; B-1; B-2; B-9	B-20; R-4

B = Bexiga; IG = Intestino Grosso; NE = Neurologia; R = Rim; VB = Vesícula Biliar.

coração (pericárdio). Pericardite pode causar dores afiadas no centro do peito.

Em casos moderados, miocardite não produz nenhum sintoma notável. Pessoas podem estar doentes com os sintomas gerais de infecção viral e nunca percebem que o coração está afetado. Algumas pessoas podem nunca buscar cuidado médico e podem se recuperar sem saber que tiveram miocardite.

Miocardite em Crianças

Quando as crianças desenvolverem miocardite, eles podem ter os seguintes sinais e sintomas:

- Temperatura alta.
- Perda de apetite.
- Dificuldades de respirar.
- Descolorização azulada ou cinzenta da pele.

Mioclonia

Mioclonia é a contração breve, como onda, de um músculo ou grupo de músculos.

A mioclonia fisiológica pode ocorrer quando o indivíduo começa a dormir (mioclonia noturna). Surge secundariamente a outras doenças, incluindo distúrbios metabólicos (por exemplo, uremia), doenças degenerativas (como doença de Alzheimer, epilepsia com mioclonia progressiva), doenças por príons (por exemplo, doença de Creutzfeldt-Jakob), doenças por vírus lentos (pan-encefalite esclerosante subaguda) e lesões cerebrais. A mioclonia decorrente de trauma craniano fechado grave ou lesão cerebral hipóxico-isquêmica pode se agravar com movimentos intencionais (mioclonia de ação) ou aparecer espontaneamente, quando o movimento é limitado por lesão.

Miopia

A miopia é a condição em que os olhos podem ver objetos que estão perto, mas não são capazes de enxergar claramente os objetos que estão longe.

A palavra "miopia" vem do grego, "olho fechado", porque as pessoas com esta condição frequentemente apertam os olhos para ver melhor à distância.

O olho míope apresenta curvatura corneana acentuada ou comprimento do olho além do normal. Por esse motivo, a formação da imagem se dá antes da retina, resultando em baixa de visão.

A hereditariedade é um dos fatores que mais influenciam no aparecimento da miopia. A miopia tende a aumentar durante a fase de crescimento (até, aproximadamente, 19 anos). Os pacientes com miopia enxergam mal objetos distantes.

O principal fator que influencia o aparecimento da miopia é a hereditariedade. Hábitos como a leitura, utilizar a visão com pouca luz ou até mesmo deficiências de nutrição não têm qualquer efeito sobre a miopia.

Nefrite Aguda

Nefrite aguda é habitualmente uma doença de crianças, mas pode ocorrer em qualquer idade. Nos homens ocorre mais frequentemente que nas mulheres. Mais ou menos 10 dias após o início de uma infecção de garganta ou de pele, o paciente frequentemente notará diminuição da quantidade de urina, a qual muda de cor, tornando-se cor de coca-cola ou chá forte. Pode haver sensação de queimação ao urinar. Há retenção de líquido, que tipicamente envolve face, pálpebras e mãos. Isto é mais bem percebido pela manhã, ao se

Tabela 2.203 – Pontos para tratamento de miopia

Doença	Especialidade	Nome	Pontos	Pontos
Miopia	OF	Calor, Umidade em Baço-Pâncreas	B-20; B-21; B-51; E-36; E-39; VC-10	VC-12; VB-34; VB-38; CS-6; BP-9; F-8

B = Bexiga; BP = Baço-Pâncreas; CS = Circulação-Sexo; E = Estômago; F = Fígado; OF = Oftalmologia; VB = Vesícula Biliar; VC = Vaso Concepção.

TRATAMENTOS DE ACUPUNTURA – **267**

Tabela 2.204 – Pontos para tratamento de nefrite aguda

Doença	Especialidade	Nome	Pontos	Pontos
Nefrite aguda	RE	Muco, Fogo-*Yang* no Rim	CS-7; C-7; E-36; VC-17; P-9	–
Nefrite aguda	RE	Muco, Fogo-*Yang* no Rim	IG-4; F-3; BP-6; BP-9; B-23; B-25	–
Nefrite aguda	RE	Deficiência de *Yang* do Rim	VC-4; VC-6; B-23; R-7; R-9; VG-4	VG-14; VB-39

B = Bexiga; BP = Baço-Pâncreas; C = Coração; CS = Circulação-Sexo; E = Estômago; F = Fígado; IG = Intestino Grosso; P = Pulmão; R = Rim; RE = Reumatologia; VB = Vesícula Biliar; VC = Vaso Concepção; VG = Vaso Governador.

levantar. Falta de ar e tosse podem ocorrer devido à congestão de líquido nos pulmões. Um aumento da pressão arterial também é comum.

Existem várias outras doenças sistêmicas e hereditárias que podem produzir sintomas similares à nefrite aguda. Um exemplo é o lúpus eritematoso. Também outras doenças renais de causas desconhecidas podem produzir sintomas similares e estas são chamadas de glomerulonefrite membranoproliferativa, nefropatia por imunoglobulina A, etc.

Causa

Os pacientes com nefrite aguda frequentemente têm evidência de infecção recente. E a mais comum é uma infecção por estreptococo da garganta ou da pele. Existem, no entanto, outras bactérias e infecções virais que podem estar associadas à nefrite aguda.

Nefrite Crônica

A maior parte das doenças que causa nefrite crônica tem evolução longa. Habitualmente há períodos sem nenhum sintoma. Durante esse tempo, no entanto, há lesão progressiva dos rins. Nas fases iniciais frequentemente são detectadas apenas anormalidades no exame de urina (por exemplo, sangue na urina, proteína na urina). Hipertensão arterial pode ser detectada especialmente quando já existe diminuição da função renal. Com a progressão da doença existe inchaço das pernas (edema) e pressão alta persistente. Hipertensão arterial (pressão alta) é frequentemente difícil de ser tratada. Sinais de insuficiência renal crônica (uremia) são notados quando existe perda importante da função renal. Estes sinais são:

- Perda de apetite.
- Náuseas e vômitos.
- Fadiga extrema, mesmo após uma noite bem dormida e perda importante da energia.
- Dificuldade em dormir.
- Prurido e pele seca.
- Câimbras, especialmente à noite.

Causas

Existem várias causas, mas ocasionalmente uma nefrite aguda pode ter uma fase silenciosa depois do quadro agudo e aparecer muitos anos mais tarde como um problema crônico. Muitas causas da síndrome nefrítica (nefrose) algumas vezes causam lesões do rim, típicas de nefrite crônica, particularmente quando a nefrose não responder ao tratamento.

Tabela 2.205 – Pontos para tratamento de nefrite crônica

Doença	Especialidade	Nome	Pontos	Pontos	Pontos
Nefrite crônica	RE	Deficiência de *Yin* do Rim	B-17; B-23; B-52; R-1; R-2; R-3	R-6; R-7; BP-1; BP-6; BP-8; F-1	–
Nefrite crônica	RE	Deficiência de *Yang* do Baço--Pâncreas	B-20; B-21; E-36; E-41; VC-12; BP-2	BP-3; BP-6; BP-9	F-8; VC-6; IG-11

B = Bexiga; BP = Baço-Pâncreas; E = Estômago; F = Fígado; IG = Intestino Grosso; R = Rim; RE = Reumatologia; VC = Vaso Concepção.

Tabela 2.206 – Pontos para tratamento de nefrite e nefropatia

Doença	Especialidade	Nome	Pontos	Pontos	Pontos
Nefrite e nefropatia	RE	Deficiência de *Yang* em Baço--Pâncreas/Rim	VC-12; VC-4; B-23; BP-6; B-54; E-28	–	F-8; VC-6; IG-11
Nefrite e nefropatia	RE	Deficiência de *Yin* em Fígado/Rim	B-18; B-23; B-52; R-3; R-10; F-3	F-8; BP-6; E-29; VC-4	–
Nefrite e nefropatia	RE	Alteração de *Yang*	BP-6; BP-9; B-23; B-22; B-21; VC-4	–	–

B = Bexiga; BP = Baço-Pâncreas; E = Estômago; F = Fígado; IG = Intestino Grosso; RE = Reumatologia; R = Rim; VC = Vaso Concepção.

Nefrite e Nefropatia

Nefropatia significa lesão ou doença do rim. Muitas são as doenças ou medicações que causam lesões ou doenças renais, por exemplo:

- Nefropatia diabética: lesão renal provocada pelo diabetes.
- Nefropatia lúpica: lesão renal provocada pelo lúpus eritematoso sistêmico.
- Nefropatia hipertensiva: lesão renal provocada pela hipertensão arterial.

Tem a designação de nefropata a pessoa portadora de algum tipo de nefropatia ou doença nos rins.

Nefroptose

Nefroptose (também chamada de *rim flutuante* ou *ptose renal*) é uma condição anormal em que o rim cai para baixo na pélvis quando o paciente é posto para cima. É mais comum em mulheres que em homens. Foi um das doenças mais controversas entre doutores em seu diagnóstico e seus tratamentos.

Neurastenia

O conceito de neurastenia é muito antigo e data do século XIX. Nesta época, as doenças mentais eram consideradas ocorrências clínicas estranhas e de difícil compreensão.

Neste período, pouco se sabia sobre os conceitos psicológicos e era comum associar os problemas mentais a problemas físicos.

Dessa forma, o termo neurastenia era um termo genérico e considerava-se que era o ponto de partida para doenças nervosas mais graves como epilepsia, paralisia geral, ataxia, histeria e outras doenças.

Atualmente, o termo neurastenia e seu diagnóstico são muito mais raros, pois é difícil precisar seus limites no contexto das neuroses e de outras doenças mentais.

A síndrome neurastênica caracteriza-se pelos seguintes sintomas:

- Fraqueza.
- Fadigas física e mental.
- Sensações dolorosas.
- Pressão na cabeça.
- Parestesias.

Tabela 2.207 – Pontos para tratamento de nefroptose

Doença	Especialidade	Nome	Pontos
Nefroptose	RE	Deficiência de *Qi* em Triplo Aquecedor/Aquecedor Médio	BP-6; BP-9; B-23; B-22; B-21; VC-4
Nefroptose	RE	Frio no *Qi* de Triplo Aquecedor/Aquecedor Médio	BP-6; BP-9; B-23; B-22; B-21; VC-4
Nefroptose	RE	Deficiência de *Yang* de Baço--Pâncreas/Rim	VC-12; VC-4; B-23; BP-6; B-54; E-28

B = Bexiga; BP = Baço-Pâncreas; E = Estômago; RE = Reumatologia VC = Vaso Concepção.

Tabela 2.208 – Pontos para tratamento de neurastenia

Doença	Especialidade	Nome	Pontos	Pontos	Pontos
Neurastenia	PSI	Deficiência de *Jing* do Rim	CS-4; VB-12; VB-13; VB-44; VG-22; ID-5	ID-7; BP-5; BP-8; TA-5	–
Neurastenia	PSI	Deficiência de *Jing* do Rim	CS-5; TA-10; B-8; E-23	–	–
Neurastenia	PSI	Deficiência de *Jing* do Rim	VC-2; VC-3; VC-4; VG-3; VG-4; F-4	F-5; F-10; BP-6; BP-9; B-28; B-32	–
Neurastenia	PSI	Deficiência de *Jing* do Rim	VC-4; B-22; B-23; B-24	–	–
Neurastenia	PSI	Deficiência de *Jing* do Rim	VC-24; VB-23; VB-7; VG-4; VG-26; IG-3	–	B-48; E-38
Neurastenia	PSI	Deficiência de *Jing* do Rim	VC-24; VB-23; VB-7; VG-4; VG-26; IG-3	IG-19; ID-18; TA-6; TA-22; B-38; R-2	–
Neurastenia	PSI	Deficiência de *Jing* do Rim	VG-4; B-64	–	–
Neurastenia	PSI	Síndrome de Alto/Baixo	CS-6; CS-7; C-7; C-8; ID-2; ID-3	ID-4; B-60; B-61; B-62; R-3; R-7	E-3; E-4; E-5
Neurastenia	PSI	Síndrome de Alto/Baixo	IG-4; IG-11; E-36; F-3	–	–
Neurastenia	PSI	Deficiência de Sangue do Fígado	BP-6; BP-9; BP-10; E-36; B-17; B-18	B-20; B-21; F-13; VG-9	–

B = Bexiga; BP = Baço-Pâncreas; C = Coração; CS = Circulação-Sexo; E = Estômago; F = Fígado; ID = Intestino Delgado; IG = Intestino Grosso; PSI = Psiquiatria; R = Rim; TA = Triplo Aquecedor; VB = Vesícula Biliar; VC = Vaso Concepção; VG = Vaso Governador.

- Dificuldade de concentração.
- Dificuldade de memória.
- Insônia.
- Irritabilidade.
- Desconforto físico generalizado.
- Distúrbio em algum órgão específico, especialmente perturbações gastrointestinais.

Percebe-se, dessa forma, que a neurastenia aborda diversos sintomas característicos de muitas doenças e que em seu conjunto permite formar uma síndrome com debilidades físicas e mentais.

Neurite Óptica

Neurite óptica é a inflamação do nervo óptico. Sintomas são usualmente unilaterais, com dor ocular e perda parcial ou total da visão. O diagnóstico é basicamente clínico. O tratamento é direcionado à causa de base; a maioria dos casos tem resolução espontânea.

Etiologia e Fisiopatologia

A neurite óptica é mais comum em adultos com 20 a 40 anos. A maioria dos casos resulta de doenças desmielinizantes, particularmente esclerose múltipla, nos quais pode haver recidivas. A neurite óptica muitas vezes é a manifestação inicial da esclerose múltipla. Outras causas incluem doenças infecciosas (por exemplo, encefalite viral, sinusite, meningite, tuberculose, sífilis, vírus da imunodeficiência humana [HIV, *human immunodeficiency virus*]), metástase tumoral ao nervo óptico; produtos químicos e drogas (por exemplo, chumbo, metanol, tabaco, quinina, arsênico, salicilatos, antibióticos); e, raramente, diabetes, anemia perniciosa, doença de Graves, picadas de abelhas e trauma. Frequentemente, a causa permanece obscura independentemente da evolução.

Sinais, Sintomas e Diagnóstico

O sintoma principal é a perda da visão, atingindo seu máximo em 1 a 2 dias e variando de um escotoma pequeno central ou paracentral até completa cegueira. A maioria dos pacientes tem dor ocular leve.

Tabela 2.209 – Pontos para tratamento de neurite óptica

Doença	Especialidade	Nome	Pontos	Pontos
Neurite óptica	OF	Vento interno no Fígado	IG-11; E-36; F-3; IG-4; VB-40; C-7	CS-6
Neurite óptica	OF	Vento interno no Fígado	VB-20; IG-4; B-1; E-1	–
Neurite óptica	OF	Vento interno no Fígado	VC-4; VB-20; VG-4; VG-12; VG-20; IG-10	ID-3; E-36
Neurite óptica	OF	Vento interno no Fígado	VC-24; VB-2; VB-3; VB-4; VB-12; VB-34	VB-36; IG-20; TA-2; B-2
Neurite óptica	OF	Calor, muco	IG-11; TA-5; B-40; B-60; VB-34; VG-14	E-40; VG-10; R-8; P-10

B = Bexiga; C = Coração; CS = Circulação-Sexo; E = Estômago; F = Fígado; ID = Intestino Delgado; IG = Intestino Grosso; OF = Oftalmologia; P = Pulmão; R = Rim; TA = Triplo Aquecedor; VB = Vesícula Biliar; VC = Vaso Concepção; VG = Vaso Governador.

Se o disco óptico está edemaciado, a condição denomina-se papilite. Em outros casos, pode ser classificada como neurite retrobulbar. Os exames geralmente mostram acuidade visual diminuída, deficiência no campo visual, deficiência papilar aferente e visão conturbada das cores. O teste da visão de cores pode ser útil. Cerca de dois terços dos eventos são retrobulbares, não provocando alterações visíveis ao exame fundoscópico. Nos demais quadros, também podem ocorrer hiperemia e/ou edema do disco, edema ao redor do disco e ingurgitamento dos vasos. Poucos exsudatos e hemorragias podem estar presentes próximos ao disco óptico.

Suspeita-se de neurite óptica em pacientes com dor característica e perda da visão. Exame de neuroimagem, preferivelmente ressonância nuclear magnética (RNM) contrastada com gadolínio, pode mostrar alargamento e aumento do nervo óptico. RNM pode também auxiliar no diagnóstico de esclerose múltipla. RNM com sequências de recuperação de inversão de atenuação de fluido (FLAIR, *fluid attenuating inversion recovery*) pode mostrar lesões típicas de desmielinização em uma região periventricular, se a neurite óptica estiver associada à desmielinização.

Prognóstico e Tratamento

O prognóstico e o tratamento dependem da causa de base. Muitos episódios se resolvem espontaneamente, com retorno da visão em 2 a 3 meses. A maioria dos pacientes com história típica de neurite óptica e nenhuma doença sistêmica de base, como doença do tecido conjuntivo, recuperam a visão, mas > 25% têm recidiva no mesmo olho ou no olho contralateral. RNM é usada para determinar risco de futura doença des-

mielinizante. Tratamento com metilprednisolona (125 a 250mg, por via intravenosa [IV], quatro vezes ao dia) por três dias, seguido de prednisona (1mg/kg, por via oral [VO], uma vez ao dia) por 11 dias, pode acelerar a recuperação, mas os resultados finais de acuidade visual são semelhantes a quando se opta apenas pela observação. O uso IV de corticosteroides mostrou retardar as manifestações da esclerose múltipla em pelo menos dois anos. O tratamento apenas com prednisona por via oral não mostra resultados de melhora da acuidade visual e pode aumentar o risco de recidivas. Recursos auxiliares para o tratamento de visão diminuída podem auxiliar.

Neurose

O termo neurose foi criado pelo médico escocês William Cullen em 1769 para indicar "distúrbios de sentidos e movimento" causados por "efeitos gerais do sistema nervoso". Na psicologia moderna, é sinônimo de psiconeurose ou distúrbio neurótico e se refere a qualquer distúrbio mental que, embora cause tensão, não interfere no pensamento racional ou na capacidade funcional da pessoa. Essa é uma diferença importante em relação à psicose, distúrbio mais grave.

A palavra deriva de duas palavras gregas: *neuron* (nervo) e *osis* (condição doente ou anormal).

A neurose, na teoria psicanalítica, é uma estratégia ineficaz para lidar com sucesso com algo, o que Sigmund Freud propôs ser causado por emoções de uma experiência passada, causando forte sentimento que dificulta reação ou interferindo na experiência presente. Por exemplo: alguém que foi atacado por um cachorro quando criança pode ter fobia

TRATAMENTOS DE ACUPUNTURA – **271**

Tabela 2.210 – Pontos para tratamento de neurose

Doença	Especialidade	Nome	Pontos	Pontos	Pontos
Neurose	PSI	Deficiência de Coração/ Baço-Pâncreas	CS-3; CS-7; VC-23; VC-24; VB-14; VB-20	VB-29; VB-30; VB-31; VB-32; VB-34; VB-39	–
Neurose	PSI	Deficiência de Coração/ Baço-Pâncreas	VB-20; BP-6; B-10; B-23; E-36	–	–
Neurose	PSI	Deficiência de Coração/ Baço-Pâncreas	VC-1; VC-4; VC-7; BP-6; R-7; E-29	C-1; C-3; BP-6; BP-9	VG-1; VG-15; VG-16
Neurose	PSI	Deficiência de Coração/ Baço-Pâncreas	VC-2; VC-3; VC-4; VB-20; BP-6; BP-9	B-17; B-31; B-32; B-33; B-34	–
Neurose	PSI	Deficiência de *Yin*	P-7; R-6; CS-6; BP-4	–	–
Neurose	PSI	Deficiência de *Qi* da Vesícula Biliar	VB-20; F-2; F-3; CS-6; E-8; E-40	VC-12; R-3	–
Neurose	PSI	Deficiência de Sangue do Fígado	BP-6; BP-9; BP-10; E-36; B-17; B-18	B-20; B-21; F-13; VG-9	–
Neurose	PSI	Deficiência de Vesícula Biliar	VB-20; BP-6; B-10; B-23; E-36	–	–
Neurose	PSI	Desarmonia, disfunção de Rim/Coração	VB-20; BP-6; B-10; B-23; E-36	–	–
Neurose	PSI	Elevação de *Yang* do Fígado	B-18; B-23; R-3; BP-6; BP-10; VB-20	VB-34; VB-38; F-2; F-3; VG-20	–
Neurose	PSI	Estagnação de *Qi* do Fígado	B-17; B-18; B-19; B-51; F-2; F-3	F-14; VB-20; VB-34; E-18; E-34; E-36	–
Neurose	PSI	Fogo falso	IG-7; VC-20; VC-22; IG-18	CS-6; BP-6; C-5; VC-10	–
Neurose	PSI	Fogo falso	VB-20; BP-6; B-10; B-23; E-36	CS-6; BP-6; C-5; VC-10	–
Neurose	PSI	Muco, Fogo do *Yin* do Rim	CS-5; TA-10; B-8; E-23	–	–
Neurose	PSI	Muco, Fogo do *Yin* do Rim	VB-20; BP-6; B-10; B-23; E-36	–	–
Neurose	PSI	Muco, Fogo do *Yin* do Rim	VC-4; B-22; B-23; B-24	–	–
Neurose	PSI	Muco, Fogo do *Yin* do Rim	VC-4; B-22; B-23; B-24; CS-5; TA-10	–	–
Neurose	PSI	Muco, Fogo do *Yin* do Rim	VC-19; VC-20; IG-18; IG-11; B-13; B-23	B-38; C-3; P-1; P-5; R-10	–
Neurose	PSI	Muco, Fogo do *Yin* do Rim	VG-13; VG-14; IG-11; B-22; B-23; B-24	–	–
Neurose	PSI	Muco, Fogo do *Qi* do Coração	CS-5; CS-6; VC-14; VG-11; VG-14; B-12	B-15; C-4; C-5; C-7	–
Neurose	PSI	Muco, Fogo do *Qi* do Coração	CS-6; VC-17; B-15; C-5; C-7	–	–
Neurose	PSI	Muco, Fogo do *Qi* do Coração	VB-20; BP-6; B-10; B-23; E-36	–	–
Neurose	PSI	Deficiência de Sangue do Coração	C-9; CS-5; BP-9; B-15	–	–

B = Bexiga; BP = Baço-Pâncreas; C = Coração; CS = Circulação-Sexo; E = Estômago; IG = Intestino Grosso; P = Pulmão; PSI = Psiquiatria; R = Rim; TA = Triplo Aquecedor; VB = Vesícula Biliar; VC = Vaso Concepção; VG = Vaso Governador.

978-85-7241-908-6

ou medo intenso de cachorros. Porém, ele reconheceu que algumas fobias são simbólicas e expressam um medo reprimido.

Na teoria da psicologia analítica de Carl Jung, a neurose resulta do conflito entre duas partes psíquicas, das quais uma deve ser inconsciente.

Há muitas formas específicas diferentes de neurose: piromania, transtorno obsessivo-compulsivo (TOC), ansiedade, histeria (em que a ansiedade pode ser descarregada como sintoma físico) e uma variedade sem fim de fobias.

Todas as pessoas têm alguns sintomas neuróticos, frequentemente manifestados nos mecanismos de defesa do ego que as ajudam a lidar com a ansiedade. Mecanismos de defesa que resultam em dificuldades para viver são chamados de "neuroses" e são tratados por psicanálise, psicoterapia/aconselhamento ou outras técnicas psiquiátricas.

Apesar de sua longa história, o termo "neurose" não é mais de uso comum. Os atuais sistemas de classificação abandonaram a categoria "neurose". O DSM-IV eliminou a categoria por completo. Distúrbios primeiramente chamados de neuroses agora são descritos sob os títulos de ansiedade e distúrbios depressivos.

Neurose Depressiva

Termo consagrado pelo tempo, porém controverso, que se refere a estados depressivos supostamente originários em uma base puramente constitucional e para qual nenhuma etiologia orgânica e nenhuma conexão causal com um desconforto psicológico grave pode ser demonstrada. O termo é também usado descritivamente para indicar uma variedade de síndrome depressiva caracterizada por humor depressivo e que não responde a estímulos externos, com flutuações diurnas, lentificação, alterações do sono com despertar precoce típico, anergia e sinais de depressão vital e, em vários casos, agitação, delírios depressivos e alucinações.

Odontalgias
Dor de Dente e Infecção

A cárie que se estende através do esmalte até a dentina causa dor com estimulação (por exemplo, calor, frio, alimento doce ou bebida). A dor é restrita a um dente e geralmente cessa quando o estímulo é removido. O paciente deve evitar estímulos provocativos e procurar tratamento dentário. Uma restauração simples (preenchimento) normalmente é curativa.

A pulpite reversível é a inflamação da polpa, geralmente por cárie, pequena lesão pulpar por grandes restaurações prévias, restauração defeituosa ou trauma. Causa os mesmos sintomas que a cárie, mas se diferencia pela dificuldade do paciente em apontar o dente acometido. O tratamento é a correção da cárie ou de outra causa. Analgésicos podem, com frequência, auxiliar, mas também mascarar sintomas que ajudariam no reconhecimento do dente causador.

A pulpite irreversível causa dor de dente mesmo sem estímulo ou dor persistente após estimulação. Comumente, o paciente tem dificuldade em identificar o dente acometido. O médico pode identificar o dente ao colocar gelo em cada dente da área, removendo-o quando o paciente sentir dor. Nos dentes saudáveis, a dor cessa quase que imediatamente. Dor com duração maior do que alguns segundos indica pulpite irreversível. De forma incomum, o frio pode, na verdade, diminuir os sintomas (pulpite supurativa), e o paciente pode manter consigo um copo de água gelada do qual ele regularmente toma alguns goles. Analgésicos são necessários até que um dentista possa realizar o tratamento do canal radicular ou a extração. Um paciente que vai com frequência ao serviço de emergência, mas nunca procura tratamento definitivo pode estar em busca de opioides.

Necrose de pressão geralmente resulta de pulpite, pois a polpa fica encapsulada num compartimento rígido. Normalmente, uma vez que a polpa se torna

Tabela 2.211 – Pontos para tratamento de neurose depressiva

Doença	Especialidade	Nome	Pontos	Pontos
Neurose depressiva	PSI	Deficiência de Sangue do Coração	C-9; CS-5; BP-9; B-15	–
Neurose depressiva	PSI	Deficiência de líquido no Intestino Grosso	TA-6; CS-5; B-32; BP-6; R-6; IG-11	IG-4

B = Bexiga; BP = Baço-Pâncreas; C = Coração; CS = Circulação-Sexo; IG = Intestino Grosso; PSI = Psiquiatria; R = Rim; TA = Triplo Aquecedor.

Tabela 2.212 – Pontos para tratamento de odontalgia

Doença	Especialidade	Nome	Pontos	Pontos
Odontalgia	OD	Fogo no Estômago	CS-6; BP-4; VC-11; VC-12; E-25; E-36	E-44
Odontalgia	OD	Deficiência de Sangue do Fígado	BP-6; BP-9; BP-10; E-36; B-17; B-18	B-20; B-21; F-13; VG-9

B = Bexiga; BP = Baço-Pâncreas; CS = Circulação-Sexo; E = Estômago; F = Fígado; OD = Odontologia; VC = Vaso Concepção; VG = Vaso Governador.

necrótica, os tipos de dor referidos anteriormente desaparecem. Esse período sem sintomas pode durar de horas a semanas. Subsequentemente, inflamação periapical e/ou infecção (periodontite apical) desenvolve-se. Em geral, a infecção é decorrente de bactérias orais da própria flora. A periodontite apical causa dor à mastigação ou à oclusão. Normalmente, o paciente pode indicar o dente acometido. Caso contrário, o médico identifica o dente por percussão com haste metálica ou depressor de língua até que se reproduza a dor. Se o tratamento dentário for retardado, é apropriado administrar antibióticos e analgésicos.

O abscesso periapical pode ocorrer após cárie não tratada ou pulpite. Se o abscesso apresentar flutuação bem visível (amolecido), ele é drenado através de incisão no seu ponto mais depressível, com um bisturi de lâmina 15. Raramente, uma drenagem extraoral é realizada. Infecções que duram menos de três dias respondem melhor à penicilina e aquelas com duração maior que três dias respondem melhor à clindamicina.

A celulite pode ocorrer após infecções dentárias não tratadas. Raramente, pode haver desenvolvimento de trombose do seio cavernoso ou angina de Ludwig. Essas duas últimas condições representam risco de morte e necessitam de hospitalização imediata, extração do dente infectado e antibioticoterapia parenteral guiada por cultura.

Suspeita-se de sinusite se muitos dentes maxilares posteriores de um lado estiverem sensíveis à percussão ou se o paciente referir dor ao se curvar à frente com a cabeça para baixo.

Dentes em erupção ou impactados, particularmente os terceiros molares, podem ser dolorosos e causar inflamação do tecido mole adjacente (pericoronite), que pode progredir para infecção grave. O tratamento é feito com enxágues com clorexidina ou com água salgada hipertônica (uma colher de sopa de sal misturada com um copo de água quente – não mais quente do que o café ou o chá que o paciente normalmente toma). A salmoura é mantida na boca do lado acometido até que esfrie e, então, é eliminada e o processo é repetido imediatamente. Três a quatro copos de água salgada por dia geralmente controlam a inflamação e a dor até que o dente possa ser extraído. Antibióticos são necessários se o tratamento dentário for adiado.

Causas menos comuns de edema perioral agudo incluem abscesso periodontal, cistos infectados, antrite, alergia, obstrução ou infecção de glândula salivar e infecção peritonsilar. Dor de dente em crianças pequenas pode ser acompanhada de salivação em excesso e febre. Acetaminofeno, em dose correspondente ao peso da criança, ajuda no alívio dos sintomas.

Orquite

Orquite é uma infecção dos testículos, normalmente pelo vírus da caxumba. Os sintomas testiculares incluem dor e edema. O diagnóstico é clínico. O tratamento é sintomático com antibióticos, se for identificada infecção bacteriana.

A orquite isolada é quase sempre de origem viral e a maioria dos casos decorre da caxumba. Causas raras incluem sífilis congênita, tuberculose, lepra, echovírus, coriomeningite linfocítica, coxsackievírus, mononucleose infecciosa, varicela e arbovírus do grupo B. A maioria das causas bacterianas também envolve o epidídimo (orquiepididimites).

A orquite se desenvolve em 20 a 25% dos homens com caxumba; 80% dos casos ocorre em pacientes com menos de 10 anos de idade. Dois terços dos casos são unilaterais e um terço é bilateral. Sessenta por cento dos pacientes com orquite pós-caxumba desenvolvem atrofia testicular unilateral. A incidência de tumor não parece estar aumentada, mas a doença unilateral reduz a fertilidade em um quarto dos homens após orquite por caxumba unilateral e em dois terços dos homens que apresentaram a doença bilateral. A atrofia não está relacionada à fertilidade ou à gravidade da orquite[24].

Tabela 2.213 – Pontos para tratamento de orquite

Doença	Especialidade	Nome	Pontos	Pontos	Pontos
Orquite	UR	Calor, Umidade em Vesícula Biliar	CS-6; CS-8; VB-24; VG-9; VG-14; VG-16	VG-27; IG-1; F-3; F-4; F-13; BP-5	–
Orquite	UR	Calor, Umidade em Vesícula Biliar	VB-24; F-13; F-14; B-19; B-20; B-21	B-44; E-45	B-57; R-3; R-5; R-7; R-8
Orquite	UR	Calor, Umidade em Vesícula Biliar	VB-38; VG-14; IG-7; IG-11; IG-15; BP-6	BP-10; TA-6	B-13; B-18; B-19
Orquite	UR	Calor, Umidade em Vesícula Biliar	VC-1; VC-2; VC-4; VC-6; VC-7; VB-28	E-28; E-32	–
Orquite	UR	Calor, Umidade em Vesícula Biliar	VC-1; VC-2; VG-1; VG-2; VG-4; BP-6	BP-9; R-10; R-12; E-29	–
Orquite	UR	Calor, Umidade em Vesícula Biliar	VC-4; VB-27; F-1; F-2; F-11; B-32	B-34; B-38; B-47; B-48; B-55; VB-29	–
Orquite	UR	Calor, Umidade no Meridiano *Luo* do Fígado	VC-3; VC-4; BP-6; B-23; E-36	–	–

B = Bexiga; BP = Baço-Pâncreas; CS = Circulação-Sexo; E = Estômago; F = Fígado; IG = Intestino Grosso; R = Rim; TA = Triplo Aquecedor; UR = Urologia; VB = Vesícula Biliar; VC = Vaso Concepção; VG = Vaso Governador.

Sinais e Sintomas

A orquite unilateral por caxumba se desenvolve agudamente entre quatro e sete dias após o aumento de volume das parótidas na caxumba. Em 30% dos casos, a doença se estende para o outro testículo em um a nove dias[15]. A dor pode apresentar vários níveis de intensidade. Adicionalmente à dor e ao edema dos testículos, podem se desenvolver sintomas sistêmicos como mal-estar, febre, náuseas, cefaleias e mialgias. O exame testicular revela dor, aumento e enduração dos testículos e edema e eritema da pele escrotal.

Outros agentes infecciosos produzem sintomas similares com velocidade de estabelecimento e intensidade relacionadas à sua patogenicidade.

Orquite e Epididimite

Definição

Processo inflamatório ou infeccioso que acomete os testículos e/ou epidídimos.

Etiologia

A orquite isolada é rara, devido à intensa e comunicante vascularização com o epidídimo, por isso o mais frequente é a orquiepididimite. As orquiepididimites são infecções agudas intraescrotais decorrentes de bactérias como gonococo, *Chlamydia*, ureaplasma, *Escherichia coli, Klebisiella*, pseudomonas e *Proteus*. Fungos e parasitas também podem estar implicados.

Clínica

A orquite pode ocorrer após 4 a 7 dias de quadro sugestivo de parotidite viral com dor testicular, na maior parte dos casos bilateral, edema escrotal e febre. Orquiepididimites inflamatórias ou infecciosas podem mostrar-se com aumento escrotal, sinais flogísticos, dor e febre variável.

Diagnóstico

História clínica e exame físico são importantes. No diagnóstico diferencial das orquiepididimites temos os traumas e as torções do cordão espermático. A ultrassonografia com Doppler vascular auxilia no diagnóstico diferencial de processos inflamatórios ou traumas com aumento da circulação local na torção do cordão, que se apresenta com ausência de perfusão. A cintilografia escrotal é o padrão-ouro, porém pouco disponível.

Osteomielite Aguda

Osteomielite consiste em inflamação e destruição óssea causada por bactéria, micobactéria ou fungo. Os sintomas comuns são dor óssea localizada e sen-

TRATAMENTOS DE ACUPUNTURA – **275**

Tabela 2.214 – Pontos para tratamento de orquite e epididimite

Doença	Especialidade	Nome	Pontos	Pontos	Pontos
Orquite e epididimite	UR	Calor, Umidade no Meridiano *Luo* do Fígado	IG-11; E-36; F-3; IG-4; VB-40; C-7	CS-6	R-7; R-8
Orquite e epididimite	UR	Calor, Umidade no Meridiano *Luo* do Fígado	VC-2; VC-3; VC-4; VC-5; VC-6; VG-4	F-1; F-8; F-9; BP-11; B-22; B-23	–
Orquite e epididimite	UR	Toxinas	VC-6	–	–

B = Bexiga; BP = Baço-Pâncreas; C = Coração; CS = Circulação-Sexo; E = Estômago; F = Fígado; IG = Intestino Grosso; R = Rim; UR = Urologia; VB = Vesícula Biliar; VC = Vaso Concepção; VG = Vaso Governador.

sibilidade com sintomas constitucionais (em osteomielite aguda) ou sem sintomas constitucionais (em osteomielite crônica). O diagnóstico é feito por radiografia e culturas. O tratamento é feito com antibióticos e, algumas vezes, com cirurgia.

Etiologia e Fisiopatologia

Osteomielite é produzida por organismos nascidos no sangue (osteomielite hematogênica), por espalhamento contagioso (de tecido infectado ou de prótese articular infectada) ou por ferimentos abertos (por fraturas abertas contaminadas ou cirurgia óssea). Trauma, isquemia e corpos estranhos predispõem à osteomielite. Osteomielite pode se formar sob úlceras profundas de decúbito.

Cerca de 80% das osteomielites resultam de espalhamento contagioso ou ferimentos abertos, sendo normalmente polimicrobiais. *Staphylococcus aureus* está presente em 50% ou mais dos casos[24]; outra bactéria comum consiste em estreptococo, organismos entéricos Gram-negativos e bactérias anaeróbias. Osteomielite que resulta de espalhamento contagioso é comum em pés (em pacientes com diabete e doença vascular periférica), locais de osso penetrado por

trauma ou cirurgia e ossos em contato com úlceras de decúbito, como quadris e sacro.

Em geral, osteomielite hematogenosamente espalhada resulta de um simples organismo. Em crianças, bactérias Gram-positivas são mais comuns, afetando normalmente a metáfise de tíbia, fêmur e úmero. Em adultos, ela afeta normalmente a vértebra. Os fatores de risco em adultos são idade mais avançada, debilitação, hemodiálise, anemia falciforme e uso de droga IV. A infecção por organismos comuns inclui *Staphylococcus aureus* e bactéria entérica Gram-negativa (em adultos que são mais velhos, debilitados ou que fazem hemodiálise), *Staphylococcus aureus*, *Pseudomonas aeruginosa* e *Serratia* sp. (em usuários de drogas IV), além de *Salmonella* sp. (em pacientes com anemia falciforme). Fungos e micobactérias podem causar osteomielite hematogenosa, normalmente em pacientes imunocomprometidos ou em áreas de infecção endêmica com histoplasmose, blastomicose ou coccidioidomicose. Com frequência, as vértebras são envolvidas.

Osteomielite tende a ocluir vasos sanguíneos locais, causando necrose óssea e espalhamento local da infecção. A infecção pode se expandir por córtex ósseo e se espalhar sob periósteo, com formação de

Tabela 2.215 – Pontos para tratamento de osteomielite aguda

Doença	Especialidade	Nome	Pontos	Pontos	Pontos
Osteomielite aguda	ORT	Umidade, muco	VC-9; BP-9; E-40; P-5; VC-4; VC-12	B-20; VB-28	B-26; B-27; B-28
Osteomielite aguda	ORT	Umidade, muco	VC-9; BP-9; E-40; P-5; VC-4; VC-12	B-20; B-51; VB-28	–
Osteomielite aguda	ORT	Toxinas	VC-6	–	–

B = Bexiga; BP = Baço-Pâncreas; E = Estômago; ORT = Ortopedia; P = Pulmão; VB = Vesícula Biliar; VC = Vaso Concepção.

abscessos subcutâneos que podem drenar espontaneamente pela pele.

Se o tratamento de osteomielite aguda tiver êxito apenas parcial, desenvolve-se osteomielite com baixo grau.

Sinais e Sintomas

Pacientes com osteomielite aguda de ossos periféricos normalmente passam por perda de peso, fadiga, febre, calor localizado, edema, eritema e dor.

Osteomielite vertebral produz dor localizada na região lombar e sensibilidade com espasmos musculares paravertebrais, o que consiste em falta de resposta para o tratamento conservador. Os pacientes normalmente não têm febre.

Osteomielite aguda produz dor óssea intermitente (meses a muitos anos), sensibilidade e esvaziamento dos sínus.

Osteomielite Crônica

Osteomielite crônica ocorre quando o tecido ósseo morre devido à interrupção do suprimento sanguíneo. A infecção crônica pode persistir por anos, ocorrendo de maneira intermitente. Os fatores de risco são traumas recentes, diabetes, pacientes que fazem hemodiálise e abuso de drogas intravenosas. A incidência é de 2 casos em cada 10.000 pessoas.

Otite

Otite Média

É a infecção do ouvido médio. Em geral, causa dor e pode resultar em perda auditiva. Existem três formas: aguda, secretora e crônica.

Otite Média Aguda

É uma infecção bacteriana ou viral do ouvido médio, geralmente acompanhada de URI. Os sintomas incluem otalgia, frequentemente acompanhada de sintomas sistêmicos (febre, náuseas, vômitos, diarreia), em especial nas otoscopias. O tratamento é feito com analgésicos e, algumas vezes, com antibióticos.

Embora a otite média aguda (OMA) possa ocorrer em qualquer faixa etária, é mais comum entre três meses e três anos. Nessa idade, a tuba auditiva é estrutural e funcionalmente imatura; o ângulo da tuba auditiva é mais horizontal, e o ângulo do músculo tensor do véu palatino e a porção cartilaginosa da tuba auditiva proporcionam um mecanismo de abertura menos eficiente.

A etiologia pode ser viral ou bacteriana. As infecções virais frequentemente se complicam com infecção bacteriana secundária. Em recém-nascidos, os bacilos entéricos Gram-negativos, particularmente *Escherichia coli* c *Staphylococcus aureus,* causam a OMA. Em lactentes maiores e em crianças com menos de 14 anos, os microrganismos mais comuns são *Streptococcus pneumoniae, Moraxella* (*Branhamella*) *catarrhalis* e *Haemophilus influenzae* não tipificado; agentes etiológicos menos comuns são estreptococos beta-hemolíticos do grupo A e *S. aureus*. Nas crianças com mais de 14 anos, os microrganismos mais comuns são *S. pneumoniae*, estreptococos beta-hemolíticos do grupo A e *S. aureus*, seguidos por *H. influenzae*.

A infecção bacteriana do ouvido médio, em casos raros, se dissemina localmente, resultando em mastoidite aguda, petrosite ou labirintite. Disseminação intracraniana é extremamente rara e, em geral, causa meningite, mas abscessos cerebrais, empiema subdural, abscesso epidural, trombose do seio lateral ou hidrocefalia otogênica também podem ocorrer. Mesmo com a antibioticoterapia, as complicações intracranianas são de lenta resolução, especialmente em pacientes imunocomprometidos.

Tabela 2.216 – Pontos para tratamento de osteomielite crônica

Doença	Especialidade	Nome	Pontos	Pontos
Osteomielite crônica	ORT	Umidade, muco	VC-9; BP-9; E-40; P-5; VC-4; VC-12	B-20; VB-28
Osteomielite crônica	ORT	Umidade, muco	VC-9; BP-9; E-40; P-5; VC-4; VC-12	B-20; B-51; VB-28
Osteomielite crônica	ORT	Fogo no Fígado	CS-6; VB-1; VB-3; VB-5; VB-14; VB-16	VB-26; VB-42; F-3; TA-5; B-1; B-2

B = Bexiga; BP = Baço-Pâncreas; CS = Circulação-Sexo; E = Estômago; F = Fígado; ORT = Ortopedia; P = Pulmão; TA = Triplo Aquecedor; VB = Vesícula Biliar; VC = Vaso Concepção.

TRATAMENTOS DE ACUPUNTURA – **277**

Tabela 2.217 – Pontos para tratamento de otite

Doença	Especialidade	Nome	Pontos	Pontos
Otite	ORL	Fogo no Fígado	VB-1; IG-4; IG-11; ID-19	–
Otite	ORL	Fogo no Fígado	VB-30; VB-31; VB-32; VB-40; VB-43	B-6; B-10; B-23
Otite	ORL	Calor, Umidade em Fígado/Vesícula Biliar	VC-3; VC-6; E-29; BP-1; BP-9; R-10	R-12; VB-26; F-5; F-8; F-9; F-10

B = Bexiga; BP = Baço-Pâncreas; E = Estômago; F = Fígado; ID = Intestino Delgado; IG = Intestino Grosso; ORL = Otorrinolaringologia; R = Rim; VB = Vesícula Biliar; VC = Vaso Concepção.

Sinais e Sintomas

O sintoma inicial comum é a otalgia, frequentemente com perda auditiva. Os bebês podem simplesmente demonstrar irritabilidade ou dificuldade para dormir. Febre, náuseas, vômitos e diarreia ocorrem frequentemente em crianças pequenas. A otoscopia mostra abaulamento e hiperemia da membrana timpânica (MT), com os marcos anatômicos indistinguíveis e deslocamento do reflexo luminoso. A otoscopia pneumática mostra mobilidade diminuída da MT. A perfuração espontânea da MT produz otorreia serossanguinolenta ou purulenta.

Cefaleia intensa, confusão mental ou sinais neurais focais podem ocorrer com a disseminação intracraniana da infecção. Paralisia facial ou vertigem sugerem extensão local ao canal facial (canal de Falópio) ou labirinto.

Otite Média Supurativa ou Secretora

Otite Média Secretora

A otite média secretora é uma doença em que o líquido se acumula no ouvido médio em consequência de otite média aguda que não se curou por completo ou devido à obstrução da tuba auditiva (trompa de Eustáquio).

O líquido costuma conter bactérias, embora nem sempre aconteça. Esta doença é frequente nas crianças porque as suas trompas de Eustáquio, estreitas, podem obstruir-se facilmente devido a reações alérgicas, ao crescimento das adenóides ou à inflamação do nariz e da garganta.

Em geral, a pressão no ouvido médio é equilibrada três ou quatro vezes por minuto, cada vez que a tuba auditiva se abre ao engolir. Se a tuba auditiva estiver entupida, a pressão no ouvido médio tem tendência para diminuir, pois, apesar de o oxigênio ser absorvido pelo fluxo sanguíneo a partir do ouvido médio, como é habitual, ele não é reposto. À medida que a pressão diminui, o líquido acumula-se no ouvido médio, reduzindo a capacidade de movimento do tímpano. Em consequência, registra-se perda de audição do tipo condutivo.

O médico examina o ouvido para fazer o diagnóstico. Em geral, recorre à timpanometria, um simples teste de audição, para quantificar a pressão em ambos os lados do tímpano.

Tratamento

O tratamento costuma começar com antibióticos. Outros fármacos, como fenilefrina, efedrina e anti-histamínicos (por exemplo, clorfeniramina), são administrados por via oral para reduzir a congestão e contribuir para abrir a tuba auditiva. A baixa pressão no ouvido médio pode aumentar temporariamente ao forçar a passagem do ar por uma tuba auditiva obstruída. Para o fazer, a pessoa pode expirar com a boca

Tabela 2.218 – Pontos para tratamento de otite média supurativa

Doença	Especialidade	Nome	Pontos	Pontos
Otite média supurativa	ORL	Deficiência de *Yin* de Fígado/Rim	B-18; B-23; B-52; R-3; R-10; F-3	F-8; BP-6; E-29; VC-4
Otite média supurativa	ORL	Deficiência de *Yang* do Rim	VC-4; VC-6; B-23; R-7; R-9; VG-4	VG-14; VB-39

B = Bexiga; BP = Baço-Pâncreas; E = Estômago; F = Fígado; ORL = Otorrinolaringologia; R = Rim; VB = Vesícula Biliar; VC = Vaso Concepção; VG = Vaso Governador.

fechada e os orifícios nasais apertados com os dedos. O médico pode recorrer à miringotomia, que consiste em fazer uma abertura através do tímpano para permitir que o líquido saia do ouvido médio. Um tubo fino é inserido na abertura do tímpano para favorecer a saída do líquido e permitir que o ar entre no ouvido médio.

A doença que provoca a obstrução da tuba auditiva, como, por exemplo, uma alergia, também deve ser tratada. Nas crianças, pode ser necessário extrair as adenoides.

Palpitações, Taquicardia

A taquicardia é a frequência cardíaca superior a 100bpm, facilmente detectável pela contagem do pulso apical, carotídeo ou radial. O paciente com taquicardia se queixa de palpitações ou *disparo* no coração. Este sinal comum ocorre em resposta a estresse físico e emocional, como excitação, exercício, dor, ansiedade e febre. Também pode resultar da utilização de estimulantes como cafeína e tabaco. Entretanto, a taquicardia pode ser um sinal precoce de doença com risco de morte, como choque cardiogênico, hipovolêmico ou séptico. Também pode ser resultante de doenças cardiovasculares, respiratórias ou metabólicas e do efeito de certas drogas, exames ou tratamentos.

Intervenções de Emergência

Após detectar a taquicardia, obter os outros sinais vitais e determinar o nível de consciência (NC) do paciente. Se ele apresentar aumento ou diminuição da pressão arterial e estiver tonto ou confuso, administrar oxigênio e iniciar a monitoração cardíaca. Realizar eletrocardiograma (ECG) para examinar a redução do débito cardíaco, que pode se iniciar ou ocorrer em razão da taquicardia. Instalar um acesso venoso para administrar líquidos, derivados de sangue e medicamentos; reunir os equipamentos para reanimação de emergência.

História e Exame Físico

Se as condições do paciente permitirem, obter uma história focalizada. Descobrir se ele já apresentou palpitações. Se a resposta for positiva, como foram tratadas? Explorar sintomas associados. Ele apresenta tontura ou falta de ar? Está fraco ou com fadiga? Apresenta episódios de síncope ou dor torácica? A seguir, perguntar sobre história de trauma, diabetes ou doenças cardíacas, pulmonares ou tireoidianas. Também obter história de álcool e drogas (incluindo as prescritas, não prescritas e ilícitas).

Inspecionar a pele para palidez ou cianose. Avaliar os pulsos, observando edema periférico. Finalmente, auscultar coração e pulmões para detectar ruídos ou ritmos anormais.

Causas Médicas

Anemia

Taquicardia e pulso alargado são característicos de anemia. Sinais e sintomas associados incluem fadiga, palidez, dispneia e possíveis tendências hemorrágicas. Ausculta pode revelar galope atrial, sopro sistólico nas artérias carótidas e estertores.

Arritmias Cardíacas

Taquicardia pode ocorrer com ritmo cardíaco irregular. O paciente pode referir hipotensão e apresentar tontura, palpitações, fraqueza e fadiga. Dependendo da frequência cardíaca, também pode apresentar taquipneia, diminuição do NC, bem como pele pálida, fria e úmida.

Cetoacidose Diabética

Na cetoacidose diabética com risco de morte ocorre taquicardia e pulso filiforme. O sinal mais importante, entretanto, é a respiração de Kussmaul – respiração profunda, anormalmente rápida. Outros sinais e sintomas da acidose incluem hálito com odor de frutas, hipotensão ortostática, fraqueza generalizada, anorexia, náuseas, vômitos e dor abdominal. O NC do paciente pode variar de letargia a coma.

Choque Anafilático

No choque anafilático com risco de morte, taquicardia e hipotensão ocorrem minutos após a exposição ao alérgeno, como penicilina ou picada de inseto. O paciente é visivelmente ansioso e apresenta prurido intenso, talvez com urticária e cefaleia latejante. Outros achados podem incluir pele vermelha e úmida, tosse, dispneia, náuseas, cólicas abdominais, convulsões, estridor, alteração ou perda da voz provocada por edema de laringe, bem como urgência e incontinência urinárias.

Choque Cardiogênico

Apesar de muitas características do choque cardiogênico aparecerem em outros tipos de choque, elas são mais intensas nesse tipo. Acompanhando a taquicardia, encontram-se pulso filiforme fraco; diminuição da pressão de pulso; hipotensão; taquipneia; pele fria, úmida, pálida e cianótica; oligúria; inquietação; e alteração do NC.

Choque Hipovolêmico

A taquicardia leve é um sinal inicial do choque hipovolêmico, com risco de morte, pode ser acompanhada por taquipneia, inquietação e sede, assim como pele fria e pálida. Na medida em que o choque evolui, a pele do paciente torna-se úmida e os pulsos aceleram progressivamente e se tornam filiformes. Ele também apresenta hipotensão, diminuição da pressão de pulso, oligúria, temperatura corpórea subnormal e diminuição do NC.

Choque Neurogênico

Taquicardia e bradicardia podem acompanhar taquipneia, apreensão, oligúria, temperatura corpórea variável, diminuição do NC e pele seca e quente.

Cólera

Os sinais de cólera incluem diarreia aquosa abrupta e vômitos. A perda intensa de líquidos e eletrólitos causa taquicardia, sede, fraqueza, câimbras musculares, diminuição do turgor cutâneo, oligúria e hipotensão. Sem tratamento, a morte ocorre em algumas horas.

Contusão Cardíaca

Resultado de trauma torácico fechado, a contusão cardíaca pode provocar taquicardia, dor subesternal, dispneia e palpitações. A avaliação pode detectar equimoses no esterno e atrito de fricção pericárdico.

Crise Hipertensiva

A crise hipertensiva com risco de morte é caracterizada por taquicardia, taquipneia, pressão diastólica superior a 120mmHg e pressão sistólica que pode ser superior a 200mmHg. O paciente apresenta edema pulmonar com dilatação da veia jugular, dispneia e escarro róseo espumoso. Os achados relacionados incluem dor torácica, cefaleia intensa, tontura, confusão, ansiedade, zumbido, epistaxe, contrações musculares, convulsões, náuseas e vômitos. Sinais neurológicos focais também podem ocorrer.

Doença Pulmonar Obstrutiva Crônica

Apesar do quadro clínico variar muito na doença pulmonar obstrutiva crônica (DPOC), a taquicardia é um sinal comum. Outros achados característicos incluem tosse, taquipneia, dispneia, respiração com lábios fechados, utilização de músculos acessórios, cianose, diminuição dos ruídos respiratórios, roncos, estertores e sibilos. Abaulamento dos dedos e tórax em barril são geralmente achados tardios.

Embolismo Pulmonar

No embolismo pulmonar, a taquicardia é precedida por dispneia súbita, angina ou dor torácica pleurítica. Os sinais e sintomas associados comuns incluem pulsos periféricos fracos, cianose, taquipneia, febre baixa, inquietação, sudorese e tosse seca ou com escarro com sangue.

Estenose Aórtica

Tipicamente, a estenose aórtica – uma doença valvar – induz taquicardia, pulso fraco filiforme e galope atrial. Suas características principais são dispneia aos esforços, angina, tontura e síncope. A estenose aórtica também provoca um sopro de ejeção sistólico grosseiro, crescendo-decrescendo, mais alto na borda direita do esterno no segundo espaço intercostal. Outros achados incluem palpitações, estertores e fadiga.

Hipoglicemia

Um sinal comum de hipoglicemia, a taquicardia acompanha hipotermia, nervosismo, tremores, fadiga, fraqueza, cefaleia, fome, náuseas, sudorese e pele úmida. Os efeitos no sistema nervoso central incluem visão turva ou dupla, fraqueza motora, hemiplegia, convulsões e diminuição do NC.

Hipotensão Ortostática

Taquicardia acompanha sinais e sintomas característicos da hipotensão ortostática, que incluem tontura, síncope, palidez, turvação da visão, sudorese e náusea.

Hipovolemia

Ocorre taquicardia na hipovolemia. Os achados associados incluem hipotensão, diminuição do turgor cutâneo, olhos encovados, sede e síncope, assim como pele e língua secas.

Insuficiência Adrenocortical

Na insuficiência adrenocortical, a taquicardia está associada a pulso fraco, assim como à fraqueza progressiva e à fadiga, podendo tornar-se tão grave que o paciente necessita de repouso no leito. Outros sinais e sintomas incluem dor abdominal, náuseas, vômitos, alteração de hábito intestinal, perda de peso, hipotensão ortostática, irritabilidade, pele cor de bronze, diminuição da libido e síncope. Alguns pacientes referem aumento de paladar, olfato e audição.

Insuficiência Aórtica

Associado à taquicardia, encontramos na insuficiência aórtica o pulso em martelo d'água e onda apical ampla e difusa. Na insuficiência grave, ocorre alargamento da pressão do pulso. Ausculta revela um sopro diastólico característico que começa com a segunda bulha cardíaca; é agudo, decrescente e soproso; é auscultado melhor na borda esquerda do esterno no segundo e no terceiro espaço intercostal. Galope atrial ou ventricular, sopro sistólico inicial, sopro de Austin Flint (rufar diastólico apical) ou sinal de Duroziez (sopro sobre a artéria femoral durante a sístole e a diástole) também pode ser auscultado. Outros achados incluem angina, dispneia, palpitações, pulsação carotídea forte e abrupta, palidez e sinais de insuficiência cardíaca, como estertores e dilatação da veia jugular.

Insuficiência Cardíaca

Especialmente comum na insuficiência cardíaca esquerda, a taquicardia pode ser acompanhada de galope ventricular, fadiga, dispneia (aos esforços e paroxística noturna), ortopneia e edema de membros inferiores. Eventualmente, o paciente apresenta sinais e sintomas disseminados, como palpitações, diminuição da pressão de pulso, hipotensão, taquipneia, estertores, edema postural, ganho de peso, diminuição das respostas mentais, sudorese, palidez e possível oligúria. Os sinais tardios incluem hemoptise, cianose e hepatomegalia importante, com edema compressível.

Pneumotórax

O pneumotórax, com risco de morte, causa taquicardia e outros sinais e sintomas de desconforto, como dispneia e dor torácica intensas, taquipneia e cianose. Os achados relacionados incluem tosse seca, crepitação do tecido subcutâneo, ruídos respiratórios diminuídos ou ausentes, interrupção dos movimentos torácicos normais no lado afetado e diminuição do frêmito vocal.

Síndrome do Desconforto Respiratório Agudo

Além da taquicardia, a síndrome do desconforto respiratório agudo (SDRA) causa estertores, roncos, dispneia, taquipneia, batimento de asa de nariz e respirações ofegantes. Outros achados incluem cianose, ansiedade, diminuição do NC e achados anormais na radiografia de tórax.

Síndrome Hiperglicêmica Hiperosmolar Não Cetótica

A deterioração rápida do NC é acompanhada de taquicardia, hipotensão, taquipneia, convulsão, oligúria e desidratação intensa, com diminuição do turgor cutâneo e mucosas secas.

Tamponamento Cardíaco

No tamponamento cardíaco com risco de morte, a taquicardia é acompanhada de pulso paradoxal, dispneia e taquipneia. O paciente é visivelmente ansioso e inquieto, apresenta pele cianótica e úmida, assim como dilatação das veias jugulares. Pode desenvolver abafamento dos ruídos cardíacos, atrito de fricção pericárdico, dor torácica, hipotensão, diminuição da pressão de pulso e hepatomegalia.

Tireotoxicose

A taquicardia é uma característica clássica da tireotoxicose – doença da glândula tireoide. Outras incluem aumento da tireoide, nervosismo, intolerância ao calor, perda de peso (apesar do apetite aumentado), sudorese, diarreia, tremores e palpitações. Embora seja considerado também característico, o exoftalmo algumas vezes está ausente.

Como, em hipótese, a tireotoxicose afeta todos os sistemas corpóreos, as características associadas

Tabela 2.219 – Pontos para tratamento de palpitações, taquicardia

Doença	Especialidade	Nome	Pontos	Pontos	Pontos
Palpitações, taquicardia	CV	Deficiência de *Yang* do Coração	CS-6; VC-17; B-15; C-5; C-6	–	F-8; VC-6; IG-11
Palpitações, taquicardia	CV	Deficiência de *Yang* do Coração	VB-20; VG-11; VG-14; F-2; B-10; B-13	B-38; B-39; C-5	–
Palpitações, taquicardia	CV	Deficiência de *Yin*	P-7; R-6; CS-6; BP-4	–	–
Palpitações, taquicardia	CV	Deficiência de *Yin* do Coração	CS-6; VC-17; B-15; C-5; C-7	–	–
Palpitações, taquicardia	CV	Deficiência de *Yin* do Coração	F-5; BP-5; TA-5; B-14; B-38; B-64	C-4; C-5; R-1; R-4; E-36	–
Palpitações, taquicardia	CV	Deficiência de *Yin* do Coração	IG-11; E-36; F-3; IG-4; VB-40; C-7	CS-6	–
Palpitações, taquicardia	CV	Deficiência de *Yin* do Coração	VB-20; VG-11; VG-14; F-2; B-10; B-13	B-38; B-39; C-5	–
Palpitações, taquicardia	CV	Deficiência de *Yin* do Rim	B-17; B-23; B-52; R-1; R-2; R-3	R-6; R-7; BP-1; BP-6; BP-8; F-1	–
Palpitações, taquicardia	CV	Deficiência de *Qi*/ Sangue	VG-20; VB-20; BP-10; B-43; IG-4; BP-6	B-67; E-25	F-8; VC-6; IG-11
Palpitações, taquicardia	CV	Estagnação de Sangue do Coração	B-15; B-14; VC-14; VC-17; CS-6; C-5	B-17; BP-4	F-8; VC-6; IG-11
Palpitações, taquicardia	CV	Estagnação de Sangue do Coração	B-15; B-14; VC-14; VC-17; CS-6; C-5	B-17; BP-4	–
Palpitações, taquicardia	CV	Estagnação de Sangue do Coração	VG-26; R-1; E-36; BP-6; CS-6; VC-6	–	–
Palpitações, taquicardia	CV	Muco, Fogo do Coração	CS-5; C-8; VG-14; VG-26	–	–
Palpitações, taquicardia	CV	Síndrome Alto/Baixo	CS-6; CS-7; C-7; C-8; ID-2; ID-3	ID-4; B-60; B-61; B-62; R-3; R-7	–
Palpitações, taquicardia	CV	Síndrome Alto/Baixo	IG-4; IG-11; E-36; F-3	–	–
Palpitações, taquicardia	CV	Calor, Umidade em Fígado/Vesícula Biliar	VC-3; VC-6; E-29; BP-1; BP-9; R-10	R-12; VB-26; F-5; F-8; F-9; F-10	–

B = Bexiga; BP = Baço-Pâncreas; C = Coração; CS = Circulação-Sexo; CV = Cardiovascular; E = Estômago; F = Fígado; ID = Intestino Delgado; IG = Intestino Grosso; P = Pulmão; R = Rim; TA = Triplo Aquecedor; VB = Vesícula Biliar; VC = Vaso Concepção; VG = Vaso Governador.

são diversas e numerosas. Alguns exemplos incluem pulso cheio e forte, aumento da pressão de pulso, dispneia, anorexia, náuseas, vômitos, alteração do hábito intestinal, hepatomegalia, fraqueza muscular, fadiga e atrofia. A pele do paciente é lisa, quente e vermelha; o cabelo é fino e macio e pode se tornar prematuramente branco ou cair. Paciente do sexo feminino apresenta diminuição da libido e oligomenorreia ou amenorreia; paciente do sexo masculino pode apresentar redução da libido e ginecomastia.

Outras Causas
Cirurgia e Marca-passos

Cirurgia cardíaca, disfunção dos marca-passos ou irritação elétrica podem causar taquicardia.

Drogas e Álcool

Várias drogas afetam o sistema nervoso central, o sistema circulatório ou o músculo cardíaco, causando taquicardia. São exemplos dessas drogas: simpatomiméticos; fenotiazinas; anticolinérgicos, como atropina; drogas tireoidianas, vasodilatadores, como hidralazina; inibidores da acetilcolinesterase, como captopril; nitratos, como nitroglicerina; bloqueadores alfa-adrenérgicos, como fentolamina; e broncodilatadores beta-adrenérgicos, como albuterol. Excesso de ingestão de cafeína e intoxicação por álcool também podem provocar taquicardia.

Exames Diagnósticos

Cateterismo cardíaco e estudos eletrofisiológicos podem induzir taquicardia transitória.

Considerações Especiais

Continuar a monitorar o paciente rigorosamente. Explicar os exames diagnósticos solicitados, como exames de tireoide, níveis de hemoglobina e eletrólitos, hematócrito, exames de função pulmonar e ECG de 12 derivações. Se adequado, preparar o paciente para ECG ambulatorial.

Educar o paciente sobre a possibilidade de taquiarritmias reincidirem. Explicar que um antiarrítmico, desfibrilador interno ou tratamento de ablação podem ser indicados na taquicardia sintomática.

Indicadores Pediátricos

Quando examinar crianças para taquicardia, saber que, nelas, as frequências cardíacas normais são maiores do que as dos adultos. Em crianças, a taquicardia pode resultar de várias causas descritas para os adultos.

Pancreatite

As pancreatites são classificadas como agudas ou crônicas. Pancreatite aguda consiste em inflamação que se resolve tanto clínica como histologicamente. Pancreatite crônica se caracteriza por alterações histológicas irreversíveis e progressivas e que resultam em provável perda das funções pancreáticas exócrina e endócrina. Pacientes com pancreatite crônica podem ter episódios de agudização.

A pancreatite pode afetar tanto a função endócrina quanto a exócrina do pâncreas. As células acinares do pâncreas secretam bicarbonato e enzimas digestivas para ductos que conectam o pâncreas ao duodeno na ampola de Vater (função exócrina). As células betapancreáticas secretam insulina diretamente para a corrente sanguínea (função endócrina).

Pancreatite Aguda

A pancreatite aguda consiste na inflamação do pâncreas (e, algumas vezes, de tecidos adjacentes) causada pela liberação de enzimas pancreáticas ativadas. As causas mais comuns são doenças da árvore biliar e ingestão exacerbada de álcool. Essa doença pode variar de leve (dor abdominal e vômitos) a grave (necrose pancreática e processo inflamatório sistêmico com choque e falência de múltiplos órgãos). O diagnóstico se baseia na apresentação clínica e em amilase e lipase séricas. O tratamento é de suporte, com fluidos intravenosos, analgésicos e jejum.

Etiologia e Fisiopatologia

As doenças do trato biliar e o alcoolismo representam mais de 80% dos casos de pancreatite aguda. Os outros 20% são secundários a várias causas.

O mecanismo preciso pelo qual a obstrução do esfíncter de Oddi por um cálculo biliar ou microlitíase (lama) provoca a pancreatite não está claro, embora provavelmente esteja relacionado ao aumento da pressão ductal. Consumo prolongado de álcool (> 100g/dia por > três a cinco anos) pode causar a precipitação de enzimas pancreáticas dentro dos pequenos dúctulos pancreáticos. Obstrução ductal por essas rolhas proteicas pode causar ativação precoce das enzimas pancreáticas. A ingestão alcoólica excessiva pode ativar essas enzimas.

Várias mutações genéticas que predispõem a pancreatites têm sido identificadas. Uma delas, uma mutação autossômica dominante do gene tripsinogênio catiônico, causa pancreatite em 80% dos portadores. Um óbvio padrão familiar está presente. Outras mutações têm menor penetrância e não são clinicamente aparentes de imediato, exceto por testes genéticos. A anormalidade genética responsável pela fibrose cística aumenta o risco de pancreatite aguda recorrente.

Independentemente da etiologia, as enzimas pancreáticas (incluindo tripsina, fosfolipase A2 e elastase) tornam-se ativadas na própria glândula. Essas enzimas lesionam o tecido e ativam cascatas inflamatórias e de complemento, produzindo citocinas. Isso provoca inflamação, edema e, às vezes, necrose. Nas pancreatites leves, a inflamação é restrita ao pâncreas. Os índices de mortalidade são < 5%. Nas pancreatites graves existe inflamação significativa, com necrose e hemorragia da glândula, além de resposta sistêmica inflamatória. A taxa de mortalidade é de 10 a 50%. Depois de cinco a sete dias, o tecido pancreático necrótico pode se infectar por bactérias entéricas.

As enzimas ativadas e as citocinas que se localizam na cavidade peritoneal causam queimadura química e acúmulo de líquido no terceiro espaço. Aquelas que chegam à circulação sistêmica provocam uma resposta inflamatória sistêmica, que, por sua vez, pode causar síndrome da angústia respiratória do adulto e insuficiência renal. Os efeitos sistêmicos resultam principalmente do aumento da permeabilidade capilar e do aumento do tônus vascular. A fosfolipase A2 é tida como a principal responsável pela lesão alveolar dos pulmões.

Em cerca de 40% dos pacientes, coleções com fluidos ricos em enzimas pancreáticas e *debris* teciduais se formam dentro e ao redor do pâncreas. Em cerca da metade dos casos, as coleções se resolvem espontaneamente. Em outros, as coleções se infectam ou formam pseudocistos. Os pseudocistos têm cápsula fibrosa sem membrana epitelial. Podem complicar com hemorragia, ruptura ou tornarem-se infectados.

Morte nos primeiros dias é geralmente causada por instabilidade cardiovascular (com choque refratário e insuficiência renal) ou insuficiência respiratória (com hipoxemia e algumas vezes síndrome da angústia respiratória do adulto). Ocasionalmente, a morte pode ocorrer por falência cardíaca secundária a um fator depressor miocárdico não identificado. A morte após a primeira semana costuma ser causada por infecção pancreática ou ruptura de pseudocisto.

Tabela 2.220 – Pontos para tratamento de pancreatite aguda

Doença	Especialidade	Nome	Pontos	Pontos	Pontos
Pancreatite aguda	GE	Calor, Umidade em Triplo Aquecedor/ Aquecedor Médio	B-20; B-21; B-22; R-5; R-7; BP-6	BP-9; E-36; E-40	–
Pancreatite aguda	GE	Calor em Baço--Pâncreas/Estômago	B-21; VC-10; VC-12; B-15; B-17; B-18	B-19; B-20; E-36; BP-6	F-13
Pancreatite aguda	GE	Calor em Baço--Pâncreas/Estômago	CS-6; VC-10; VC-12; B-15; B-17; B-18	B-19; B-20; E-36	–
Pancreatite aguda	GE	Descontrole de *Qi* de Baço-Pâncreas/ Estômago	B-21; VC-10; VC-12; B-15; B-17; B-18	B-19; B-20; E-36; BP-6	–
Pancreatite aguda	GE	Descontrole de *Qi* de Baço-Pâncreas/ Estômago	CS-6; VC-10; VC-12; B-15; B-17; B-18	B-19; B-20; E-36	–
Pancreatite aguda	GE	Estagnação de *Qi* do Fígado	B-17; B-18; B-19; B-51; F-2; F-3	F-14; VB-20; VB-34; E-18; E-34; E-36	–
Pancreatite aguda	GE	Excesso no Fígado	CS-5; CS-6; VC-6; VG-14; VG-26; IG-4	F-3; ID-3; BP-1; BP-6; TA-23; B-15	CS-6; BP-6; C-5; VC-10
Pancreatite aguda	GE	Excesso no Fígado	CS-6; VC-10; VC-12; B-15; B-17; B-18	B-19; B-20; E-36	CS-6; BP-6; C-5; VC-10
Pancreatite aguda	GE	Excesso no Fígado	CS-7; VB-1; VB-14; VB-20; VG-14; IG-4	IG-20; B-1; B-11; P-9; E-1; E-8	C-1 ;C-4; C-5
Pancreatite aguda	GE	Excesso no Fígado	VB-34; VG-9; VG-14; F-2; E-36	–	–
Pancreatite aguda	GE	Excesso no Fígado	VG-1; BP-4; BP-6; BP-16; B-21; B-38	E-4; E-36	E-44
Pancreatite aguda	GE	Calor, Umidade de Fígado/Vesícula Biliar	VC-3; VC-6; E-29; BP-1; BP-9; R-10	R-12; VB-26; F-5; F-8; F-9; F-10	–

B = Bexiga; BP = Baço-Pâncreas; C = Coração; CS = Circulação-Sexo; E = Estômago; F = Fígado; GE = Gastroenterologia; IG = Intestino Grosso; P = Pulmão; R = Rim; TA = Triplo Aquecedor; VB = Vesícula Biliar; VC = Vaso Concepção; VG = Vaso Governador.

Sinais e Sintomas

Um ataque agudo causa dor persistente e incômoda na parte superior do abdome, classicamente intensa o suficiente para que se necessite de grandes doses de opioides por via parenteral. A dor se irradia para as costas em 50% dos casos. Raramente, a dor é referida de início na parte inferior do abdome. A dor em geral aparece de súbito na pancreatite biliar. Na pancreatite alcoólica, a dor piora de modo progressivo em alguns dias. Em geral, a dor permanece por vários dias. A dor pode ser reduzida em posição sentada ou de prece maometana, mas tosse, movimentos súbitos e respiração profunda podem acentuá-la. Náuseas e vômitos são comuns.

O paciente parece agudamente doente e sudorético. O pulso gira entre 100 e 140bpm. A respiração é rápida e curta. A pressão arterial (PA) pode alternar entre alta e baixa, com hipotensão postural significativa. A temperatura pode ser normal ou mesmo subnormal no início, mas pode aumentar para até 37,7 a 38,3°C (100 a 101°F) em poucas horas. O sensório pode se rebaixar a um nível de semicoma. Icterícia está ocasionalmente presente. Os pulmões podem apresentar movimentos diafragmáticos reduzidos e evidência de atelectasias. Cerca de 20% dos pacientes apresentam distensão de abdome superior causada por distensão gástrica ou deslocamento do estômago por massa inflamatória pancreática. Ruptura do ducto pancreático causa ascite (ascite pancreática). Sensibilidade abdominal difusa está presente, com mais frequência na porção superior do abdome. Existe discreto desconforto no abdome inferior, mas o toque retal não é doloroso e as fezes não costumam ter sangue oculto. Pode haver rigidez muscular discreta a moderada no abdome superior, mas raramente é vista no abdome inferior. É raro que irritação peritoneal significativa provoque abdome em tábua. Os ruídos hidroaéreos podem estar diminuídos. Sinais de Grey Turner e Cullen se caracterizam por equimoses nos flancos e região umbilical, respectivamente, e indicam extravasamento de exsudato hemorrágico.

Deve-se suspeitar de infecção no pâncreas ou em coleção adjacente no paciente com aparência geral tóxica, com temperatura e contagem de leucócitos elevadas, ou se houver deterioração após o período inicial estável.

Pancreatite Crônica

A pancreatite crônica é uma inflamação do pâncreas de longa duração que altera sua estrutura normal e suas funções.

Nos Estados Unidos e no Brasil, a causa mais comum da pancreatite crônica é o alcoolismo. Outras causas incluem predisposição hereditária e obstrução do ducto pancreático resultante da estenose do ducto ou de câncer pancreático. Raramente, um episódio de pancreatite aguda grave provoca estenose do ducto pancreático tão acentuada que acarreta pancreatite crônica.

Em muitos casos, a causa da pancreatite é desconhecida.

Nos países tropicais (por exemplo, Índia, Indonésia e Nigéria), a pancreatite crônica de causa desconhecida em crianças e adultos jovens pode dar origem a diabetes e a depósitos de cálcio no pâncreas. Os sintomas iniciais comumente são decorrentes de diabetes.

Sintomas

Os sintomas da pancreatite crônica geralmente enquadram-se em dois padrões. Em um deles, o indivíduo apresenta dor na região média do abdome de intensidade variável. No outro, o indivíduo apresenta episódios intermitentes de pancreatite com sintomas semelhantes aos de uma pancreatite aguda leve a moderada. Algumas vezes, a dor é intensa e dura de muitas horas a vários dias. Em ambos os padrões, à medida que a pancreatite crônica evolui, as células que secretam enzimas digestivas são lentamente destruídas e, finalmente, a dor desaparece.

Como a quantidade de enzimas digestivas diminui, o alimento é absorvido inadequadamente e o indivíduo pode evacuar fezes volumosas e fétidas. As fezes apresentam coloração clara e aspecto gorduroso, podendo inclusive conter gotículas de gordura. A má absorção também leva à perda de peso. Finalmente, as células secretoras de insulina do pâncreas podem ser destruídas, levando gradualmente ao diabetes.

Diagnóstico

O médico suspeita de pancreatite crônica com base nos sintomas do paciente ou nos antecedentes de episódios de pancreatite aguda. Os exames de sangue são menos úteis no diagnóstico da pancreatite crônica que no da pancreatite aguda, mas podem revelar níveis elevados de amilase e lipase. Além disso, os exames de sangue podem ser utilizados para verificar a concentração de glicose (um tipo de açúcar) no sangue, a qual pode estar elevada.

Tabela 2.221 – Pontos para tratamento de pancreatite crônica

Doença	Especialidade	Nome	Pontos	Pontos	Pontos
Pancreatite crônica	GE	Calor, Umidade em Triplo Aquecedor/ Aquecedor Médio	B-20; B-21; B-22; R-5; R-7; BP-6	BP-9; E-36; E-40	–
Pancreatite crônica	GE	Calor em Baço-Pâncreas/Estômago	B-21; VC-10; VC-12; B-15; B-17; B-18	B-19; B-20; E-36; BP-6	F-13
Pancreatite crônica	GE	Calor em Baço-Pâncreas/Estômago	CS-6; VC-10; VC-12; B-15; B-17; B-18	B-19; B-20; E-36	–
Pancreatite crônica	GE	Descontrole de *Qi* em Baço-Pâncreas/ Estômago	B-21; VC-10; VC-12; B-15; B-17; B-18	B-19; B-20; E-36; BP-6	–
Pancreatite crônica	GE	Descontrole de *Qi* em Baço-Pâncreas/ Estômago	CS-6; VC-10; VC-12; B-15; B-17; B-18	B-19; B-20; E-36	–
Pancreatite crônica	GE	Estagnação do *Qi* do Fígado	B-17; B-18; B-19; B-51; F-2; F-3	F-14; VB-20; VB-34; E-18; E-34; E-36	–
Pancreatite crônica	GE	Calor, Umidade no *Yangming*	VC-4; VB-20; VG-4; VG-12; VG-20; IG-10	E-36	CS-6; BP-6; C-5; VC-10

B = Bexiga; BP = Baço-Pâncreas; C = Coração; CS = Circulação-Sexo; E = Estômago; F = Fígado; GE = Gastroenterologia; IG = Intestino Grosso; R = Rim; VB = Vesícula Biliar; VC = Vaso Concepção; VG = Vaso Governador.

As radiografias abdominais e a ultrassonografia podem revelar a presença de cálculos no pâncreas. A pancreatografia retrógrada endoscópica (uma técnica radiográfica que mostra a estrutura do ducto pancreá-tico) pode mostrar ducto dilatado, estenose do ducto ou presença de cálculos neste. A tomografia computadorizada (TC) mostra essas anormalidades, assim como o tamanho, a forma e a textura do pâncreas. Ao contrário da pancreatografia retrógrada endoscópica, a tomografia computadorizada não exige o uso de um endoscópio.

Outra forma de diagnóstico são os exames laboratoriais (sangue), em que o nível de insulina é medido e, assim, inicia-se a bateria de exames complementares[25].

Paralisia (Síndrome Wei)

Paralisia, perda completa da função motora, resulta de lesão cortical grave ou de lesão do trato piramidal. Pode ocorrer em doenças cerebrovasculares, doenças neuromusculares degenerativas, traumas, tumores ou infecções do sistema nervoso central. A paralisia aguda pode ser um indicador inicial de doença com risco de morte, como a síndrome de Guillain-Barré.

A paralisa pode ser localizada ou generalizada, simétrica ou assimétrica, transitória ou permanente, espástica ou flácida. É classificada de acordo com a localização e a gravidade como paraplegia (algumas vezes, paralisia transitória das pernas), quadriplegia (paralisia permanente de braços, pernas e corpo abaixo do nível da lesão medular) ou hemiplegia (paralisia unilateral de gravidade e permanência variáveis). A paralisia incompleta com fraqueza profunda (paresia) pode preceder a paralisia total em alguns pacientes.

Intervenções de Emergência

Se a paralisia ocorrer subitamente, suspeitar de trauma ou lesão vascular aguda. Após certificar-se de que a coluna do paciente está imobilizada de maneira adequada, determinar rapidamente o nível de consciência (NC) e obter os sinais vitais. Aumento da pressão sistólica, aumento da amplitude de pulso e bradicardia podem indicar aumento da pressão intracraniana (PIC). Se possível, elevar a cabeça do paciente a 30° para diminuir a PIC e tentar conservar a cabeça reta, olhando para frente.

Avaliar o estado respiratório do paciente; estar preparado para administrar oxigênio, instalar via aérea artificial ou, se necessário, entubar e fornecer ventilação mecânica. Para auxiliar na determinação da lesão do paciente, solicitar a ele uma avaliação sobre a causa precipitante. Se ele não puder responder, tentar encontrar uma testemunha ocular.

História e Exame Físico

Se não houver perigo imediato para o paciente, realizar uma avaliação neurológica completa. Começar pela história, contando com membros da família, a fim de obter informações, se necessário. Perguntar sobre início, duração, intensidade e progressão da paralisia, assim como sobre eventos que precederam seu desenvolvimento. Focalizar as questões de antecedentes médicos em doenças degenerativas neurológicas ou neuromusculares, infecções recentes, doenças sexualmente transmissíveis, câncer ou lesões recentes. Explorar os sinais e sintomas relacionados, notando febres, cefaleia, distúrbios visuais, disfagias, náuseas, vômitos, disfunção vesical ou intestinal, dor ou fraqueza muscular, e fadiga.

A seguir, realizar um exame neurológico completo, avaliando a função dos nervos cranianos, função sensitiva e motora, assim como reflexos tendinosos profundos (RTP). Determinar a força nos principais grupos musculares e observar atrofia muscular. Documentar todos os achados para utilizar como base.

Causas Médicas

Abscesso Cerebral

O abscesso avançado no lobo frontal ou temporal pode causar hemiplegia, acompanhada de outros achados tardios, como distúrbios oculares, pupilas desiguais, diminuição do NC, ataxia, tremores e sinais de infecção.

Acidente Vascular Cerebral

Acidente vascular cerebral envolvendo o córtex motor pode causar paresia ou paralisia contralateral. O início pode ser súbito ou gradual, e a paralisia pode ser transitória ou permanente. Os sinais e sintomas associados variam muito, podendo incluir cefaleia, vômitos, convulsões, diminuição do NC e da acuidade mental, disartria, disfagia, ataxia, parestesia ou perda de sensibilidade contralateral, apraxia, agnosia, afasia, distúrbios visuais e labilidade emocional, assim como disfunções intestinal e vesical.

Botulismo

O botulismo é uma infecção por toxina bacteriana que causa fraqueza muscular rapidamente progressiva, evoluindo para paralisia entre 2 e 4 dias após a ingestão do alimento contaminado. A paralisia dos músculos respiratórios leva à dispneia e à parada respiratória. Náuseas, vômitos, visão turva ou dupla, midríase bilateral, disartria e disfagia são alguns dos achados iniciais.

Distúrbio Conversivo

A paralisia histérica, um sintoma clássico de distúrbio conversivo, é caracterizada pela perda de movimentos voluntários, sem causa física evidente. Pode afetar qualquer grupo muscular. Aparece e desaparece de forma imprevisível, podendo ocorrer com comportamento histriônico (manipulativo, dramático, egoísta, irracional) ou indiferença estranha.

Doença de Parkinson

Tremores, bradicinesia, rigidez (em especial de tronco, pescoço e braços) são sinais clássicos da doença de Parkinson. A rigidez extrema pode evoluir para paralisia, em particular nas extremidades. Na maioria dos casos, a paralisia melhora com o tratamento imediato da doença.

Doenças Convulsivas

Convulsões, principalmente as focais, podem causar paralisia transitória local (paralisia de Todd). Qualquer parte do corpo pode ser afetada, apesar de a paralisia tender a ser contralateral ao foco irritativo.

Encefalite

A paralisa variável se desenvolve nos estágios tardios da encefalite. Os sinais e sintomas iniciais incluem diminuição rápida do NC (com possível coma), febre, cefaleia, fotofobia, vômitos, sinais de irritação meníngea (rigidez de nuca e sinais de Kernig e Brudzinski positivos), afasia, ataxia, nistagmo, paralisias oculares, mioclonias e convulsões.

Encefalite do Oeste do Nilo

A encefalite do Oeste do Nilo é uma infecção cerebral causada pelo vírus do oeste do Nilo, um flavivírus de um mosquito endêmico em África,

Oriente Médio, oeste da Ásia e Estados Unidos. As infecções leves são comuns e incluem febre, cefaleia e dores no corpo, que, algumas vezes, são acompanhadas de exantema cutâneo e aumento de linfonodos. As infecções mais graves são caracterizadas por cefaleia, febre alta, rigidez de nuca, estupor, desorientação, coma, tremores, convulsões ocasionais, paralisas e raramente morte.

Episódio Isquêmico Transitório

Episódio isquêmico transitório (EIT) pode causar paresia ou paralisia unilateral transitória, acompanhada por parestesias, visão turva ou dupla, tontura, afasia, disartria, diminuição do NC e outros efeitos dependentes do local.

Esclerose Lateral Amiotrófica

Esclerose lateral amiotrófica (ELA) é uma doença fatal, causadora de paralisia espástica ou flácida nos principais grupos musculares do corpo; algumas vezes, evolui para paralisia total. Os achados iniciais incluem fraqueza muscular progressiva, fasciculações e atrofia muscular, em geral iniciada em braços e mãos. Também são comuns câimbras e hiper-reflexia. O envolvimento dos músculos respiratórios e do tronco cerebral causa dispneia e possível desconforto respiratório. Paralisia progressiva dos nervos cranianos causa disartria, salivação por disfagia, engasgos e dificuldade para mastigar.

Esclerose Múltipla

Na esclerose múltipla, a paralisia oscila (entre piora e melhora) até os estágios finais, quando pode tornar-se permanente. Sua extensão pode variar de monoplegia até quadriplegia. Na maioria dos pacientes, distúrbios visuais e sensitivos (parestesias) são os sintomas iniciais. Os achados tardios são muito variáveis, podendo incluir fraqueza muscular e espasticidade, nistagmo, hiper-reflexia, tremor intencional, marcha atáxica, disfagia, disartria, impotência e constipação. A polaciúria, assim como urgência e incontinência urinárias, também pode ocorrer.

Hemorragia Subaracnoide

A hemorragia subaracnoide é uma doença com risco potencial de morte, que pode induzir paralisia súbita. A condição pode ser temporária (melhorando com a redução do edema) ou permanente, se ocorrer destruição tissular. Outros efeitos agudos são cefaleia intensa, midríase, fotofobia, afasia, diminuição aguda do NC, rigidez de nuca, vômitos e convulsões.

Lesão da Medula Espinal

A transecção completa da medula espinal resulta em paralisia espástica permanente abaixo do nível da lesão. Os reflexos podem voltar após a resolução do choque espinal. A transecção parcial causa paralisia variável e parestesias, dependendo da localização e da extensão da lesão.

Miastenia Grave

Na miastenia grave, fraqueza muscular profunda e fadiga anormalmente fácil podem causar paralisia de certos grupos musculares. A paralisia é transitória nos estágios iniciais, mas torna-se mais persistente à medida que a doença evolui. Os achados associados dependem da área de envolvimento neuromuscular e incluem dificuldade para fechar os olhos, ptose, diplopia, falta de mobilidade facial, disfagia, fala anasalada e frequente regurgitação nasal de líquidos. A fraqueza dos músculos do pescoço pode causar queda da mandíbula do paciente e cabeça pendente. O envolvimento dos músculos respiratórios provoca desconforto respiratório – dispneia, respiração superficial e cianose.

Neuropatia Periférica

A neuropatia periférica induz fraqueza muscular, que pode levar à paralisia flácida e à atrofia. Os efeitos relacionados incluem parestesias, perda de sensibilidade vibratória, RTP hiporreativos ou ausentes, neuralgia e alterações cutâneas, como anidrose.

Paralisia de Bell

A paralisia de Bell, doença do VII nervo craniano, causa paralisia transitória unilateral dos músculos faciais. O músculo facial afetado fica pendente e o fechamento da pálpebra é impossível. Outros sinais incluem aumento do lacrimejamento, salivação e diminuição ou ausência do reflexo corneano.

Raiva

A raiva é uma doença aguda, que provoca paralisia flácida progressiva, colapso vascular, coma e morte em duas semanas após o contato com o animal infectado. Os sinais e sintomas prodrômicos – febre, cefaleia; hiperestesia; parestesia, frio e prurido no local da mordida; fotofobia; taquicardia; respirações superficiais; salivação, lacrimejamento e transpiração excessivos – desenvolvem-se quase que imediatamente. Em 2 a 10 dias, inicia-se a fase de excitação, caracterizada por agitação, disfunção de nervos cranianos (alterações pupilares, rouquidão, fraqueza facial, paralisa ocular), taquicardia ou bradicardia, respiração cíclica, febre alta, retenção urinária, salivação e hidrofobia.

Síndrome de Guillain-Barré

A síndrome de Guillain-Barré é caracterizada por paralisia ascendente de desenvolvimento rápido, mas reversível. Inicia-se com fraqueza muscular nas pernas e progride simetricamente, algumas vezes afetando até os nervos cranianos; causa disfagia, fala anasalada e disartria. A paralisia dos músculos respiratórios pode provocar risco de morte. Outros efeitos incluem parestesias transitórias, hipotensão ortostática, taquicardia, sudorese, além de incontinências intestinal e vesical.

Siringomielia

A siringomielia é uma doença espinal degenerativa, que provoca paresias segmentares, levando à paralisia flácida de mãos e braços. Os reflexos estão ausentes; a perda da sensibilidade dolorosa e térmica é distribuída como uma capa ao longo de pescoço, ombros e braços.

Trauma de Crânio

A lesão cerebral pode causar paralisia, em razão de edema cerebral e aumento da PIC. Em geral, o início é súbito. Localização e extensão variam de acordo com a lesão. Os achados associados também variam, mas incluem diminuição do NC; distúrbios sensitivos, como parestesias e perda de sensibilidade; cefaleia, visão turva ou dupla; náuseas e vômitos; e distúrbios neurológicos focais.

Tumor Cerebral

O tumor afetando o córtex motor do lobo frontal pode provocar hemiparesia contralateral que evolui para hemiplegia. O início é gradual, mas a paralisia é permanente e sem tratamento. Nos estágios iniciais, cefaleia frontal e alterações de comportamento podem ser os únicos indícios. Em alguns casos, convulsões, afasia e sinais de aumento da PIC (diminuição do NC e vômitos) se desenvolvem.

Tumores da Medula Espinal

Podem ocorrer paresias, dor, parestesias e perda sensitiva variável ao longo da via de distribuição do nervo correspondente ao segmento medular afetado. Em alguns casos, esses sintomas podem evoluir para paralisia espástica com RTP hiper-reativos (a menos que o tumor seja na cauda equina, que causa hiporreflexia) e, talvez, incontinências intestinal e vesical. Sem tratamento, a paralisia é permanente.

Outras Causas

Drogas

O uso terapêutico de bloqueadores neuromusculares (como curare ou pancurônio) causa paralisia.

Tratamento com Eletrochoque

O tratamento com eletrochoque pode causar paralisa aguda transitória.

Considerações Especiais

Como o paciente com paralisia é particularmente suscetível a complicações por imobilidade prolongada, possibilitar alterações frequentes de posição, cuidados meticulosos com a pele e fisioterapia respiratória frequente. Ele pode se beneficiar de exercícios passivos em toda a extensão dos movimentos, para manutenção do tônus muscular; aplicação de talas, para prevenção de contraturas; e utilização de tábuas ou outros instrumentos, para evitar a queda do pé. Se os nervos cranianos forem afetados, o paciente terá dificuldade para mastigar e engolir. Fornecer uma dieta engrossada líquida ou macia; conservar o equipamento para aspiração ao alcance, no caso de ocorrer aspiração. Sondas de alimentação e alimentação parenteral total podem ser necessárias em paralisias graves. Paralisias e distúrbios visuais associados podem tornar a deambulação perigosa; fornecer uma luz para chamada e ensinar o paciente como utilizá-la para pedir ajuda. Se apropriado, instituir terapia para fala, deglutição, assim como fisioterapia ou terapia ocupacional.

Tabela 2.222 – Pontos para tratamento de paralisia (síndrome *Wei*)

Doença	Especialidade	Nome	Pontos	Pontos	Pontos
Paralisia (síndrome *Wei*)	NE	Calor, Vento no Pulmão	VC-4; VB-20; VG-4; VG-12; VG-20; IG-10	E-36	CS-6; BP-6; C-5; VC-10
Paralisia (síndrome *Wei*)	NE	Deficiência do Rim	CS-5; VC-2; VC-3; VC-4; VC-5; VC-6	VC-7; VB-26; VB-27; VB-28; VB-29; VB-34	–
Paralisia (síndrome *Wei*)	NE	Deficiência do Rim	ID-1; E-36; B-21	–	–
Paralisia (síndrome *Wei*)	NE	Deficiência do Rim	VB-1; VB-40; IG-4; ID-3; ID-4; B-1	R-11; R-12	VG-4; F-5; F-6
Paralisia (síndrome *Wei*)	NE	Deficiência do Rim	VC-2; VC-4; VG-1; BP-6; R-10	–	–
Paralisia (síndrome *Wei*)	NE	Deficiência do Rim	VC-4; VB-20; VG-4; VG-12; VG-20; IG-10	E-36	–
Paralisia (síndrome *Wei*)	NE	Deficiência do Rim	VC-6; BP-8; BP-20; B-38; E-34; E-36	–	–
Paralisia (síndrome *Wei*)	NE	Estagnação do *Qi* do Fígado	B-17; B-18; B-19; B-51; F-2; F-3	F-14; VB-20; VB-34; E-18; E-34; E-36	–
Paralisia (síndrome *Wei*)	NE	Deficiência de Fígado	VC-24; VB-2; VB-3; VB-4; VB-12; VB-34	VB-36; IG-20; TA-2; B-2	CS-6; BP-6; C-5; VC-10

B = Bexiga; BP = Baço-Pâncreas; C = Coração; CS = Circulação-Sexo; E = Estômago; F = Fígado; ID = Intestino Delgado; IG = Intestino Grosso; NE = Neurologia; R = Rim; TA = Triplo Aquecedor; VB = Vesícula Biliar; VC = Vaso Concepção; VG = Vaso Governador.

Indicadores Pediátricos

Apesar das crianças poderem manifestar paralisas por causas óbvias – como trauma, infecção ou tumor –, elas também podem apresentar paralisias em razão de doenças congênitas ou hereditárias, como doença de Tay-Sachs, doença de Werdnig-Hoffmann, espinha bífida ou paralisia cerebral.

Paralisia Facial (Bell)

Paralisia periférica unilateral, súbita e idiopática do VII nervo craniano. Os sintomas compreendem paresia hemifacial das porções superior e inferior da face. Não existem testes específicos para o diagnóstico. O tratamento pode incluir corticosteroides, lubrificação do olho e uso intermitente de tapa-olho.

A causa é desconhecida, mas o mecanismo provável é o edema do nervo facial decorrente de distúrbio imune ou viral (possivelmente infecção por herpes-vírus simples). O nervo é comprimido, resultando em isquemia e paresia, pois a via de passagem do nervo pelo osso temporal é estreita. Os músculos orbicular do olho e frontal ficam paréticos nas paralisias periféricas do nervo facial, mas não nas centrais, porque esses músculos recebem eferências dos núcleos dos nervos faciais direito e esquerdo.

Sinais e Sintomas

A dor atrás da orelha muitas vezes precede a paresia facial. A paresia, frequentemente com paralisia completa, se desenvolve em horas e, em geral, é máxima em 48 a 72h. Os pacientes podem se queixar de dormência ou sensação de peso na face. O lado afetado torna-se sem rugas e inexpressivo; a capacidade de franzir a testa, piscar e fazer caretas é limitada ou inexiste. Em casos graves, a rima das pálpebras se amplia e os olhos não se fecham, muitas vezes irritando a conjuntiva e ressecando a córnea. O exame sensitivo é normal, exceto para o meato acústico externo e um pequeno trecho atrás da orelha. Se a lesão nervosa for proximal, a salivação, a gustação e o lacrimejamento são prejudicados e ocorre hiperacusia.

Diagnóstico

Não existem testes diagnósticos específicos. A paralisia de Bell pode ser distinguida de uma lesão central do nervo facial (por exemplo, decorrente de AVC ou tumor), que causa fraqueza apenas na porção

Tabela 2.223 – Pontos para tratamento de paralisia facial (Bell)

Doença	Especialidade	Nome	Pontos	Pontos	Pontos
Paralisia facial	NE	Deficiência de *Qi*/Sangue	VG-20; VB-20; BP-10; B-43; IG-4; BP-6	B-67; E-25	CS-6; BP-6; C-5; VC-10
Paralisia facial	NE	Ataque de Frio e Vento	VC-24; VB-2; VB-3; VB-4; VB-12; VB-34	VB-36; IG-20; TA-2; B-2	–
Paralisia facial	NE	Muco no Meridiano *Luo* da face	VB-26; IG-4; IG-10; IG-11; IG-20; B-38	E-4; E-25; E-26; E-36	–
Paralisia facial	NE	Vento interno no Fígado	IG-11; E-36; F-3; IG-4; VB-40; C-7	CS-6;	–
Paralisia facial	NE	Vento interno no Fígado	VB-20; IG-4; B-1; E-1	–	–
Paralisia facial	NE	Vento interno no Fígado	VC-4; VB-20; VG-4; VG-12; VG-20; IG-10	ID-3; E-36	–
Paralisia facial	NE	Vento interno no Fígado	VC-24; VB-2; VB-3; VB-4; VB-12; VB-34	VB-36; IG-20; TA-2; B-2	–
Paralisia facial	NE	Deficiência de *Qi*	R-3; B-23; VG-4; VC-4; B-20; B-21	B-36; BP-6; F-13; VC-17	–

B = Bexiga; BP = Baço-Pâncreas; C = Coração; CS = Circulação-Sexo; E = Estômago; F = Fígado; ID = Intestino Delgado; IG = Intestino Grosso; NE = Neurologia; R = Rim; TA = Triplo Aquecedor; VB = Vesícula Biliar; VC = Vaso Concepção; VG = Vaso Governador.

inferior da face (face torcida). Muitos distúrbios causam paralisias periféricas do nervo facial, como o herpes no gânglio geniculado (síndrome de Ramsay Hunt, decorrente de herpes-zóster), infecções na orelha média ou mastoidite, sarcoidose (em particular nos pacientes negros), doença de Lyme (em especial em locais em que é endêmica), fraturas da parte petrosa do temporal, invasão leucêmica e carcinomatosa do nervo, meningite crônica e tumores de ângulo pontocerebelar ou de glomo jugular. Esses distúrbios geralmente desenvolvem-se de forma mais lenta que a paralisia de Bell e podem apresentar outros sinais e sintomas diferenciais. Quando o diagnóstico é duvidoso, RNM com contraste pode intensificar o nervo facial na paralisia de Bell; TC, em geral negativa na paralisia de Bell, é feita quando há suspeita de fratura ou possibilidade de AVC. Realizam-se testes sorológicos nas fases aguda e de convalescença para doença de Lyme caso os pacientes tenham estado em uma área geográfica em que os carrapatos são endêmicos. Realizam-se radiografias torácicas e exame sérico de enzima conversora de angiotensina para sarcoidose. A titulação viral não ajuda.

Paraplegia

A paraplegia, tal como a tetraplegia, é um estado que normalmente resulta de lesão medular. Este tipo de lesão pode ser classificada como completa ou incompleta, dependendo da existência ou não de controle e sensibilidade periféricos abaixo do nível da lesão da pessoa em questão. Numa pessoa paraplégica, normalmente isto traduz-se na perda de controle e sensibilidade nos membros inferiores, impossibilitando a marcha e dificultando a posição sentada. Em geral, as lesões que resultam em paraplegia situam-se ao nível da coluna dorsal ou coluna lombar, sendo que quanto mais alta for a lesão maior será o impacto ao nível do controle e sensibilidade, uma vez que a medula é afetada. Após uma lesão medular da qual resulta paraplegia é possível que os membros afetados deixem de receber permanentemente qualquer tipo de estímulos, tornando os músculos flácidos, o que se traduz em acentuada diminuição de massa muscular facilmente visível. Em determinados casos ocorre um fenômeno denominado espasticidade, o qual ainda não é totalmente compreendido pela comunidade científica. Este fenômeno mantém os músculos ativos por meio de movimentos involuntários, os quais, no ponto de vista da pessoa afectada, podem tornar-se bastante incômodos e, em determinadas situações, limitar a vida ativa ou até mesmo impossibilitá-la.

Outro tipo de efeitos secundários relacionados com a paraplegia referem-se ao sistema fisiológico da pessoa afectada, o qual sofre um grande impacto, uma vez que a pessoa perde, na maioria dos casos, o

Tabela 2.224 – Pontos para tratamento de paraplegia

Doença	Especialidade	Nome	Pontos	Pontos	Pontos
Paraplegia	NE	Bloqueio por muco	CS-1; VB-20; VB-23; VB-29; IG-4; IG-9	IG-12; IG-13; IG-15; ID-9; ID-10; ID-13	–
Paraplegia	NE	Bloqueio por muco	CS-3; CS-7; VC-23; VC-24; VB-14; VB-20	VB-29; VB-30; VB-31; VB-32; VB-34; VB-39	–
Paraplegia	NE	Bloqueio por muco	VB-20; VB-21; VB-31; VB-34; VB-36; VB-20	IG-4; IG-11; BP-8; TA-9; TA-14; B-18	ID-16; TA-17; B-1
Paraplegia	NE	Vento e muco no Meridiano *Luo*	VB-20; VB-21; VB-31; VB-34; VB-36; VB-20	IG-4; IG-11; BP-8; TA-9; TA-14; B-18	VG-1; VG-15; VG-16
Paraplegia	NE	Deficiência de *Yin* do Fígado	VB-7; VB-21; VB-42; IG-10; B-20; B-23	B-38; E-31	–

B = Bexiga; BP = Baço-Pâncreas; CS = Circulação-Sexo; E = Estômago; ID = Intestino Delgado; IG = Intestino Grosso; NE = Neurologia; TA = Triplo Aquecedor; VB = Vesícula Biliar; VC = Vaso Concepção; VG = Vaso Governador.

controle das suas necessidades fisiológicas; este fato faz com que seja necessário, em algumas situações, proceder a avaliação, que tem como objetivo remover a urina acumulada na bexiga. Muitas vezes, este processo gera infecção urinária.

Definição

A paraplegia ocorre quando as vias motrizes do sistema piramidal do sistema nervoso periférico, habitualmente no nível da medula espinal, são interrompidas medial e bilateralmente. A paralisia afeta os membros inferiores ou toda parte inferior do corpo.

Tipos

Pode ser de dois tipos:

- Flácida: verifica-se a perda de tónus muscular, sendo acompanhada habitualmente por anestesia cutânea e abolição dos reflexos tendinosos.
- Espástica: verifica-se hipertonia dos músculos.

Geralmente, as paraplegias são:

- Irreversíveis: quando é causada por corte transversal da medula ou por causas congênitas.
- Reversíveis: quando é causada por:
  - Compressão medular: pode ser tratrada quando é possível intervir a tempo para remover cirurgicamente a causa da compressão.
  - Doenças infecciosas ou degenerativas: as possibilidades de tratamento existem, mesmo sendo limitadas.

Sinais e Sintomas

- Incapacidade de mover os membros inferiores.
- Perda de sensibilidade e formigamento na parte inferior do corpo.
- Incontinência urinária.

Causas

Muitas doenças ou acidentes que afetam o cérebro ou a medula espinal podem provocar paraplegias, como é caso de:

- Lesões da medula espinal: quando um traumatismo provocou corte completo da medula espinal (corte transversal) no nível das vértebras torácicas ou lombares; manifesta-se paraplegia, geralmente do tipo espástico.
- Compressão medular: quando a medula é comprimida pode manifestar-se paraplegia. Isto pode verificar-se em caso de alterações ósseas congênitas ou degenerativas, fracturas da coluna vertebral, tumores intra ou extramedulares e fístulas arteriovenosas.
- Doenças infecciosas: algumas doenças, conforme a sua evolução, podem provocar paraplegia, como é o caso da tuberculose óssea (doença de Pott), sífilis meningovascular e poliomielite.
- Intoxicações: refere-se sobretudo à intoxicação causada por amoníaco, que pode ser verificada em caso de alcoolismo crônico grave e prolongado, podendo provocar paraplegia nas fases avançadas deste último.

- Paraplegia espástica infantil: é uma doença congênita da primeira infância que surge devido a lesões do córtex cerebral que se verificaram durante o parto, a hemorragias cerebrais obstétricas ou a alterações no desenvolvimento do cérebro.

Parkinson, Doença de

A doença de Parkinson é uma doença idiopática do SNC, lentamente progressiva, degenerativa, caracterizada por movimentos mais lentos e reduzidos, rigidez muscular, tremor em repouso e instabilidade postural. O diagnóstico é clínico. O tratamento é feito com levodopa mais carbidopa, outras drogas e, para os sintomas refratários, cirurgia.

A doença de Parkinson afeta cerca de 1% dos indivíduos com 65 anos de idade ou mais e 0,4% daqueles com 40 anos ou mais. A média de idade de início da doença é de cerca de 57 anos. Raramente começa na infância ou na adolescência (parkinsonismo juvenil)[26].

Etiologia e Fisiopatologia

Na doença de Parkinson, ocorre perda de neurônios pigmentados da substância negra, lócus cerúleo e outros grupos de células dopaminérgicas do tronco cerebral.

A perda dos neurônios da substância negra, os quais se projetam no núcleo caudado e putâmen, depleta a dopamina nessas áreas. A causa é desconhecida.

O parkinsonismo secundário resulta da perda ou da interferência com a ação da dopamina nos gânglios da base em decorrência de outras doenças degenerativas, drogas ou toxinas exógenas. A causa mais comum é a ingestão de antipsicóticos, fenotiazinas, tioxantenos e butirofenonas ou reserpina, que bloqueiam receptores de dopamina. Causas menos comuns incluem intoxicação por monóxido de carbono ou manganês, hidrocefalia, lesões cerebrais estruturais (por exemplo, tumores, infartos afetando o mesencéfalo ou os gânglios da base), hematomas subdurais, doença de Wilson e doenças degenerativas idiopáticas (por exemplo, degeneração estriatonigral, atrofia sistêmica múltipla). A N-metil--1,2,3,4-tetraidropiridina, uma droga ilícita produzida sem intenção durante tentativas mal-sucedidas de sintetizar meperidina e usada parenteralmente, pode causar parkinsonismo grave, súbito e irreversível. Encefalites podem afetar os gânglios da base, resultando em parkinsonismo.

Sinais e Sintomas

Na maioria dos pacientes, a doença inicia-se insidiosamente com um tremor em repouso (tremor de rolar pílulas) em uma das mãos. O tremor costuma ser lento e grosseiro. O tremor é máximo em repouso,

Tabela 2.225 – Pontos para tratamento de doença de Parkinson

Doença	Especialidade	Nome	Pontos	Pontos	Pontos
Parkinson, doença de	NE	Deficiência de *Yin* do Fígado	VC-4; VB-20; VG-4; VG-12; VG-20; IG-10	ID-3; E-36	B-38; E-31
Parkinson, doença de	NE	Estagnação de *Qi* do Fígado	B-17; B-18; B-19; B-51; F-2; F-3	F-14; VB-20; VB-34; E-18; E-34; E-36	–
Parkinson, doença de	NE	Elevação do Fogo do Fígado	VG-20; VG-23; VB-2; VB-20; VB-34; VB-43	F-2; F-3; IG-4; TA-3; TA-5; TA-17	CS-6; BP-6; C-5; VC-10
Parkinson, doença de	NE	Vento interno no Fígado	IG-11; E-36; F-3; IG-4; VB-40; C-7	CS-6	CS-6; BP-6; C-5; VC-10
Parkinson, doença de	NE	Vento interno no Fígado	VB-20; IG-4; B-1; E-1	–	CS-6; C-7; E-36
Parkinson, doença de	NE	Vento interno no Fígado	VC-4; VB-20; VG-4; VG-12; VG-20; IG-10	ID-3; E-36	–
Parkinson, doença de	NE	Vento interno no Fígado	VC-24; VB-2; VB-3; VB-4; VB-12; VB-34	VB-36; IG-20; TA-2; B-2	–
Parkinson, doença de	NE	Calor em Circulação-Sexo	CS-1; CS-6; CS-7; VC-14; B-13; B-14	B-16; B-17; C-7; C-9	–

B = Bexiga; BP = Baço-Pâncreas; C = Coração; CS = Circulação-Sexo; E = Estômago; F = Fígado; ID = Intestino Delgado; IG = Intestino Grosso; NE = Neurologia; TA = Triplo Aquecedor; VB = Vesícula Biliar; VC = Vaso Concepção; VG = Vaso Governador.

diminui em movimentação e não existe durante o sono; aumenta por tensão emocional ou fadiga. Em geral, mãos, braços e pernas são mais afetados e as pálpebras também podem sê-lo. Mandíbula, língua, testa e pálpebras também podem ser afetadas, mas não a voz. O tremor pode se tornar menos proeminente à medida que a doença evolui.

Vários pacientes apresentam rigidez sem tremor. Conforme a rigidez progride, os movimentos tornam-se mais lentos (bradicinesia), diminuem (hipocinesia) e seu início fica difícil (acinesia). A rigidez e a hipocinesia podem contribuir para as dores musculares e a sensação de fadiga. A face assume o aspecto de máscara, com a boca aberta e redução do piscar. No começo, pacientes podem parecer deprimidos em razão da falta de expressão facial e da lentidão e diminuição dos movimentos. A fala torna-se hipofônica, com característica monótona, gaguejo e disartria. Hipocinesia e controle prejudicado da musculatura distal causam micrografia (escrever com letra muito pequena) e tornam as atividades da vida diária progressivamente mais difíceis. Quando o médico mobiliza a articulação enrijecida, ocorrem abalos súbitos e rítmicos decorrentes de variações de intensidade da rigidez, produzindo o efeito de uma engrenagem (rigidez em roda denteada).

A postura torna-se inclinada. Pacientes apresentam dificuldades para iniciar a marcha, virar e parar: a marcha fica arrastada com passos pequenos e os braços tendem a permanecer flexionados na cintura e não se movimentam na marcha. Os passos podem se acelerar de forma inadvertida e o paciente começa a correr para não cair (festinação). A tendência a cair para frente (propulsão) ou para trás (retropulsão) quando o centro de gravidade é deslocado resulta da perda dos reflexos posturais.

A demência e a depressão são comuns. Os pacientes podem apresentar hipotensão ortostática, constipação e hesitação para urinar, além de dificuldade para engolir e, portanto, aspirar.

Os pacientes não conseguem realizar movimentos alternados rápidos. A sensibilidade e a força em geral são normais. Os reflexos são normais, mas pode ser difícil evocá-los, em razão de tremor ou rigidez significativos. Dermatite seborreica é comum. O parkinsonismo pós-encefalite causa desvio forçado sustentado da cabeça e dos olhos (crises oculogíricas), outras distonias, instabilidade autonômica e alterações de personalidade.

Pericardite Aguda

A pericardite aguda é uma inflamação súbita do pericárdio que muitas vezes é dolorosa e provoca o derrame de líquido e de produtos do sangue, como fibrina, glóbulos vermelhos e glóbulos brancos, no espaço pericárdico.

A pericardite aguda ocorre por várias causas, desde infecções virais (que podem provocar dor, mas que são de curta duração e, geralmente, não deixam qualquer sequela) até um cancro com risco de morte. Outras causas podem ser AIDS, enfarte do miocárdio, cirurgia cardíaca, lúpus eritematoso sistêmico, artrite reumatoide, insuficiência renal, feridas, radioterapia e perda de sangue procedente de aneurisma aórtico (dilatação da aorta em forma de bolsa). A pericardite aguda pode também produzir-se como efeito secundário provocado por certos fármacos anticoagulantes, penicilina, procainamida, fenitoína e fenilbutazona.

Tabela 2.226 – Pontos para tratamento de pericardite aguda

Doença	Especialidade	Nome	Pontos	Pontos
Pericardite aguda	CV	Calor em Circulação-Sexo	CS-3; CS-4; CS-6; CS-7; CS-9; C-7	C-9; TA-6
Pericardite aguda	CV	Calor em Circulação-Sexo	CS-6; CS-7; VC-11; VC-12; VB-14; IG-4	ID-14; ID-15; BP-1
Pericardite aguda	CV	Calor em Circulação-Sexo	VB-34; VG-14; VG-16; VG-20; IG-11; TA-5	–
Pericardite aguda	CV	Calor em Circulação-Sexo	VG-14; VG-20; IG-4; ID-3; TA-5; B-54	B-60
Pericardite aguda	CV	Fogo no Estômago	CS-6; BP-4; VC-11; VC-12; E-25; E-36	E-44

B = Bexiga; BP = Baço-Pâncreas; C = Coração; CS = Circulação-Sexo; CV = Cardiovascular; E = Estômago; ID = Intestino Delgado; IG = Intestino Grosso; TA = Triplo Aquecedor; VB = Vesícula Biliar; VC = Vaso Concepção; VG = Vaso Governador.

Periodontite

É a inflamação do periodonto – ligamento periodontal, gengiva, cemento e osso alveolar. Em geral, apresenta-se como uma evolução da gengivite. Os sintomas são raros, exceto em pacientes portadores do vírus da imunodeficiência humana (HIV, *human immunodeficiency virus*) ou quando há o desenvolvimento de um abscesso, em que a dor e o edema são comuns. O diagnóstico baseia-se em inspeção, sondagem periodontal e radiografias. O tratamento inclui a limpeza dos dentes, estendendo-se até abaixo das gengivas, e um rigoroso programa de higiene domiciliar. Casos mais avançados podem requerer cirurgias e antibioticoterapia.

Etiologia e Fisiopatologia

Em geral, a periodontite desenvolve-se quando a gengivite, normalmente com tártaro abundante abaixo da gengiva, não foi tratada de forma adequada. Na periodontite, as bolsas profundas podem abrigar microrganismos anaeróbios que são mais agressivos do que aqueles geralmente presentes na gengivite simples. A gengiva perde progressivamente a sua adesão aos dentes, as bolsas periodontais aprofundam-se e é iniciada a perda óssea. Com a perda óssea progressiva, os dentes podem se tornar amolecidos e a gengiva se aprofunda. A migração do dente é comum nos estágios avançados.

As doenças sistêmicas que predispõem os pacientes à periodontite incluem diabetes (especialmente do tipo 1), neutropenia adquirida familiar e cíclica, leucemia, síndrome de Down, síndromes com deficiência da adesão leucocitária, síndrome Papillon-Lefèvre, doença de Crohn, síndromes de histiocitose, agranulocitose, síndrome dos leucócitos preguiçosos, hipogamaglobulinemia, síndrome Chédiak-Higashi, doença do armazenamento de glicogênio, agranulocitose infantil genética, síndrome de Ehlers-Danlos (tipos IV e VIII), deficiência de vitamina C (escorbuto) e hipofosfatasia. A oclusão incorreta, causando sobrecarga funcional excessiva nos dentes, pode contribuir para a progressão de um tipo particular de periodontite caracterizada por defeitos ósseos angulares.

Em geral, a periodontite é crônica. Periodontite crônica pode ocorrer de forma localizada ou generalizada, e as pessoas com doença grave tendem a ter mais de 35 anos.

Periodontite agressiva: existem vários subtipos de periodontite crônica rapidamente progressiva; esse grupo é conhecido como periodontite agressiva. A periodontite agressiva pode ocorrer até mesmo na infância, às vezes antes dos três anos de idade. Os pacientes, aos 20 anos, podem apresentar perda óssea grave e possível perda de dente. A função neutrofílica pode estar comprometida na periodontite agressiva; a sua significância clínica é desconhecida.

Num tipo de periodontite agressiva que ocorre em adolescentes saudáveis (antes chamada de periodontite juvenil localizada ou periodontose), os pacientes frequentemente apresentam colonização significativa de *Actinobacillus actinomycetemcomitans*. De forma geral, os sinais inflamatórios são menores. A doença é detectada por sondagem periodontal ou radiografias, as quais mostram perda óssea localizada e profunda (vertical), comumente limitada aos primeiros molares e incisivos. A perda óssea progride mais rapidamente do que na periodontite em adultos, geralmente numa velocidade de 3 a 4µm/dia.

Outro tipo incomum de periodontite agressiva (anteriormente chamada de periodontite pré-puberal) atinge os dentes decíduos geralmente pouco antes da erupção. Gengivite proliferativa aguda generalizada e destruição óssea alveolar rápida são seus marcos. Os pacientes também têm frequentes crises agudas de otite média e são geralmente diagnosticados aos quatro anos. Em alguns pacientes, a doença resolve-se antes da erupção dos dentes permanentes. As opções terapêuticas ainda estão em estudo.

Tabela 2.227 – Pontos para tratamento de periodontite

Doença	Especialidade	Nome	Pontos	Pontos
Periodontite	OD	Fogo no Estômago	CS-6; BP-4; VC-11; VC-12; E-25; E-36	E-44
Periodontite	OD	Calor, Umidade *Yin*	CS-7; VC-5; VC-10; VC-12; VC-13; VC-16	VC-17; VB-22; VB-24; VB-25; VB-30; VB-31

BP = Baço-Pâncreas; CS = Circulação-Sexo; E = Estômago; OD = Odontologia; VB = Vesícula Biliar; VC = Vaso Concepção.

A periodontite prototípica agressiva (antes chamada de periodontite rapidamente progressiva) ocorre em pacientes entre 20 e 35 anos. É comumente associada a *A. actinomycetemcomitans*, *Porphyromonas gingivalis*, *Eikenella corrodens* e muitos bacilos Gram-negativos, mas a relação causa-efeito não está clara. Alguns casos resultam de periodontite juvenil localizada não diagnosticada ou periodontite pré-puberal, mas algumas podem surgir de forma independente.

A periodontite associada ao HIV é uma doença particularmente agressiva e de progressão rápida. Clinicamente, lembra a gengivite ulceronecrosante aguda combinada com a periodontite rapidamente progressiva. Os pacientes podem, em até seis meses, perder de 9 a 12mm da aderência.

Sinais, Sintomas e Diagnóstico

Em geral, não há dor, a menos que ocorra infecção aguda em uma ou mais bolsas periodontais ou se a periodontite associada ao HIV estiver presente. Impactação de alimentos nas bolsas pode causar dor durante as refeições. A presença de placa juntamente com hiperemia, edema e exsudato é característica. As gengivas podem estar sensíveis e sangrando facilmente, e o hálito pode estar horrível.

A inspeção dos dentes e da gengiva, combinada com sondagem das bolsas e medição de suas profundidades, é geralmente suficiente para o diagnóstico. Bolsas mais profundas que 4mm indicam a presença de periodontite. Radiografias dentárias mostram perda óssea alveolar adjacente às bolsas periodontais.

Pneumonia

É um infecção que se instala nos pulmões, órgãos duplos localizados um de cada lado da caixa torácica. Pode acometer a região dos alvéolos pulmonares, onde desembocam as ramificações terminais dos brônquios e, às vezes, os interstícios (espaço entre um alvéolo e outro).

Basicamente, pneumonias são provocadas pela penetração de um agente infeccioso ou irritante (bactérias, vírus, fungos e por reações alérgicas) no espaço alveolar, onde ocorre a troca gasosa. Esse local deve estar sempre muito limpo, livre de substâncias que possam impedir o contacto do ar com o sangue.

Diferentes do vírus da gripe, o qual é altamente infectante, os agentes infecciosos da pneumonia não costumam ser transmitidos facilmente.

Sinais e Sintomas

- Febre alta.
- Tosse.
- Dor no tórax.
- Alterações da pressão arterial.
- Confusão mental.
- Mal-estar generalizado.
- Falta de ar.
- Secreção de muco purulento de cor amarelada, esverdeada ou cor de tijolo, às vezes com rajadas de sangue.
- Toxemia.
- Prostração.

Fatores de Risco

- Idade avançada/idosos.
- Fumo: provoca reação inflamatória que facilita a penetração de agentes infecciosos.
- Álcool: interfere no sistema imunológico e na capacidade de defesa do aparelho respiratório.
- Ar-condicionado: deixa o ar muito seco, facilitando a infecção por vírus e bactérias.
- Constipações mal curadas.
- Mudanças bruscas de temperatura.
- Alergias respiratórias e pneumoconioses.
- Internações de longa data.
- Insuficiência cardíaca.
- Colonização da orofaringe.
- Aspiração (micro e macro).
- Cirrose hepática.
- Deficiência nutricional.
- Doença pulmonar obstrutiva crônica.

Pneumonia Bacteriana

O *Streptococcus pneumoniae* (pneumococo) é a causa bacteriana mais comum de pneumonia. O indivíduo infectado com um dos oitenta tipos conhecidos de pneumococos adquire uma imunidade parcial contra a reinfecção desse tipo, mas não se torna imune aos demais tipos. Geralmente, a pneumonia pneumocócica inicia-se após infecção viral do trato respiratório superior (resfriado, faringite ou gripe) ter lesado suficientemente os pulmões, a ponto de permitir que pneumococos infectem a área.

O paciente apresenta tremores e calafrios, acompanhados por febre, tosse produtiva, dificuldade respiratória e dor torácica (no lado do pulmão afeta-

Tabela 2.228 – Pontos para tratamento de pneumonia

Doença	Especialidade	Nome	Pontos	Pontos	Pontos
Pneumonia	PNE	Calor tóxico	CS-6; BP-8; BP-20; B-38; E-34; E-36	–	–
Pneumonia	PNE	Calor tóxico	CS-7; VC-22; VC-23; IG-1; IG-3; IG-4	IG-5; IG-6; IG-10; IG-11; IG-16; IG-17	–
Pneumonia	PNE	Calor tóxico	CS-9; VC-5; TA-5; TA-10; B-23; R-2	R-3; P-5; P-7; P-9	–
Pneumonia	PNE	Calor tóxico	IG-12; IG-13; IG-14; IG-15; F-2; F-7	F-8; F-14; ID-9; ID-10; BP-9; BP-10	ID-1; ID-2; ID-3
Pneumonia	PNE	Calor tóxico	IG-13; IG-14; BP-17; BP-18; TA-6; B-10	B-11; B-12; B-13; B-14; B-15; B-18	–
Pneumonia	PNE	Calor tóxico	VB-24; F-13; F-14; B-19; B-20; B-21	B-44; E-15	BP-21; TA-5; TA-11
Pneumonia	PNE	Calor tóxico	VC-3; VC-7; VC-14; F-3; F-9; BP-2	BP-3; TA-4; B-25; B-27; B-65; C-5	R-25; R-26; R-27
Pneumonia	PNE	Calor na superfície	CS-6; VC-22; VB-20; VB-21; VC-16; IG-4	TA-5; B-12; B-13	–
Pneumonia	PNE	Calor na superfície	CS-9; VC-5; TA-5; TA-10; B-23; R-2	R-3; P-5; P-7; P-9	R-3; E-42
Pneumonia	PNE	Calor na superfície	IG-13; ID-14; BP-17; BP-18; TA-6; B-10	B-11; B-12; B-13; B-14; B-15; B-18	–
Pneumonia	PNE	Muco, Fogo *Yin* do Pulmão	IG-13; ID-14; BP-17; BP-18; TA-6; B-10	B-11; B-12; B-13; B-14; B-15; B-18	R-25; R-26; R-27
Pneumonia	PNE	Secura na superfície	B-1; B-2; IG-20; E-4; IG-4	–	R-25; R-26; R-27
Pneumonia	PNE	Secura na superfície	CS-9; VC-5; TA-5; TA-10; B-23; R-2	R-3; P-5; P-7; P-9	R-25; R-26; R-27
Pneumonia	PNE	Secura na superfície	VG-20; IG-4; IG-15; F-3; B-25; B-56	R-1; E-25; E-36	–
Pneumonia	PNE	Vento no Pulmão	CS-6; VC-22; VB-20; VB-21; VG-16; IG-4	TA-5; B-12; B-13; P-5	–
Pneumonia	PNE	Calor no *Qi* do Pulmão	F-13; ID-14; BP-17; BP-18; TA-6; B-10	B-11; B-12; B-13; B-14; B-15; B-18	–

B = Bexiga; BP = Baço-Pâncreas; C = Coração; CS = Circulação-Sexo; E = Estômago; F = Fígado; ID = Intestino Delgado; IG = Intestino Grosso; P = Pulmão; PNE = Pneumologia; R = Rim; TA = Triplo Aquecedor; VB = Vesícula Biliar; VC = Vaso Concepção; VG = Vaso Governador.

do). Também são comuns náusea, vômito, fadiga e dores musculares. Frequentemente, o escarro apresenta cor de ferrugem devido à presença de sangue. Existe uma vacina que protege até 70% dos indivíduos contra infecções pneumocócicas graves.

A vacinação é recomendável para os indivíduos com alto risco de pneumonia pneumocócica, como aqueles que apresentam doença pulmonar ou cardíaca, comprometimento do sistema imune ou diabetes, bem como aqueles com mais de 65 anos de idade. A proteção decorrente da vacinação quase sempre se prolonga por toda a vida, embora os indivíduos com risco máximo algumas vezes sejam revacinados após cinco ou dez anos. Em aproxima-

damente 50% das vezes, as vacinações produzem rubor e dor no local da injeção. Apenas 1% dos indivíduos apresenta febre e dores musculares após a vacinação. Um número ainda menor de vacinados apresenta reação alérgica grave.

Pneumonia Viral

Pneumonia viral é uma patologia do parênquima pulmonar, ligada à infecção causada por vírus. Juntamente com as bactérias, constituem a principal causa de pneumonia. Menos comumente, a pneumonia pode resultar de infecção fúngica ou parasitária.

Tabela 2.229 – Pontos para tratamento de pneumonia bacteriana

Doença	Especialidade	Nome	Pontos	Pontos	Pontos
Pneumonia bacteriana	PNE	Calor na camada *Yin* do Coração	CS-8; VB-20; VG-14; VG-16; VG-20; VG-23	IG-4; IG-19; IG-20; ID-2; B-7; B-10	–
Pneumonia bacteriana	PNE	Calor na camada *Yin* do Coração	F-13; ID-14; BP-17; BP-18; TA-6; B-10	B-11; B-12; B-13; B-14; B-15; B-18	R-25; R-26; R-27
Pneumonia bacteriana	PNE	Calor na camada *Yin* do Coração	F-13; ID-14; BP-17; BP-18; TA-6; B-10	B-11; B-12; B-13; B-14; B-15; B-18	B-12; P-7; E-40
Pneumonia bacteriana	PNE	Energia Perversa do *Qi* do Pulmão	F-13; ID-14; BP-17; BP-18; TA-6; B-10	B-11; B-12; B-13; B-14; B-15; B-18	R-25; R-26; R-27
Pneumonia bacteriana	PNE	Calor no *Qi* do Pulmão	F-13; ID-14; BP-17; BP-18; TA-6; B-10	B-11; B-12; B-13; B-14; B-15; B-18	R-25; R-26; R-27; E-13; E-14; E-15

B = Bexiga; BP = Baço-Pâncreas; CS = Circulação-Sexo; E = Estômago; F = Fígado; ID = Intestino Delgado; IG = Intestino Grosso; P = Pulmão; PNE= Pnemologia; R = Rim; TA = Triplo Aquecedor; VB = Vesícula Biliar; VG = Vaso Governador.

Os vírus constituem a principal causa de pneumonia nas crianças, ao passo que nos adultos a infecção por bactérias predomina[27].

Polaciúria de Origem Nervosa

Polaciúria (polaquiúria) é o aumento da frequência do ato de urinar, mas com o volume total ao longo do dia dentro da faixa da normalidade. Trata-se daquela pessoa que vai ao banheiro várias vezes, mas a urina ocorre sempre em pequenas quantidades.

Polaciúria Endócrina

Polaciúria

Necessidade de urinar com intervalos menores que 2h (repetidas vezes) sem aumento de diurese nas 24h.

O hormônio paratireóideo (PTH, *parathyroid hormone*) é secretado como um polipeptídeo com 84 aminoácidos. Ele age diretamente sobre ossos e rins e, indiretamente (por seu efeito sobre a síntese de 1,25[OH]$_2$-D), sobre o intestino, elevando o cálcio sérico. O PTH aumenta a reabsorção óssea, diminui a depuração renal de cálcio e aumenta a absorção de cálcio pelo trato gastrintestinal. A concentração sérica de cálcio ionizado é o principal regulador da secreção de PTH.

O PTH circulante consiste no polipeptídeo de 84 aminoácidos intacto e de múltiplos fragmentos hormonais (fragmentos C-terminal e biologicamente ativo N-terminal).

Hiperparatireoidismo

O hiperparatireoidismo primário é raro na gravidez. Cerca de 80 casos foram descritos na literatura médica. A causa mais comum do hiperparatireoidismo primário é um adenoma paratireóideo individual (aproximadamente 80% dos casos). O envolvimento de múltiplas glândulas é observado em 20% dos casos. O carcinoma da paratireoide é responsável por menos de 2% dos casos.

Manifestações Clínicas

Muitas pacientes com hiperparatireoidismo apresentam-se assintomáticas ou têm sintomas inespecíficos, tais como fraqueza e fatigabilidade fácil. Quando presentes, os sintomas incluem labilidade emocional, depressão, perda de memória para eventos recentes, anorexia, náuseas, vômitos, constipação, polaciúria, polidipsia e nictúria. Evidências de cálculos renais podem estar presentes. Sonolência e coma podem ocorrer na presença de hipercalcemia grave.

Poliúria

Um sinal relativamente comum, poliúria é produção e excreção diária de mais de 3L de urina. Em geral, é relatada pelo paciente como aumento das micções, especialmente quando ocorre à noite. A poliúria é agravada pela hiper-hidratação, consumo de álcool ou cafeína, assim como ingestão excessiva de sal, glicose e outras substâncias hiperosmolares.

Poliúria pode resultar da utilização de certas drogas (como diuréticos) ou de doenças psicológicas, neurológicas ou renais. Ela pode refletir doenças do

Tabela 2.230 – Pontos para tratamento de pneumonia viral

Doença	Especialidade	Nome	Pontos	Pontos	Pontos
Pneumonia viral	PNE	Calor na camada *Yin* do Coração	CS-8; VB-20; VG-14; VG-16; VG-20; VG-23	IG-4; IG-19; IG-20; ID-2; B-7; B-10	R-25; R-26; R-27
Pneumonia viral	PNE	Calor na camada *Yin* do Coração	F-13; ID-14; BP-17; BP-18; TA-6; B-10	B-11; B-12; B-13; B-14; B-15; B-18	R-25; R-26; R-27
Pneumonia viral	PNE	Calor na camada *Yin* do Coração	F-13; ID-14; BP-17; BP-18; TA-6; B-10	B-11; B-12; B-13; B-14; B-15; B-18	B-12; P-7; E-40
Pneumonia viral	PNE	Energia Perversa na camada *Wei* do Pulmão	F-13; ID-14; BP-17; BP-18; TA-6; B-10	B-11; B-12; B-13; B-14; B-15; B-18	R-25; R-26; R-27
Pneumonia viral	PNE	Deficiência de *Qi* do Rim	VC-4; VC-6; R-3; R-5; R-7; B-23	B-28; B-52; VG-4	R-25; R-26; R-27; E-13; E-14; E-15

B = Bexiga; BP = Baço-Pâncreas; CS = Circulação-Sexo; E = Estômago; F = Fígado; ID = Intestino Delgado; IG = Intestino Grosso; P = Pulmão; PNE= Pnemologia; R = Rim; TA = Triplo Aquecedor; VB = Vesícula Biliar; VG = Vaso Governador.

sistema nervoso central, que reduzem ou suprimem a produção do hormônio antidiurético (ADH), que regula o balanço hídrico. Ou, quando os níveis de ADH são normais, pode refletir disfunção renal. Em ambos os mecanismos fisiopatológicos, os túbulos renais não têm capacidade de reabsorver água o suficiente, causando poliúria.

História e Exame Físico

Como o paciente com poliúria apresenta risco de desenvolver hipovolemia, avaliar, primeiro, o estado hídrico. Obter os sinais vitais, observando aumento de temperatura corpórea, taquicardia e hipotensão ortostática (diminuição maior ou igual a 10mmHg na pressão sistólica ao levantar, e aumento maior ou igual a 10bpm na frequência cardíaca ao levantar). Inspecionar pele e mucosas secas; verificar diminuição de turgor e elasticidade cutâneos, e diminuição da transpiração. O paciente está anormalmente cansado ou com sede? Apresentou perda recente de mais de 5% de seu peso corpóreo? Se esses efeitos de hipovolemia forem detectados, será necessário infundir reposição de líquidos.

Se o paciente não apresentar sinais de hipovolemia, explorar a frequência e o padrão da poliúria. Quando ela começou? Qual a sua duração? Foi pre-

cipitada por algum evento? Solicitar ao paciente para descrever padrão e quantidade de ingestão diária de líquidos. Verificar a história de deficiências visuais, cefaleia ou trauma de crânio, que podem precipitar o diabetes insípido. Verificar também antecedentes de obstrução do trato urinário, *diabetes mellitus*, doenças renais, hipocalemia ou hipercalcemia crônicas ou doenças psiquiátricas (pregressas e atuais). Pesquisar o esquema e a dosagem de qualquer medicação que o paciente estiver utilizando.

Realizar o exame neurológico completo, observando, em especial, alterações no nível de consciência. Depois palpar a bexiga e inspecionar o meato uretral. Obter uma amostra de urina e verificar sua densidade específica.

Causas Médicas
Diabetes Insipidus

A poliúria de cerca de 5L/dia, com densidade específica de 1.005 ou inferior, é comum, apesar de poliúria extrema – de até 30L/dia – ocasionalmente ocorrer. A poliúria é, com frequência, acompanhada de polidipsia, noctúria, fadiga, sinais de desidratação (como diminuição do turgor cutâneo e mucosas secas).

Tabela 2.231 – Pontos para tratamento de polaciúria de origem nervosa

Doença	Especialidade	Nome	Pontos	Pontos	Pontos
Polaciúria de origem nervosa	UR	Deficiência de *Qi* do Rim	VC-4; VC-6; R-3; R-5; R-7; B-23	B-28; B-52; VG-4	R-25; R-26; R-27; E-13; E-14; E-15

B = Bexiga; E = Estômago; R = Rim; UR = Urologia; VC = Vaso Concepção; VG = Vaso Governador.

TRATAMENTOS DE ACUPUNTURA – 299

Tabela 2.232 – Pontos para tratamento de polaciúria endócrina

Doença	Especialidade	Nome	Pontos	Pontos
Polaciúria endócrina	MI	Alteração no Fígado	VG-14; IG-11; TA-5; VB-33; IG-12; ID-9	B-49; E-10; VB-4; TA-3; B-60; E-34

B = Bexiga; E = Estômago; ID = Intestino Delgado; IG = Intestino Grosso; MI = Medicina Intensiva; TA = Triplo Aquecedor; VB = Vesícula Biliar; VG = Vaso Governador.

Diabetes Mellitus

No *diabetes mellitus*, a poliúria raramente é superior a 5L/dia e a densidade urinária é, em geral, que maior 1.020. O paciente habitualmente refere polidipsia, polifagia, perda de peso, fraqueza, infecções de trato urinário e vaginite por fungos frequentes, fadiga e noctúria. O paciente também pode apresentar sinais de desidratação e anorexia.

Glomerulonefrite (Crônica)

Na glomerulonefrite crônica, a poliúria evolui para oligúria. O débito urinário é inferior a 4L/dia; a densidade específica é de 1.010. Os achados gastrointestinais relacionados incluem anorexia, náuseas e vômitos. O paciente pode apresentar tonturas, fadiga, edema, cefaleia, elevação da pressão arterial e dispneia. Podem ocorrer noctúria, hematúria, urina com odor forte ou espumante e proteinúria leve a intensa.

Necrose Tubular Aguda

Durante a fase diurética da necrose tubular aguda, a poliúria inferior a 8L/dia diminui gradualmente após 8 a 10 dias. A densidade urinária específica (1.010 ou menos) aumenta à medida que a poliúria reduz. Os achados relacionados incluem perda de peso, edema decrescente e noctúria.

Polidipsia Psicogênica

Mais comum em indivíduos acima de 30 anos de idade, causa poliúria diluída, de 3 a 15L/dia, dependendo da ingestão de líquidos. O paciente pode ter aspecto muito deprimido e apresentar cefaleia e turvação da visão. Ganho de peso, edema, elevação da pressão arterial e, em alguns casos, estupor e coma podem ocorrer. Na hiper-hidratação grave, podem estar presentes sinais de insuficiência cardíaca.

Uropatia Pós-obstrutiva

Após a resolução de obstrução do trato urinário, poliúria – habitualmente superior a 5L/dia, com densidade específica inferior a 1.010 – ocorre por vários dias, antes de diminuir gradualmente. Distensão vesical e edema podem ocorrer com noctúria e perda de peso. Em alguns casos, aparecem sinais de desidratação.

Outras Causas

Drogas

Diuréticos caracteristicamente causam poliúria. Cardiotônicos, vitamina D, demeclociclina, fenitoína, lítio, metoxiflurano e propoxifeno podem causar poliúria.

Exames Diagnósticos

Poliúria transitória pode resultar de exames radiológicos que utilizam meio de contraste.

Considerações Especiais

Manter o balanço hídrico adequado é a preocupação primária quando o paciente apresenta poliúria. Registrar sua ingestão e débito rigorosamente; pesá-lo todo dia. Monitorar com rigor os sinais vitais, a fim de detectar desequilíbrios hídricos; estimular a ingestão adequada de líquidos. Rever as medicações e recomendar possíveis modificações, a fim de auxiliar o controle dos sintomas.

Preparar o paciente para dosagem de eletrólitos séricos, osmolalidade, ureia e creatinina, a fim de monitorar o estado dos líquidos e eletrólitos; prepará-lo para um teste de restrição hídrica, para determinar a causa da poliúria.

Indicadores Pediátricos

As principais causas de poliúria em crianças são *diabetes insipidus* nefrogênico congênito, doença cística medular, doença policística renal e acidose tubular renal distal.

Como o equilíbrio hídrico de uma criança é mais delicado do que o de um adulto, verificar a densidade

Tabela 2.233 – Pontos para tratamento de poliúria

Doença	Especialidade	Nome	Pontos	Pontos	Pontos
Poliúria	UR	Calor no Intestino Delgado	ID-1; E-36	–	R-25; R-26; R-27; E-13; E-14; E-15
Poliúria	UR	Calor no Intestino Delgado	IG-4; IG-11; IG-15; F-10; E-36	–	–
Poliúria	UR	Calor no Intestino Delgado	VC-6; E-29; VC-3; VC-4; BP-6; B-23	E-36	–
Poliúria	UR	Calor no Intestino Delgado	VC-10; IG-8; B-23; B-27; E-36	–	–
Poliúria	UR	Deficiência de Rim	CS-5; VC-2; VC-3; VC-4; VC-5; VC-6	VC-7; VB-26; VB-27; VB-28; VB-29; VB-34	–

B = Bexiga; BP = Baço-Pâncreas; CS = Circulação-Sexo; E = Estômago; F = Fígado; ID = Intestino Delgado; IG = Intestino Grosso; R = Rim; UR = Urologia; VB = Vesícula Biliar; VC = Vaso Concepção.

urinária a cada micção e estar alerta a sinais de desidratação. Estes incluem diminuição do peso corpóreo; diminuição do turgor cutâneo; pele acinzentada, pálida ou manchada; mucosas secas; diminuição do débito urinário; e ausência de lágrimas durante o choro.

Indicadores Geriátricos

Em pacientes idosos, a poliúria crônica está habitualmente associada a doenças subjacentes. A possibilidade de associação a doenças malignas deve ser investigada.

Poliúria e Micções Frequentes

Poliúria é um sintoma que corresponde ao aumento do volume urinário (acima de 2.500mL por dia), podendo ou não ser acompanhado de aumento da frequência urinária. O termo polaquiúria refere-se ao aumento da frequência urinária, não referindo-se ao volume.

Sendo bastante frequente em diabéticos, pessoas sob o efeito de diuréticos ou mesmo em indivíduos que ingerem grandes quantidades de líquidos.

Tabela 2.234 – Pontos para tratamento de poliúria e micções frequentes

Doença	Especialidade	Nome	Pontos	Pontos	Pontos
Poliúria e micções frequentes	UR	Deficiência de Rim	ID-1; E-36; B-21	–	–
Poliúria e micções frequentes	UR	Deficiência de Rim	VB-1; VB-40; IG-4; ID-3; ID-4; B-1	R-11; R-12	VG-4; F-5; F-6
Poliúria e micções frequentes	UR	Deficiência de Rim	VC-2; VC-4; VG-1; BP-6; R-10	–	–
Poliúria e micções frequentes	UR	Deficiência de Rim	VC-4; VB-20; VG-4; VG-12; VG-20; IG-10	E-36	–
Poliúria e micções frequentes	UR	Deficiência de Rim	VC-6; BP-8; BP-20; B-38; E-34; E-36	–	–
Poliúria e micções frequentes	UR	Estagnação de *Qi* do Fígado	B-17; B-18; B-19; B-51; F-2; F-3	F-14; VB-20; VB-34; E-18; E-34; E-36	–
Poliúria e micções frequentes	UR	Calor na camada do Sangue	BP-6; BP-10; F-2; BP-8; VC-3	–	CS-6; BP-6; C-5; VC-10

B = Bexiga; BP = Baço-Pâncreas; C = Coração; CS = Circulação-Sexo; E = Estômago; F = Fígado; ID = Intestino Delgado; IG = Intestino Grosso; R = Rim; UR = Urologia; VB = Vesícula Biliar; VC = Vaso Concepção; VG = Vaso Governador.

Pós-gastrectomia, Síndrome

Sequela de gastrectomia a partir da segunda semana após cirurgia. Inclui úlcera anastomótica ou recorrente, síndromes pós-prandiais (síndrome de esvaziamento rápido e hipoglicemia pós-prandial tardia), ação intestinal desordenada e deficiências nutricionais.

Priapismo

Uma emergência urológica, o priapismo é uma ereção persistente e dolorosa, que não é relacionada à excitação sexual. Esse sinal relativamente raro pode se iniciar durante o sono e ser semelhante a uma ereção normal, mas pode persistir por horas ou dias. Em geral, é acompanhado de dor peniana intensa, constante e surda. Apesar da dor, o paciente pode ficar muito constrangido de procurar assistência médica e pode tentar reduzir a tumescência por meio de atividade sexual contínua.

O priapismo ocorre quando a drenagem correta das veias do corpo cavernoso é insuficiente, levando ao engurgitamento persistente dos tecidos. Sem o tratamento imediato, ocorre isquemia peniana e trombose. Em cerca de metade dos casos, o priapismo é idiopático e se desenvolve sem fatores predisponentes aparentes. O priapismo secundário pode resultar de distúrbios sanguíneos, neoplasias, trauma ou utilização de certas drogas.

Intervenções de Emergência

Se o paciente apresentar priapismo, aplicar gelo no pênis, administrar analgésico e instalar uma sonda vesical de demora para aliviar a retenção urinária. Procedimentos para remover o sangue do corpo cavernoso (como irrigação e cirurgia) podem ser necessários.

Tabela 2.235 – Pontos para tratamento de síndrome pós-gastrectomia

Doença	Especialidade	Nome	Pontos	Pontos	Pontos
Pós-gastrectomia, síndrome	GE	Calor na camada do Sangue	BP-6; R-3; VG-26; B-23; BP-10; E-36	VB-20; F-3; B-38; EXT-1; EXT-6	CS-6; BP-6; C-5; VC-10
Pós-gastrectomia, síndrome	GE	Calor na camada do Sangue	BP-6; BP-10; F-2; BP-8; VC-3	–	–
Pós-gastrectomia, síndrome	GE	Calor na camada do Sangue	BP-6; BP-10; F-3; IG-4; CS-6; P-9	VB-40	–
Pós-gastrectomia, síndrome	GE	Calor na camada do Sangue	VG-26; CS-6; BP-6; E-36; VB-44; F-3	–	–
Pós-gastrectomia, síndrome	GE	Calor na camada do Sangue	CS-4; BP-10; B-17; F-3; F-14; B-40	–	–
Pós-gastrectomia, síndrome	GE	Deficiência de *Yin* do Estômago	CS-6; VC-12; B-20; B-21; BP-6; E-44	–	–
Pós-gastrectomia, síndrome	GE	Frio falso no Estômago	CS-8; VC-12; VC-13; B-20; E-36; BP-6	–	–
Pós-gastrectomia, síndrome	GE	Secura no Intestino Grosso	CS-8; VC-12; VC-13; B-20; E-36; BP-6	–	–
Pós-gastrectomia, síndrome	GE	Deficiência de *Yin* de Fígado/Rim	B-18; B-23; B-52; R-3; R-10; F-3	F-8; BP-6; E-29; VC-4	–

B = Bexiga; BP = Baço-Pâncreas; C = Coração; CS = Circulação-Sexo; E = Estômago; EXT = extra; F = Fígado; GE = Gastroenterologia; IG = Intestino Grosso; P = Pulmão; R = Rim; VB = Vesícula Biliar; VC = Vaso Concepção; VG = Vaso Governador.

História e Exame Físico

Se as condições do paciente permitirem, perguntar quando o priapismo se iniciou. É contínuo ou intermitente? Ele já apresentou ereção prolongada anteriormente? Se for o caso, o que ele fez para aliviá-la? Quanto tempo durou a tumescência? Ele apresenta dor ou dolorimento ao urinar? Observou alteração da função sexual?

Explorar a história médica do paciente. Se ele referir anemia falciforme, pesquisar os fatores de risco que possam precipitar a crise, como desidratação e infecção. Verificar se ele sofreu traumatismo genital recente, e obter a história completa de medicamentos. Questionar se ele injetou medicamentos ou inseriu objetos no pênis.

Examinar o pênis, observando cor e temperatura. Verificar perda de sensibilidade e sinais de infecção, como vermelhidão ou secreção. Por fim, obter os sinais vitais, observando, em particular, febre.

Causas Médicas
Acidente Vascular Cerebral

O acidente vascular cerebral pode causar priapismo, mas a perda sensorial e afasia podem evitar que o paciente o perceba ou descreva. Outros achados depende da localização e da extensão do acidente vascular, podendo incluir hemiplegia contralateral, convulsões, cefaleia, disartria, disfagia, ataxia, apraxia e agnosia. Os *deficits* visuais incluem hemianopsia homônima, turvação, diminuição da acuidade e diplopia. Também podem ocorrer retenção ou incontinência urinária, incontinência fecal, constipação e vômitos.

Anemia Falciforme

Na anemia falciforme, o priapismo doloroso pode ocorrer sem aviso, geralmente ao despertar. O paciente pode apresentar história de priapismo, retardo do crescimento e do desenvolvimento, e aumento da suscetibilidade a infecções. Os achados relacionados incluem taquicardia, palidez, fraqueza, hepatomega-

lia, dispneia, edema articular, dor articular ou óssea, dor torácica, fadiga, sopros, úlceras nas pernas e possível icterícia e hematúria macroscópica.

Na crise de anemia falciforme, seus sinais e sintomas podem se agravar e outros, como dor abdominal e febre baixa, podem surgir.

Câncer de Pênis

Câncer que exerce pressão sobre o corpo cavernoso pode causar priapismo. Habitualmente, o primeiro sinal é uma lesão ulcerativa indolor ou um aumento do crescimento de uma verruga na glande ou no prepúcio, podendo ser acompanhado de dor localizada, secreção do prepúcio com odor pútrido, nódulo firme próximo à glande e linfadenopatia. Achados mais tardios incluem sangramento, disúria, retenção urinária e disfunção vesical. Fimose e má higiene estão ligadas ao desenvolvimento do câncer de pênis.

Lesão da Medula Espinal

Na lesão da medula espinal, o paciente pode não perceber o início do priapismo. Os efeitos relacionados dependem da extensão e do nível da lesão; podem incluir sinais autonômicos, como bradicardia.

Outras Causas
Drogas

Priapismo pode resultar do uso de fenotiazinas, tioridazina, trazodona, esteroides androgênicos, anticoagulantes ou anti-hipertensivos. Também pode ocorrer após injeção intracorporal de papaverina – um tratamento comum para impotência.

Considerações Especiais

Preparar o paciente para exames de sangue, a fim de auxiliar na determinação da causa do priapismo. Se for necessária a cirurgia, conservar o pênis flácido no pós-operatório, aplicando um curativo compressivo. Pelo menos uma vez a cada 30min, inspecionar

Tabela 2.236 – Pontos para tratamento de priapismo

Doença	Especialidade	Nome	Pontos	Pontos	Pontos
Priapismo	UR	*Qi* de Baço-Pâncreas afundando	VC-4; VC-6; VC-8; VC-12; VG-1; VG-20	E-21; E-36; B-20; B-23; B-43	–

B = Bexiga; E = Estômago; UR = Urologia; VC = Vaso Concepção; VG = Vaso Governador.

a glande para sinais de comprometimento vascular, como diminuição da temperatura e palidez.

Indicadores Pediátricos

Em recém-nascidos, o priapismo pode ser resultante de hipóxia, mas, em geral, é resolvido com oxigenoterapia. Priapismo é mais provável de ocorrer em crianças com anemia falciforme do que em adultos com a doença.

Prolapso Anal

É a protrusão da membrana mucosa retal através do ânus. Há graus variados: incompleto sem deslocamento do músculo do esfíncter anal; completo com deslocamento do músculo do esfíncter anal, mas sem herniação intestinal; e completo interno com intussucepção do retossigmoide ou reto superior para dentro do reto inferior.

Prolapso Uterino

Prolapso uterino é a descida do útero em direção ao introito vaginal, às vezes ultrapassando-o. Prolapso vaginal é a descida da vagina ou da cúpula vaginal após histerectomia. Os sintomas incluem sensação de plenitude e pressão vaginal. O diagnóstico é clínico. O tratamento inclui redução, pessários e cirurgias.

Classifica-se um útero prolapsado com base no nível de sua descida: primeiro grau para a parte superior da vagina, segundo grau para o introito e terceiro grau ou total (às vezes referido como procedência) para a parte externa do introito. O prolapso vaginal pode ser de segundo ou de terceiro grau.

Sinais, Sintomas e Diagnóstico

Os sintomas tendem a ser mínimos no prolapso uterino de primeiro grau. Já nos de segundo ou terceiro grau, são comuns a sensação de plenitude e pressão e a impressão de queda dos órgãos.

O prolapso uterino de terceiro grau manifesta-se como protuberância ou protrusão da cérvice ou da cúpula vaginal, embora possa ocorrer redução espontânea antes mesmo de a paciente apresentar os sintomas. A mucosa vaginal pode se tornar ressecada, fina, cronicamente inflamada e, secundariamente, infectada e ulcerada. As úlceras podem ser dolorosas ou sangrar e podem se assemelhar ao câncer vaginal. A cérvice, caso protrusa, também pode se tornar ulcerada.

Os sintomas de prolapso vaginal são similares. Em geral, há presença de cistocele e retocele.

O diagnóstico se confirma por exame com espéculo ou por exame pélvico bimanual. As úlceras vaginais são biopsiadas para se excluir câncer.

Prolapso Vesical

Os músculos púbicos perdem tônus e a vagina, o útero ou a bexiga podem "sair" do lugar (prolapso vaginal, prolapso vesical ou prolapso uterino). O prolapso de qualquer uma dessas estruturas pode aumentar o risco de problemas como a incontinência por estresse (vazamento de urina). A maioria dos prolapsos podem ser tratados.

Pode ocorrer irritação dos genitais externos (prurido vulvar). As paredes vaginais tornam-se mais finas e secas e podem apresentar irritação (vaginite atrófica), o que pode tornar a relação sexual incômoda para algumas mulheres (dispareunia).

Tabela 2.237 – Pontos para tratamento de prolapso anal

Doença	Especialidade	Nome	Pontos	Pontos
Prolapso anal	PR	*Qi* de Baço- -Pâncreas afundando	VC-4; VC-6; VC-8; VC-12; VG-1; VG-20	E-21; E-36; B-20; B-23; B-43
Prolapso anal	PR	*Qi* de Baço- -Pâncreas afundando	CS-3; VC-4; VG-4; VG-14; VG-15; VG-22	VG-23; IG-4; BP-1; BP-6; BP-15; B-10

B = Bexiga; BP = Baço-Pâncreas; CS = Circulação-Sexo; E = Estômago; IG = Intestino Grosso; PR = Proctologia; VC = Vaso Concepção; VG = Vaso Governador.

304 – TRATAMENTOS DE ACUPUNTURA

Tabela 2.238 – Pontos para tratamento de prolapso uterino

Doença	Especialidade	Nome	Pontos	Pontos	Pontos
Prolapso uterino	GO	Afundamento do *Qi* do Baço-Pâncreas	VC-4; VC-6; VC-8; VC-12; VG-1; VG-20	E-21; E-36; B-20; B-23; B-43	–
Prolapso uterino	GO	Calor, Umidade	BP-6; B-38; E-36	–	–
Prolapso uterino	GO	Calor, Umidade	CS-3; CS-7; VC-23; VC-24; VB-14; VB-20	VB-29; VB-30; VB-31; VB-32; VB-34; VB-39	–
Prolapso uterino	GO	Calor, Umidade	CS-5; VC-2; VC-3; VC-4; VC-5; VC-6	VC-7; VB-26; VB-27; VB-28; VB-29; VB-34	–
Prolapso uterino	GO	Calor, Umidade	CS-7; VB-38; IG-2; IG-4; IG-5; IG-10	IG-11; ID-3; VB-38	VG-1; VG-15; VG-16
Prolapso uterino	GO	Calor, Umidade	F-3; ID-8; BP-4; BP-6; B-38; B-39	E-35; E-36	VG-4; F-5; F-6
Prolapso uterino	GO	Calor, Umidade	IG-4; IG-11; BP-6; BP-9; BP-10; E-36	–	–
Prolapso uterino	GO	Calor, Umidade	VB-24; F-13; F-14; B-19; B-20; B-21	B-44; E-45	–
Prolapso uterino	GO	Calor, Umidade	VB-30; VB-31; VB-32; VB-40; VB-43	–	–
Prolapso uterino	GO	Calor, Umidade	VC-2; VC-4; VG-1; BP-6	–	–
Prolapso uterino	GO	Calor, Umidade	VG-14; B-15; B-17; B-23	–	–
Prolapso uterino	GO	Deficiência de *Qi*	R-3; B-23; VG-4; VC-4; B-20; B-21	B-36; BP-6; F-13; VC-17	–
Prolapso uterino	GO	Deficiência de Rim	CS-5; VC-2; VC-3; VC-4; VC-5; VC-6	VC-7; VB-26; VB-27; VB-28; VB-29; VB-34	–
Prolapso uterino	GO	Deficiência de Rim	ID-1; E-36; B-21	–	–
Prolapso uterino	GO	Deficiência de Rim	VB-1; VB-40; IG-4; ID-3; ID-4; B-1	R-11; R-12	VG-4; F-5; F-6
Prolapso uterino	GO	Deficiência de Rim	VC-2; VC-4; VG-1; BP-6; R-10	–	–
Prolapso uterino	GO	Deficiência de Rim	VC-4; VB-20; VG-4; VG-12; VG-20; IG-10	E-36	–
Prolapso uterino	GO	Deficiência de Rim	VC-6; BP-8; BP-20; B-38; E-34; E-36	–	–

B = Bexiga; BP = Baço-Pâncreas; CS = Circulação-Sexo; E = Estômago; F = Fígado; GO = Ginecologia e Obstetrícia; ID = Intestino Delgado; IG = Intestino Grosso; R = Rim; VB = Vesícula Biliar; VC = Vaso Concepção; VG = Vaso Governador.

Tabela 2.239 – Pontos para tratamento de prolapso vesical

Doença	Especialidade	Nome	Pontos	Pontos
Prolapso vesical	GO	Afundamento do *Qi* do Baço-Pâncreas	VC-4; VC-6; VC-8; VC-12; VG-1; VG-20	E-21; E-36; B-20; B-23; B-43
Prolapso vesical	GO	Calor, Umidade na Bexiga	B-22; B-23; B-28; B-52; R-3; F-8	F-2; BP-6; BP-9; VC-3; BP-12

B = Bexiga; BP = Baço-Pâncreas; E = Estômago; F = Fígado; GO = Ginecologia e Obstetrícia; R = Rim; VC = Vaso Concepção; VG = Vaso Governador.

Prostatite

Prostatite é o nome que se dá à inflamação da próstata, a qual pode ser aguda, crônica ou não infecciosa. Esta não é uma doença contagiosa. A prostatite aguda infecciosa é causada por bactérias e necessita de urgente tratamento, pois os sintomas são geralmente graves, incluindo febre, tremores e ardor ao urinar. Já a prostatite crônica pode ser causada por bactérias, fungos ou parasitas e os sintomas são menos intensos, podendo ocorrer vontade frequente de urinar, ardor ou dor miccional e, eventualmente, dor perineal. A prostatite não infecciosa é mais frequente do que a prostatite infecciosa. Pode apenas causar sintomas mínimos. Sua verdadeira causa é desconhecida.

Sintomas

Os sintomas geralmente dependem do tipo de prostatite. Pode acontecer de não haver sintomas, como também podem acontecer as seguintes queixas: arrepios, aumento da frequência urinária, dor entre escroto e ânus, dores articulares e musculares, febre, micção difícil, mialgias e dor abdominal, sensação de dor ou ardor ao urinar, podendo ocorrer também a presença de sangue na urina e ejaculação dolorosa.

A doença pode ocorrer por diversos fatores. A migração de bactérias através da uretra em direção à próstata é uma delas, assim como a deficiência da atividade antibacteriana da secreção prostática por refluxo de urina infectada para o interior dos ductos prostáticos, falta de anticorpos locais e sistêmicos, e qualquer malformação congênita do aparelho urinário, entre outras ocorrências.

Prostatite Aguda

Inflamação da glândula prostática que se desenvolve subitamente.

A prostatite aguda é causada por infecção bacteriana da glândula prostática. Muitas bactérias são capazes de causá-la. A infecção por *Escherichia coli*, tipicamente encontrada no cólon, é um dos tipos mais comuns de infecção. Algumas doenças sexualmente transmissíveis podem causar prostatite aguda, entre elas gonorreia, clamídia, *Ureaplasma urealyticum* e tricomonas.

A *E. coli* é a causa mais frequente de prostatite comparada às doenças sexualmente transmissíveis. A prostatite por *E. coli* pode também apresentar-se depois de infecções do trato urinário, uretrite ou epididimite. A prostatite transmitida sexualmente surge de forma típica após o contato sexual com um parceiro infectado.

A prostatite aguda pode também desenvolver-se como resultado de instrumentação uretral (como cateterização ou cistoscopia), trauma, obstrução da saída vesical ou infecção em alguma parte do corpo.

Esta doença frequentemente começa com calafrios e febre associados com desconforto na parte inferior do abdome ou dor perineal. A pessoa pode sentir ardor ao urinar e, dependendo do grau do inchaço da próstata, um fluxo urinário diminuído ou dificuldade para urinar. Pode haver aumento da dor

Tabela 2.240 – Pontos para tratamento de prostatite

Doença	Especialidade	Nome	Pontos
Prostatite	UR	Deficiência de *Qi*/*Yang* de Baço-Pâncreas	TA-5; BP-6; BP-9; BP-4

BP = Baço-Pâncreas; TA = Triplo Aquecedor; UR = Urologia.

Tabela 2.241 – Pontos para tratamento de prostatite aguda

Doença	Especialidade	Nome	Pontos	Pontos
Prostatite aguda	UR	Deficiência de *Qi/Yang* em Baço-Pâncreas	VC-2; VC-3; VC-4; BP-9; BP-10; B-67	R-3
Prostatite aguda	UR	Deficiência de *Qi/Yang* em Baço-Pâncreas	VC-2; VC-3; VC-4; BP-9; BP-10; B-67	VB-34; E-29
Prostatite aguda	UR	Estagnação de *Qi* na Bexiga	VC-2; VC-3; VC-4; BP-9; BP-10; B-67	R-3
Prostatite aguda	UR	Estagnação de *Qi* na Bexiga	VC-2; VC-3; VC-4; BP-9; BP-10; B-67	VB-34; E-29
Prostatite aguda	UR	Calor, Umidade em Triplo Aquecedor/ Aquecedor Inferior	VC-3; VC-11; VC-12; VC-13; IG-11; E-36	E-44; BP-6; BP-9; R-3

B = Bexiga; BP = Baço-Pâncreas; E = Estômago; IG = Intestino Grosso; R = Rim; UR = Urologia; VB = Vesícula Biliar; VC = Vaso Concepção.

abdominal nas evacuações e a ejaculação pode se tornar dolorosa. A prostatite (especialmente decorrente de doença sexualmente transmissível [DST]) pode ocorrer juntamente com epididimite e/ou orquite; neste caso, os sintomas destas condições podem também estar presentes.

A prostatite é encontrada em aproximadamente 2 em cada 10.000 pacientes ambulatoriais. O risco maior está associado a homens, entre 20 e 35 anos, que têm múltiplas parceiras sexuais e aqueles envolvidos em comportamentos de alto risco (como a não utilização de preservativo ou relação sexual anal)[24].

Prostatite Crônica

Definição

Inflamação de desenvolvimento gradual e contínuo da glândula prostática, a qual continua por um longo período e apresenta sintomas súbitos.

A prostatite crônica é causada por uma infecção bacteriana que pode seguir ou estar associada à infecção do trato urinário (cistite), uretrite, epididimite ou prostatite aguda. A doença é diagnosticada em 5 entre cada 1.000 pacientes ambulatoriais e estima-se que pelo menos 35% dos homens acima dos 50 anos podem apresentar prostatite crônica. Os riscos são menores em pacientes com menos de 30 anos[24].

Certos fatores podem predispor uma pessoa a desenvolver prostatite crônica, como a ingestão excessiva de álcool, lesões perineais e certas práticas sexuais. Existe a hipótese destes fatores poderem causar congestionamento da glândula prostática, oferecendo um excelente terreno para reprodução de várias bactérias.

Prurido

Prurido (coceira) pode ser um sintoma de doença primária da pele ou de doença sistêmica. Doenças de pele sabidamente causadoras de prurido intenso são escabiose, pediculose, picadas de inseto, urticária, dermatite atópica e de contato, líquen plano, miliária e dermatite herpetiforme.

Quando o prurido é proeminente, sem lesão identificável da pele (especialmente em pessoas idosas), doenças sistêmicas e drogas devem ser consideradas. Doenças sistêmicas que causam prurido generalizado incluem doenças colestáticas, uremia, policitemia verdadeira e malignidades hematológicas. Também pode haver prurido nos últimos meses de gravidez. Barbitúricos, salicilatos, morfina e cocaína podem originar prurido. Causas menos definidas são hiper e hipotireoidismo, diabetes, deficiência de ferro e cânceres internos de vários tipos. O prurido raramente é psicogênico.

Avaliação

História

Elementos-chave da história são exposição a drogas e histórico de atividade (ocupação) e lazer.

Exame Físico

O exame deve focar identificação de doença cutânea de base. A identificação de lesões pode ser complicada por eritema, pápulas, escoriações, liquenificação, fissuras e hiperpigmentação, que podem resultar do ato de se coçar persistentemente.

Tabela 2.242 – Pontos para tratamento de prostatite crônica

Doença	Especialidade	Nome	Pontos	Pontos
Prostatite crônica	UR	Deficiência de *Qi/Yang* em Baço-Pâncreas	TA-5; BP-6; BP-9; BP-4	–
Prostatite crônica	UR	Deficiência de *Qi/Yang* em Baço-Pâncreas	VC-2; VC-3; VC-4; BP-9; BP-10; B-67	R-3
Prostatite crônica	UR	Deficiência de *Qi/Yang* em Baço-Pâncreas	VC-2; VC-3; VC-4; BP-9; BP-10; B-67	VB-34; E-29
Prostatite crônica	UR	Estagnação de *Qi* na Bexiga	VC-2; VC-3; VC-4; BP-9; BP-10; B-67	R-3
Prostatite crônica	UR	Estagnação de *Qi* na Bexiga	VC-2; VC-3; VC-4; BP-9; BP-10; B-67	VB-34; E-29
Prostatite crônica	UR	Energia Perversa na pele	VB-20; VG-14; IG-4; IG-11; IG-15; BP-6	BP-10; B-25; E-25; E-36

B = Bexiga; BP = Baço-Pâncreas; E = Estômago; IG = Intestino Grosso; R = Rim; UR = Urologia; VB = Vesícula Biliar; VC = Vaso Concepção; VG = Vaso Governador.

Exames

Quando o prurido é acompanhado por lesões cutâneas identificáveis, a biópsia é apropriada. Quando se suspeita de doença sistêmica, recomendam-se hemograma completo; provas de funções renal, hepática e tireóidea; e avaliação adequada da malignidade subjacente.

Púrpura (Hematoma Fácil)

A púrpura simples consiste em grandes hematomas que resultam de fragilidade vascular.

A púrpura simples é extremamente comum. A causa e o mecanismo são desconhecidos; pode representar um grupo heterogêneo de distúrbios.

O distúrbio geralmente afeta mulheres. Os hematomas se desenvolvem sem trauma conhecido em coxas, nádegas e braços. A história geralmente não revela qualquer outro sangramento anormal, mas hematoma frequente pode se apresentar em vários membros da família. Não ocorre sangramento sério. A contagem de plaquetas e os testes de função plaquetária, coagulação sanguínea e fibrinólise são normais.

Nenhuma droga evita o hematoma; o paciente é normalmente aconselhado a evitar aspirina e drogas que a contenham, mas não há evidência de que o hematoma esteja relacionado ao seu uso ou que piore com ele. O paciente deve ser orientado de que a condição não é séria.

Púrpura Senil

A púrpura senil produz equimoses e resulta do aumento da fragilidade vascular em razão de lesão

Tabela 2.243 – Pontos para tratamento de prurido

Doença	Especialidade	Nome	Pontos	Pontos
Prurido	DE	Fogo na pele	VB-20; VG-14; IG-4; IG-11; IG-15; BP-6	BP-10; B-25; E-25; E-36
Prurido	DE	Excesso de Fígado	CS-5; CS-6; VC-6; VG-14; VG-26; IG-4	F-3; ID-3; BP-1; BP-6; TA-23; B-15

B = Bexiga; BP = Baço-Pâncreas; CS = Circulação-Sexo; DE = Dermatologia; E = Estômago; F = Fígado; ID = Intestino Delgado; IG = Intestino Grosso; TA = Triplo Aquecedor; VB = Vesícula Biliar; VC = Vaso Concepção; VG = Vaso Governador.

Tabela 2.244 – Pontos para tratamento de púrpura

Doença	Especialidade	Nome	Pontos	Pontos
Púrpura	HE	Deficiência de *Yin*	P-7; R-6; CS-6; BP-4	–
Púrpura	HE	Deficiência de *Qi*	R-3; B-23; VG-4; VC-4; B-20; B-21	B-36; BP-6; F-13; VC-17
Púrpura	HE	Baço-Pâncreas não segura o Sangue	B-17; B-20; BP-6; BP-10; E-36; F-1	–

B = Bexiga; BP = Baço-Pâncreas; CS = Circulação-Sexo; E = Estômago; F = Fígado; HE = Hematologia; P = Pulmão; R = Rim; VC = Vaso Concepção; VG = Vaso Governador.

no tecido conjuntivo à derme causada por exposição crônica ao sol e por envelhecimento.

A púrpura senil afeta os pacientes mais velhos, que desenvolvem equimoses roxo escuras persistentes, as quais são caracteristicamente confinadas às superfícies extensoras das mãos e dos antebraços. Novas lesões aparecem sem trauma conhecido e, então, se resolvem após vários dias, deixando uma descoloração amarronzada, causada por depósitos de hemossiderina; essa descoloração pode sumir após semanas ou meses. Os tecidos cutâneo e subcutâneo da área envolvida parecem com frequência mais finos e atróficos. Nenhum tratamento acelera a resolução da lesão ou é necessário. Embora esteticamente desagradável, o distúrbio não apresenta consequências sérias.

Púrpura Trombocitopênica

Púrpura Trombocitopênica Idiopática

A púrpura trombocitopênica idiopática (ITP, *idiopathic thrombocytopenic purpura*) (imunológica) consiste em um distúrbio hemorrágico causado pela trombocitopenia não associada à doença sistêmica. É tipicamente crônica em adultos, mas em geral é aguda e autolimitada em crianças. O tamanho do baço é normal. O diagnóstico requer que outros distúrbios sejam excluídos por meio de testes seletivos. O tratamento inclui corticosteroides, esplenectomia e, para sangramentos com risco de vida, transfusões de plaquetas e globulina imune intravenosa.

A ITP geralmente resulta do desenvolvimento de anticorpo direcionado contra um antígeno plaquetário estrutural (um autoanticorpo). Na ITP da infância, o autoanticorpo pode ser produzido pela ligação do antígeno viral aos megacariócitos.

Sinais, Sintomas e Diagnóstico

Os sinais e sintomas consistem em petéquias e hemorragia de mucosas. O baço se mostra de tamanho normal, a menos que esteja aumentado por infecção viral coexistente na infância.

Há suspeita de ITP em pacientes com trombocitopenia sem explicação. O sangue periférico se mostra normal, exceto pelo número reduzido de plaquetas. A medula óssea é examinada se as contagens sanguíneas ou do esfregaço sanguíneo revelarem anormalidades além da trombocitopenia. O exame da medula óssea revela número normal ou possivelmente aumentado dos megacariócitos em comparação a uma medula normal. Como os achados diagnósticos não são específicos, o diagnóstico requer exclusão de outros distúrbios trombocitopênicos sugeridos por testes de dados clínicos ou laboratoriais. Como a trombocitopenia associada ao HIV pode ser indistinguível da ITP, o teste de HIV é realizado se o paciente apresentar fatores de risco de infecção por esse vírus.

Tratamento

Para adultos, normalmente administra-se um corticosteroide oral (por exemplo, 1mg/kg de prednisona, uma vez ao dia), de início. No paciente responsivo, a contagem de plaquetas aumenta para o normal dentro de duas a seis semanas. A dosagem de corticosteroide é, então, diminuída gradualmente. No entanto, a maioria dos pacientes não responde de modo adequado ou apresenta recaída quando o corticosteroide é diminuído; a esplenectomia pode alcançar a remissão em cerca de dois terços desses pacientes. Como outros tratamentos podem não ter efeito para pacientes refratários ao uso de corticosteroide e à esplenectomia, a ITP tem, com frequência, uma história benigna natural; tratamentos adicionais não devem ser indicados, a menos que a contagem de plaquetas seja inferior a 10.000/mL e haja sangramen-

Tabela 2.245 – Pontos para tratamento de púrpura trombocitopênica

Doença	Especialidade	Nome	Pontos	Pontos
Púrpura trombocitopênica	HE	Deficiência de *Qi*	R-3; B-23; VG-4; VC-4; B-20; B-21	B-36; BP-6; F-13; VC-17

B = Bexiga; BP = Baço-Pâncreas; F = Fígado; HE = Hematologia; R = Rim; VC = Vaso Concepção; VG = Vaso Governador.

to ativo; assim, pode ser necessário um tratamento imunossupressor mais intenso com drogas como ciclofosfamida, azatioprina e rituximabe.

O tratamento em crianças em geral é de suporte, pois a maioria se recupera de modo espontâneo da trombocitopenia grave em vários dias ou semanas. Mesmo após meses ou anos de trombocitopenia, a maioria das crianças apresenta remissões espontâneas. Se ocorrer sangramento da mucosa, são efetuados tratamentos com corticosteroides ou globulina imune intravenosa. O uso inicial de corticosteroides e globulina imune intravenosa é controverso, pois aumenta a contagem de plaquetas, mas não melhora o resultado clínico. A esplenectomia é raramente realizada em crianças. No entanto, se houver trombocitopenia grave e sintomática por mais de seis meses, a esplenectomia será eficaz.

Em uma criança ou adulto com ITP e hemorragia com risco de vida, faz-se um rápido bloqueio de fagócito através da administração de 1g/kg de globulina imune intravenosa, uma vez ao dia, por 1 a 20 dias. Isso normalmente leva ao aumento da contagem de plaquetas em dois a quatro dias, mas somente por duas a quatro semanas. Altas doses de metilprednisolona (1g, intravenosa, uma vez ao dia, durante três dias) são mais baratas que a globulina imune intravenosa e mais fáceis de administrar, mas podem não ser tão eficazes. O paciente com ITP e hemorragia potencialmente fatal também recebe transfusões de plaquetas, as quais não são utilizadas profilaticamente.

Os corticosteroides orais ou a globulina imune intravenosa também podem ser aplicados quando o aumento transitório da contagem de plaquetas é necessário em razão de extrações de dentes, parto, cirurgia ou outros procedimentos invasivos.

Queratite
Definição

Trata-se de uma inflamação da córnea que pode ser desde um problema crônico e levar ao déficit visual e, inclusive, à perda da visão. Até hoje muitos casos de queratites representam um desafio para oftalmologistas de todo o mundo, já que podem evoluir lentamente e ser rapidamente progressivos, com perfuração da córnea. O transplante de córnea também é indicado com insucessos de tratamentos anteriores.

São vários os tipos de ceratites, que podem estar relacionadas à higienização das lentes de contato, cirurgia ocular, manipulação de ferida operatória, uso de determinados medicamentos. Tipicamente há história de traumatismo e lesões oculares, doença corneana preexistente, uso de lente de contato ou de corticosteroide tópico. Os sintomas incluem dor, lacrimejamento, fotofobia, diminuição de visão, secreção purulenta e hiperemia conjuntival, além de secreção de pálpebra.

Causas

Em geral, podem apresentar-se com sintomas que não permitem distinguir a fúngica, a bacteriana e a viral, sendo necessária a realização de exames laboratoriais para confirmar a presença do agente causador da queratite. As queratites são classificadas quanto à causa ou às características próprias da infecção: infecciosa (provocada por agentes como bactérias, vírus e fungos), traumática (associada com doenças sistêmicas como a queratite seca), alérgica (como a conjuntivite primaveril), neurológica (como a queratite neurotrófica tóxica ou nutricional) ou desconhecida (como a queratite de Thygeson), entre outras subclassificações.

Tabela 2.246 – Pontos para tratamento de queratite

Doença	Especialidade	Nome	Pontos	Pontos	Pontos
Queratite	OF	Deficiência de *Yang* do Rim	VC-4; VC-6; B-23; R-7; R-9; VG-4	VG-14; VB-39	B-38; E-31

B = Bexiga; E = Estômago; OF = Oftalmologia; R = Rim; VB = Vesícula Biliar; VC = Vaso Concepção; VG = Vaso Governador.

Tabela 2.247 – Pontos para tratamento de quadriplegia

Doença	Especialidade	Nome	Pontos	Pontos	Pontos
Quadriplegia	NE	Bloqueio por muco	CS-1; VB-20; VB-23; VB-29; IG-4; IG-9	IG-12; IG-13; IG-15; ID-9; ID-10; ID-13	–
Quadriplegia	NE	Bloqueio por muco	CS-3; CS-7; VC-23; VC-24; VB-14; VB-20	VB-29; VB-30; VB-31; VB-32; VB-34; VB-39	–
Quadriplegia	NE	Bloqueio por muco	VB-20; VB-21; VB-31; VB-34; VB-36; VB-20	IG-4; IG-11; BP-8; TA-9; TA-14; B-18	ID-16; TA-17; B-1
Quadriplegia	NE	Calor, Vento no Meridiano *Luo* do Fígado	TA-2; TA-3; VB-43; VB-41	VG-1; VG-15; VG-16	–

B = Bexiga; BP = Baço-Pâncreas; CS = Circulação-Sexo; ID = Intestino Delgado; IG = Intestino Grosso; NE = Neurologia; TA = Triplo Aquecedor; VB = Vesícula Biliar; VC = Vaso Concepção; VG = Vaso Governador.

Quadriplegia

Quadriplegia, também conhecida como tetraplegia, é a paralisia causada por doença ou lesão, que resulta na perda parcial ou total do uso de todos os membros e do tronco; a paraplegia é uma condição semelhante, mas não afeta os braços. A perda é geralmente sensorial e motora, o que significa que tanto a sensação e o controle são perdidos.

Raynaud, Síndrome de

Síndrome de Raynaud é uma condição que afeta o fluxo sanguíneo nas extremidades do corpo humano – mãos e pés, assim como os dedos destes, nariz, lóbulos das orelhas – quando submetidos a uma mudança de temperatura inferior ou estresse. Foi nomeada por Maurice Raynaud (1843-1881): médico francês que descreveu tal enfermidade pela primeira vez em 1862.

Sintomas

Quando o paciente da Síndrome de Raynaud expõe as extremidades do corpo à baixas temperaturas, o suprimento de oxigênio se reduz e torna a coloração da pele branca, empalidecida, além de fria e, às vezes, dormente. Quando o oxigênio é totalmente consumido pelas células, esgota-se, então, a pele começa a adquirir uma coloração azulada ou roxa (chamada cianose). Estes eventos são episódicos – com duração variando para cada pessoa de acordo com a gravidade da doença –, sendo que ao terminar o episódio a área é aquecida, retornando o fluxo de sangue por vasodilatação e rubor novamente à pele, às vezes apresentando formigamento e inchaço.

Na variação mais comum da Síndrome de Raynaud há três mudanças de cores presentes (branco ou empalidecido; azul, roxo ou cianose; e avermelhado ou rubor). Apesar de alguns paciente não apresentarem todas as fases de mudanças de cores.

Tabela 2.248 – Pontos para tratamento de síndrome de Raynaud

Doença	Especialidade	Nome	Pontos	Pontos
Raynaud, síndrome	CV	Frio estagnando Sangue	VB-34; IG-11; BP-9; C-3	–
Raynaud, síndrome	CV	Vento, Umidade no meridiano *Luo*	VB-34; IG-11; BP-9; C-3	–
Raynaud, síndrome	CV	Vento, Umidade no meridiano *Luo*	VG-14; IG-11; TA-5; VB-33; IG-12; ID-9	B-49; E-10; VB-4; TA-3; B-60; E-34
Raynaud, síndrome	CV	Calor, Vento	CS-4; CS-8; VB-18; VB-19; VB-39; VG-12	VG-14; VG-16; VG-18; VG-23; F-2

B = Bexiga; BP = Baço-Pâncreas; C = Coração; CS = Circulação-Sexo; CV = Cardiovascular; E = Estômago; F = Fígado; ID = Intestino Delgado; IG = Intestino Grosso; TA = Triplo Aquecedor; VB = Vesícula Biliar; VG = Vaso Governador.

Resfriado Comum (Infecção de Vias Aéreas Superiores)

Resfriado comum é uma infecção viral aguda, normalmente afebril e autolimitada, que envolve sintomas respiratórios superiores, como rinorreia, tosse e dor de garganta. O diagnóstico é clínico. A lavagem das mãos ajuda a prevenir sua disseminação. O tratamento é de suporte.

Aproximadamente 50% de todos os resfriados são causados por um dos mais de 100 sorotipos de rinovírus. Coronavírus causam algumas epidemias, e infecções provocadas por *influenza*, *parainfluenza* e vírus sincicial respiratório também podem se manifestar como resfriado comum, em particular em pacientes com reinfecção.

Infecções por rinovírus são muito comuns durante outono e primavera e menos comuns durante os meses do inverno. Rinovírus são disseminados eficientemente por meio do contato direto entre pessoas, embora a expansão também possa ocorrer por aerossóis de partículas grandes.

O mais importante impedimento à infecção é a presença de anticorpos neutralizantes específicos no soro e em secreções, induzida pela exposição prévia ao mesmo vírus ou a um vírus próximo relacionado. A suscetibilidade para resfriados não é afetada por exposição à temperatura baixa, saúde do hospedeiro e nutrição ou anormalidades do trato respiratório superior (por exemplo, amígdalas ou tecidos adenoides dilatados).

Retenção Urinária

É normal urinar no mínimo *quatro vezes por dia* e, ao urinar, que a bexiga seja *quase totalmente esvaziada*. É caracterizada *retenção urinária* quando há diminuição na frequência urinária (ou seja, quando urina-se menos de quatro vezes ao dia), e/ou quando após a micção restam ainda na bexiga *mais de 50mL* de urina (o que chamamos resíduo miccional aumentado).

Quais as Causas?

São diversas as causas da retenção urinária. É comum, por exemplo, que aconteça retenção após quaisquer cirurgias que utilizem anestesia raquimedular (que paralisa temporariamente da cintura para baixo). Mesmo após passado o efeito da anestesia, pode haver dificuldade para começar o ato de urinar, em virtude da ação do anestésico sobre a bexiga. Esse tipo de retenção desaparece por completo normalmente nos primeiros dias.

Em alguns tipos de prolapsos, especialmente os que comprimem bexiga ou uretra, o resíduo miccional pode estar aumentado em virtude da dificuldade de fazer a urina passar pelo local da compressão e ser eliminada.

Retinopatia Diabética

Retinopatia diabética é a lesão à retina causada pelas complicações do *diabetes mellitus*. É causa importante de cegueira. Em pacientes com *diabetes mellitus* tipo 1, sua progressão pode ser lentificada pelo uso de inibidores da enzima de conversão da angiotensina.

Rinite Alérgica

A rinite alérgica é um distúrbio sazonal ou perene, caracterizada por prurido, espirros, rinorreia, congestão nasal e, muitas vezes, conjuntivite, causado por exposição a pólen e outros alérgenos. O diagnóstico se faz pela história e por testes cutâneos. O tratamento consiste na combinação de anti-histamínicos, descongestionantes, corticosteroides nasais e, em casos graves e refratários, dessensibilização.

A rinite alérgica pode ocorrer sazonalmente (febre do feno) ou durante todo o ano (rinite perene). Pelo menos 25% das rinites perenes são do tipo não alérgico. A rinite sazonal é causada por pólen de árvores (por exemplo, carvalho, olmeiro, bordo, amieiro, bétula, juní-pero, oliveira) na primavera; pólen de gramíneas (por exemplo, capim do prado, timóteo, capim-doce, capim-dos-pomares, capim-argentino) e pólen de ervas-daninhas (por exemplo, barrilheira, plantago) no verão; e outros pólens de ervas (por exemplo, ambrósia) no outono. As causas diferem dependendo da região e a rinite sazonal é ocasionalmente provocada por esporos de fungos transmitidos pelo ar. A rinite perene é causada por alérgenos inalados em ambientes interiores, decorrente de exposição durante o ano todo ou por reação muito forte a pólens de plantas em estações subsequentes do ano.

312 – TRATAMENTOS DE ACUPUNTURA

Tabela 2.249 – Pontos para tratamento de resfriado

Doença	Especialidade	Nome	Pontos	Pontos	Pontos
Resfriado	CG	Calor, Vento	CS-6; VC-22; VB-20; VB-21; VC-16; IG-4	TA-5; B-12; B-13	R-25; R-26; R-27; E-13; E-14; E-15
Resfriado	CG	Calor, Vento	IG-4; IG-11; BP-6; BP-9; BP-10; E-36	–	–
Resfriado	CG	Calor, Vento	IG-4; VG-14; TA-10; P-11	–	–
Resfriado	CG	Calor, Vento	VB-20; VG-12; VG-14; VG-16; VG-23; IG-4	IG-20; TA-5	
Resfriado	CG	Calor, Vento	VB-20; VG-12; VG-14; VG-16; VG-23; IG-4	IG-20; TA-5; B-13; E-36	–
Resfriado	CG	Calor, Vento	VB-20; VG-14; IG-4; IG-11; F-11; BP-6	B-18; B-25; B-36	–
Resfriado	CG	Calor, Vento	VC-24; VB-2; VB-12; VB-17; VB-19; VB-27	IG-4; IG-8; ID-8; TA-2; TA-20; TA-21	–
Resfriado	CG	Calor, Vento	VG-13; VG-14; IG-11	–	–
Resfriado	CG	Frio, Vento	BP-21; VC-12; VC-17; VC-22; VB-12; IG-4	BP-6; B-12; B-13; B-16	B-38; E-2; E-3
Resfriado	CG	Frio, Vento	CS-5; CS-6; VG-12; VG-20; VG-26; IG-1	IG-4; F-1; F-2; F-3; R-10	–
Resfriado	CG	Frio, Vento	CS-6; VC-22; VB-20; VB-21; VC-16; IG-4	TA-5; B-12; B-13	–
Resfriado	CG	Frio, Vento	VB-20; VG-12; VG-14; VG-16; VG-23; IG-4	IG-20; TA-5	–
Resfriado	CG	Frio, Vento	VB-20; VG-12; VG-14; VG-16; VG-23; IG-4	IG-20; TA-5; B-13; E-36	–
Resfriado	CG	Frio, Vento	VB-20; VG-14; IG-4; IG-11; F-11; BP-6	B-18; B-25; B-36	–
Resfriado	CG	Frio, Vento	VG-13; VG-14; IG-11	–	–
Resfriado	CG	Frio na superfície do Pulmão	VG-14; ID-15; B-13; B-45; B-60; VC-12	VC-17; VC-22; VB-20; P-5; P-7; P-9	–
Resfriado	CG	Frio na superfície do Pulmão	VG-14; ID-15; B-13; B-45; B-60; VC-12	VC-17; VC-22; VB-20; P-5; P-7; P-9	IG-4; IG-11; IG-20
Resfriado	CG	Vento no Pulmão	CS-6; VC-22; VB-20; VB-21; VG-16; IG-4	TA-5; B-12; B-13; P-5	IG-4; IG-11; IG-20
Resfriado	CG	Deficiência de *Jing* do Rim	BP-6; BP-10; VC-4; E-36	–	IG-4; IG-11; IG-20

B = Bexiga; BP = Baço-Pâncreas; CG = Clínica Geral; CS = Circulação-Sexo; E = Estômago; F = Fígado; ID = Intestino Delgado; IG = Intestino Grosso; P = Pulmão; R = Rim; TA = Triplo Aquecedor; VB = Vesícula Biliar; VC = Vaso Concepção; VG = Vaso Governador.

Tabela 2.250 – Pontos para tratamento de retenção urinária

Doença	Especialidade	Nome	Pontos	Pontos
Retenção urinária	UR	Deficiência de *Yin* de Fígado/Rim	B-18; B-23; B-52; R-3; R-10; F-3	F-8; BP-6; E-29; VC-4

B = Bexiga; BP = Baço-Pâncreas; E = Estômago; F = Fígado; R = Rim; UR = Urologia; VC = Vaso Concepção.

A rinite alérgica e a asma muitas vezes coexistem; não se sabe ao certo se a rinite e a asma resultam de um mesmo processo alérgico (hipótese da via aérea única) ou se a rinite é um fator distinto desencadeador de asma.

A rinite perene é representada pelas seguintes formas não alérgicas: infecciosa, vasomotora, atrófica, hormonal, induzida por drogas e gustativa.

Sinais e Sintomas

Os pacientes apresentam prurido no nariz, nos olhos ou na boca; espirros; rinorreia; obstrução nasal e sinusal. A obstrução sinusal pode causar cefaleia frontal; a sinusite é uma complicação frequente. Também podem ocorrer episódios de tosse e de respiração ofegante, em especial se a asma também estiver presente. A característica mais evidente da rinite perene é a obstrução nasal crônica que, em crianças, pode causar otite média crônica; a gravidade dos sintomas varia ao longo do ano. O prurido é o sintoma menos relevante.

Os sinais são representados por conchas nasais edemaciadas e vermelho-azuladas, e, em alguns casos de rinite sazonal, por hiperemia conjuntival e edema palpebral.

Rosácea

Rosácea (acne rosácea) é um doença inflamatória crônica, caracterizada por rubor facial, telangiectasias, eritema, pápulas, pústulas e, em casos graves, rinofima. O diagnóstico baseia-se na aparência clínica. O tratamento depende da gravidade e inclui metronidazol tópico, antibióticos tópicos e orais, raramente isotretinoína e, para rinofima grave, cirurgia.

Etiologia e Epidemiologia

A etiologia da rosácea é desconhecida, embora associações com drenagem linfática facial deficiente, aumento dos ácaros (*Demodex folliculorum*) e infecção pelo *Helicobacter pylori* tenham sido propostas. O desequilíbrio básico parece ser de controle vasomotor. Acomete mais pacientes entre 30 e 50 anos de idade, de pele clara, os notavelmente descendentes de irlandeses e europeus do Norte, mas afeta pacientes negros, sendo nestes de difícil reconhecimento. A idade de início auxilia a distinguir rosácea de acne.

Sinais e Sintomas

A rosácea manifesta-se em quatro fases e é limitada à face e ao couro cabeludo. Na fase "pré-rosácea", os pacientes relatam rubor e enrubescimento, frequentemente acompanhados de ardência desconfortável. Fatores desencadeantes comuns desses surtos são exposição ao sol, estresse emocional, tempo frio ou calor, álcool, alimentos condimentados, vento, exercícios, cosméticos, banhos ou bebidas quentes. Esses sintomas persistem nas outras fases da doença.

Tabela 2.251 – Pontos para tratamento de retinopatia diabética

Doença	Especialidade	Nome	Pontos	Pontos	Pontos
Retinopatia diabética	OF	Deficiência de Sangue do Fígado	BP-6; BP-9; BP-10; E-36; B-17; B-18	B-20; B-21; F-13; VG-9	E-36; TA-5; IG-4
Retinopatia diabética	OF	Fogo no Fígado/ Coração	B-1; B-2; B-18; B-22; E-2	–	–
Retinopatia diabética	OF	Fogo no Fígado/ Coração	VB-1; B-1; BP-6; BP-9	–	–
Retinopatia diabética	OF	Calor-*Ying* na camada do Coração	CS-8; VB-20; VG-14; VG-16; VG-20; VG-23	IG-4; IG-19; IG-20; ID-2; B-7; B-10	–

B = Bexiga; BP = Baço-Pâncreas; CS = Circulação-Sexo; E = Estômago; F = Fígado; ID = Intestino Delgado; IG = Intestino Grosso; OF = Oftalmologia; TA = Triplo Aquecedor; VG = Vaso Governador.

Tabela 2.252 – Pontos para tratamento de rinite alérgica

Doença	Especialidade	Nome	Pontos	Pontos	Pontos
Rinite alérgica	ORL	Calor-*Ying* na camada do Coração	F-13; ID-14; BP-17; BP-18; TA-6; B-10	B-11; B-12; B-13; B-14; B-15; B-18	–
Rinite alérgica	ORL	Calor-*Ying* na camada do Coração	F-13; ID-14; BP-17; BP-18; TA-6; B-10	B-11; B-12; B-13; B-14; B-15; B-18	B-12; P-7; E-40
Rinite alérgica	ORL	Deficiência de *Wei*, camada do Pulmão	CS-8; VB-20; VG-14; VG-16; VG-20; VG-23	IG-4; IG-19; IG-20; ID-2; B-7; B-10	R-25; R-26; R-27
Rinite alérgica	ORL	Frio, deficiência de Pulmão/Rim	CS-8; VB-20; VG-14; VG-16; VG-20; VG-23	IG-4; IG-19; IG-20; ID-2; B-7; B-10	R-25; R-26; R-27; E-13; E-14; E-15
Rinite alérgica	ORL	Calor, Vento	CS-4; CS-8; VB-18; VB-19; VB-39; VG-12	VG-14; VG-16; VG-18; VG-23; F-2	B-12; P-7; E-40

B = Bexiga; BP = Baço-Pâncreas; CS = Circulação-Sexo; E = Estômago; F = Fígado; ID = Intestino Delgado; IG = Intestino Grosso; ORL = Otorrinolaringologia; P = Pulmão; R = Rim; TA = Triplo Aquecedor; VB = Vesícula Biliar; VG = Vaso Governador.

Na fase vascular, os doentes desenvolvem eritema e edema faciais com múltiplas telangiectasias, possivelmente como resultado de instabilidade vasomotora persistente.

Segue-se, em geral, uma fase inflamatória com o aparecimento de pápulas ou pústulas estéreis (rosácea recebe a designação de "acne do adulto"). Alguns pacientes evoluem para a fase tardia da rosácea, caracterizada por espessa hiperplasia da pele das bochechas e nariz (rinofima), causada por inflamação dos tecidos, deposição de colágeno e hiperplasia das glândulas sebáceas.

As fases da rosácea costumam ser sequenciais. Alguns pacientes vão direto para a fase inflamatória, não passando pelas anteriores. O tratamento pode fazer com que o paciente retorne à fase inicial.

Rosácea ocular quase sempre acompanha a rosácea facial e manifesta-se como combinação de blefaroconjuntivite, irite, esclerite e ceratite, provocando prurido, sensação de corpo estranho, eritema e edema do olho.

O diagnóstico diferencial abrange acne vulgar, lúpus eritematoso sistêmico, sarcoidose, fotodermatite, erupção por drogas (em especial iodetos e brometos), granulomas da pele e dermatite perioral.

Rubéola (Sarampo Alemão)

A rubéola é uma infecção viral contagiosa que pode produzir adenopatia, exantema e, algumas vezes, sintomas constitucionais que são geralmente leves e breves. A infecção durante o início da gravidez pode causar aborto espontâneo, natimortalidade ou defeitos congênitos. O diagnóstico em geral é clínico. O tratamento normalmente é desnecessário. A vacinação é eficaz.

Rubéola é provocada por um vírus RNA, que é disseminado por meio de gotículas respiratórias por contato íntimo ou pelo ar. Um paciente pode transmitir rubéola de uma infecção assintomática 10 dias antes ou até 15 dias depois do início do exantema. Lactentes infectados congenitamente podem transmitir rubéola durante muitos meses após o nascimento. A rubéola é menos contagiosa que o sarampo. A imunidade parece ser duradoura após infecção natural. Contudo, 10 a 15% dos jovens adultos não tiveram infecção na infância e são suscetíveis. A incidência nos Estados Unidos é historicamente baixa[28].

Tabela 2.253 – Pontos para tratamento de rosácea

Doença	Especialidade	Pontos	Pontos
Rosácea	DE	VG-25, VG-23, VG-14, E-2, ID-18	B-12, B-13, IG-20

B = Bexiga; DE = Dermatologia; E = Estômago; ID = Intestino Delgado; IG = Intestino Grosso; VG = Vaso Governador.

Tabela 2.254 – Pontos para tratamento de rubéola

Doença	Especialidade	Nome	Pontos	Pontos	Pontos
Rubéola	MI	Calor, Vento	CS-6; VC-22; VB-20; VB-21; VC-16; IG-4	TA-5; B-12; B-13	B-12; P-7; E-40
Rubéola	MI	Calor, Vento	IG-4; IG-11; BP-6; BP-9; BP-10; E-36	–	–
Rubéola	MI	Calor, Vento	IG-4; VG-14; TA-10; P-11	–	–
Rubéola	MI	Calor, Vento	VB-20; VG-12; VG-14; VG-16; VG-23; IG-4	IG-20; TA-5;	–
Rubéola	MI	Calor, Vento	VB-20; VG-12; VG-14; VG-16; VG-23; IG-4	IG-20; TA-5; B-13; E-36	–
Rubéola	MI	Calor, Vento	VB-20; VG-14; IG-4; IG-11; F-11; BP-6	B-18; B-25; B-36	–
Rubéola	MI	Calor, Vento	VC-24; VB-2; VB-12; VB-17; VB-19; VB-27	IG-4; IG-8; ID-8; TA-2; TA-20; TA-21	–
Rubéola	MI	Calor, Vento	VG-13; VG-14; IG-11	–	–
Rubéola	MI	Vento, deficiência de Sangue do Fígado	VG-26; B-23; R-3; BP-10; E-36; F-3	B-17; B-43; VB-38; CS-6	B-38; E-2; E-3

B = Bexiga; BP = Baço-Pâncreas; CS = Circulação-Sexo; E = Estômago; F = Fígado; ID = Intestino Delgado; IG = Intestino Grosso; MI = Medicina Intensiva; P = Pulmão; R = Rim; TA = Triplo Aquecedor; VB = Vesícula Biliar; VC = Vaso Concepção; VG = Vaso Governador.

Sinais e Sintomas

Muitos casos são leves. Após 14 a 21 dias de período de incubação, segue-se 1 a 5 dias de pródromo, que consiste, em geral, em febre, mal-estar e linfadenopatia, podendo ser mínimo ou ausente em crianças. Edema sensível das glândulas suboccipital, retrauricular e cervicais posteriores é característico. Inicialmente ocorre inflamação da faringe.

O exantema é semelhante ao do sarampo, porém menos extenso e mais evanescente. Inicia-se na face e no pescoço e se dissemina rapidamente ao tronco e às extremidades. No início, um exantema macular, que desaparece à compressão, pode aparecer, em particular na face. No segundo dia, com frequência, torna-se mais escarlatiniforme (alguns pontos salientes), com uma base eritematosa. Petéquias se formam no palato mole (manchas de Forschheimer), coalescendo mais tarde e tornando-se vermelhas e eritematosas. O exantema dura de três a cinco dias.

Sintomas constitucionais em crianças estão ausentes ou são leves e podem incluir mal-estar e artralgias ocasionais. Adultos em geral não têm sintomas ou têm poucos sintomas constitucionais, mas ocasionalmente ocorrem febre, mal-estar, cefaleia, articulações rígidas, artrite passageira e rinite leve. Febre, de modo geral, resolve-se no segundo dia do exantema.

Encefalite ocorreu durante grandes epidemias em militares, mas é rara. A resolução completa é típica, mas é ocasionalmente fatal. Púrpura trombocitopênica e otite média ocorrem poucas vezes.

Salmonelose Gastrointestinal

Salmonella é uma bactéria que causa doenças em humanos e animais, através do consumo e da ingestão de alimentos contaminados. As espécies desse gênero atravessam a camada epitelial intestinal, alcançam a lâmina própria (camada em que as células epiteliais estão ancoradas), onde proliferam. São fagocitadas pelos monócitos e macrófagos, resultando em resposta inflamatória, decorrente da hiperatividade do sistema reticuloendotelial. Ao contrário do que ocorre na febre tifoide, nas enterocolites, a penetração de *Salmonella* spp. fica limitada à lâmina própria. Nestes casos, raramente se observa septicemia ou infecção sistêmica, ficando a infecção restrita à mucosa intestinal. A resposta inflamatória está relacionada também com a liberação de prostaglandinas, que são estimuladoras de adenilciclase, o que resulta em um aumento de secreção de água e eletrólitos, provocando diarreia aquosa.

Tabela 2.255 – Pontos para tratamento de salmonelose gastrointestinal

Doença	Especialidade	Nome	Pontos	Pontos
Salmonelose gastrointestinal	MI	Calor, Umidade em Intestino Delgado/ Intestino Grosso	CS-6; IG-11; BP-6; B-25; E-25; E-36	IG-4; ID-3
Salmonelose gastrointestinal	MI	Calor, Umidade em Intestino Delgado/ Intestino Grosso	IG-2; IG-3; IG-4; B-23; E-36	–
Salmonelose gastrointestinal	MI	Energia Perversa no *Yangming*	IG-4; IG-11; IG-15; P-7; P-9	–

B = Bexiga; BP = Baço-Pâncreas; CS = Circulação-Sexo; E = Estômago; ID = Intestino Delgado; IG = Intestino Grosso; MI = Medicina Intensiva; P = Pulmão.

Sarampo

Sarampo é uma infecção viral altamente contagiosa, muito comum em crianças. É caracterizada por febre, tosse, coriza, conjuntivite, enantema (manchas de Koplik) na mucosa bucal ou labial e *rash* cutâneo maculopapular que se dissemina de forma craniocaudal. O diagnóstico é geralmente clínico. O tratamento é de suporte. A vacinação é altamente efetiva.

Em todo o mundo, o sarampo infecta cerca de 30 a 40 milhões de pessoas por ano e causa por volta de 800.000 mortes, principalmente em crianças. É menos comum nos Estados Unidos por causa da rotina de vacinação na infância; cerca de 100 a 300 casos ocorrem anualmente[29].

Etiologia e Epidemiologia

O sarampo é causado por um paramixovírus. É extremamente contagioso e dissemina-se principalmente por meio de secreções do nariz, da garganta e da boca durante o estágio prodrômico ou inicial eruptivo, ou por gotículas pelo ar. A contagiosidade persiste por vários dias antes e até mesmo alguns dias depois do aparecimento do *rash* cutâneo. O sarampo não é contagioso, uma vez iniciada a descamação.

Um lactente cuja mãe teve sarampo recebe anticorpos transplacentariamente, que são protetores no primeiro ano de vida. A infecção confere imunidade vitalícia. Nos Estados Unidos, muitos casos de sarampo são levados por viajantes ou imigrantes.

Septicemia

É uma infecção que ocorre no sangue causada pela proliferação de bactérias e toxinas, conhecida também como sangue envenenado. Essa infecção danifica os tecidos do organismo e diminui a pressão arterial, ocasionando consequentemente o fechamento de veias e interferindo na circulação sanguínea.

Os pulmões, os rins e o coração são os órgãos que estão diretamente afetados. A septicemia pede levar à infecção metastásica se não for tratada imediatamente, fazendo com que haja o acúmulo excessivo de pus no organismo. O tratamento deve ser imediato, pois o risco de morte é considerável.

Deve-se, portanto, tomar antibióticos para eliminar as bactérias e fazer exames, a fim de detectar o tipo da bactéria e de que órgão partiu a infecção. Os sintomas mais comuns são: febre alta, calafrios, respiração rápida, batimentos cardíacos acelerados, mal-estar, diminuição da temperatura corporal, queda de pressão arterial, confusão mental e feridas na pele.

Shigelose com Disenteria

As *Shigella* são bacilos não móveis Gram-negativos anaérobios facultativos, pertencentes à família Enterobacteriaceae. Há várias espécies que podem causar disenteria, como *S. dysenteriae* (sintomas mais

Tabela 2.256 – Pontos para tratamento de sarampo

Doença	Especialidade	Nome	Pontos
Sarampo	CG	Deficiência de *Jing* do Rim	BP-6; BP-10; VC-4; E-36

BP = Baço-Pâncreas; CG = Clínica Geral; E = Estômago; VC = Vaso Concepção.

Tabela 2.257 – Pontos para tratamento de septicemia

Doença	Especialidade	Nome	Pontos	Pontos
Septicemia	GE	Deficiência de *Yin* do Estômago	CS-6; VC-12; B-20; B-21; BP-6; E-44	–
Septicemia	CG	Energia Perversa, camada *Yin*	IG-2; IG-3; IG-4; B-23; E-36	–
Septicemia	CG	Fogo no Estômago	CS-6; BP-4; VC-11; VC-12; E-25; E-36	E-44
Septicemia	MI	Calor, Umidade em Intestino Delgado/Intestino Grosso	BP 4; BP-6; VC-12; B-17	–

B = Bexiga; BP = Baço-Pâncreas; CG = Clínica Geral; CS = Circulção-Sexo; E = Estômago; IG = Intestino Grosso; MI = Medicina Intensiva; VC = Vaso Concepção.

graves), *S. flexneri*, *S. boydii* e *S. sonnei* (menos grave).

Ao contrário de outros patogénios intestinais, as *Shigella* são altamente invasivas.

As *Shigella* produzem a toxina shiga, as quais destroem os ribossomas das células humanas, impedindo a síntese proteica e matando a célula.

Elas são endocitadas pelas células M da mucosa intestinal, invadindo a submucosa, sendo depois fagocitadas por macrófagos. São resistentes à fagocitose, e induzem a apoptose (morte) do macrófago. Então, produzem proteínas extracelulares especificas, as invasinas, que lhes permitem acoplar e invadir os enterócitos, onde se multiplicam até destruírem as células.

Epidemiologia

Ocorre principalmente em países pouco desenvolvidos, porque sua transmissão é eficazmente combatida pelas medidas (de higiene) básicas. Nos países desenvolvidos é responsável por cerca de 7% dos casos de intoxicações alimentares. Há, nestes países, 1 caso por cada 1.000 pessoas por ano. É mais frequente em doentes com AIDS[30].

Só infectam o ser humano, bastando algumas centenas ingeridas em água ou comida contaminadas ou uma transmissão direta fecal oral para provocarem a doença. Também pode ser transmitida em casos raros por moscas que transportam as bactérias em pequenos pedaços de fezes nas sua patas, deixando-as nos alimentos.

Síndrome Nefrítica

Síndrome nefrítica é definida pelo achado de hematúria e cilindros de eritrócitos ao exame microscópico do sedimento urinário. Em geral, um ou mais elementos como proteinúria leve a moderada, edema, hipertensão, elevação da creatinina sérica e oligúria também estão presentes. Apresenta tanto causas primárias como secundárias. O diagnóstico se baseia em história, exame físico e, às vezes, em biópsia renal. O tratamento e o prognóstico variam conforme a causa. A síndrome nefrítica é uma manifestação de inflamação glomerular (glomerulonefrite [GN]) que ocorre em qualquer idade. As causas diferem de acordo com a idade e os mecanismos diferem com a causa. Existem formas agudas e

Tabela 2.258 – Pontos para tratamento de shigelose com disenteria

Doença	Especialidade	Nome	Pontos	Pontos
Shigelose com disenteria	MI	Calor, Umidade em Intestino Delgado/Intestino Grosso	CS-6; IG-11; BP-6; B-25; E-25; E-36	IG-4; ID-3
Shigelose com disenteria	MI	Calor, Umidade em Intestino Delgado/Intestino Grosso	IG-2; IG-3; IG-4; B-23; E-36	–
Shigelose com disenteria	GE	Deficiência de *Yang* de Baço-Pâncreas	B-20; B-21; E-36; E-41; VC-12; BP-2	BP-3; BP-6; BP-9

B = Bexiga; BP = Baço-Pâncreas; CS = Circulação-Sexo; E = Estômago; GE = Gastroenterologia; ID = Intestino Delgado; IG = Intestino Grosso; MI = Medicina Intensiva.

318 – TRATAMENTOS DE ACUPUNTURA

Tabela 2.259 – Pontos para tratamento de síndrome nefrítica

Doença	Especialidade	Nome	Pontos	Pontos
Síndrome nefrítica	NF	Deficiência de *Yang* de Baço--Pâncreas/Rim	VC-12; VC-4; B-23; BP-6; B-54; E-28	–
Síndrome nefrítica	NF	Deficiência de *Yin* de Fígado/Rim	B-18; B-23; B-52; R-3; R-10; F-3	F-8; BP-6; E-29; VC-4
Síndrome nefrítica	NF	Deficiência de *Yin*	P-7; R-6; CS-6; BP-4	–

B = Bexiga; BP = Baço-Pâncreas; CS = Circulação-Sexo; E = Estômago; F = Fígado; NF = Nefrologia; P = Pulmão; R = Rim; VC = Vaso Concepção.

crônicas. A GN pós-infecciosa é o protótipo da GN aguda, mas essa condição pode ser causada por outras glomerulopatias e por doenças sistêmicas, como doenças do tecido conjuntivo e paraproteinemias. A GN crônica apresenta características similares às da GN aguda, mas desenvolve-se de modo lento e pode apresentar proteinúria leve a moderada. Os exemplo incluem nefropatia por IgA e nefrite hereditária.

Nefrite Hereditária (Síndrome de Alport)

A nefrite hereditária é uma doença geneticamente heterogênea caracterizada por hematúria, alteração da função renal, surdez neurossensorial e anormalidades oculares. A causa é uma mutação gênica que afeta o colágeno tipo IV. Os sintomas e sinais são os da síndrome nefrítica com surdez neurossensorial e, menos comumente, os de doenças oftálmicas. O diagnóstico é feito por história familiar e exame de urina. O tratamento é o da insuficiência renal crônica.

A nefrite hereditária é causada por uma mutação no gene *COL4A5*, que codifica a cadeia alfa-5 do colágeno tipo IV e produz fitas alteradas de colágeno tipo IV. O mecanismo pelo qual essa alteração causa doença glomerular é desconhecido, mas presume-se que haja impedimento de estrutura e função; na maioria das famílias ocorrem espessamento e adelgaçamento das membranas basais glomerulares e tubulares, com multilaminação da lâmina densa em uma distribuição focal ou local. Apesar de existirem variedades autossômicas recessivas, na maioria das vezes a doença é herdada de forma ligada ao cromossomo X.

Sinais e Sintomas

Em razão da transmissão ligada ao cromossomo X, as mulheres habitualmente são assintomáticas e apresentam pequena alteração funcional. A maioria dos homens eventualmente desenvolve sintomas e sinais renais similares aos da síndrome nefrítica aguda e evoluem para insuficiência renal entre as idades de 20 e 30 anos.

A surdez neurossensorial está muito presente, afetando as frequências mais elevadas. Alguns pacientes apresentam surdez neurológica isolada sem doença renal, mas podem transmitir a doença renal para uma geração seguinte. As anormalidades oftalmológicas – catarata (mais comum), lenticone anterior, esferofaquia, nistagmo, retinite pigmentar, cegueira – também ocorrem com menor frequência do que a surdez. Outras manifestações não renais incluem polineuropatia e trombocitopenia.

Síndrome Pós-concussão

Ocorre depois de traumatismo encefálico e inclui uma variedade de sintomas, tais como: dores de cabeça, vertigens, cansaço, irritabilidade, redução da capacidade de concentração e de elaboração de raciocínios, alterações da memória, insônia, tolerância reduzida para estresse e excitação, desencadeada por emoções ou pelo uso de álcool. Avaliações laboratoriais podem fornecer evidências objetivas que justificam os sintomas, mas frequentemente negativas. Embora alguns indivíduos possam adotar um papel de doente permanente, suas queixas não são necessariamente associadas a pedidos de indenizações.

Sinusite Aguda

É a inflamação dos seios paranasais devido à infecção viral, bacteriana ou fúngica ou a reações alérgicas. Os sintomas incluem obstrução nasal e

Tabela 2.260 – Pontos para tratamento de síndrome pós-concussão

Doença	Especialidade	Nome	Pontos	Pontos
Síndrome pós-concussão	PSI	Excesso de *Yang*	VB-26; IG-4; IG-10; IG-11; IG-20; B-38	E-4; E-25; E-26; E-36
Síndrome pós-concussão	PSI	Bloqueio por Sangue e muco	VB-26; IG-4; IG-10; IG-11; IG-20; B-38	E-4; E-25; E-26; E-36
Síndrome pós-concussão	NE	Vento interno do Fígado	IG-11; E-36; F-3; IG-4; VB-40; C-7	CS-6
Síndrome pós-concussão	NE	Vento interno do Fígado	VB-20; IG-4; B-1; E-1	–
Síndrome pós-concussão	NE	Vento interno do Fígado	VC-4; VB-20; VG-4; VG-12; VG-20; IG-10	ID-3; E-36
Síndrome pós-concussão	NE	Vento interno do Fígado	VC-24; VB-2; VB-3; VB-4; VB-12; VB-34	VB-36; IG-20; TA-2; B-2
Síndrome pós-concussão	ORL	Calor tóxico no *Yangming*	VB-20; VG-23; IG-4; IG-20; B-7; P-7	–

B = Bexiga; C = Coração; CS = Circulação-Sexo; E = Estômago; F = Fígado; ID = Intestino Delgado; IG = Intestino Grosso; NE = Neurologia; ORL = Otorrinolaringologia; P = Pulmão; PSI = Psiquiatria; TA = Triplo Aquecedor; VB = Vesícula Biliar; VC = Vaso Concepção; VG = Vaso Governador.

congestão, rinorreia purulenta, tosse, dor facial, astenia e, algumas vezes, febre. O tratamento é feito com antibióticos, tais como amoxicilina, penicilina, eritromicina ou sulfametoxazol-trimetoprima, por 12 a 14 dias, para sinusite aguda, e por até seis semanas, para sinusite crônica. Descongestionantes e aplicações quentes e úmidas podem ajudar no alívio dos sintomas e a melhorar a drenagem dos seios. As sinusites recorrentes necessitam de tratamento cirúrgico para a melhora da drenagem dos seios.

A sinusite pode ser classificada como aguda (resolução completa em < 30 dias), subaguda (resolução completa em 30 a 90 dias), recorrente (episódios agudos leves múltiplos, cada um com resolução em < 30 dias, mas com recorrência cíclica, com até dez dias entre a resolução completa dos sintomas e o início de um novo episódio) e crônica (com duração > 90 dias).

Etiologia

A sinusite aguda é, em geral, desencadeada por infecção da via respiratória superior (URI, *upper respiratory infection*) viral, seguida de colonização bacteriana secundária por estreptococos, pneumococcos, *Haemophilus influenzae* ou estafilococos. Na vigência de URI, a membrana da mucosa nasal edemaciada obstrui o óstio de drenagem do seio paranasal e o oxigênio no seio é absorvido pelos vasos sanguíneos da membrana mucosa. A pressão negativa relativa resultante no seio (sinusite por vácuo) é dolorosa. Se o vácuo é mantido, um transudato da membrana mucosa desenvolve-se e preenche o seio; o transudato serve como meio de cultura para a bactéria que entra no seio pelo óstio ou por meio de celulite disseminada ou tromboflebite na lâmina própria da membrana mucosa. Forma-se uma efusão de leucócitos e soro para combater a infecção, e uma pressão positiva dolorosa se desenvolve no seio obstruído. A membrana mucosa torna-se hiperêmica e edematosa.

A sinusite crônica pode ser exacerbada por bacilos Gram-negativos ou microrganismos anaeróbios. Em poucos casos, a sinusite maxilar crônica é secundária a uma infecção dentária. Infecções fúngicas (*Aspergillus*, *Sporothrix*, *Pseudoallescheria*) tendem a se desenvolver em indivíduos imunocomprometidos, ao passo que infecções hospitalares complicam os quadros de fibrose cística, entubações nasogástrica e nasotraqueal e pacientes debilitados. Os microrganismos típicos incluem *Staphylococcus aureus*, *Klebsiella pneumoniae*, *Pseudomonas aeruginosa*, *Proteus mirabilis* e *Enterobacter*. A sinusite fúngica alérgica é caracterizada por importante congestão nasal, secreção nasal bastante viscosa e, geralmente, pólipos nasais. É uma resposta alérgica à presença de

Tabela 2.261 – Pontos para tratamento de sinusite aguda

Doença	Especialidade	Nome	Pontos	Pontos
Sinusite aguda	ORL	Calor em Pulmão/Estômago	CS-4; CS-8; VB-18; VB-19; VB-39; VG-12	VG-14; VG-16; VG-18; VG-23; F-2

CS = Circulação-Sexo; F = Fígado; ORL = Otorrinolaringologia; VB = Vesícula Biliar; VG = Vaso Governador.

fungos tópicos, em geral *Aspergillus*, e não é causada por infecção invasiva.

Sinais, Sintomas e Diagnóstico

As sinusites aguda e crônica produzem sinais e sintomas semelhantes, incluindo rinorreia purulenta, dor e pressão na face, congestão e obstrução nasais, hiposmia, halitose e tosse produtiva (principalmente à noite). A área sobre o seio afetado pode estar sensível, edemaciada e eritematosa. A sinusite maxilar causa dor na região maxilar, dor de dente e cefaleia frontal. A sinusite frontal provoca dor na região frontal e cefaleia frontal. A sinusite etmoidal causa dor atrás e entre os olhos, cefaleia frontal geralmente descrita como sensação de rachadura, celulite periorbital e epífora. A dor da sinusite esfenoidal é menos localizada, sendo referida nas regiões frontal ou occipital. Mal-estar pode estar presente. Febre e calafrios sugerem extensão da infecção para além dos seios.

A membrana mucosa nasal está hiperemiada e túrgida; rinorreia amarela ou verde pode estar presente. Exsudato seropurulento ou mucopurulento pode ser visto no meato médio com sinusites maxilar, etmoidal anterior ou frontal e na região medial à concha média, com sinusite etmoidal posterior ou esfenoidal.

Em geral, as infecções dos seios são diagnosticadas clinicamente. Ausência ou diminuição da luz à transiluminação pode sugerir preenchimento dos seios maxilar ou frontal por líquido. Na sinusite aguda ou crônica, a membrana mucosa edemaciada e o exsudato acumulado levam à opacidade do seio afetado nas radiografias de quatro incidências. Radiografias simples não são tão úteis quanto a TC, que apresenta melhor definição da extensão e do grau da sinusite. Radiografias dos ápices dentários podem ser necessárias nos casos de sinusite maxilar crônica, a fim de excluir a presença de abscesso periapical. Quando persistir dúvida (por exemplo, quanto à extensão intracraniana, insucesso do tratamento ou causas intra-hospitalares de sinusite), podem ser realizados cultura e testes de sensibilidade na secreção do seio, sendo esta obtida por meio de endoscopia ou punção com aspiração do seio.

Deve-se suspeitar de sinusite em crianças quando há persistência de rinorreia purulenta por mais de dez dias, associada à tosse e ao mal-estar. A ocorrência de febre é incomum. A dor facial localizada ou desconforto podem estar presentes. O exame do nariz mostra secreção purulenta; a TC confirma o diagnóstico. A TC é limitada a alguns cortes coronais, a fim de limitar a exposição à radiação.

Sinusite Crônica

A sinusite crônica é uma doença bastante comum, que afeta de maneira importante a qualidade de vida do indivíduo portador. É definida como inflamação da mucosa nasal e dos seios paranasais, que dura pelo menos 12 semanas consecutivas.

Os sintomas são basicamente os mesmos da sinusite aguda, embora o cansaço seja mais comum na crônica e a febre e os sintomas de mal-estar sejam mais comuns na aguda. Os sintomas mais comuns de sinusite crônica são a sensação de peso na face, a cefaleia, a congestão nasal e a coriza, com eliminação de secreção nasal para a faringe (sensação de secreção escorrendo na garganta).

O diagnóstico é semelhante ao da aguda, porém o uso da tomografia computadorizada é mais indicado. Os exames de laboratório são desnecessários na grande maioria dos casos. Nos casos mais complicados, o paciente deve ser encaminhado a um otorrinolaringologista.

A alergia nasal é um importante fator predisponente para a sinusite crônica, sendo que existem alguns exames disponíveis que podem ser usados nos pacientes em que o médico suspeitar de rinossinusite alérgica.

O tratamento é feito com o uso de antibióticos, descongestionantes nasais, irrigação nasal (com soro fisiológico, por exemplo) e uso local de esteroides. Em alguns casos, podem ser usados os antialérgicos

Tabela 2.262 – Pontos para tratamento de sinusite crônica

Doença	Especialidade	Nome	Pontos
Sinusite crônica	ORL	Calor em Pulmão/Estômago	VB-20; VG-23; IG-4; IG-20; B-7; P-7
Sinusite crônica	ORL	Deficiência de *Jing* do Rim	BP-6; BP-10; VC-4; E-36

B = Bexiga; BP = Baço-Pâncreas; E = Estômago; IG = Intestino Grosso; ORL = Otorrinolaringologia; P = Pulmão; VB = Vesícula Biliar; VC = Vaso Concepção; VG = Vaso Governador.

e os agentes mucolíticos (que ajudam a eliminar as secreções). Caso a obstrução à drenagem da secreção não consiga ser revertida pelo uso desses medicamentos, pode-se indicar a cirurgia.

Suprarrenal, Hipofunção da
Insuficiência Suprarrenal (Hipofunção das Glândulas Suprarrenais)

Condição em que a produção de corticosteroides suprarrenais encontram-se abaixo das necessidades do corpo. A insuficiência suprarrenal pode ser causada por defeitos nas glândulas suprarrenais, hipófise ou hipotálamo.

Surdez

Em termos médicos, a surdez é categorizada em níveis ligeiro a profundo. É também classificada de deficiência auditiva ou hipoacusia. Os tipos de surdez quanto ao grau de perda auditiva são:

- Perda auditiva leve: não tem efeito significativo no desenvolvimento desde que não progrida, geralmente não é necessário uso de aparelho auditivo.
- Perda auditiva moderada: pode interferir no desenvolvimento da fala e da linguagem, mas não chega a impedir que o individuo fale.
- Perda auditiva grave: interfere no desenvolvimento da fala e da linguagem, mas com o uso de aparelho auditivo poderá receber informações utilizando a audição para o desenvolvimento da fala e da linguagem.
- Perda auditiva profunda: sem intervenção, a fala e a linguagem dificilmente irão ocorrer.

Tabela 2.263 – Pontos para tratamento de hipofunção da suprarrenal

Doença	Especialidade	Nome	Pontos	Pontos	Pontos
Suprarrenal, hipofunção	EN	Deficiência de *Jing* do Rim	CS-4; VB-12; VB-13; VB-44; VG-22; ID-5	ID-7; BP-5; BP-8; TA-5	–
Suprarrenal, hipofunção	EN	Deficiência de *Jing* do Rim	CS-5; TA-10; B-8; E-23	–	–
Suprarrenal, hipofunção	EN	Deficiência de *Jing* do Rim	VC-2; VC-3; VC-4; VG-3; VG-4; F-4	F-5; F-10; BP-6; BP-9; B-28; B-32	–
Suprarrenal, hipofunção	EN	Deficiência de *Jing* do Rim	VC-4; B-22; B-23; B-24	–	–
Suprarrenal, hipofunção	EN	Deficiência de *Jing* do Rim	VC-24; VB-23; VB-7; VG-4; VG-26; IG-3	–	B-48; E-38
Suprarrenal, hipofunção	EN	Deficiência de *Jing* do Rim	VC-24; VB-23; VB-7; VG-4; VG-26; IG-3	IG-19; ID-18; TA-6; TA-22; B-38; R-2	–
Suprarrenal, hipofunção	EN	Deficiência de *Jing* do Rim	VG-4; B-64	–	–
Suprarrenal, hipofunção	EN	Deficiência de *Jing* do Rim	BP-6; BP-10; VC-4; E-36	–	E-3; E-4; E-5

B = Bexiga; BP = Baço-Pâncreas; CS = Circulação-Sexo; E = Estômago; EN = Endocrinologia; F = Fígado; ID = Intestino Delgado; IG = Intestino Grosso; R = Rim; TA = Triplo Aquecedor; VB = Vesícula Biliar; VC = Vaso Concepção; VG = Vaso Governador.

Testículo, Torção de

Afecção testicular aguda chamada de torção do testículo. É importante lembrar que os testículos originam-se na cavidade abdominal alta, ao lado dos rins e, nos meses finais da vida intrauterina, migram para a bolsa escrotal, onde devem fixar-se. Com eles, vão os vasos encarregados de nutri-los, também oriundos da região próxima dos rins. Também é bom lembrar que os testiculos são envolvidos pelo músculo cremaster, cuja função é suspendê-los ou baixá-los de acordo com as condições de temperatura. Às vezes, por anomalia na fixação do testículo na bolsa escrotal, esse movimento de levantar e descer pode promover a torção do testículo em torno de seu próprio eixo, que é constituído por veias, artérias, cordão espermático, etc.

O primeiro sintoma é uma dor semelhante à dor do infarto, porque a torção provoca constrição da artéria que deveria nutrir o testículo afetado e a circulação sanguínea é interrompida. Essa dor é aguda e súbita, de forte intensidade e associada a um pro-cesso inflamatório. Muitas vezes, as mães relatam que o filho acordou no meio da noite gritando de dor. Isso acontece em virtude das contrações musculares que ocorrem durante o sono. Numa delas, o cremas-ter puxa o testículo mal fixado, que roda, e a irrigação é suspensa. Assim como no infarto do miocárdio, que o sangue deixa de chegar pela artéria obstruída para nutrir o músculo cardíaco, a interrupção do fluxo de sangue provoca infarto do tecido testicular. A torção do testículo é diferente das orquites (inflamação dos testículos por processo infeccioso), que começam devagarinho e a dor demora horas para chegar a seu limite máximo.

É necessário procurar imediatamente assistência médica, porque o tratamento precisa ser introduzido no máximo entre 4 e 6h depois do início da crise. Quase todos os prontos-socorros contam com apa-relho de ultrassom com Doppler que permite avaliar o fluxo sanguíneo e o pulso da artéria responsável pela irrigação do testículo. Esse exame é importan-te para o diagnóstico diferencial entre torção do testículo e orquite. No primeiro caso, a circulação

Tabela 2.264 – Pontos para tratamento de surdez

Doença	Especialidade	Nome	Pontos	Pontos	Pontos
Surdez	ORL	Deficiência de *Jing* do Rim	CS-4; VB-12; VB-13; VB-44; VG-22; ID-5	ID-7; BP-5; BP-8; TA-5	–
Surdez	ORL	Deficiência de *Jing* do Rim	CS-5; TA-10; B-8; E-23	–	–
Surdez	ORL	Deficiência de *Jing* do Rim	VC-2; VC-3; VC-4; VG-3; VG-4; F-4	F-5; F-10; BP-6; BP-9; B-28; B-32	–
Surdez	ORL	Deficiência de *Jing* do Rim	VC-4; B-22; B-23; B-24	–	–
Surdez	ORL	Deficiência de *Jing* do Rim	VC-24; VB-23; VB-7; VG-4; VG-26; IG-3	B-48; E-38	–
Surdez	ORL	Deficiência de *Jing* do Rim	VC-24; VB-23; VB-7; VG-4; VG-26; IG-3	IG-19; ID-18; TA-6; TA-22; B-38; R-2	–
Surdez	ORL	Deficiência de *Jing* do Rim	VG-4; B-64	–	–
Surdez	ORL	Elevação do *Yang* do Fígado	B-18; B-23; R-3; BP-6; BP-10; VB-20	VB-34; VB-38; F-2; F-3; VG-20	E-3; E-4; E-5
Surdez	ORL	Elevação do *Qi* da Vesícula Biliar	VC-24; VB-23; VB-7; VG-4; VG-26; IG-3	–	–
Surdez	ORL	Estagnação do *Qi* do Fígado	B-17; B-18; B-19; B-51; F-2; F-3	F-14; VB-20; VB-34; E-18; E-34; E-36	–

B = Bexiga; BP = Baço-Pâncreas; CS = Circulação-Sexo; E = Estômago; F = Fígado; ID = Intestino Delgado; IG = Intestino Grosso; ORL = Otorrinolaringologia; R = Rim; TA = Triplo Aquecedor; VB = Vesícula Biliar; VC = Vaso Concepção; VG = Vaso Governador.

Tabela 2.265 – Pontos para tratamento de torção de testículo

Doença	Especialidade	Nome	Pontos	Pontos	Pontos
Testículo, torção de	UR	Estagnação de *Qi*/Frio no Intestino Delgado	VB-21; VG-4; VG-12; VG-14	–	CS-6; BP-6; C-5; VC-10
Testículo, torção de	UR	Estagnação de *Qi*/Frio no Intestino Delgado	VC-3; VC-4; BP-6; BP-9; B-23; B-47	E-36	–
Testículo, torção de	UR	Frio no Fígado	F-9; BP-1; BP-5; BP-6; BP-8; BP-10	BP-12; B-23; B-30; B-31; B-32; B-33	–

B = Bexiga; BP = Baço-Pâncreas; C = Coração; CS = Circulação-Sexo; E = Estômago; F = Fígado; UR = Urologia; VB = Vesícula Biliar; VC = Vaso Concepção; VG = Vaso Governador.

sanguínea está interrompida, o processo de isquemia instalado e a indicação é cirúrgica. Já nas orquites, o fluxo de sangue está aumentado como resposta ao episódio inflamatório e/ou infeccioso e exige o uso de anti-inflamatórios.

Tetania

Algumas doenças e outras condições que aumentam a frequência de potenciais de ação causam contrações musculares involuntárias. Tetania é também a palavra usada para descrever espasmos musculares (contrações involuntárias dos músculos), quando eles não são causados pelo tétano.

Causas

A causa usual da tetania é a falta de cálcio, mas excesso de fosfato (alta proporção de fosfato para cálcio) também pode desencadear os espasmos.

A função diminuída da glândula paratireoide pode levar à tetania.

Baixos níveis de dióxido de carbono causam tetania; a razão mais comum para isso é a hiperventilação.

Descrição

Espasmos e contraturas dos músculos, na maioria dos casos das mãos e dos pés, embora os músculos da face, da laringe (cordas vocais) e os músculos das goteiras vertebrais (coluna vertebral) possam ser igualmente afetados. Inicialmente, os espasmos são indolores; mas, se a situação persistir, tendem a tornar-se cada vez mais dolorosos. Em alguns casos, podem mesmo originar lesões musculares se a causa subjacente não for tratada. A tetania é um sintoma de alterações bioquímicas do corpo humano e não deve ser confundida com o tétano, que é uma infecção. A causa mais comum de tetania é a hipocalcemia (nível baixo de cálcio no sangue), a qual pode, por sua vez, dever-se a uma dieta pobre em *vitamina D*. Outras causas incluem hipocalemia (nível baixo de potássio no sangue), que resulta vulgarmente de diarreias ou de vômitos pro-longados; a hiperpneia (frequência respiratória anormalmente profunda e rápida), resultado, na maioria dos casos, de ansiedade, ou, mais raramente, de hipoparatireoidismo (atividade diminuída das glândulas paratireoides). Recentemente, considera-se que a hipomagnesemia (nível baixo de magnésio no sangue) é também um dos fatores causais desta situação clínica.

Timidez

Timidez ou acanhamento pode ser definido como desconforto e inibição em situações de interação pessoal que interferem na realização dos objetivos pessoais e profissionais de quem a sofre. Caracteriza-se pela obsessiva preocupação com atitudes, reações e pensamentos dos outros. A timidez aflora geralmente, mas

Tabela 2.266 – Pontos para tratamento de tetania

Doença	Especialidade	Nome	Pontos	Pontos
Tetania	MI	Vento	VC-24; VB-23; VG-4; VG-26; IG-3; IG-19	ID-18; TA-6; TA-22; B-38; R-2; E-3

B = Bexiga; E = Estômago; ID = Intestino Delgado; IG = Intestino Grosso; MI = Medicina Intensiva; R = Rim; TA = Triplo Aquecedor; VB = Vesícula Biliar; VC = Vaso Concepção; VG = Vaso Governador.

Tabela 2.267 – Pontos para tratamento de timidez

Doença	Especialidade	Nome	Pontos	Pontos
Timidez	PSI	Deficiência de *Qi* da Vesícula Biliar	VB-20; F-2; F-3; CS-6; E-8; E-40	VC-12; R-3
Timidez	MI	Vento, deficiência de Sangue do Fígado	VG-26; B-23; R-3; BP-10; E-36; F-3	B-17; B-43; VB-38; CS-6

B = Bexiga; BP = Baço-Pâncreas; CS = Circulação-Sexo; E = Estômago; F = Fígado; MI = Medicina Intensiva; PSI = Psiquiatria; R = Rim; VB = Vesícula Biliar; VC = Vaso Concepção; VG = Vaso Governador.

não exclusivamente, em situações de confronto com a autoridade, interação com algumas pessoas: contato com estranhos, ao falar diante de grupos e, até mesmo, em ambiente familiar.

A timidez é um padrão de comportamento em que a pessoa não exprime (ou exprime pouco) seus pensamentos e sentimentos e não interage ativamente. Embora não comprometa de forma significativa a realização pessoal, constitui-se em fator de empobrecimento da qualidade de vida. Deste ponto de vista, a timidez não pode ser considerada um transtorno mental.

Aliás, quando em grau moderado, todos os seres humanos são, em algum momento de suas vidas, afetados pela timidez, que funciona como uma espécie de regulador social, inibidor dos excessos condenados pela sociedade como um todo ou pelas microssociedades.

A timidez funciona ainda como um mecanismo de defesa que permite à pessoa avaliar situações novas através de uma atitude de cautela e buscar a resposta adequada para a situação.

Tipos

Existem dois tipos de timidez:

- Timidez situacional: a inibição se manifesta em ocasiões específicas e, portanto, o prejuízo é localizado (por exemplo: a pessoa interage bem com a autoridade e pessoas do sexo oposto, mas sente vergonha de falar em público).
- Timidez crônica: a inibição se manifesta em todas as formas de convívio social. A pessoa não consegue fazer amigos e falar com estranhos, intimida-se diante da autoridade, tem medo de falar em público, etc.

Philip Zimbardo, da Universidade de Stanford, se refere ainda a outra espécie de tímido, aquele que não teme o relacionamento social, simplesmente prefere estar só, sentindo-se mais confortável com suas ideias e com seus objetos inanimados do que com outras pessoas. Esta seria a pessoa comumente chamada de introvertida, que tem muitos pontos em comum com o tímido e se torna vulnerável a transtornos de ansiedade.

A timidez é um acanhamento, dificuldade de interagir com outras pessoas, é uma fobia social, não é muito comum encontrar pessoas tímidas. Na maioria das vezes, podem ser tímidos porque sofreram *bulling* na infância ou na adolescência. Eles se autoavaliam como uma pessoa que não é interessante (carência de fontes). A pessoa tímida tem medo de se expor, de ficar em lugares com muita gente.

Tiques

O tique é o movimento repetitivo involuntário de um grupo muscular específico – em geral, de face, pescoço, ombro, tronco e mãos. Este sinal tipicamente ocorre de forma súbita e intermitente. Pode envolver um movimento único isolado, como estalar os lábios, fazer caretas, piscar, aspirar, contrações da língua, pigarro, elevar um ombro ou realizar protusão do queixo. Ou pode envolver um conjunto complexo de movimentos. Tiques leves, como piscar de pálpebra, são especialmente comuns. Os tiques diferem de convulsões menores, pois não estão associados à perda transitória de consciência ou amnésia.

Em geral, os tiques são psicogênicos, podendo ser agravados por estresse ou ansiedade. Os tiques psico-

Tabela 2.268 – Pontos para tratamento de tiques

Doença	Especialidade	Nome	Pontos
Tiques	NE	Deficiência de *Jing* do Rim	BP-6; BP-10; VC-4; E-36

BP = Baço-Pâncreas; E = Estômago; NE = Neurologia; VC = Vaso Concepção.

gênicos geralmente iniciam-se na idade de 5 a 10 anos, como atos voluntários, coordenados e propositais, que a criança sente compelida a realizar, a fim de reduzir a ansiedade. A menos que os tiques sejam graves, a criança pode não percebê-los. Podem desaparecer com a maturidade ou persistir na vida adulta. Entretanto, os tiques também são associados a uma aflição rara – a síndrome de Tourette, que inicia-se na infância.

História e Exame Físico

Iniciar perguntando aos pacientes há quanto tempo a criança apresenta o tique. Qual a frequência com que ela o apresenta? Há algum fator precipitante ou que exacerbe o tique? O paciente consegue, com esforço consciente, controlá-lo? Perguntar sobre estresse na vida da criança, como dificuldade com trabalhos escolares. A seguir, observar, com cuidado, o tique. Ele ocorre em movimentos propositais ou involuntários? Verificar se é localizado ou generalizado; descrevê-lo detalhadamente.

Causa Médica

Síndrome de Tourette

A síndrome de Tourette, que parece ser uma doença genética, inicia-se entre 2 e 15 anos de idade, com tique que envolve face ou pescoço. Indicações incluem tanto tiques vocais como motores, podendo envolver músculos de ombros, braços, tronco e pernas. Os tiques podem estar associados a movimentos violentos e a explosões de obscenidades (coprolalia). O paciente ronca, late e grunhe, podendo emitir sons explosivos ao falar, como assobios. Ele pode involuntariamente repetir as palavras de outra pessoa (ecolalia) ou movimentos (ecopraxia). Algumas vezes, esta síndrome melhora de forma espontânea ou sofre remissão prolongada, podendo persistir a vida toda.

Considerações Especiais

Psicoterapia e administração de tranquilizantes pode ser útil para o alívio. Vários pacientes com síndrome de Tourette recebem haloperidol, pimozida ou outros antipsicóticos, a fim de controlar os tiques. Auxiliar o paciente a identificar e eliminar o possível estresse e fornecer meios de lidar com ansiedade. Oferecer apoio emocional para o paciente e a família.

Tireoide, Hipofunção da

- Hipofunção:
  - Congênita (cretinismo).
  - Adquirida:
    - Deficiência de iodo (raro).
    - Tireoidite de Hashimoto.
    - Tireoidectomia total.
    - Irradiação da tireoide (iodo radioativo).
    - Secundária (deficiência de TSH – mais rara).
- Base fisiopatológica:
  - Diminuição do metabolismo basal, causado pela disfunção tireoidiana.
  - Hipersensibilidade ao frio.
  - Cansaço.
  - Tendência para engordar.

Fácie Mixedematosa

- Fisionomia apática, pele infiltrada, com bolsas subpalpebrais, enolftalmia e, às vezes, macroglossia.
- Cardiovascular: aterosclerose mais precoce $\Rightarrow$ angina.
- ECG: bradicardia, alterações difusas da repolarização, complexos de baixa voltagem.
- Genital: amenorreia, infertilidade, diminuição da libido, galactorreia e ginecomastia (por aumento da secreção da prolactina).
- Neurológico: hiporreflexia, parestesias, síndrome do túnel do carpo.
- Dores musculares e articulares.

Tireoidite de Hashimoto (Tireoidite Autoimune, Tireoidite Linfocítica Crônica, Estroma de Hashimoto)

A tireoidite de Hashimoto é uma inflamação autoimune crônica da tireoide com infiltração linfocitária. Os achados incluem aumento indolor da tireoide e sintomas de hipotireoidismo. O diagnóstico envolve demonstração de altos títulos de anticorpos peroxidase tireóidea. Normalmente, é necessária a reposição de tetraiodotironina por toda a vida.

Tabela 2.269 – Pontos para tratamento de tireoide

Doença	Especialidade	Nome	Pontos	Pontos
Tireoide, hipofunção da	EN	Deficiência de *Jing* do Rim	CS-4; VB-12; VB-13; VB-44; VG-22; ID-5	ID-7; BP-5; BP-8; TA-5
Tireoide, hipofunção da	EN	Deficiência de *Jing* do Rim	CS-5; TA-10; B-8; E-23	–
Tireoide, hipofunção da	EN	Deficiência de *Jing* do Rim	VC-2; VC-3; VC-4; VG-3; VG-4; F-4	F-5; F-10; BP-6; BP-9; B-28; B-32
Tireoide, hipofunção da	EN	Deficiência de *Jing* do Rim	VC-4; B-22; B-23; B-24	–
Tireoide, hipofunção da	EN	Deficiência de *Jing* do Rim	VC-24; VB-23; VB-7; VG-4; VG-26; IG-3	B-48; E-38
Tireoide, hipofunção da	EN	Deficiência de *Jing* do Rim	VC-24; VB-23; VB-7; VG-4; VG-26; IG-3	IG-19; ID-18; TA-6; TA-22; B-38; R-2
Tireoide, hipofunção da	EN	Deficiência de *Jing* do Rim	VG-4; B-64	–
Tireoide, hipofunção da	EN	Muco, Fogo	TA-13	E-3; E-4; E-5

B = Bexiga; BP = Baço-Pâncreas; CS = Circulação-Sexo; E = Estômago; EN = Endocrinologia; ID = Intestino Delgado; IG = Intestino Grosso; R = Rim; TA = Triplo Aquecedor; VB = Vesícula Biliar; VC = Vaso Concepção; VG = Vaso Governador.

Acredita-se que a tireoidite de Hashimoto seja a causa mais comum de hipotireoidismo primário na América do Norte. É duas vezes mais prevalente em mulheres. A incidência aumenta com a idade e em pacientes com doenças cromossômicas, incluindo síndromes de Turner, de Down e de Klinefelter. É comum a história familiar de doenças tireóideas.

A tireoidite de Hashimoto, como a doença de Graves, algumas vezes está associada a outras doenças autoimunes, incluindo doença de Addison (insuficiência suprarrenal), *diabetes mellitus* tipo I, hipoparatireoidismo, vitiligo, cabelos prematuramente brancos, anemia perniciosa, doenças do tecido conjuntivo (por exemplo, artrite reumatoide, lúpus eritematoso sistêmico, síndrome de Sjögren) e síndrome de Schmidt (doença de Addison, hipotireoidismo secundário à tireoidite de Hashimoto). Há aumento da incidência de tumores de tireoide, em particular linfomas tireóideos. Na patologia, verifica-se uma infiltração extensa de linfócitos, com folículos linfoides e cicatrizes.

Sinais, Sintomas e Diagnóstico

Pacientes se queixam de aumento indolor da tireoide e sensação de volume na garganta. O exame inicial revela bócio não doloroso, que é liso ou nodular, firme e mais elástico do que a tireoide normal. Vários pacientes apresentam sintomas de hipotireoidismo, mas alguns apresentam hipertireoidismo.

Os exames consistem em tetraiodotironina (T_4), TSH e autoanticorpos tireóideos; inicialmente, na doença, as concentrações de T_4 e TSH são normais e há altas concentrações de anticorpos peroxidase tireóidea e menos comumente anticorpos antitireoglobulina. A captação de iodo radioativo pode estar aumentada, talvez em razão de defeito na organificação de iodeto, associado a uma glândula que continua a captar o iodo. Mais tarde, o paciente desenvolve hipotireoidismo com diminuição de T_4, diminuição da captação de iodo radioativo e aumento do TSH. Os exames para outras doenças autoimunes são recomendados apenas quando houver outras manifestações clínicas presentes.

Tabela 2.270 – Pontos para tratamento de tireoidite

Doença	Especialidade	Nome	Pontos	Pontos
Tireoidite	EN	Muco, Fogo	VC-18	–
Tireoidite	EN	Vento no Pulmão	CS-6; VC-22; VB-20; VB-21; VG-16; IG-4	TA-5; B-12; B-13; P-5

B = Bexiga; CS = Circulação-Sexo; EN = Endocrinologia; IG = Intestino Grosso; P = Pulmão; TA = Triplo Aquecedor; VB = Vesícula Biliar; VC = Vaso Concepção; VG = Vaso Governador.

Tratamento

Ocasionalmente, o hipotireoidismo é transitório, mas a maioria dos pacientes necessita de reposição de hormônio tireóideo por toda a vida, tipicamente L-tetraiodotironina, 75 a 150µg, via oral, uma vez/dia.

Tonturas

A tontura, um sintoma comum, é uma sensação de desequilíbrio ou desmaio, algumas vezes associada à vertigem, fraqueza, confusão e visão dupla ou embaçada. Em geral, os episódios de tontura são breves; podem ser leves ou graves, com início abrupto ou gradual. A tontura pode ser agravada por ficar em pé rapidamente e aliviada por deitar ou repousar.

A tontura pode resultar de fluxo sanguíneo e suprimento de oxigênio inadequados para o cérebro ou medula espinal, podendo estar presente nos quadros de ansiedade, doenças respiratórias e cardiovasculares e na síndrome pós-concussão. É um sintoma importante de certas doenças graves, como hipertensão e insuficiência da artéria vertebrobasilar.

A tontura é geralmente confundida com vertigem – sensação de rotação do espaço ou do ambiente em volta do indivíduo. Entretanto, ao contrário da tontura, a vertigem é acompanhada por náusea, vômito, nistagmo e marcha oscilante, assim como zumbidos ou perda de audição. A tontura pode ocorrer em conjunto com vertigem na síndrome pós-concussão.

Intervenções de Emergência

Se um paciente se queixar de tonturas, inicialmente garantir a segurança auxiliando a sua volta ao leito e evitando quedas. A seguir, determinar início e gravidade da tontura. Solicitar a ele para descrevê-la. A tontura está associada à cefaleia ou ao embaçamento da visão? A seguir, medir a pressão arterial nas posições deitada, sentada e em pé, a fim de verificar se há hipotensão ortostática. Perguntar sobre a história de hipertensão. Determinar se o paciente apresenta risco de hipoglicemia. Determinar o nível de glicemia. Solicitar que o paciente permaneça deitado, e verificar novamente os sinais vitais a cada 15min. Instalar um acesso venoso e preparar para administrar medicamentos, conforme determinado.

História e Exame Físico

Perguntar sobre história de diabetes e doenças cardiovasculares. O paciente está tomando medicamentos para controlar a pressão arterial elevada? Em caso de resposta positiva, quando ingeriu a última dose? Se a pressão arterial for normal, obter uma história mais detalhada. Inquirir sobre infarto do miocárdio, insuficiência cardíaca, doenças renais ou aterosclerose, que pode predispor o paciente a arritmias cardíacas, hipertensão e episódio isquêmico transitório. Ele tem história de anemia, doença pulmonar obstrutiva crônica, distúrbios de ansiedade ou trauma de crânio? Obter a história completa de medicamentos.

A seguir, explorar a tontura. Ocorre com qual frequência? Qual é a duração de cada episódio? A tontura melhora de forma espontânea? Leva à perda de consciência? Descobrir se a tontura é desencadeada por sentar ou levantar subitamente ou por parada rápida. Estar na multidão faz com que o paciente sinta tontura? Perguntar sobre estresse emocional. Ele está irritado ou ansioso ultimamente? Apresenta insônia ou dificuldade para se concentrar? Observar agitação e piscar das pálpebras. Ele se assusta com facilidade? Perguntar, também, sobre palpitações, dor torácica, sudorese, falta de ar e tosse crônica.

A seguir, realizar exame físico. Iniciar com uma avaliação neurológica rápida, verificando o nível de consciência (NC), funções sensitivas e motoras, e reflexos. Então, inspecionar sinais de desidratação, como diminuição do turgor cutâneo e presença de mucosas secas. Auscultar frequência e ritmos cardíacos. Inspecionar tórax em barril, abaulamento dos dedos, cianose e utilização de músculos acessórios. Também auscultar os ruídos respiratórios. Obter a pressão arterial do paciente deitado, sentado e em pé, a fim de verificar hipotensão ortostática. Avaliar o tempo de enchimento capilar nas extremidades e palpar o edema.

Causas Médicas

Anemia

Anemia causa tontura, que é agravada por mudanças posturais ou esforço. Outros sinais e sintomas incluem palidez, dispneia, fadiga, taquicardia e pulso alargado. O tempo de enchimento capilar está aumentado.

Arritmias Cardíacas

A tontura dura vários segundos ou mais, e precede o desmaio nas arritmias. O paciente pode apresentar palpitações; pulso fino, rápido e irregular; e possivelmente hipotensão. Pode ocorrer também tontura, embaçamento da visão, parestesias e confusão.

Distúrbio Generalizado de Ansiedade

O distúrbio generalizado de ansiedade produz tontura contínua, que pode se intensificar à medida que a doença progride. Os sinais e sintomas associados são ansiedade persistente (por, pelo menos, um mês), insônia, dificuldade de se concentrar e irritabilidade. O paciente pode apresentar outros sinais de tensão motora – por exemplo, agitação ou piscar os olhos, dores musculares, sulcos na fronte e tendência a se assustar. Pode apresentar também sinais de hiperatividade autonômica, como sudorese, palpitações, mãos frias e úmidas, boca seca, parestesias, indigestão, ondas de calor ou de frio, aumento da frequência urinária, diarreia, sensação de bolo no pescoço e palidez, assim como aumento de frequências respiratórias e de pulso.

Enfisema

A tontura pode suceder esforço ou tosse crônica produtiva em pacientes com enfisema. Os sinais e sintomas associados incluem dispneia, anorexia, perda de peso, mal-estar, utilização de músculos acessórios e ruídos respiratórios diminuídos. Podem ser encontrados tórax em barril e abaulamento dos dedos.

Episódio Isquêmico Transitório

O episódio isquêmico transitório (EIT) pode durar de alguns segundos até 24h; sinaliza, em geral, um acidente vascular cerebral iminente, podendo ser desencadeado por virar a cabeça para o lado. Além de tontura de gravidade variável, os EIT são acompanhados por diplopia unilateral ou bilateral, cegueira ou déficits de campos visuais, ptose, zumbidos, perda de audição, paresia e dormência. Outros achados incluem disartria, disfagia, vômitos, soluços, confusão, diminuição do NC e palidez.

Febre do Vale Rift

Os sinais e sintomas típicos da febre do Vale Rift incluem tontura, febre, mialgia, fraqueza e dores nas costas. Uma pequena porcentagem dos pacientes desenvolve encefalite ou pode evoluir para febre hemorrágica. A inflamação da retina pode provocar perda permanente da visão.

Hipertensão

Na hipertensão, a tontura pode preceder o desmaio, mas também pode ser aliviada por repouso. Outros sinais e sintomas comuns incluem cefaleia e embaçamento da visão. As alterações de retina incluem hemorragia, esclerose dos vasos retinianos, exsudatos e papiledema.

Hipotensão Ortostática

A hipotensão ortostática provoca tontura, que pode terminar com desmaio ou desaparecer com repouso. Os achados relacionados incluem escurecimento da visão, manchas nos olhos, palidez, sudorese, hipotensão, taquicardia e, possivelmente, sinais de desidratação.

Hipovolemia

A tontura induzida pela falta de volume circulante pode ser acompanhada por outros sinais de déficit de volume de líquidos (mucosas secas, diminuição da pressão arterial, aumento da frequência cardíaca).

Síndrome de Hiperventilação

Os episódios de hiperventilação provocam tontura, que dura cerca de alguns minutos. Entretanto, se esses episódios ocorrerem com frequência, a tontura pode persistir entre eles. Outros efeitos incluem apreensão, sudorese, palidez, dispneia, aperto no peito, palpitações, tremores e fadiga, assim como parestesia periférica e central.

Síndrome Pós-concussão

A síndrome pós-concussão ocorre de 1 a 3 semanas após um trauma de crânio; é caracterizada por tontura, cefaleia (latejante, em faixa, em pontada ou generalizada), labilidade emocional, intolerância ao álcool, fadiga, ansiedade e possível vertigem. Tontura e os outros sintomas são intensificados por estresse físico ou mental. A síndrome pode persistir por anos, porém os sintomas eventualmente desaparecem.

Outras Causas

Drogas

Ansiolíticos, depressores do sistema nervoso central, opiáceos, desongestionantes nasais, anti-histamínicos, anti-hipertensivos e vasodilatadores causam habitualmente tonturas.

Tabela 2.271 – Pontos para tratamento de tonturas

Doença	Especialidade	Nome	Pontos	Pontos	Pontos
Tonturas	CG	Deficiência de Fígado/Rim	F-5; BP-5; TA-5; B-14; B-38; B-64	C-4; C-5; R-1; R-4; E-36	ID-1; ID-2; ID-3
Tonturas	CG	Deficiência de Fígado/Rim	VG-20; VG-26; E-36; VC-4; VC-6; VC-8	B-23; VG-4; VC-17	VG-1; VG-15; VG-16
Tonturas	CG	Deficiência de *Qi*/Sangue	VG-20; VB-20; BP-10; B-43; IG-4; BP-6	B-67; E-25	–
Tonturas	CG	Agitação de Vento interno	VG-20; VG-26; E-36; VC-4; VC-6; VC-8	B-23; VG-4; VC-17	–
Tonturas	CG	Calor tóxico	B-38; E-36; VB-34; VG-14; VG-16; VG-20	IG-11; TA-5	–

B = Bexiga; BP = Baço-Pâncreas; C = Coração; CG = Clínica Geral; E = Estômago; F = Fígado; ID = Intestino Delgado; IG = Intestino Grosso; R = Rim; TA = Triplo Aquecedor; VB = Vesícula Biliar; VC = Vaso Concepção; VG = Vaso Governador.

Considerações Especiais

Preparar o paciente para exames diagnósticos, como exames de sangue, arteriografia, tomografia computadorizada, eletrencefalograma, ressonância magnética e testes de equilíbrio.

Indicadores Pediátricos

A tontura é menos comum em crianças do que em adultos. Muitas apresentam dificuldades para descrever esse sintoma e apresentam queixas de cansaço, dor de estômago ou sentem-se doentes. Se suspeitar de tontura, avaliar também vertigem (um sintoma mais comum em crianças, podendo resultar de distúrbios visuais, infecções de ouvido ou tratamento com antibióticos).

Toxemia

Introdução

A toxemia gravídica ou doença hipertensiva específica da gravidez compreende um conjunto de problemas que só acontece durante a gravidez, depois da 20ª semana. Ela engloba desde os casos leves de hipertensão arterial e o inchaço no início da gestação até os quadros de pré-eclampsia, eclampsia e síndrome de hemólise, enzimas hepáticas elevadas e baixa contagem de plaquetas (HELLP, *hemolytic anemia, elevated liver enzymes and low platelet count*).

A paciente com pré-eclampsia desenvolve pressão alta e passa a eliminar proteína na urina. O inchaço pode iniciar nas pernas e chegar a atingir o corpo inteiro.

Na pré-eclampsia, os vasos sanguíneos da mãe se contraem (tornam-se estreitos), diminuindo o suprimento de sangue ao feto, à placenta, aos rins, ao fígado, aos olhos, ao cérebro e a outros órgãos da mulher.

A eclampsia é uma complicação da pré-eclampsia, combinada a ataques epiléticos ou coma. O problema pode afetar tanto a mãe quanto o bebê.

A pré-eclampsia e a eclampsia são as principais causas de doença e morte para mães e recém-nascidos. A pré-eclampsia acontece em aproximadamente cinco a oito por cento das mulheres grávidas. A eclampsia acontece em uma a cada 200 mulheres com pré-eclampsia, sendo frequentemente fatal se não for tratada[31].

Os problemas que aumentam as chances de uma mulher desenvolver toxemia gravídica incluem:

- Estar na primeira gravidez.
- Ser diabética com problemas vasculares.
- Ter obesidade.
- Ser portadora de hipertensão arterial crônica.
- Ter problemas renais.
- Estar abaixo dos 15 ou acima dos 35 anos de idade.
- Ter gestações múltiplas (gêmeos, trigêmeos ou mais).
- Ser da raça negra.
- Ser portadora de lúpus eritematoso ou outra doença vascular do colágeno.
- Ter uma história familiar de toxemia gravídica (mãe, irmã, filha, avó, tia, etc.).

Traqueíte

Traqueíte bacteriana aguda, infecção bacteriana da traqueia.

Tabela 2.272 – Pontos para tratamento de toxemia

Doença	Especialidade	Nome	Pontos	Pontos	Pontos
Toxemia	MI	Calor tóxico	CS-6; BP-8; BP-20; B-38; E-34; E-36	–	–
Toxemia	MI	Calor tóxico	CS-7; VC-22; VC-23; IG-1; IG-3; IG-4	IG 5; IG-6; IG-10; IG-11; IG-16; IG-17	–
Toxemia	MI	Calor tóxico	CS-9; VC-5; TA-5; TA-10; B-23; R-2	R-3; P-5; P-7; P-9	–
Toxemia	MI	Calor tóxico	IG-12; IG-13; IG-14; IG-15; F-2; F-7	F-8; F-14; ID-9; ID-10; BP-9; BP-10	ID-1; ID-2; ID-3
Toxemia	MI	Calor tóxico	IG-13; IG-14; BP-17; BP-18; TA-6; B-10	B-11; B-12; B-13; B-14; B-15; B-18	–
Toxemia	MI	Calor tóxico	VB-24; F-13; F-14; B-19; B-20; B-21	B-44; E-15	BP-21; TA-5; TA-11
Toxemia	MI	Calor tóxico	VC-3; VC-7; VC-14; F-3; F-9; BP-2	BP-3; TA-4; B-25; B-27; B-65; C-5	R-25; R-26; R-27

B = Bexiga; BP = Baço-Pâncreas; C = Coração; CS = Circulação-Sexo; E = Estômago; F = Fígado; ID = Intestino Delgado; IG = Intestino Grosso; MI = Medicina Intensiva; P = Pulmão; R = Rim; TA = Triplo Aquecedor; VB = Vesícula Biliar; VC = Vaso Concepção.

Definição

Infecção bacteriana da traqueia capaz de provocar a obstrução das vias respiratórias.

A traqueíte bacteriana muitas vezes é causada por *Staphylococcus aureus* e, com frequência, ocorre após infecção respiratória superior viral. As crianças pequenas são as mais afetadas, possivelmente por causa do menor diâmetro de sua traqueia em relação ao inchaço.

As crianças podem continuar com a tosse causada por uma infecção anterior, a qual piora com rapidez. A criança desenvolve rapidamente um ruído respiratório estridente, vociferante, chamado de estridor (usualmente ao inalar, chamado de estridor inspiratório), e uma crescente dificuldade respiratória. A febre tende a ser alta e a criança fica com aspecto de muito doente (intoxicada). Este quadro pode progredir de forma muito rápida.

Estas crianças aparentam estar com crupe, porém os tratamentos usuais para o crupe não aliviam a dificuldade respiratória. A traqueíte exige hospitalização e, quase sempre, uma sonda respiratória (sonda intra-traqueal) para manter a via respiratória aberta.

A infecção é tratada com medicamentos antiestafilocócicos, como a penicilina ou uma cefalosporina que abranja os estafilococos. Se o organismo responsável pela infecção for outro, será empregado o antibiótico adequado a este organismo.

Traqueobronquite

A traqueobronquite aguda é a inflamação dos canais que levam o ar para dentro e para fora dos pulmões, os brônquios. Nessa doença, há um acúmulo de secreção nos brônquios, estreitando-os, em

Tabela 2.273 – Pontos para tratamento de traqueíte

Doença	Especialidade	Nome	Pontos	Pontos	Pontos
Traqueíte	PNE	Secura na superfície	B-1; B-2; IG-20; E-4; IG-4	–	R-3; E-42
Traqueíte	PNE	Secura na superfície	CS-9; VC-5; TA-5; TA-10; B-23; R-2	R-3; P-5; P-7; P-9	–
Traqueíte	PNE	Secura na superfície	VG-20; IG-4; IG-15; F-3; B-25; B-56	R-1; E-25; E-36	–
Traqueíte	PNE	Calor na superfície	CS-6; VC-22; VB-20; VB-21; VC-16; IG-4	TA-5; B-12; B-13	–

B = Bexiga; CS = Circulação-Sexo; E = Estômago; IG = Intestino Grosso; P = Pulmão; PNE = Pneumologia; R = Rim; TA = Triplo Aquecedor; VB = Vesícula Biliar; VC = Vaso Concepção; VG = Vaso Governador.

Tabela 2.274 – Pontos para tratamento de traqueobronquite

Doença	Especialidade	Nome	Pontos	Pontos	Pontos
Traqueobronquite	PNE	Muco, Fogo *Yin* do Pulmão	IG-13; ID-14; BP-17; BP-18; TA-6; B-10	B-11; B-12; B-13; B-14; B-15; B-18	–
Traqueobronquite	PNE	Calor, Umidade em Triplo Aquecedor/ Aquecedor Inferior	VC-3; VC-11; VC-12; VC-13; IG-11; E-36	E-44; BP-6; BP-9; R-3	R-25; R-26; R-27

B = Bexiga; BP = Baço-Pâncreas; E = Estômago; ID = Intestino Delgado; IG = Intestino Grosso; PNE = Pneumologia; R = Rim; TA = Triplo Aquecedor; VC = Vaso Concepção.

geral causado pelo excesso de produção de muco e pela diminuição na ação dos minúsculos cílios locais, os quais não eliminam adequadamente esse muco.

Em geral, o quadro inflamatório surge como evolução de gripes e resfriados, tendo duração relativamente curta, de uma a duas semanas. Contudo, algumas vezes essa doença pode causar uma hiper-reação de defesa transitória do aparelho respiratório, semelhante à que ocorre na asma, com consequente dificuldade de respirar, o que implica cuidados médicos e terapêuticos mais prolongados.

A traqueobronquite aguda é uma situação clínica muito comum em qualquer população. Só nos Estados Unidos, responde por 10 milhões de consultas médicas por ano, de acordo com a Sociedade Brasileira de Pneumologia e Tisiologia[32].

Tricomoníase Vaginal

Tricomoníase é a infecção da vagina ou do trato genital masculino causada por *Trichomonas vaginalis*. Pode ser assintomática ou produzir uretrite, vaginite ou, ocasionalmente, cistite, epididimite ou prostatite. O diagnóstico é feito por meio de exame microscópico de secreções vaginais ou prostáticas ou de cultura uretral. Pacientes e contatos sexuais são tratados com metronidazol.

Trichomonas vaginalis é um protozoário flagelado sexualmente transmitido que infecta homens com menos frequência do que mulheres (aproximadamente 20% das mulheres em idade fértil). A infecção pode ser assintomática em ambos os sexos, em particular em homens; o organismo pode persistir por longos períodos no trato geniturinário (GU), resultando em transmissão não suspeitada para o parceiro sexual. Pode responder por 5 a 15% das uretrites masculinas em algumas áreas. Coinfecção com gonorreia e outras doenças sexualmente transmissíveis (DST) são comuns.

Sinais e Sintomas

Mulheres podem apresentar sintomas que variam de nenhuma à secreção vaginal copiosa, amarelo-esverdeada e espumosa, com sensibilidade na vulva e no períneo, dispareunia e disúria. Uma infecção previamente assintomática pode se tornar sintomática a qualquer momento, com inflamação da vulva e do períneo e edema de lábios. As paredes vaginais e a superfície da cérvice podem apresentar lesões puntiformes, em tom "vermelho-morango". Uretrite e, possivelmente, cistite também podem ocorrer.

Homens normalmente são assintomáticos; porém, algumas vezes, a uretrite resulta em secreção que pode ser passageira, espumosa ou purulenta, ou causar disúria e polaciúria, em geral no início da manhã. Com frequência, a secreção uretral é mais leve e causa somente irritação uretral mínima, uma umidade ocasional no meato uretral; uma secreção mínima pode ser percebida sob o prepúcio. Epididimite e prostatite são complicações raras.

Trombose Cerebral

Acidente vascular encefálico (AVE) é a terceira maior causa de morte no mundo desenvolvido, atrás apenas das doenças coronárias e de todos os tipos de câncer.

Tabela 2.275 – Pontos para tratamento de tricomoníase vaginal

Doença	Especialidade	Nome	Pontos	Pontos
Tricomoníase vaginal	GO	Deficiência de *Yin*	P-7; R-6; CS-6; BP-4	R-25; R-26; R-27

BP = Baço-Pâncreas; CS = Circulação-Sexo; GO = Ginecologia e Obstetrícia; P = Pulmão; R = Rim.

332 – TRATAMENTOS DE ACUPUNTURA

Para entendermos o AVE, precisamos entender algumas funções cerebrais.

O cérebro possui um mecanismo que depende do fluxo sanguíneo adequado. É um sinal de desenvolvimento rápido de uma perturbação focal da função cerebral de possível origem vascular e com mais de 24h de duração.

O AVE pode causar danos graves a áreas do cérebro que controlam funções vitais, estas funções podem envolver capacidade motora, comunicação, emoções e consciência, entre outros. Vinte por cento dos casos ficam com sequelas definitivas.

Classificação

Embora existam vários tipos de AVE, é possível dividi-lo em duas categorias diferentes, hemorrágica e isquêmica. Assim:

- Isquêmico: sua causa é a diminuição do fluxo sanguíneo cerebral vascular[33], sendo que a

irrigação e oferta de O_2 são inadequadas; corresponde a 85% dos casos.
- Hemorrágico: sangramento dentro do cerebelo ou tronco cerebral, geralmente causado pela ruptura de um vaso penetrante. Esse rompimento faz com que o sangue seja extravasado sob pressão no parênquima cerebral[34].

Algumas características do AVE, tanto isquêmico, quanto hemorrágico, podem ser verificadas a seguir, sendo:

- Trombose cerebral: que é um coágulo que se forma dentro de um grande vaso sanguíneo do cérebro, o qual gradualmente diminui para o suprimento de sangue a determinada área.
- Hemorragia cerebral: é a ruptura de um vaso sanguíneo, geralmente uma artéria do cérebro, resultando em hemorragia e aumento da pressão na área afetada.

Tabela 2.276 – Pontos para tratamento de trombose cerebral

Doença	Especialidade	Nome	Pontos	Pontos	Pontos
Trombose cerebral	NE	Deficiência de *Qi*	R-3; B-23; VG-4; VC-4; B-20; B-21	B-36; BP-6; F-13; VC-17	–
Trombose cerebral	NE	Elevação de *Yang* do Fígado	B-18; B-23; R-3; BP-6; BP-10; VB-20	VB-34; VB-38; F-2; F-3; VG-20	–
Trombose cerebral	NE	Elevação do Sangue	CS-6; CS-7; VB-20; VB-21; VB-34; VG-14	VG-16; VG-20; VG-26; IG-2; IG-3; IG-4	–
Trombose cerebral	NE	Estagnação do Sangue	CS-6; CS-7; VB-20; VB-21; VB-34; VG-14	VG-16; VG-20; VG-26; IG-2; IG-3; IG-4	–
Trombose cerebral	NE	Estagnação do Sangue	CS-6; CS-7; VB-20; VB-21; VB-34; VG-14	VG-16; VG-20; VG-26; IG-2; IG-3; IG-4	IG-11; IG-15; IG-20
Trombose cerebral	NE	Estagnação do Sangue	VC-9; VB-34; BP-6; BP-10; B-18; B-23	–	IG-11; IG-15; IG-20
Trombose cerebral	NE	Estagnação do Sangue	VC-9; VB-34; BP-6; BP-10; B-18; B-23	R-7; E-36	VG-16; VG-20; VG-26; IG-2; IG-3; IG-4
Trombose cerebral	NE	Sangue bloqueando o Meridiano *Luo*	CS-3; CS-7; VC-23; VC-24; VB-14; VB-20	VB-29; VB-30; VB-31; VB-32; VB-34; VB-39	–
Trombose cerebral	NE	Sangue bloqueando o Meridiano *Luo*	CS-6; CS-7; VB-20; VB-21; VB-34; VG-14	VG-16; VG-20; VG-26; IG-2; IG-3; IG-4	–
Trombose cerebral	NE	Umidade, muco no interior	CS-6; CS-7; VB-20; VB-21; VB-34; VG-14	VG-16; VG-20; VG-26; IG-2; IG-3; IG-4	VG 1; VG-15; VG-16
Trombose cerebral	NE	Umidade, muco no interior	VC-4; VC-6; VC-8; VC-12; VG-1; VG-20	E-21; E-36; B-20; B-23; B-43	IG-11; IG-15; IG-20
Trombose cerebral	CG	Muco, Fogo no *Qi* de Baço-Pâncreas/ Estômago	CS-8; VC-11; VC-12; VC-13; VC-14; VB-24	BP-16; BP-18; BP-19; BP-20; BP-21; BP-38	IG-11; IG-15; IG-20

B = Bexiga; BP = Baço-Pâncreas; CG = Clínica Geral; CS = Circulação-Sexo; E = Estômago; F = Fígado; IG = Intestino Grosso; NE = Neurologia; R = Rim; VB = Vesícula Biliar; VC = Vaso Concepção; VG = Vaso Governador.

- Embolismo cerebral: é resultado de uma entrada de coágulo ou gordura na corrente sanguínea arterial, dentro do sistema circulatório, e que eventualmente se localiza num vaso do cérebro, interrompendo o suprimento sanguíneo à área irrigada por este vaso.

Para que se obtenha resultados dinâmicos e progressivos, é um importante um trabalho multidiscilplinar: médicos, enfermeiros, acupunturista, terapeuta ocupacional, assistente social, fonoaudiólogo, psicólogo e professor de educação física.

Toda e qualquer atividade física nestas situações devem ser avaliadas e prescritas por um médico.

Tuberculose Pulmonar

Tuberculose (TB) é uma infecção crônica, progressiva, com um período de latência seguindo a infecção inicial. Geralmente ocorre nos pulmões. Sintomas pulmonares incluem tosse produtiva, dor torácica e dispneia. O diagnóstico é feito por cultura de escarro e esfregaço. O tratamento é feito com agentes antimicrobianos múltiplos.

Tuberculose é a principal causa infecciosa de morbidade e mortalidade mundial em adultos, matando aproximadamente dois milhões de pessoas todos os anos.

Etiologia

TB se refere propriamente apenas a doenças causadas por *Mycobacterium tuberculosis*. Doença semelhante é provocada ocasionalmente por *M. bovis*, *M. africanum* e *M. microti*.

TB ocorre quase exclusivamente por inalação de núcleos de gotículas que contêm o *M. tuberculosis*. Eles se dispersam principalmente com a tosse, o canto e em outras manobras respiratórias forçadas por uma pessoa com TB pulmonar ativa, cujo escarro contém um número significante de microrganismos (tipicamente suficiente para tornar a amostra positiva). Pessoas com lesões cavitárias pulmonares são especialmente infectantes. Núcleos de gotículas contendo bacilos de tuberculose podem flutuar em correntes de ar em cômodos durante várias horas, aumentando a chance de disseminação. Aproximadamente $\frac{1}{4}$ dos contatos domésticos adquirem a infecção. Profissionais da área da saúde nos Estados Unidos, que têm contato íntimo com casos ativos, apresentam risco aumentado. A transmissão é maior em super-populações; assim, pessoas que vivem em condições precárias ou em instituições apresentam mais riscos. Contudo, uma vez iniciado um tratamento eficaz, a tosse rapidamente diminui e, dentro de semanas, a TB não é mais contagiosa.

A disseminação de microrganismos por aerossol, após irrigação de feridas infectadas, é menos comum em laboratórios de micobacteriologia e em salas de autópsia. A TB das amígdalas, dos linfonodos, de órgãos abdominais, ossos e articulações era geralmente provocada por ingestão de leite infectado com *M. bovis*, mas essa infecção foi largamente erradicada em países desenvolvidos por meio do abate de vacas com testes tuberculínicos positivos. Fômites não parecem facilitar a disseminação.

Epidemiologia

Aproximadamente 1,6 bilhões de pessoas são infectados mundialmente. Destes, talvez somente 15 milhões tenham doença ativa em determinado momento. Os índices de casos variam amplamente por país, idade, raça, sexo e estado socioeconômico. Nos Estados Unidos, a taxa diminuiu 10 vezes desde 1953. Há aproximadamente 15.000 casos ao ano atualmente; > 50% ocorrem em pacientes nascidos fora dos Estados Unidos, em áreas de alta prevalência (por exemplo, Ásia, África, América Latina). No sudeste dos Estados Unidos e em cidades do interior do país, negros pobres nascidos nos Estados Unidos, pessoas sem teto, prisioneiros e outras minorias não emancipadas contribuem desproporcionalmente para a incidência de casos[35].

Infecção por vírus da imunodeficiência humana (HIV, *human immunodeficiency virus*) é o maior fator de risco médico isolado, pois a imunidade mediada por células, que é comprometida com o HIV, é essencial para a defesa contra TB; outras doenças imunossupressoras (por exemplo, diabetes) ou terapias (por exemplo, corticosteroides) são riscos, mas bem menores do que no HIV. A idade é considerada tradicionalmente um fator de risco independente, pois o idoso tem mais anos de exposição potencial e maior probabilidade de apresentar comprometimento da imunidade. Porém, nos Estados Unidos, a diferença na prevalência não é muito grande, provavelmente porque a incidência de casos infecciosos (e, em consequência, o risco de exposição significante durante a vida) diminuiu[35].

Houve um ressurgimento da TB em partes dos Estados Unidos e em outros países desenvolvidos entre 1985 e 1992, associado a vários fatores, incluindo HIV, sem tetos, deterioração da infraestrutura da saúde pública e o aparecimento de TB multidroga--resistente (TB-MDR). Embora substancialmente controlada nos Estados Unidos pela saúde pública e por medidas institucionais de controle de infecção, o problema da TB-MDR parece estar aumentando no mundo, reforçado pela supervisão precária do trata-mento, esquemas fracos de retratamento, coinfecção por HIV, transmissão institucional e recursos inade-quados. Esforços para o controle, incluindo uso prolongado (por exemplo, > 18 meses) de antibióticos de segunda escolha, tratamento de efeitos adversos às drogas, supervisões baseadas na comunidade e apoios social e emocional estão aumentando as espe-ranças para um melhor controle global da TB-MDR.

Fisiopatologia

Bacilos de tuberculose inicialmente produzem infecção primária seguida por uma fase latente (dormente) e, em alguns casos, por uma doença ativa. A infecção não é transmissível nas fases pri-mária e latente.

Infecção Primária

Núcleos de gotícula transmitidos pelo ar alongam--se nos espaços aéreos terminais subpleurais, predo-minantemente na região inferior do pulmão, em geral em só um lado. Bacilos de tuberculose replicam-se dentro dos macrófagos, matando-os no final; células inflamatórias são atraídas para a área, causando tu-berculose e, algumas vezes, pneumonite. Nas semanas iniciais da infecção, alguns macrófagos infectados são transportados para linfonodos regionais (por exemplo, hilar, mediastinal). A disseminação hema-togênica a qualquer parte do corpo, em particular para porção apical posterior dos pulmões, epífises dos ossos longos, rins, corpos vertebrais e meninges, pode ocorrer. Em 95% dos casos, após aproximadamente três semanas de intensa multiplicação, o sistema imune suprime a replicação bacilar antes que sintomas ou sinais se desenvolvam. Focos de infecção no pul-mão ou em outros locais se resolvem em granulomas de célula epitelioide que podem apresentar centros necróticos e caseose; bacilos da tuberculose podem sobreviver nesse material durante anos, a resistência do hospedeiro determina se a infecção se resolve no final sem tratamento, permanece dormente ou se torna ativa. Focos podem deixar nódulos cicatriciais nos ápices de um ou ambos pulmões (focos de Simon), cicatrizes calcificadas da infecção primária (focos de Ghon) ou linfonodos hilares calcificados. O teste tuberculínico é positivo.

Raramente, o foco primário progride imediata-mente, causando doença aguda com pneumonia (às vezes cavitária), derrame pleural e alargamento de mediastino ou linfonodo hilar (que pode comprimir os brônquios em crianças). Derrames pleurais dis-cretos são predominantemente linfocíticos, contendo tipicamente poucos microrganismos e desaparecen-do em algumas semanas. TB extrapulmonar primária em qualquer local pode se apresentar, algumas vezes sem evidência de envolvimento pulmonar. A TB ganglionar é a apresentação extrapulmonar mais comum; porém, a meningite é a mais temida, em razão de sua alta mortalidade em pessoas muito jo-vens e muito idosas.

Doença Ativa

Em aproximadamente 10% de todos os pacientes, a infecção latente se desenvolve em doença ativa, embora a porcentagem varie significativamente com a idade e outros fatores de risco. Em 50 a 80% dos que desenvolvem doença ativa, a TB reaparece no primeiro ou no segundo ano, mas pode ocorrer dé-cadas depois. Qualquer órgão inicialmente infectado pode ser um local de reativação, mas esta ocorre frequentemente nos ápices pulmonares, onde a tensão de O_2 é mais alta. Focos de Ghon e linfonodos hila-res afetados têm muito menos probabilidade de serem locais de reativação. A TB extrapulmonar é discuti-da adiante.

As condições que facilitam a ativação incluem imunidade comprometida (em particular em razão de infecção por HIV), certas drogas imunossupressoras (por exemplo, corticosteroides, infliximabe e outros bloqueadores de fator de necrose tumoral), gastrec-tomia, cirurgia de ponte jejunoileal, silicose, insufi-ciência renal, estresse, diabetes, câncer de cabeça ou pescoço, adolescência e idade avançada (particular-mente > 70 anos).

A TB lesa tecidos por hipersensibilidade tardia, tipicamente produzindo necrose granulomatosa com apresentação histológica caseosa. Lesões pulmonares são cavitárias. Derrame pleural é menos comum do que em TB primária progressiva, mas pode ocorrer por extensão direta ou disseminação hematogênica. A ruptura de uma ampla lesão tuberculosa no espaço pleural pode produzir empiema com ou sem fístula broncopleural, às vezes causa pneumotórax. Na era pré-quimioterapia, o empiema por TB eventualmente complicava a terapia de pneumotórax induzida por medicamento e, em geral, era rapidamente fatal.

O curso varia muito, dependendo da virulência do microrganismo e do estado de defesas de hospedeiro. O curso pode ser rápido entre negros e índios americanos que não tiveram muitos séculos de pressão seletiva para desenvolver imunidade inata ou natural.

A síndrome de angústia respiratória aguda, que parece ser decorrente de hipersensibilidade a antígenos de TB, raramente se desenvolve após disseminação hematogênica difusa ou ruptura de grande cavidade com derrame nos pulmões.

Sinais e Sintomas

Em TB pulmonar ativa, até mesmo em doença moderada ou grave, o paciente pode não ter qualquer sintoma, exceto "não se sentir bem" ou ter sintomas mais específicos. Tosse é muito comum. No princípio, pode ser minimamente produtiva de escarro amarelo ou verde, com frequência ao se levantar, mas a tosse pode ficar mais produtiva com a evolução da doença. Suores noturnos são sintomas clássicos, mas não são tão comuns e nem tão específicos para TB. Dispneia pode ser o resultado de envolvimento de parênquima pulmonar, pneumotórax espontâneo ou TB pleural com derrame. Hemoptise só ocorre com TB cavitária.

Tabela 2.277 – Pontos para tratamento de tuberculose pulmonar

Doença	Especialidade	Nome	Pontos	Pontos	Pontos
Tuberculose pulmonar	PNE	Deficiência de Baço-Pâncreas	CS-6; VB-12; VB-20; VB-44; VB-19; VG-24	IG-4; F-1; F-2; F-10; BP-2; BP-6	–
Tuberculose pulmonar	PNE	Deficiência de Baço-Pâncreas	CS-8; VC-11; VC-12; VC-13; VC-14; VB-24	BP-16; BP-18; BP-19; BP-20; BP-21; BP-38	VG-4; F-5; F-6
Tuberculose pulmonar	PNE	Deficiência de Baço-Pâncreas	VC-6; BP-8; BP-20; B-38; E-34; E-36	BP-9; BP-20; B-26	–
Tuberculose pulmonar	PNE	Deficiência de Baço-Pâncreas	VC-12; B-25; B-27; E-36	–	–
Tuberculose pulmonar	PNE	Deficiência de Baço-Pâncreas	VC-19; VC-20; IG-18; IG-11; B-13; B-23	B-38; C-3; P-1; P-5; R-10	–
Tuberculose pulmonar	PNE	Deficiência de Yin do Pulmão	P-6; P-9; P-10; R-3; B-43; B-13	B-23; BP-6	–
Tuberculose pulmonar	PNE	Deficiência de Qi do Pulmão	B-13; P-1; P-7; P-9; VC-17; IG-4	IG-18; E-36	–
Tuberculose pulmonar	PNE	Muco, Fogo-Yin do Pulmão	IG-13; ID-14; BP-17; BP-18; TA-6; B-10	B-11; B-12; B-13; B-14; B-15; B-18	–
Tuberculose pulmonar	PNE	Muco, Fogo-Yin do Pulmão	CS-5; TA-10; B-8; E-23	R-25; R-26; R-27	
Tuberculose pulmonar	PNE	Muco, Fogo-Yin do Rim	VB-20; BP-6; B-10; B-23; E-36	R-25; R-26; R-27	
Tuberculose pulmonar	PNE	Muco, Fogo-Yin do Rim	VC-4; B-22; B-23; B-24	–	–
Tuberculose pulmonar	PNE	Muco, Fogo-Yin do Rim	VC-4; B-22; B-23; B-24; CS-5; TA-10	–	–
Tuberculose pulmonar	PNE	Muco, Fogo-Yin do Rim	VC-19; VC-20; IG-18; IG-11; B-13; B-23	B-38; C-3; P-1; P-5; R-10	–
Tuberculose pulmonar	PNE	Muco, Fogo-Yin do Rim	VG-13; VG-14; IG-11; B-22; B-23; B-24	–	–
Tuberculose pulmonar	PNE	Calor, Umidade	BP-6; B-38; E-36	–	–

B = Bexiga; BP = Baço-Pâncreas; C = Coração; CS = Circulação-Sexo; E = Estômago; F = Fígado; ID = Intestino Delgado; IG = Intestino Grosso; P = Pulmão; PNE = Pneumologia; R = Rim; TA = Triplo Aquecedor; VB = Vesícula Biliar; VC = Vaso Concepção; VG = Vaso Governador.

Úlcera Duodenal

Nomes Alternativos

Úlcera péptica; doença ulcerosa péptica; úlcera.

Definição

Ferida (úlcera) no revestimento do duodeno (a primeira parte do intestino delgado, que se conecta ao estômago).

Causas, Incidência e Fatores de Risco

De acordo com o Center for Disease Control and Prevention (CDC), mais de 90% das úlceras duodenais são causadas pela bactéria *Helicobacter pylori*. Esta bactéria em forma de espiral é comum e pode debilitar a camada mucosa protetora do duodeno, permitindo que os ácidos e as bactérias ulcerem o sensível revestimento interno. Por volta de dois terços da população mundial estão infectados com a bactéria *H. pylori*, porém a maior parte das dessas pessoas não apresenta sintomas relacionados à infecção[24]. A utilização crônica ou a longo prazo de aspirina ou medicamentos anti-inflamatórios não esteroidais (AINE), como o ibuprofeno, também pode causar úlcera duodenal. Embora raro, as úlceras podem ser causadas por câncer estomacal ou pancreático.

As úlceras duodenais não são causadas por alimentos condimentados ou estresse.

De acordo com o Instituto Nacional de Saúde, o equivalente a 10% da população sofrerá de úlcera péptica (gástrica ou duodenal) em algum momento de sua vida. As úlceras duodenais são mais frequentes nos homens do que nas mulheres[24].

Os fatores de risco para úlceras duodenais incluem infecção por *H. pylori*, uso de AINE, antecedentes familiares de úlcera péptica, pertencer ao grupo sanguíneo tipo O e ter idade acima de 30 anos. As úlceras duodenais também estão associadas ao tabagismo.

Úlcera Gástrica

A úlcera péptica é uma lesão localizada no estômago ou no duodeno, com destruição da mucosa da parede destes órgãos, atingindo-os. É causada pela insuficiência dos mecanismos protetores da mucosa contra a acidez gástrica, muitas vezes devido à infecção com a bactéria *Helicobacter pylori*. Além da dor, caracteriza-se pelas hemorragias contínuas para dentro do trato gastrointestinal. A ruptura de uma úlcera, criando uma comunicação anormal entre o trato gastrointestinal e a cavidade peritoneal é uma emergência médica potencialmente mortal.

Úlceras gástricas surgem pela primeira vez com uma incidência de cerca de 0,3 casos por cada mil pessoas em cada ano, ao passo que as úlceras duodenais são mais frequentes (2,9 casos/1.000 pessoas/ano). As úlceras pépticas em esôfago, jejuno ou íleo são muito mais raras. No total, cerca de 10% da população sofrerá de uma úlcera no decorrer da sua vida em algum momento. Normalmente há mecanismos

Tabela 2.278 – Pontos para tratamento de úlcera duodenal

Doença	Especialidade	Nome	Pontos	Pontos
Úlcera duodenal	GE	Desarmonia, disfunção em Fígado/Estômago	VC-12; CS-6; E-36; F-3; F-14	–
Úlcera duodenal	GE	Estagnação de *Qi*	VC-12; VC-2; BP-6; E-36; F-3	–
Úlcera duodenal	GE	Estagnação de *Qi*/Sangue	CS-8; VC-11; VC-12; VC-13; VC-14; VB-24	BP-16; BP-18; BP-19; BP-20; BP-21; BP-38
Úlcera duodenal	GE	Estagnação de *Qi*/Sangue	VC-12; F-8; BP-4; BP-6	–
Úlcera duodenal	GE	Frio falso no Estômago	CS-8; VC-11; VC-12; VC-13; VC-14; VB-24	BP-16; BP-18; BP-19; BP-20; BP-21; BP-38

BP = Baço-Pâncreas; CS = Circulação-Sexo; E = Estômago; F = Fígado; GE = Gastroenterologia; VB = Vesícula Biliar; VC = Vaso Concepção.

TRATAMENTOS DE ACUPUNTURA – **337**

Tabela 2.279 – Pontos para tratamento de úlcera gástrica

Doença	Especialidade	Nome	Pontos	Pontos	Pontos
Úlcera gástrica	GE	Calor nos vasos sanguíneos do Estômago	CS-8; VC-11; VC-12; VC-13; VC-14; VB-24	BP-16; BP-18; BP-19; BP-20; BP-21; BP-38	–
Úlcera gástrica	GE	Deficiência de Baço-Pâncreas	CS-5; VC-2; VC-3; VC-4; VC-5; VC-6	VC-7; VB-26; VB-27; VB-28; VB-29; VB-34	–
Úlcera gástrica	GE	Deficiência de Baço-Pâncreas	CS-6; VB-12; VB-20; VB-44; VB-19; VG-24	IG-4; F-1; F-2; F-10; BP-2; BP-6	–
Úlcera gástrica	GE	Deficiência de Baço-Pâncreas	CS-8; VC-11; VC-12; VC-13; VC-14; VB-24	BP-16; BP-18; BP-19; BP-20; BP-21; BP-38	VG-4; F-5; F-6
Úlcera gástrica	GE	Deficiência de Baço-Pâncreas	VC-6; BP-8; BP-20; B-38; E-34; E-36	–	BP-9; BP-20; B-26
Úlcera gástrica	GE	Deficiência de Baço-Pâncreas	VC-12; B-25; B-27; E-36	–	–
Úlcera gástrica	GE	Deficiência de Baço-Pâncreas	VC-19; VC-20; IG-18; IG-11; B-13; B-23	B-38; C-3; P-1; P-5; R-10	–
Úlcera gástrica	GE	Desarmonia, disfunção de Fígado/Estômago	VC-12; CS-6; E-36; F-3; F-14	–	–
Úlcera gástrica	GE	Estagnação de *Qi* do Estômago	CS-8; VC-11; VC-12; VC-13; VC-14; VB-24	BP-16; BP-18; BP-19; BP-20; BP-21; BP-38	–
Úlcera gástrica	GE	Muco, Fogo-*Yang* em Baço-Pâncreas	CS-5; VC-2; VC-3; VC-4; VC-5; VC-6	VC 7; VB-20; VB-27; VB-28; VB-29; VB-34	–

B = Bexiga; BP = Baço-Pâncreas; C = Coração; CS = Circulação-Sexo; E = Estômago; F = Fígado; GE = Gastroenterologia; IG = Intestino Grosso; P = Pulmão; R = Rim; VB = Vesícula Biliar; VC = Vaso Concepção; VG = Vaso Governador.

protetores da mucosa como muco, produção local de bases e outras. Contudo, se estas barreiras falham, os danos surgem na parede do estômago. No duodeno, que recebe o bolo alimentar ácido do estômago, existem outros mecanismos de proteção, como a secreção de bicarbonato, uma substância alcalina, pelo pâncreas. A mucosa do duodeno não é tão resistente como a do estômago; logo, se as barreiras forem insuficientes, as lesões surgem com maior facilidade. Outra causa de surgimento das úlceras é o aumento exagerado da secreção gástrica de ácido.

Úlcera Gástrica Crônica

Apresenta os seguintes quadros:

- Hemorragia: o sangramento de uma úlcera pode ocorrer tanto no estômago como no duodeno, sendo algumas vezes o primeiro sinal de sua existência. O sangramento pode ser lento, causando anemia crônica e fadiga constante; ou rápido, podendo levar o paciente a ter vômitos enegrecidos como "borra de café" ou evacuações enegrecidas e fétidas. (O sangue sofre digestão e sua aparência torna-se enegrecida.)
- Perfuração: quando as úlceras não são tratadas, o suco digestivo e o ácido gástrico podem literalmente corroer a parede do estômago ou duodeno, levando a uma perfuração. Derramamento abrupto de suco digestivo com ácido e alimento pode levar à dor intensa, aguda e com necessidade de cirurgia de emergência pela presença de peritonite.
- Obstrução: a presença da inflamação crônica de uma úlcera pode causar inchaço local e ci-

catrização, levando à diminuição do espaço por onde o alimento passa. Este fenômeno leva o paciente a ter vômitos tardios (vomita conteúdo do almoço do dia anterior) e emagrecimento.

Úlcera Gastroduodenal

Por úlcera entende-se uma inflamação ou lesão de alguma superfície da mucosa gastroduodenal da superfície do estômago e do duodeno. Sabe-se que as manifestações emocionais atacam sobretudo o sistema gastrointestinal. A maioria das pessoas reconhece, por uma intuição clínica remota, a existência de concomitantes psíquicos, os quais parecem indicar a influência em seu aparecimento ou a agravação de problemas, conflitos e dificuldades emocionais de várias ordens, inclusive situações vitais penosas e prolongadas, definidoras do que hoje se entende por estresse. Entre estas causas, as úlceras gastroduodenais ocupam lugar de honra.

Para desenvolver uma úlcera, três fatores devem confluir: secreção exagerada de suco gástrico (fatores genéticos e hereditários influem aqui); perfil psicológico propício; e ocorrência de episódio gerador de intensa frustração, que corresponderia ao desencadear

Tabela 2.280 – Pontos para tratamento de úlcera gástrica crônica

Doença	Especialidade	Nome	Pontos	Pontos	Pontos
Úlcera gástrica crônica	GE	Muco, Fogo no Yang de Baço-Pâncreas	CS-8; VC-11; VC-12; VC-13; VC-14; VB-24	BP-16; BP-18; BP-19; BP-20; BP-21; BP-38	–
Úlcera gástrica crônica	GE	Muco, Fogo no Yang de Baço-Pâncreas	IG-4; B-25; B-27; B-41; E-44	VG-4; F-5; F-6	–
Úlcera gástrica crônica	GE	Muco, Fogo no Yang de Baço-Pâncreas	VB-24; F-13; F-14; B-19; B-20; B-21	B-44; E-45	BP-44; E-21; E-23
Úlcera gástrica crônica	GE	Muco, Fogo no Yang de Baço-Pâncreas	VC-4; VC-8; VC-9; VC-11; IG-6; BP-9	B-20; B-47; B-22; B-43	–
Úlcera gástrica crônica	GE	Muco, Fogo no Yang de Baço-Pâncreas	VC-9; VB-34; BP-6; BP-10; B-18; B-23	R-7; E-36; VB-40; F-3; F-9; BP-15	–
Úlcera gástrica crônica	GE	Muco, Fogo no Qi de Baço-Pâncreas/Estômago	CS-8; VC-11; VC-12; VC-13; VC-14; VB-24	BP-16; BP-18; BP-19; BP-20; BP-21; BP-38	–
Úlcera gástrica crônica	GE	Muco, Fogo no Qi de Baço-Pâncreas/Estômago	E-25; VC-8; VG-1; VG-3; VG-6; IG-3	BP-14; BP-15; TA-18; B-20; B-26; B-27	R-3
Úlcera gástrica crônica	GE	Muco, Fogo no Qi de Baço-Pâncreas/Estômago	VB-24; F-13; F-14; B-19; B-20; B-21	B-44; E-45	BP-44; E-21; E-23
Úlcera gástrica crônica	GE	Muco, Fogo no Qi de Baço-Pâncreas/Estômago	VC-9; VB-34; BP-6; BP-10; B-18; B-23	R-7; E-36; VB-40; F-3; F-9; BP-15	B-28; E-20
Úlcera gástrica crônica	GE	Muco, Fogo no Qi de Baço-Pâncreas/Estômago	VC-12; IG-4; BP-2; E-25; E-44; R-7	B-25; B-29	–
Úlcera gástrica crônica	GE	Fogo no Estômago	CS-6; BP-4; VC-11; VC-12; E-25; E-36	E-44	R-3

B = Bexiga; BP = Baço-Pâncreas; CS = Circulação-Sexo; E = Estômago; F = Fígado; GE = Gastroenterologia; IG = Intestino Grosso; R = Rim; TA = Triplo Aquecedor; VB = Vesícula Biliar; VC = Vaso Concepção; VG = Vaso Governador.

da úlcera. Como ponto central do lado psicológico haveria uma frustração oral, que tornaria a personalidade carente de afeto e sujeita à dependência.

Em estômagos normais, digere-se a carne ingerida, mas o suco gástrico não digere o próprio órgão, pois ocorre um processo inflamatório no tecido gástrico, o qual forma uma barreira de proteção, às vezes em forma de cápsulas, contra a digestão gástrica do próprio órgão. O que vai produzir a úlcera é o excesso de acidez que o cérebro manda o estômago produzir durante a alimentação, quando encontra baixa resistência da parede visceral devido à falta de muco, inibido pelo estresse, por falta de ação do parassimpático. Assim, o estresse, via hormônios de adaptação intermediários, reduz a resistência da barreira inflamatória e intensifica a influência agressiva dos sucos gástricos. Outras doenças digestivas, como a colite ulcerativa, são também influenciadas pelo estresse.

As úlceras são doenças do mundo moderno, civilizado. Ela ataca homens e mulheres do mundo todo. Porém, hoje, pode-se notar também o aumento de úlceras em crianças por causa de sua entrada mais cedo na escola ou creche, onde há um ambiente competitivo, o que acarreta tensão emocional e sentimentos como medo de rejeição nas crianças.

Observa-se úlceras com maior frequência em pessoas desajustadas no trabalho e sofredoras de tensão e frustração constantes. Geralmente, as pessoas tendem a explicar a úlcera no homem "bem-sucedido" e ocupado pelos problemas encontrados no trabalho. Na verdade, talvez, o raciocínio correto seja o inverso: o indivíduo seria bem-sucedido justamente por ter o perfil psicológico do ulceroso, ou seja, ambicioso e realizador no plano social e perturbado no seu ritmo biológico.

Embora nem todos os ulcerosos vão buscar no sucesso exterior a compensação para a carência interior, quatro tipos de personalidade se destacam entre os ulcerosos: o tipo I, *hiperativo-competitivo*, teria tendências ativas e seria o "vencedor", "mandão", líder e chefe. O tipo II, *o compensado*, é geralmente ativo profissionalmente e passivo em casa ou vice-versa, é o tipo mais favorável e adaptado socialmente. O tipo lll, *o alternante*, é socialmente instável e alterna entre a passividade e a atividade. O tipo lV, *o dependente*, é o tipo mais desfavorável e inadaptado socialmente, geralmente precisa ser operado e possui tendências passivas.

Entretanto, todos os quatro tipos teriam como característica comum e básica, a falta de controle emocional: carinhos, cuidados e afetos e a incapacidade de expressá-la, bem como a agressividade daí decorrente[36]. Daí a metáfora de que "fechariam" então a boca, isto é, não comunicariam suas necessidades, e "abririam" o estômago para a ferida (úlcera). Para finalizar, é interessante ressaltar a melhora que os estados depressivos trazem à úlcera. Durante a depressão, o indivíduo, exteriorizando a tristeza interior, não precisa mais engoli-la e, consequentemente, ferir seu estômago.

Só para citar, outros distúrbios gastrointestinais de origem emocional, além da úlcera são falta de apetite (anorexia); apetite exagerado (bulimia); náuseas e vômitos; dificuldade de engolir (disfagia); "gases" (aerofagia e aerocolia); "bolo" na garganta ou no estômago; dores abdominais diversas; dispepsias ou "males de fígado"; diarréia; constipação intestinal; gastrite; enterites; colites.

Úlcera Péptica

A úlcera péptica é uma lesão localizada no estômago ou no duodeno com destruição da mucosa da parede destes órgãos, atingindo os vasos sanguíneos subjacentes. É causada pela insuficiência dos mecanismos protetores da mucosa contra a acidez gástrica, muitas vezes devido à infecção pela bactéria *Helicobacter pylori*. Além da dor, caracteriza-se pelas hemorragias contínuas dentro do trato gastrointestinal. A ruptura de

Tabela 2.281 – Pontos para tratamento de úlcera gastroduodenal

Doença	Especialidade	Nome	Pontos	Pontos
Úlcera gastroduodenal	GE	Fogo no Estômago	CS-6; BP-4; VC-11; VC-12; E-25; E-36	E-44
Úlcera gastroduodenal	GE	Calor no Estômago	CS-5; CS-6; VC-4; VC-12; VB-20; VB-26	IG-4; F-3; BP-6; TA-5; B-13; B-15

B = Bexiga; BP = Baço-Pâncreas; CS = Circulação-Sexo; E = Estômago; F = Fígado; GE = Gastroenterologia; IG = Intestino Grosso; TA = Triplo Aquecedor; VB = Vesícula Biliar; VC = Vaso Concepção.

uma úlcera, criando uma comunicação anormal entre o trato gastrointestinal e a cavidade peritoneal, é uma emergência médica potencialmente mortal.

Classificação

Uma úlcera péptica pode ocorrer em vários lugares:

- Estômago (chamada de úlcera gástrica).
- Duodeno (chamada de úlcera duodenal).
- Esôfago (chamada de úlcera esofágica).
- Em um divertículo de Meckel.

As úlceras duodenais raramente poderão progredir para uma neoplasia.

As úlceras gástricas são subdivididas em três tipos: I, II e III. O tipo I responde por mais da metade dos casos (57%) de úlceras gástricas, aparecem na pequena curvatura do estômago e não estão relacionadas ao excesso de acidez gástrica; merecem mais atenção. O tipo II é encontrado no mesmo local, mas aparece concomitantemente a uma úlcera duodenal em atividade ou cicatrizada. O tipo III refere-se às úlceras que se desenvolvem a até 2cm do piloro (orifício de comunicação entre estômago e duodeno).

A causa do aparecimento das úlceras pépticas é sempre os danos provocados pelo ácido clorídrico e enzimas proteolíticas secretadas no estômago. Normalmente há mecanismos protetores da mucosa, como muco, produção local de bases e outras. Con-

Tabela 2.282 – Pontos para tratamento de úlcera péptica

Doença	Especialidade	Nome	Pontos	Pontos	Pontos
Úlcera péptica	GE	Calor no Estômago	CS-8; VC-11; VC-12; VC-13; VC-14; VB-24	BP-16; BP-18; BP-19; BP-20; BP-21; BP-38	–
Úlcera péptica	GE	Calor no Estômago	VB-20; IG-4; F-3; TA-2; TA-5	B-60; E-36	–
Úlcera péptica	GE	Calor no Estômago	VC-24; VG-27; E-4	–	–
Úlcera péptica	GE	Calor nos vasos sanguíneos do Estômago	CS-8; VC-11; VC-12; VC-13; VC-14; VB-24	BP-16; BP-18; BP-19; BP-20; BP-21; BP-38	–
Úlcera péptica	GE	Deficiência de Baço-Pâncreas	CS-5; VC-2; VC-3; VC-4; VC-5; VC-6	VC-7; VB-26; VB-27; VB-28; VB-29; VB-34	–
Úlcera péptica	GE	Deficiência de Baço-Pâncreas	CS-6; VB-12; VB-20; VB-44; VB-19; VG-24	IG-4; F-1; F-2; F-10; BP-2; BP-6	–
Úlcera péptica	GE	Deficiência de Baço-Pâncreas	CS-8; VC-11; VC-12; VC-13; VC-14; VB-24	BP-16; BP-18; BP-19; BP-20; BP-21; BP-38	VG-4; F-5; F-6
Úlcera péptica	GE	Deficiência de Baço-Pâncreas	VC-6; BP-8; BP-20; B-38; E-34; E-36	BP-9; BP-20; B-26	–
Úlcera péptica	GE	Deficiência de Baço-Pâncreas	VC-12; B-25; B-27; E-36	–	–
Úlcera péptica	GE	Deficiência de Baço-Pâncreas	VC-19; VC-20; IG-18; IG-11; B-13; B-23	B-38; C-3; P-1; P-5; R-10	–
Úlcera péptica	GE	Desarmonia, disfunção de Fígado/Estômago	VC-12; CS-6; E-36; F-3; F-14	–	–
Úlcera péptica	GE	Estagnação de Qi do Estômago	CS-8; VC-11; VC-12; VC-13; VC-14; VB-24	BP-16; BP-18; BP-19; BP-20; BP-21; BP-38	–
Úlcera péptica	GE	Calor, Umidade na Bexiga	B-22; B-23; B-28; B-52; R-3; F-8	F-2; BP-6; BP-9; VC-3; BP-12	

B = Bexiga; BP = Baço-Pâncreas; C = Coração; CS = Circulação-Sexo; E = Estômago; F = Fígado; GE = Gastroenterologia; IG = Intestino Grosso; P = Pulmão; R = Rim; TA = Triplo Aquecedor; VB = Vesícula Biliar; VC = Vaso Concepção; VG = Vaso Governador.

tudo, se estas barreiras falham, os danos surgem na parede do estômago. No duodeno, que recebe o bolo alimentar ácido do estômago, existem outros mecanismos de proteção, como a secreção de bicarbonato, uma substância alcalina, pelo pâncreas. A mucosa do duodeno não é tão resistente como a do estômago; logo, se as barreiras forem insuficientes, as lesões surgem com maior facilidade. Outra causa de surgimento das úlceras é o aumento exagerado da secreção gástrica de ácido.

A úlcera péptica é, na maioria dos casos, decorrente da infecção crônica pela bactéria *Helicobacter pylori*, que inicia e mantém as lesões. A *H. pylori* produz enzimas que destroem o muco (mucinases), além da sua multiplicação no estômago causar danos diretamente. Nestes casos, não há produção excessiva de ácido, e as lesões são decorrentes de falência das proteções devido à bactéria. Muitas vezes há, inclusive, redução da acidez já que a *H. pylori* produz enzimas que aumentam o pH, de forma a proteger a si própria. Sabe-se, contudo, que algumas dietas e o estresse são também fatores importantes; em alguns casos, as úlceras ocorrem na ausência da bactéria, devido à produção excessiva de ácido de origem multifatorial: dieta inadequada, estresse, álcool, tabaco, fatores genéticos e consumo regular de alguns fármacos como os AINE e o ácido acetilsalicílico.

Urinárias, Inflamação das Vias

Significa que bactérias estão presentes no trato urinário. Elas podem ser de vários tipos, sendo as mais comuns descritas a seguir.

Cistites

Ela é mais comum em mulheres e, frequentemente, está associada com uretrite.

Em homens está geralmente associada à obstrução urinária (problemas de próstata e pedras na bexiga).

É causada por bactérias da vagina ou ânus, as quais contaminam a bexiga.

Alguns fatores podem causar uma piora do quadro:

- Certos produtos de higiene, sprays íntimos, banhos de espuma, sabões e absorvente interno.
- Relação sexual, caso a uretra esteja irritada.
- Determinados alimentos ácidos e álcool.

Sintomas

- Urgência e frequente necessidade de urinar.
- Urina pouca quantidade de cada vez.
- Queimação no canal.
- Dor em baixo-ventre.
- Sangue na urina.

Tratamento Médico

- Antibióticos ou outras drogas que matam as bactérias.
- Medicação para aliviar a dor.
- Aumentar a ingestão de água ou outros líquidos.
- Repouso para ajudar o corpo a lutar contra a infecção.
- Banhos de assento quentes, para aliviar os sintomas.

Medidas Preventivas que Ajudam a Evitá-la

- Lavar a área genital diariamente e especialmente antes e após o ato sexual. Esvaziar a bexiga após a relação sexual.
- Cuidados higiênicos: após evacuar, faça a higiene sempre da frente para trás.
- Quando urinar, esvazie completamente a bexiga, urine em intervalos curtos (3h).
- Evite uso de perfumes, sprays e desodorantes na área genital.
- Calcinhas: use as de algodão, que são absorventes; evite nylon, que é irritante.
- Dieta balanceada: alimente-se bem para resistir à doenças.

As cistites ou infecções da bexiga são bastante frequentes nas mulheres. Estima-se que de 2 a 6 em cada 100 mulheres apresentem sintomas de cistite aguda e que 25% das mulheres terão cistite aguda em alguma época de sua vida adulta.

Por que Ocorre com mais Frequência em Mulheres?

As cistites decorrem da invasão da bexiga por bactérias de origem intestinal, as quais penetram no trato urinário através da uretra. Dos fatores anatômicos que explicam a maior propensão das mulheres a desenvolver cistites tem-se:

- Proximidade entre ânus, vagina e orifício de abertura do canal uretral. O orifício uretral na mulher abre-se na vagina e esta encontra-se bem próxima ao ânus. Mesmo em mulheres com hábitos higiênicos corretos, torna-se fácil a contaminação da vagina por bactéria intestinais e a subsequente invasão da uretra.
- O canal uretral mede cerca de 25cm no homem e cerca de 3cm na mulher. O pequeno comprimento da uretra na mulher torna muito mais fácil a invasão da bexiga por microrganismos vaginais.

Quais as Bactérias que Causam Cistite?

A maioria das cistites são causadas por bactérias Gram-negativas, aeróbicas e dentre estas a *Escherichia coli* é sem dúvida a mais frequente (85% dos casos), seguida por *Klebsiella*, *Proteus*, *Pseudomonas*. Dentre os Gram-positivos, os mais comuns são: *Staphylococus saprophyticus* e os enterococos.

É importante salientar que o fato do germe penetrar na bexiga não significa, necessariamente, que haverá cistite, pois normalmente existe equilíbrio entre as forças invasoras e as defesas naturais do organismo. Algumas mulheres têm uma predisposição maior para as cistites, devido a deficiências nos mecanismos de defesa da bexiga.

Quais os Sintomas?

As mulheres com cistite apresentam grande aumento do número de micções, com pequenos volumes de urina eliminados de cada vez, sensação de esvaziamento incompleto da bexiga, ardor na uretra, dor na bexiga (a qual piora no final da micção), jato urinário fraco e, algumas vezes, sangue na urina.

Nem sempre todas as manifestações estão presentes e a intensidade delas pode variar. É importante dizer que muitos destes sintomas são comuns a outras doenças da via urinária; portanto, só com a cultura de urina positiva é que é possível afirmar que a mulher tem cistite.

Como se Trata?

Embora em alguns casos de cistite possa ocorrer cura espontânea, a maioria das pacientes precisa ser tratada com drogas antimicrobianas. O tempo de tratamento varia de acordo com a intensidade e o tipo de medicação indicada.

Tratamentos inadequados (tipo de medicação e tempo inapropriados) são a principal causa de repetição ou de cronificação de cistites. O emprego de analgésicos e banhos de assento em água quente podem atenuar os sintomas na fase aguda.

Como Preveni-la?

Algumas medidas simples podem reduzir de forma significativa as chances da mulher ter cistites:

- Micções frequentes: a micção representa um dos mecanismos de defesa mais importante do trato urinário contra a invasão de bactérias (o fluxo de urina "lava" a bexiga e a uretra). Por isso, é importante a ingestão de líquidos regularmente para produzir urina e, principalmente, urinar pelo menos a cada quatro horas.
- Higiene pessoal: a higiene feminina implica em cuidados com os orifícios anal, vaginal e uretral, de modo a evitar que bactérias intestinais, eliminadas principalmente por ocasião das evacuações, penetrem na vagina e na uretra. Estas medidas devem ser ensinadas na infância e incluem o uso de água corrente ou chuveirinho para lavar-se após as evacuações (no caso de não ser possível, usar o papel higiênico no sentido de frente para trás e nunca o contrário). Os desodorantes íntimos devem ser evitados, pois podem causar irritação local.
- Roupas: devem ser evitadas roupas justas e calcinhas de material sintético, pois estas impedem a circulação de ar na região genital, tornando o ambiente favorável ao crescimento de bactérias nocivas.
- Infecções vaginais: as infecções de vulva e vagina, que, em geral, se manifestam em todas as pacientes com propensão às cistites, tornam o local mais suscetível à ação de bactérias intestinais e, portanto, às cistites.
- Atividade sexual: algumas mulheres costumam apresentar cistites após atividade sexual e, neste grupo, podem ser adotados cuidados preventivos que reduzem a incidência de infecções:
  - Evitar relações sexuais com a bexiga cheia (mas deve-se "guardar" um pouco de urina na bexiga para urinar logo após a relação).
  - Dentro do possível, estar bem lubrificada no momento da relação e, se isso for difícil, utilizar lubrificantes artificiais neutros. A

falta de lubrificação facilita a lesão do orifício uretral e do revestimento da vagina.

– Evitar posições dolorosas, pois nesses casos pode estar havendo lesão em algum ponto do revestimento vaginal.

– Evitar o coito anal, pois este é um excelente "veículo" para as bactérias intestinais até a vagina.

– Dentro do possível, fazer higiene das regiões anal e vaginal antes da relação, a fim de diminuir a população de bactérias nocivas.

Prostatites

É uma infecção da glândula prostática. É um problema comum no homem. As causas possíveis são bactérias, vírus ou doenças venéreas.

Sintomas

- Edema na área genital.
- Dor em coxa, testículo, área genital e abdome inferior.
- Frequência aumentada da vontade de urinar.
- Ereção e ejaculação dolorosas.
- Secreção uretral.

Tratamento

- Antibióticos, a fim de matar as bactérias.
- Anti-inflamatórios, para acelerar a cura e melhorar a dor.
- Banhos quentes, a fim de melhorar os sintomas.
- Evitar ácidos, pimenta e álcool.

Uretrite

É comum em homens.

Sintomas

- Saída de pus pela uretra.
- Ardor ao urinar.

Antibióticos

- Sua prescrição depende dos exames.
- Evite automedicar-se!
- Não aceite sugestões de leigos, o tratamento inadequado de uma uretrite pode levar a consequências graves.

Infecções e Inflamações Renais

Pielonefrite

É uma infecção causada por bactérias, a qual geralmente começa na bexiga ou na uretra e alcança o rim, através dos ureteres.

Sintomas

- Dor intensa na região lombar.
- Febre, dor de cabeça e abatimento.
- Urina turva e sangue na urina também podem ocorrer.

Tratamento

- Drogas (antibióticos, antitérmicos e analgésicos) que combatam os sintomas.
- Repouso e hidratação.
- Geralmente, hospitalização.

Glomerulonefrite

É uma inflamação que afeta a parte do rim que filtra o sangue. Ela geralmente acontece após infecções da garganta ou lesões da pele.

Sintomas

- Urina com sangue.
- Febre e mal-estar.
- Inchaço dos olhos.

Tratamento

- Dieta sem sal.
- Corticoides, antibióticos.
- Repouso.

Tabela 2.283 – Pontos para tratamento de inflamação das vias urinárias

Doença	Especialidade	Nome	Pontos	Pontos
Urinárias, inflamação das vias	UR	Calor, Umidade no Estômago	VB-20; VG-14; IG-4; IG-11; F-11; BP-6	B-18; B-25; B-36

B = Bexiga; BP = Baço-Pâncreas; F = Fígado; IG = Intestino Grosso; UR = Urologia; VB = Vesícula Biliar; VG = Vaso Governador.

Urticária

Urticária (urticas, vergões) são placas pruriginosas, migratórias e eritematosas. Classificam-se em aguda (< 6 semanas) ou crônica (> 6 semanas).

O termo angioedema refere-se ao edema profundo de derme ou subcutâneo. Angioedema isolado sem urticas pode decorrer de deficiência do inibidor esterase C1.

Etiologia e Fisiopatologia

Há múltiplas causas de urticária, a maioria delas envolve a liberação de histamina. Em geral, a urticária aguda representa uma resposta de hipersensibilidade do tipo I a qualquer um dos numerosos tópicos ou substâncias sistêmicas, assim como infecções (tipicamente virais ou parasitárias). A urticária aguda também pode resultar de certas drogas (aspirina, anti-inflamatórios não esteroidais, opioides, inibidores da enzima conversora da angiotensina) e estímulos físicos (frio, luz solar, exercícios, atritos), os quais desencadeiam diretamente a liberação de histamina, independentemente da alergia mediada pela imunoglobulina E (IgE).

A maioria dos casos de urticária é idiopática, apesar de alguns representarem reações de hipersensibilidade recorrentes não diagnosticadas (às vezes, como obstrução de substâncias aplicadas a uma dermatite inicial). Cerca de metade dos pacientes tem um fator liberador de histamina sérico (que pode desencadear uma erupção urticariana se o soro do próprio paciente for injetado intradermicamente), e cerca de 30 a 50% têm anticorpos para um receptor IgE (possivelmente apto a cruzar de forma funcional com receptores IgE e causar degranulação de mastócitos), indicando um fenômeno autoimune.

Urticária por vasculite é uma entidade em que a urticária é acompanhada de achados de vasculite cutânea; qualquer um dos quadros pode predominar. É, às vezes, associada a doenças do tecido conjuntivo (em especial a lúpus eritematoso sistêmico). As lesões tendem a ser dolorosas (mais que pruriginosas) e duram > 24h. Elas não clareiam e frequentemente são acompanhadas de vesículas ou púrpura.

Avaliação

História

Elementos-chave incluem duração da urticária (aguda *versus* crônica), fatores desencadeantes (alimentos, drogas, fatores físicos), frequência dos ataques, sintomas associados (edema de mucosas, exsudação) e duração individual das lesões (> ou < 24h). São importantes a história familiar, o uso de drogas e as viagens. Podem ser úteis sintomas que sugiram infecções ocultas (sinusite, abscessos dentários).

Exame Físico

Um exame físico completo é apropriado, mas pode não haver lesões cutâneas no momento da consulta. Deve-se procurar evidência de qualquer doença sistêmica associada (tireoide, articulações), assim como de infecções ocultas (sinusite, abscessos dentários).

Exames

Em geral, nenhum exame é indicado a casos de urticária aguda até que sinais e sintomas indiquem uma doença específica. Casos não comuns ou persistentes necessitam de maior avaliação. Apesar de não haver nenhum teste sanguíneo específico para urticária, contagem de eosinófilos ou velocidade de hemossedimentação (VHS) elevadas podem sugerir causas alérgicas. Anticorpos antinucleares e estudo da tireoide, incluindo autoanticorpos tireoidianos, devem ser avaliados, caso sejam indicados clinicamente. O teste da diminuição sérica de C4 é sensitivo, mas não específico para deficiência do inibidor da esterase C1. Biópsia cutânea deverá ser feita se houver qualquer dúvida diagnóstica ou se as urticas persistirem > 24h (para descartar urticária por vasculite). Testes alérgicos devem ser considerados.

Vaginite

Os tratos genitais femininos inferior e superior são separados pela cérvice. Vaginite é uma inflamação do trato genital inferior (vagina e vulva). A doença inflamatória pélvica é uma infecção do trato genital superior (cérvice, útero, tubas e, se a infecção for grave, ovários – um ou ambos).

Vaginite é uma inflamação infecciosa ou não infecciosa da mucosa vaginal e, às vezes, da vulva. Os sintomas são: corrimento vaginal, irritação, prurido e eritema. O diagnóstico se faz por meio de testes de secreção vaginal em ambulatório. O tratamento se direciona à causa e a qualquer sintoma grave.

Tabela 2.284 – Pontos para tratamento de urticária

Doença	Especialidade	Nome	Pontos	Pontos	Pontos
Urticária	DE	Calor, Vento	CS-4; CS-8; VB-18; VB-19; VB-39; VG-12	VG-14; VG-16; VG-18; VG-23; F-2	–
Urticária	DE	Calor, Vento	CS-6; VC-22; VB-20; VB-21; VC-16; IG-4	TA-5; B-12; B-13	–
Urticária	DE	Calor, Vento	IG-4; IG-11; BP-6; BP-9; BP-10; E-36	–	–
Urticária	DE	Calor, Vento	IG-4; VG-14; TA-10; P-11	–	–
Urticária	DE	Calor, Vento	VB-20; VG-12; VG-14; VG-16; VG-23; IG-4	IG-20; TA-5	–
Urticária	DE	Calor, Vento	VB-20; VG-12; VG-14; VG-16; VG-23; IG-4	IG-20; TA-5; B-13; E-36	–
Urticária	DE	Calor, Vento	VB-20; VG-14; IG-4; IG-11; F-11; BP-6	B-18; B-25; B-36	–
Urticária	DE	Calor, Vento	VC-24; VB-2; VB-12; VB-17; VB-19; VB-27	IG-4; IG-8; ID-8; TA-2; TA-20; TA-21	–
Urticária	DE	Calor, Vento	VG-13; VG-14; IG-11	–	–
Urticária	DE	Calor em Estômago/ Intestinos Delgado e Grosso	VB-20; VG-14; IG-4; IG-11; F-11; BP-6	B-18; B-25; B-36	B-38; E-2; E-3
Urticária	DE	Calor no Sangue	BP-6; BP-10; F-3; IG-4; CS-6; P-9	B-40	–
Urticária	DE	Deficiência de *Qi*/ Sangue	VG-20; VB-20; BP-10; B-43; IG-4; BP-6	B-67; E-25	–
Urticária	DE	Desarmonia, disfunção do *Chong*/ Vaso Concepção	CS-5; VC-2; VC-3; VC-4; VC-5; VC-6	VC 7; VB-26; VB-27; VB-28; VB-29; VB-34	–
Urticária	DE	Desarmonia, disfunção do *Chong*/ Vaso Concepção	VB-20; VG-14; IG-4; IG-11; F-11; BP-6	B-18; B-25; B-36	–
Urticária	DE	Desarmonia, disfunção do *Chong*/ Vaso Concepção	VC-6; VG-1; VG-4; VG-20; BP-6; B-31	B 32; B-33; B-34; B-57; P-6; E-25	VG-4; F-5; F-6
Urticária	DE	Frio, Vento	BP-21; VC-12; VC-17; VC-22; VB-12; IG-4	BP-6; B-12; B-13; B-16	–
Urticária	DE	Frio, Vento	CS-5; CS-6; VG-12; VG-20; VG-26; IG-1	IG-4; F-1; F-2; F-3; R-10	E-26
Urticária	DE	Frio, Vento	CS-6; VC-22; VB-20; VB-21; VC-16; IG-4	TA-5; B-12; B-13	–
Urticária	DE	Frio, Vento	VB-20; VG-12; VG-14; VG-16; VG-23; IG-4	IG-20; TA-5	–
Urticária	DE	Frio, Vento	VB-20; VG-12; VG-14; VG-16; VG-23; IG-4	IG-20; TA-5; B-13; E-36	–
Urticária	DE	Frio, Vento	VB-20; VG-14; IG-4; IG-11; F-11; BP-6	B-18; B-25; B-36	–
Urticária	DE	Frio, Vento	VG-13; VG-14; IG-11	–	–
Urticária	DE	Deficiência de *Qi*/ *Yang* da Bexiga	CS-6; VC-1; VG-1; IG-11; BP-4; BP-5	B-25; B-31; B-56; B-57; R-6; R-9	–

B = Bexiga; BP = Baço-Pâncreas; CS = Circulação-Sexo; DE = Dermatologia; E = Estômago; F = Fígado; ID = Intestino Delgado; IG = Intestino Grosso; P = Pulmão; R = Rim; TA = Triplo Aquecedor; VB = Vesícula Biliar; VC = Vaso Concepção; VG = Vaso Governador.

A vaginite é um dos distúrbios ginecológicos mais comuns. Algumas de suas causas afetam apenas a vulva (vulvite) ou a vulva e a vagina em conjunto (vulvovaginite).

Etiologia

As causas variam de acordo com a idade da paciente:

- Em crianças, em geral, a vaginite é ocasionada por infecção pela flora provinda do trato gastrointestinal (vulvovaginite não específica). Os fatores que contribuem para a doença em meninas de dois a seis anos de idade incluem higiene perineal inadequada (por exemplo, limpar-se de trás para frente após evacuação; não lavar as mãos após a evacuação; mexer na região com os dedos, principalmente como resposta ao prurido). Produtos químicos na água do banho ou sabões podem causar inflamação. Corpos estranhos (por exemplo, papel higiênico) podem causar vaginite não específica com sangramento. Às vezes, a vulvovaginite em crianças decorre de infecção por patógeno específico (por exemplo, estreptococos, estafilococos, *Candida* sp. e, ocasionalmente, lombriga).
- Em mulheres em idade reprodutiva, a vaginite em geral é infecciosa. Os tipos mais comuns são vaginite por tricomonas, sexualmente transmissível; vaginose bacteriana; e vaginite por candidíase. Em mulheres em idade reprodutiva, em geral, a flora vaginal normal consiste predominantemente de *Lactobacillus* sp. A colonização por essa bactéria mantém o pH vaginal dentro da normalidade (3,8 a 4,2) e, por isso, previne o crescimento de bactérias e fungos patogênicos. Além disso, os altos níveis de estrogênio mantêm a espessura vaginal e reforçam as defesas locais. Os fatores que predispõem ao supercrescimento de bactérias e fungos vaginais patogênicos podem incluir pH vaginal alcalino, decorrente de sangue menstrual, sêmen ou diminuição dos lactobacilos; roupas íntimas apertadas e não porosas; higiene inadequada; e duchas frequentes. A vaginite pode ser resultado de corpos estranhos (por exemplo, absorventes internos esquecidos na vagina). A vaginite inflamatória não é infecciosa não é comum.
- Após a menopausa, a diminuição significativa de estrogênios causa atrofia vaginal e aumento da vulnerabilidade à infecção e à inflamação. Alguns tratamentos (por exemplo, ooforectomia, radiação pélvica, certas quimioterapias) também resultam em perda de estrogênio. Higiene inadequada (por exemplo, em pacientes com incontinência ou acamados) pode causar inflamação vulvar crônica decorrente de irritação química de urina ou fezes, ou provocar infecção não específica. Vaginose bacteriana, vaginite por candidíase e por tricomona não são comuns em mulheres na pós-menopausa, mas podem ocorrer nas que apresentam fatores de risco.
- Em mulheres de qualquer idade, as condições que predispõem à infecção vaginal ou vulvar incluem fístulas entre o intestino e o trato genital, o que permite que a flora intestinal contamine o trato genital, e irradiação pélvica e tumores, que rompem o tecido e, então, comprometem as defesas normais do hospedeiro. As vulvites não infecciosas podem ocorrer em qualquer idade graças à hipersensibilidade ou a reações irritativas decorrentes de *sprays* higiênicos, perfumes, absorventes, sabão de lavar roupa, alvejantes, amaciantes de roupas, produtos para tingir tecidos, tecidos sintéticos, produtos usados na água do banho, papel higiênico ou, ocasionalmente, espermicidas, lubrificantes ou cremes vaginais, preservativos de látex, anéis vaginais contraceptivos ou diafragmas.

Sinais e Sintomas

A vaginite causa corrimento vaginal, que deve ser distinguido da secreção vaginal normal. A secreção normal é comum quando os níveis de estrogênio estão elevados – por exemplo, durante as duas primeiras semanas de vida, visto que os estrogênios maternos são transferidos antes do nascimento (às vezes ocorre um pequeno sangramento quando os níveis de estrogênio caem abruptamente), e durante os meses que antecedem a menarca, quando aumenta a produção de estrogênios. O corrimento vaginal normal é, em geral, esbranquiçado ou mucoso, inodoro e não causa irritação; pode resultar em umidade vaginal, que deixa a roupa íntima úmida. O corrimento decorrente de vaginite vem acompanhado de prurido, eritema e, às vezes, de queimação, dor ou sangramento moderado. O prurido pode interferir no sono. Podem ocorrer disúria e dispareunia. Em casos de

Tabela 2.285 – Pontos para tratamento de vaginite

Doença	Especialidade	Nome	Pontos	Pontos	Pontos
Vaginite	GO	Calor, Umidade em Vesícula Biliar	CS-6; CS-8; VB-24; VG-9; VG-14; VG-16	VG-27; IG-1; F-3; F-4; F-13; BP-5	–
Vaginite	GO	Calor, Umidade em Vesícula Biliar	VB-24; F-13; F-14; B-19; B-20; B-21	B-44; E-45;	B-57; R-3; R-5; R-7; R-8
Vaginite	GO	Calor, Umidade em Vesícula Biliar	VB-38; VG-14; IG-7; IG-11; IG-15; BP-6	BP-10; TA-6	B-13; B-18; B-19
Vaginite	GO	Calor, Umidade em Vesícula Biliar	VC-1; VC-2; VC-4; VC-6; VC-7; VB-28	E-28; E-32	–
Vaginite	GO	Calor, Umidade em Vesícula Biliar	VC-1; VC-2; VG-1; VG-2; VG-4; BP-6	BP-9; R-10; R-12; E-29	–
Vaginite	GO	Calor, Umidade em Vesícula Biliar	VC-4; VB-27; F-1; F-2; F-11; B-32	B-34; B-38; B-47; B-48; B-55; VB-29	–
Vaginite	GO	Calor, Umidade	BP-6; B-38; E-36	–	–

B = Bexiga; BP = Baço-Pâncreas; CS = Circulação-Sexo; E = Estômago; F = Fígado; GO = Ginecologia e Obstetrícia; IG = Intestino Grosso; R = Rim; TA = Triplo Aquecedor; VB = Vesícula Biliar; VC = Vaso Concepção; VG = Vaso Governador.

vaginite atrófica, há pouco corrimento, dispareunia e o tecido vaginal apresenta aspecto atrófico e seco. Apesar de os sintomas variarem entre os tipos específicos de vaginite, há muitos sintomas em comum.

As vulvites podem causar eritema, prurido e, às vezes, turgidez e corrimento da vulva.

O corrimento cervical decorrente de cervicite (por exemplo, por doença inflamatória pélvica [DIP]) pode parecer com o da vaginite; dor abdominal, dor à mobilização do colo ou inflamação cervical sugerem DIP. Os corrimentos aquoso, sanguinolento ou ambos podem resultar de câncer vulvar ou vaginal; pode-se diferenciar câncer de vaginite pelo exame físico e pelo exame de Papanicolaou. Se houver corrimento em crianças, deve-se suspeitar de corpo estranho. O prurido vaginal e o corrimento podem resultar de distúrbios dermatológicos (por exemplo, psoríase, tinha versicolor), que, em geral, podem ser diferenciados por meio da história e de achados dermatológicos.

Varicela (Catapora)

A varicela é uma infecção aguda sistêmica, que normalmente ocorre infância, causada pelo vírus varicela-zóster (herpes-vírus humano tipo 3). Inicia-se, em geral, com sintomas constitucionais leves que são rapidamente seguidos por lesões de pele que aparecem em vesículas e são caracterizadas por máculas, pápulas, vesículas e crostas. Pacientes com risco de complicações neurológicas graves ou outras complicações sistêmicas (por exemplo, pneumonia) incluem adultos, recém-nascidos e pacientes imunocomprometidos ou com certas condições médicas. O diagnóstico é clínico. Aqueles com risco de complicações graves recebem profilaxia de pós-exposição com imunoglobulinas e, se a doença se desenvolver, o tratamento é feito com drogas antivirais (por exemplo, valaciclovir, fanciclovir, aciclovir). A vacinação fornece prevenção efetiva.

A varicela é provocada pelo vírus varicela-zóster (herpes-vírus humano tipo 3), sendo esta a manifestação da infecção aguda pelo vírus e o herpes-zóster (cobreiro) a reativação clínica da fase latente. A varicela, que é extremamente contagiosa, é disseminada por gotículas infectadas, sendo transmissível durante o pródromo e as fases iniciais da erupção. É transmissível 48h antes do aparecimento da primeira lesão de pele e até que as lesões finais tenham crostas. A transmissão indireta (por portadores imunes) não ocorre.

Epidemias ocorrem no inverno e no início da primavera em ciclos de três a quatro anos. Alguns lactentes podem ter imunidade parcial, provavelmente adquirida até os seis meses de idade.

348 – TRATAMENTOS DE ACUPUNTURA

Tabela 2.286 – Pontos para tratamento de varicela

Doença	Especialidade	Nome	Pontos	Pontos	Pontos
Varicela	PE	Calor, Umidade	CS-3; CS-7; VC-23; VC-24; VB-14; VB-20	VB-29; VB-30; VB-31; VB-32; VB-34; VB-39	R-7; R-8; R-9
Varicela	PE	Calor, Umidade	CS-5; VC-2; VC-3; VC-4; VC-5; VC-6	VC-7; VB-26; VB-27; VB-28; VB-29; VB-34	–
Varicela	PE	Calor, Umidade	CS-7; VB-38; IG-2; IG-4; IG-5; IG-10	IG-11; ID-3; VB-38	VG-1; VG-15; VG-16
Varicela	PE	Calor, Umidade	F-3; ID-8; BP-4; BP-6; B-38; B-39	E-35; E-36	VG-4; F-5; F-6
Varicela	PE	Calor, Umidade	IG-4; IG-11; BP-6; BP-9; BP-10; E-36	–	–
Varicela	PE	Calor, Umidade	VB-24; F-13; F-14; B-19; B-20; B-21	B-44; E-45	–
Varicela	PE	Calor, Umidade	VB-30; VB-31; VB-32; VB-40; VB-43	–	–
Varicela	PE	Calor, Umidade	VC-2; VC-4; VG-1; BP-6	–	–
Varicela	PE	Calor, Umidade	VG-14; B-15; B-17; B-23	–	–
Varicela	PE	Calor, Vento	CS-4; CS-8; VB-18; VB-19; VB-39; VG-12	VG-14; VG-16; VG-18; VG-23; F-2	–
Varicela	PE	Calor, Vento	CS-6; VC-22; VB-20; VB-21; VC-16; IG-4	TA-5; B-12; B-13	–
Varicela	PE	Calor, Vento	IG-4; VG-14; TA-10; P-11	–	–
Varicela	PE	Calor, Vento	VB-20; VG-12; VG-14; VG-16; VG-23; IG-4	IG-20; TA-5	–
Varicela	PE	Calor, Vento	VB-20; VG-12; VG-14; VG-16; VG-23; IG-4	IG-20; TA-5; B-13; E-36	–
Varicela	PE	Calor, Vento	VB-20; VG-14; IG-4; IG-11; F-11; BP-6	B-18; B-25; B-36	–
Varicela	PE	Calor, Vento	VC-24; VB-2; VB-12; VB-17; VB-19; VB-27	IG-4; IG-8; ID-8; TA-2; TA-20; TA-21	–
Varicela	PE	Calor, Vento	VG-13; VG-14; IG-11	–	–
Varicela	PE	Estagnação de *Qi*/ Frio em Intestino Delgado	IG-14; B-62	B-38; E-2; E-3	—

B = Bexiga; BP = Baço-Pâncreas; CS = Circulação-Sexo; E = Estômago; F = Fígado; ID = Intestino Delgado; IG = Intestino Grosso; P =Pulmão; R = Rim; TA = Triplo Aquecedor; VB = Vesícula Biliar; VC = Vaso Concepção; VG = Vaso Governador.

Varicocele

Varicocele, ou varizes do testículo, consiste na dilatação anormal das veias testiculares, principalmente após esforço físico. Essas veias fazem parte do cordão espermático. Sua dilatação pode dificultar o retorno venoso, provocando disfunção testicular e piora da qualidade do sêmen. Embora seja uma das causas da infertilidade masculina, varicocele não provoca distúrbios da potência sexual. Geralmente congênita, aparece na maior parte das vezes na adolescência e quase nunca na infância.

Sintomas

A varicocele costuma ocorrer mais do lado esquerdo do escroto. Pode ser assintomática. Em alguns casos, causa dor, peso e/ou desconforto e pode comprometer a estética da região.

Varíola

Varíola é uma doença altamente contagiosa causada pelo vírus da varíola, um ortopoxvírus. Provoca morte de até 30% dos infectados. A infecção nativa foi erradicada. A preocupação principal quanto a epidemias é o bioterrorismo. Sintomas constitucionais intensos e *rash* cutâneo com pústulas características se desenvolvem. O tratamento é de suporte. A prevenção envolve a vacinação que, por causa de seus riscos, é realizada de forma seletiva.

Nenhum caso de varíola ocorreu no mundo desde 1977, em razão da vacinação mundial. Em 1980, a Organização Mundial da Saúde (OMS) recomendou a descontinuação da vacinação rotineira contra varíola. A vacinação rotineira nos Estados Unidos terminou em 1972. Como seres humanos são os únicos hospedeiros naturais do vírus de varíola, e este não pode sobreviver > 2 dias no meio ambiente, a OMS declarou erradicada a infecção natural. Recentes preocupações sobre o acesso de terroristas a estoques existentes de vírus da varíola aumentam a possibilidade de uma recorrência.

Como a imunidade diminuiu com o passar do tempo, quase todas as pessoas – mesmo aquelas previamente vacinadas – são agora suscetíveis à varíola.

Etiologia e Fisiopatologia

Há pelo menos duas cepas do vírus da varíola. A cepa mais virulenta provoca varíola maior (varíola clássica); a cepa menos virulenta causa varíola menor (alastrim).

A varíola é transmitida de pessoa para pessoa por contato direto ou inalação de núcleos de gotículas. Vestuários ou roupas de cama contaminada também podem transmitir a infecção. A infecção é muito contagiosa durante os primeiros sete a dez dias após o aparecimento do *rash* cutâneo. Assim que se formam crostas nas lesões de pele, a contagiosidade declina.

A taxa de ataque é tão alta quanto 85% em pessoas não vacinadas, e casos secundários podem atingir cerca de 10 a 20 pessoas para cada caso primário.

O vírus invade a mucosa orofaríngea ou respiratória e se multiplica nos linfonodos regionais. Localiza-se eventualmente em pequenos vasos sanguíneos da derme e na mucosa orofaríngea. Outros órgãos estão envolvidos clinicamente, porém de forma rara, exceto o sistema nervoso central (SNC), em

Tabela 2.287 – Pontos para tratamento de varicocele

Doença	Especialidade	Nome	Pontos	Pontos
Varicocele	UR	Estagnação de *Qi*/Frio no Intestino Delgado	VB-21; VG-4; VG-12; VG-14	–
Varicocele	UR	Estagnação de *Qi*/Frio no Intestino Delgado	VC-3; VC-4; BP-6; BP-9; B-23; B-47	E-36
Varicocele	UR	Frio no Fígado	F-9; BP-1; BP-5; BP-6; BP-8; BP-10	BP-12; B-23; B-30; B-31; B-32; B-33
Varicocele	UR	Frio no Fígado	VB-21; VG-4; VG-12; VG-14	–
Varicocele	UR	Frio no Fígado	VC-3; VC-4; BP-6; BP-9; B-23; B-47	B-38; B-61; B-62
Varicocele	UR	Calor, Umidade	BP-6; B-38; E-36	–

B = Bexiga; BP = Baço-Pâncreas; E = Estômago; F = Fígado; UR = Urologia; VB = Vesícula Biliar; VC = Vaso Concepção; VG = Vaso Governador.

Tabela 2.288 – Pontos para tratamento de varíola

Doença	Especialidade	Nome	Pontos	Pontos	Pontos
Varíola	PE	Calor, Umidade	CS-3; CS-7; VC-23; VC-24; VB-14; VB-20	VB-29; VB-30; VB-31; VB-32; VB-34; VB-39	–
Varíola	PE	Calor, Umidade	CS-5; VC-2; VC-3; VC-4; VC-5; VC-6	VC-7; VB-26; VB-27; VB-28; VB-29; VB-34	–
Varíola	PE	Calor, Umidade	CS-7; VB-38; IG-2; IG-4; IG-5; IG-10	IG-11; ID-3; VB-38	VG-1; VG-15; VG-16
Varíola	PE	Calor, Umidade	F-3; ID-8; BP-4; BP-6; B-38; B-39	E-35; E-36	VG-4; F-5; F-6
Varíola	PE	Calor, Umidade	IG-4; IG-11; BP-6; BP-9; BP-10; E-36	–	–
Varíola	PE	Calor, Umidade	VB-24; F-13; F-14; B-19; B-20; B-21	B-44; E-45	–
Varíola	PE	Calor, Umidade	VB-30; VB-31; VB-32; VB-40; VB-43	–	–
Varíola	PE	Calor, Umidade	VC-2; VC-4; VG-1; BP-6	–	–
Varíola	PE	Calor, Umidade	VG-14; B-15; B-17; B-23	–	–

B = Bexiga; BP = Baço-Pâncreas; CS = Circulação-Sexo; E = Estômago; F = Fígado; ID = Intestino Delgado; IG = Intestino Grosso; PE = Pediatria; VB = Vesícula Biliar; VC = Vaso Concepção; VG = Vaso Governador.

casos de encefalites. Lesões de pele podem levar ao desenvolvimento de infecção bacteriana secundária.

Sinais e Sintomas

Varíola maior apresenta um período de 10 a 12 dias de incubação (varia de 7 a 17 dias), seguido por 2 a 3 dias de pródromo, com febre, cefaleia, dor lombar e intenso mal-estar. Algumas vezes, dor abdominal acentuada e vômitos ocorrem. Seguindo o pródromo, um *rash* cutâneo maculopapular se desenvolve na mucosa orofaríngea, na face e nos braços, disseminando-se logo depois para tronco e pernas. As lesões orofaríngeas ulceram-se rapidamente. Após 1 ou 2 dias, as lesões cutâneas tornam-se vesiculares e, em seguida, pustulares. Pústulas são mais densas na face e nas extremidades do que no tronco, e podem aparecer nas palmas. São redondas, tensas e parecem estar aderidas profundamente. As lesões de pele da varíola, ao contrário daquelas da varicela, ficam todas na mesma fase de desenvolvimento em uma determinada parte do corpo. Após 8 ou 9 dias, as pústulas transformam-se em crostas. Cicatriz residual acentuada é típica. A mortalidade é de aproximadamente 30%, em decorrência de resposta inflamatória maci-

ça causando choque e falência de múltiplos órgãos, geralmente ocorrendo na segunda semana da doença.

A varíola menor resulta em sintomas semelhantes, porém menos graves, com *rash* cutâneo menos extenso. A mortalidade é de < 1%.

Aproximadamente 10% das pessoas com varíola desenvolvem uma variante hemorrágica ou maligna. A forma hemorrágica é rara e tem um pródromo mais curto, mais intenso, seguido de eritema generalizado e hemorragia cutânea e mucosa. É uniformemente fatal dentro de cinco ou seis dias. A forma maligna tem um pródromo semelhante e grave, seguido por desenvolvimento de lesões de pele confluentes, planas, sem pústulas. Nos raros sobreviventes, a epiderme com frequência descama.

Varizes

Varizes são veias dilatadas e tortuosas que se desenvolvem sob a superfície cutânea. Dependendo da fase em que se encontram, podem ser de pequeno, médio ou grande calibre.

A palavra variz se origina do latim: *varix*, que significa serpente. As veias mais acometidas pela doença varicosa são as dos membros inferiores: em pés, pernas e coxas. Algumas pessoas apresentam minúsculas ramificações de coloração avermelhada. Estes casos costumam ser assintomáticos e provocam apenas desconforto estético em seus portadores. Esses pequenos vasos são de localização intradérmica.

As varizes se constituem num dos problemas mais antigos do ser humano. O sangue é bombeado pelo coração para dentro das artérias que, por sua vez, levam este sangue para todas as partes de nosso corpo. Todas as células de nosso organismo são nutridas por este sangue.

Já as veias têm como função drenar o sangue de volta para o coração. Este caminho que o sangue percorre desde a sua saída do coração pelas artérias até o seu retorno pelas veias para o coração recebe o nome de circulação.

Andar sobre as duas pernas criou um sério problema para a circulação: o coração fica bem distante dos pés e das pernas. O sangue desce muito facilmente do coração até as pernas e os pés, através das artérias. Mas, ele faz um esforço muito grande para voltar dos pés e das pernas até o coração. Este esforço é desenvolvido contra a força da gravidade. Esta tarefa de retorno venoso é executada pela veias. Por isso, a natureza lança mão de alguns mecanismos para facilitar o retorno do sangue das pernas até o coração:

- Válvulas venosas: a natureza muniu as veias dos membros inferiores com estruturas muito delicadas, porém resistentes, chamadas de válvulas venosas. Estas válvulas servem para direcionar o sangue para cima. E este trabalho tem que ser feito permanentemente, por anos e anos. Em pessoas normais, a válvula se abre para o sangue passar e se fecha para não permitir que o sangue retorne. Esta atividade se torna mais fácil quando estamos deitados ou com as pernas elevadas. Em algumas pessoas, com o passar do tempo, vários fatores podem determinar ou provocar um mau funcionamento destas válvulas. Com a idade ou devido a fatores hereditários, as veias podem perder sua elasticidade. Essas veias começam a apresentar dilatação e as válvulas não

se fecham mais de forma eficiente. A partir daí, o sangue passa a refluir e ficar parado dentro das veias. Isto provoca mais dilatação e mais refluxo. Esta dilatação anormal das veias leva à formação das varizes. Algumas pessoas têm veias mais fracas e menos resistentes a este trabalho contínuo de promover o retorno venoso. Esta característica tem um importante componente hereditário. Por esta razão, existem muitas pessoas com varizes dentro de uma mesma família.

- Bomba plantar: cada vez que pisamos, o sangue acumulado nos pés é bombeado para cima. Por isso é tão importante caminhar.

- Bomba muscular da panturrilha: a contração dos músculos da batata da perna também serve de bomba para o retorno venoso. Mais uma vez, confirma-se a importância de andar.

É preciso que estes mecanismos que ajudam no retorno venoso funcionem perfeitamente; o mau funcionamento das válvulas venosas está entre as principais causas para a formação das varizes.

Varizes de Membros Inferiores

A veia safena interna é a veia superficial mais longa do nosso corpo, indo desde a parte interna do tornozelo até a virilha. Pelas suas características, a veia safena é muito utilizada para substituir artérias entupidas em várias regiões do nosso corpo, principalmente as artérias coronárias (no coração) e as artérias da própria perna. É por este motivo que algumas pessoas pensam que a safena é uma veia do coração!

Por esta razão, a safena se tornou uma veia muito importante e só deverá ser retirada se estiver muito doente e não servir para a confecção de pontes, também chamadas de *bypass*. Muitas cirurgias de varizes podem ser realizadas sem retirar as safenas, desde que não estejam muito comprometidas com a doença varicosa.

Tabela 2.289 – Pontos para tratamento de varizes

Doença	Especialidade	Nome	Pontos
Varizes	CV	Síndrome de Alto/Baixo	IG-4; IG-11; E-36; F-3
Varizes	CV	Congestão do Sangue	BP-15; B-20

B = Bexiga; BP = Baço-Pâncreas; CV = Cardiovascular; E = Estômago; F = Fígado; IG = Intestino Grosso.

352 – TRATAMENTOS DE ACUPUNTURA

Tabela 2.290 – Pontos para tratamento de varizes de membros inferiores

Doença	Especialidade	Nome	Pontos	Pontos	Pontos
Varizes de membros inferiores	CV	Congestão no Sangue	CS-3; VC-4; VG-4; VG-14; VG-15; VG-22	VG-23; IG-4; BP-1; BP-6; BP-15; B-10	–
Varizes de membros inferiores	CV	Congestão no Sangue	VB-21; VG-4; VG-12; VG-14	–	–
Varizes de membros inferiores	CV	Congestão no Sangue	VB-21; VG-4; VG-12; VG-14; VB-38; F-3	E-36; BP-6	B-11; B-13; B-17
Varizes de membros inferiores	CV	Congestão no Sangue	VC-6; VG-1; VG-4; VG-20; BP-6; B-31	B-32; B-33; B-34; B-57; P-6; E-25	–
Varizes de membros inferiores	CV	Congestão no Sangue	VG-14; B-11; B-17; B-18; B-20; B-22	E-36	–

B = Bexiga; BP = Baço-Pâncreas; CS = Circulação-Sexo; CV = Cardiovascular; E = Estômago; F = Fígado; IG = Intestino Grosso; P = Pulmão; VB = Vesícula Biliar; VC = Vaso Concepção; VG = Vaso Governador.

Há uma outra veia safena de tamanho menor, chamada de safena externa, e que se localiza na parte de trás da perna, mais precisamente sobre a panturrilha.

Quais os Sinais e Sintomas

Na grande maioria das vezes, a queixa principal é a estética: na posição de pé, as veias ficam dilatadas, tortuosas e muito visíveis. Além disso, outros sinais e sintomas podem estar presentes. Alguns desses sinais e sintomas são:

- Presença de veias azuladas e muito visíveis abaixo da pele.
- Agrupamentos de finos vasos avermelhados que alguns pacientes referem como "pequenos rios e seus afluentes".
- Queimação nas pernas e nas plantas dos pés.
- Inchaço, especialmente nos tornozelos ao final do dia.
- Prurido ou coceira.
- Cansaço ou sensação de fadiga nas pernas.
- Sensação de peso nas pernas.
- "Pernas inquietas".
- Câimbras.

Vertigem

É uma falsa sensação de movimento associada à dificuldade de manutenção do equilíbrio ou da marcha. Tipicamente, a sensação de movimento é rotatória, mas alguns pacientes simplesmente sentem como se estivem sendo puxados para um dos lados. O paciente pode sentir como se ele próprio ou o ambiente estivesse se movimentando. Os sintomas podem ser agudos e intensos, causando náusea e vômitos, podendo ocorrer em crises episódicas.

Fisiopatologia e Etiologia

A percepção de estabilidade, movimento e orientação da gravidade é originada no sistema vestibular, que consiste em três canais semicirculares, sáculo e utrículo. O movimento rotatório leva a um fluxo de endolinfa no canal semicircular do mesmo plano do movimento. Dependendo da direção do fluxo, o movimento da endolinfa estimula ou inibe os neurônios das células ciliadas do canal em questão. Células ciliadas similares no sáculo e no utrículo são embebidas numa matriz de cristais de carbonato de cálcio (otólitos). A deflexão dos otólitos pela gravidade estimula ou inibe a saída neuronal das células ciliadas correlatas. Os impulsos nervosos do sistema vestibular são transmitidos por meio do VIII par craniano aos núcleos vestibulares no tronco cerebral e no cerebelo. A partir daí, são realizadas conexões com o sistema oculomotor, medula espinal e córtex cerebral, os quais integram a informação para produzir a percepção de movimento.

A vertigem resulta de lesões ou alterações em qualquer porção desse trajeto. A vertigem secundária a alterações no ouvido interno ou VIII par craniano é considerada periférica, ao passo que a vertigem secundária a alterações nos núcleos vestibulares e seus trajetos no tronco cerebral e cerebelo é considerada central. Ocasionalmente, a vertigem pode ser psicogênica. Pacientes idosos podem apresentar vertigem de origem multifatorial secundária aos efeitos adversos de medicamentos ou à diminuição das habilidades visual, vestibular e proprioceptiva própria do envelhecimento.

Tabela 2.291 – Pontos para tratamento de vertigem

Doença	Especialidade	Nome	Pontos	Pontos
Vertigem	ORL	Deficiência de *Qi* da Vesícula Biliar	VB-20; F-2; F-3; CS-6; E-8; E-40	VC-12; R-3
Vertigem	ORL	Deficiência de *Qi* da Vesícula Biliar	VB-20; F-2; F-3; CS-6; E-8; E-40	VC-12; R-3
Vertigem	CG	Deficiência de Sangue	B-17; B-43; B-20; B-21; BP-10; E-36	–
Vertigem	CG	Elevação de *Yang* do Fígado	B-18; B-23; R-3; BP-6; BP-10; VB-20	VB-34; VB-38; F-2; F-3; VG-20
Vertigem	NE	Coração/Rim não permutam	VG-20; C-7; CS-8; CS-5; B-15; B-23	R-3; VC-14
Vertigem	ORL	Deficiência de *Jing* do Rim	BP-6; BP-10; VC-4; E-36	–

B = Bexiga; BP = Baço-Pâncreas; C = Coração; CG = Clínica Geral; CS = Circulação-Sexo; E = Estômago; F = Fígado; NE = Neurologia; ORL = Otorrinolaringologia; R = Rim; VB = Vesícula Biliar; VC = Vaso Concepção; VG = Vaso Governador.

Zumbidos

Zumbido significa som de campainhas nos ouvidos, apesar de vários outros sons anormais serem incluídos neste termo. Por exemplo, zumbido pode ser utilizado para descrever o som do interior de uma concha, de ar escapando, de água correndo ou mesmo um chiado ou zunido. Ocasionalmente, é descrito como rugido ou som musical. Esse sintoma comum pode ser unilateral ou bilateral; constante ou intermitente. Apesar do cérebro se ajustar ou suprimir o zumbido constante, este pode causar tanto desconforto que alguns pacientes encaram o suicídio como única fonte de alívio.

O zumbido pode ser classificado de várias maneiras. O zumbido subjetivo é escutado apenas pelo paciente; o zumbido objetivo também é escutado pelo observador ao colocar o estetoscópio próximo ao ouvido afetado. O zumbido auricular refere-se ao ruído que é escutado no ouvido; zumbido cerebral, ao que é escutado na cabeça.

Em geral, o zumbido está associado à lesão neural na via auditiva, levando à atividade espontânea dos neurônios sensoriais auditivos. Resultante de doenças do ouvido, o zumbido pode se originar de doenças cardiovasculares ou sistêmicas, ou de efeitos de medicamentos. Causas não patológicas incluem ansiedade aguda e presbiacusia.

História e Exame Físico

Solicitar ao paciente para descrever o som que ele escuta, incluindo início, padrão, tom, localização e intensidade. Perguntar se o som é acompanhado de outros sintomas, como vertigem, cefaleia ou perda de audição. A seguir, obter a história de saúde, incluindo história completa de drogas.

Utilizando um otoscópio, inspecionar ouvido e examinar membrana timpânica. Para avaliar a perda auditiva, realizar o exame com diapasão de Weber e Rinne.

Também, deve-se auscultar sopros no pescoço. Depois, deve-se comprimir a artéria carótida ou jugular para ver se o zumbido sofre alteração. Finalmente, examinar a nasofaringe para verificar massas que possam causar disfunção da tuba auditiva e zumbidos.

Causas Médicas
Aterosclerose da Artéria Carótida

Na aterosclerose da artéria carótida, o paciente apresenta zumbidos constantes, que podem ser interrompidos aplicando-se pressão sobre a artéria carótida. Ausculta na porção superior do pescoço, na aurícula ou próxima ao ouvido no lado afetado pode detectar um sopro. Palpação pode revelar pulso carotídeo fraco.

Deslocamento de Ossículos

O trauma acústico (por exemplo, uma pancada no ouvido) pode deslocar os ossículos, induzindo zumbidos e perda de audição sensório-neural. Também pode ocorrer sangramento do ouvido médio.

Doença de Ménière

Mais comum em adultos, especialmente em homens com idade entre 30 e 60 anos, a doença de Ménière é uma doença labiríntica, caracterizada por crises de zumbidos, vertigem, sensação de pressão ou bloqueio no ouvido, e perda de audição sensório-neural flutuante. Essas crises duram de 10min a várias horas, ocorrem durante alguns dias ou semanas e são seguidas de remissão. Durante as crises, podem ocorrer náuseas intensas, vômitos, sudorese e nistagmo.

Espondilose Cervical

Na espondilose cervical degenerativa, o crescimento dos osteófitos pode comprimir as artérias vertebrais, resultando em zumbido. Tipicamente, pescoço rígido e dor agravada pela movimentação acompanham os zumbidos. Outras características incluem vertigem breve, nistagmo, perda de audição, parestesia, fraqueza e dor que se irradia para os braços.

Glomo Jugular (Tumor Timpânico)

Em geral, o som pulsátil é o primeiro sintoma deste tumor. Outras características iniciais incluem massa vermelha azulada, atrás da membrana timpânica e perda auditiva progressiva. Mais tarde, a surdez total unilateral é acompanhada de dor de ouvido e tontura. Otorragia também pode ocorrer, caso o tumor rompa a membrana timpânica.

Hipertensão

Zumbido agudo bilateral pode ocorrer na hipertensão grave. Pressão diastólica acima de 120mmHg também pode induzir cefaleia latejante grave, inquietação, náuseas, vômitos, turvação da visão, convulsões e diminuição do nível de consciência.

Labirintite (Supurativa)

Na labirintite, o zumbido pode acompanhar crises súbitas e intensas de vertigem, perda auditiva sensório-neural unilateral ou bilateral, nistagmo, tontura, náuseas e vômitos.

Neuroma Acústico

Um sintoma inicial do neuroma acústico – um tumor do VIII nervo craniano –, o zumbido unilateral precede perda de audição sensitiva unilateral e vertigem. Paralisia facial, cefaleia, náuseas, vômitos e papiledema também podem ocorrer.

Otite Externa (Aguda)

Apesar de não ser a queixa principal na otite externa, o zumbido pode resultar de *debris* no conduto auditivo externo, encontrando a membrana timpânica. Os achados mais típicos incluem prurido, secreção purulenta com odor fétido e dor intensa no ouvido, agravada por manipulação do trago ou da aurícula, apertar os dentes, abrir a boca e mastigar. O conduto auditivo externo tem aspecto vermelho e edemaciado, podendo ser ocluido por *debris*, causando perda parcial da audição.

Otite Média

A otite média provoca zumbidos e perda auditiva condutiva. Entretanto, as características mais típicas incluem dor de ouvido, membrana timpânica vermelha e abaulada, febre alta, calafrios e tontura.

Otosclerose

Na otosclerose, o paciente pode descrever ruído de campainha, zumbido ou assobio, ou uma combinação desses sons. Também pode referir perda progressiva de audição, que pode levar à surdez bilateral e a vertigens.

Perfuração da Membrana Timpânica

Na perfuração da membrana timpânica, zumbido e perda de audição seguem juntos. O zumbido é habitualmente a queixa principal em pequenas perfurações; e a perda de audição é, com frequência, a principal queixa nas perfurações maiores. Esses sintomas tipicamente desenvolvem-se de forma súbita, podendo ser acompanhados por dor, vertigem e sensação de pressão no ouvido.

Permeabilidade da Tuba Auditiva

Normalmente, as tubas auditivas (tubas de Eustáquio) permanecem fechadas, exceto ao deglutir. Entretanto, a permeabilidade persistente desse conduto pode provocar zumbidos, ruídos respiratórios audíveis, sons e vozes distorcidas, além de sensação de pressão no ouvido. O exame com ostocópio pneumático revela movimento da membrana timpânica com a respiração. Algumas vezes, os ruídos respiratórios podem ser audíveis com o estetoscópio posicionado sobre a aurícula.

Presbiacusia

A presbicusia é um defeito otológico do envelhecimento, o qual induz zumbidos e perda de audição sensório-neural progressiva, simétrica e bilateral, em geral para sons de alta frequência.

Tabela 2.292 – Pontos para tratamento de zumbidos

Doença	Especialidade	Nome	Pontos	Pontos	Pontos
Zumbidos	ORL	Deficiência de *Jing* do Rim	CS-4; VB-12; VB-13; VB-44; VG-22; ID-5	ID-7; BP-5; BP-8; TA-5	–
Zumbidos	ORL	Deficiência de *Jing* do Rim	CS-5; TA-10; B-8; E-23	–	–
Zumbidos	ORL	Deficiência de *Jing* do Rim	VC-2; VC-3; VC-4; VG-3; VG-4; F-4	F-5; F-10; BP-6; BP-9; B-28; B-32	–
Zumbidos	ORL	Deficiência de *Jing* do Rim	VC-4; B-22; B-23; B-24	–	–
Zumbidos	ORL	Deficiência de *Jing* do Rim	VC-24; VB-23; VB-7; VG-4; VG-26; IG-3	–	B-48; E-38
Zumbidos	ORL	Deficiência de *Jing* do Rim	VC-24; VB-23; VB-7; VG-4; VG-26; IG-3	IG-19; ID-18; TA-6; TA-22; B-38; R-2	–
Zumbidos	ORL	Deficiência de *Jing* do Rim	VG-4; B-64	–	–
Zumbidos	ORL	Elevação do *Yang* do Fígado	B-18; B-23; R-3; BP-6; BP-10; VB-20	VB-34; VB-38; F-2; F-3; VG-20	E-3; E-4; E-5
Zumbidos	ORL	Elevação do *Qi* da Vesícula Biliar	VC-24; VB-23; VB-7; VG-4; VG-26; IG-3	–	–
Zumbidos	ORL	Coração/Rim não permutam	VG-20; C-7; CS-8; CS-5; B-15; B-23	R-3; VC-14	–

B = Bexiga; BP = Baço-Pâncreas; C = Coração; CS = Circulação-Sexo; E = Estômago; F = Fígado; ID = Intestino Delgado; IG = Intestino Grosso; ORL = Otorrinolaringologia; R = Rim; TA = Triplo Aquecedor; VB = Vesícula Biliar; VC = Vaso Concepção; VG = Vaso Governador.

Outras Causas

Barulho

A exposição crônica a barulho, especialmente a sons agudos, pode danificar as células de pelos dos ouvidos, causando ruído e perda de audição bilateral. Esses sintomas podem ser temporários ou permanentes.

Drogas e Álcool

A superdosagem de salicilatos causa zumbidos reversíveis. Quinino, álcool e indometacina também podem causar zumbidos reversíveis. As drogas comuns que provocam zumbidos irreversíveis incluem antibióticos aminoglicosídeos (em particular, canamicina, estreptomicina e gentamicina) e vancomicina.

Considerações Especiais

O zumbido é difícil de ser tratado com sucesso. Após excluir quaisquer causas reversíveis, é importante educar o paciente sobre estratégias para se habituar com o sintoma, incluindo *biofeedback* e aparelhos de disfarce.

Além disso, um aparelho auditivo pode ser prescrito para amplificar os sons ambientais e, dessa forma, obscurecer o zumbido. Para alguns pacientes, um aparelho que combina as características de disfarce e auxílio auditivo pode ser utilizado para bloquear o sintoma.

Indicadores Pediátricos

Se a mulher grávida utilizar drogas ototóxicas durante o terceiro trimestre da gravidez, poderá induzir lesão do labirinto do feto, levando a zumbido. Várias das doenças descritas anteriormente também podem provocar zumbidos em crianças.

Causas Comuns de Zumbidos

Em geral, os zumbidos resultam de doenças que afetam o ouvido externo, médio ou interno. A seguir, estão algumas das causas mais comuns e suas localizações.

Ouvido Externo

- Obstrução do canal auditivo por cerúmen ou corpo estranho.
- Otite externa.
- Perfuração da membrana timpânica.

Ouvido Médio

- Deslocamento de ossículos.
- Otite média.
- Otosclerose.

Ouvido Interno

- Aterosclerose da artéria carótida.
- Doença de Ménière.
- Labirintite.
- Neuroma acústico.

REFERÊNCIAS

1. MERCK. *Manual Merck. Diagnóstico e tratamento*. 18. ed. São Paulo: Roca, 2008. p. 675.
2. CENTER FOR DISEASE CONTROL AND PREVENTION. *Asthma Statistics and Report*. Disponível em: http://www.cdc.gov/nchs/products/pubs/pubd/hestats/ashtma03-05/ashtma03-05.htm. Acesso em 16/11/08.
3. MERCK. *Manual Merck. Diagnóstico e tratamento*. 18. ed. São Paulo. Roca, 2008. p. 2.167.
4. WENTZ, A. Tratamiento de la menopausia. In: JONES, H.; WENTZ, A.; BURNETT, L. *Tratado de Ginecología de Novak*. 11. ed. S/l: Nueva Editorial Interamericana, 1991. Col. Atlampa. p. 349-386.
5. MERCK. *Manual Merck. Diagnóstico e tratamento*. 18. ed. São Paulo: Roca, 2008. p. 260.
6. MERCK. *Manual Merck. Diagnóstico e tratamento*. 18. ed. São Paulo: Roca, 2008. p. 261.
7. MERCK. *Manual Merck. Diagnóstico e tratamento*. 18. ed. São Paulo: Roca, 2008. p. 258.
8. LENNOX-BUCHTAHL, M. Febrile convulsions. In: VINKEN, P. J.; BRUYN, G. W. (eds.). *Handbook of Clinical Neurology*. Amsterdam: North Holland, 1974.
9. SCHWENGBER, D. D. S.; PICCININI, C. A. O impacto da depressão pós-parto para a interação mãe-bebê. *Estud. Psicol*. n. 3, 2003. Disponível em: http://www.scielo.br/scielo.php?script=sci_arttex&pid=51413-294X2003000300007&Ing=en&nm=iso>.
10. NETTINA, S. M. *Brunner: prática de enfermagem*. 7. ed. Rio de Janeiro: Guanabara Koogan, 2003. v. II.
11. SMELTZER, S. C.; BARE, B. G. *Brunner & Suddarth: tratado de enfermagem médico-cirúrgica*. 9. ed. Rio de Janeiro: Guanabara Koogan, 2002. v. III.
12. MERCK. *Manual Merck. Diagnóstico e tratamento*. 18. ed. São Paulo: Roca, 2008. p. 1398.
13. MERCK. *Manual Merck. Diagnóstico e tratamento*. 18. ed. São Paulo: Roca, 2008. p. 1399.
14. ESTEVES, J. et al. *Dermatologia*. 2. ed. Lisboa: Fundação Calouste Gulbenkian, 1992.
15. CENTERS OF DISEASE CONTROL AND PREVENTION. *Epidemic/epizootic West Nile Virus in the United States: revised guidelines for surveillance, prevention and control*. Atlanta: CDC, 2001.
16. HEADACHE CLASSIFICATION COMITTEE OF THE INTERNATIONAL HEADACHE SOCIETY. Classification and diagnostic criteria for headache disorders, neuralgias, and facial pain. *Cephalalgia*, v. 8., Suppl. 7, p. 9-96, 1988.
17. TOMMASI, A. *Diagnóstico Patologia Bucal*. São Paulo; Pancast, 1991.
18. BUISCHI, Y. P. *Promoção de Saúde Bucal na Clínica Odontológica*. São Paulo: Artes Médicas, 2000.
19. FELDMAN, H. A.; GOLDSTEIN, I.; HATZICHRISTOU, D. G., et al. Impotence and its medical and psychosocial correlates: results of the Massachussets Male Aging Study. *J. Urol.*, n. 151, p. 54-61, 1994.
20. WROCLAWSKI, E. R.; BENDHACK, D. A.; DAMÃO, R.; ORTIZ, V. *Guia Prático de Urologia*. São Paulo: Segmento, 2003. p. 223-242.
21. MERCK. Influenza: viral infections. In: *Manual Merck Home Edition*. Disponível em: http://www.merck.com. Acesso em: 15/04/09.
22. BRAUNWALD, E.; BRISTOW, M. R. Congestive heart failure: fifty years of progress. *American Heart Association*, v. 102, p. IV-14, 2000.
23. FREUD, S. *Totem e Tabu e Outros Trabalhos*. Rio de Janeiro: Imago, 1996.
24. SIMONS, M. P.; AUFENACKER, T.; BAY-NIELSEN, M. et al. European Hernia Society guidelines on the treatment of inguinal hernia in adult patients. *Hernia*, v. 13, p. 343-403, 2009.
25. CLÍNICAS QUIRÚRGICAS DE NORTEAMÉRICA. *Transtornos pancreáticos benignos*. In: http://www.clinicasdenorteamerica.com/clinicas/ctl_sevlet?–f=3&pedent=13131304.
26. SILVER, D. E.; RUGGIERI, S. Iniciating therapy of Parkinson's disease. *Neurology*, v. 50, n. 5, p. 18-22, 1998.
27. NATIONAL HEART, LUNG AND BLOOD INSTITUTE. *What causes pneumonia?* Disponível em: http://www.nhlbi.nih.gov/index.htm. Acesso em: 17/06/10.
28. SATO, H. K. Rubéola. In: FARHAT, C. K. et al. *Imunizações. Fundamentos e prática*. São Paulo: Atheneu, 2008. p. 322-333.
29. MERCK. *Manual Merck. Diagnóstico e tratamento*. 18. ed. São Paulo: Roca, 2008. p. 1803.
30. Disponível em: http//www.naid.nih.gov/dmid/enteric. Acesso em: 16/10/2010.
31. MERCK. Complicações da gravidez. In: *Manual Merck de Informação Médica para o Lar.* Disponível em: http://www.msd.es/publica%C3%A7%C3%B5es/. Acesso em: 16/06/10.
32. PIERCE, J. A. Tosse. In: BLACKLOW, R. S.; MACBRYDE, C. M. *Sinais e Sintomas*. 6. ed. Rio de Janeiro: Guanabara Koogan, 1986. p. 299-312.
33. CARLOTTI JR., C. G.; COLLI, B. O.; ELIAS JR., J. Fisiopatologia, diagnóstico e tratamento de cisticercose do sistsema nervoso central. *Temas Atuais de Neurologia*, v. 1, p. 4-28, 2003.
34. ANDRÉ, C. *O Guia Prático de Neurologia*. Rio de Janeiro: Guanabara Koogan, 1999.
35. CORBETT, E. L.; WATT, C. J.; WALKER, N.; MAHLER, D.; WILLIAMS, B. G. The growing burden of tuberculosis global trends and interactions with the HIV epidemic. *Archives of Internal Medicine*, v. 163, p. 1009-1021, 2003.
36. GOLEMAN, D. Mente e Medicina. In: *Inteligência Emocional*. Rio de Janeiro: Objetiva, 1996. p. 179-200.

2.2 – Índice de Sintomas

Afasia

Afasia é uma disfunção de linguagem que pode envolver deficiência na compreensão ou expressão de palavras ou equivalentes não verbais de palavras. Resulta de disfunção dos centros de linguagem no córtex cerebral e núcleos da base ou das vias de substância branca que os conectam. O diagnóstico é clínico, incluindo geralmente testes neuropsicológicos, com imagem do encéfalo (TC, RNM) para identificar sua causa. O prognóstico depende da natureza e da extensão da lesão, bem como da idade do paciente. Não há tratamento específico, mas a fonoaudiologia pode promover a recuperação.

A função da linguagem reside predominantemente na porção posterossuperior do lobo temporal, porção inferior adjacente do lobo parietal, porção inferolateral do lobo frontal e conexão subcortical entre essas regiões – em geral no hemisfério esquerdo, mesmo em canhotos. A lesão em qualquer parte dessa área aproximadamente triangular (por exemplo, por infarto, tumor, trauma, ou degeneração) interfere em alguns aspectos da linguagem. A prosódia (qualidade de ritmo e ênfase que acrescenta significado à fala) costuma ser influenciada por ambos os hemisférios, mas, às vezes, é afetada por disfunção do hemisfério não dominante.

A afasia é diferente dos distúrbios de desenvolvimento da linguagem e da disfunção das vias motoras e músculos que produzem a fala (disartria). É dividida geralmente em afasia de recepção e afasia de expressão.

A afasia de recepção (sensitiva ou de Wernicke) é a incapacidade de compreender palavras ou de reconhecer símbolos auditivos, visuais ou táteis. É causada por um distúrbio na parte posterior do giro temporal superior do hemisfério dominante para linguagem. Com frequência, a alexia (perda da capacidade de ler palavras) também está presente. Na afasia de expressão (motora ou de Broca), a compreensão e a capacidade de formar um conceito são relativamente preservadas, mas a capacidade de criar palavras é prejudicada. Esse tipo de afasia resulta de um distúrbio na parte posterior do lobo frontal. Frequentemente causa agrafia (perda da capacidade de escrever) e prejudica a leitura oral.

Sinais e Sintomas

Pacientes com afasia de Wernicke pronunciam fluentemente as palavras, incluindo fonemas sem sentido, mas não sabem seu significado ou suas relações. O resultado é uma confusão de palavras ou "salada de palavras". Em geral, os pacientes com afasia de Wernicke não percebem que sua fala é incompreensível para os outros. Uma redução no campo visual direito acompanha comumente a afasia de Wernicke, pois a via visual está próxima da área afetada.

Pacientes com afasia de Broca podem compreender e conceituar relativamente bem, mas sua capacidade de formar palavras está prejudicada. Em geral, a deficiência afeta a produção da fala e a escrita (agrafia, disgrafia), frustrando bastante as tentativas de comunicação por parte do paciente. A afasia de Broca pode incluir anomia (incapacidade de nomear objetos) e prejudicar a prosódia.

Agitação

Refere-se a um estado de hiperresponsividade, aumento da tensão e irritabilidade, que pode levar à confusão, hiperatividade e franca hostilidade. A agitação pode ter causas tóxicas (venenos), metabólicas ou infecciosas; lesão cerebral; ou doenças psiquiátricas. Ela também pode ser resultante de dor, febre, ansiedade, uso de drogas e abstinência; reações de hipersensibilidade, bem como várias doenças. Ela pode surgir gradualmente ou subitamente, e durar de minutos a meses. Independentemente de ser leve ou intensa, a agitação piora com aumento da febre, dor, estresse ou estímulos externos.

Tabela 2.293 – Pontos para tratamento de afasia

Sintoma	Nome	Pontos	Pontos
Afasia	Vento e muco	VG-26; VG-22; ID-9; F-14; VB-41; E-40	F-3; VB-21; VC-11; VG-15

E = Estômago; F = Fígado; ID = Intestino Delgado; VB = Vesícula Biliar; VC = Vaso Concepção; VG = Vaso Governador.

Agitação isoladamente apenas sinaliza uma mudança na condição do paciente. Entretanto, é um indicador útil da doença em desenvolvimento. A obtenção de uma boa história é crítica para determinar a causa subjacente da agitação.

História e Exame Físico

Determinar a gravidade da agitação do paciente, examinando o número e a qualidade de comportamentos induzidos pela agitação, como labilidade emocional, confusão, perda de memória, hiperatividade e hostilidade. Obter a história com o paciente ou com um membro da família, incluindo dieta, alergias conhecidas e utilização de fitoterápicos.

Perguntar se o paciente estava recebendo tratamento para alguma doença. Ele apresentou, recentemente, infecção, trauma, estresse e alterações no padrão de sono? Perguntar ao paciente sobre medicamentos prescritos e de balcão utilizados, incluindo suplementos e fitoterápicos. Verificar sinais de abuso de drogas, como picadas de agulha e pupilas dilatadas. Perguntar sobre a ingestão de álcool. Obter os sinais vitais do paciente e o estado neurológico para comparação futura.

Causas Médicas

Ansiedade

Produz graus variáveis de agitação. O paciente pode não perceber sua ansiedade ou pode se queixar dela sem saber a causa. Outros achados incluem náuseas, vômitos, diarreia, pele fria e úmida, cefaleia frontal, lombalgia, insônia e tremores.

Aumento da Pressão Intracraniana

A agitação habitualmente precede outros sinais e sintomas iniciais, como cefaleia, náuseas e vômitos. Aumento da PIC produz alterações respiratórias, como respiração de Cheyne-Stokes, em salvas, atáxica ou apneica; pupilas hiporreativas, não reativas ou assimétricas; aumento da pressão de pulso; taquicardia; diminuição do NC; convulsões e alterações motoras, como posição descerebrada ou decorticada.

Deficiência de Vitamina B_6

A agitação pode ser de leve a intensa. Outros efeitos incluem convulsões, parestesias periféricas e dermatites. Pode ocorrer crise oculogírica.

Demência

Agitação de leve a intensa pode ser resultante de várias síndromes comuns, como a doença de Alzheimer e Huntington. O paciente pode apresentar déficit de memória e de atenção; redução da capacidade de resolver problemas e redução do nível de alerta. Hipoatividade, comportamento divagante, alucinações, afasia e insônia também podem ocorrer.

Encefalopatia Hepática

A agitação ocorre apenas na encefalopatia fulminante. Outros achados incluem tontura, estupor, hálito hepático, asteréxia e hiper-reflexia.

Hipoxemia

Iniciando-se como inquietação, a agitação piora rapidamente. O paciente pode estar confuso e apresentar deficiência de julgamento e de coordenação motora. Ele também pode apresentar taquicardia, taquipneia, dispneia e cianose.

Reação de Hipersensibilidade

Agitação de moderada a intensa aparece, possivelmente, como primeiro sinal de uma reação. Dependendo da gravidade da reação, a agitação pode ser acompanhada por urticária, prurido, edemas facial e postural.

Com o choque anafilático, uma reação com risco de morte, a agitação ocorre rapidamente, com apreensão, urticária ou edema difuso, pele quente e úmida, parestesias, pruridos, edema, dispneia, chiado, estridores, hipotensão e taquicardia. Cólicas abdominais, vômitos e diarreia também podem ocorrer.

Síndrome de Abstinência de Álcool

Nessa afecção, ocorre agitação de leve a intensa, juntamente com hiperatividade, tremores e ansiedade. No *delirium*, estágio da abstinência de álcool com risco de morte, a agitação intensa é acompanhada de alucinações, insônia, sudorese e humor depressivo. A frequência cardíaca e a temperatura se elevam na medida em que a abstinência progride; podem ocorrer estado epilético, exaustão cardíaca e choque.

TRATAMENTOS DE ACUPUNTURA – **359**

Tabela 2.294 – Pontos para tratamento de agitação

Sintoma	Nome	Pontos	Pontos	Pontos
Agitação	Alteração do *Shen*	CS-6; VB-20; C-7; R-1; VG-8	–	–
Agitação	Calor, muco	IG-11; TA-5; B-40; B-60; VB-34; VG-14	E-40; VG-10; R-8; P-10	–
Agitação	Calor, Umidade	BP-6; B-38; E-36	–	–
Agitação	Calor, Umidade	CS-3; CS-7; VC-23; VC-24; VB-14; VB-20	VB-29; VB-30; VB-31; VB-32; VB-34; VB-39	VG-1; VG-15; VG-16
Agitação	Calor, Umidade	CS-5; VC-2; VC-3; VC-4; VC 5; VC-6	VC-7; VB-26; VB-27; VB-28; VB-29; VB-34	VG-4; F-5; F-6
Agitação	Calor, Umidade	CS-7; VB-38; IG-2; IG-4; IG-5; IG-10	IG-11; ID-3; VB-38	–
Agitação	Calor, Umidade	F-3; ID-8; BP-4; BP-6; B-38; B-39	E-35; E-36	–
Agitação	Calor, Umidade	IG-4; IG-11; BP-6; BP-9; BP-10; E-36	–	–
Agitação	Calor, Umidade	VB-24; F-13; F-14; B-19; B-20; B-21	B-44; E-45	–
Agitação	Calor, Umidade	VB-30; VB-31; VB-32; VB-40; VB-43	–	–
Agitação	Calor, Umidade	VC-2; VC-4; VG-1; BP-6	–	–
Agitação	Calor, Umidade	VG-14; B-15; B-17; B-23	–	–
Agitação	Calor	VC-15; VG-14; CS-5; E-40; C-7	–	–
Agitação	Calor	VG-14; TA-5; VB-20; E-9; E-13; IG-11	P-9; P-10; P-11	–
Agitação	Calor na camada do Sangue	BP-6; BP-10; F-2; BP-8; VC-3	–	–
Agitação	Calor na camada do Sangue	BP-6; R-3; VG-26; B-23; BP-10; E-36	VB-20; F-3; B-38; EXT-1; EXT-6	–
Agitação	Calor na camada do Sangue	BP-6; BP-10; F-3; IG-4; CS-6; P-9	VB-40	–
Agitação	Calor na camada do Sangue	VG-26; CS-6; BP-6; E-36; VB-44; F-3	–	–
Agitação	Calor na camada do Sangue	CS-4; BP-10; B-17; F-3; F-14; B-40	–	–
Agitação	Calor no *Shaoyin*	R-1; R-3; R-10; ID-7; C-8; CS-3	CS-8	–
Agitação	Deficiência do *Yin*	P-7; R-6; CS-6; BP-4	–	–
Agitação	Deficiência do *Yin* do Rim	B-17; B-23; B-52; R-1; R-2; R-3	R-6; R-7; BP-1; BP-6; BP-8; F-1	F-8; VC-6; IG-11
Agitação	Fogo no Coração	IG-4; CS-8; C-15; VG-14; R-3	–	–

(continua)

Tabela 2.294 – Pontos para tratamento de agitação (*continuação*)

Sintoma	Nome	Pontos	Pontos	Pontos
Agitação	Fogo no Coração	IG-4; CS-8; C-15; VG-14; R-3	–	–
Agitação	Congestionamento do *Taiyang* por Sangue	IG-11; VC-6; VB-23; VG-8; VG-13; VG-18	IG-4; IG-11; BP-6	–
Agitação	Síndrome do *Shaoyang*	VG-14; VG-12; TA-2; VB-43; CS-5	–	–
Agitação	Síndrome do *Yangming*	B-32; BP-6; R-6; IG-1; IG-6; ID-7	P-7	–
Agitação	Síndrome do *Yangming*	B-25; E-25; E-40; E-36; CS-6; CS-5	–	–

B = Bexiga; BP = Baço-Pâncreas; C = Coração; CS = Circulação-Sexo; E = Estômago; EXT = extra; F = Fígado; ID = Intestino Delgado; IG = Intestino Grosso; P =Pulmão; R = Rim; TA = Triplo Aquecedor; VB = Vesícula Biliar; VC = Vaso Concepção; VG = Vaso Governador.

Síndrome de Abstinência de Drogas

Nessa condição, ocorre agitação de leve a intensa. Os achados relacionados variam de acordo com a droga, mas incluem ansiedade, dores abdominais, sudorese e anorexia. Na abstinência de opioides ou barbitúricos, redução do nível de consciência, convulsões e elevação da pressão arterial e das frequências cardíaca e respiratória também podem ocorrer.

Síndrome Pós-trauma Craniano

Logo após, ou mesmo vários anos após a lesão, desenvolve-se agitação de leve a intensa, caracterizada por desorientação, perda da concentração, acessos de raiva e labilidade emocional. Outros achados incluem fadiga, comportamento divagante e diminuição da capacidade de julgamento.

Outras Causas

Drogas

Agitação de leve a moderada, que comumente está relacionada à dose, desenvolve-se como efeito colateral dos estimulantes do sistema nervoso central, especialmente anorexígenos, como anfetaminas e drogas similares a elas, e simpatomiméticos, como efedrina, cafeína e teofilina.

Meio de Contraste Radiológico

Reação a contrastes injetados para vários exames radiológicos produz agitação de moderada à intensa, juntamente com outros sinais de hipersensibilidade.

Considerações Especiais

Como a agitação pode ser um sinal inicial de vários distúrbios, continuar a monitorar os sinais vitais e o estado neurológico do paciente enquanto é determinada a causa. Eliminar fatores de estresse que possam aumentar a agitação. Fornecer luz adequada, manter um ambiente calmo e permitir que o paciente tenha tempo para dormir. Certificar o fornecimento de alimentação balanceada, suplementos vitamínicos e hidratação.

Permanecer calmo, sem julgar e sem argumentar. Utilizar pouca restrição, pois isso pode agravar a agitação. Se adequado, preparar o paciente para exames diagnósticos, como tomografia computadorizada, raios X de crânio, ressonância magnética e exames de sangue.

Indicadores Pediátricos

Sinal comum em crianças, a agitação acompanha doenças comuns da infância, assim como doenças mais raras, as quais podem causar lesões cerebrais: hiperbilirrubinemia, fenilcetonúria, deficiência de vitamina A, hepatite, síndrome do lobo frontal, aumento da PIC e envenenamento por chumbo. Em neonatos, a agitação pode se originar da abstinência de álcool ou drogas, caso a mãe tenha abusado dessas substâncias.

Ao avaliar uma criança agitada, lembrar de utilizar palavras que ela possa entender e observar pistas não verbais. Por exemplo, se houver suspeita de que a agitação é causada por dor, perguntar pelo lugar em que está doendo, mas observar outros indícios, como gemer, chorar ou se afastar.

Indicadores Geriátricos

Qualquer desvio de atividades habituais ou de rituais de um indivíduo idoso pode causar agitação ou ansiedade. Qualquer alteração do ambiente, como transferência para um asilo ou a visita de um estranho na casa do paciente, pode desencadear a necessidade de tratamento.

Ansiedade
Transtorno de Ansiedade Generalizado

O transtorno de ansiedade generalizado (TAG) caracteriza-se por ansiedade e preocupação excessivas, quase diárias, por seis meses ou mais, acerca de várias atividades ou eventos. A causa é desconhecida, embora comumente coexista em pessoas que têm abuso de álcool, depressão maior ou transtorno de pânico. O diagnóstico se baseia na história e no exame físico. O tratamento consiste em psicoterapia, farmacoterapia ou ambos.

O TAG é comum, afetando cerca de 3% da população em um período de um ano. As mulheres têm duas vezes mais chances de ser afetadas que os homens. O transtorno geralmente se inicia na infância ou na adolescência, mas pode se iniciar em qualquer idade.

Sinais e Sintomas

O foco da preocupação não é restrito como em outros transtornos mentais (por exemplo, quanto a ter um ataque de pânico, ficar embaraçado em público ou ser contaminado); o paciente tem múltiplas preocupações, as quais frequentemente mudam com o tempo. Preocupações comuns incluem responsabili-

dades no trabalho, dinheiro, saúde, segurança, reparos no carro e pequenas tarefas. Para preencher os critérios do *Diagnostic and Statistical Manual of Mental Disorders*, quarta edição (DSM-IV), a pessoa deve também experimentar três ou mais dos seguintes sinais: inquietação, fadiga não usual, dificuldade de concentração, irritabilidade, tensão muscular ou sono perturbado. O curso é geralmente flutuante e crônico, com piora durante estresse. Muitas pessoas com TAG têm um ou mais transtornos psiquiátricos comórbidos, incluindo depressão maior, fobia específica, fobia social e transtorno de pânico.

Bócio

O bócio simples não tóxico, que pode ser difuso ou nodular, é a hipertrofia não cancerosa da glândula tireoide sem hipertireoidismo, hipotireoidismo ou inflamação. A causa habitualmente é desconhecida, mas pode ser resultante de estimulação excessiva crônica por hormônio estimulante da tireoide, mais comumente em resposta à deficiência de iodo (bócio endêmico [coloide]) ou em decorrência da ingestão de vários alimentos e drogas que inibem a síntese de hormônios tireóideos. Exceto na deficiência intensa de iodo, a função tireóidea é normal e os pacientes são assintomáticos, a não ser pelo aumento evidente e não doloroso da tireoide. O diagnóstico é clínico e com determinação da função tireóidea normal. O tratamento é dirigido à causa subjacente, mas a remoção cirúrgica parcial pode ser necessária em bócios muito grandes.

O bócio simples não tóxico é o tipo mais comum de aumento da tireoide, observado com frequência na puberdade, durante a gravidez e na menopausa. A causa nessas ocasiões habitualmente não é clara. Causas conhecidas incluem defeitos de produção intrínsecos de hormônios tireóideos e, em países com deficiência de iodo, ingestão de alimentos que contêm substâncias que inibem a síntese de hormônios tireóideos (bociogênicas, por exemplo, brócolis, couve-flor, repolho, mandioca). Outras causas incluem a utilização de drogas que diminuem a síntese de hormônios tireóideos (por exemplo, amiodarona ou outros compostos que contêm iodo, lítio).

A deficiência de iodo é rara na América do Norte, mas permanece como a causa mais comum de bócio no mundo (denominado bócio endêmico).

362 – TRATAMENTOS DE ACUPUNTURA

Tabela 2.295 – Pontos para tratamento de ansiedade

Sintoma	Nome	Pontos	Pontos	Pontos
Ansiedade	Alteração do *Shen*	CS-6; VB-20; C-7; R-1; VG-8	–	–
Ansiedade	Calor, Umidade	BP-6; B-38; E-36	–	–
Ansiedade	Calor, Umidade	CS-3; CS-7; VC-23; VC-24; VB-14; VB-20	VB-29; VB-30; VB-31; VB-32; VB-34; VB-39	VG-1; VG-15; VG-16
Ansiedade	Calor, Umidade	CS-5; VC-2; VC-3; VC-4; VC-5; VC-6	VC-7; VB-26; VB-27; VB-28; VB-29; VB-34	VG-4; F-5; F-6
Ansiedade	Calor, Umidade	CS-7; VB-38; IG-2; IG-4; IG-5; IG-10	IG-11; ID-3; VB-38	–
Ansiedade	Calor, Umidade	F-3; ID-8; BP-4; BP-6; B-38; B-39	E-35; E-36	–
Ansiedade	Calor, Umidade	IG-4; IG-11; BP-6; BP-9; BP-10; E-36	–	–
Ansiedade	Calor, Umidade	VB-24; F-13; F-14; B-19; B-20; B-21	B-44; E-45	–
Ansiedade	Calor, Umidade	VB-30; VB-31; VB-32; VB-40; VB-43	–	–
Ansiedade	Calor, Umidade	VC-2; VC-4; VG-1; BP-6	–	–
Ansiedade	Calor, Umidade	VG-14; B-15; B-17; B-23	–	–
Ansiedade	Calor na camada do Sangue	BP-6; BP-10; F-2; BP-8; VC-3	–	–
Ansiedade	Calor na camada do Sangue	BP-6; R-3; VG-26; B-23; BP-10; E-36	VB-20; F-3; B-38; EXT-1; EXT-6	–
Ansiedade	Calor na camada do Sangue	BP-6; BP-10; F-3; IG-4; CS-6; P-9	VB-40	–
Ansiedade	Calor na camada do Sangue	VG-26; CS-6; BP-6; E-36; VB-44; F-3	–	–
Ansiedade	Calor na camada do Sangue	CS-4; BP-10; B-17; F-3; F-14; B-40	–	–
Ansiedade	Calor no *Shaoyin*	R-1; R-3; R-10; ID-7; C-8; CS-3	CS-8	–
Ansiedade	Deficiência de Sangue do Coração	C-9; CS-5; BP-9; B-15	–	–
Ansiedade	Síndrome de *Shaoyang*	VG-14; VG-12; TA-2; VB-43; CS-5	–	–

B = Bexiga; BP = Baço-Pâncreas; C = Coração; CS = Circulação-Sexo; E = Estômago; EXT = extra; F = Fígado; ID = Intestino Delgado; IG = Intestino Grosso; R = Rim; TA = Triplo Aquecedor; VB = Vesícula Biliar; VC = Vaso Concepção; VG = Vaso Governador.

Ocorrem pequenas elevações compensatórias de TSH, evitando o hipotireoidismo, mas o estímulo de TSH resulta na formação do bócio. Ciclos reincidentes de estimulação e involução podem resultar em bócios nodulares não tóxicos. Entretanto, a verdadeira etiologia da maioria dos bócios não tóxicos em áreas com iodo suficiente é desconhecida.

Sinais, Sintomas e Diagnóstico

O paciente pode apresentar história de baixa ingestão de iodo ou ingestão excessiva de substâncias bociogênicas, mas esse fenômeno é raro na América do Norte. Nos estágios iniciais, o bócio tipicamente é mole, simétrico e liso. Mais tarde, desenvolvem-se múltiplos nódulos e cistos.

Tabela 2.296 – Pontos para tratamento de bócio

Sintoma	Nome	Pontos	Pontos
Bócio	Frio	VG-14; TA-5; VB-20; E-9; E-13; IG-11	P-9; P-10; P-11
Bócio	Muco, Fogo	TA-13	–

E = Estômago; IG = Intestino Grosso; P = Pulmão; TA = Triplo Aquecedor; VB = Vesícula Biliar; VG = Vaso Governador.

Realizam-se a captação de iodo radioativo pela tireoide, o mapeamento de tireoide e os exames de função tireóidea (medidas de T_4, tri-iodotironina [T_3] e TSH). Nos estágios iniciais, a captação de iodo radioativo pode estar normal ou elevada, com mapea-mento normal da tireoide. Os exames de função tireóidea são habitualmente normais. Os anticorpos tireóideos são medidos para excluir tireoidite de Hashimoto.

No bócio endêmico, a concentração sérica de TSH pode ser discretamente elevada e o T_4 sérico baixo-normal ou discretamente baixo, mas o T_3 habitualmente é normal ou discretamente elevado.

Cervicalgia

Os pacientes com AR, AR juvenil ou espondilite anquilosante podem apresentar subluxação atlantoaxial. As causas advindas de dor cervical incluem angina, infarto do miocárdio, dissecação arterial, meningite, obstrução esofagial, massa esofagial ou inflamação e tireoidite. No exame, a reprodução de dor radicular com extensão cervical e rotação lateral (sinal de Spurling) sugere doença de disco cervical. Os sinais de derrame na presença de dor cervical, particularmente com déficits de punho, sugerem dissecação arterial aórtica, arterial carótida ou arterial vertebral. O tratamento sintomático da dor musculoesquelética cervical pode requerer colar cervical e travesseiro macio de 10 a 14 dias para diminuir o espasmo e, a seguir, um programa de postura cervical, estabilização e alongamento.

Cianose

Coloração azulada ou preto-azulada da pele e membranas mucosas que resulta da concentração excessiva de hemoglobina não oxigenada no sangue. Esse sinal comum pode se desenvolver de forma abrupta ou gradual. Pode ser classificada como central ou periférica, apesar dos dois tipos poderem coexistir.

Cianose central reflete oxigenação inadequada do sangue arterial sistêmico, causada por *shunt* cardíaco direito-esquerdo, doenças pulmonares ou doenças hematológicas. Pode ocorrer em qualquer local da pele e também em membranas mucosas de boca, lábios e conjuntiva.

Cianose periférica reflete lentidão da circulação periférica causada por vasoconstrição, diminuição do débito cardíaco ou oclusão vascular. Pode ser generalizada ou ocorrer localmente em uma extremidade, entretanto, não afeta membranas mucosas. Tipicamente, cianose periférica aparece em áreas expostas, como dedos, leitos ungueais, pés, nariz e orelhas.

Apesar de a cianose ser um importante sinal de distúrbio cardiovascular e pulmonar, nem sempre é uma medida precisa da oxigenação. Vários fatores contribuem para seu desenvolvimento: concentração de hemoglobina e saturação de oxigênio; débito cardíaco e pressão parcial de oxigênio (PaO_2). A cianose não é detectável habitualmente, a menos que a saturação de hemoglobina seja inferior a 80%. A cianose grave é bastante evidente, ao passo que a cianose moderada é mais difícil de ser detectada, mesmo sob luz natural brilhante. Em paciente com pele escura, a cianose é mais evidente em membranas mucosas e leito ungueal.

Tabela 2.297 – Pontos para tratamento de cervicalgia

Sintoma	Nome	Pontos	Pontos
Cervicalgia	Deficiência de Fígado	VC-24; VB-2; VB-3; VB-4; VB-12; VB-34	VB-36; IG-20; TA-2; B-2

B = Bexiga; IG = Intestino Grosso; TA = Triplo Aquecedor; VB = Vesícula Biliar; VC = Vaso Concepção.

A cianose transitória não patológica pode ser resultante de fatores ambientais. Por exemplo, a cianose periférica pode ser causada por vasoconstrição, seguindo exposição curta a ar frio ou água. A cianose pode resultar de diminuição da PaO$_2$ em grandes altitudes.

Intervenções de Emergência

Se o paciente apresentar cianose súbita e localizada, além de outros sinais de oclusão arterial, colocar o membro afetado em posição pendente e protcgê-lo dc lcsõcs; entretanto, não se deve massageá-lo. Se for observada cianose central originada de doença pulmonar ou choque, realizar avaliação rápida. Tomar imediatamente medidas para manter a permeabilidade das vias respiratórias e a assistência ventilatória; monitorar a circulação.

História e Exame Físico

Se a cianose ocorrer em situações menos agudas, realizar exame completo. Iniciar pela história, enfocando distúrbios cardíacos, pulmonares e hematológicos. Perguntar sobre cirurgias prévias. A seguir, iniciar o exame físico pela obtenção dos sinais vitais do paciente. Inspecionar a pele e as membranas mucosas, a fim de determinar a extensão da cianose. Perguntar ao paciente quando ele observou pela primeira vez a cianose. Ela desaparece e reincide? É agravada por frio, fumo ou estresse? É aliviada por massagem ou reaquecimento? Verificar se a pele está fria, pálida, vermelha, dolorosa ou com ulceração. Observar, também, se há abaulamento dos dedos.

A seguir, avaliar o nível de consciência do paciente. Perguntar sobre cefaleia, tontura e embaçamento da visão. Depois, testar a força motora. Perguntar sobre dor nos braços e nas pernas (especialmente ao deambular), e sobre sensações anormais, como formigamento, dormência e frio.

Perguntar sobre a dor torácica e sua intensidade. O paciente consegue identificar fatores agravantes e de alívio? Palpar os pulsos periféricos e testar o tempo de preenchimento capilar. Observar também edema. Auscultar a frequência cardíaca e o ritmo, observando galopes e sopros. Também auscultar a aorta abdominal e artérias femorais, a fim de detectar sopros.

O paciente tem tosse? Ela é produtiva? Se for o caso, solicitar para descrever o escarro. Avaliar o ritmo e a frequência respiratória. Verificar batimento de asa do nariz e utilização de músculos acessórios. Perguntar sobre apneia do sono. O paciente dorme com a cabeça elevada em travesseiros? Inspecionar o paciente para detectar expansão torácica assimétrica ou tórax em barril. Percutir os pulmões, a fim de identificar macicez ou hiper-ressonância, e auscultar se os ruídos respiratórios estão diminuídos ou há presença de ruídos adventícios.

Inspecionar se há ascite no abdome; testar para macicez móvel ou onda de líquidos. Percutir e palpar hepatomegalia e dolorimento. Perguntar também sobre náuseas, anorexia e perda de peso.

Causas Médicas

Apneia do Sono

Quando crônica e grave, a apneia do sono causa hipertensão pulmonar e *cor pulmonale* (insuficiência cardíaca direita), podendo produzir cianose crônica.

Bronquiectasia

Produz cianose central crônica. O sinal clássico, entretanto, é tosse, produzindo escarro copioso, com odor pútrido e mucopurulento ou hemoptise. A ausculta revela estertores grosseiros na área afetada durante a inspiração. Outros sinais e sintomas incluem dispneia, febre e calafrios, perda de peso, mal-estar, abaulamento dos dedos e sinais de anemia.

Câncer de Pulmão

O câncer de pulmão causa cianose central crônica, acompanhada de febre, fraqueza, perda de peso, anorexia, dispneia, dor torácica, hemoptise e sibilos. Atelectasias causam desvio do mediastino, diminuição da excursão diafragmática, expansão torácica assimétrica, macicez à percussão e diminuição dos ruídos respiratórios.

Choque

No choque, ocorre cianose aguda em mãos e pés, que também podem estar frios, úmidos e pálidos. Outros sinais e sintomas característicos incluem letargia, confusão, aumento do tempo de enchimento capilar, além de pulso rápido e fraco. Também podem estar presentes taquipneia, hiperpneia e hipotensão.

Doença de Buerger

Nessa doença, a exposição ao frio torna inicialmente os pés frios, cianóticos e dormentes; mais tarde, eles se tornam vermelhos, cianóticos, quentes e com formigamento. A claudicação intermitente do dorso do pé é característica; agrava-se pelo exercício e pelo fumo, sendo aliviada pelo repouso. Os sinais e sintomas associados incluem pulsos periféricos fracos e, nos estágios finais, ulceração, atrofia muscular e gangrena.

Síndrome de Raynaud

Na Síndrome de Raynaud, exposição ao frio ou estresse causa, primeiro, branqueamento e frio nos dedos ou nas mãos, depois cianose, ocorrendo, finalmente, vermelhidão, voltando à temperatura normal. Dormência e formigamento também ocorrem. O fenômeno de Raynaud descreve a mesma apresentação associada a outras doenças, como artrite reumatoide, esclerodermia ou lúpus eritematoso.

Doença Oclusiva Arteriosclerótica (Crônica)

Ocorre cianose periférica nas pernas sempre que elas ficam pendentes. Os sinais e sintomas associados incluem claudicação intermitente e dor queimante em repouso, parestesias, palidez, atrofia muscular, diminuição dos pulsos nas pernas e impotência. Os sinais tardios são úlceras nas pernas e gangrena.

Doença Pulmonar Obstrutiva Crônica

A cianose central crônica ocorre nos estágios avançados da doença pulmonar obstrutiva crônica (DPOC) e pode ser agravada por esforço. Os sinais e sintomas associados incluem dispneia de esforço, tosse produtiva com escarro espesso, anorexia, perda de peso, respiração com lábios apertados, taquipneia e utilização dos músculos acessórios. O exame revela sibilos e campos pulmonares hiper-resonantes. Tórax em barril e abaulamento dos dedos são sinais tardios. Taquicardia, sudorese e vermelhidão também podem acompanhar DPOC.

Edema Pulmonar

No edema pulmonar, cianose central aguda ocorre com dispneia, ortopneia, escarro espumoso com sangue, taquicardia, taquipneia, estertores subcrepitantes, galope ventricular, pele seca e úmida, hipotensão, pulso fino e fraco, e confusão.

Embolismo Pulmonar

Cianose central aguda ocorre quando um êmbolo grande causa obstrução importante da circulação pulmonar. Síncope e dilatação da veia jugular também podem ocorrer. Outros sinais e sintomas comuns incluem dispneia, dor torácica, taquicardia, pulso paradoxal, tosse seca ou produtiva com sangue, febre baixa, inquietação e sudorese.

Insuficiência Cardíaca

A cianose aguda ou crônica ocorre em pacientes com insuficiência cardíaca. Tipicamente, é um sinal tardio, e pode ser central, periférica ou de ambos os tipos. Na insuficiência cardíaca esquerda, a cianose central ocorre juntamente com taquicardia, fadiga, dispneia, intolerância ao frio, ortopneia, tosse, galope ventricular ou atrial, estertores bibasilares e impulso apical difuso. Na insuficiência cardíaca direita, ocorre com fadiga, edema periférico, ascite, dilatação da veia jugular e hepatomegalia.

Oclusão Arterial Periférica (Aguda)

A oclusão arterial periférica produz cianose aguda de um braço ou de uma perna, ou, em certas ocasiões, de ambas as pernas. A cianose é acompanhada por dor aguda, que piora quando o paciente se movimenta. A extremidade afetada também apresenta parestesias, fraqueza, além de pele pálida e fria. O exame revela diminuição ou ausência dos pulsos periféricos, assim como aumento do tempo de preenchimento capilar.

Pneumonia

Em casos de pneumonia, cianose central aguda é habitualmente precedida por febre, calafrios, tosse com escarro purulento, estertores, roncos, além de dor torácica pleurítica exacerbada pela inspiração profunda. Os sinais e sintomas associados incluem taquicardia, dispneia, taquipneia, diminuição dos ruídos respiratórios, sudorese, mialgia, fadiga, cefaleia e anorexia.

Pneumotórax

O principal sinal do pneumotórax é a cianose central aguda acompanhada por dor torácica aguda e súbita, que piora com movimentação do tórax, respiração profunda e tosse, expansão assimétrica da parede torácica e falta de ar. O paciente pode apresentar também respiração rápida e superficial, pulso rápido e fraco, dilatação da veia jugular, ansiedade e ausência dos ruídos respiratórios no lobo afetado.

Policitemia Verdadeira

Uma compleição corada que pode parecer cianótica é característica da policitemia verdadeira, que é uma doença mieloproliferativa crônica. Outros achados incluem hepatoesplenomegalia, cefaleia, tontura, fadiga, prurido aquagênico, visão embaçada, dor torácica, claudicação intermitente e defeitos de coagulação.

Trombose Venosa Profunda

Na trombose venosa profunda, a cianose periférica aguda ocorre na extremidade afetada; é acompanhada por dolorimento, movimentação dolorosa, edema, calor e veias superficiais proeminentes. Pode ser obtido o sinal de Homans.

Considerações Especiais

Fornecer suplementação de oxigênio, a fim de aliviar a falta de ar, melhorar a oxigenação e reduzir a cianose. Entretanto, em pacientes com DPOC, assim como naqueles com exacerbações leves dessa doença, fornecer fluxo baixo (2L/min). Esses pacientes podem reter dióxido de carbono. Entretanto, em situações agudas, alto fluxo de oxigênio pode ser necessário de início. Simplesmente, lembrar de estar atento ao estímulo respiratório e ajustar de acordo a quantidade de oxigênio. Posicionar o paciente confortavelmente, a fim de facilitar a respiração. Administrar, se necessário, diurético, broncodilatador ou medicamentos cardíacos. Assegurar repouso suficiente entre as atividades, a fim de evitar dispneia.

Preparar o paciente para exames, como gasometria arterial e hemograma completo, para determinar a causa da cianose.

Indicadores Pediátricos

Várias doenças responsáveis pela cianose em adultos também causam cianose em crianças. Além disso, a cianose central pode ser resultante de fibrose cística, asma, obstrução das vias aéreas por corpo estranho, laringotraqueobronquite aguda ou epiglotite. Pode resultar de defeitos cardíacos congênitos,

Tabela 2.298 – Pontos para tratamento de cianose

Sintoma	Nome	Pontos	Pontos	Pontos
Cianose	Muco no Pulmão	P-1; P-5; P-7; P-9; IG-4; E-36	R-3; B-11; B-12; B-13	–
Cianose	Estagnação de Sangue	CS-6; CS-7; VB-20; VB-21; VB-34; VG-14	VG-16; VG-20; VG-26; IG-2; IG-3; IG-4	IG-11; IG-15; IG-20
Cianose	Estagnação de Sangue	CS-6; CS-7; VB-20; VB-21; VB-34; VG-14	VG-16; VG-20; VG-26; IG-2; IG-3; IG-4	VG-16; VG-20; VG-26; IG-2; IG-3; IG-4
Cianose	Estagnação de Sangue	VC-9; VB-34; BP-6; BP-10; B-18; B-23	–	–
Cianose	Estagnação de Sangue	VC-9; VB-34; BP-6; BP-10; B-18; B-23	R-7; E-36	–
Cianose	Estagnação de Sangue do Coração	B-15; B-14; VC-14; VC-17; CS-6; C-5	B-17; BP-4	–
Cianose	Estagnação de Sangue do Coração	B-15; B-14; VC-14; VC-17; CS-6; C-5	B-17; BP-4	–

B = Bexiga; BP = Baço-Pâncreas; C = Coração; CS = Circulação-Sexo; E = Estômago; P = Pulmão; R = Rim; VB = Vesícula Biliar; VC = Vaso Concepção; VG = Vaso Governador.

como transposição dos grandes vasos da base, que causa *shunt* intracardíaco da direita para a esquerda.

Em crianças, a cianose circumoral pode preceder a generalizada. Acrocianose (também denominada cianose *em luva* e *em bota*) pode ocorrer em crianças, em razão de choro excessivo ou de exposição demasiada ao frio. O exercício e a agitação agravam a cianose; assim, deve-se possibilitar conforto e períodos de repouso regulares. Também, deve-se administrar suplementação de oxigênio durante os episódios de cianose.

Indicadores Geriátricos

Como os idosos apresentam perfusão tissular diminuída, a cianose periférica pode estar presente mesmo com pequena diminuição do débito cardíaco ou da pressão arterial sistêmica.

Dispneia

É a respiração desconfortável ou desagradável. Tem múltiplos componentes, sendo desenvolvida e descrita de formas diferentes, dependendo da causa.

A dispneia tem muitas causas pulmonares, cardíacas e outras. Frequentemente, mais de um mecanismo é responsável pela sensação.

A base para a sensação do desconforto da dispneia não está esclarecida, mas pode ser a discrepância percebida centralmente entre a tensão nos músculos respiratórios (a necessidade de realizar uma respiração profunda) e a extensão (a habilidade de realizar uma respiração profunda). Esse mecanismo explica parcialmente porque algumas formas de falta de ar e hiperpneia, como na vigência de acidose metabólica (respiração de Kussmaul), doença do SNC (respirações de Biot e Cheyne-Stokes) e durante o exercício entre atletas treinados, não são sentidas como dispneia.

Disúria

Em geral, disúria – dor ou dificuldade para urinar – é acompanhada por aumento de frequência e urgência urinárias ou hesitação. Esse sintoma habitualmente reflete infecção do trato urinário (ITU) inferior – uma doença comum, especialmente em mulheres.

A disúria resulta de irritação do trato urinário inferior ou de inflamação, estimulando as terminações nervosas na bexiga e na uretra. O início da dor fornece pistas para a causa. Por exemplo, dor logo antes de urinar geralmente indica irritação ou distensão vesical, ao passo que dor no início da micção resulta, de forma típica, de irritação na saída da bexiga. Dor ao final da micção pode indicar candidíase vaginal.

História e Exame Físico

Se o paciente se queixar de disúria, solicitar que descreva a gravidade e a localização. Quando percebeu pela primeira vez? Algo precipitou o sintoma? Há fatores que a agravam ou aliviam?

A seguir, perguntar sobre infecção prévia do trato urinário ou genital. O paciente foi submetido recentemente a procedimentos invasivos (como cistoscopia ou dilatação uretral) ou utilizou sonda vesical? Perguntar também sobre história de doenças intestinais. Perguntar a paciente do sexo feminino sobre distúrbios menstruais e sobre a utilização de produtos que irritem o trato urinário, como sais de banho, desodorantes femininos, geleias contraceptivas ou loções para períneo. Perguntar também sobre secreção ou prurido vaginal.

Durante o exame físico, inspecionar se há secreção, irritação ou outras anormalidades no meato uretral. Pode ser necessário exame pélvico ou retal.

Causas Médicas
Apendicite

Ocasionalmente, apendicite causa disúria, persistindo durante a micção, sendo acompanhada por dor na bexiga. Essa doença é caracterizada por dor periumbilical (que se dirige para o ponto de McBurney), anorexia, náusea, vômitos, constipação, febre baixa, rigidez abdominal e dor à descompressão brusca, além de taquicardia.

Câncer de Bexiga

O câncer de bexiga, uma doença predominantemente masculina, causa disúria durante a micção – um sintoma tardio, associado a aumento de frequência e urgência urinárias, noctúria, hematúria – e dor perineal, nas costas ou nos flancos.

Aspecto Cultural

O câncer de bexiga é relativamente pouco comum entre asiáticos, hispânicos e índios americanos. Entretanto é duas vezes mais comum em homens brancos do que em homens negros.

Tabela 2.299 – Pontos para tratamento de dispneia

Sintoma	Nome	Pontos	Pontos	Pontos
Dispneia	Deficiência	R-6; R-21; R-23; VC-12; P-7; P-9	E-36	–
Dispneia	Deficiência	VC-12; E-25; VG-2; B-35; VG-1; B-20	B-23; B-26	–
Dispneia	Deficiência	VG-14; B-13; B-15; B-18; B-20; B-23	B-24; B-26; B-28; VC-4; BP-6	–
Dispneia	Deficiência de *Yang* do Rim	VC-4; VC-6; B-23; R-7; R-9; VG-4	VG-14; VB-39	–
Dispneia	Deficiência de *Qi*	R-3; B-23; VG-4; VC-4; B-20; B-21	B-36; BP-6; F-13; VC-17	–
Dispneia	Deficiência do *Qi* do Pulmão	B-13; P-1; P-7; P-9; VC-17; IG-4	IG-18; E-36	–
Dispneia	Deficiência de *Qi*/ Sangue	VG-20; VB-20; BP-10; B-43; IG-4; BP-6	B-67; E-25	–
Dispneia	Excesso de *Taiyang*	B-13; VG-13; B-60; ID-15; B-45	–	–
Dispneia	Excesso de *Taiyang*	B-13; VG-13; B-60; ID-15; B-45	–	–
Dispneia	Muco nos brônquios	VC-17; VC-22; B-13; B-42; B-43; B-45	BP-2; ID-15; E-40; R-23; VG-12; VG-14	–
Dispneia	Muco no Estômago	VC-12; B-20; B-21; BP-17; CS-6; E-36	E-40	–
Dispneia	Muco nos flancos	B-11; B-12; B-13; B-42; B-43; B-44	B-45; B-47; CS-6; TA-6; F-14; P-2	P-3; P-5
Dispneia	Revolta do *Qi* do Pulmão	P-22; B-13; B-15; E-40; VC-17	–	–

B = Bexiga; BP = Baço-Pâncreas; CS = Circulação-Sexo; E = Estômago; F = Fígado; ID = Intestino Delgado; IG = Intestino Grosso; P = Pulmão; R = Rim; TA = Triplo Aquecedor; VB = Vesícula Biliar; VC = Vaso Concepção; VG = Vaso Governador.

Cistite

A disúria durante a micção é comum em todos os tipos de cistite, assim como aumento da frequência, noctúria, esforço para urinar e hematúria. A cistite bacteriana, a causa mais comum de disúria em mulheres, também pode causar urgência miccional, dor perineal e lombar, desconforto suprapúbico, fadiga e, possivelmente, febre baixa. Na cistite intersticial crônica, a disúria é acentuada ao final da micção. Na cistite tubercular, os sintomas também podem incluir urgência urinária, dor no flanco, fadiga e anorexia. Na cistite viral, ocorre disúria intensa com hematúria grosseira, urgência urinária e febre.

Dica sobre Diferenças Sexuais

A cistite é mais comum em mulheres do que em homens, pois elas têm uretra mais curta. Para os homens, a idade é um fator: aqueles acima de 50 anos possuem um risco 15% maior de desenvolver cistite do que os mais jovens.

Inflamação de Glândulas Parauretrais

Disúria durante a micção ocorre com aumento de frequência e urgência urinárias, diminuição do jato de urina, dor perineal leve e hematúria ocasional.

Obstrução Urinária

Obstrução do fluxo por estreitamento uretral ou por cálculo causa disúria durante a micção (na obstrução completa, ocorre distensão vesical e a disúria precede a micção). Outras características são diminuição do fluxo urinário; aumento de frequência e urgência urinárias, sensação de enchimento ou dilatação no abdome inferior ou na virilha.

Tabela 2.300 – Pontos para tratamento de disúria

Sintoma	Nome	Pontos	Pontos	Pontos
Disúria	*Qi* não sobe	VC-12; E-25; VC-1; B-35; VC-4; VC-6	–	–
Disúria	Calor, Umidade na Bexiga	B-22; B-23; B-28; B-52; R-3; F-8	F-2; BP-6; BP-9; VC-3; BP-12	–
Disúria	Calor, Umidade em Triplo Aquecedor/ Aquecedor Inferior	VC-3; VC-11; VC-12; VC-13; IG-11; E-36	E-44; BP-6; BP-9; R-3	–
Disúria	Calor no Intestino Delgado	E-36; BP-6; F-3	–	–
Disúria	Calor no Intestino Delgado	ID-1; E-36	–	–
Disúria	Calor no Intestino Delgado	IG-4; IG-11; IG-15; F-10; E-36	–	–
Disúria	Calor no Intestino Delgado	VC-6; E-29; VC-3; VC-4; BP-6; B-23	E-36	–
Disúria	Calor no Intestino Delgado	VC-10; IG-8; B-23; B-27; E-36	–	–
Disúria	Deficiência do *Yang* do Rim	VC-4; VC-6; B-23; R-7; R-9; VG-4	VG-14; VB-39	–
Disúria	Deficiência do *Yin* do Rim	B-17; B-23; B-52; R-1; R-2; R-3	R-6; R-7; BP-1; BP-6; BP-8; F-1	F-8; VC-6; IG-11
Disúria	Fogo do Coração	IG-4; CS-8; C-15; VG-14; R-3	–	–

B = Bexiga; BP = Baço-Pâncreas; C = Coração; CS = Circulação-Sexo; E = Estômago; F = Fígado; ID = Intestino Delgado; IG = Intestino Grosso; R = Rim; VB = Vesícula Biliar; VC = Vaso Concepção; VG = Vaso Governador.

Pielonefrite (Aguda)

Mais comum em mulheres, a pielonefrite causa disúria durante a micção. Outras características incluem febre alta persistente com calafrios, dor no ângulo costovertebral e no flanco unilateral ou bilateral, fraqueza, aumento da frequência e urgência urinárias, noctúria, esforço para urinar e hematúria. Também podem ocorrer náuseas, vômitos e anorexia.

Prostatite

A prostatite aguda geralmente causa disúria durante e ao final da micção. Provocam também diminuição do jato urinário, aumento de frequência e urgência urinárias, hematúria, sensação de enchimento suprapúbico, febre, calafrios, fadiga, mialgia, náusea, vômito e constipação. Na prostatite crônica, o estreitamento do ureter causa disúria durante a micção. Os efeitos relacionados são aumento de frequência e urgência urinárias; diminuição do jato urinário; dor perineal, nas costas e nádegas; secreção uretral; noctúria; e, às vezes, hematoespermia e dor na ejaculação.

Síndrome de Reiter

A síndrome de Reiter é uma doença predominantemente masculina, em que ocorre disúria 1 a 2 semanas após o contato sexual. No começo, o paciente apresenta secreção mucopurulenta, aumento da frequência e urgência urinárias, edema e vermelhidão no meato, dor suprapúbica, anorexia, perda de peso e febre baixa. Hematúria, conjuntivite, sintomas de artrite, exantema papular, lesões da boca e penianas podem ocorrer a seguir.

Vaginite

Caracteristicamente, a disúria ocorre durante a micção, quando a urina entra em contato com os lábios inflamados ou ulcerados. Outros achados incluem aumento da frequência e urgência urinárias, noctúria, hematúria, dor no períneo, secreção vaginal e odor.

Outras Causas

Drogas

Disúria resulta da utilização de inibidores de monoaminoxidase. Metirosina também pode causar disúria transitória.

Irritantes Químicos

A disúria pode resultar de substâncias irritantes, como sais de banho e desodorantes femininos. Em geral, é mais intensa ao final da micção. Os espermicidas podem causar disúria em ambos os sexos. Outros achados incluem aumento da frequência e urgência urinárias, diminuição do jato urinário e possível hematúria.

Considerações Especiais

Monitorar os sinais vitais do paciente, assim como ingestão e eliminação. Administrar as drogas prescritas e prepará-lo para exames (como o de urina e cistoscopia).

Indicadores Geriátricos

Estar atento ao fato de pacientes idosos não relatarem os sintomas, mesmo que homens apresentem aumento de incidência de ITU, sem relação com sexualidade e que mulheres pós-menopausa apresentem aumento de incidência de disúria não infecciosa.

Equimose

Infiltração de sangue extravasado no tecido subcutâneo. É provocada por traumatismos, mas pode surgir espontaneamente devido à fragilidade vascular.

Manifesta-se como mancha róseo-escura que aparece quase sempre no local do traumatismo. A mancha adquire sucessivamente cor violácea, amarelo-esverdeada, amarelo-escura, em função das transformações da hemoglobina.

A reabsorção completa pode durar até várias semanas.

Escaras

Crosta de tecido necrótico formada após traumatismos e por fatores infecciosos, químicos e exógenos.

Espasmo

Os espasmos musculares são contrações fortes e dolorosas. Podem ocorrer virtualmente em qualquer músculo, e são mais comuns nas panturrilhas e nos pés. Eles tipicamente ocorrem em razão de fadiga muscular após exercício e durante a gravidez. Entretanto, também podem se desenvolver em desequilíbrios eletrolíticos e distúrbios neuromusculares ou como resultado da utilização de certas drogas. Em geral, esse tipo de espasmo é precipitado por movimentos (especialmente rápidos ou contraídos) e podem ser aliviados por alongamento lento.

Intervenções de Emergência

Se o paciente se queixar de espasmos frequentes ou sem alívio em vários músculos, acompanhados de parestesias nas mãos e pés, rapidamente pesquisar os sinais de Chvostek ou Trousseau. Se esses sinais estiverem presentes, suspeitar de hipocalcemia. Avaliar a função respiratória, observando o desenvolvimento de laringoespasmo; fornecer oxigênio suplementar, se necessário; e preparar para entubar o paciente e prover ventilação mecânica. Colher sangue para análise de cálcio e eletrólitos, assim como para gasometria arterial; instalar um acesso venoso, para administração de cálcio suplementar. Monitorar o estado cardíaco e preparar para iniciar a reanimação, se houver necessidade.

História e Exame Físico

Se o paciente não estiver em sofrimento, perguntar quando os espasmos começaram. Existe alguma atividade em particular que os precipitem? Quanto tempo eles duram? São muito dolorosos? Algum fator piora ou melhora a dor? Investigar sobre outros sintomas, como fraqueza, perdas sensitivas ou parestesias.

Avaliar a força e tônus muscular. A seguir, avaliar todos os principais grupos musculares e observar se os movimentos precipitam os espasmos. Determinar a presença e a qualidade de todos os pulsos perifé-ricos; examinar os membros para alterações de coloração. Estimar o tempo de preenchimento capilar (o normal é

Tabela 2.301 – Pontos para tratamento de equimose

Sintoma	Nome	Pontos	Pontos	Pontos
Equimose	Deficiência de *Qi* do Baço-Pâncreas	CS-3; VC-4; VG-4; VG-14; VG-15; VG-22	VG-23; IG-4; BP-1; BP-6; BP-15; B-10	B-11; B-13; B-17
Equimose	Deficiência de *Qi* do Baço-Pâncreas	Moxa; VB-39; VG-14; B-11; VB-38; VG-9	IG-16; B-17; B-43	–
Equimose	Deficiência de *Qi* do Baço-Pâncreas	VC-6; VC-8; VB-1; VB-20; BP-6; B-57	E-36	–
Equimose	Calor na camada do Sangue	BP-6; BP-10; F-2; BP-8; VC-3	–	–
Equimose	Calor na camada do Sangue	BP-6; R-3; VG-26; B-23; BP-10; E-36	VB-20; F-3; B-38; EXT-1; EXT-6	–
Equimose	Calor na camada do Sangue	BP-6; BP-10; F-3; IG-4; CS-6; P-9	VB-40	–
Equimose	Calor na camada do Sangue	VG-26; CS-6; BP-6; E-36; VB-44; F-3	–	–

B = Bexiga; BP = Baço-Pâncreas; CS = Circulação-Sexo; E = Estômago; EXT = extra; F = Fígado; IG = Intestino Grosso; P = Pulmão; R = Rim; VB = Vesícula Biliar; VC = Vaso Concepção; VG = Vaso Governador.

inferior a 3s) e inspecionar edema, especialmente na área envolvida. Observar sinais e sintomas de desidratação, como mucosas secas. Obter história completa de drogas e dieta. Perguntar ao paciente se ele apresentou vômitos ou diarreia recentes. Por fim, avaliar os reflexos e as funções sensitivas em todas as extremidades.

Causas Médicas
Alcalose Respiratória

O início agudo de espasmos musculares pode ser acompanhado por contraturas e fraqueza, espasmos carpopodais, parestesias ao redor da boca e periféricas, vertigem, síncope, palidez e ansiedade extrema. Na alcalose intensa, podem ocorrer arritmias cardíacas.

Cólera

Espasmos musculares, perda intensa de água e de eletrólitos, sede, fraqueza, diminuição do turgor cutâneo, oligúria, taquicardia e hipotensão ocorrem em conjunto com diarreia aquosa e vômitos.

Desidratação

A perda de sódio causa câimbras em membros e abdome. Outros achados incluem febre leve, diminuição do turgor cutâneo, mucosas secas, taquicardia, hipotensão ortostática, contrações musculares, convulsões, náuseas, vômitos e oligúria.

Doença Arterial Oclusiva

É característico da oclusão arterial causar espasmos e claudicação intermitente na perna com dor residual. Os achados associados estão habitualmente localizados em pernas e pés, incluem perda dos pulsos periféricos, palidez ou cianose, diminuição de sensibilidade, perda de pelos, pele seca ou descamativa, edema e ulcerações.

Tabela 2.302 – Pontos para tratamento de escaras

Sintoma	Nome	Pontos	Pontos
Escaras	Deficiência de Sangue	B-17; B-43; B-20; B-21; BP-10; E-36	–
Escaras	Calor queimando o Sangue	VC-4; BP-6; VB-38; F-2; BP-10; VG-14	E-36; B-43

B = Bexiga; BP= Baço-Pâncreas; E = Estômago; F = Fígado; VB = Vesícula Biliar; VC = Vaso Concepção; VG = Vaso Governador.

Esclerose Lateral Amiotrófica

Na esclerose lateral amiotrófica (ELA), os espasmos musculares podem acompanhar fraqueza muscular progressiva e atrofia, as quais, caracteristicamente, iniciam-se em uma mão, espalham-se para o braço e depois ocorrem na outra mão e no outro braço. Em alguns casos, estendem-se para tronco, pescoço, língua, laringe, farine e pernas; a fraqueza progressiva da musculatura respiratória causa insuficiência respiratória. Outros achados incluem flacidez muscular, progredindo para espasticidade, fasciculações grosseiras, reflexos tendinosos profundos (RTP) hiper-reativos, disfagia, alterações da fala, salivação excessiva e depressão.

Hipocalcemia

As características clássicas são tetania (síndrome de câimbras musculares e contrações), espasmos musculares carpopodais e faciais e convulsões, possivelmente com estridor. Os sinais de Chvostek e Trousseau podem ser obtidos. Os achados relacionados incluem parestesias em lábios, dedos das mãos e dos pés, movimentos coreiformes, RTP hiper-reativos, fadiga, palpitações e arritmias cardíacas.

Lesão ou Doença de Medula Espinal

Espasmos musculares podem ser resultados de lesões da medula espinal, como lesão de extensão cervical ou fratura de processo espinhoso; ou de doenças espinais, como infecções.

Trauma Muscular

O estiramento muscular excessivo pode causar espasmos leves ou graves. A área lesada pode ser dolorosa, avermelhada, inchada ou quente.

Outras Causas
Drogas

As drogas que habitualmente causam espasmos são diuréticos, corticosteroides e estrógenos.

Considerações Especiais

Dependendo da causa, auxiliar o alívio dos espasmos do paciente por alongar lentamente o músculo afetado, na direção oposta à contração. Se necessário, administrar um analgésico leve.

Exames diagnósticos podem incluir exames de cálcio sérico, níveis de sódio, dióxido de carbono, função tireoidiana, assim como exames de fluxo sanguíneo ou arteriografia.

Indicadores Pediátricos

É rara a ocorrência de espasmos musculares em crianças. Entretanto, sua presença pode indicar hipoparatireoidismo, osteomalacia, raquitismo ou, infrequentemente, torcicolo congênito.

Estertor

Achado comum em pacientes com certas doenças cardiovasculares e pulmonares, os estertores são estalidos não musicais ou sons de chocalhos percebidos durante a ausculta dos ruídos respiratórios. Habitualmente, eles ocorrem na inspiração e permanecem constantes de um ciclo respiratório para outro. Podem ser unilaterais ou bilaterais, úmidos ou secos. Os estertores caracterizam-se por seu pico, sonoridade, localização, persistência e ocorrência durante o ciclo respiratório.

Os estertores indicam movimento anormal de ar através de vias aéreas preenchidas por líquido. Podem

Tabela 2.303 – Pontos para tratamento de espasmo

Sintoma	Nome	Pontos	Pontos	Pontos
Espasmo	Muco no flanco	B-11; B-12; B-13; B-42; B-43; B-44	B-45; B-47; CS-6; TA-6; F-14; P-2	P-3; P-5
Espasmo	Deficiência de Sangue do Fígado	BP-6; BP-9; BP-10; E-36; B-17; B-18	B-20; B-21; F-13; VG-9	–
Espasmo	Elevação do *Yang* do Fígado	B-18; B-23; R-3; BP-6; BP-10; VB-20	VB-34; VB-38; F-2; F-3; VG-20	–

B = Bexiga; BP = Baço-Pâncreas; CS = Circulação-Sexo; E = Estômago; F = Fígado; P = Pulmão; R = Rim; TA = Triplo Aquecedor; VB = Vesícula Biliar; VG = Vaso Governador.

ser dispersos irregularmente, como nas pneumonias, ou localizadamente, como nas bronquiectasias (alguns estertores basilares podem ser auscultados em pulmões normais, após período prolongado de respiração superficial, mas desaparecem com algumas respirações profundas). Em geral, os estertores indicam o grau da doença subjacente. Caso sejam resultantes de uma doença generalizada, eles comumente ocorrem nas áreas menos distendidas e mais dependentes dos pulmões (como as bases pulmonares), quando o paciente fica em pé. Os estertores decorrentes de passagem do ar pelo exsudato inflamatório podem não ser auscultados se a porção do pulmão envolvida não for ventilada, em razão da respiração superficial.

Intervenções de Emergência

Obter rapidamente os sinais vitais e examinar sinais de desconforto respiratório ou obstrução das vias aéreas. Verificar a profundidade e o ritmo das respirações. O paciente está lutando para respirar? Observar se há aumento da utilização dos músculos acessórios da respiração e movimentação da parede torácica, retrações, estridor ou batimentos de asa de nariz. Avaliar outros sinais e sintomas de sobrecarga hídrica, como dilatação da veia jugular e edema. Fornecer oxigênio suplementar e, se necessário, um diurético. Pode ser necessária a entubação intratraqueal.

História e Exame Físico

Se o paciente também apresentar tosse, perguntar quando começou e se ela é constante ou intermitente. Descobrir qual é o som da tosse e se está eliminando catarro ou sangue. Se a tosse for produtiva, determinar a consistência, quantidade, odor e cor do escarro.

Perguntar se ele apresenta dor. Se a resposta for positiva, qual a localização? Quando foi percebida pela primeira vez? Ela se irradia para outras áreas? Investigar também se movimentação, tosse ou respiração agravam-na ou aliviam-na. Atentar para a posição do paciente: ele está deitado quieto ou se movimenta inquietamente?

Obter história médica breve. O paciente apresenta câncer ou mesmo problema respiratório ou cardiovascular conhecido? Perguntar sobre cirurgia, trauma ou doenças recentes. Ele fuma ou faz uso de bebida alcoólica? Apresenta rouquidão ou dificuldade para engolir? Determinar quais os medicamentos que está utilizando. Inquirir também sobre perda de peso recente, anorexia, náuseas, vômitos, fadiga, fraqueza, vertigens e síncope. Foi exposto a irritantes, como vapores, fumaça ou cigarros?

A seguir, realizar exame físico. Examinar nariz e boca, pesquisando sinais de infecção (como inflamação ou aumento da secreção). Atentar para o hálito; halitose pode indicar infecção pulmonar. Notar, no pescoço, a presença de massas, dolorimento, edema, linfadenopatia ou dilatação venosa.

Inspecionar o tórax do paciente, verificando conformação anormal ou expansão desigual. Percutir para macicez, timpanismo ou nivelamento. Auscultar o pulmão para sons anormais, diminuídos ou ausentes. Observar anomalias dos ruídos cardíacos; avaliar se há edema ou abaulamento das mãos e dos pés.

Causas Médicas
Bronquiectasia

Na bronquiectasia, estertores grosseiros e persistentes são auscultados na porção afetada dos pulmões. Eles são acompanhados de tosse crônica, que produz quantidades copiosas de escarro mucopurulento. Outras características incluem halitose, sibilos ocasionais, dispneia aos esforços, roncos, perda de peso, fadiga, mal-estar, fraqueza, febre reincidente e, nos estágios finais, abaulamento dos dedos.

Bronquite (Crônica)

A bronquite crônica causa estertores grosseiros, que são, em geral, auscultados nas bases pulmonares. Em razão do aumento de secreção brônquica, ocorrem expiração prolongada, sibilos, roncos, dispneia aos esforços, taquipneia, assim como tosse produtiva e persistente. Podem ocorrer cianose e abaulamento dos dedos.

Doença dos Legionários

A doença dos legionários produz estertores difusos e úmidos, além de tosse com pouca secreção mucoide, não purulenta e com possíveis laivos de sangue no escarro. Geralmente, ocorrem sinais e sintomas prodrômicos, incluindo mal-estar, fadiga, fraqueza, anorexia, mialgia difusa e possível diarreia. Dentro de 12 a 48h, o paciente desenvolve tosse seca, além de súbita febre alta com calafrios. Pode apresentar também dor torácica pleurítica, cefaleia, taquipneia, taquicardia, náuseas, vômitos, dispneia, amnésia temporária leve, confusão, vermelhidão, sudorese leve e prostração.

374 – TRATAMENTOS DE ACUPUNTURA

Tabela 2.304 – Pontos para tratamento de estertores

Sintoma	Nome	Pontos
Estertores	Deficiência de *Jing* do Rim	VG-4; B-64

B = Bexiga; VG = Vaso Governador.

Edema Pulmonar

Estertores úmidos e borbulhantes na inspiração são um dos primeiros sinais de edema pulmonar, que é uma doença com risco de morte. Outros achados iniciais incluem dispneia ao esforço, dispneia paroxística noturna seguida de ortopneia e tosse, que inicialmente não é produtiva, mas evolui para produção de secreção espumosa com sangue. Outros sinais clínicos relacionados incluem taquicardia, taquipneia e terceira bulha (B3, galope). Na medida em que a respiração se torna mais rápida e trabalhosa, desenvolvem-se estertores difusos, agravamento da taquicardia, hipotensão, pulso rápido e fraco, cianose, assim como pele fria e úmida.

Embolismo Pulmonar

O embolismo pulmonar é uma doença com risco de morte, que causa estertores finos ou grosseiros, além de tosse, que pode ser seca ou produzir escarro com sangue. Habitualmente, o primeiro sintoma de embolismo pulmonar é dispneia grave, podendo ser acompanhada por angina ou dor torácica pleurítica. O paciente apresenta ansiedade importante, febre baixa, taquicardia, taquipneia e sudorese. Os sinais menos comuns incluem hemoptise maciça, paralisia do tórax, edema de membros inferiores e, com êmbolo grande, cianose, síncope e dilatação da veia jugular. Podem ocorrer também atrito de fricção pleural, sibilos difusos, macicez do tórax à percussão, diminuição dos ruídos respiratórios e sinais de colapso circulatório.

Pneumonia

A pneumonia bacteriana comumente produz estertores finos e difusos, além de calafrios de início súbito, febre alta, dispneia, dor torácica pleurítica, taquipneia, taquicardia, respiração ruidosa, batimento de asa de nariz, diminuição dos ruídos respiratórios, mialgia, cefaleia, taquicardia, dispneia, cianose, sudorese e roncos. O paciente pode apresentar tosse seca que, mais tarde, torna-se produtiva.

A pneumonia por micoplasma produz estertores médios e finos, juntos com tosse não produtiva, mal-estar, cefaleia, dor de garganta, febre. Pode ocorrer escarro com laivos de sangue. A pneumonia viral causa estertores difusos, de forma gradual. O paciente pode apresentar tosse não produtiva, mal-estar, cefaleia, anorexia, febre baixa e diminuição dos ruídos respiratórios.

Síndrome do Desconforto Respiratório Agudo

A síndrome do desconforto respiratório agudo (SDRA) é uma doença com risco de morte, que causa estertores finos (de difusos a grosseiros), habitualmente auscultados nas porções dependentes dos pulmões. Também produz cianose, batimento de asa de nariz, taquipneia, taquicardia, respiração ruidosa, roncos, dispneia, ansiedade e diminuição do nível de consciência.

Traqueobronquite

Em sua forma aguda, a traqueobronquite produz estertores úmidos ou grosseiros, em conjunto com tosse produtiva, calafrios, dor de garganta, febre leve, dor muscular e nas costas, além de aperto subesternal. O paciente caracteristicamente apresenta roncos e sibilos. A traqueobronquite grave causa febre moderada e broncoespasmo.

Tuberculose Pulmonar

Na tuberculose (TB) pulmonar, estertores finos ocorrem após a tosse. O paciente pode apresentar a combinação de hemoptise, mal-estar, dispneia e dor torácica pleurítica. O escarro pode ser escasso e mucoide; ou copioso e purulento. Tipicamente, ocorrem sudorese noturna, cansaço com facilidade, fraqueza, perda de peso, assim como ruídos respiratórios anfóricos.

Considerações Especiais

Elevar a cabeceira da cama do paciente para conservar as vias aéreas permeáveis e facilitar a respiração. Para liquefazer as secreções espessas e aliviar a inflamação das membranas mucosas, administrar líquidos, oxigênio ou umidificar o ar. Podem ser necessários diuréticos (se os estertores resultarem de edema pulmonar cardiogênico), assim como restrição de líquidos. Virar o paciente a cada 1 ou 2h e estimulá-lo a respirar profundamente.

Planejar períodos diários de repouso ininterruptos, a fim de auxiliar o paciente a relaxar e dormir. Prepará-lo para exames diagnósticos, como radiografias de tórax, mapeamento pulmonar e análise do escarro.

Indicadores Pediátricos

Estertores em crianças ou bebês podem indicar doenças respiratórias ou cardiovasculares graves. Em crianças, pneumonias produzem estertores difusos e súbitos. Atresia de esôfago e fístula traqueoesofágica podem causar estertores úmidos e borbulhantes, em decorrência de aspiração de alimentos ou secreções para os pulmões – especialmente em recém-nascidos. O edema pulmonar causa estertores finos nas bases dos pulmões; bronquiectasias produzem estertores úmidos. Em bebês, fibrose cística causa estertores inspiratórios generalizados (de finos a grosseiros) e sibilos. A anemia falciforme pode produzir estertores quando causar infarto ou infecção pulmonares.

Indicadores Geriátricos

Estertores que desaparecem após respiração profunda indicam atelectasias basilares leves. Em pacientes idosos, auscultar as bases antes e depois de escutar os ápices.

Fadiga

Fadiga é a sensação de cansaço excessivo, falta de energia ou exaustão, acompanha de desejo intenso de descansar ou dormir. Esse sintoma comum se diferencia de fraqueza, que envolve os músculos, mas pode ocorrer simultaneamente.

Fadiga é normal e constitui uma resposta importante a um esforço físico superior, estresse emocional prolongado e privação de sono. Entretanto, também pode ser um sintoma não específico de distúrbio psicológico ou fisiológico – em especial, infecção viral ou bacteriana; e doença endócrina, cardiovascular ou neurológica.

A fadiga reflete estados hipermetabólicos e hipometabólicos, nos quais ocorre a falta de nutrientes necessários para energia e crescimento celular, em razão de depleção muito rápida, mecanismos ineficientes de reposição, produção insuficiente de hormônios ou mesmo ingestão de nutrientes ou metabolismo inadequados.

História e Exame Físico

Obter uma história cuidadosa para identificar o padrão de fadiga do paciente. A que piora com a atividade e melhora com o repouso geralmente indica distúrbio físico; o padrão oposto, um distúrbio psicológico. Fadiga com duração superior a quatro meses, fadiga constante, que não é aliviada pelo repouso, e exaustão transitória, que rapidamente é substituída por crises de energia, são outros achados relacionados a doenças psicológicas.

Perguntar sobre sintomas relacionados a doenças virais ou bacterianas recentes, ou alterações estressantes de estilo de vida. Explorar os hábitos nutricionais e mudanças de apetite e peso. Revisar cuidadosamente a história médica e psiquiátrica, a fim de identificar doenças crônicas que, em geral, causam fadiga. Investigar sobre história familiar dessas doenças.

Obter uma história completa de medicamentos, anotando a utilização de qualquer droga que apresente fadiga como efeito colateral. Averiguar os padrões de utilização de álcool e drogas. Determinar o risco de intoxicação por monóxido de carbono; perguntar se o paciente possui um detector de monóxido de carbono.

Observar o aspecto geral do paciente para sinais evidentes de depressão ou doenças orgânicas. Ele está sem expressão ou desleixado? Parece cansado, doente ou com atitude de desânimo? Se necessário, avaliar o estado mental, observando especialmente confusão mental, déficits de atenção, agitação ou retardo psicomotor.

Causas Médicas

Anemia

A fadiga que ocorre após atividades leves é geralmente o primeiro sintoma de anemia. Os achados associados variam, mas palidez, taquicardia e dispneia são típicos.

Ansiedade

A ansiedade crônica, constante invariável causa fadiga, tipicamente caracterizada como exaustão nervosa. Outros achados persistentes incluem apreensão, indecisão, inquietação, insônia, tremores e aumento da tensão muscular.

Câncer

A fadiga inexplicável é comumente o sinal mais precoce de câncer. Os achados relacionados refletem o tipo, a localização e o estágio do tumor; e, com frequência, incluem dor, náusea, vômito, anorexia, perda de peso, sangramentos anormais e massa palpável.

Depressão

Fadiga persistente não relacionada ao esforço quase sempre acompanha a depressão crônica. As queixas somáticas associadas incluem cefaleia, anorexia (algumas vezes, aumento de apetite), constipação e disfunção sexual. O paciente também pode apresentar insônia, fala lentificada, agitação ou bradicinesia, irritabilidade, perda de concentração, sensação de falta de valor e pensamentos persistentes de morte.

Desnutrição

A facilidade de ficar fatigado é comum em pacientes com desnutrição calórico-proteica, juntamente com letargia e apatia. Pacientes também podem apresentar perda de peso e de musculatura, sensação de frio, palidez, edema, assim como pele seca e escamosa.

Diabetes Mellitus

Fadiga, o sintoma mais comum do *diabetes mellitus*, pode se iniciar insidiosa ou abruptamente. Os achados relacionados incluem perda de peso, embaçamento da visão, poliúria, polidipsia e polifagia.

Doença de Lyme

Além de fadiga e mal-estar, os sinais e sintomas da doença de Lyme incluem cefaleia intermitente, febre, calafrios, exantema vermelho expansivo, assim como dores musculares e articulares. Nos estágios mais tardios, os pacientes apresentam artrite, meningoencefalite flutuante e anormalidades cardíacas (como bloqueio atrioventricular flutuante e curto).

Doença Pulmonar Obstrutiva Crônica

Os sinais mais precoces e mais persistentes da doença pulmonar obstrutiva crônica (DPOC) são fadiga e dispneia. O paciente pode apresentar também tosse crônica, em geral produtiva; perda de peso; tórax em barril; cianose; edema postural discreto; e pouca tolerância ao exercício.

Doenças Cardíacas Valvares

Em geral, todos os tipos de doenças valvares causam fadiga progressiva e sopros cardíacos. Os sinais e sintomas adicionais variam, mas comumente incluem dispneia aos esforços, tosse e hemoptise.

Hipercortisolismo

O hipercortisolismo tipicamente causa fadiga relacionada em parte aos distúrbios associados do sono. Os sinais não confundíveis incluem obesidade troncal com extremidades finas, gibosidade, fácies em lua cheia, estrias violáceas, acne e hirsutismo; aumento da pressão arterial e fraqueza muscular são outros achados.

Hipotireoidismo

A fadiga ocorre precocemente no hipotireoidismo, em conjunto com esquecimento, intolerância ao frio, ganho de peso, metrorragia e constipação.

Infecção

Nas infecções crônicas, a fadiga é um dos sintomas mais proeminentes e, algumas vezes, o único. Febre baixa e perda de peso podem acompanhar os sinais e sintomas, os quais refletem o tipo e a localização da infecção (como ardor para urinar ou gengivas inchadas e dolorosas). A endocardite bacteriana subaguda é um exemplo de infecção crônica que causa fadiga e descompensação hemodinâmica aguda.

Na infecção aguda, a fadiga breve tipicamente acompanha cefaleia, anorexia, artralgia, calafrios, febre alta e sinais específicos da infecção, como tosse, vômito ou diarreia.

Insuficiência Adrenocortical

Fadiga leve (marcador da insuficiência adrenocortical) inicialmente aparece após esforços e estresse;

depois, torna-se mais grave e persistente. Em geral, a fraqueza e a perda de peso acompanham distúrbios gastrointestinais (GI), como náuseas, vômitos, anorexia, dor abdominal e diarreia crônica, hiperpigmentação, hipotensão ortostática e pulso fraco e irregular.

Insuficiência Cardíaca

Fadiga persistente e letargia caracterizam a insuficiência cardíaca. A insuficiência do coração esquerdo causa dispneia aos esforços, dispneia paroxística noturna, ortopneia e taquicardia. A insuficiência cardíaca direita causa dilatação da veia jugular e possivelmente tosse fraca, porém persistente e não produtiva. Em ambos os tipos, as alterações de estado mental acompanham os sinais e sintomas, incluindo náuseas, anorexia, ganho de peso e possível oligúria. Os achados cardiopulmonares incluem taquipneia, estertores inspiratórios, palpitações e aperto no peito, hipotensão, diminuição da pressão de pulso, galope ventricular, palidez, sudorese, abaulamento dos dedos e edema postural.

Insuficiência Renal

A insuficiência renal aguda comumente causa fadiga súbita, tontura e letargia. Oligúria, um sinal inicial, é seguido de sintomas sistêmicos graves: hálito com odor de amônia, náuseas, vômitos, diarreia ou constipação, além de pele e mucosas secas. Os achados neurológicos incluem contrações musculares, assim como alterações de personalidade e de nível de consciência, com possibilidade de progredir para convulsões e coma.

Na insuficiência renal crônica, a fadiga insidiosa e a letargia ocorrem com alterações importantes em todos os sistemas corpóreos, incluindo distúrbios GI, hálito com odor de amônia, respiração de Kussmaul, tendências hemorrágicas, diminuição do turgor cutâneo, prurido intenso, parestesia, distúrbios visuais, confusão, convulsão e coma.

Lúpus Eritematoso Sistêmico

Em geral, fadiga ocorre concomitantemente a dores generalizadas, mal-estar, febre baixa, cefaleia e irritabilidade. Os sinais e sintomas primários incluem dores articulares e rigidez, eritema em asa de borboleta e fotossensibilidade. Também são comuns fenômeno de Raynaud, alopecia localizada e úlceras em mucosas.

Miastenia Grave

Os principais sintomas da miastenia são fraqueza muscular e fadiga com facilidade, que se agravam no decorrer do dia. Eles também pioram com esforços e melhoram com repouso. Os achados relacionados dependem dos músculos afetados.

Síndrome da Imunodeficiência Adquirida

Além de fadiga, a AIDS pode causar febre, sudorese noturna, perda de peso, diarreia e tosse, seguidas de várias infecções oportunistas concomitantes.

Síndrome de Fadiga Crônica

A síndrome de fadiga crônica, cuja causa é desconhecida, é caracterizada por fadiga incapacitante. Outros achados são dor de garganta, mialgia e disfunção cognitiva. Os critérios diagnósticos foram determinados, porém as pesquisas e a coleta de dados continuam. Esses achados podem alterar os critérios diagnósticos.

Outras Causas

Cirurgia

A maioria das cirurgias causa fadiga temporária, provavelmente em decorrência dos efeitos combinados de fome, anestesia e privação de sono.

Drogas

A fadiga pode resultar de várias drogas, notavelmente anti-hipertensivos e sedativos. Nos pacientes que recebem tratamento com glicosídeos cardíacos, fadiga pode indicar toxicidade.

Intoxicação por Monóxido de Carbono

A fadiga ocorre juntamente com cefaleia, dispneia e, em alguns casos, progride para perda de consciência e apneia.

Considerações Especiais

Se a fadiga resultar de doenças orgânicas, auxiliar o paciente a determinar para quais atividades diárias ele necessita de ajuda e como se poupar para conseguir o repouso necessário. Pode-se reduzir a fadiga crônica ao aliviar a dor (que pode interferir no repouso) ou a náusea (que pode induzir à desnutrição). Há possibilidades de o paciente se beneficiar do encaminhamento para uma enfermeira comunitária ou serviço de cuidados domésticos. Se a fadiga tiver causa psicogênica, encaminhá-lo para aconselhamento psicológico.

Indicadores Pediátricos

Quando avaliar fadiga em uma criança, perguntar aos pais se eles observaram mudanças no nível de atividade. A fadiga sem causa orgânica ocorre geralmente durante as fases de crescimento acelerado na pré-escola e na pré-puberdade.

Entretanto, causa psicológica de fadiga deve ser considerada – por exemplo, uma criança com depressão pode tentar fugir dos problemas na escola e em casa, refugiando-se no sono. Na criança pré-púbere, considerar a possibilidade de abuso de drogas, particularmente hipnóticos e tranquilizantes.

Indicadores Geriátricos

Sempre perguntar aos pacientes idosos sobre fadiga, pois nesse grupo etário esse sintoma pode ser insidioso e mascarar condições mais graves. A artrite temporal, que é muito mais comum em pessoas acima de 60 anos, habitualmente caracteriza-se por fadiga, perda de peso, claudicação da mandíbula, fraqueza muscular proximal, cefaleia, distúrbios visuais e anemia associada.

Furúnculos

Furúnculos são nódulos tenros causados por infecção estafilocócica. Antraz é um agrupamento de furúnculos conectados subcutaneamente, provocando supurações profundas e cicatrizes. São menores e mais superficiais do que abscessos subcutâneos. O diagnóstico é clínico. O tratamento é feito com compressas quentes e, muitas vezes, antibióticos antiestafilocócicos por via oral.

Tabela 2.305 – Pontos para tratamento de fadiga

Sintoma	Nome	Pontos	Pontos	Pontos
Fadiga	Secura, muco	B-13; VC-22; VC-17; VC-14; ID-15; P-1	P-7; P-9; E-15	–
Fadiga	Deficiência de *Yang* do Rim	VC-4; VC-6; B-23; R-7; R-9; VG-4	VG-14; VB-39	–
Fadiga	Deficiência de *Yin* do Rim	B-17; B-23; B-52; R-1; R-2; R-3	R-6; R-7; BP-1; BP-6; BP-8; F-1	F-8; VC-6; IG-11
Fadiga	Deficiência de *Qi* do Pulmão	B-13; P-1; P-7; P-9; VC-17; IG-4	IG-18; E-36	–
Fadiga	Deficiência de Sangue do Baço-Pâncreas	BP-1; BP-3; BP-6; BP-9; E-36; E-42	–	–
Fadiga	Estagnação de *Yang* de Baço-Pâncreas	B-20; F-13; E-36; BP-6; VB-41	–	–
Fadiga	Umidade, muco	VC-9; BP-9; E-40; P-5; VC-4; VC-12	B-20; VB-28	–
Fadiga	Umidade, muco	VC-9; BP-9; E-40; P-5; VC-4; VC-12	B-20; B-51; VB-28	–
Fadiga	Vazio de *Yang* do Rim	B-20; B-23; VC-8; VC-4; E-36; BP-6	–	–
Fadiga	Vazio de *Yang* do Rim	B-20; B-23; VC-9; VC-8; VC-4; VC-3	VC-2; E-28; BP-9; R-5; R-7	–

B = Bexiga; BP = Baço-Pâncreas; E = Estômago; F = Fígado; ID = Intestino Delgado; IG = Intestino Grosso; P = Pulmão; R = Rim; VB = Vesícula Biliar; VC = Vaso Concepção; VG = Vaso Governador.

Ambos, furúnculos e antraz, podem afetar indivíduos jovens e saudáveis, mas são mais comum em obesos, imunodeprimidos (incluindo aqueles com anomalias em neutrófilos), idosos e, possivelmente, diabéticos. Nos casos de indivíduos que residem em quartos cheios com pouca higiene ou em contato com pacientes infectados com cepas virulentas, formam-se lesões agrupadas. Fatores predisponentes são colonização de bactérias de pele ou narinas, clima quente e úmido, e oclusão ou anormalidades na anatomia folicular (por exemplo, comedões na acne).

Furúnculos são comuns em pescoço, tórax, face e glúteos. São dolorosos e desconfortáveis quando em íntimo contato com as estruturas subjacentes, como nariz, orelha ou dedos. A aparência é um nódulo ou pústula que elimina tecido necrótico e pus sanguinolento. O antraz é acompanhado de febre e prostração.

O diagnóstico é clínico. O material dos pacientes para cultura é obtido de simples furúnculos nas narinas ou na região centrofacial, quando múltiplos e em imunodeprimidos.

O tratamento de uma simples lesão é feito com compressas quentes intermitentes para se obter um ponto de drenagem espontânea. Em pacientes com furúnculo no nariz ou na região centrofacial ou com múltiplos furúnculos ou antraz, administra-se uma droga betalactâmica penicilinase-resistente (por exemplo, dicloxacilina ou cefalexina, 250 a 500mg, por via oral [VO], quatro vezes ao dia). Antibióticos sistêmicos também são necessários nas grandes lesões, naquelas que não respondem ao tratamento tópico, em evidência de celulite em expansão e em pacientes imunodeprimidos ou com risco de endocardite.

Ocasionalmente, incisão e drenagem são necessárias, sendo indicadas como uma rápida solução no caso de o furúnculo ou antraz estar flutuante.

Há frequentes recidivas dos furúnculos, podendo ser prevenidas utilizando-se um sabão líquido contendo gliconato de clorexidina com álcool isopropílico ou cloroxilenol a 2 ou 3% ou mantendo-se antibióticos por mais de um a dois meses. Em pacientes com furunculose recorrente, deve-se pesquisar fatores predisponentes, como obesidade, diabetes, exposição industrial ou ocupacional a fatores predisponentes e presença de *Staphylococcus aureus* nas narinas.

Tabela 2.306 – Pontos para tratamento de furúnculos

Sintoma	Nome	Pontos	Pontos	Pontos
Furúnculos	Edema para Vento externo	B-13; P-7; IG-4; VG-26	–	–
Furúnculos	Calor, Umidade	BP-6; B-38; E-36	–	–
Furúnculos	Calor, Umidade	CS-3; CS-7; VC-23; VC-24; VB-14; VB-20	VB-29; VB-30; VB-31; VB-32; VB-34; VB-39	VG-1; VG-15; VG-16
Furúnculos	Calor, Umidade	CS-5; VC-2; VC-3; VC-4; VC 5; VC-6	VC-7; VB-26; VB-27; VB-28; VB-29; VB-34	VG-4; F-5; F-6
Furúnculos	Calor, Umidade	CS-7; VB-38; IG-2; IG-4; IG-5; IG-10	IG-11; ID-3; VB-38	–
Furúnculos	Calor, Umidade	F-3; ID-8; BP-4; BP-6; B-38; B-39	E-35; E-36	–
Furúnculos	Calor, Umidade	IG-4; IG-11; BP-6; BP-9; BP-10; E-36	–	–
Furúnculos	Calor, Umidade	VB-24; F-13; F-14; B-19; B-20; B-21	B-44; E-45	–
Furúnculos	Calor, Umidade	VB-30; VB-31; VB-32; VB-40; VB-43	–	–
Furúnculos	Calor, Umidade	VC-2; VC-4; VG-1; BP-6	–	–

B = Bexiga; BP = Baço-Pâncreas; CS = Circulação-Sexo; E = Estômago; F = Fígado; ID = Intestino Delgado; IG = Intestino Grosso; P = Pulmão; R = Rim; VB = Vesícula Biliar; VC = Vaso Concepção; VG = Vaso Governador.

Glaucoma

Glaucoma Primário de Ângulo Aberto

O glaucoma primário de ângulo aberto é uma síndrome de lesão do nervo óptico associada a ângulo aberto da câmara anterior e pressão intraocular elevada ou limítrofe. Os sintomas são de percepção tardia e envolvem perda de campo visual. O diagnóstico é feito por fundoscopia, gonioscopia, teste de campo visual e medida da pressão intraocular. O tratamento inclui betabloqueadores de uso tópico, análogos de prostaglandinas e outras drogas e, em alguns casos, intervenção cirúrgica.

Etiologia e Fisiopatologia

Embora o glaucoma de ângulo aberto possa ter inúmeras causas, 60 a 70% dos casos são de causa desconhecida (glaucoma primário de ângulo aberto). Ambos os olhos são normalmente afetados, mas em geral não da mesma maneira.

Os fatores de risco incluem idade avançada, história familiar de glaucoma, raça negra, espessura central da córnea mais fina, hipertensão sistêmica, diabetes, doença cardiovascular e miopia. Em pessoas da raça negra, o glaucoma costuma ser mais grave e manifestar-se em idades mais precoces, havendo incidência de cegueira 6 a 8 vezes maior.

Glaucoma de pressão elevada: dois terços dos pacientes com glaucoma têm pressão intraocular (PIO) aumentada (> 21mmHg). A drenagem do humor aquoso é inadequada, ao passo que a produção é normal no corpo ciliar. Mecanismos identificáveis (ou seja, glaucoma secundário de ângulo aberto) incluem anomalias de desenvolvimento, cicatrizes pós-trauma ou infecção e entupimento dos canais de drenagem por pigmento solto da íris ou células exfoliadas da câmara anterior.

Glaucoma de pressão normal ou baixa: cerca de um terço dos pacientes com glaucoma possuem medida da PIO dentro dos limites de valores normais, mas lesão do nervo óptico e perda de campo visual típica de glaucoma estão presentes. Estes pacientes têm uma incidência maior de doenças vasospásticas (por exemplo, enxaqueca, fenômeno de Raynaud) do que a população em geral, sugerindo que um distúrbio vascular primário comprimindo o fluxo de sangue ao nervo tem participação na ocorrência do glaucoma.

Sinais e Sintomas

Sintomas iniciais são incomuns. Em geral, o paciente toma conhecimento da perda de campo visual apenas quando o grau de atrofia do nervo óptico está bem avançado; a assimetria típica das lesões contribui para retardar o diagnóstico. Entretanto, alguns pacientes podem apresentar sintomas, como dificuldade em descer escadas quando o campo visual apresenta perda inferior; notar, à leitura, que as letras das palavras estão ausentes; ou dificuldade ao dirigir.

Os achados diagnósticos ao exame incluem ângulo aberto normal à gonioscopia e aparência do nervo óptico característica e deficiências de campo visual. A PIO pode ser normal ou elevada, mas é quase sempre mais alta no olho com mais acometimento do nervo óptico.

Aparência do Nervo Óptico

A cabeça do nervo óptico (ou seja, disco) normalmente é circular, levemente alongada na vertical, com uma depressão central denominada escavação. A rima neurossensorial é o tecido entre a margem da escavação e a borda interna do disco, sendo composta de axônios ganglionares da retina. As alterações mais frequentes do nervo óptico incluem aumento da proporção escavação:disco, afinamento da rima neurossensorial, degrau irregular na rima, hemorragia na camada de fibras nervosas que cruza a margem do disco (ou seja, hemorragia de Drance), alongamento vertical da escavação e angulações sutis no curso dos vasos sanguíneos existentes. O afinamento da rima neurossensorial ao longo do tempo pode ser diagnóstico de glaucoma, independentemente da PIO ou do campo visual. No entanto, a maioria dos diagnósticos iniciais de glaucoma envolve algum tipo de alteração no campo visual.

Defeitos no Campo Visual

Alterações no campo visual decorrentes de lesões do nervo óptico incluem defeitos de degrau nasal (que não cruza o meridiano horizontal), escotoma arqueado que se estende nasalmente a partir da mancha cega, defeitos temporais em cunha e escotoma paracentral.

Diagnóstico

O diagnóstico é sugerido pelo exame, mas alguns achados similares podem resultar de outras neuropatias ópticas (por exemplo, isquemia, infecção por citomegalovírus, deficiência de vitamina B_{12}).

Antes de se fazer um diagnóstico de glaucoma de pressão normal, devem-se excluir os seguintes fatores: medida imprecisa da PIO, amplas flutuações diurnas da PIO (promovendo medidas normais intermitentes), lesão de nervo óptico por glaucoma prévio já resolvido, glaucoma de ângulo fechado intermitente e outras doenças oculares ou neurológicas capazes de produzir defeitos similares no campo visual.

Fotografia e esboço detalhado do disco óptico são úteis para futura comparação. A frequência dos exames de acompanhamento varia de semanas a anos, dependendo da adesão e da resposta do paciente ao tratamento e da gravidade do glaucoma.

Glaucoma de Ângulo Fechado

O glaucoma de ângulo fechado é o glaucoma associado a um ângulo da câmara anterior fechado, que pode ser crônico ou, raramente, agudo. Sintomas do fechamento agudo do ângulo são dor e vermelhidão oculares acentuadas, diminuição da visão, halos coloridos, cefaleia, náusea e vômito. A pressão intraocular encontra-se elevada. O tratamento imediato da condição aguda com múltiplas drogas tópicas e sistêmicas é necessário para evitar perda irreversível da visão, seguido por iridotomia definitiva.

O glaucoma de ângulo fechado é responsável por cerca de 10% dos casos de glaucoma nos Estados Unidos.

Etiologia e Fisiopatologia

O glaucoma de ângulo fechado decorre de fatores que empurram ou puxam a íris em direção ao ângulo (ou seja, junção da íris com a córnea na periferia da câmara anterior), bloqueando fisicamente a drenagem de humor aquoso e elevando a PIO. A pressão elevada causa lesão do nervo óptico.

O fechamento do ângulo pode ser primário (causa desconhecida) ou secundário a uma outra condição, e ser agudo, subagudo (intermitente) ou crônico.

Glaucoma Primário de Ângulo Fechado

Ângulos estreitos não são comuns em pacientes jovens. Com o passar da idade, o cristalino continua crescendo. Em algumas pessoas, esse crescimento empurra a íris para a frente, estreitando o ângulo. Fatores de risco para estreitamento de ângulo incluem etnia asiática, hipermetropia, história familiar e idade avançada.

Em pessoas com ângulo estreito, a distância entre a pupila e o cristalino é também bem pequena. Ao se dilatar, a íris é puxada centrípeta e posteriormente, e toca o cristalino, evitando que o humor aquoso passe entre ambos para a câmara anterior (processo denominado bloqueio pupilar). A pressão decorrente da secreção contínua de humor aquoso na câmara posterior pelo corpo ciliar empurra a íris periférica anteriormente (a íris abaulada para frente é chamada de íris *bombé*), provocando o fechamento do ângulo. Isso bloqueia a saída de humor aquoso, causando aumento rápido (algumas horas) e intenso da PIO (> 40mmHg). Em razão do início súbito, esta condição é denominada glaucoma agudo de ângulo fechado, sendo uma emergência oftálmica que necessita de tratamento imediato.

O glaucoma de ângulo fechado intermitente ocorre se o episódio de bloqueio pupilar se resolve de forma espontânea após algumas horas, geralmente depois de dormir deitado de costas.

O glaucoma crônico de ângulo fechado ocorre se o fechamento do ângulo se desenvolve de forma lenta, favorecendo a cicatrização entre a íris periférica e a malha trabecular; o aumento da PIO é lento.

A dilatação pupilar (midríase) pode empurrar a íris na direção do ângulo e precipitar glaucoma agudo de ângulo fechado em qualquer pessoa com estreitamento de ângulo. Isso é de especial relevância na aplicação de agentes tópicos (por exemplo, hematropina, fenilefrina) para dilatar o olho para exame.

Glaucoma Secundário de Ângulo Fechado

Neste tipo de glaucoma, uma condição coexistente leva à obstrução mecânica do ângulo, como retinopatia diabética proliferativa (PDR, *proliferative diabetic retinopathy*), oclusão isquêmica de veia central, uveíte ou crescimento epitelial. A contração de uma membrana neovascular (por exemplo, na PDR) ou cicatriz inflamatória associada à uveíte pode puxar a íris em direção ao ângulo.

Sinais, Sintomas e Diagnóstico

Glaucoma agudo de ângulo fechado: os pacientes apresentam dor ocular e vermelhidão importantes, diminuição da visão, visão de halos coloridos, dor de cabeça, náuseas e vômitos. As queixas sistêmicas podem ser tão graves que os pacientes são diagnosticados erroneamente como apresentando um problema neurológico ou gastrointestinal. O exame clínico tipicamente revela injeção conjuntival, córnea edemaciada, pupila fixa com midríase média e inflamação da câmara anterior. A visão fica reduzida. A PIO normalmente está entre 40 e 80mmHg. O nervo óptico é de difícil visualização em razão do edema de córnea, não sendo possível realizar exame de campo visual devido ao desconforto.

O diagnóstico é clínico. Pode ser difícil realizar gonioscopia no olho acometido devido à córnea turva com epitélio friável. Contudo, o exame do olho contralateral revela um ângulo estreito ou passível de oclusão. Se o olho contralateral apresentar um ângulo totalmente aberto, deve-se considerar um diagnóstico diferente de glaucoma agudo de ângulo fechado.

Glaucoma Crônico de Ângulo Fechado

Este tipo de glaucoma é similar ao glaucoma primário de ângulo aberto. Alguns pacientes apresentam vermelhidão ocular, desconforto, visão borrada ou cefaleia, que melhora com o sono (provavelmente devido à miose induzida pelo sono e ao posterior deslocamento do cristalino pela gravidade). À gonioscopia, o ângulo é estreito, e podem ser visualizadas sinéquias periféricas anteriores. A PIO pode estar normal, mas é normalmente mais alta no olho afetado. O diagnóstico é feito pela presença de sinéquias periféricas anteriores, identificadas na gonioscopia, e alterações características no nervo óptico e no campo visual.

Hematêmese

Em geral, hematêmese (vômito com sangue) indica sangramento gastrointestinal acima do ligamento de Treitz, que sustenta o duodeno na sua junção com o jejuno. Vômito vermelho brilhante ou com laivos de sangue indica sangramento fresco ou recente. Vômito vermelho-escuro, marrom ou negro (com cor e consistência de borra de café) indica sangue retido no estômago e parcialmente digerido.

Apesar de a hematêmese ser, com frequência, resultante de doenças GI, pode se originar de distúrbios de coagulação ou tratamentos que irritem o trato GI. As varizes de esôfago também causam hematêmese. O sangue deglutido, proveniente de epistaxe de erosão de orofaringe, pode causar vômito com sangue. Hematêmese pode ser precipitada por tensão, estresse emocional, assim como utilização de anti-inflamatórios ou álcool. Em um paciente com varizes de esôfago, a hematêmese pode ser resultado de trauma ao engolir alimentos duros ou parcialmente mastigados.

Esse sinal é sempre importante, mas sua gravidade depende de quantidade, fonte e rapidez do sangramento. Hematêmese maciça (vômito com 500 a 1.000mL de sangue) pode induzir a risco de morte.

Intervenção de Emergência

Se for apresentada hematêmese maciça, verificar os sinais vitais. Se detectar sinais de choque – como taquipneia, hipotensão e taquicardia – colocar o paciente em posição supina e elevar os pés a 20 ou 30º. Iniciar um acesso venoso calibroso para reposição emergencial de líquidos. Também enviar uma amostra de sangue para tipagem sanguínea e prova cruzada, além de concentração de hemoglobina e hematócrito; administrar oxigênio. A endoscopia de emergência pode ser necessária para localizar a fonte de sangramento. Preparar para instalar sonda nasogástrica para aspiração ou lavagem com gelo. Uma sonda de Sengstaken-Blakemore pode ser utilizada para comprimir as varizes do esôfago.

História e Exame Físico

Se a hematêmese do paciente não causar risco de morte imediata, iniciar pela história completa.

Tabela 2.307 – Pontos para tratamento de glaucoma

Sintoma	Nome	Pontos	Pontos	Pontos
Glaucoma	Calor no Estômago	VC-24; VG-27; E-4	–	–
Glaucoma	Calor, Vento na Vesícula Biliar	VB-20; IG-4; F-3; TA-2; TA-5; TA-11	–	–
Glaucoma	Deficiência do *Yin* do Rim	B-17; B-23; B-52; R-1; R-2; R-3	R-6; R-7; BP-1; BP-6; BP-8; F-1	F-8; VC-6; IG-11

B = Bexiga; BP = Baço-Pâncreas; E = Estômago; F = Fígado; IG = Intestino Grosso; R = Rim; TA = Triplo Aquecedor; VB = Vesícula Biliar; VC = Vaso Concepção; VG = Vaso Governador.

Começar solicitando ao paciente que descreva quantidade, cor e consistência do vômito. Qual foi a primeira vez que observou esse sinal? Ele já apresentou hematêmese anteriormente? Pesquisar se demonstrou também fezes com sangue, negras ou cor de piche. Investigar se a hematêmese é precedida de náusea, flatulência, diarreia ou fraqueza. Apresentou crise de náusea, com ou sem vômitos, há pouco tempo?

A seguir, perguntar sobre história de úlcera, distúrbios hepáticos ou coagulação. Descobrir se o paciente ingere álcool e em que quantidade. Ele faz uso regular de aspirina ou anti-inflamatório não esteroidal, como fenilbutazona ou indometacina? Essas drogas podem causar gastrite erosiva ou úlceras. Ele utiliza varfarina ou outro medicamento anticoagulante? Essas drogas aumentam o risco de sangramento.

Iniciar o exame físico verificando hipotensão ortostática, assim como sinais precoces de indicadores de hipovolemia. Obter a pressão arterial e o pulso do paciente nas posições supina, sentada e em pé. A redução de 10mmHg ou mais na pressão sistólica e o aumento de 10bpm ou mais na frequência de pulso indicam depleção de volume. Após obter outros sinais vitais, inspecionar as membranas mucosas, nasofaringe e pele para sinais de sangramento ou outras anormalidades. Palpar abdome para avaliar dor, dolorimento e massas; observar linfadenopatia.

Causas Médicas

Antraz (Gastrointestinal)

Os sinais e sintomas iniciais após ingestão de carne contaminada de animal infectado por *Bacillus anthracis* (bactéria Gram-positiva, formadora de esporos) incluem perda de apetite, náuseas, vômitos e febre. Os sinais e sintomas tardios incluem dor abdominal, diarreia intensa com sangue e hematêmese.

Câncer de Esôfago

Um sinal tardio de câncer de esôfago, a hematêmese pode ser acompanhada por dor torácica e irradiada para as costas. Outras características incluem enchimento subesternal, disfagia intensa, náusea, vômitos com regurgitação noturna e aspiração, hemoptise, febre, soluços, dor de garganta, melena e halitose.

Câncer Gástrico

O vômito indolor vermelho brilhante ou marrom-escuro é um sinal tardio do câncer gástrico, o qual geralmente se inicia de forma insidiosa, com desconforto abdominal superior. Depois, o paciente desenvolve anorexia, náusea leve e dispepsia crônica não aliviada por antiácidos e exacerbada pela alimentação. Os sinais mais tardios incluem fadiga, perda de peso, fraqueza, empachamento, melena, alteração do hábito intestinal e sinais de desnutrição, como perda muscular e pele seca.

Distúrbios de Coagulação

Qualquer distúrbio que interfira no processo normal de coagulação pode causar sangramento GI e hematêmese de moderada a intensa. O sangramento também pode ocorrer em qualquer outro sistema do organismo, causando sinais como epistaxe e equimose. Outros efeitos associados variam, dependendo do distúrbio específico de coagulação, como trombocitopenia ou hemofilia.

Gastrite (Aguda)

Hematêmese e melena são os sinais mais comuns da gastrite aguda. Podem até mesmo ser o único sinal, apesar de desconforto epigástrico moderado, náuseas, febre e mal-estar também poderem ocorrer. Perda maciça de sangue pode precipitar sinais de choque. Tipicamente, o paciente apresenta história de abuso de álcool ou utiliza aspirina ou algum AINE. A gastrite também pode ser secundária à infecção por *Helicobacter pylori*.

Ruptura de Esôfago

A gravidade da hematêmese depende da causa da ruptura. Quando um instrumento lesa o esôfago, a hematêmese habitualmente é leve. Entretanto, ruptura causada pela síndrome de Boerhaave (aumento da pressão no esôfago em razão de vômitos forçados, náuseas ou outras doenças esofagianas tipicamente provocam hematêmese mais grave). Essa doença com risco de morte também pode causar dor intensa, retroesternal, epigástrica, no pescoço ou escapular, acompanhada por edema no tórax e no pescoço. O exame revela crepitação subcutânea na parede torácica, fossa supraclavicular e pescoço. O paciente também mostra sinais de desconforto respiratório, como dispneia e cianose.

384 – TRATAMENTOS DE ACUPUNTURA

Tabela 2.308 – Pontos para tratamento de hematêmese

Sintoma	Nome	Pontos	Pontos
Hematêmese	Estagnação de alimento	VC-12; F-8; BP-4; BP-6	–
Hematêmese	Calor na camada do Sangue	BP-6; BP-10; F-2; BP-8; VC-3	–
Hematêmese	Calor na camada do Sangue	BP-6; R-3; VG-26; B-23; BP-10; E-36	VB-20; F-3; B-38; EXT-1; EXT-6
Hematêmese	Calor na camada do Sangue	BP-6; BP-10; F-3; IG-4; CS-6; P-9	VB-40
Hematêmese	Calor na camada do Sangue	VG-26; CS-6; BP-6; E-36; VB-44; F-3	–
Hematêmese	Calor na camada do Sangue	CS-4; BP-10; B-17; F-3; F-14; B-40	–

B = Bexiga; BP = Baço-Pâncreas; CS = Circulação-Sexo; E = Estômago; F = Fígado; IG = Intestino Grosso; P = Pulmão; R = Rim; VB = Vesícula Biliar; VC = Vaso Concepção; VG = Vaso Governador.

Síndrome de Mallory-Weiss

Caracterizada por laceração da membrana mucosa na junção de esôfago e estômago, esta síndrome pode causar hematêmese e melena. Em geral, é desencadeada por vômitos forçados intensos ou esforço (como para tossir), o que é mais comum em alcoólatras e portadores de obstrução do piloro. O sangramento intenso pode precipitar sinais de choque, como taquicardia, hipotensão, dispneia, além de pele fria e úmida.

Úlcera Péptica

A hematêmese pode ocorrer quando uma úlcera gástrica penetra em artéria, veia ou tecido altamente vascularizado. Hematêmese maciça, possivelmente com risco de morte, é típica quando ocorre penetração de uma artéria. Outras características incluem melena, sangramento retal, calafrios, febre, assim como sinais e sintomas de choque e desidratação, como taquicardia, hipotensão, diminuição do turgor cutâneo e sede. O paciente pode apresentar história de náusea, vômito, dor ou dolorimento epigástrico aliviado por alimentação ou antiácidos. Também pode demonstrar história de utilização habitual de tabaco, álcool ou AINE.

Varizes de Esôfago (Ruptura)

Ruptura de varizes de esôfago com risco de morte pode provocar vômitos em borra de café ou sangramento maciço vermelho brilhante. Sinais de choque, como hipotensão ou taquicardia, podem ocorrer depois ou até mesmo preceder a hematêmese, caso o estômago fique cheio de sangue antes da ocorrência do vômito. Outros sintomas podem incluir distensão abdominal, melena ou hematoquesia indolor, variando de gotejamento até hemorragia retal maciça.

Outras Causas

Tratamentos

A colocação de sonda nasogástrica (SNG) ou entubação intratarqueal traumáticas, podem causar hematêmese, associada à ingestão de sangue. Cirurgias de nariz e garganta também podem provocar esse sinal da mesma maneira.

Considerações Especiais

Monitorar rigorosamente os sinais vitais e observar os sinais de choque. Verificar as evacuações do paciente, a fim de observar se há sangue oculto; manter registro preciso da ingestão e eliminação. Colocar o paciente de repouso no leito em posição baixa ou de semi-Fowler, para evitar a aspiração de vômito. Conservar o equipamento de aspiração próximo; utilizá-lo se necessário. Possibilitar higiene oral frequente e fornecer apoio emocional – a visão do vômito com sangue pode ser muito assustadora. Administrar um antagonista de receptor de histamina-2 por via intravenosa (IV); a vasopressina pode ser necessária para tratar varizes de esôfago. Na medida em que o sangramento cessa, monitorar o pH do conteúdo gástrico e administrar antiácidos, de hora em hora, por sonda nasogástrica, se necessário.

Indicadores Pediátricos

Hematêmese é muito menos comum em crianças do que em adultos e pode estar relacionada à ingestão de corpo estranho. Em alguns casos, recém-nascidos desenvolvem hematêmese após ingerir sangue materno durante o parto ou após amamentação na presença de rachadura de mamilo. Doenças hemorrágicas dos recém-nascidos e erosão de esôfago podem causar hematêmese em bebês. Nesse caso, é necessária a reposição imediata de líquidos.

Indicadores Geriátricos

Em pacientes idosos, a hematêmese pode ser causada por anomalias vasculares, fístula aortoentérica ou câncer GI superior. Em adição, doença pulmonar obstrutiva crônica, doenças hepáticas crônicas, insuficiência renal e utilização crônica de AINE predispõem os idosos a hemorragias, secundárias às doenças ulcerativas preexistentes.

Hemoptise

É a eliminação de sangue do trato respiratório pela tosse. A maior parte do sangue dos pulmões (95%) circula através das artérias pulmonares de baixa pressão e termina no leito capilar pulmonar, onde acontece a troca gasosa. Cerca de 5% do suprimento sanguíneo circula através das artérias brônquicas de alta pressão, que se originam da aorta e suprem as vias respiratórias principais e estruturas de sustentação. Em geral, o sangue na hemoptise é oriundo dessa circulação brôn-quica, exceto quando as artérias pulmonares são lesadas por trauma, erosão por tumor ou linfonodo granulomatoso ou calcificado ou, raramente, por cateterismo arterial pulmonar ou quando os capilares pulmonares são comprometidos por inflamação. A expectoração com laivos de sangue é comum em muitas doenças respiratórias menos graves, como URI e bronquite viral. A hemoptise maciça constitui a eliminação de 600mL de sangue (quantidade equivalente àquela de uma cuba reniforme repleta) dentro de 24h.

O diagnóstico diferencial é amplo. Bronquite, bronquiectasia, tuberculose (TB) e pneumonia necrotizante ou abscesso pulmonar responsabilizam-se por 70 a 90% dos casos. A infecção cavitária por *Aspergillus* tem sido progressivamente reconhecida como uma causa, mas não é tão comum como a doença maligna. A hemoptise em tabagistas com idade ≥ 40 anos levanta a suspeita de câncer pulmonar primário. O câncer metastático raramente causa hemoptise. As síndromes pulmonar-renal e de hemorragia alveolar difusa, embolismo e infarto pulmonares e insuficiência ventricular esquerda (especialmente a secundária à estenose mitral) são causas menos comuns de hemoptise. A hemoptise na insuficiência cardíaca é incomum, mas ocorre em decorrência da hipertensão venosa pulmonar a partir da insuficiência ventricular esquerda. O adenoma brônquico primário e as malformações arteriovenosas são raros, mas tendem a causar sangramento grave. Raramente, a hemoptise ocorre durante a menstruação (hemoptise catamênica), decorrente de endometriose intratorácica.

Tabela 2.309 – Pontos para tratamento de hemoptise

Sintoma	Nome	Pontos	Pontos
Hemoptise	Vento e muco	VG-26; VG-22; ID-9; F-14; VB-41; E-40	F-3; VB-21; VC-11; VG-15
Hemoptise	Calor na camada do Sangue	BP-6; BP-10; F-2; BP-8; VC-3	–
Hemoptise	Calor na camada do Sangue	BP-6; R-3; VG-26; B-23; BP-10; E-36	VB-20; F-3; B-38; EXT-1; EXT-6
Hemoptise	Calor na camada do Sangue	BP-6; BP-10; F-2; BP-8; VC-3	–
Hemoptise	Calor na camada do Sangue	VG-26; CS-6; BP-6; E-36; VB-44; F-3	–

B = Bexiga; BP = Baço-Pâncreas; CS = Circulação-Sexo; E = Estômago; EXT = extra; F = Fígado; ID = Intestino Delgado; R = Rim; VB = Vesícula Biliar; VC = Vaso Concepção; VG = Vaso Governador.

Tabela 2.310 – Pontos para tratamento de hérnia

Sintoma	Nome	Pontos	Pontos	Pontos
Hérnia	Calor no Intestino Delgado	VC-10; IG-8; B-23; B-27; E-36	–	–
Hérnia	Estagnação de *Qi* do Fígado	B-17; B-18; B-19; B-51; F-2; F-3	F-14; VB-20; VB-34; E-18; E-34; E-36	CS-6; BP-6; C-5; VC-10

B = Bexiga; BP = Baço-Pâncreas; C = Coração; CS = Circulação-Sexo; E = Estômago; F = Fígado; IG = Intestino Grosso; VB = Vesícula Biliar; VC = Vaso Concepção.

Hérnia

Hérnia Inguinal

Hérnia inguinal é a protrusão de uma alça do intestino através de um orifício que se formou na parede abdominal na região da virilha. As hérnias acontecem por descuido da natureza na formação dessa parede, que tem de suportar pressões muito altas.

Não é só a pressão provocada pelos exercícios que contraem a musculatura do abdome. Durante o esforço da evacuação, a parede abdominal funciona como uma prensa, prensa de que as mulheres também se valem, na hora do parto, para expulsar o feto do interior do útero. Existem dois tipos de hérnias inguinais que ocorrem com mais frequência: a direta e a indireta.

A indireta se forma pela passagem da alça intestinal para o interior da bolsa que envolve o testículo através de um ponto frágil, o anel herniário. Já a direta, como o próprio nome sugere, forma-se diretamente num ponto da parede abdominal enfraquecida, que se rompe, permitindo a penetração de um segmento do intestino na bolsa escrotal.

Hérnia de Hiato

Hérnia de hiato consiste na protrusão do estômago pelo hiato diafragmático. Muitas hérnias são assintomáticas, mas uma incidência aumentada de refluxo ácido pode causar DRGE. O diagnóstico se faz pelo esofagograma com bário. O tratamento é direcionado aos sintomas da DRGE, se presente.

Etiologia e Fisiopatologia

A etiologia é usualmente desconhecida, mas a hérnia de hiato é tida como adquirida pela distensão dos ligamentos fasciais entre o esôfago e o diafragma junto ao hiato (abertura pela qual o esôfago atravessa o diafragma). Na hérnia de hiato por deslizamento, o tipo mais comum, a junção esofagogástrica e parte do estômago estão acima do diafragma. Na hérnia de hiato paraesofagiana, a junção esofagogástrica está em sua posição normal, mas parte do estômago está adjacente ao esôfago. As hérnias podem também ocorrer por outras partes do diafragma.

A hérnia de hiato por deslizamento é comum, podendo ser um achado incidental na radiografia em > 40% da população. A relação entre hérnia de hiato e sintomas não é clara. Embora muitos pacientes com DRGE tenham algum grau de hérnia de hiato, < 50% dos pacientes com hérnia de hiato têm DRGE.

Sinais e Sintomas

Muitos pacientes com hérnia de hiato por deslizamento são assintomáticos, mas podem ocorrer dor torácica e outros sintomas de refluxo. A hérnia paraesofagiana é geralmente assintomática, mas pode encarcerar e estrangular, diferentemente da hérnia de hiato por deslizamento. Sangramento oculto ou maciço pode ocorrer com qualquer tipo de hérnia.

Menorragia

Menorragia, sangramento menstrual de intensidade ou duração anormal, pode ocorrer como um episódio isolado ou um sinal crônico. Nela, o sangramento é mais intenso do que o fluxo menstrual normal da paciente; o sangramento menstrual é de 80mL ou mais por período menstrual. A menorragia é uma forma de hemorragia uterina disfuncional, podendo resultar de distúrbios endócrinos e hematológicos; estresse; e certas drogas e procedimentos.

Intervenções de Emergência

Certificar-se de avaliar o estado hemodinâmico; obter os sinais vitais ortostáticos. Instalar um acesso venoso calibroso se a paciente apresentar um aumento superior a 10bpm na frequência cardíaca e uma diminuição de 10mmHg na pressão sistólica, ou mesmo outros sinais de choque hipovolêmico, como palidez, taquicardia, taquipneia e pele fria e úmida. Colocar a paciente em posição supina, com os pés elevados, e, se necessário, administrar suplementação de oxigênio.

Utilizar absorventes menstruais para obter informação sobre a quantidade e qualidade do sangramento. A seguir, preparar a paciente para exame pélvico, a fim de auxiliar a determinação da causa do sangramento.

História e Exame Físico

Quando as condições da paciente permitirem, obter a história. Determinar a idade da menarca, a duração dos períodos menstruais e o intervalo entre eles. Estabelecer a data da última menstruação e perguntar sobre alterações recentes no padrão menstrual. Solicitar para que descreva as características e a quantidade do sangramento. Por exemplo, quantos absorventes ou tampões ela utiliza? Observou coágulos ou tecido no sangue? Perguntar sobre aparecimento de sinais e sintomas antes e durante sua menstruação.

A seguir, investigar se a paciente é ativa sexualmente. Ela utiliza método de controle de natalidade? Se for o caso, qual tipo? A paciente pode estar grávida? Certificar-se de anotar o número de gravidezes, a conclusão e as complicações relacionadas a elas. Pesquisar a data do exame pélvico mais recente e esfregaço de Papanicolaou, assim como detalhes de infecções ou neoplasias ginecológicas prévias. Deve-se, também, inquirir sobre episódios anteriores de sangramento anormal e resultado do tratamento. Se possível, obter a história de gravidez da mãe da paciente e determinar se a paciente foi exposta a dietilestilbestrol intrauterino (essa droga está relacionada à adenose vaginal).

Certificar-se de perguntar a paciente sobre saúde geral e história médica. Observar se ela apresenta história pessoal ou familiar de doenças suprarrenais, tireoidianas ou hepáticas; discrasias sanguíneas; ou tuberculose; tais doenças podem predispor a paciente à menorragia. Também perguntar sobre procedimentos cirúrgicos e estresse emocional recente. Pesquisar se a paciente realizou radiografias ou outra radioterapia, pois podem indicar tratamento prévio para menorragia. Obter a história de drogas e a utilização de álcool, observando uso de anticoagulantes e aspi-

rina. Realizar o exame pélvico; obter amostras de sangue e urina para teste de gravidez.

Causas Médicas
Discrasias Sanguíneas

A menorragia é uma das manifestações possíveis de uma doença hemorrágica. Outros achados associados possíveis incluem epistaxes, sangramento de gengiva, púrpura, hematêmese, hematúria e melena.

Hipotireoidismo

Menorragia é um sinal precoce comum, acompanhada de achados não específicos, como fadiga, intolerância ao frio, constipação e ganho de peso (apesar da anorexia). Na medida em que o hipotireoidismo evolui, ocorre diminuição da atividade motora e intelectual; a pele torna-se seca, pálida e pastosa; o cabelo torna-se seco e esparso; e as unhas, secas e quebradiças. Habitualmente, ocorrem mialgia, rouquidão, diminuição da libido e infertilidade. Em alguns casos, a paciente desenvolve características de embotamento, face sem expressão, assim como edema de face, mãos e pés.

Também, os reflexos tendinosos profundos estão lentificados e podem ocorrer bradicardia e distensão abdominal.

Leiomiomas Uterinos

A menorragia é o sinal mais comum, porém outras formas de sangramento uterino, assim como dismenorreia e leucorreia, podem ocorrer. Os achados relacionados possíveis são sensação de peso no abdome, dor nas costas, constipação, aumento da frequência ou urgência urinárias e aumento do útero, que habitualmente não é doloroso.

Outras Causas
Dispositivo Intrauterino

A menorragia pode ser resultado da utilização de dispositivo intrauterino.

Drogas

A utilização de contraceptivos hormonais pode causar menorragia de início súbito, profusa e prolon-

388 – TRATAMENTOS DE ACUPUNTURA

Tabela 2.311 – Pontos para tratamento de menorragia

Sintoma	Nome	Pontos	Pontos
Menorragia	Vazio *Yang* do Rim	B-20; B-23; VC-9; VC-8; VC-4; VC-3	VC-2; E-28; BP-9; R-5; R-7
Menorragia	Deficiência do Sangue	B-17; B-43; B-20; B-21; BP-10; E-36	–

B = Bexiga; BP = Baço-Pâncreas; E = Estômago; R = Rim; VC = Vaso Concepção.

gada. Anticoagulantes também estão associados a fluxo menstrual excessivo. Contraceptivos injetáveis ou que são implantados podem causar menorragia em algumas mulheres.

Alerta sobre Fitoterápicos

Fitoterápicos, como *ginseng*, podem causar sangramento pós-menopausa.

Considerações Especiais

Continuar a monitorar rigorosamente a paciente para sinais de hipovolemia. Estimular a manutenção de ingestão adequada de líquidos. Monitorar ingestão e eliminação; estimar a perda uterina de sangue, registrando o número de absorventes sanitários ou tampões utilizados durante o período anormal e comparando-o com o uso durante o período normal. Para estimular a diminuição do fluxo sanguíneo, incentivar a paciente a repousar e a evitar atividades extenuantes. Obter amostras de sangue para hematócrito, assim como tempo de protrombina, tempo de tromboplastina parcial e relação normalizada internacional (INR, *international normalized ratio*).

Indicadores Pediátricos

A função menstrual irregular em jovens pode ser acompanhada de hemorragia, causando anemia.

Indicadores Geriátricos

Nas mulheres pós-menopausa, não há como ocorrer menorragia. Nessas pacientes, o sangramento vaginal é habitualmente causado por atrofia de endométrio. Devem ser excluídas doenças malignas.

Náusea

Náusea é a sensação de profunda repulsa à alimentação ou de vômito eminente. Tipicamente acompanhada por sinais autonômicos, como hipersalivação, sudorese, taquicardia, palidez e taquipneia, está intimamente relacionada à anorexia e aos vômitos.

A náusea é um sintoma comum de doenças gastrointestinais (GI), e também ocorre em desequilíbrios de líquidos e eletrólitos; infecções; doenças metabólicas, endócrinas e cardiológicas, assim como labirintopatias; e como resultado de tratamento medicamentoso, cirurgias e radiação. Presente, em geral, no primeiro trimestre da gravidez, a náusea pode se originar também de dores intensas, ansiedade, intoxicação por álcool, alimentação excessiva ou ingestão de alimentos ou líquidos com gosto desagradável.

História e Exame Físico

Começar obtendo a história médica completa. Focalizar em doenças GI, endócrinas e metabólicas; infecções recentes; e câncer e seu tratamento. Perguntar sobre utilização de drogas e consumo de álcool. Se a paciente for mulher em idade fértil, perguntar se ela pode estar grávida. Solicitar ao paciente para descrever início, duração e intensidade da náusea, assim como o que causa e alivia esse sintoma. Perguntar sobre queixas relacionadas, em particular vômitos (cor, quantidade), dor abdominal, anorexia e perda de peso, alterações de hábito intestinal ou características das fezes, eructações ou flatulência excessivas, e sensação de distensão.

Inspecionar a pele quanto à icterícia, equimoses, telangiectasias; avaliar o turgor cutâneo. A seguir, inspecionar o abdome, avaliando distensão; auscultar os ruídos intestinais e sopros; palpar rigidez e dolorimentos; e avaliar dor à descompressão brusca. Palpar e percutir o fígado para determinar aumento. Examinar outros sistemas corpóreos, se for apropriado.

Causas Médicas

Acidose Metabólica

A acidose metabólica é um desequilíbrio ácido-básico, que pode causar náuseas, vômitos, anorexia, diarreia, respiração de Kussmaul e diminuição do NC.

Antraz Gastrointestinal

Os sinais e sintomas iniciais incluem náuseas, vômitos, perda de apetite e febre. Os sinais e sintomas podem evoluir para dor abdominal, diarreia grave com sangue e hematêmese.

Apendicite

Na apendicite aguda, um período curto de náusea pode acompanhar o início da dor abdominal. A dor se inicia como dor epigástrica vaga ou desconforto periumbelical e evolui rapidamente para dor em pontada, localizada no quadrante inferior direito (sinal de McBurney). Os achados associados incluem rigidez e dolorimento abdominais, hiperalgesia cutânea, febre, constipação ou diarreia, taquicardia, anorexia, mal-estar moderado e sinal de psoas (aumento da dor abdominal quando o examinador coloca as mãos sobre o joelho direito do paciente e este flexiona o quadril direito contra a resistência) e do obturador (rotação interna da perna direita, com a perna flexionada a 90° no quadril e no joelho, resultando em pressão no músculo obturador interno, o que causa desconforto abdominal).

Cirrose

Os sinais insidiosos iniciais da cirrose incluem náuseas e vômitos, anorexia, dor abdominal e constipação ou diarreia. Na medida em que a doença evolui, podem ocorrer icterícia e hepatomegalia com distensão abdominal, telangiectasias, eritema palmar, prurido intenso, pele seca, hálito hepático, aumento das veias abdominais superficiais, alterações mentais, ginecomastia bilateral e atrofia testicular ou irregularidades menstruais.

Colecistite (Aguda)

Na colecistite aguda, a náusea segue dor intensa no quadrante superior direito, que pode se irradiar para costas ou ombros, geralmente após as refeições.

Os achados associados incluem vômitos leves, flatulência, dor abdominal, além de possível rigidez e distensão, febre com calafrios, sudorese e sinal de Murphy positivo.

Colelitíase

Na colelitíase, a náusea acompanha crises de dor intensa no quandrante superior direito ou dor epigástrica após a ingestão de alimentos. Outros achados associados incluem vômitos, dor e defesa abdominais; flatulência; eructações; queimação epigástrica; taquicardia; e inquietação. A oclusão do ducto biliar comum pode causar icterícia, fezes cor de gesso, febre e calafrios.

Diverticulite

Além da náusea, a diverticulite causa dor abdominal em cólicas intermitente, constipação ou diarreia, febre baixa e massa palpável dolorosa, firme e fixa.

Doença de Ménière

Doença de Ménière causa crises (reincidentes, súbitas e breves) de náuseas, vômitos, vertigens, zumbidos, sudorese e nistagmo. Pode provocar também perda de audição e sensação de preenchimento no ouvido.

Enjoo de Movimentação

No enjoo relacionado à movimentação, as náuseas e os vômitos são desencadeados pela movimentação ou movimentos rítmicos. Cefaleia, tontura, fadiga, sudorese, hipersalivação e dispneia também podem ocorrer.

Enxaqueca

Náuseas e vômitos podem ocorrer no estágio prodrômico, em conjunto com fotofobia, *flashes* de luz, aumento da sensibilidade a ruídos, delírio e possível perda parcial de visão e parestesia em lábios, face e mãos.

Escherichia coli O157:H7

Os sinais e sintomas incluem náusea, diarreia aquosa ou com sangue, vômitos, febre e cólicas abdominais. Em crianças com idade inferior a 5 anos, pode ocorrer síndrome hemolítico-urêmica – na qual as hemácias são destruídas. Pode levar, em última instância, à insuficiência renal aguda.

Febre Q

Sinais e sintomas incluem náuseas, vômitos, diarreia, febre, calafrios, cefaleia intensa, mal-estar e dor torácica. A febre pode persistir por até duas semanas e, nos casos graves, o paciente pode apresentar hepatite ou pneumonia.

Gastrite

Náuseas são comuns na gastrite, em especial após a ingestão de álcool, aspirina, alimentos condimentados ou cafeína. Vômitos com muco ou sangue, dor epigástrica, eructações, febre e mal-estar também podem acontecer.

Gastroenterite

Geralmente viral, a gastroenterite causa náuseas, vômitos, diarreia e cólicas abdominais. Febre, mal-estar, ruídos intestinais hiper-reativos, dor e dolorimento abdominais, possível desidratação e desequilíbrio hidroeletrolíticos também podem ocorrer.

Hepatite

A náusea é um sintoma insidioso inicial da hepatite viral. Vômitos, fadiga, mialgia e artralgia, cefaleia, anorexia, fotofobia, faringite, tosse e febre também ocorrem de forma precoce na fase pré-ictérica.

Hiperêmese Gravídica

Náuseas que não remitem e vômitos que persistem além do primeiro trimestre da gravidez são características da hiperêmese gravídica, uma doença própria da gravidez. Os vômitos variam de alimentos não digeridos, muco e bile no início da doença, até o aspecto de borra de café nos estágios tardios. Os achados associados incluem perda de peso, sinais de desidratação, cefaleia e delírio.

Infarto do Miocárdio

Podem ocorrer náuseas ou vômitos, mas o sintoma principal é dor torácica subesternal intensa, que pode ser irradiada para braço esquerdo, mandíbula ou pescoço. Também ocorre dispneia, palidez, pele úmida, sudorese, alteração da pressão arterial e arritmias.

Insuficiência Suprarrenal

Achados GI comuns na insuficiência suprarrenal incluem náuseas, vômitos, anorexia e diarreia. Outros achados incluem fraqueza, fadiga, perda de peso, pele cor de bronze, hipotensão, pulso fraco e irregular, vitiligo e depressão.

Insuficiência Cardíaca

A insuficiência cardíaca pode provocar náuseas e vômitos (em especial, a insuficiência cardíaca direita). Os achados associados incluem taquicardia, galope ventricular, fadiga profunda, dispneia, estertores, edema periférico, dilatação da veia jugular, ascite, noctúria e hipertensão diastólica.

Labirintite

Náuseas e vômitos ocorrem com frequência na labirintite, uma inflamação aguda do ouvido interno. Achados mais significativos incluem vertigem intensa, perda progressiva de audição, nistagmo, zumbidos e possível otorreia.

Listeriose

Os sinais e sintomas de listeriose incluem febre, dor abdominal, mialgia, náusea, vômito e diarreia. Se a infecção se estender para o sistema nervoso central, pode provocar meningite; sinais e sintomas incluem febre, cefaleia, rigidez de nuca e alteração do nível de consciência (NC).

Obstrução Intestinal

A náusea ocorre com frequência, especialmente nas obstruções altas do intestino delgado. Os vômitos podem ser biliosos ou fecais; a dor abdominal é episódica e em cólicas, mas pode tornar-se grave e contínua se ocorrer estrangulamento. A constipação acontece de maneira precoce nas obstruções do intestino grosso e mais tardiamente nas obstruções do intestino delgado; a obstipação pode ser um indicador de obstrução completa. Os ruídos intestinais são tipicamente hiperativos nas obstruções parciais, e hipoativos ou ausentes nas obstruções completas. Distensão e dor abdominais ocorrem, com possíveis ondas peristálticas visíveis e massa abdominal palpável.

Pancreatite (Aguda)

Náuseas, geralmente seguidas de vômitos, são sintomas iniciais da pancreatite. Outros achados comuns incluem intensa dor epigástrica ou no quadrante superior esquerdo (mantida), a qual pode se irradiar para as costas; dor e rigidez abdominais; anorexia; diminuição dos ruídos intestinais; e febre. Pode ocorrer, nos casos graves, taquicardia, inquietação, hipotensão, manchas na pele e extremidades frias com sudorese.

Peritonite

Náuseas e vômitos acompanham dor abdominal aguda, localizada na área da inflamação. Outros achados incluem febre alta com calafrios, taquicardia, ausência ou diminuição dos ruídos intestinais, distensão abdominal, rigidez e dolorimento (incluindo dor à descompressão brusca), fraqueza e sinal positivo do obturador, pele pálida e fria, sudorese, hipotensão, respiração superficial e soluços.

Pré-eclampsia

Em geral, náuseas e vômitos ocorrem na pré-eclampsia (doença própria da gravidez), junto com ganho de peso rápido, dor epigástrica, oligúria, cefaleia frontal intensa, hiper-reflexia e visão turva ou dupla. A tríade diagnóstica clássica de sinais inclui hipertensão, proteinúria e edema.

Rabdomiólise

Os sinais e sintomas incluem náuseas, vômitos, fraqueza ou dor muscular, febre, mal-estar e urina escura. A complicação mais comum relatada na doença é a insuficiência renal aguda; resulta de obstrução e lesão das estruturas renais durante a tentativa do rim de filtrar a mioglobina da corrente sanguínea.

Tifo

Após os sintomas iniciais de cefaleia, mialgia, artralgia e mal-estar, ocorre início abrupto de náuseas, vômitos e calafrios.

Trombose Venosa Mesentérica

Náusea de início insidioso ou agudo, vômitos e dor abdominal ocorrem com diarreia ou constipação, distensão abdominal, hematêmese e melena.

Úlcera Péptica

Na úlcera péptica, náuseas e vômitos podem surgir após crises de dor epigástrica aguda em queimação ou corrosiva. As crises ocorrem quando o estômago está vazio ou após ingestão de álcool, cafeína ou aspirina; são aliviadas pela ingestão de alimentos, antiácidos ou antissecretores. Também podem manifestar-se hematêmese e melena.

Outras Causas

Drogas

Drogas que causam náuseas são antineoplásicos, opiáceos, sulfato ferroso, levodopa, reposição de cloreto de potássio por via oral, estrógenos, sulfassalazina, antibióticos, quinidina, anestésicos, glicosídeos cardíacos, teofilina (superdosagem) e anti-inflamatórios não esteroidais.

Alerta sobre Fitoterápicos

Fitoterápicos como *Ginkgo biloba* e erva-de-são-joão podem causar efeitos colaterais, incluindo náuseas.

Radioterapia e Cirurgia

A radioterapia pode causar náuseas e vômitos. Estes também são comuns no pós-operatório, especialmente após cirurgias abdominais.

Considerações Especiais

Se o paciente apresentar náuseas intensas, prepará-lo para exames de sangue, a fim de determinar o estado de líquidos e eletrólitos, assim como o equilíbrio ácido-básico. Solicitar que respire profundamente, para aliviar a náusea; conservar o ar do quarto fresco e limpo, removendo os vasilhames e coletores de vômitos imediatamente após a utilização, e fornecendo ventilação adequada. Como o paciente pode aspirar o vômito com facilidade quando estiver em posição supina, elevar sua cabeça ou posicioná-lo de lado.

Como a dor pode precipitar ou intensificar as náuseas, administrar medicamento para dor imediatamente, se necessário. Se possível, administrar medicamentos injetáveis ou supositórios, com o intuito de evitar exacerbação da náusea. Estar alerta para distensão abdominal e ruídos intestinais diminuídos quando administrar antieméticos: esses sinais indicam retenção gástrica. Se forem detectados, inserir de imediato uma sonda nasogástrica, se necessário.

Preparar o paciente para procedimentos como tomografia computadorizada, ultrassonografia, endoscopia e colonoscopia. Consultar o nutricionista para determinar as necessidades metabólicas do paciente, como nutrição partenteral total ou parcial.

Indicadores Pediátricos

Náusea, em geral descrita como dor de estômago, é uma das queixas mais comuns na infância. Tipicamente resulta de excesso de alimentação, mas também pode ocorrer como componente de várias doenças, variando de infecções agudas até reação de conversão, causada por medo.

Indicadores Geriátricos

Pacientes idosos apresentam aumento de cáries dentais; perda de dentes; diminuição da função das glândulas salivares, o que causa secura na boca; diminuição da motilidade e da secreção ácida gástrica; e diminuição de paladar e odor. Qualquer um destes sintomas pode contribuir para náusea não patológica.

Noctúria

Excesso de diurese à noite pode resultar de ruptura do padrão normal diurno de concentração de urina ou de superestimulação dos nervos e músculos que controlam a micção. Normalmente, mais urina é concentrada durante a noite do que durante o dia.

Tabela 2.312 – Pontos para tratamento de náuseas

Sintoma	Nome	Pontos	Pontos	Pontos
Náuseas	Estagnação do *Yang* do Baço-Pâncreas	B-20; F-13; E-36; BP-6; VB-41	–	–
Náuseas	Deficiência de *Qi* do Baço-Pâncreas	CS-3; VC-4; VG-4; VG-14; VG-15; VG-22	VG-23; IG-4; BP-1; BP-6; BP-15; B-10	B-11; B-13; B-17
Náuseas	Deficiência de *Qi* do Baço-Pâncreas	VB-39; VG-14; B-11; VB-38; VG-9	IG-16; B-17; B-43	–
Náuseas	Deficiência de *Qi* do Baço-Pâncreas	VC-6; VC-8; VB-1; VB-20; BP-6; B-57	E-36	–
Náuseas	Deficiência de *Qi* do Estômago	BP-6; E-36; F-3; VC-12; VC-8	–	–
Náuseas	Muco em Baço-Pâncreas	IG-4; B-38; C-1; C-3; R-17; P-3	P-4; BP-2; BP-6; BP-9	–
Náuseas	Muco em Estômago	VC-12; B-20; B-21; BP-17; CS-6; E-36	E-40	–
Náuseas	Muco em Pulmão	CS-6; F-5; VC-22; VG-16; IG-4; TA-5	B-12; B-13	–
Náuseas	Muco em Pulmão	P-1; P-5; P-7; P-9; IG-4; E-36	R-3; B-11; B-12; B-13	–
Náuseas	*Qi* do Estômago não desce	CS-5; CS-6; VC-4; VC-12; VB-20; VB-26	IG-4; F-3; BP-6; TA-5; B-13; B-15	B-60; E-36

B = Bexiga; BP = Baço-Pâncreas; C = Coração; CS = Circulação-Sexo; E = Estômago; F = Fígado; IG = Intestino Grosso; P = Pulmão; R = Rim; TA = Triplo Aquecedor; VB = Vesícula Biliar; VC = Vaso Concepção; VG = Vaso Governador.

Como resultado, a maioria das pessoas urina três ou quatro vezes mais ao longo do dia do que da noite, podendo dormir de 6 a 8h durante a noite sem ser acordadas. O paciente com noctúria pode acordar uma vez ou mais durante a noite para esvaziar a bexiga e excretar 700mL de urina ou mais.

Apesar de a noctúria habitualmente ser resultante de distúrbios renais e das vias urinárias inferiores, também pode resultar de certas doenças endócrinas, cardiovasculares e metabólicas. Esse sinal comum também pode ser resultado da utilização de drogas que induzem diurese (em particular quando ingeridas à noite) e da ingestão de grandes quantidades de líquidos, especialmente de bebidas com cafeína ou álcool na hora de dormir.

História e Exame Físico

Iniciar explorando a história de noctúria do paciente. Quando ela começou? Ocorre com que frequência? O paciente consegue identificar um padrão específico? Há fatores precipitantes? Também observar o volume de urina eliminado. Inquirir sobre alterações de cor, odor ou consistência da urina. O paciente modificou seu padrão habitual ou volume de ingestão de líquidos? A seguir, explorar os sintomas associados. Perguntar sobre dor ou ardor ao urinar e dificuldade de iniciar o jato de urina, assim como dor no ângulo costovertebral (ACV), no flanco, no abdome superior e na suprapúbica.

Determinar se o paciente ou a família apresenta história de distúrbios renais ou do trato urinário, assim como doenças endócrinas ou metabólicas, particularmente diabetes. O paciente está ingerindo medicamento que aumenta o débito urinário, como diurético, glicosídeo cardíaco ou anti-hipertensivo?

Focalizar o exame físico na palpação e na percussão dos rins, ACV e bexiga. Inspecionar o meato uretral com cuidado. Verificar a amostra de urina para coloração, odor e presença de sedimento.

Causas Médicas

Câncer de Próstata

A segunda principal causa de mortalidade por câncer em homens, o câncer de próstata habitualmente é assintomático no início. Mais tarde, provoca noctúria caracterizada por micções infrequentes de quantidades moderadas de urina. Outros efeitos característicos incluem disúria (sintoma mais co-

mum), dificuldade para iniciar o jato urinário, jato urinário interrompido, distensão vesical, aumento da frequência urinária, perda de peso, palidez, fraqueza, dor perineal e constipação. A palpação revela próstata nodular endurecida e de superfície irregular.

Cistite

Todas as três formas de cistite podem causar noctúria, caracterizada por micções frequentes, com volume pequeno e acompanhadas de disúria e tenesmo.

A cistite bacteriana também pode provocar urgência urinária; hematúria; fadiga; dor suprapúbica, perineal, no flanco e na região lombar; e, ocasionalmente, febre baixa. Mais comum em mulheres com idade entre 25 e 60 anos, a cistite intersticial crônica é caracterizada por úlceras de Hunner – lesões pequenas, pontilhadas e sangrantes na bexiga; também causa hematúria grosseira. Como os sintomas são similares ao de câncer vesical, este deve ser excluído.

A cistite viral também provoca urgência urinária, hematúria e febre.

Diabetes Insipidus

Resultante da deficiência de hormônio antidiurético, o *diabetes insipidus* habitualmente causa noctúria. É caracterizado por micções periódicas, de quantidades moderadas a grandes de urina. O *diabetes insipidus* também causa polidipsia e desidratação.

Diabetes Mellitus

Um sinal inicial de *diabetes mellitus*, a noctúria envolve a micção frequente de grandes volumes. As características associadas incluem poliúria diurna, polidipsia, polifagia, infecções frequentes do trato urinário, infecções reincidentes por fungos, vaginites, fraqueza, fadiga, perda de peso e possíveis sinais de desidratação, como membranas mucosas secas e diminuição do turgor cutâneo.

Hiperplasia Prostática Benigna

Hiperplasia prostática benigna (HPB) é comum em homens acima dos 50 anos; causa noctúria quando ocorre obstrução uretral significativa. Tipicamente, causa aumento de frequência, hesitação, incontinência, diminuição da força e do calibre do jato de urina e, possivelmente, hematúria. Também pode provocar oligúria. A palpação revela distensão vesical e aumento da próstata. O paciente também pode se queixar de sensação de enchimento na porção inferior do abdome, dor no períneo e constipação. A obstrução pode induzir insuficiência renal.

Insuficiência Renal (Crônica)

A noctúria ocorre relativamente cedo na insuficiência renal crônica e, em geral, é caracterizada por micção infrequente de quantidades moderadas. Na medida em que a doença evolui, desenvolve-se oligúria ou mesmo anúria. Outros efeitos disseminados da insuficiência renal crônica incluem fadiga, hálito com odor de amônia, respiração de Kussmaul, edema periférico, aumento da pressão arterial, diminuição do nível de consciência, confusão, labilidade emocional, contrações musculares, anorexia, gosto metálico na boca, constipação ou diarreia, petéquias, equimoses, prurido, pele amarelada ou cor de bronze, náuseas e vômitos.

Nefropatia Hipercalcêmica

Na nefropatia hipercalcêmica, a noctúria envolve micção periódica de quantidade moderada a grande de urina. Os achados relacionados incluem poliúria diurna, polidipsia e, ocasionalmente, hematúria e piúria.

Pielonefrite (Aguda)

A noctúria é comum em pielonefrite aguda. Em geral, é caracterizada por micção infrequente de quantidade moderada, que pode ter aspecto turvo. Os sinais e sintomas associados incluem febre alta mantida, com calafrios, fadiga, dor unilateral ou bilateral no flanco, dor no ACV, fraqueza, disúria, hematúria, aumento de frequência e urgência urinárias e tenesmo. Em alguns casos, anorexia, náuseas, vômitos, diarreia e ruídos intestinais hipoativos também podem ocorrer.

Outras Causas
Drogas

Qualquer droga que mobilize líquido de edemas ou cause diurese (por exemplo, diuréticos ou glicosídeos cardíacos) pode provocar noctúria; é óbvio que esse efeito depende de quando a droga é administrada.

Considerações Especiais

Os cuidados com o paciente incluem manter o equilíbrio hídrico, assegurar repouso adequado e fornecer educação. Monitorar os sinais vitais, assim como ingestão e eliminação. Pesar o paciente diariamente; continuar a documentar a frequência da noctúria, assim como a quantidade e a densidade específica. Planejar a administração de diurético durante o dia, se possível. Também planejar períodos de repouso, a fim de compensar a perda do sono provocada pela noctúria.

Preparar o paciente para exames diagnósticos, os quais podem incluir exame de urina de rotina, estudos de concentração e diluição de urina, ureia, creatinina e níveis de eletrólitos, e cistoscopia.

Indicadores Pediátricos

Em crianças, noctúria pode ser voluntária ou involuntária. A última é geralmente conhecida como enurese ou molhar a cama. Com exceção das doenças da próstata, as causas de noctúria são, com frequência, as mesmas para crianças e adultos.

Entretanto, as crianças com pielonefrite apresentam maior suscetibilidade a sepse, que pode se apresentar como febre, irritabilidade e má perfusão cutânea. Além disso, meninas podem apresentar secreção vaginal, além de ardor ou prurido vulvar.

Indicadores Geriátricos

Mulheres pós-menopausa têm menor elasticidade vesical, mas o débito urinário permanece constante, causando noctúria.

Classificação do Nistagmo
Nistagmo Rítmico

Nistagmo de convergência e retração refere-se ao abalo irregular dos olhos de volta na órbita, durante a elevação do olhar. Pode indicar lesão mesoencefálica tegmentar.

Nistagmo para baixo refere-se ao abalo irregular dos olhos, para baixo, durante o olhar para baixo. Pode indicar lesão inferior da medula.

Nistagmo vestibular, movimento horizontal e rotatório dos olhos, sugere doença vestibular e coclear.

Tabela 2.313 – Pontos para tratamento de noctúria

Sintoma	Nome	Pontos
Noctúria	Deficiência de *Qi* do Coração	B-15; VC-14; VC-17; C-9

B = Bexiga; C = Coração; VC = Vaso Concepção.

Nistagmo Pendular

Nistagmo horizontal ou *pendular* refere-se a oscilações iguais de velocidade em relação a um ponto central. Pode indicar perda congênita da acuidade visual ou esclerose múltipla.

Nistagmo vertical ou *em gangorra* é o movimento rápido, em gangorra, dos olhos: um olho parece se elevar, enquanto o outro parece cair. Sugere lesão do quiasma óptico.

Oligúria

Oligúria é excreção de urina < 500mL, em 24h, em adulto, ou < 0,5mL/kg/h, em adulto ou criança (< 1mL/kg/h, em neonatos).

Etiologia

A oligúria pode ter causas pré-renais (relacionadas ao fluxo sanguíneo), renais (distúrbios renais intrínsecos) ou pós-renais (obstrução da saída). Existem numerosas entidades assim, mas um número limitado causa a maioria dos casos de oligúria aguda em pacientes hospitalizados.

A oligúria pré-renal resulta de hipoperfusão renal. As causas mais comuns são hipovolemia, baixo débito cardíaco e resistência vascular sistêmica diminuída (por exemplo, sepsia). Essas doenças, com frequência, coexistem e rapidamente (isto é, < 1h) reduzem a excreção de urina.

As causas renais são, primariamente, necrose tubular aguda (NTA), em geral decorrente de hipoperfusão prolongada (> 4h), contraste radiológico, rabdomiólise e drogas nefrotóxicas (por exemplo, aminoglicosídeos e outros antibióticos, bem como anti-inflamatórios não esteroidais).

As causas pós-renais são obstrutivas, por hipertrofia prostática, calculose, obstrução por cateter de Foley e bexiga neurogênica.

Avaliação

Em pacientes comunicativos, uma pronunciada premência de urinar sugere obstrução da saída, enquanto sede e ausência de premência de urinar sugerem esgotamento de volume. Em pacientes com a consciência embotada (e, presumivelmente, cateterizados), uma súbita diminuição do fluxo de urina em um normotenso sugere oclusão ou deslocamento do cateter, ao passo que uma diminuição gradual é mais provavelmente NTA ou uma causa pré-renal.

Eventos médicos recentes são úteis, incluindo revisão das leituras recentes de pressão arterial (PA), procedimentos cirúrgicos e administração de drogas e contrastes radiológicos. Cirurgia ou trauma recente pode ser compatível com hipovolemia. Lesão grave por esmagamento, queimadura elétrica profunda ou insolação sugerem rabdomiólise.

Exame Físico

Sinais de hipovolemia, sepsia e insuficiência cardíaca devem ser procurados. Distensão palpável da bexiga indica obstrução da saída. Urina marrom-escura sugere mioglobinúria.

Palpitações

Palpitações são definidas como sensações de percepção dos batimentos cardíacos, geralmente sentidas no precórdio, no pescoço ou na garganta. O paciente pode descrevê-las como marteladas, saltos, viradas, vibrações, baque, falha ou salto nos batimentos. As palpitações podem ser regulares ou irregulares; rápidas ou lentas; paroxísticas ou mantidas.

Apesar de serem insignificantes, as palpitações podem resultar de alterações cardíacas ou metabólicas, assim como do efeito de certos medicamentos. As palpitações não patológicas podem ocorrer com uma válvula cardíaca recém-implantada, pois o som de estalido desta aumenta a percepção do paciente de seu batimento cardíaco. Palpitações transitórias podem acompanhar estresse emocional (como medo, raiva ou ansiedade) ou estresse físico (como exercício e febre). Pode ocorrer com a utilização de estimulantes, como tabaco e cafeína.

396 – TRATAMENTOS DE ACUPUNTURA

Tabela 2.314 – Pontos para tratamento de oligúria

Sintoma	Nome	Pontos	Pontos	Pontos
Oligúria	Energia Perversa no Pulmão	IG-13; ID-14; BP-17; BP-18; TA-6; B-10	B-11; B-12; B-13; B-14; B-15; B-18	R-25; R-26; R-27
Oligúria	Calor, Umidade em Baço-Pâncreas	B-20; B-21; B-51; E-36; E-39; VC-10	VC-12; VB-34; VB-38; CS-6; BP-9; F-8	–
Oligúria	Calor, Umidade em Estômago	CS-6; IG-11; BP-6; B-25; E-25; E-36	–	–
Oligúria	Calor, Umidade em Intestino Grosso	VC-12; E-25; E-37; VC-6; IG-11; BP-9	B-25	–
Oligúria	Calor	VC-15; VG-14; CS-5; E-40; C-7	–	–
Oligúria	Calor	VG-14; IA-5; VB-20; E-9; E-13; IG-11	P-9; P-10; P-11	–
Oligúria	Calor no Pulmão	CS-3; CS-7; VC-23; VC-24; VB-14; VB-20	VB-29; VB-30; VB-31; VB-32; VB-34; VB-39	VG-1; VG-15; VG-16
Oligúria	Calor no Pulmão	VB-34; VG-14; VG-16; VG-20; IG-11; TA-5	–	–
Oligúria	Calor no Pulmão	VC-24; VG-27; E-4; B-11; B-13	–	–
Oligúria	Calor no Pulmão	VG-14; VG-20; IG-4; ID-3; TA-5; B-54	B-60	–
Oligúria	Deficiência de Yang	ID-3; B-62; TA-5; VB-41	–	–
Oligúria	Deficiência de Yang de Baço-Pâncreas	B-20; B-21; E-36; E-41; VC-12; BP-2	BP-3; BP-6; BP-9	–
Oligúria	Deficiência de Yin	P-7; R-6; CS-6; BP-4	–	–
Oligúria	Deficiência de Yin do Estômago	CS-6; VC-12; B-20; B-21; BP-6; E-44	–	–
Oligúria	Deficiência de Yin do Rim	B-17; B-23; B-52; R-1; R-2; R-3	R-6; R-7; BP-1; BP-6; BP-8; F-1	F-8; VC-6; IG-11
Oligúria	Deficiência de líquido	B-21; VC-12; R-2; R-6; BP-6; CS-8	–	–
Oligúria	Deficiência de Qi/Yang	VB-1; VB-20; IG-4; B-1; B-2; B-9	B-20; R-4	–
Oligúria	Estagnação de Yang de Baço-Pâncreas	B-20; F-13; E-36; BP-6; VB-41	–	–
Oligúria	Fogo no Coração	IG-4; CS-8; C-15; VG-14; R-3	–	–
Oligúria	Frio, Umidade em Baço-Pâncreas	E-21; E-25; E-36; BP-6; BP-9; B-20	B-23; VC-4; VC-6; VC-12	–
Oligúria	Frio, Umidade em Baço-Pâncreas	E-21; E-25; E-36; BP-6; BP-9; B-20	B-23; VC-4; VC-6; VC-12	–
Oligúria	Muco, Fogo no Coração	CS-5; C-8; VG-14; VG-26	–	–
Oligúria	Muco, Fogo no Yang do Rim	CS-3; VC-15; C-1; C-4; C-5; C-6	–	–
Oligúria	Muco, Fogo no Yang do Rim	CS-7; C-7; E-36; VC-17; P-9	–	–

Tabela 2.314 – Pontos para tratamento de oligúria (*continuação*)

Sintoma	Nome	Pontos	Pontos	Pontos
Oligúria	Muco, Fogo no *Yang* do Rim	IG-4; F-3; BP-6; BP-9; B-23; B-25	–	–
Oligúria	Muco nos membros inferiores	VC 5; VC-3; BP-6; BP-9; B-13; B-20	B-23; E-36; VG-9; IG-4	–
Oligúria	Umidade	VC-9; VC-6; B-11; B-22; E-36; IG-4	BP-6	–
Oligúria	Vazio no *Yang* do Rim	B-20; B-23; VC-8; VC-4; E-36; BP-6	–	–
Oligúria	Vazio no *Yang* do Rim	B-20; B-23; VC-9; VC-8; VC-4; VC-3	VC-2; E-28; BP-9; R-5; R-7	–

B = Bexiga; BP = Baço-Pâncreas; C = Coração; CS = Circulação-Sexo; E = Estômago; F = Fígado; ID = Intestino Delgado; IG = Intestino Grosso; P = Pulmão; R = Rim; TA = Triplo Aquecedor; VB = Vesícula Biliar; VC = Vaso Concepção; VG = Vaso Governador.

Para auxiliar a caracterização das palpitações, solicitar ao paciente a simular seu ritmo, batendo com os dedos sobre uma superfície dura. Ritmo irregular (como *falha de batimentos*) indica contração ventricular prematura, ao passo que ritmo episódico acelerado, que é interrompido abruptamente, sugere taquicardia atrial paroxística.

Intervenções de Emergência

Se o paciente queixar-se de palpitações, perguntar sobre tonturas e falta de ar. A seguir, inspecionar se a pele está fria, pálida e úmida. Obter os sinais vitais, observando hipotensão e pulso anormal ou irregular. Se esses sinais estiverem presentes, suspeitar de arritmia cardíaca. Preparar para iniciar monitoração cardíaca e, se necessário, tratamento com cardioversão. Se for o caso, instalar um acesso venoso para administrar antiarrítmicos.

História e Exame Físico

Se o paciente não estiver em sofrimento, obter a história cardíaca completa e exame físico. Perguntar se ele é portador de doença cardiovascular ou pulmonar que possa causar arritmias. Ele apresenta história de hipertensão ou hipoglicemia? Certificar-se de obter a história de medicações. O paciente iniciou trata-mento recente com glicosídeos cardíacos? Também perguntar sobre consumo de cafeína, tabaco e álcool.

A seguir, explorar os sintomas associados, como fraqueza, fadiga e angina. Por fim, auscultar galopes, sopros e ruídos respiratórios anormais.

Causas Médicas
Arritmia Cardíaca

Palpitações paroxísticas ou mantidas podem ser acompanhadas por tontura, fraqueza e fadiga. O paciente também pode apresentar pulso irregular, rápido ou lento; diminuição da pressão arterial; confusão; palidez; oligúria; e sudorese.

Crise de Ansiedade (Aguda)

A ansiedade é a causa mais comum de palpitações em crianças e adultos. Nesta doença, as palpitações podem ser acompanhadas por sudorese, eritema facial, tremores e sensação de desastre eminente. Quase invariavelmente, os pacientes hiperventilam, o que pode provocar tontura, fraqueza e síncope. Outros achados típicos incluem taquicardia, dor precordial, falta de ar, inquietação e insônia.

Estenose Mitral

As características iniciais da estenose mitral incluem palpitações mantidas, acompanhadas de dispneia aos esforços e fadiga. A ausculta revela B_1 alta ou estalido de abertura e sopro diastólico de ruflar no ápice. Os pacientes também podem apresentar sintomas e sinais relacionados, como galope atrial e, na estenose mitral avançada, ortopneia, dispneia em repouso, dispneia paroxística noturna, edema periférico, dilatação da veia jugular, ascite, hepatomegalia e fibrilação atrial.

Hipertensão

Na hipertensão, o paciente pode ser assintomático ou queixar-se de palpitações mantidas, que podem ser isoladas ou associadas à cefaleia, tontura, zumbidos e fadiga. Sua pressão arterial é superior a 140/90mmHg. Ele também pode apresentar náuseas, vômitos, convulsões e diminuição do nível de consciência.

Hipocalcemia

A hipocalcemia causa palpitações, fraqueza e fadiga. Ela evolui de parestesias para tensão muscular e espasmos carpopodais. O paciente também pode apresentar contrações musculares, reflexos tendinosos profundos hiper-reativos, coreia e sinais de Chvostek e Trousseau positivos.

Prolapso Mitral

O prolapso mitral é uma doença valvar, que pode causar palpitações paroxísticas, acompanhadas de dor precordial em pontada, aguda ou em peso. O marcador desta doença, entretanto, é um estalido mesossistólico, seguido de sopro sistólico apical. Os sinais e sintomas associados podem incluir dispneia, tontura, fadiga intensa, enxaqueca, ansiedade, taquicardia paroxística, estertores e edema periférico.

Tireotoxicose

A palpitação mantida é um sintoma característico da tireotoxicose, podendo ser acompanhada por taquicardia, dispneia, perda de peso (apesar do aumento do apetite), diarreia, tremores, nervosismo, sudorese, intolerância ao calor e possíveis exoftalmo e aumento do volume da tireoide. O paciente também pode apresentar galope atrial ou ventricular.

Outras Causas

Drogas

Palpitações podem resultar de drogas que precipitem arritmias cardíacas ou que aumentem o débito cardíaco, como glicosídeos cardíacos, simpatomiméticos (como cocaína), bloqueadores ganglionares, bloqueadores beta-adrenérgicos, bloqueadores dos canais de cálcio, atropina e minoxidil.

Alerta sobre Fitoterápicos

Medicamentos fitoterápicos, como *ginseng*, podem causar efeitos colaterais, incluindo palpitações e batimentos cardíacos irregulares.

Considerações Especiais

Preparar o paciente para exames diagnósticos, como eletrocardiograma e Holter. Lembrar que mesmo palpitações leves podem provocar muita preocupação ao paciente. Manter o ambiente quieto e confortável para reduzir a ansiedade e talvez diminuir as palpitações.

Indicadores Pediátricos

As palpitações em crianças resultam de febre ou defeitos cardíacos congênitos, como persistência do ducto arterioso e defeitos septais. Como muitas crianças não conseguem descrever essa queixa, focalizar sua atenção em medidas objetivas, como monitoração cardíaca, exame físico e exames de laboratório.

Ptose

A ptose é a queda excessiva de uma ou ambas as pálpebras superiores. Esse sinal pode ser constante, progressivo ou intermitente; unilateral ou bilateral. Quando unilateral, é facilmente detectável ao comparar as pálpebras em posições relativas. Quando bilateral ou leve, é de difícil detecção – as pálpebras podem estar anormalmente baixas, cobrindo a porção superior da íris ou mesmo parte da pupila, em vez de se sobrepor à íris de forma ligeira. Outras dicas incluem testa franzida ou cabeça inclinada para trás; ambas auxiliam o paciente a enxergar sob as pálpebras caídas. Na ptose grave, o paciente pode não conseguir elevar as sobrancelhas voluntariamente. Como a ptose pode se assemelhar a enoftalmo, pode ser necessária a exoftalmometria.

A ptose pode ser classificada como congênita ou adquirida. A classificação é importante para o tratamento adequado. A ptose congênita resulta de pouco desenvolvimento do músculo elevador ou doenças do III nervo craniano (oculomotor). A ptose adquirida pode resultar de trauma ou inflamação desses músculos ou nervos e de certos medicamentos, doenças sistêmicas, lesões intracranianas ou aneurisma com risco de morte. Entretanto, a causa mais comum é a idade avançada, que reduz a elasticidade muscular e causa a ptose senil.

Tabela 2.315 – Pontos para tratamento de palpitações

Sintoma	Nome	Pontos	Pontos
Palpitações	Deficiência de *Qi* e baixa de Sangue	B-20; B-21; BP-6; BP-10; E-36; F-3	VC-4; VC-7
Palpitações	Deficiência	R-6; R-21; R-23; VC-12; P-7; P-9	E-36
Palpitações	Deficiência	VC-12; E-25; VG-2; B-35; VG-1; B-20	B-23; B-26
Palpitações	Deficiência	VG-14; B-13; B-15; B-18; B-20; B-23	B-24; B-26; B-28; VC-4; BP-6
Palpitações	Deficiência de *Yang* do Coração	CS-6; VB-20; C-7; R-1; VG-8	–
Palpitações	Deficiência de *Yang* do Coração	CS-6; VC-17; B-15; C-5; C-6	–
Palpitações	Deficiência de *Yang* do Coração	VB-20; VG-11; VG-14; F-2; B-10; B-13	B-38; B-39; C-5
Palpitações	Deficiência de *Qi* do Coração	CS-5; C-7; B-18; F-3; F-6	–
Palpitações	Deficiência de *Qi* do Coração	VC-4; VC-8; VG-20; VG-26; E-36	–
Palpitações	Deficiência de *Qi* do Coração	B-15; VC-14; VC-17; C-9	–
Palpitações	Deficiência de *Qi*/Sangue	VG-20; VB-20; BP-10; B-43; IG-4; BP-6	B-67; E-25
Palpitações	Deficiência de Sangue	B-17; B-43; B-20; B-21; BP-10; E-36	–
Palpitações	Deficiência de Sangue do Coração	C-9; CS-5; BP-9; B-15	–
Palpitações	Deficiência da Vesícula Biliar	VB-20; BP-6; B-10; B-23; E-36	–
Palpitações	Muco	IG-4; B-38; C-1; C-3; R-17; P-3	P-4
Palpitações	Muco no Estômago	VC-12; B-20; B-21; BP-17; CS-6; E-36	E-40
Palpitações	Acúmulo de Sangue/ Vazio de Sangue	B-20; B-21; B-54; E-36; BP-6; F-13	B-43; CS-2; IG-13; VC-3; VC-4
Palpitações	Síndrome de Alto/Baixo	CS-6; CS-7; C-7; C-8; ID-2; ID-3	ID-4; B-60; B-61; B-62; R-3; R-7
Palpitações	Síndrome de Alto/Baixo	IG-4; IG-11; E-36; F-3	–
Palpitações	Coração não permuta com Rim	VG-20; C-7; CS-8; CS-5; B-15; B-23	R-3; VC-14

B = Bexiga; BP = Baço-Pâncreas; C = Coração; CS = Circulação-Sexo; E = Estômago; F = Fígado; ID = Intestino Delgado; IG = Intestino Grosso; P = Pulmão; R = Rim; VB = Vesícula Biliar; VC = Vaso Concepção; VG = Vaso Governador.

História e Exame Físico

Perguntar ao paciente quando observou pela primeira vez a queda da pálpebra. Também verificar se esta piorou ou melhorou desde o início. Pesquisar se ele sofreu lesão traumática recente do olho (se for o caso, evitar a manipulação ocular, a fim de não causar maior dano). Inquirir sobre dor ocular ou cefaleias; determinar localização e gravidade. O paciente apresentou alterações visuais? Se a resposta for positiva, solicitar que as descreva. Obter a história de medicamentos, observando especialmente a utilização de drogas quimioterápicas.

Avaliar o grau de ptose e verificar edema de pálpebra, exoftalmo, desvio ocular e hiperemia de conjuntivas. Avaliar a função dos músculos extraoculares, verificando os seis campos mais importantes do olhar. Examinar com cuidado tamanho, cor, forma e reação à luz das pupilas; avaliar a acuidade visual.

Ter em mente que a ptose indica uma condição com risco de morte. Por exemplo, a ptose súbita unilateral pode indicar aneurisma cerebral.

Causas Médicas
Aneurisma Cerebral

Aneurisma comprimindo o nervo oculomotor causa ptose súbita, em conjunto com diplopia, dilatação da pupila e incapacidade de virar o olho. Estes podem ser os primeiros sinais de uma doença com risco de morte. A ruptura do aneurisma causa cefaleia súbita intensa, náuseas, vômitos e diminuição do nível de consciência (NC). Outros achados incluem rigidez de nuca, dor nas costas e nas pernas, febre, inquietação, irritabilidade, convulsões ocasionais, turvação da visão, hemiparesia, déficits sensitivos, disfagia e defeitos visuais.

Botulismo

A disfunção aguda de nervos cranianos, resultante da infecção por botulismo, causa como sinais principais ptose, disartria, disfagia e diplopia. Outros achados incluem boca seca, dor de garganta, fraqueza, vômito, diarreia, hiporreflexia e dispneia.

Distrofia de Músculo Ocular

Na distrofia de músculo ocular, a ptose bilateral evolui de maneira lenta para o fechamento completo da pálpebra. Os sinais e sintomas relacionados incluem oftalmoplegia externa progressiva, fraqueza e atrofia musculares da porção superior de face, pescoço, tronco e membros.

Miastenia Grave

Primeiro sinal de miastenia grave, a ptose bilateral gradual pode ser leve a intensa, acompanhada por fraqueza para fechar os olhos e diplopia. Outras características incluem fraqueza muscular e fadiga, que eventualmente levam à paralisia. Dependendo dos músculos afetados, outros achados incluem fácies em máscara, dificuldade para mastigar ou engolir, dispneia e cianose.

Síndrome de Parry-Romberg

A ptose unilateral e a hemiatrofia facial ocorrem na síndrome de Parry-Romberg. Outros sinais incluem miose, reação lentificada das pupilas à luz, enoftalmo, íris de cores diferentes, paralisias de músculos oculares, nistagmo e atrofias de pescoço, ombro, tronco e extremidades.

Trauma Ocular

O trauma em nervos e músculos que controlam as pálpebras pode induzir ptose leve a grave. Dependendo da lesão, dor ocular, edema palpebral, equimoses e diminuição da acuidade visual podem ocorrer.

Tumor de Glândula Lacrimal

O tumor de glândula lacrimal induz ptose leve a grave, dependendo do tamanho do tumor e da localização. Pode causar também elevação da sobrancelha, exoftalmo, desvio ocular e possível dor ocular.

Outras Causas
Drogas

Os alcaloides da vinca podem desenvolver ptose.

Envenenamento por Chumbo

No envenenamento por chumbo, a ptose desenvolve-se em 3 a 6 meses. Outros achados incluem anorexia, náuseas, vômitos, diarreia, dor abdominal em cólica, linha de chumbo nas gengivas, diminuição do NC, taquicardia, hipotensão e possíveis irritabilidade e fraqueza de nervos periféricos.

Considerações Especiais

Se o paciente apresentar diminuição da acuidade visual, orientá-lo em relação aos arredores. Fornecer armações de óculos especiais que sustentem as pálpebras por tração com um suporte de arame. Essas armações são utilizadas para auxiliar os pacientes com paresias temporárias ou os que não são bons candidatos à cirurgia.

Preparar o paciente para exames diagnósticos, como teste de Tensilon e exame de lâmpada de fenda. Se ele necessitar de cirurgia para corrigir a disfunção do músculo elevador, explicar o procedimento.

Indicadores Pediátricos

Astigmatismo e miopia podem estar associados a ptose na infância. Em geral, os pais descobrem a

Tabela 2.316 – Pontos para tratamento de ptose

Sintoma	Nome	Pontos	Pontos
Ptose	*Qi* não sobe	VC-12; E-25; VC-1; B-35; VC-4; VC-6	–
Ptose	Afundamento do *Qi* do Baço-Pâncreas	VC-4; VC-6; VC-8; VC-12; VG-1; VG-20	E-21; E-36; B-20; B-23; B-43

B = Bexiga; E = Estômago; VC = Vaso Concepção; VG = Vaso Governador.

ptose congênita quando seu filho é um bebê. Frequentemente, a ptose é unilateral, constante e acompanhada por lagoftalmo, que leva o bebê a dormir de olhos abertos. Se isto ocorrer, ensinar cuidados adequados para prevenir ressecamento.

Rouquidão

Rouquidão, voz com som rude ou grosseiro, pode resultar de lesões inflamatórias e infecciosas ou de exsudatos na laringe, de edema de laringe e de compressão ou rompimento das cordas vocais ou do nervo recorrente da laringe. Este sinal comum também pode resultar de aneurisma de aorta torácica, paralisia das cordas vocais e doenças sistêmicas, como artrite reumatoide. Caracteristicamente, é agravada por ingestão de álcool excessiva, fumo, inalação de fumaças tóxicas, falar excessivamente e gritar.

A rouquidão pode ser crônica ou aguda. Por exemplo, rouquidão crônica e laringite ocorrem quando pólipos irritativos ou nódulos se desenvolvem nas cordas vocais. O refluxo gastroesofágico na laringe deve ser considerado também como causa de rouquidão crônica. A rouquidão também pode resultar da atrofia progressiva dos músculos da laringe e da mucosa em razão do envelhecimento, provocando diminuição do controle das cordas vocais.

História e Exame Físico

Obter a história do paciente. Primeiro, considerar sua idade e sexo (o câncer de laringe é mais comum em homens com idade entre 50 e 70 anos). Certificar-se de perguntar sobre o início da rouquidão. O paciente utiliza demais a voz? Ele apresenta falta de ar, dor de garganta, boca seca, tosse ou dificuldade para engolir alimentos secos? Além disso, investigar se ele esteve em um incêndio ou nas proximidades de um nas últimas 48h. Estar ciente que a lesão por inalação pode causar obstrução súbita das vias aéreas.

A seguir, explorar os sintomas associados. O paciente apresenta história de câncer, artrite reumatoide ou aneurisma de aorta? Ele faz uso de bebida alcoólica ou fuma com regularidade?

Inspecionar a cavidade oral e a faringe em relação à vermelhidão e a exsudatos, possivelmente indicando alta infecção respiratória. Palpar o pescoço para presença de massas e linfonodos cervicais, bem como palpar a tireoide, a fim de verificar aumento. Palpar a traqueia. Ela está na linha média? Solicitar ao paciente para colocar a língua para fora; se não conseguir, ele pode apresentar paralisia causada pelo envolvimento de nervos cranianos. Examinar nos olhos a presença de úlcera de córnea e aumento dos ductos lacrimais (sinais de síndrome de Sjögren). Dilatação de veia jugular e de veias torácicas podem indicar compressão por aneurisma de aorta.

Obter os sinais vitais, observando em especial febre e bradicardia. Inspecionar expansão torácica assimétrica e sinais de desconforto respiratório – batimento de asa do nariz, estridor e retração intercostal. Depois auscultar presença de estertores, roncos, sibilos e sons tubulares; percutir para avaliar macicez.

Causas Médicas

Aneurisma de Aorta Torácica

O aneurisma de aorta torácica não causa sintomas, mas pode induzir rouquidão. O sintoma mais comum é dor penetrante que torna-se mais grave, especialmente quando o paciente está em posição supina. Outras características clínicas incluem tosse metálica; dispneia; sibilos; dor subesternal em ombros, costas, região lombar ou abdome; puxão traqueal; edema de face e pescoço; dilatação da veia jugular; disfagia; veias torácicas proeminentes; estridor; e, possivelmente, parestesia ou neuralgia.

Artrite Reumatoide

A rouquidão pode indicar o envolvimento da laringe. Outros achados incluem dor, disfagia, sensação de enchimento ou tensão na garganta, estridor e dispneia aos esforços.

Câncer de Laringe

A rouquidão é um sinal precoce do câncer de corda vocal, mas ocorre apenas tardiamente em câncer de outras partes da laringe. O paciente geralmente apresenta história longa de tabagismo. Outros achados comuns incluem tosse leve e seca; desconforto mínimo na garganta; otalgia; e, algumas vezes, hemoptise.

Hipotireoidismo

No hipotireoidismo, a rouquidão pode ser um sinal inicial. Outros sinais incluem fadiga, intolerância ao frio, ganho de peso (apesar da anorexia) e menorragia.

Laringite

A rouquidão persistente pode ser o único sinal de laringite crônica. Na laringite aguda, desenvolve-se subitamente rouquidão ou perda completa da voz. Os achados relacionados incluem dor (em especial, ao engolir ou falar), tosse, febre, sudorese intensa, dor de garganta e rinorreia.

Leucoplaquia de Laringe

A leucoplaquia é uma causa comum de rouquidão, especialmente em fumantes. O exame histológico a partir da laringoscopia direta em geral revela disfagia leve, moderada ou intensa.

Paralisia das Cordas Vocais

A paralisia unilateral das cordas vocais induz rouquidão e fraqueza vocal. A paralisia pode acompanhar sinais de trauma, como dor e edema da cabeça e do pescoço.

Pólipos e Nódulos nas Cordas Vocais

A queixa principal, rouquidão com irritação, acompanha tosse crônica e voz crepitante.

Refluxo Gastroesofágico

No refluxo gastroesofágico, o fluxo retrógrado de suco gástrico para o esôfago pode atingir a hipofaringe. Por sua vez, isto irrita a laringe, levando à rouquidão, assim como à dor de garganta, tosse, pigarro e sensação de caroço na garganta. As cordas vocais e as aritenoides podem ter aspecto vermelho e inchado.

Trauma Traqueal

A lesão da mucosa traqueal pode provocar rouquidão, hemoptise, disfagia, dor no pescoço, oclusão das vias aéreas e desconforto respiratório.

Outras Causas
Lesões por Inalação

A lesão por inalação em incêndio ou explosão causa rouquidão e tosse, queimaduras nos pelos nasais, queimaduras orofaciais e catarro com fuligem. Os sinais e sintomas subsequentes incluem estertores, roncos e sibilos, os quais rapidamente se agravam para desconforto respiratório.

Tratamentos

Em alguns casos, o trauma cirúrgico do nervo recorrente da laringe provoca paralisia unilateral, temporária ou permanente da corda vocal, levando à rouquidão. A entubação prolongada pode induzir rouquidão temporária.

Considerações Especiais

Observar com cuidado o paciente, a fim de verificar estridor, que pode indicar paralisia bilateral das cordas vocais. Quando a rouquidão durar mais de duas semanas, é indicada a laringoscopia direta ou com fibroscópio (indireta), para observar a laringe em repouso e durante a fonação.

Indicadores Pediátricos

Em crianças, a rouquidão pode resultar de anormalidades congênitas, como laringocele ou disfonia aplicar ventricular. Em meninos pré-púberes, pode ocorrer papilomatose juvenil do trato respiratório superior.

Em crianças pequenas e bebês, a rouquidão origina-se de laringotraqueobronquite aguda (crupe). A laringite aguda em crianças abaixo de 5 anos de idade

Tabela 2.317 – Pontos para tratamento de rouquidão

Sintoma	Nome	Pontos
Rouquidão	Deficiência de *Taiyang*	VB-20; VG-14; VG-12; IG-4; ID-3

ID = Intestino Delgado; IG = Intestino Grosso; VB = Vesícula Biliar; VG = Vaso Governador.

pode causar desconforto respiratório, em razão da laringe ser muito pequena e, quando irritada ou infectada, estar sujeita a espasmo. Isto pode causar obstrução total ou parcial da laringe. A rouquidão temporária resulta de irritação da laringe em decorrência da aspiração de líquidos, corpos estranhos ou conteúdo estomacal. A rouquidão também pode se originar de difteria, apesar da imunização ter tornado esta doença rara.

Auxiliar a criança com rouquidão a repousar a voz. Confortar o bebê para reduzir o choro, fazer brincadeiras calmas com ele e umidificar o ambiente.

Taquipneia

Um sinal comum de doenças cardiopulmonares, a taquipneia é uma frequência respiratória anormalmente alta – 20 respirações/min ou mais. A taquipneia pode refletir a necessidade de aumentar o volume por minuto – quantidade de ar respirada a cada minuto. Nessas circunstâncias, pode ser acompanhada por aumento do volume corrente – volume de ar inalado ou exalado por respiração –, causando hiperventilação. Taquipneia, entretanto, também pode refletir rigidez pulmonar ou sobrecarga de músculos respiratórios, quando o volume corrente pode, na verdade, estar reduzido.

Taquipneia pode resultar de tensão de oxigênio arterial reduzida, conteúdo reduzido de oxigênio arterial, diminuição da perfusão ou aumento da demanda de oxigênio. Uma demanda aumentada de oxigênio, por exemplo, pode ser provocada por febre, esforço, ansiedade e dor. Também pode ocorrer como mecanismo compensatório da acidose metabólica ou pode resultar de irritação pulmonar, estímulo do receptor de estiramento ou doenças neurológicas que interferem no controle medular da respiração. Em geral, a respiração aumenta em 4 respirações/min para cada aumento de 17,2°C na temperatura corpórea.

Intervenções de Emergência

Após detectar a taquipneia, avaliar rapidamente o estado cardiopulmonar; obter um conjunto de sinais vitais com saturação de oxigênio; verificar cianose, dor torácica, dispneia, taquicardia e hipotensão. Se o paciente apresentar movimentos torácicos paradoxais, suspeitar de afundamento de tórax e imediatamente estabilizar o tórax com as mãos ou com coxins. Depois administrar suplementação de oxigênio com cânula nasal ou máscara facial e, se possível, colocar o paciente na posição semi-Fowler, para facilitar a respiração. Entubação e ventilação mecânica podem ser necessárias se ocorrer falência respiratória. Também, deve-se instalar um acesso venoso para administração de líquidos e drogas; iniciar a monitoração cardíaca.

História e Exame Físico

Se as condições do paciente permitirem, obter a história médica. Pesquisar quando a taquipneia começou. Ela ocorreu após atividade? Ele já a apresentou anteriormente? O paciente tem antecedentes de asma, doença pulmonar obstrutiva crônica (DPOC) ou outras doenças pulmonares ou cardíacas? Solicitar que descreva os sinais e sintomas associados como sudorese, dor torácica e perda de peso recente. Ele está ansioso acerca de qualquer coisa ou apresenta antecedentes de crises de ansiedade? Observar se ele utiliza medicações para o alívio da dor. Se for o caso, qual sua eficácia?

Iniciar o exame físico obtendo os sinais vitais, incluindo a saturação de oxigênio (se ainda não tiver feito isto), e verificar o comportamento geral. O paciente parece inquieto, confuso ou fadigado? Depois, auscultar o tórax para ruídos cardíacos e pulmonares anormais. Se for apresentada tosse produtiva, registrar cor, quantidade e consistência do escarro. Finalmente, verificar a dilatação da veia jugular, e examinar a pele para palidez, cianose e edema, assim como calor ou frio.

Causas Médicas
Abscesso Pulmonar

No abscesso pulmonar, a taquicardia é paralela à dispneia e acentuada pela febre. Entretanto, o principal sinal é tosse produtiva, com quantidade copiosa de escarro purulento, odor fétido e habitualmente sangue. Outros achados incluem dor torácica, halitose, sudorese, calafrios, fadiga, fraqueza, anorexia, perda de peso e abaulamento dos dedos.

Afundamento de Tórax

A taquipneia ocorre inicialmente no afundamento de tórax com risco de morte. Outros achados incluem movimentação paradoxal da parede torácica, contusões de costelas, fraturas palpáveis, dor torácica localizada, hipotensão e diminuição dos ruídos respiratórios. O paciente também pode desenvolver sinais de desconforto respiratório, como dispneia e utilização de músculos acessórios.

Arritmias Cardíacas

Dependendo da frequência cardíaca do paciente, a taquipneia pode ocorrer em conjunto com hipotensão, tontura, palpitações, fraqueza e fadiga. O nível de consciência (NC) do paciente pode estar reduzido.

Asma

Taquipneia é comum em crises de asma com risco de morte, que geralmente ocorrem à noite. Essas crises podem se iniciar com sibilos leves e tosse seca, que evolui para expectoração com muco. Em alguns casos, o paciente se torna apreensivo e desenvolve expiração prolongada, retrações intercostais e supraclaviculares na inspiração, utilização de músculos acessórios, chiado intenso audível, roncos, batimentos de asa de nariz, taquicardia e sudorese, assim como eritema ou cianose.

Aspiração de Corpo Estranho

A obstrução das vias aéreas superiores com risco de morte pode ser resultado de aspiração de corpo estranho. Na obstrução parcial, o paciente desenvolve abruptamente tosse seca paroxística, com respirações rápidas e superficiais. Outros sinais e sintomas incluem dispneia, engasgo ou ânsia de vômito, retrações intercostais, batimento de asa de nariz, cianose, diminuição ou ausência de ruídos respiratórios e rouquidão, assim como estridor ou sibilos grosseiros. Com frequência, o paciente parece assustado e em

sofrimento. A obstrução completa pode rapidamente provocar asfixia e morte.

Bronquite (Crônica)

A taquipneia leve pode ocorrer na bronquite crônica (uma forma de DPOC), porém não é o sinal predominante. Em geral, a bronquite crônica inicia-se com tosse seca entrecortada, que causa quantidades copiosas de escarro. Outras características incluem dispneia, expiração prolongada, chiado, roncos esparsos, utilização de músculos acessórios e cianose. O abaulamento de dedos e tórax em barril são sinais tardios.

Choque Anafilático

No choque anafilático – um tipo de choque com risco de morte –, a taquipneia ocorre minutos após a exposição ao alérgeno, como penicilina ou veneno de inseto. Os sinais e sintomas associados incluem ansiedade, cefaleia latejante, exantema cutâneo, prurido intenso e uma possível urticária difusa. O paciente pode apresentar edema generalizado, afetando pálpebras, lábios, língua, mãos, pés e genitália. Outros achados incluem pele fria e úmida; pulso rápido e filiforme; tosse; dispneia; estridor; e alteração ou perda da voz provocada pelo edema de laringe.

Choque Cardiogênico

Apesar dos sinais de choque cardiogênico aparecerem em outros tipos de choque, eles são mais pronunciados neste tipo. Além de taquipneia, é comum o paciente apresentar pele pálida, fria, cianótica e úmida; hipotensão; taquicardia; diminuição da pressão de pulso; galope ventricular; oligúria; diminuição do NC; e dilatação da veia jugular.

Choque Hipovolêmico

Um sinal inicial do choque hipovolêmico com risco de morte, a taquipneia é acompanhada de pele fria e pálida, inquietação, sede e taquicardia leve. Na medida em que o choque evolui, a pele do paciente torna-se úmida, o pulso acelera e torna-se filiforme. Outros achados incluem hipotensão, diminuição da pressão de pulso, oligúria, temperatura corpórea subnormal e diminuição do NC.

Choque Neurogênico

A taquipneia é característica no choque neurogênico – um tipo de choque com risco de morte. É acompanhada por apreensão, bradicardia ou taquicardia, oligúria, flutuação da temperatura corpórea e diminuição do NC, que pode evoluir para coma. A pele do paciente é quente, seca e, talvez, avermelhada. Ele pode apresentar náuseas e vômitos.

Choque Séptico

No início do choque séptico, o paciente apresenta taquipneia; febre súbita; calafrios; pele avermelhada e quente, porém seca; e possíveis náuseas, vômitos e diarreia. Ele também pode apresentar taquicardia e pressão arterial normal ou ligeiramente diminuída. Na medida em que esse tipo de choque com risco de morte evolui, o paciente apresenta ansiedade; inquietação; diminuição do NC; hipotensão; pele fria, úmida e cianótica; pulso rápido e filiforme; sede; e oligúria, que evolui para anúria.

Edema Pulmonar

Um sinal inicial do edema pulmonar com risco de morte, a taquipneia é acompanhada por dispneia aos esforços, dispneia noturna paroxística e, mais tarde, ortopneia. Outras características incluem tosse seca, estertores, taquicardia e galope ventricular. No edema pulmonar grave, as respirações tornam-se progressivamente mais aceleradas e trabalhosas, a taquicardia se agrava e os estertores tornam-se mais difusos. A tosse do paciente pode produzir escarro espumoso com sangue. Sinais de choque – como hipotensão e pulso filiforme, assim como pele fria e úmida – também podem ocorrer.

Embolismo Pulmonar (Agudo)

Taquipneia ocorre de forma súbita no embolismo pulmonar agudo; é acompanhada de dispneia. O paciente pode se queixar de angina ou dor torácica pleurítica. Outras características comuns incluem taquicardia, tosse seca ou produtiva com escarro com laivos de sangue, febre baixa, inquietação e sudorese. Sinais menos comuns incluem hemoptise maciça, congelamento do tórax, edema de membros inferiores (e com êmbolo grande), dilatação da veia jugular e síncope. Outros achados incluem atrito de fricção pleural, estertores, sibilos difusos, macicez à percussão, diminuição dos ruídos respiratórios e sinais de choque, como hipotensão e pulso rápido e fraco.

Enfisema

Enfisema – uma doença pulmonar crônica – provoca taquipneia, acompanhada de dispneia ao esforço. Também pode causar anorexia, mal-estar, cianose periférica, respiração com lábios semiabertos, utilização de músculos acessórios e tosse produtiva crônica. A percussão revela um tom hiper-ressonante; a ausculta revela sibilos, estertores e diminuição dos ruídos respiratórios. O abaulamento dos dedos e tórax em barril são sinais tardios.

Fibrose Intersticial

Na fibrose intersticial, a taquipneia desenvolve-se de forma gradual, podendo tornar-se grave. As características associadas incluem dispneia aos esforços, dor torácica pleurítica, tosse seca paroxística, estertores, sibilos inspiratórios tardios, cianose, fadiga e perda de peso. Abaulamento dos dedos é um sinal tardio.

Hipóxia

A falta de oxigênio, por qualquer motivo, aumenta a velocidade (e habitualmente a profundidade) da respiração. Os sintomas associados estão relacionados à causa da hipóxia.

Mesotelioma (Maligno)

Frequentemente relacionada à exposição a asbestos, esta massa pleural causa, no início, taquipneia e dispneia aos esforços médios. Outros sintomas clássicos são dor torácica surda persistente e dor no ombro, que evolui para fraqueza no braço e parestesia. Os sinais e sintomas tardios incluem tosse, insônia associada à dor, abaulamento dos dedos e macicez sobre o mesotelioma maligno.

Peste (Yersinia pestis)

O início da forma pneumônica da peste é súbito, com calafrios, febre, cefaleia e mialgia. Os sinais e sintomas pulmonares incluem taquipneia, tosse produtiva, dor torácica, dispneia e hemoptise, assim como aumento do desconforto respiratório e da insuficiência cardiopulmonar. A forma pneumônica pode ser contraída de contato direto pessoa a pessoa, via sistema respiratório. Esta também seria a forma de contato em guerras biológicas, pela aerolização e inalação do microrganismo.

Pneumonia (Bacteriana)

Em geral, a taquipneia, um sinal comum de pneumonia, é precedida por tosse entrecortada, dolorosa e seca, que rapidamente torna-se produtiva. Outros sinais e sintomas se seguem de forma abrupta, incluindo febre alta, calafrios, cefaleia, dispneia, dor torácica pleurítica, taquicardia, respirações ofegantes, batimento de asa de nariz e cianose. Ausculta revela diminuição dos ruídos respiratórios e estertores finos; na percussão, verifica-se som maciço.

Pneumotórax

A taquipneia é um sinal comum de pneumotórax com risco de morte; é tipicamente acompanhada por dor torácica intensa, aguda e unilateral, agravada pela movimentação do tórax. Os sinais e sintomas associados incluem dispneia, taquicardia, utilização de músculos acessórios, expansão torácica assimétrica, tosse seca, cianose, ansiedade e inquietação. O exame do pulmão afetado revela timpanismo ou hiper-ressonância, crepitação subcutânea e diminuição do frêmito vocal, assim como redução ou ausência dos ruídos respiratórios no lado afetado. O paciente com pneumotórax hipertensivo também apresenta desvio de traqueia.

Síndrome do Desconforto Respiratório Agudo

Com a síndrome do desconforto respiratório agudo (SDRA) com risco de morte, taquipneia e apreensão podem ser as características iniciais. A taquipneia se agrava de forma gradual, na medida em que o líquido se acumula nos pulmões do paciente, causando rigidez. É acompanhada de utilização de músculos acessórios, expirações ruidosas, retrações supraesternais e intercostais, estertores e roncos. Em alguns casos, a SDRA provoca hipoxemia, acarretando taquicardia, dispneia, cianose, insuficiência respiratória e choque.

Síndrome Hiperglicêmica Hiperosmolar Não Cetótica

A deterioração rápida do NC ocorre com taquipneia, taquicardia, hipotensão, convulsões, oligúria e sinais de desidratação.

Tamponamento Cardíaco

No tamponamento cardíaco com risco de morte, taquipneia pode estar associada à taquicardia, à dispneia e ao pulso paradoxal. Os achados relacionados incluem abafamento dos ruídos cardíacos, atrito de fricção pericárdico, dor torácica, hipotensão, diminuição da pressão de pulso e hepatomegalia. O paciente é visivelmente ansioso e inquieto. A pele é úmida e cianótica, e ocorre dilatação das veias jugulares.

Outras Causas
Salicilatos

A superdosagem de salicilatos pode induzir taquipneia.

Considerações Especiais

Continuar a monitoração rigorosa dos sinais vitais do paciente. Certificar-se de manter o equipamento de aspiração e reanimação nas proximidades. Preparar para entubar e fornecer ventilação mecânica, se necessário. Preparar o paciente para exames diagnósticos, como gasometria arterial, hemoculturas, radiografias de tórax, testes de função pulmonar e eletrocardiograma.

Indicadores Pediátricos

Quando avaliar uma criança com taquipneia, estar ciente de que a frequência respiratória normal varia de acordo com a idade. Ao detectar taquipneia, inicialmente excluir os fatores listados anteriormente. Depois, considerar causas pediátricas: defeitos cardíacos congênitos, meningite, acidose metabólica e fibrose cística. Ter em mente, entretanto, que fome e ansiedade também podem provocar taquipneia.

Indicadores Geriátricos

A taquipneia pode ter várias causas em pacientes geriátricos – como pneumonia, insuficiência cardía-

Tabela 2.318 – Pontos para tratamento de taquipneia

Sintoma	Nome	Pontos	Pontos
Taquipneia	Coração não permuta com Rim	VG-20; C-7; CS-8; CS-5; B-1 a B-5; B-23	R-3; VC-14

B = Bexiga; C = Coração; CS = Circulação-Sexo; R = Rim; VC = Vaso Concepção; VG = Vaso Governador.

ca, DPOC, ansiedade ou falha na ingestão adequada de medicamentos cardíacos e respiratórios –, e discretos aumentos de frequência respiratória podem passar despercebidos.

Tosse

A tosse é uma manobra expiratória explosiva que é reflexa ou intencionalmente executada para limpar as vias respiratórias. A tosse é uma resposta normal à existência de muco ou outro material estranho nas vias respiratórias ou via respiratória superior, mas a tosse persistente é irritante e, geralmente, indica inflamação das vias respiratórias pulmonares. É o quinto sintoma mais comum que obriga o paciente a procurar atenção médica. A conscientização da importância da tosse varia de forma considerável. A tosse que surge repentinamente interfere no sono ou desencadeia dor torácica musculoesquelética, podendo ser perturbadora. A tosse que se desenvolve durante décadas (por exemplo, num tabagista com bronquite crônica leve) pode ser muito evidente ou ser considerada normal pelo paciente.

Etiologia

As possíveis etiologias da tosse diferem na dependência de o sintoma ser agudo (< três semanas) ou crônico.

A *tosse aguda* é provocada, com mais frequência, por infecções das vias respiratórias superiores (URI, *upper respiratory infection*), especialmente o resfriado comum. Outras causas envolvem pneumonia; gotejamento pós-nasal decorrente de rinite ou sinusite, que podem ter origem alérgica, viral ou bacteriana; e exacerbações de DPOC. Raramente, a tosse pode ser o único sintoma inicial de embolismo pulmonar. Em idosos, a tosse aguda pode significar aspiração ou insuficiência cardíaca.

A *tosse crônica* em tabagistas é provocada, com mais frequência, por bronquite crônica, definida como a existência de tosse produtiva por três meses ou mais e por mais de dois anos consecutivamente. A

compressão de vias respiratórias superiores por tumor é muito menos comum, mas sempre deve ser considerada. As causas mais comuns de tosse, independentemente da história de tabagismo, envolvem síndrome de gotejamento pós-nasal, doença de refluxo gastresofágico (DRGE), asma (tosse como variante da asma) e o uso de inibidores da enzima conversora da angiotensina (ECA). Causas menos comuns compreendem bronquite eosinofílica (caracterizada por escarro eosinofílico sem hiper-reatividade das vias respiratórias) e bronquiectasia. As causas de tosse crônica em crianças são semelhantes àquelas dos adultos, mas deve-se considerar aspiração e coqueluche. A traqueobronquite após URI é causa comum de tosse, mas raramente dura mais de três meses após a infecção. Raramente, cerúmen impactado ou corpo estranho no canal auditivo externo deflagram tosse reflexa por meio da estimulação do ramo auricular do nervo vago. A tosse psicogênica é ainda mais rara e constitui diagnóstico de exclusão.

Avaliação
História

URI e sintomas sinusais sugerem síndrome de gotejamento pós-nasal, mas o gotejamento pós-nasal frequentemente provoca tosse sem outros sintomas. Azia, rouquidão e tosse crônica noturna ou no início da manhã, especialmente se não existirem outros sintomas, sugerem DRGE. A tosse após a exposição a pó ou a alérgenos sugere tosse como variante da asma. A tosse crônica com produção de escarro purulento em tabagistas sugere bronquite crônica. A modificação das características da tosse desses pacientes pode, entretanto, ser a manifestação inicial de câncer pulmonar. A tosse produtiva de escarro arenoso pode significar broncolitíase. Volumes copiosos de escarro sugerem carcinoma de células alveolares.

Exame Físico

O exame físico deve se concentrar nos sinais de sinusite, rinite e gotejamento pós-nasal. A ausculta

408 – TRATAMENTOS DE ACUPUNTURA

pulmonar durante a tosse pode auxiliar a detectar ruídos pulmonares sugestivos de asma (sibilos) ou bronquiectasia (roncos). O exame dos ouvidos pode detectar deflagradores de tosse reflexa.

Exames Subsidiários

A maioria dos pacientes com tosse aguda ou crônica, sem a etiologia esclarecida pela história e pelo exame físico, pode ser tratada empiricamente como portadora de síndrome do gotejamento pós--nasal, DRGE ou asma, com base no raciocínio clínico. Uma resposta adequada a essas intervenções terapêuticas torna desnecessária a realização de exames ulteriores. Pode-se realizar a radiografia de tórax, mas habitualmente não é útil. Pacientes com tosse crônica e respostas inadequadas às intervenções podem ser submetidos à investigação mais extensa para a asma (testes de função pulmonar com estimulação

por metacolina, doença dos seios da face [TC dos seios da face] ou DRGE [monitoração do pH esofágico]). Deve-se realizar broncoscopia em pacientes selecionados, nos quais se presume câncer pulmonar ou tumor brônquico.

Tratamento

O tratamento é a terapia da causa subjacente. Existem poucas evidências que sustentem o uso de supressores da tosse ou drogas mucolíticas para a tosse, mas os pacientes, com frequência, esperam ou solicitam esse tipo de tratamento, uma vez que existem múltiplas opções. A tosse é um mecanismo importante para a eliminação de secreções das vias respiratórias e pode ajudar no tratamento de infecções respiratórias. Dessa maneira, a supressão da tosse na vigência de doenças infecciosas deve ser realizada com cautela. Os tratamentos inespecíficos para a tosse devem ser reservados, se possível, para os por-

Tabela 2.319 – Pontos para tratamento de tosse

Sintoma	Nome	Pontos	Pontos
Tosse	Alteração de Baço-Pâncreas	BP-1; BP-6; BP-9	–
Tosse	Deficiência de *Yang* do Baço-Pâncreas	B-20; B-21; E-36; E-41; VC-12; BP-2	BP-3; BP-6; BP-9
Tosse	Deficiência de *Yin*	P-7; R-6; CS-6; BP-4	–
Tosse	Edema de Vento externo	B-13; P-7; IG-4; VG-26	–
Tosse	Estagnação de *Qi* do Pulmão	P-7; P-8; P-9; P-5	–
Tosse	Muco do Pulmão	CS-6; F-5; VC-22; VG-16; IG-4; TA-5	B-12; B-13
Tosse	Muco do Pulmão	P-1; P-5; P-7; P-9; IG-4; E-36	R-3; B-11; B-12; B-13
Tosse	Revolta do *Qi* do Pulmão	P-22; B-13; B-15; E-40; VC-17	–
Tosse	Vento do Pulmão	CS-6; VC-22; VB-20; VB-21; VG-16; IG-4	TA-5; B-12; B-13; P-5
Tosse	Muco nos brônquios	VC-17; VC-22; B-13; B-42; B-43; B-45	BP-2; ID-15; E-40; R-23; VG-12; VG-14
Tosse	Muco nos membros inferiores	VC-5; VC-3; BP-6; BP-9; B-13; B-20	B-23; E-36; VG-9; IG-4
Tosse	Calor, muco	IG-11; TA-5; B-40; B-60; VB-34; VG-14	E-40; VG-10; R-8; P-10
Tosse	Deficiência de *Qi* do Pulmão	B-13; P-1; P-7; P-9; VC-17; IG-4	IG-18; E-36

B = Bexiga; BP = Baço-Pâncreas; CS = Circulação-Sexo; E = Estômago; F = Fígado; ID = Intestino Delgado; IG = Intestino Grosso; P = Pulmão; R = Rim; TA = Triplo Aquecedor; VB = Vesícula Biliar; VC = Vaso Concepção; VG = Vaso Governador.

Tabela 2.320 – Pontos para tratamento de trismo

Sintoma	Nome	Pontos	Pontos
Trismo	Deficiência de Sangue do Fígado	BP-6; BP-9; BP-10; E-36; B-17; B-18	B-20; B-21; F-13; VG-9

B = Bexiga; BP = Baço-Pâncreas; E = Estômago; F = Fígado; VG = Vaso Governador.

tadores de URI e para aqueles que estão recebendo terapia para a causa subjacente, mas em quem a tosse ainda é incômoda.

Os *antitussígenos* deprimem o centro medular da tosse (dextrometorfano e codeína) ou anestesiam os receptores de estiramento das fibras eferentes vagais nos brônquios e alvéolos (benzonatato). O dextrometorfano, um congênere do narcótico levorfanol, é efetivo em comprimido ou xarope, na dose de 15 a 30mg, uma a quatro vezes ao dia, para adultos, ou 0,25mg/kg, quatro vezes ao dia, para crianças. A codeína tem efeitos sedativos, analgésicos e antitussígenos, mas a dependência é um problema potencial e os efeitos adversos mais comuns envolvem náusea, vômito, constipação e tolerância. As doses habituais são de 10 a 20mg, por via oral (VO), a cada 4 a 6h, se necessário, para adultos, e 0,25 a 0,5mg/kg, quatro vezes ao dia, para crianças. Outros opioides (por exemplo, hidrocodona, hidromorfona, metadona e morfina) têm propriedades antitussígenas, mas são evitados em decorrência do potencial elevado de dependência e abuso. O benzonatato, um congênere da tetracaína em cápsulas preenchidas por líquido, é efetivo na dose de 100 a 200mg, VO, três vezes ao dia. A inalação de ipratrópio geralmente não é considerada um antitussígeno, mas pode ser usada em alguns pacientes com tosse aguda decorrente de URI.

Admite-se que os *expectorantes* diminuam a viscosidade e facilitem a expectoração ou a eliminação de secreções com a tosse, porém possuem benefícios limitados. A guaifenesina (200 a 400mg, VO, a cada 4h, sob a forma de xarope ou comprimido) é utilizada com mais frequência, pois não possui efeitos adversos graves, porém existem múltiplos expectorantes, incluindo bromexina, ipeca, solução saturada de iodeto de potássio (SSKI, *satured solution of potassium iodide*) e domiodol. Os expectorantes em aerossol, que envolvem isoproterenol, beclo-metasona, N-acetilcisteína e desoxirribonuclease (DNase), são geralmente reservados para tratamento hospitalar da tosse em pacientes com bronquiectasia ou fibrose cística. A realização de hidratação adequada pode facilitar a expectoração, da mesma forma que a inalação de vapor, embora nenhum destes tenha sido rigorosamente testado.

Os *tratamentos tópicos*, como xaropes ou gotas para tosse de acácia, alcaçuz, glicerina, mel e cereja silvestre (emolientes), são calmantes de ação local e, provavelmente, emocional, mas não são sustentados por evidência científica.

Os *estimulantes da tosse* são indicados para tratar enfermidades como fibrose cística e bronquiectasia, em quem se admite que a tosse produtiva seja importante para a limpeza das vias respiratórias e preservação da função pulmonar. Administram-se a DNase e o soro fisiológico hipertônico em conjunto com a fisioterapia pulmonar e a drenagem postural para promover tosse e expectoração. Essa abordagem parece ser benéfica na fibrose cística, mas não na maioria das outras causas de tosse crônica.

Os *broncodilatadores*, como albuterol e ipratrópio ou inalação de corticosteroides, podem ser efetivos para a tosse após URI e tosse como variante de asma.

Trismo

Contração espasmódica dos músculos elevadores da mandíbula.

Zumbidos

O zumbido é um ruído nos ouvidos, sendo referido por 10 a 15% da população. Zumbido subjetivo é a percepção de um som na ausência de um estímulo sonoro e pode ser ouvido apenas pelo paciente. O zumbido objetivo resulta de um ruído gerado pelo tecido vascular próximo ao ouvido e, em alguns casos, é escutado pelo examinador.

O zumbido pode ser descrito como um sussurro, tinido, rugido, apito ou sibilação, sendo, por vezes, variável e complexo. Pode ser intermitente, contínuo ou pulsátil (sincronizado com o batimento cardíaco). O zumbido contínuo chega a ser bastante irritante e é frequentemente um fator de estresse. Alguns pacientes se adaptam à sua presença melhor do que outros; pode resultar em estados depressivos. Em geral, o estresse exacerba o zumbido.

410 – TRATAMENTOS DE ACUPUNTURA

Tabela 2.321 – Pontos para tratamento de zumbidos

Sintoma	Nome	Pontos	Pontos	Pontos
Zumbidos	Vazio do *Yang* do Rim	B-20; B-23; VC-9; VC-8; VC-4; VC-3	VC-2; E-28; BP-9; R-5; R-7	–
Zumbidos	Alteração do *Qi* do Fígado	B-17; B-18; B-19; B-51; F-2; F-3	F-14; VB-20; VB-34; E-18; E-34; E-36	CS-6; BP-6; C-5; VC-10
Zumbidos	Deficiência do *Yin* do Rim	B-17; B-23; B-52; R-1; R-2; R-3	R-6; R-7; BP-1; BP-6; BP-8; F-1	F-8; VC-6; IG-11
Zumbidos	Deficiência de *Jing* do Rim	BP-6; BP-10; VC-4; E-36	–	–
Zumbidos	Deficiência de *Jing* do Rim	CS-4; VB-12; VB-13; VB-44; VG-22; ID-5	ID-7; BP-5; BP-8; TA-5	–
Zumbidos	Deficiência de *Jing* do Rim	CS-5; TA-10; B-8; E-23	–	–
Zumbidos	Deficiência de *Jing* do Rim	VC-2; VC-3; VC-4; VG-3; VG-4; F-4	F-5; F-10; BP-6; BP-9; B-28; B-32	B-48; E-38
Zumbidos	Deficiência de *Jing* do Rim	VC-4; B-22; B-23; B-24	–	–
Zumbidos	Deficiência de *Jing* do Rim	VC-24; VB-23; VB-7; VG-4; VG-26; IG-3	–	–
Zumbidos	Deficiência de *Jing* do Rim	VC-24; VB-23; VB-7; VG-4; VG-26; IG-3	IG-19; ID-18; TA-6; TA-22; B-38; R-2	E-3; E-4; E-5
Zumbidos	Deficiência de *Jing* do Rim	VG-4; B-64	–	–
Zumbidos	Deficiência de Sangue do Fígado	BP-6; BP-9; BP-10; E-36; B-17; B-18	B-20; B-21; F-13; VG-9	–
Zumbidos	Elevação do *Yang* do Fígado	B-18; B-23; R-3; BP-6; BP-10; VB-20	VB-34; VB-38; F-2; F-3; VG-20	–
Zumbidos	Síndrome de Alto/Baixo	CS-6; CS-7; C-7; C-8; ID-2; ID-3	ID-4; B-60; B-61; B-62; R-3; R-7	–
Zumbidos	Síndrome de Alto/Baixo	IG-4; IG-11; E-36; F-3	–	–

B = Bexiga; BP = Baço-Pâncreas; C = Coração; CS = Circulação-Sexo; E = Estômago; F = Fígado; ID = Intestino Delgado; IG = Intestino Grosso; R = Rim; TA = Triplo Aquecedor; VB = Vesícula Biliar; VC = Vaso Concepção; VG = Vaso Governador.

Etiologia

O zumbido subjetivo pode ocorrer como um sintoma de quase todos os distúrbios do ouvido. Causas comuns incluem trauma acústico (perda auditiva sensório-neural induzida pelo ruído), perda auditiva sensório-neural por outras causas, obstrução do canal auditivo por cerúmen ou corpos estranhos, processos infecciosos (otite externa, miringite, otite média, labirintite, petrosite, sífilis, meningite) e obstrução da tuba auditiva. Salicilatos em altas doses podem causar zumbido reversível. Antibióticos aminoglicosídeos e algumas drogas quimioterápicas (por exemplo, cisplatina) podem causar perda auditiva, que pode ser acompanhada por zumbido. O zumbido objetivo, uma ocorrência incomum associada a zunido audível e pulsátil, pode ser causado por um fluxo turbulento através da artéria carótida ou da veia jugular. Tumores do ouvido médio altamente vascularizados (por exemplo, glomos timpânico e jugular) e malformações arteriovenosas (MAV) durais também podem causar zumbido.

2.3 – Índice Constitucional

Acidente Vascular Cerebral

Tabela 2.322 – Pontos para tratamento de acidente cerebral de acordo com a tipologia constitucional

Doença	Tipologia constitucional	Especialidade	Pontos
Acidente vascular cerebral	*Tai Yin* – Terra – amorfo	NE	E-36; E-37; E-39; E-30; BP-6; IG-4; IG-10; ID-4; VB-20; VG-12; IG-14; IG-15
Acidente vascular cerebral	*Yang Ming* – Terra – sanguíneo	NE	E-36; E-37; E-39; E-30; BP-6; IG-4; IG-10; ID-4; VB-20; VG-12; IG-14; IG-15

BP = Baço-Pâncreas; E = Estômago; ID = Intestino Delgado; IG = Intestino Grosso; NE = Neurologia; VB = Vesícula Biliar; VG = Vaso Governador.

Abscesso do Pulmão

Um abscesso do pulmão é uma cavidade cheia de pus no pulmão, rodeada de tecido inflamado e provocada por uma infecção.

Causas

A causa habitual da formação de um abscesso é a aspiração de bactérias provenientes da boca e da garganta para o interior dos pulmões, provocando uma infecção. O organismo possui muitas defesas contra estas infecções, de tal modo que estas só se manifestam quando as defesas se encontram diminuídas; por exemplo, durante um estado de inconsciência ou de sonolência devido a sedativos, anestesia, abuso de álcool ou a uma doença do sistema nervoso.

Uma doença das gengivas é, muitas vezes, a fonte das bactérias, mas mesmo quando se aspira a saliva normal, esta contém bactérias suficientes para provocar uma infecção. Em algumas pessoas, espe-

cialmente as maiores de 40 anos, um tumor do pulmão pode provocar um abscesso pulmonar devido à obstrução de uma via respiratória.

A pneumonia provocada por certas bactérias, como *Staphylococcus aureus* e *Legionella pneumophyla*, ou fungos pode causar um abscesso do pulmão. Em indivíduos com um sistema imunitário deficiente, os microrganismos menos comuns podem ser a causa. As causas excepcionais incluem êmbolos pulmonares infectados e infecções difundidas pela corrente sanguínea.

Uma pessoa desenvolve, habitualmente, um só abscesso do pulmão, mas quando aparecem outros, é característico que estes se desenvolvam no mesmo pulmão. Podem formar-se muitos abscessos dispersos quando a infecção chega ao pulmão pela corrente sanguínea.

Este problema é mais frequente entre os toxicodependentes que utilizam seringas não esterilizadas.

Finalmente, a maior parte dos abscessos arrebenta dentro da árvore respiratória, produzindo uma grande quantidade de expectoração, que necessita ser expulsa com a tosse. Além disso, um abscesso que arrebenta deixa no pulmão uma cavidade que se enche de líquido e de ar. Às vezes, um abscesso que se derrama na cavidade pleural (o espaço compreendido entre as duas camadas da membrana que reveste o pulmão e a parede torácica) enche-se de pus, provocando um processo chamado empiema.

Em casos raros, um abscesso grande arrebenta dentro de um brônquio (um dos dois ramos principais que leva ar ao pulmão), e o pus derrama-se no pulmão, provocando pneumonia e síndrome de dificuldade respiratória aguda do adulto. Pode produzir-se uma hemorragia grave se um abscesso destrói a parede de um vaso sanguíneo.

Sintomas e Diagnóstico

Os sintomas podem começar lenta ou repentinamente. Os sintomas iniciais assemelham-se aos da pneumonia: cansaço, perda do apetite, sudação, febre e tosse que produz expectoração. Esta expectoração pode estar tingida de sangue, sendo frequente que tenha um odor muito desagradável por causa das bactérias provenientes da boca ou da garganta, as quais tendem a produzir cheiros fétidos. A pessoa pode sentir, além disso, dores no tórax ao respirar, especialmente quando a pleura estiver inflamada.

É possível diagnosticar um abscesso do pulmão baseando-se somente naqueles sintomas e no que for

412 – TRATAMENTOS DE ACUPUNTURA

Tabela 2.323 – Pontos para tratamento de abscesso do pulmão de acordo com a tipologia constitucional

Doença	Tipologia constitucional	Especialidade	Pontos
Abscesso do pulmão	*Yang Ming* – Metal – fleumático	PNE	B-12; B-13; B-42; P-1; P-2; C-3; E-36; BP-6; TA-6; VB-34; F-3; F-13; F-14; F-7; TA-7; CS-7
Abscesso do pulmão	*Tai Yin* – Terra – amorfo	PNE	B-12; B-13; B-42; P-1; P-2; C-3; E-36; BP-6; TA-6; VB-34; F-3; F-13; F-14; F-7; TA-7; CS-7

B = Bexiga; BP = Baço-Pâncreas; C = Coração; CS = Circulação-Sexo; E = Estômago; F = Fígado; P = Pulmão; PNE = Pneumologia; TA = Triplo Aquecedor; VB = Vesícula Biliar.

descoberto durante um exame clínico. No entanto, o médico suspeita realmente de um abscesso do pulmão quando os sintomas semelhantes à pneumonia se apresentam em indivíduos que têm determinados problemas, como perturbação do sistema nervoso, problemas de abuso de álcool ou de drogas ou episódio recente de perda de consciência por qualquer motivo.

As radiografias ao tórax revelam, habitualmente, o abscesso do pulmão. No entanto, quando uma radiografia só sugere um abscesso, necessita-se, habitualmente, de um exame do tórax com uma tomografia axial computadorizada (TAC). As culturas da expectoração podem ajudar a identificar o microrganismo que causa o abscesso.

Tratamento

A cura rápida e completa de um abscesso pulmonar requer a administração de antibióticos por via intrevenosa ou por via oral. Este tratamento continua até que os sintomas desapareçam e uma radiografia do tórax demonstre que o abscesso foi resolvido. De um modo geral, são necessárias várias semanas ou meses de terapia com antibióticos para conseguir uma melhoria significativa.

Para ajudar a esvaziar o abscesso do pulmão, a pessoa deve tossir e submeter-se a uma terapia respiratória. Quando se pensa que a causa é um obstáculo na via respiratória, pratica-se uma broncoscopia para eliminar a obstrução.

Em 5% dos casos, a infecção não se cura. Em algumas ocasiões, pode se esvaziar um abscesso introduzindo um tubo através da parede torácica até ao interior do abscesso. É mais frequente que o tecido pulmonar infectado tenha de ser extirpado. Às vezes, é necessário se extirpar um lobo do pulmão ou o pulmão completo.

O índice de mortalidade em doentes que têm um abscesso pulmonar ronda os 5%. O índice é mais elevado quando a pessoa está debilitada ou tem um sistema imunitário deficiente, um cancro do pulmão ou um abscesso muito grande.

Acne

Acne Vulgar

Acne vulgar (acne) é a formação de comedões, pápulas, pústulas, nódulos e/ou cistos como resultado de obstrução e inflamação das unidades pilossebáceas (folículos pilosos e suas glândulas sebáceas acessórias). Acomete com mais frequência os adolescentes. O diagnóstico é por exame clínico. O tratamento emprega uma variedade de agentes tópicos e sistêmicos, com finalidade de reduzir produção sebácea, infecção e inflamação e normalizar a ceratinização.

Etiologia e Fisiopatologia

A acne ocorre quando a unidade pilossebácea é obstruída por tampões de sebo e ceratinócitos descamados, depois "colonizada" e, às vezes, infectada com um anaeróbio de pele normal, *Propionibacterium acnes*. As manifestações diferem, dependendo de *P. acnes* estimular a inflamação no folículo; a acne pode ser não inflamatória ou inflamatória.

Comedões, tampões sebáceos não infecciosos encravados nos folículos, são característicos de acne não inflamatória. Denominam-se abertos ou fechados, dependendo de os folículos estarem dilatados ou fechados na superfície cutânea. Acne inflamatória compreende pápulas, pústulas, nódulos e cistos.

As pápulas surgem quando as lipases do *P. acnes* metabolizam os triglicerídeos em ácidos graxos livres, que irritam a parede folicular. Pústulas aparecem quando a infecção ativa do *P. acnes* causa inflamação no folículo. Nódulos e cistos se devem à inflamação por ruptura dos folículos, por manipulação física ou liberação de ácidos graxos livres pelo forte atrito, por

Tabela 2.324 – Pontos para tratamento de acne de acordo com a tipologia constitucional

Doença	Tipologia constitucional	Especialidade	Pontos
Acne	*Yang Ming* – Metal – fleumático	DE	BP-4; P-7; IG-3; B-62; B-40; VB-39; F-8; B-18; R-2; R-3; B-23; B-25; BP-2; BP-10; BP-6; IG-4; IG-11; B-12
Acne	*Tai Yin* – Terra – amorfo	DE	BP-4; P-7; IG-3; B-62; B-40; VB-39; F-8; B-18; R-2; R-3; B-23; B-25; BP-2; BP-10; BP-6; IG-4; IG-11; B-12

B = Bexiga; BP = Baço-Pâncreas; DE = Dermatologia; F = Fígado; IG = Intestino Grosso; P = Pulmão; R = Rim; VB = Vesícula Biliar.

bactérias e por ceratinas em tecidos, desencadeando inflamação dos tecidos friáveis.

O desencadeador mais comum é a puberdade, quando a acne surge por estímulo androgênico da produção de sebo e hiperproliferação de ceratinócitos. Outros desencadeadores são alterações hormonais no decorrer da gravidez ou do ciclo menstrual, cosméticos oclusivos, agentes de limpeza e roupas, umidade e sudorese. A associação entre exacerbação da acne e dieta (por exemplo, chocolate), lavagem facial inadequada, masturbação e atividade sexual é infundada. A acne pode melhorar no verão devido aos efeitos anti-inflamatórios da luz solar. A proposta de associação entre acne e hiperinsulinemia ainda requer mais investigações.

Sinais e Sintomas

A acne cística pode ser dolorosa; outros tipos não causam sintomas físicos, mas podem ser a fonte de problemas emocionais. Os tipos de lesões frequentemente coexistem em diferentes estádios.

Comedões aparecem como pontos brancos e negros. Os brancos (comedões fechados) são da cor da pele ou lesões esbranquiçadas palpáveis, de 1 a 3mm de diâmetro; comedões negros (comedões abertos) lhes são semelhantes em aparência, mas com um ponto negro central.

Pápulas e pústulas são lesões avermelhadas, de 2 a 5mm de diâmetro. Em ambas, o epitélio folicular torna-se danificado, com acúmulo de neutrófilos e, depois, de linfócitos. Quando o epitélio se rompe, o conteúdo do comedão faz surgir uma intensa reação inflamatória na derme. Inflamação relativamente profunda produz pápula. As pústulas são mais superficiais.

Nódulos são maiores, mais profundos e mais sólidos do que as pápulas. Essas lesões assemelham-se a cistos epidermoides inflamados, apesar de faltar a estrutura cística verdadeira.

Cistos são nódulos supurativos. Ocasionalmente, os cistos se infectam e formam abscessos. Acne cística por tempo prolongado pode causar cicatrizes que se manifestam como cicatrizes finas ou puntiformes profundas (cicatrizes em "furador de gelo"), depressões puntiformes mais profundas, depressões pouco profundas ou áreas de cicatrizes hipertróficas.

A acne conglobata é a forma mais grave de acne vulgar, acometendo mais homens do que mulheres. Pacientes têm abscessos, pústulas exsudativas, comedões fistulosos e cicatrizes queloidianas e atróficas. O dorso e o tórax são gravemente afetados. Braços, abdômen, glúteos e até o couro cabeludo podem ser atingidos.

A acne fulminante é acne conglobata ulcerativa, aguda, febril, caracterizada por súbito aparecimento de abscessos confluentes, causando necrose hemorrágica. Leucocitose, dores articulares e edema também estão presentes.

O pioderma facial (também denominado rosácea fulminante) ocorre subitamente na região mediana da face em mulheres jovens. Pode ser análogo à acne fulminante. A erupção consiste em placas eritematosas e pústulas, acometendo mento, bochechas e fronte.

Aerofagia

Distúrbio caracterizado pela presença de ar no estômago, que se manifesta por eructações frequentes. Provoca falta de apetite, dificuldades respiratórias, mal-estar gástrico, palpitações[1].

Tabela 2.325 – Pontos para tratamento de aerofagia de acordo com a tipologia constitucional

Doença	Tipologia constitucional	Especialidade	Pontos
Aerofagia	*Tai Yin* – Terra – amorfo	GE	E-30; E-36
Aerofagia	*Yang Ming* – Terra – sanguíneo	GE	E-30; E-36

E = Estômago; GE = Gastroenterologia.

Afasia

Tabela 2.326 – Pontos para tratamento de afasia de acordo com a tipologia constitucional

Doença	Tipologia constitucional	Especialidade	Pontos
Afasia	*Tai Yin* – Terra – amorfo	NE	VG-20; VG-21; VG-15; C-5; R-6; IG-18
Afasia	*Yang Ming* – Terra – sanguíneo	NE	VG-20; VG-21; VG-15; C-5; R-6; IG-18

C = Coração; IG = Intestino Grosso; NE = Neurologia; R = Rim; VG = Vaso Governador.

Amebíase

Doença provocada pela *Entamoeba histolytica,* muito difundida nas regiões tropicais e que ocorre após a ingestão de alimentos ou água contaminados. A forma mais frequente é a intestinal, que se manifesta com dores abdominais intensas, diarreias sanguinolentas e com muco, náusea e vômito. Por vezes, há uma grande prostração.

Os surtos de diarreia podem ser intercalados por episódios de prisão de ventre. O protozoário pode atingir, por via hematogênica, o fígado (*artéria hepática,* onde eventualmente provoca a formação de *abscesso amebiano*), o pulmão (*artéria pulmonar*) e, mais raramente o cérebro (*artéria cerebral*) e o rim (*artéria renal*).

Tabela 2.327 – Pontos para tratamento de amebíase de acordo com a tipologia constitucional

Doença	Tipologia constitucional	Especialidade	Pontos
Amebíase	*Yang Ming* – Metal – fleumático	INF	E-37; E-25; E-36; IG-11; B-29; P-7; IG-4; BP-4
Amebíase	*Tai Yin* – Metal – apático	INF	E-37; E-25; E-36; IG-11; B-29; P-7; IG-4; BP-4

B = Bexiga; BP = Baço-Pâncreas; E = Estômago; IG = Intestino Grosso; INF = Infectologia; P = Pulmão.

Amenorreia

Tabela 2.328 – Pontos para tratamento de amenorreia de acordo com a tipologia constitucional

Doença	Tipologia constitucional	Especialidade	Pontos
Amenorreia	*Yang Ming* – Metal – fleumático	GO	VC-4; BP-4; BP-6; VC-5; BP-12; E-30; IG-4; VC-6; BP-10; BP-2; VC-7; IG-11; B-17
Amenorreia	*Tai Yin* – Metal – apático	GO	VC-4; BP-4; BP-6; VC-5; BP-12; E-30; IG-4; VC-6; BP-10; BP-2; VC-7; IG-11; B-17
Amenorreia	*Tai Yin* – Terra – amorfo	GO	IG-11
Amenorreia	*Yang Ming* – Terra – sanguíneo	GO	IG-11

B = Bexiga; BP = Baço-Pâncreas; E = Estômago; GO = Ginecologia e Obstetrícia; IG = Intestino Grosso; VC = Vaso Concepção.

Amenorreia e Dismenorreia

Tabela 2.329 – Pontos para tratamento de amenorreia e dismenorreia de acordo com a tipologia constitucional

Doença	Tipologia constitucional	Especialidade	Pontos
Amenorreia e dismenorreia	*Shao Yin* – sentimental	GO	R-13; E-29; R-5
Amenorreia e dismenorreia	*Tai Yang* – passional	GO	R-13; E-29; R-5

E = Estômago; GO = Ginecologia e Obstetrícia; R = Rim.

Anorexia

Tabela 2.330 – Pontos para tratamento de anorexia de acordo com a tipologia constitucional

Doença	Tipologia constitucional	Especialidade	Pontos
Anorexia	*Tai Yin* – Terra – amorfo	GE	E-30; E-36
Anorexia	*Yang Ming* – Terra – sanguíneo	GE	E-30; E-36

E = Estômago; GE = Gastroenterologia.

Anosmia

Ausência congênita ou adquirida da sensibilidade olfativa, mais ou menos acentuada, permanente ou transitória. É provocada por afecções da mucosa nasal ou do nervo olfativo[1].

Tabela 2.331 – Pontos para tratamento de anosmia de acordo com a tipologia constitucional

Doença	Tipologia constitucional	Especialidade	Pontos
Anosmia	*Yang Ming* – Metal – fleumático	ORL	P-7; IG-4; IG-20; B-10; VG-22; B-6; B-9; VG-26
Anosmia	*Tai Yin* – Metal – apático	ORL	P-7; IG-4; IG-20; B-10; VG-22; B-6; B-9; VG-26

B = Bexiga; IG = Intestino Grosso; ORL = Otorrinolaringologia; P = Pulmão; VG = Vaso Governador.

Ansiedade

Tabela 2.332 – Pontos para tratamento de ansiedade de acordo com a tipologia constitucional

Doença	Tipologia constitucional	Especialidade	Pontos
Ansiedade	*Shao Yang* – colérico	PSI	VB-20; VB-34; VB-37; VB-38; VB-39; F-2; F-3; F-8; CS-6; VC-17; VG-20

CS = Circulação-Sexo; F = Fígado; PSI = Psiquiatria; VB = Vesícula Biliar; VC = Vaso Concepção; VG = Vaso Governador.

Anúria

Definida clinicamente como diurese inferior a 100mL em 24h, anúria indica obstrução do trato urinário ou insuficiência renal aguda decorrente de diversos mecanismos. Felizmente, a anúria é rara; mesmo com a insuficiência renal aguda, os rins produzem pelo menos 75mL de urina por dia.

Como é fácil medir o volume de urina, a anúria raramente permanece não detectada. Entretanto, sem tratamento imediato, ela pode causar rapidamente uremia e outras complicações de retenção urinária.

Intervenções de Emergência

Após detectar a anúria, as prioridades são determinar se a formação de urina está ocorrendo e intervir adequadamente. Prepara para sondar o paciente, para aliviar qualquer obstrução do trato urinário inferior e para verificar a urina residual. Pode-se perceber que a obstrução impede a inserção da sonda, assim como que a urina está turva e de odor fétido. Se forem coletados mais de 75mL de urina, suspeitar de obstrução do trato urinário inferior. Se forem coletados menos de 75mL, suspeitar de disfunção renal ou obstrução em local mais alto do trato urinário.

História e Exame Físico

Obter os sinais vitais do paciente e uma história completa. Primeiramente, perguntar sobre alterações nos padrões urinários. Determinar a quantidade de líquido que ele ingere em um dia, a quantidade de líquido ingerida nas últimas 24 a 48h, além do tempo e do volume de sua última micção. Revisar a história médica, observando especialmente doença renal prévia, obstrução de trato urinário ou infecção urinária; aumento da próstata, cálculos renais, bexiga neurogênica ou anormalidades congênitas. Perguntar sobre uso de medicamentos e sobre cirurgias abdominais, renais ou do trato urinário.

Inspecionar e palpar o abdômen, verificando assimetrias, distensão ou abaulamento. Inspecionar, na área dos flancos, presença de eritema ou edema; percutir e palpar a bexiga. Palpar o rim anterior e posteriormente; percuti-lo no ângulo costovertebral. Auscultar as artérias renais, pesquisando sopros.

Causas Médicas
Glomerulonefrite (Aguda)

A glomerulonefrite aguda produz anúria ou oligúria. Os sinais relacionados incluem febre leve, mal-estar, dor lombar, hematúria visível, edema facial e generalizado, elevação da pressão arterial, cefaleia, náuseas, vômitos, dor abdominal, assim como sinais e sintomas de congestão pulmonar (estertores e dispneia).

Necrose Cortical (Bilateral)

A necrose cortical é caracterizada pela mudança súbita de oligúria para anúria, juntamente com hematúria intensa, dor lombar e febre.

Necrose Tubular Aguda

Oligúria (ocasionalmente anúria) é um achado comum na necrose tubular aguda. Ela precede o início da diurese, que é seguida de poliúria. Os achados associados refletem as causas adjacentes e podem incluir sinais e sintomas de hipercalemia (fraqueza muscular e arritmias cardíacas), uremia (anorexia, náuseas, vômitos, confusão, letargia, tremores, convulsões, prurido, respiração de Kussmaul e coma urêmico) e insuficiência cardíaca (edema, distensão da veia jugular, estertores e dispneia).

Obstrução do Trato Urinário

A obstrução grave do trato urinário pode produzir anúria aguda e, algumas vezes, total, em alternância ou precedida por queimação e dor para urinar, incontinência por transbordamento ou gotejamento, aumento da frequência urinária e noctúria, além de eliminação de pequenas quantidades ou jato urinário alternante. Os achados associados incluem distensão vesical; dor e sensação de enchimento no abdômen inferior e na virilha; dor no abdômen superior e nos flancos; náuseas e vômitos; e sinais de infecção secundária, como febre, calafrios, mal-estar, além de urina turva e de odor fétido.

Oclusão da Artéria Renal (Bilateral)

A oclusão da artéria renal produz anúria ou oligúria grave, comumente acompanhada por dor abdominal superior e lombar, intensa e contínua; náuseas e vômitos; diminuição dos ruídos hidro-aéreos; febre de até 38,9°C; e hipertensão diastólica.

Oclusão da Veia Renal (Bilateral)

A oclusão da veia renal ocasionalmente causa anúria; os sinais e sintomas típicos incluem dor lombar inferior aguda, febre, dolorimento nos flancos e hematúria. O desenvolvimento de embolismo pulmonar – uma complicação comum – produz dispneia súbita, dor pleurítica, taquipneia, taquicardia, estertores, atrito pleural e, possivelmente, hemoptise.

Síndrome Hemolítico-urêmica

A anúria ocorre habitualmente nos estágios iniciais da síndrome hemolítico-urêmica e pode durar de 1 a 10 dias. O paciente apresenta vômitos,

Tabela 2.333 – Pontos para tratamento de anúria de acordo com a tipologia constitucional

Doença	Tipologia constitucional	Especialidade	Pontos
Anúria	*Tai Yin* – Terra – amorfo	UR	E-36
Anúria	*Yang Ming* – Terra – sanguíneo	UR	E-36

E = Estômago; UR = Urologia.

diarreia, dor abdominal, hematêmese, melena, púrpura, febre, aumento da pressão arterial, hepatomegalia, equi-moses, edema, hematúria e palidez. Pode também apresentar sinais de infecção respiratória do trato superior.

Vasculites

As vasculites ocasionalmente produzem anúria. Os achados mais típicos incluem mal-estar, mialgia, poliartralgia, febre, aumento da pressão arterial, hematúria, proteinúria, arritmia, palidez e, possivelmente, lesões de pele, urticária e púrpura.

Outras Causas

Drogas

Várias classes de medicamentos podem causar anúria ou, mais comumente, oligúria, por meio de seus efeitos nefrotóxicos. Antibióticos, especialmente os aminoglicosídeos, são as nefrotoxinas mais comuns. Anestésicos, metais pesados, álcool etílico e solventes orgânicos também podem ser nefrotóxicos. Adrenérgicos e colinérgicos causam anúria, afetando os nervos e músculos da micção, produzindo retenção de urina.

Exames Diagnósticos

Os meios de contraste utilizados em exames radiológicos podem causar nefrotoxicidade, produzindo oligúria e, raramente, anúria.

Considerações Especiais

Se a sondagem não conseguir iniciar o fluxo de urina, preparar o paciente para exames diagnósticos – como ultrassonografia, cistoscopia, pielografia retrógrada e mapeamento renal –, a fim de detectar qualquer obstrução alta do trato urinário. Se esses exames mostrarem obstrução, preparar para cirurgia imediata, a fim de remover a obstrução e instalar

uma sonda de nefrostomia ou ureterostomia para drenar urina. Se esses exames não revelarem obstrução, preparar o paciente para mais exames de função renal.

Monitorar os sinais vitais, a ingestão de líquidos do paciente e a diurese, cuidadosamente, coletando, no início, qualquer urina para inspeção. Restringir os líquidos permitidos a 600mL ou mais do volume urinário total do dia anterior. Restringir alimentos e sucos ricos em potássio e sódio; certificar-se que o paciente mantenha uma dieta balanceada, com níveis de proteínas controlados. Fornecer balas pobres em sódio para auxiliar a reduzir a sede. Registrar a ingestão e a eliminação de líquidos, além de pesar o paciente diariamente.

Indicadores Pediátricos

Em recém-nascidos, a anúria é definida por ausência de eliminação de urina por 24h. Pode ser classificada como primária ou secundária. A anúria primária resulta de agenesia renal bilateral, aplasia ou displasia multicística. A anúria secundária, associada à edema ou desidratação, resulta de isquemia renal, trombose da veia renal ou anormalidades congênitas do trato genitourinário. A anúria em crianças comumente resulta de perda da função renal.

Indicadores Geriátricos

Em indivíduos idosos, a anúria é um sinal de patologia subjacente. Pacientes idosos hospitalizados ou acamados podem não gerar pressão suficiente para urinar, caso permaneçam em posição supina.

Arteriopatia Obliterante de Membros Inferiores

A aterosclerose constitui a principal causa de insuficiência arterial crônica nos membros inferiores e sua prevalência na população geral é subestimada,

418 – TRATAMENTOS DE ACUPUNTURA

Tabela 2.334 – Pontos para tratamento de arteriopatia obliterante de membros inferiores de acordo com a tipologia constitucional

Doença	Tipologia constitucional	Especialidade	Pontos
Arteriopatia obliterante de membros inferiores	*Shao Yang* – colérico	CV	VB-37; F-3; E-36; VB-39
Arteriopatia obliterante de membros inferiores	*Tai Yin* – Terra – amorfo	CV	E-36; BP-4; R-3; B-58; E-40; BP-3; VB-39
Arteriopatia obliterante de membros inferiores	*Yang Ming* – Terra – sanguíneo	CV	E-36; BP-4; R-3; B-58; E-40; BP-3; VB-39

B = Bexiga; BP = Baço-Pâncreas; CV = Cardiovascular; E = Estômago; F = Fígado; R = Rim; VB = Vesícula Biliar.

pois uma parcela significativa dos pacientes permanece assintomática nos estágios iniciais da doença. Deve-se considerar também que na fase de claudicação intermitente (dor ao caminhar) muitos pacientes deixam de relatar esse sintoma por considerá-lo normal e decorrente do envelhecimento do organismo. Em nosso meio não há dados epidemiológicos referentes à arteriosclerose obliterante periférica, porém, nos Estados Unidos, estima-se que 10% da população acima dos 70 anos apresente queixa de claudicação intermitente nas extremidades inferiores.

Articulação

Conexões entre dois ou mais ossos contíguos. De acordo com a conformação e o aspecto estrutural são agrupadas em três tipos: articulações fibrosas, articulações cartilagíneas e articulações sinoviais.

Articulação da Bacia

Tabela 2.335 – Pontos para tratamento de articulação da bacia de acordo com a tipologia constitucional

Doença	Tipologia constitucional	Especialidade	Pontos
Articulação da bacia	*Yang Ming* – Metal – fleumático	ORT	VB-30; VB-20; VB-34; VB-39
Articulação da bacia	*Tai Yin* – Metal – apático	ORT	VB-30; VB-20; VB-34; VB-39

ORT = Ortopedia; VB = Vesícula Biliar.

Articulação do Cotovelo

Tabela 2.336 – Pontos para tratamento de articulação do cotovelo de acordo com a tipologia constitucional

Doença	Tipologia constitucional	Especialidade	Pontos
Articulação do cotovelo	*Yang Ming* – Metal – fleumático	ORT	IG-11; TA-10; IG-4
Articulação do cotovelo	*Tai Yin* – Metal – apático	ORT	IG-11; TA-10; IG-4

IG = Intestino Grosso; ORT = Ortopedia; TA = Triplo Aquecedor.

Articulação do Tornozelo

Tabela 2.337 – Pontos para tratamento de articulação do tornozelo de acordo com a tipologia constitucional

Doença	Tipologia constitucional	Especialidade	Pontos
Articulação do tornozelo	*Yang Ming* – Metal – fleumático	ORT	E-41; VB-40; R-3; B-60; VB-35; R-8
Articulação do tornozelo	*Tai Yin* – Metal – apático	ORT	E-41; VB-40; R-3; B-60; VB-35; R-8

B = Bexiga; E = Estômago; ORT = Ortopedia; R = Rim; VB = Vesícula Biliar.

TRATAMENTOS DE ACUPUNTURA – **419**

Articulação dos Artelhos

Tabela 2.338 – Pontos para tratamento de articulação dos artelhos de acordo com a tipologia constitucional

Doença	Tipologia constitucional	Especialidade	Pontos
Articulação dos artelhos	*Yang Ming* – Metal – fleumático	ORT	BP-4; B-65; VB-38; BP-5
Articulação dos artelhos	*Tai Yin* – Metal – apático	ORT	BP-4; B-65; VB-38; BP-5

B = Bexiga; BP = Baço-Pâncreas; ORT = Ortopedia; VB = Vesícula Biliar.

Articulação Lombossacral

Tabela 2.339 – Pontos para tratamento de articulação lombossacral de acordo com a tipologia constitucional

Doença	Tipologia constitucional	Especialidade	Pontos
Articulação lombossacral	*Yang Ming* – Metal – fleumático	ORT	VG-3; B-30; B-26; B-40; B-60
Articulação lombossacral	*Tai Yin* – Metal – apático	ORT	VG-3; B-30; B-26; B-40; B-60

B = Bexiga; ORT = Ortopedia; VG = Vaso Governador.

Articulação Metacarpiana

Tabela 2.340 – Pontos para tratamento de articulação metacarpiana de acordo com a tipologia constitucional

Doença	Tipologia constitucional	Especialidade	Pontos
Articulação metacarpiana	*Yang Ming* – Metal – fleumático	ORT	TA-5; IG-10; IG-5; TA-4; IG-4; CS-7
Articulação metacarpiana	*Tai Yin* – Metal – apático	ORT	TA-5; IG-10; IG-5; TA-4; IG-4; CS-7

CS = Circulação-Sexo; IG = Intestino Grosso; ORT = Ortopedia; TA = Triplo Aquecedor.

Articulação Sacroilíaca

Tabela 2.341 – Pontos para tratamento de articulação sacroilíaca de acordo com a tipologia constitucional

Doença	Tipologia constitucional	Especialidade	Pontos
Articulação sacroilíaca	*Yang Ming* – Metal – fleumático	ORT	B-27; B-28
Articulação sacroilíaca	*Tai Yin* – Metal – apático	ORT	B-27; B-28

B = Bexiga; ORT = Ortopedia.

Articulação Temporomandibular

Tabela 2.342 – Pontos para tratamento de articulação temporomandibular de acordo com a tipologia constitucional

Doença	Tipologia constitucional	Especialidade	Pontos
Articulação temporomandibular	*Yang Ming* – Metal – fleumático	ORT	E-7; IG-19; IG-17; IG-4
Articulação temporomandibular	*Tai Yin* – Metal – apático	ORT	E-7; IG-19; IG-17; IG-4

E = Estômago; IG = Intestino Grosso; ORT = Ortopedia.

Articulação do Ombro

Tabela 2.343 – Pontos para tratamento de articulação do ombro de acordo com a tipologia constitucional

Doença	Tipologia constitucional	Especialidade	Pontos
Articulação do ombro	*Yang Ming* – Metal – fleumático	ORT	IG-15; TA-14; IG-11; TA-3; VB-34
Articulação do ombro	*Tai Yin* – Metal – apático	ORT	IG-15; TA-14; IG-11; TA-3; VB-34

IG = Intestino Grosso; ORT = Ortopedia; TA = Triplo Aquecedor; VB = Vesícula Biliar.

Ascite

Tabela 2.344 – Pontos para tratamento de ascite de acordo com a tipologia constitucional

Doença	Tipologia constitucional	Especialidade	Pontos
Ascite	*Tai Yin* – Terra – amorfo	GE	VC-13; VC-12; VC-10; E-36; R-3; ID-7; B-23
Ascite	*Yang Ming* – Terra – sanguíneo	GE	VC-13; VC-12; VC-10; E-36; R-3; ID-7; B-23

B = Bexiga; E = Estômago; GE = Gastroenterologia; ID = Intestino Delgado; R = Rim; VC = Vaso Concepção.

Asma

Tabela 2.345 – Pontos para tratamento de asma de acordo com a tipologia constitucional

Doença	Tipologia constitucional	Especialidade	Pontos
Asma	*Shao Yang* – colérico	PNE	VB-41; TA-5; VB-21; VC-17; VC-13; VC-12; VC-10; VB-24; VB-38; TA-10; VB-40; VB-44
Asma	*Jue Yin* – nervoso	PNE	B-12; B-13; F-3; F-8; P-5; VG-20; IG-20; VB-20; IG-4
Asma	*Yang Ming* – Metal – fleumático	PNE	R-6; P-7; P-9; R-7; E-40; E-36; BP-2; BP-6; VC-12; B-13; P-1; B-23; B-42; VC-22; E-13; E-14; E-15; R-22
Asma	*Tai Yin* – Metal – apático	PNE	R-6; P-7; P-9; R-7; E-40; E-36; BP-2; BP-6; VC-12; B-13; P-1; B-23; B-42; VC-22; E-13; E-14; E-15; R-22
Asma	*Tai Yin* – Terra – amorfo	PNE	IG-1; P-11
Asma	*Yang Ming* – Terra – sanguíneo	PNE	IG-1; P-11

B = Bexiga; BP = Baço-Pâncreas; E = Estômago; F = Fígado; IG = Intestino Grosso; P = Pulmão; PNE = Pneumologia; R = Rim; TA = Triplo Aquecedor; VB = Vesícula Biliar; VC = Vaso Concepção; VG = Vaso Governador.

Balanite

Balanite, Postite e Balanopostite

Balanite é a inflamação da glande do pênis; postite é a inflamação do prepúcio; e balanopostite compreende a inflamação de ambos.

A inflamação da cabeça do pênis pode ser uma complicação de candidíase, uretrite gonocócica, ou uretrite por clamídia, cancroide, tricomoníase, herpes simples, escabiose ou sífilis primária ou secundária. As causas não infecciosas incluem artrite reativa (anteriormente, síndrome de Reynaud), que pode causar ulcerações superficiais indolores na glande

Tabela 2.346 – Pontos para tratamento de balanite de acordo com a tipologia constitucional

Doença	Tipologia constitucional	Especialidade	Pontos
Balanite	*Jue Yin* – nervoso	UR	E-30; VB-34; R-3; F-2; F-5

E = Estômago; F = Fígado; R = Rim; UR = Urologia; VB = Vesícula Biliar.

(balanite circinada); erupções decorrentes de drogas; dermatite de contato; psoríase; líquen plano; dermatite seborreica; balanite xerótica obliterante; e eritroplasia de Queyrat. Em geral, nenhuma causa é encontrada. Balanopostite costuma ocorrer em pacientes com prepúcio estenosado (fimose), que impede a higiene adequada. As secreções subprepuciais podem se tornar infectadas com bactérias anaeróbicas, resultando em inflamação. O *diabetes mellitus* predispõe à balanopostite. A balanite isolada ocorre principalmente em pacientes circuncidados.

Ardor, irritação e secreção subprepucial em geral ocorrem dois a três dias após uma relação sexual. Fimose, ulcerações superficiais e adenopatia inguinal podem ocorrer em seguida.

As condições listadas anteriormente, em especial a candidíase, devem ser investigadas, e a urina deve ser examinada quanto à presença de glicose. A pele do paciente deve ser examinada para verificação da presença de lesões que sugiram envolvimento da genitália, como dermatose. A história deve incluir investigação de utilização de preservativos de látex. Devem ser instituídas medidas não específicas de higiene e as causas específicas devem ser tratadas. A irrigação subprepucial para remover secreções e detritos pode ser necessária. Uma vez que a inflamação tenha sido resolvida, a circuncisão ou a plástica do prepúcio devem ser consideradas em pacientes com fimose persistente.

Blefarite

Tabela 2.347 – Pontos para tratamento de blefarite de acordo com a tipologia constitucional

Doença	Tipologia constitucional	Especialidade	Pontos
Blefarite	*Jue Yin* – nervoso	OF	F-3; F-8; B-18; IG-4; B-1; VB-1 VB-8; VB-20

B = Bexiga; F = Fígado; IG = Intestino Grosso; OF = Oftalmologia; VB = Vesícula Biliar.

Blefarospasmos

Blefarospasmo é o espasmo dos músculos perioculares, resultando em piscar involuntário e fechamento ocular.

Blefarospasmo decorre de outras doenças oculares, mas, na maioria das vezes, sua causa é desconhecida. Acomete mais mulheres do que homens e tende a ocorrer entre pessoas da mesma família. Blefarospasmo secundário pode ocorrer também em pessoas com irritação ocular (por exemplo, triquíase, corpo estranho corneal, ceratoconjuntivite seca) e com doenças neurológicas sistêmicas que cursem com espasmo (por exemplo, doença de Parkinson).

Os sintomas consistem em piscar involuntário e fechamento dos olhos; em casos graves, a pessoa não consegue abrir os olhos. Os espasmos podem piorar mediante cansaço, claridade e ansiedade. O tratamento

Tabela 2.348 – Pontos para tratamento de blefarospasmos de acordo com a tipologia constitucional

Doença	Tipologia constitucional	Especialidade	Pontos
Blefarospasmos	*Shao Yang* – colérico	NE	VB-20; VB-12; VB-38; TA-10; VB-20; VB-41; TA-5

NE = Neurologia; TA = Triplo Aquecedor; VB = Vesícula Biliar.

consiste na injeção de toxina botulínica nos músculos perioculares, o qual deve ser repetido na maioria das vezes, havendo risco de causar ptose permanente. Ansiolíticos podem ajudar. Cirurgia para ressecar os músculos periorbitais também é efetiva, mas reservada apenas para os casos em que o uso da toxina falhar. Óculos escuros podem ajudar a diminuir a sensibilidade à claridade, o que muitas vezes causa ou acompanha o quadro.

Bradicardia

Refere-se à frequência cardíaca inferior a 60bpm. Ocorre normalmente em adultos jovens, atletas treinados e pessoas idosas, assim como durante o sono. Também é uma resposta normal ao estímulo vagal, causado por tosse, vômito ou esforço para defecar. Quando a bradicardia resulta dessas causas, a frequência cardíaca raramente se reduz além de 40bpm. Entretanto, quando resulta de causas patológicas (como doenças cardiovasculares), a frequência cardíaca pode ser inferior.

Por si só, a bradicardia é um sinal inespecífico. Entretanto, em conjunto com outros sintomas, como dor torácica, tontura, síncope e falta de ar, pode sinalizar uma doença com risco de morte.

História e Exame Físico

Após detectar bradicardia, verificar os sintomas relacionados de doenças com risco de morte. Se a bradicardia do paciente não for acompanhada de sinais desfavoráveis, perguntar se ele ou algum membro da família apresenta história de frequência cardíaca baixa, pois esta pode ser herdada. Também deve-se descobrir se ele apresenta doença metabólica subjacente, como hipotireoidismo, que pode precipitar bradicardia. Perguntar quais as medicações que são utilizadas e se ele está seguindo a dosagem e os horários prescritos. Monitorar sinais vitais, temperatura, pulso, respiração, pressão arterial e saturação de oxigênio.

Causas Médicas
Arritmias Cardíacas

Dependendo do tipo de arritmia e da tolerância do paciente a ela, a bradicardia pode ser transitória ou mantida, benigna ou com risco de morte. Os achados relacionados incluem hipotensão, palpitações, tontura, fraqueza, síncope e fadiga.

Hipotermia

A bradicardia geralmente ocorre com temperatura abaixo de 32ºC. Ela é acompanhada por tremores, cianose periférica, rigidez muscular, bradipneia e confusão, levando à letargia.

Hipotireoidismo

Causa bradicardia grave, além de fadiga, constipação, ganho de peso inexplicável e sensibilidade ao frio. Sintomas relacionados incluem pele fria, seca e espessa; cabelos secos e quebradiços; edemas facial e periorbital; unhas secas e quebradiças; e confusão, levando à letargia.

Infarto Agudo do Miocárdio

A bradicardia sinusal é a arritmia mais comumente associada ao infarto agudo do miocárdio (IAM). Os sinais e sintomas que a acompanham incluem dor, queimação e opressão torácica, que pode se irradiar para mandíbula, ombro, braço, costas ou região epigástrica; náuseas e vômitos; pele fria, úmida e pálida ou cianótica; ansiedade e dispneia. A pressão arterial pode estar elevada ou baixa. Ausculta pode revelar ruídos cardíacos anormais.

Cardiomiopatia

Doença com risco de morte, que pode causar bradicardia transitória ou mantida. Outros achados incluem tontura, síncope, edema, fadiga, dilatação da veia jugular, ortopneia, dispneia e cianose periférica.

Outras Causas
Exames Diagnósticos

Cateterismo cardíaco e estudos eletrofisilógicos podem induzir temporariamente à bradicardia.

Medicamentos

Bloqueadores beta-adrenérgicos e alguns bloqueadores dos canais de cálcio, glicosídeos cardíacos, mióticos tópicos (como pilocarpina), protamina, quinidina e outros antiarrítmicos, além de simpatolíticos, podem causar bradicardia transitória. Incapacidade de utilizar a medicação tireoidiana substitutiva pode causar bradicardia.

Tabela 2.349 – Pontos para tratamento de bradicardia de acordo com a tipologia constitucional

Doença	Tipologia constitucional	Especialidade	Pontos
Bradicardia	*Shao Yin* – sentimental	CV	B-15; B-14; VC-17; VC-14; CS-6; CS-7; C-5; B-13; P-4; P-9; P-10
Bradicardia	*Shao Yin* – sentimental	CV	VC-14; C-9; VC-17; B-15
Bradicardia	*Tai Yang* – passional	CV	B-15; B-14; VC-17; VC-14; CS-6; CS-7; C-5; B-13; P-4; P-9; P-10
Bradicardia	*Tai Yang* – passional	CV	VC-14; C-9; VC-17; B-15

B = Bexiga; C = Coração; CS = Circulação-Sexo; CV = Cardiovascular; P = Pulmão; VC = Vaso Concepção.

Tratamentos Invasivos

Aspiração pode causar hipóxia e estimulação vagal, acarretando bradicardia. Cirurgia cardíaca pode causar edema ou lesão dos tecidos de condução, levando à bradicardia.

Considerações Especiais

Continuar a monitoração dos sinais vitais do paciente com frequência. Estar especialmente alerta a modificações de ritmo cardíaco, frequência respiratória e nível de consciência.

Preparar o paciente para exames de laboratório, que podem incluir hemograma completo, enzimas cardíacas, eletrólitos séricos, glicemia, ureia, gasometria arterial e níveis de medicamentos no sangue; exames de função tireoidiana; e um eletrocardiograma com 12 derivações. Se for adequado, preparar o paciente para Holter com monitoração de 24h.

Indicadores Pediátricos

A frequência cardíaca é normalmente mais elevada em crianças do que em adultos. A bradicardia fetal – frequência cardíaca inferior a 120bpm – pode ocorrer no trabalho de parto prolongado ou em complicações deste, como compressão do cordão umbilical, descolamento prematuro parcial da placenta e placenta prévia. A bradicardia intermitente, algumas vezes acompanhada por apneia, ocorre comumente em recém-nascidos prematuros. A bradicardia raramente ocorre em recém-nascidos a termo e em crianças. Entretanto, pode ser resultante de doenças cardíacas congênitas, glomerulonefrite aguda e bloqueios cardíacos transitórios ou completos, associados a cateterismos ou cirurgias cardíacas.

Indicadores Geriátricos

Disfunção do nódulo sinusal é a bradiarritmia mais comumente encontrada em idosos. Pacientes com essa doença tem como queixa principal fadiga, intolerância ao exercício, tonturas ou síncopes. Se o paciente for assintomático, não é necessária intervenção. Os pacientes sintomáticos, entretanto, necessitam de pesquisa cuidadosa de suas medicações. Bloquea-dores beta-adrenérgicos, verapamil, diazepam, simpatolíticos, anti-hipertensivos e alguns antiarrítmicos estão implicados, e os sintomas podem desaparecer quando essas drogas são suspensas. A colocação de marca-passo habitualmente é indicada em pacientes com bradicardia sintomática, sem causa corrigível.

Cáries

É a destruição do dente, também chamada cavidade. Os sintomas – dente sensível e doloroso – aparecem tardiamente. O diagnóstico baseia-se na inspeção, percutindo-se a superfície do esmalte com um instrumento de metal delicado e em radiografias. O tratamento inclui a retirada da estrutura comprometida do dente e a sua restauração com diversos materiais. O uso de flúor, higiene oral cuidadosa, selantes e dieta adequada podem prevenir, praticamente, todas as cáries.

Etiologia e Fisiopatologia

A cárie é causada por ácidos produzidos por bactérias retidas na placa dentária. A placa, a princípio, é uma camada amolecida e fina de *debris* alimentares, mucina, células epiteliais mortas e bac-

Tabela 2.350 – Pontos para tratamento de cáries de acordo com a tipologia constitucional

Doença	Tipologia constitucional	Especialidade	Pontos
Cáries	Tai Yin – Terra – amorfo	GE	IG-1; P-11; E-45; E-44; IG-2; IG-4; IG-6; E-36; E-5; R-3
Cáries	Yang Ming – Terra – sanguíneo	GE	IG-1; P-11; E-45; E-44; IG-2; IG-4; IG-6; E-36; E-5; R-3

E = Estômago; GE = Gastroenterologia; IG = Intestino Grosso; P = Pulmão; R = Rim.

térias que se desenvolvem na superfície do dente em até 24h após a limpeza deste. *Streptococcus mutans* é um grupo de bactéria conhecido como causador de cáries. Algumas cepas são piores que outras. Algumas vezes, a placa amolecida endurece com a presença de cálcio e outros minerais (placa dura) e não pode ser facilmente removida com a escova de dente.

Muitos dentes têm orifícios abertos no esmalte, fissuras e sulcos, os quais podem se estender da superfície para a dentina. Esses defeitos podem ser amplos o suficiente para abrigar bactérias, mas muito estreitos para a limpeza eficiente. Eles predispõem a formação de cáries.

Uma superfície dentária é mais suscetível a cáries quando é mal calcificada ou em um ambiente ácido. Geralmente, a descalcificação começa quando o pH no dente fica abaixo de 5,5 (assim como ocorre na colonização por bactérias produtoras de ácido e/ou ao beber refrigerantes, que contêm ácido fosfórico).

Cáries disseminadas em dentes decíduos sugerem contato prolongado com fórmulas para alimentação, leite ou suco, geralmente quando um bebê vai para a cama com a mamadeira.

Os idosos frequentemente tomam medicamentos que reduzem o fluxo salivar, predispondo-os à formação de cáries. Os idosos também apresentam maior incidência de cáries em raízes devido ao recesso gengival e à exposição das superfícies da raiz.

A cárie não tratada leva à destruição do dente, infecções e necessidade de extrações e uso de próteses de reposição. A perda prematura dos dentes decíduos pode levar ao deslocamento dos dentes adjacentes, dificultando a erupção dos dentes permanentes sucessores.

Sinais, Sintomas e Diagnóstico

Inicialmente, a cárie acomete somente o esmalte e não produz sintomas. A cárie que invade a dentina causa dor, inicialmente quando alimentos quentes, frios, doces ou bebidas entram em contato com o dente acometido e, depois, à mastigação ou à percussão. A dor pode ser intensa e persistente quando a polpa estiver gravemente comprometida.

A avaliação clínica de rotina frequente (a cada 6 a 12 meses) possibilita a identificação precoce de cáries, quando uma intervenção mínima previne sua progressão. Uma sonda fina e, algumas vezes, colorações especiais e transiluminação por fibra óptica são utilizadas, frequentemente associadas a novos aparelhos que detectam a cárie por meio de alterações na condutividade elétrica, assim como reflexão a *laser*. Contudo, as radiografias ainda são importantes no diagnóstico das cáries, determinando o grau de comprometimento e identificando cáries abaixo de restaurações preexistentes.

Catarata

Tabela 2.351 – Pontos para tratamento de catarata de acordo com a tipologia constitucional

Doença	Tipologia constitucional	Especialidade	Pontos
Catarata	Yang Ming – Metal – fleumático	OF	BP-2; BP-3; P-9; P-10; F-2; F-3; R-7
Catarata	Tai Yin – Metal – apático	OF	BP-2; BP-3; P-9; P-10; F-2; F-3; R-7

BP = Baço-Pâncreas; F = Fígado; OF = Oftalmologia; P = Pulmão; R = Rim.

Cefaleia

Tabela 2.352 – Pontos para tratamento de cefaleia de acordo com a tipologia constitucional

Doença	Tipologia constitucional	Especialidade	Pontos
Cefaleia	*Shao Yang* – colérico	NE	VB-1; VB-14; TA-23; VB-20; VB-26; VB-27; VB-28; VB-34; VB-44; F-1; F-3; F-8
Cefaleia	*Yang Ming* – Metal – fleumático	NE	E-36; BP-1; BP-2; BP-6; E-8; E-9 P-7; P-9; IG-4; E-36; BP-6; E-32; VG-20
Cefaleia	*Tai Yin* – Metal – apático	NE	E-36; BP-1; BP-2; BP-6; E-8; E-9 P-7; P-9; IG-4; E-36; BP-6; E-32; VG-20
Cefaleia	*Tai Yin* – Terra – amorfo	NE	E-8
Cefaleia	*Yang Ming* – Terra – sanguíneo	NE	E-8

BP = Baço-Pâncreas; E = Estômago; F = Fígado; IG = Intestino Grosso; NE = Neurologia; P = Pulmão; TA = Triplo Aquecedor; VB = Vesícula Biliar; VG = Vaso Governador.

Celulite

É uma infecção bacteriana aguda da pele e do tecido subcutâneo, frequentemente causada por estreptococos ou estafilococos. Os sinais e sintomas são dor, eritema que progride rapidamente e edema; pode haver febre e linfadenopatia regional. Diagnóstico é clínico, e as culturas não são usualmente necessárias. O tratamento é feito com antibióticos e o prognóstico é excelente com o tempo do tratamento.

Etiologia

A celulite é mais frequentemente causada por estreptococos do grupo A beta-hemolíticos (por exemplo, *Streptococcus pyogenes*) e *Staphylococcus aureus*. Estreptococos causam infecções difusas de rápida disseminação em razão de enzimas produzidas pelos organismos (estreptoquinase, desoxirribonuclease, hialuronidase) que rompem os componentes celulares que conteriam e restringiriam a inflamação. A celulite estafilocócica é tipicamente mais localizada e, em geral, ocorre com uma ferida aberta ou abscesso cutâneo.

Causa menos comum são os estreptococos do grupo B (por exemplo, *S. agalactiae*) em idosos com diabetes, bacilos Gram-negativos (por exemplo, *Haemophilus influenzae*) em crianças e *Pseudomonas aeruginosa* em pacientes com diabetes ou neutropenia, usuários de *spa* e sauna ou, ainda, em pacientes hospitalizados. Mordeduras de animais podem causar celulite devido a *Pasteurella multocida* de gatos e *Capnocytophaga* sp. de cachorros. Ferimentos em imersão de água fresca podem resultar em celulite por *Aeromonas hydrophila* e, em água salgada, pelo *Vibrio vulnificus*.

Fatores de risco são anormalidades na pele (como trauma, ulceração, infecção fúngica e outros comprometimentos da barreira cutânea devido a doenças preexistentes), que são mais comuns em pacientes com insuficiência venosa crônica ou lifedema. Cicatrizes de safenectomia por problemas venosos ou cardíacos são locais comuns de celulites de repetição, especialmente se houver tinha do pé associada. Frequentemente, não há evidência de uma porta de entrada ou fatores predisponentes.

Sinais, Sintomas e Diagnóstico

A infecção é mais comum nos membros inferiores. Os maiores achados são eritema local e flacidez, frequentemente com linfangite e linfadenopatia regional. A pele é quente, avermelhada e edematosa, sendo que a superfície da pele às vezes tem o aspecto de casca de laranja. As bordas, em geral, não são distinguíveis, exceto na erisipela (um tipo de celulite com margens bem delimitadas). Petéquias são comuns, ao passo que grandes áreas de equimose são raras. Vesículas e bolhas podem se desenvolver e romper, ocasionalmente com necrose na pele afetada. A celulite pode mimetizar a trombose venosa profunda, mas diferencia-se por uma ou mais características. Alguns pacientes não parecem doentes e outros têm sintomas que precedem em algumas horas as lesões cutâneas, tais como febre, calafrios, taquicardia, cefaleia, hipotensão e delírio. A leucocitose é comum.

Tabela 2.353 – Pontos para tratamento de celulite de acordo com a tipologia constitucional

Doença	Tipologia constitucional	Especialidade	Pontos
Celulite	*Yang Ming* – Metal – fleumático	EN	IG-7; BP-7 VC-5; VC-7; BP-21
Celulite	*Tai Yin* – Metal – apático	EN	IG-7; BP-7
Celulite	*Tai Yin* – Metal – apático	EN	VC-5; VC-7; BP-21

BP = Baço-Pâncreas; EN = Endocrinologia; IG = Intestino Grosso; VC = Vaso Concepção.

O diagnóstico é clínico. Em geral, culturas da pele e (quando presentes) feridas não são indicadas, pois raramente identificam o organismo infeccioso. A cultura do sangue é útil em imunocomprometidos para detectar ou afastar bacteremia. Em imunodeprimidos, a cultura do tecido acometido deve ser realizada no caso do paciente não estar respondendo a uma terapia empírica ou se as culturas do sangue falham no isolamento do microrganismo.

Colite

Colite Ulcerativa

Colite ulcerativa constitui-se em doença inflamatória ulcerativa crônica, caracterizada com mais frequência por diarreia sanguinolenta. Sintomas extra-intestinais, particularmente artrite, podem ocorrer. O risco de câncer de cólon a longo prazo é alto. O diagnóstico se faz por colonoscopia e seu tratamento com ácido 5-aminossalicílico (5-ASA, *5-aminosalicylic acid*), corticosteroides, imunossupressores, anticitocinas, antibióticos e, ocasionalmente, cirurgia.

Fisiopatologia

A colite ulcerativa em geral começa no reto. Pode permanecer localizada no reto (proctite ulcerativa) ou se estender proximalmente, algumas vezes envolvendo todo o cólon. Raramente, envolve todo o intestino grosso de uma só vez.

A inflamação na colite ulcerativa atinge mucosa e submucosa, existindo pequena zona fronteiriça entre tecido saudável e doente. Somente em casos mais graves a musculatura é envolvida. Nos casos precoces, a mucosa se apresenta eritematosa, finamente granular e friável, com perda do padrão vascular habitual e frequentes áreas de hemorragia. Úlceras grandes com exsudato purulento abundante caracterizam os casos mais graves. Áreas de mucosa relativamente normal ou com mucosa inflamatória (pseudopólipos) projetam-se sobre a mucosa ulcerada. Fístulas e abscessos não ocorrem.

A *colite fulminante* aparece quando ulcerações transmurais causam íleo e peritonite localizados. Dentro de horas ou dias, o cólon perde seu tônus muscular e começa a dilatar-se.

Megacólon tóxico (ou dilatação tóxica) consiste em emergência médica em que inflamação intensa transmural causa dilatação colônica e, algumas vezes, perfuração. É considerada presente quando o diâmetro do cólon transverso supera 6cm durante exacerbação. Essa condição costuma aparecer de modo espontâneo durante o curso de colite grave, mas pode ser precipitada por opioides ou fármacos antidiarréicos e anticolinérgicos. A perfuração do cólon aumenta a mortalidade de maneira significativa.

Sinais e Sintomas

Diarreia com sangue de intensidade e duração variadas se alterna com intervalos assintomáticos. Em geral, um ataque começa discretamente, com urgência evacuatória crescente, discretas cólicas em hipogástrio e sangue e muco nas fezes. Alguns casos aparecem após uma infecção (por exemplo, amebíase, disenteria bacilar).

Quando a ulceração é confinada ao retossigmoide, as fezes podem ser normais ou duras e secas, mas a eliminação retal de muco com leucócitos e eritrócitos pode vir junto ou nos intervalos das evacuações. Sintomas sistêmicos estão ausentes ou são leves. Caso as ulcerações se estendam proximalmente, as fezes tornam-se mais amolecidas e o paciente pode apresentar mais de dez evacuações por dia, em geral com cólicas intensas e tenesmo significativo de dia e de noite. As fezes podem ser aquosas e conter muco ou, com frequência, consistirem inteiramente em sangue e pus. Nos casos mais graves, pacientes com hemorragia por várias horas podem necessitar de transfusões de emergência.

A colite fulminante se apresenta com diarreia súbita e violenta, febre acima de 40°C (104°F), dor

Tabela 2.354 – Pontos para tratamento de colite de acordo com a tipologia constitucional

Doença	Tipologia constitucional	Especialidade	Pontos
Colite	*Tai Yin* – Terra – amorfo	GE	E-36; E-37; VC-6; E-25; E-30; B-25
Colite	*Tai Yin* – Terra – amorfo	GE	E-37; E-36; VC-6; VC-21; E-30; E-25
Colite	*Yang Ming* – Terra – sanguíneo	GE	E-36; E-37; VC-6; E-25; E-30; B-25
Colite	*Yang Ming* – Terra – sanguíneo	GE	E-37; E-36; VC-6; VC-21; E-30; E-25

B = Bexiga; E = Estômago; GE = Gastroenterologia; VC = Vaso Concepção.

abdominal, sinais de peritonite (por exemplo, descompressão brusca presente) e profunda toxemia.

Os sintomas sistêmicos mais comuns com colite ulcerativa grave incluem mal-estar geral, febre, anemia, anorexia e perda de peso. Manifestações extraintestinais (em particular, complicações articulares e cutâneas) são mais comuns quando há sintomas sistêmicos.

Conjuntivite

Tabela 2.355 – Pontos para tratamento de conjuntivite de acordo com a tipologia constitucional

Doença	Tipologia constitucional	Especialidade	Pontos
Conjuntivite	*Jue Yin* – nervoso	OF	F-3; F-8; B-18; IG-4; B-1; VB-1 VB-8; VB-20

B = Bexiga; F = Fígado; IG = Intestino Grosso; OF = Oftalmologia; VB = Vesícula Biliar.

Constipação

Tabela 2.356 – Pontos para tratamento de constipação de acordo com a tipologia constitucional

Doença	Tipologia constitucional	Especialidade	Pontos
Constipação	*Shao Yang* – colérico	GE	R-6; TA-6; B-31; B-32; B-33; B-34; VG-1
Constipação	*Shao Yin* – sentimental	GE	R-6; TA-6; R-8
Constipação	*Shao Yin* – sentimental	GE	R-15; R-16; R-18; B-22; B-23
Constipação	*Tai Yin* – Terra – amorfo	GE	E-37; E-36; VC-6; VC-21; E-30; E-25
Constipação	*Yang Ming* – Terra – sanguíneo	GE	E-37; E-36; VC-6; VC-21; E-30; E-25

B = Bexiga; E = Estômago; GE = Gastroenterocolite; R = Rim; TA = Triplo Aquecedor; VC = Vaso Concepção; VG = Vaso Governador.

Coxalgia e Coxartrose

Coxalgia e coxartrose são doenças degenerativas não inflamatórias da articulação do quadril que normalmente aparecem em pessoas de meia idade ou em idosos. São caracterizadas por distúrbios do crescimento ou da maturação na cabeça ou no colo do fêmur, assim como displasia do acetábulo. Um sintoma dominante é a dor pela sobrecarga de peso ou movimentação.

Tabela 2.357 – Pontos para tratamento de coxalgia e coxartrose de acordo com a tipologia constitucional

Doença	Tipologia constitucional	Especialidade	Pontos
Coxalgia e coxartrose	*Shao Yang* – colérico	ORT	VB-41; VB-30; VB-34; VB-43

ORT = Ortopedia; VB = Vesícula Biliar.

Depressão

Tabela 2.358 – Pontos para tratamento de depressão de acordo com a tipologia constitucional

Doença	Tipologia constitucional	Especialidade	Pontos
Depressão	*Yang Ming* – Metal – fleumático	PSI	BP-1; VC-12; BP-15; BP-20; VC-20; VG-26; E-14; E-15
Depressão	*Yang Ming* – Metal – fleumático	PSI	P-1; P-2; P-7; P-5; B-17; VG-9; E-36; BP-6
Depressão	*Tai Yin* – Metal – apático	PSI	BP-1; VC-12; BP-15; BP-20; VC-20; VG-26; E-14; E-15
Depressão	*Tai Yin* – Metal – apático	PSI	P-1; P-2; P-7; P-5; B-17; VG-9; E-36; BP-6

B = Bexiga; BP = Baço-Pâncreas; E = Estômago; P = Pulmão; PSI = Psiquiatria; VC = Vaso Concepção; VG = Vaso Governador.

Diabetes

Tabela 2.359 – Pontos para tratamento de diabetes de acordo com a tipologia constitucional

Doença	Tipologia constitucional	Especialidade	Pontos
Diabetes	*Yang Ming* – Metal – fleumático	EN	TA-4; B-13; V-20; B-23; B-49; B-17; B-21; VC-12
Diabetes	*Yang Ming* – Metal – fleumático	EN	TA-4; BP-2; BP-3
Diabetes	*Yang Ming* – Metal – fleumático	EN	TA-4; BP-5; BP-3
Diabetes	*Yang Ming* – Metal – fleumático	EN	TA-4; C-5; P-9
Diabetes	*Yang Ming* – Metal – fleumático	EN	TA-4; E-36; BP-6
Diabetes	*Yang Ming* – Metal – fleumático	EN	TA-4; F-2
Diabetes	*Yang Ming* – Metal – fleumático	EN	TA-4; P-9
Diabetes	*Yang Ming* – Metal – fleumático	EN	TA-4; P-9; P-10
Diabetes	*Yang Ming* – Metal – fleumático	EN	TA-4; P-11; P-10; F-2; VC-24
Diabetes	*Yang Ming* – Metal – fleumático	EN	TA-4; R-1; R-3
Diabetes	*Yang Ming* – Metal – fleumático	EN	TA-4; R-3
Diabetes	*Yang Ming* – Metal – fleumático	EN	TA-4; R-7; VC-4; BP-7; IG-7
Diabetes	*Yang Ming* – Metal – fleumático	EN	TA-4; VG-26
Diabetes	*Tai Yin* – Metal – apático	EN	TA-4; BP-2; BP-3
Diabetes	*Tai Yin* – Metal – apático	EN	TA-4; BP-5; BP-3
Diabetes	*Tai Yin* – Metal – apático	EN	TA-4; C-5; P-9
Diabetes	*Tai Yin* – Metal – apático	EN	TA-4; E-36; BP-6
Diabetes	*Tai Yin* – Metal – apático	EN	TA-4; F-2
Diabetes	*Tai Yin* – Metal – apático	EN	TA-4; P-9
Diabetes	*Tai Yin* – Metal – apático	EN	TA-4; P-9; P-10
Diabetes	*Tai Yin* – Metal – apático	EN	TA-4; P-11; P-10; F-2; VC-24
Diabetes	*Tai Yin* – Metal – apático	EN	TA-4; R-1; R-3
Diabetes	*Tai Yin* – Metal – apático	EN	TA-4; R-3

TRATAMENTOS DE ACUPUNTURA – **429**

Tabela 2.359 – Pontos para tratamento de diabetes de acordo com a tipologia constitucional (*continuação*)

Doença	Tipologia constitucional	Especialidade	Pontos
Diabetes	*Tai Yin* – Metal – apático	EN	TA-4; R-7; VC-4; BP-7; IG-7
Diabetes	*Tai Yin* – Metal – apático	EN	TA-4; VG-26
Diabetes	*Tai Yin* – Metal – apático	EN	TA-4; P-11; P-10; F-2; VC-24
Diabetes	*Yang Ming* – Terra – sanguíneo	EN	TA-4; B-13; V-20; B-23; B-49; B-17; B-21; VC-12

B = Bexiga; BP = Baço-Pâncreas; C = Coração; EN = Endocrinologia; F = Fígado; IG = Intestino Grosso; P = Pulmão; R = Rim; TA = Triplo Aquecedor; VC = Vaso Concepção; VG = Vaso Governador.

Diarreia

Tabela 2.360 – Pontos para tratamento de diarreia de acordo com a tipologia constitucional

Doença	Tipologia constitucional	Especialidade	Pontos
Diarreia	*Tai Yang* – passional	GE	ID-3
Diarreia	*Yang Ming* – Metal – fleumático	GE	E-36; BP-3; BP-6; BP-9; VC-12; E-25; VC-8
Diarreia	*Tai Yin* – Metal – apático	GE	E-36; BP-3; BP-6; BP-9; VC-12; E-25; VC-8
Diarreia	*Tai Yin* – Terra – amorfo	GE	E-36; E-25; B-26
Diarreia	*Yang Ming* – Terra – sanguíneo	GE	E-36; E-25; B-26

B = Bexiga; BP = Baço-Pâncreas; E = Estômago; GE = Gastroenterologia; ID = Intestino Delgado; VC = Vaso Concepção.

Discinesias, Litíases Biliares

Discinesia

Distúrbio da motilidade voluntária, define certos tipos de movimentos involuntários anormais do nosso corpo.

Litíase Biliar

Formação de cálculos no interior das vias biliares, mais conhecido como *calculo biliar*.

Tabela 2.361 – Pontos para tratamento de discinesias, litíases biliares de acordo com a tipologia constitucional

Doença	Tipologia constitucional	Especialidade	Pontos
Discinesias, litíases biliares	*Shao Yang* – colérico	CV	E-36; B-19; VB-24; VB-44; F-1; F-13; B-22; B-23; B-24

B = Bexiga; CV = Cardiovascular; E = Estômago; F = Fígado; VB = Vesícula Biliar.

Dismenorreia

Tabela 2.362 – Pontos para tratamento de dismenorreia de acordo com a tipologia constitucional

Doença	Tipologia constitucional	Especialidade	Pontos
Dismenorreia	*Jue Yin* – nervoso	GO	F-2; F-3; F-14; VC-4; R-6; VB-41; B-53
Dismenorreia	*Jue Yin* – nervoso	GO	VC-4; VC-6; BP-6; E-29; C-5; F-5; CS-5; VB-41; F-2; VB-26; VB-28; B-53

(*continua*)

Tabela 2.362 – Pontos para tratamento de dismenorreia de acordo com a tipologia constitucional (*continuação*)

Doença	Tipologia constitucional	Especialidade	Pontos
Dismenorreia	*Yang Ming* – Metal – fleumático	GO	VC-4; BP-6; BP-4; BP 8; BP-9; BP-10; E-36
Dismenorreia	*Tai Yin* – Metal – apático	GO	VC-4; BP-6; BP-4; BP 8; BP-9; BP-10; E-36

B = Bexiga; BP = Baço-Pâncreas; C = Coração; CS = Circulação-Sexo; E = Estômago; F = Fígado; R = Rim; VB = Vesícula Biliar; VC = Vaso Concepção.

Dispepsia

Tabela 2.363 – Pontos para tratamento de dispepsia de acordo com a tipologia constitucional

Doença	Tipologia constitucional	Especialidade	Pontos
Dispepsia	*Tai Yin* – Terra – amorfo	GE	E-30; E-36
Dispepsia	*Yang Ming* – Terra – sanguíneo	GE	E-30; E-36

E = Estômago; GE = Gastroenterologia.

Distonia Neurovegetativa

Distonia

Caracterizada por movimentos lentos involuntários de grandes grupos musculares dos membros, tronco e pescoço. Esse sinal extrapiramidal pode envolver flexão do pé, extensão e pronação do braço, arqueamento das costas, extensão e rotação do pescoço (torcicolo espasmódico). Tipicamente, é agravada ao caminhar e por estresse emocional, sendo aliviada pelo sono. A distonia pode ser intermitente – durando apenas alguns minutos – ou contínua e dolorosa. Em certas ocasiões, provoca contraturas permanentes, causando posturas grotescas. Apesar de esse sinal poder ser hereditário ou idiopático, habitualmente resulta de doenças extrapiramidais ou de drogas.

História e Exame Físico

Se possível, incluir alguém da família ao obter a história, pois podem estar mais cientes das alterações de comportamento do que o paciente. Iniciar perguntando quando a distonia ocorre. É agravada por estresse emocional? Desaparece durante o sono? Há história familiar desse sinal? Obter a história de drogas, observando, especialmente, se o paciente faz uso de fenotiazina ou antipsicóticos. A distonia é um efeito colateral comum dessas drogas e pode ser necessário ajuste de dosagem para minimizá-lo.

A seguir, examinar a coordenação e os movimentos voluntários do paciente. Observar a marcha; solicitar que aperte os seus dedos (do médico) para avaliar a força muscular. Avaliar a coordenação, pedindo para que toque o dedo (do médico) e a ponta do nariz (do paciente) repetidamente. A seguir, examinar movimentos grosseiros da perna: solicitar que coloque o calcanhar sobre o joelho, descendo-o em direção ao hálux, depois voltando ao joelho. Finalmente, avaliar os movimentos motores finos, requisitando que toque cada dedo no polegar em sucessão.

Causas Médicas

Distonia Muscular Deformante

A distonia generalizada prolongada é característica da distonia muscular deformante, que, em geral, se inicia na infância e piora com a idade. Inicialmente, causa inversão do pé, seguida de retardo de crescimento e escoliose. Os sinais tardios incluem posturas com torções estranhas, contraturas de membros e disartria.

Doença de Alzheimer

A distonia é um sinal tardio da doença de Alzheimer, que se caracteriza por demência de progressão lenta. O paciente tipicamente apresenta diminuição da atenção, além de amnésia, agitação, incapacidade de desenvolver as atividades cotidianas, disartria e labilidade emocional.

Doença de Hallervorden-Spatz

A doença de Hallervorden-Spatz é degenerativa, causando movimentos distônicos do tronco, acompanhados de coreoatetose, ataxia, mioclonia e rigidez generalizada. O paciente também apresenta declínio intelectual progressivo e disartria.

Doença de Huntington

Os movimentos distônicos caracterizam o estágio pré-terminal da doença de Huntigton. Caracterizada por declínio intelectual progressivo, esta doença leva à demência e à labilidade emocional. O paciente apresenta coreoatetose, acompanhada por disartria, disfagia, contrações faciais, além de marcha de base alargada e saltitante.

Doença de Parkinson

Os espasmos distônicos são comuns na doença de Parkinson. Outras características incluem rigidez uniforme ou espasmódica, tremores finos, bradicinesia, disartria, disfagia, salivação, fácies de máscara, voz monótona, postura inclinada para frente e marcha propulsiva.

Doença de Wilson

A distonia progressiva, assim como a coreia de braços e pernas, caracteriza a doença de Wilson. Outros sinais e sintomas comuns incluem rouquidão, bradicinesia, alterações de comportamento, disfagia, salivação, disartria, tremores e anel de Kayser-Fleischer (anéis de cor ferruginosa na periferia da córnea).

Outras Causas

Drogas

Todos os três tipos de fenotiazinas podem causar distonia. Fenotiazinas e piperazinas (como acetofenazina e carfenazina) tipicamente produzem esse sinal. Alifáticos (como clorpromazina) provocam menos este sinal e piperidinas o provocam muito raramente.

Haloperidol, loxapina e outros antipsicóticos habitualmente dão origem à distonia facial aguda, assim como dosagens antieméticas de metoclopramida, risperidona, metirosina e levodopa (em excesso).

Considerações Especiais

Estimular o paciente a obter sono adequado e a evitar aborrecimentos emocionais. Não realizar movimentos em ampla extensão, os quais podem agravar a distonia. Se esta for grave, protegê-lo de lesões ao elevar e forrar as grades da cama. Fornecer um ambiente sem confusão, se o paciente for ambulatorial.

Indicadores Pediátricos

As crianças não exibem distonia até poderem caminhar. Mesmo assim, raramente ocorre antes dos 10 anos. As causas comuns incluem síndrome de Fahr, distonia muscular deformante, paralisia cerebral atetoide e efeitos residuais da anóxia no parto.

Diverticulite

Diverticulose é a presença de múltiplos divertículos no cólon, provavelmente resultando de dieta pobre em fibras durante longo período. A grande maioria é assintomática, mas alguns se tornam inflamados ou sangram. O diagnóstico se faz por colonoscopia ou enema baritado. O tratamento varia dependendo do tipo de apresentação.

Os divertículos ocorrem em qualquer parte do intestino grosso – em geral no sigmoide ou, raramente, abaixo da reflexão peritoneal do reto. Variam em diâmetro de 3mm a > 3cm. Os pacientes com divertículos costumam apresentar vários deles. A diverticulose é incomum em pessoas < 40 anos de idade, mas tornam-se comuns logo depois. Essencialmente, todo indivíduo com 90 anos de idade tem muitos divertículos. Os divertículos gigantes, que são raros, variam de 3 a 15cm de diâmetro e podem ser únicos.

Etiologia e Fisiopatologia

Os divertículos são provavelmente causados por pressão intraluminal aumentada, provocando extrusão da mucosa através de pontos mais fracos da camada muscular do intestino – áreas adjacentes a vasos sanguíneos intramurais. Os divertículos são mais comuns em indivíduos que ingerem dieta pobre em fibras. Entretanto, o mecanismo não está claro. Uma teoria consiste no aumento da pressão intraluminal ser necessário para a movimentação de pequenas massas fecais através do cólon. Outra defende que fezes pobres em

432 – TRATAMENTOS DE ACUPUNTURA

Tabela 2.364 – Pontos para tratamento de distonia neurovegetativa de acordo com a tipologia constitucional

Doença	Tipologia constitucional	Especialidade	Pontos
Distonia neurovegetativa	*Jue Yin* – nervoso	EN	F-1; VC-18; VB-34; F-3; F-8; CS-6; CS-7; B-14; B-18

B = Bexiga; CS = Circulação-Sexo; F = Fígado; VB = Vesícula Bilar; VC = Vaso Concepção.

fibras produzem um diâmetro menor do cólon, o que pela lei de Laplace produziria pressão mais elevada.

A etiologia dos divertículos gigantes não é clara. Uma teoria defende a existência de anormalidade semelhante a uma válvula na base do divertículo e, então, o gás presente na luz intestinal poderia entrar facilmente, mas tenderia a sair com maior dificuldade.

Sinais, Sintomas e Diagnóstico

A maioria (70%) dos divertículos é assintomática, 15 a 25% tornam-se dolorosos e inflamados (diverticulite) e 10 a 15% sangram de maneira indolor. O sangramento é provavelmente causado por uma erosão de vaso adjacente a um trauma local de fezes impactadas no divertículo. Embora muitos divertículos sejam distais, 75% dos sangramentos ocorrem em divertículos mais proximais, junto à flexura esplênica. Em um terço dos pacientes (5% em média), o sangramento é sério o suficiente para requerer transfusão[2].

Em geral, divertículos assintomáticos são encontrados incidentalmente durante enema baritado ou colonoscopia. A diverticulose pode ser considerada quando aparecer sangramento retal indolor, em particular nos idosos. A avaliação de sangramento retal classicamente inclui colonoscopia, que pode ser realizada de modo eletivo depois de preparo intestinal de rotina, a menos que haja sangramento ativo considerável. Nesses pacientes, um preparo rápido (5 a 10L de polietilenoglicol, via tubo nasogástrico, em 3 a 4h) em geral permite visualização adequada. Caso a colonoscopia não possa visualizar a fonte e o sangramento seja rápido o suficiente (> 0,5 a 1mL/min), uma angiografia pode localizar a origem. Alguns angiografistas primeiro realizam exame cintilográfico para direcionar o exame.

Doença de Crohn (Enterite Regional, Ileíte ou Ileocolite Granulomatosa)

A doença de Crohn constitui doença inflamatória crônica transmural que, em geral, afeta o íleo distal e o cólon, mas pode ocorrer em qualquer parte do trato gastrointestinal. Os sintomas incluem diarreia e dor abdominal. Abscessos, fístulas internas e externas e obstruções intestinais podem estar presentes. Sintomas extraintestinais, particularmente artrite, podem ocorrer. O diagnóstico se faz por colonoscopia e estudos contrastados com bário. O tratamento se faz com 5-ASA, corticosteroides, imunomoduladores, anticitocinas, antibióticos e, com frequência, cirurgia.

Fisiopatologia

A doença tem início com inflamação das criptas e dos abscessos, progredindo para pequenas úlceras aftoides. Essas lesões da mucosa podem evoluir para úlceras profundas transversais e longitudinais com edema mucoso entre as úlceras, criando, no intestino, aspecto característico de pedra de calçamento.

A disseminação transmural da inflamação causa linfedema e espessamento da parede intestinal e do mesentério. A gordura mesentérica tipicamente se estende à superfície serosa do intestino. Linfonodos mesentéricos com frequência aumentam de tamanho. Inflamação extensa pode resultar em hipertrofia muscular, fibrose e estenose, as quais podem causar obstrução intestinal. Abscessos são comuns e fístulas frequentemente penetram em estruturas vizinhas,

Tabela 2.365 – Pontos para tratamento de diverticulite de acordo com a tipologia constitucional

Doença	Tipologia constitucional	Especialidade	Pontos
Diverticulite	*Tai Yin* – Terra – amorfo	GE	E-36; E-37; VC-6; E-25; E-30; B-25
Diverticulite	*Yang Ming* – Terra – sanguíneo	GE	E-36; E-37; VC-6; E-25; E-30; B-25

B = Bexiga; E = Estômago; GE = Gastroenterologia; VC = Vaso Concepção.

TRATAMENTOS DE ACUPUNTURA – **433**

Tabela 2.366 – Pontos para tratamento de doença de Crohn de acordo com a tipologia constitucional

Doença	Tipologia constitucional	Especialidade	Pontos
Doença de Crohn	*Tai Yang* – passional	GE	B-27; VC-4; E-25; E-39; E-36; B-20; B-21; B-23; VG-4; B-35; ID-3; B-62

B = Bexiga; E = Estômago; GE = Gastroenterologia; ID = Intestino Delgado; VC = Vaso Concepção; VG = Vaso Governador.

incluindo outras alças intestinais, bexiga ou o músculo psoas. As fístulas podem mesmo se estender para a pele do abdômen anterior ou flancos. Independentemente da atividade da doença intra-abdominal, fístulas perianais e abscessos aparecem em um quarto a um terço dos casos. Essas complicações costumam ser o aspecto mais constrangedor da doença de Crohn.

Granulomas não caseosos podem ocorrer em linfonodos, peritônio, fígado e todas as camadas da parede intestinal. Embora patognomônicos quando presentes, os granulomas não são achados em até 50% dos pacientes com Crohn. Sua presença parece não ter relação com o curso clínico.

Os segmentos afetados do intestino são precisamente diferenciados das áreas adjacentes normais (áreas poupadas), daí o nome enterite regional. Cerca de 35% dos casos de Crohn se apresentam com envolvimento exclusivo do íleo terminal (ileíte). Em torno de 45% envolvem íleo e cólon (ileocolite), com predileção pelo cólon direito, e cerca de 20% envolvem o cólon isoladamente (colite granulomatosa), muitos dos quais, diferentemente da colite ulcerativa, poupam o reto. Ocasionalmente, todo o intestino delgado está envolvido (jejunoileíte). Raramente, o estômago, o duodeno e o esôfago são envolvidos. Na ausência de intervenção cirúrgica, a doença não se estende para áreas do intestino delgado que não estavam inicialmente envolvidas na ocasião do diagnóstico inicial[3].

Existe risco aumentado de câncer nos segmentos de intestino delgado afetados. Pacientes com acometimento colônico têm, a longo prazo, risco de câncer colorretal semelhante ao da colite ulcerativa, quando apresentam a mesma extensão e duração da doença.

Sinais e Sintomas

O sinal mais comum de apresentação dessa doença é a diarreia crônica com dor abdominal, febre, anorexia e perda de peso. O abdômen é sensível e uma massa ou distensão pode ser palpável. Sangramento retal abundante não é usual, excetuando-se casos de doença colônica isolada, que pode se apresentar de maneira similar à colite ulcerativa. Alguns pacientes se apresentam com abdômen agudo que simula apendicite aguda ou obstrução intestinal. Cerca de um terço dos pacientes têm doenças perianais (em especial, fissuras e fístulas), que são algumas vezes as queixas mais proeminentes ou mesmo iniciais. Em crianças, as manifestações intestinais com frequência predominam sobre os sintomas gastrointestinais. Artrite, febre de origem desconhecida (FUO, *fever of unknown origin*), anemia ou retardo de crescimento podem ser o sintomas iniciais; dor abdominal ou diarreia podem estar ausentes.

Com a recorrência da doença, os sintomas variam. A dor é o mais comum e ocorre como recorrência simples ou mesmo com formação de abscessos. Os pacientes com graves apresentações ou abscessos são mais propensos a apresentarem desconforto, descompressão brusca e aparência geral de toxemia. Segmentos estenosados podem causar obstrução colônica, com dor em cólica, distensão, obstipação e vômitos. Aderências de cirurgias anteriores também podem causar obstrução colônica, que começa rapidamente, sem pródromos de febre, dor e indisposição típicos de obstrução secundária à doença de Crohn. Fístula enterovesical pode provocar bolhas de ar na urina (pneumatúria). Fístulas cutâneas podem estar presentes. Perfuração livre para a cavidade peritoneal é frequente.

A doença crônica causa uma variedade de sintomas mais sistêmicos, incluindo febre, perda de peso, desnutrição e manifestações extraintestinais.

A classificação de Viena divide a doença de Crohn em três padrões principais:

* Primariamente inflamatória, que depois de vários anos costuma evoluir para outro padrão.
* Primariamente estenótica ou obstrutiva.
* Primariamente penetrante ou fistulizante.

Esses diferentes padrões clínicos ditam as diferentes estratégias terapêuticas. Alguns estudos genéticos sugerem base molecular para essa classificação.

434 – TRATAMENTOS DE ACUPUNTURA

Eczema

Eczema é uma forma de dermatite, uma irritação na pele em que ela fica vermelha, escamosa e algumas vezes com rachaduras ou pequenas bolhas.

Eczema Atópico

Tem caráter genético e familiar, costuma manifestar-se na infância e associa-se à ocorrência de asma, bronquite e/ou rinite alérgica e febre do feno. A alergia respiratória é antecedente pessoal e/ou familiar na grande maioria dos casos.

Tabela 2.367 – Pontos para tratamento de eczema de acordo com a tipologia constitucional

Doença	Tipologia constitucional	Especialidade	Pontos
Eczema	*Jue Yin* – nervoso	DE	F-2; F-3; F-8; CS-7; VG-21; VG-23; ID-11

CS = Circulação-Sexo; DE = Dermatologia; F = Fígado; ID = Intestino Delgado; VG = Vaso Governador.

Tabela 2.368 – Pontos para tratamento de eczema atópico de acordo com a tipologia constitucional

Doença	Tipologia constitucional	Especialidade	Pontos
Eczema atópico	*Yang Ming* – Metal – fleumático	DE	B-40; IG-3; B-62; P-7; IG-4; IG-5; BP-5; BP-10
Eczema atópico	*Yang Ming* – Metal – fleumático	DE	B-40; IG-3; B-62; P-7; P-9; IG-4; IG-5; BP-10; BP-3; E-32
Eczema atópico	*Yang Ming* – Metal – fleumático	DE	VG-14; B-17; B-40; IG-3; B-62; P-7; IG-4; IG-11; BP-10; BP-2; BP-6; R-10
Eczema atópico	*Tai Yin* – Metal – apático	DE	B-40; IG-3; B-62; P-7; IG-4; IG-5; BP-5; BP-10;
Eczema atópico	*Tai Yin* – Metal – apático	DE	B-40; IG-3; B-62; P-7; P-9; IG-4; IG-5; BP-10; BP-3; E-32
Eczema atópico	*Tai Yin* – Metal – apático	DE	VG-14; B-17; B-40; IG-3; B-62; P-7; IG-4; IG-11; BP-10; BP-2; BP-6; R-10

B = Bexiga; BP = Baço-Pâncreas; DE = Dermatologia; E = Estômago; IG = Intestino Grosso; P = Pulmão; R = Rim; VG = Vaso Governador.

Enfisema

Infiltração anormal ou aumento de ar nos tecidos.

Tabela 2.369 – Pontos para tratamento de enfisema de acordo com a tipologia constitucional

Doença	Tipologia constitucional	Especialidade	Pontos
Enfisema	*Yang Ming* – Metal – fleumático	PNE	BP-4; E-36; E-40; VC-12; B-13; B-43; B-20; P-7; P-9; R-2; R-7; R-10; BP-2
Enfisema	*Tai Yin* – Metal – apático	PNE	BP-4; E-36; E-40; VC-12; B-13; B-43; B-20; P-7; P-9; R-2; R-7; R-10; BP-2

B = Bexiga; BP = Baço-Pâncreas; E = Estômago; P = Pulmão; PNE = Pneumologia; R = Rim; VC = Vaso Concepção.

Enurese

Tabela 2.370 – Pontos para tratamento de enurese de acordo com a tipologia constitucional

Doença	Tipologia constitucional	Especialidade	Pontos
Enurese	*Yang Ming* – Metal – fleumático	UR	B-20; B-21; B-22; B-23; VC-3; VC-4; E-36; BP-6; BP-2; BP-3; BP-9; CS-9; VG-20; F-1; F-3
Enurese	*Tai Yin* – Metal – apático	UR	B-20; B-21; B-22; B-23; VC-3; VC-4; E-36; BP-6; BP-2; BP-3; BP-9; CS-9; VG-20; F-1; F-3

B = Bexiga; BP = Baço-Pâncreas; CS = Circulação-Sexo; E = Estômago; F = Fígado; UR = Urologia; VC = Vaso Concepção; VG = Vaso Governador.

Enxaqueca

Tabela 2.371 – Pontos para tratamento de enxaqueca de acordo com a tipologia constitucional

Doença	Tipologia constitucional	Especialidade	Pontos
Enxaqueca	*Shao Yang* – colérico	NE	VB-1; VB-14; TA-23; VB-20; VB-26; VB-27; VB-28; VB-34; VB-44; F-1; F-3; F-8
Enxaqueca	*Tai Yang* – passional	NE	B-10; B-11; VG-16; IG-15; B-5; B-6; B-7; B-8; B-9
Enxaqueca	*Tai Yang* – passional	NE	B-10; B-11; VG-16; IG-15; VG-19; VG-20; VG-21; VG-22
Enxaqueca	*Tai Yang* – passional	NE	F-3; F-2; F-14; B-10; VB-14; B-23; VG-4
Enxaqueca	*Tai Yang* – passional	NE	VB-15; VB-16; VB-17; VB-18; VB-19
Enxaqueca	*Tai Yang* – passional	NE	VB-34; E-36; B-40; B-64
Enxaqueca	*Tai Yang* – passional	NE	VG-1; B-40; B-23; VG-4; VC-4; R-1; B-15; C-3; R-7; B-10; VG-16; VG-15

B = Bexiga; C = Coração; F = Fígado; IG = Intestino Grosso; NE = Neurologia; R = Rim; TA = Triplo Aquecedor; VB = Vesícula Biliar; VC = Vaso Concepção; VG = Vaso Governador.

Epididimite

Tabela 2.372 – Pontos para tratamento de epididimite de acordo com a tipologia constitucional

Doença	Tipologia constitucional	Especialidade	Pontos
Epididimite	*Tai Yang* – passional	GO	B-23; B-27; B-25; VC-3; VC-4; C-8; CS-8; F-5
Epididimite	*Tai Yang* – passional	GO	VC-4; BP-6; F-1; E-29; E-28

B = Bexiga; BP = Baço-Pâncreas; C = Coração; CS = Circulação-Sexo; F = Fígado; GO = Ginecologia e Obstetrícia; VC = Vaso Concepção.

Epilepsia

Tabela 2.373 – Pontos para tratamento de epilepsia de acordo com a tipologia constitucional

Doença	Tipologia constitucional	Especialidade	Pontos
Epilepsia	*Shao Yang* – colérico	NE	TA-7; TA-10; VB-3; VB-4; VB-13; VB-15; VB-20; VB-21; VB-30; VB-37; VB-39
Epilepsia	*Jue Yin* – nervoso	NE	TA-6; TA-2; TA-23; VB-20
Epilepsia	*Tai Yang* – passional	NE	ID-5; ID-19; VG-11; C-7
Epilepsia	*Tai Yang* – passional	NE	R-1; VC-15; R-9; ID-5; B-62; B-61
Epilepsia	*Tai Yang* – passional	NE	R-1; VC-15; VG-23; VG-20; VG-15; VG-14; B-10; B-60
Epilepsia	*Tai Yang* – passional	NE	R-7; TA-2; TA-23; VB-20

B = Bexiga; C = Coração; ID = Intestino Delgado; NE = Neurologia; R = Rim; TA = Triplo Aquecedor; VB = Vesícula Biliar; VC = Vaso Concepção; VG = Vaso Governador.

Epistaxe

Tabela 2.374 – Pontos para tratamento de epistaxe de acordo com a tipologia constitucional

Doença	Tipologia constitucional	Especialidade	Pontos
Epistaxe	*Tai Yin* – Terra – amorfo	ORL	E-44; E-45
Epistaxe	*Yang Ming* – Terra – sanguíneo	ORL	E-44; E-45

E = Estômago; ORL = Otorrinolaringologia.

Eructação

Emissão de gases pela boca.

Tabela 2.375 – Pontos para tratamento de eructação de acordo com a tipologia constitucional

Doença	Tipologia constitucional	Especialidade	Pontos
Eructação	*Yang Ming* – Metal – fleumático	GE	B-17; B-20; VC-12; F-13; E-36; BP-6; BP-9
Eructação	*Tai Yin* – Metal – apático	GE	B-17; B-20; VC-12; F-13; E-36; BP-6; BP-9

B = Bexiga; BP = Baço-Pâncreas; E = Estômago; F = Fígado; GE = Gastroenterologia; VC = Vaso Concepção.

Esclerose Múltipla

Caracteriza-se por áreas de desmielinização localizada disseminadas no cérebro e na medula espinal. Os sintomas são anormalidades visuais e oculomotoras, parestesias, fraqueza, espasticidade, disfunção urinária e alteração cognitiva leve. Tipicamente, os déficits neurológicos são múltiplos, com remissões e exacerbações, levando gradualmente à incapacidade. O diagnóstico se faz pela história de remissões e exacerbações, associadas à demonstração objetiva de pelo menos duas anormalidades neurológicas separadas, por meio de sinais clínicos e resultados de testes, lesões à ressonância nuclear magnética ou outro critério, dependendo dos sintomas. O tratamento inclui corticosteroides, em exacerbações agudas, drogas imunomoduladoras para prevenir exacerbações e medidas de suporte.

Acredita-se que a esclerose múltipla (EM) envolva um mecanismo imunológico. Uma causa postulada é a infecção por um vírus latente (não identificado) que, quando ativado, desencadeia a resposta imune secundária. Aumento da incidência em certas famílias e alótipos de antígeno leucocitário humano (HLA, *human leucocyte antigen*) (HLA--DR2) sugerem a suscetibilidade genética. A doença é mais comum entre indivíduos que passaram seus primeiros 15 anos de vida em climas temperados (1/2.000) que nos que a passaram em climas tropicais (1/10.000). O tabagismo também parece elevar o risco. A idade de início varia de 15 a 60 anos, sendo tipicamente de 20 a 40 anos; as mulheres costumam ser um pouco mais afetadas[4].

Fisiopatologia

Ocorrem áreas localizadas de desmielinização (placas), com destruição da oligodendroglia, inflamação perivascular e alterações químicas nos constituintes lipídicos e proteicos da mielina, dentro e ao redor das placas. A lesão axonal é possível, mas os corpos celulares e os axônios tendem a permanecer relativamente preservados. Há desenvolvimento de gliose fibrosa nas placas que são disseminadas pelo SNC, especialmente na substância branca, em particular nas colunas laterais e posteriores (na região cervical), nervos ópticos e áreas periventriculares. Tratos no mesencéfalo, ponte e cerebelo também são afetados. A substância cinzenta no cérebro e na medula espinal pode ser afetada, mas em extensão muito menor.

Sinais e Sintomas

Esclerose múltipla se caracteriza por vários déficits do SNC, com remissões e exacerbações recorrentes. Ocorrem em média três exacerbações por ano, mas a frequência é muito variada. Os sintomas iniciais mais comuns são parestesias em uma ou mais extremidades, no tronco ou em um lado da face; fraqueza ou atitude desajeitada em uma perna; e distúrbios visuais (por exemplo, perda parcial da visão e dor em um olho em decorrência de neurite óptica retrobulbar, diplopia decorrente de paralisia ocular, escotomas). Outros sintomas iniciais comuns incluem discreta rigidez ou cansaço pouco usual de um membro, distúrbios pequenos da marcha, dificuldade de controle vesical, vertigens e distúrbios afetivos leves; em geral, todos indicam envolvimentos localizados no SNC e podem ser sutis. Calor excessivo (clima quente, banho quente ou febre) pode exacerbar temporariamente os sintomas e sinais.

Incapacidade cognitiva leve é comum. Apatia, dificuldade de julgamento ou desatenção podem ocorrer. Distúrbios afetivos, incluindo labilidade emocional, euforia ou depressão são comuns. A depressão pode ser reativa ou decorrente, em parte, de lesões cerebrais pela doença. Poucos pacientes apresentam convulsões.

Nervos Cranianos

Neurite óptica unilateral ou assimétrica e oftalmoplegia internuclear são típicas. A neurite óptica causa perda da visão (variando de escotomas à cegueira), dor ocular e, algumas vezes, alterações de campos visuais, edema do disco óptico ou defeito pupilar aferente parcial ou completo. A oftalmoplegia internuclear resulta de lesão no fascículo longitudinal, que conecta terceiro, quarto e sexto núcleos dos nervos ópticos. Durante o olhar horizontal, a adução de um dos olhos está diminuída, com nistagmo do outro olho (que abduz); a convergência permanece intacta. Oscilações rápidas e pequena amplitude do movimento do olho, no olhar direto (primário) para frente (nistagmo pendular), são incomuns, mas características de EM. Vertigens são comuns. Dormência ou dor facial unilateral intermitente (lembrando neuralgia do trigêmeo), paralisia ou espasmo podem ocorrer. Pode haver disartria discreta, causada por fraqueza bulbar, lesão cerebelar ou distúrbios de controle cortical. Outros déficits de nervos cranianos são pouco comuns, mas podem ser secundários a lesões no tronco cerebral.

Nervos Motores

Fraqueza é comum. Em geral, reflete lesão do trato corticospinal na medula espinal, afeta de preferência as extremidades inferiores, sendo bilateral e espástica. Os reflexos tendinosos profundos (reflexo patelar e aquileu) estão geralmente maiores, com resposta extensora plantar (sinal de Babinski) e clono. Paraparesia espástica causa marcha rígida e desequilibrada; em casos avançados, pode confinar o

438 – TRATAMENTOS DE ACUPUNTURA

Tabela 2.376 – Pontos para tratamento de esclerose múltipla de acordo com a tipologia constitucional

Doença	Tipologia constitucional	Especialidade	Pontos
Esclerose múltipla	*Jue Yin* – nervoso	NE	F-2; F-3; F-5; B-11; F-8; R-2; R-3; VB-34; VG-17; VB-19; B-18; B-23; VG-4; BP-4; CS-6; ID-3; B-62; B-43; B-53; VB-41

B = Bexiga; BP = Baço-Pâncreas; CS = Circulação-Sexo; F = Fígado; ID = Intestino Delgado; NE = Neurologia; R = Rim; VB = Vesícula Biliar; VG = Vaso Governador.

paciente a uma cadeira de rodas. Espasmos flexores dolorosos em respostas a estímulos sensitivos (por exemplo, roupas de cama) podem surgir tardiamente. Lesões cerebrais podem provocar hemiplegia, que, algumas vezes, é o sintoma de apresentação.

Tremores intencionais, em que o membro oscila durante o movimento linear, podem simular dismetria cerebelar (movimentos atáxicos dos membros). O tremor de repouso também pode ocorrer, sendo especialmente óbvio quando a cabeça fica sem apoio.

Nervos Cerebelares

Na doença avançada, a ataxia cerebelar associada à espasticidade pode causar incapacidade intensa. Outras manifestações cerebelares incluem fala lenta, fala escandida (enunciado lento, com tendência à hesitação no início de uma palavra ou sílaba) e tríade de Charcot (tremor intencional, fala escandida e nistagmo).

Nervos Sensitivos

Parestesias e perdas parciais de qualquer tipo de sensibilidade são comuns e, em geral, localizadas (mãos e pernas). Vários distúrbios sensitivos dolorosos (por exemplo, queimação ou sensação de choque elétrico) podem ocorrer espontaneamente ou em resposta ao toque, em especial quando a medula é afetada. Um exemplo é o sinal de Lhermitte, uma dor como choque elétrico na coluna ou nas pernas, quando se flexiona o pescoço. As alterações sensitivas objetivas tendem a ser transitórias e de difícil demonstração.

Medula Espinal

O envolvimento em geral causa disfunção vesical (por exemplo, urgência urinária ou hesitação para urinar), retenção parcial de urina e incontinência urinária discreta. Constipação, disfunção erétil em homens e anestesia genital em mulheres podem ocorrer. Incontinências urinária e fecal francas podem surgir na doença avançada.

Uma variante da EM denominada neuromielite óptica (doença de Devic) causa neurite óptica aguda, algumas vezes bilateral, associada à desmielinização das medulas espinais cervical e torácica, resultando em perda visual e paraparesia. Outra variante promove fraqueza motora da medula espinal sem outros déficits (mielopatia progressiva).

Espasmos e Contraturas Musculares

Contração muscular involuntária devido à hipertonia dos músculos.

Espondilite Anquilosante

A espondilite anquilosante é um tipo de inflamação dos tecidos conectivos, que é responsável por uma inflamação das articulações da coluna e grandes articulações, como quadris, ombros e outras regiões. A

Tabela 2.377 – Pontos para tratamento de espasmos e contraturas musculares de acordo com a tipologia constitucional

Doença	Tipologia constitucional	Especialidade	Pontos
Espasmos e contraturas musculares	*Shao Yang* – colérico	NE	VB-20; VB-12; VB-38; TA-10; VB-20; VB-41; TA-5

NE = Neurologia; TA = Triplo Aquecedor; VB = Vesícula Biliar.

Tabela 2.378 – Pontos para tratamento de espondilite anquilosante de acordo com a tipologia constitucional

Doença	Tipologia constitucional	Especialidade	Pontos
Espondilite anquilosante	*Tai Yang* – passional	ORT	B-23; VG-4; R-3; VC-4; B-17; VB-39; BP-5
Espondilite anquilosante	*Tai Yang* – passional	ORT	B-40; B-13; B-20; B-21; B-23; B-27; B-28; VG-16; B-45; ID-3; B-62

B = Bexiga; BP = Baço-Pâncreas; ID = Intestino Delgado; ORT = Ortopedia; R = Rim; VB = Vesícula Biliar; VC = Vaso Concepção; VG = Vaso Governador.

doença não possui cura, mas com tratamento precoce pode ser bem tolerada.

É uma doença inflamatória, de etiologia desconhecida, caracterizando-se pelo acometimento da coluna vertebral e sacroilíacas ascendentes, podendo atingir todos os segmentos vertebrais, causando limitação dos movimentos e invalidez. Ocorre lesão das articulações sinoviais e dos ligamentos adjacentes às vértebras, especialmente nos pontos de inserção (enteses).

Os principais sinais e sintomas são: dor lombar, predominantemente noturna; artrite periférica; talalgia; dorsalgia; cervicalgia; costalgia; uveíte; insuficiência aórtica, bloqueio atrioventricular ou bloqueio de ramo; pneumopatia apical; nefropatia.

Ocorre uveíte anterior em 25% dos casos, em qualquer época, geralmente unilateral e de início agudo. Comprometimento cardiovascular é raro (aortite ascendente, insuficiência valvular aórtica, defeitos de condução, cardiomegalia e pericardite) e pode ser assintomático. Pneumopatias também são raras e de aparecimento tardio (fibrose apical, bilateral, podendo tornar-se cística); pode ocorrer infecção por *Aspergillus*. Acometimento neurológico ocorre em razão de fraturas ou instabilidade vertebral, compressão ou inflamação, além de luxação ou subluxação atlanto-axial, atlanto-occiptal e subluxação cranial do odontoide.

Esquizofrenia

Tabela 2.379 – Pontos para tratamento de esquizofrenia de acordo com a tipologia constitucional

Doença	Tipologia constitucional	Especialidade	Pontos
Esquizofrenia	*Yang Ming* – Metal – fleumático	PSI	P-1; P-2; P-3; P-7; IG-4; IG-5; E-36; E-32; BP-6; BP-5; BP-14; BP-1; VC-12; IG-3; VG-26; VB-3; E-7; VG 20; CS-5
Esquizofrenia	*Yang Ming* – Metal – fleumático	PSI	P-9; BP-6; VG-12; BP-20
Esquizofrenia	*Tai Yin* – Metal – apático	PSI	P-1; P-2; P-3; P-7; IG-4; IG-5; E-36; E-32; BP-6; BP-5; BP-14; BP-1; VC-12; IG-3; VG-26; VB-3; E-7; VG-20; CS-5
Esquizofrenia	*Tai Yin* – Metal – apático	PSI	P-9; BP-6; VG-12; BP-20

BP = Baço-Pâncreas; CS = Circulação-Sexo; E = Estômago; IG = Intestino Grosso; P = Pulmão; VB = Vesícula Biliar; VC = Vaso Concepção; VG = Vaso Governador.

Furúnculo

Tabela 2.380 – Pontos para tratamento de furúnculo de acordo com a tipologia constitucional

Doença	Tipologia constitucional	Especialidade	Pontos
Furúnculo	*Tai Yang* – passional	DE	VG-12; IG-4

DE = Dermatologia; IG = Intestino Grosso; VG = Vaso Governador.

Garganta, Inflamação de (Amigdalite)

Tabela 2.381 – Pontos para tratamento de inflamação de garganta de acordo com a tipologia constitucional

Doença	Tipologia constitucional	Especialidade	Pontos
Garganta, inflamação de	*Tai Yin* – Terra – amorfo	ORL	IG-4; IG-11; E-40; BP-4; CS-6; P-11; R-6; P-7
Garganta, inflamação de	*Yang Ming* – Terra – sanguíneo	ORL	IG-4; IG-11; E-40; BP-4; CS-6; P-11; R-6; P-7

BP = Baço-Pâncreas; CS = Circulação-Sexo; E = Estômago; IG = Intestino Grosso; ORL = Otorrinolaringologia; P = Pulmão; R = Rim.

Hematúria

Tabela 2.382 – Pontos para tratamento de hematúria de acordo com a tipologia constitucional

Doença	Tipologia constitucional	Especialidade	Pontos
Hematúria	*Tai Yang* – passional	UR	B-23; B-52; VC-4; CS-8; CS-7; R-7

B = Bexiga; CS = Circulação-Sexo; R = Rim; UR = Urologia; VC = Vaso Concepção.

Hemoptise

É a eliminação de sangue do trato respiratório pela tosse. A maior parte do sangue dos pulmões (95%) circula através das artérias pulmonares de baixa pressão e termina no leito capilar pulmonar, onde acontece a troca gasosa. Cerca de 5% do suprimento sanguíneo circula através das artérias brônquicas de alta pressão, que se originam da aorta e suprem as vias respiratórias principais e estruturas de sustentação. Em geral, o sangue na hemoptise é oriundo dessa circulação brônquica, exceto quando as artérias pulmonares são lesadas por trauma, erosão por tumor ou linfonodo granulomatoso ou calcificado ou, raramente, por cateterismo arterial pulmonar ou quando os capilares pulmonares são comprometidos por inflamação. A expectoração com laivos de sangue é comum em muitas doenças respiratórias menos graves, como URI e bronquite viral. A hemoptise maciça constitui a eliminação de 600mL de sangue (quantidade equivalente àquela de uma cuba reniforme repleta) dentro de 24h.

O diagnóstico diferencial é amplo. Bronquite, bronquiectasia, tuberculose (TB) e pneumonia necrotizante ou abscesso pulmonar responsabilizam-se por 70 a 90% dos casos. A infecção cavitária por *Aspergillus* tem sido progressivamente reconhecida como uma causa, mas não é tão comum como a doença maligna. A hemoptise em tabagistas com idade ≥ 40 anos levanta a suspeita de câncer pulmonar primário. O câncer metastático raramente causa hemoptise. As síndromes pulmonar-renal e de hemorragia alveolar difusa, embolismo e infarto pulmonares e insuficiência ventricular esquerda (especialmente a secundária à estenose mitral) são causas menos comuns de hemoptise. A hemoptise na insuficiência cardíaca é incomum, mas ocorre em decorrência da hipertensão venosa pulmonar a partir da insuficiência ventricular esquerda. O adenoma brônquico primário e as malformações arteriovenosas são raros, mas tendem a causar sangramento grave. Raramente, a hemoptise ocorre durante a menstruação (hemoptise catamênica), sendo decorrente de endometriose intratorácica.

Tabela 2.383 – Pontos para tratamento de hemoptise de acordo com a tipologia constitucional

Doença	Tipologia constitucional	Especialidade	Pontos
Hemoptise	*Tai Yin* – Terra – amorfo	PNE	E-30; E-9; VC-22; E-20; E-14; P-6
Hemoptise	*Yang Ming* – Terra – sanguíneo	PNE	E-30; E-9; VC-22; E-20; E-14; P-6

E = Estômago; P = Pulmão; PNE = Pneumologia; VC = Vaso Concepção.

Hemorragia Pós-parto

Hemorragia pós-parto é a perda sanguínea acima de 500mL durante ou imediatamente após o terceiro período do trabalho de parto. O diagnóstico é clínico. O tratamento inclui massagem uterina e infusão de oxitocina intravenosa, às vezes suplementada por injeções de 15-metil prostaglandina $F_{2\alpha}$ ou metilergonovina.

A hemorragia pós-parto em geral resulta do sangramento da área onde a placenta descola do útero. Os fatores de risco para o sangramento desse local incluem atonia uterina decorrente de sobredistensão (causada por gestação múltipla, poli-hidrâmnio ou feto macrossômico), trabalho de parto prolongado ou distócico, grande multiparidade (parto de cinco ou mais fetos viáveis), anestésicos relaxantes, trabalho de parto acelerado, corioamnionite e retenção de fragmentos de placenta (decorrente de *placenta accreta*). Outras causas possíveis para hemorragia – lacerações do trato genital, prolongamento da episiotomia, ruptura uterina – devem ser consideradas. Miomas uterinos podem contribuir. A hemorragia pós-parto decorrente de subinvolução (involução incompleta) do local placentário usualmente ocorre precocemente, mas também pode surgir mais tarde, até um mês após o parto.

Tabela 2.384 – Pontos para tratamento de hemorragia pós-parto de acordo com a tipologia constitucional

Doença	Tipologia constitucional	Especialidade	Pontos
Hemorragia pós-parto	*Jue Yin* – nervoso	GO	F-6

F = Fígado; GO = Ginecologia e Obstetrícia.

Hemorroidas

Tabela 2.385 – Pontos para tratamento de hemorroidas de acordo com a tipologia constitucional

Doença	Tipologia constitucional	Especialidade	Pontos
Hemorroidas	*Shao Yang* – colérico	GE	R-6; TA-6; B-31; B-32; B-33; B-34; VG-1
Hemorroidas	*Tai Yang* – passional	GE	B-40; B-37; B-30; VG-1; ID-5
Hemorroidas	*Tai Yang* – passional	GE	B-58; B-37; B-30; VG-1; ID-5
Hemorroidas	*Tai Yang* – passional	GE	B-65; B-37; B-30; VG-1; ID-5

B = Bexiga; GE = Gastroenterologia; ID = Intestino Delgado; R = Rim; TA = Triplo Aquecedor; VG = Vaso Governador.

Hérnia de Hiato

Tabela 2.386 – Pontos para tratamento de hérnia de hiato de acordo com a tipologia constitucional

Doença	Tipologia constitucional	Especialidade	Pontos
Hérnia de hiato	*Tai Yin* – Terra – amorfo	GE	E-30; E-36
Hérnia de hiato	*Yang Ming* – Terra – sanguíneo	GE	E-30; E-36

E = Estômago; GE = Gastroenterologia.

Hipertensão Arterial

Tabela 2.387 – Pontos para tratamento de hipertensão arterial de acordo com a tipologia constitucional

Doença	Tipologia constitucional	Especialidade	Pontos
Hipertensão arterial	*Tai Yin* – Terra – amorfo	CV	E-36; BP-1; BP-2; E-9; E-37
Hipertensão arterial	*Yang Ming* – Terra – sanguíneo	CV	E-36; BP-1; BP-2; E-9; E-37
Hipertensão arterial	*Shao Yang* – colérico	CV	VB-34; F-3; F-2; VB-20; TA-16; B-45; TA-17; TA-10; CS-7

B = Bexiga; BP = Baço-Pâncreas; CS = Circulação-Sexo; CV = Cardiovascular; E = Estômago; F = Fígado; TA = Triplo Aquecedor; VB = Vesícula Biliar.

Hipertensão

Tabela 2.388 – Pontos para tratamento de hipertensão de acordo com a tipologia constitucional

Doença	Tipologia constitucional	Especialidade	Pontos
Hipertensão	*Tai Yang* – passional	CV	B-24; B-60; R-1; R-7; R-8
Hipertensão	*Tai Yang* – passional	CV	B-24; B-66; R-7; R-8
Hipertensão	*Tai Yang* – passional	CV	B-58; R-3; B-10; VG-16; VG-15
Hipertensão	*Tai Yang* – passional	CV	E-36; BP-1; BP-2
Hipertensão	*Tai Yang* – passional	CV	E-39; ID-5; ID-17; C-5; VG-16; VG-15
Hipertensão	*Tai Yang* – passional	CV	E-40; BP-3; VC-12
Hipertensão	*Tai Yang* – passional	CV	P-9; IG-5; E-36; C-7; E-9
Hipertensão	*Tai Yang* – passional	CV	VB-20; IG-11; E-36; C-7; E-9
Hipertensão	*Tai Yang* – passional	CV	VB-34; F-3; F-2; TA-17; TA-16; TA-10; CS-7
Hipertensão	*Tai Yang* – passional	CV	VB-43; TA-17; TA-16; TA-10; CS-7
Hipertensão	*Tai Yang* – passional	CV	VG-12; IG-11; IG-5; IG-18
Hipertensão	*Tai Yang* – passional	CV	VG-12; IG-11; IG-9; P-9; IG-18
Hipertensão	*Tai Yang* – passional	CV	VG-12; IG-11; P-9; IG-5; E-37; IG-15
Hipertensão	*Tai Yang* – passional	CV	VG-12; IG-11; P-9; IG-1

B = Bexiga; BP = Baço-Pâncreas; C = Coração; CS = Circulação-Sexo; CV = Cardiovascular; E = Estômago; F = Fígado; ID = Intestino Delgado; IG = Intestino Grosso; P = Pulmão; R = Rim; TA = Triplo Aquecedor; VB = Vesícula Biliar; VG = Vaso Governador.

Hipertireoidismo (Tireotoxicose)

Hipertireoidismo é caracterizado por hipermetabolismo e concentrações elevadas de hormônios tireóideos livres. Os sintomas são muitos e incluem taquicardia, fadiga, perda de peso e tremor. O diagnóstico é clínico e por exames de função tireóidea. O tratamento depende da causa.

Hipertireoidismo pode ser classificado com base na captação de iodo radioativo e presença ou ausência de estimuladores de tireoide circulantes.

Etiologia

Hipertireoidismo pode resultar de aumento de síntese e secreção de hormônios tireóideos (T_3 e T_4), causado por estimulantes tireóideos no sangue, ou de hiperfunção autônoma da tireóide. Também pode resultar da liberação excessiva de hormônios tireóideos da tireoide, sem aumento de síntese. Essa liberação é comumente causada por alterações destrutivas, nos vários tipos de tireoidites. Várias síndromes clínicas também causam hipertireoidismo.

- Doença de Graves (bócio difuso tóxico) é a causa mais comum de hipertireoidismo, caracterizando-se por hipertireoidismo e um ou mais dos seguintes achado: bócio, exoftalmo e mixedema pré-tibial. É causada por autoanticorpos contra o receptor de TSH; de modo diverso de outros anticorpos que são inibitórios, esse anticorpo é estimulador e, dessa forma, produz síntese contínua e secreção excessiva de T_4 e T_3. A doença de Graves (como a tireoidite de Hashimoto) algumas vezes ocorre com outras doenças autoimunes, incluindo diabetes tipo 1, vitiligo, cabelos prematuramente brancos, anemia perniciosa, doenças do tecido conjuntivo e síndrome de deficiência poliglandular. A patogênese da oftalmopatia infiltrativa (responsável pelo exoftalmo na doença de Graves) é mal compreendida, mas pode ser resultado de imunoglobulinas dirigidas a antígenos específicos nos músculos extraoculares e fibroblastos orbitais. Também pode haver oftalmopatia antes do início do hipertireoidismo ou mesmo após 20 anos do seu surgimento, que frequentemente piora ou melhora independentemente da evolução clínica do hipertireoidismo. Chama-se de doença de Graves eutireóidea a oftal-mopatia típica, que é observada na presença de função tireóidea normal.

- Secreção inapropriada de TSH é uma causa rara. Pacientes com hipertireoidismo apresentam concentrações de TSH indetectáveis, exceto na presença de adenoma pituitário secretor de TSH ou resistência pituitária a hormônios tireóideos. As concentrações de TSH são elevadas e o TSH produzido em ambas as doenças é biologicamente mais ativo do que o TSH normal. Um aumento na subunidade alfa do TSH no sangue (auxilia o diagnóstico diferencial) ocorre em pacientes com adenoma pituitário secretor de TSH.

- Gravidez molar, coriocarcinoma e hiperêmese gravídica causam concentrações elevadas de gonadotropina coriônica humana (hCG, *human chorionic gonadotropin*) sérica, um estimulante fraco da tireoide. As concentrações de hCG são mais elevadas no primeiro trimestre da gravidez e resultam em redução do TSH e discreta elevação do T_4 livre, observada algumas vezes nessa ocasião. O aumento do estímulo à tireoide pode ser causado por aumento das concentrações de gonadotropina coriônica humana dessializada e por uma variante de hCG que parece ser um estimulante tireóideo mais potente que a hCG mais sializada. O hipertireoidismo na gravidez molar, no coriocarcinoma e na hiperêmese gravídica é transitório; a função tireóidea volta ao normal quando se esvazia a gravidez molar, quando se trata de modo adequado o coricarcinoma, ou quando cessa a hiperêmese gravídica.

- Hipertireoidismo autossômico dominante não autoimune manifesta-se na infância. Resulta de mutações do gene do receptor do TSH, que produz estímulo contínuo da tireoide.

- Bócio uninodular ou multinodular tóxico (doença de Plummer) algumas vezes resulta de mutações do gene do receptor de TSH, produzindo estímulo contínuo da tireoide. Pacientes com bócio nodular tóxico não apresentam as manifestações autoimunes ou anticorpos circulantes observados na doença de Graves. Também em contraste com a doença de Graves, bócios uninodulares ou multinodulares habitualmente não entram em remissão.

- Doença inflamatória da tireoide (tireoidite) inclui tireoidite granulomatosa subaguda, tireoidite de Hashimoto e tireoidite linfocítica silenciosa, uma variante da tireoidite de Hashimoto. A tireotoxicose resulta de alterações destrutivas na glândula e liberação de hormônios armazenados e não do aumento de síntese. A seguir, pode ocorrer hipotireoidismo. Radioterapia em altas doses no pescoço para doenças malignas não tireóideas, por exemplo, linfoma de Hodgkin (doença de Hodgkin) ou câncer de laringe, em geral resulta em hipotireoidismo permanente.

- Hipertireoidismo induzido por drogas pode resultar da administração de lítio, causando bócio com ou sem hipertireoidismo, ou hipotireoidismo. Amiodarona e interferon-alfa induzem tireoidites com hipertireoidismo e outras disfunções tireóideas. Os pacientes que utilizam essas drogas devem ser monitorados rigorosamente.

- Tireotoxicose factícia é o hipertireoidismo resultante da ingestão excessiva acidental ou consciente de hormônios tireóideos.

- Excesso de ingestão de iodo causa hipertireoidismo com baixa captação de iodo radioativo. Ocorre com mais frequência em pacientes com bócio nodular não tóxico subjacente (em especial nos pacientes idosos), que recebem drogas que contêm iodo (por exemplo, amiodarona, expectorantes que contêm iodo) ou que são submetidos a exames radiológicos com contraste rico em iodo. A etiologia pode ser o excesso de iodo fornecendo substrato para áreas de tireoide funcionalmente autônomas (por exemplo, que não estão sob controle do TSH) produzirem hormônios. O hipertireoidismo geralmente persiste enquanto o excesso de iodo permanecer na circulação.

- Câncer de tireoide metastático é uma causa possível. A produção excessiva de hormônios tireóideos ocorre raramente em decorrência de carcinoma folicular metastático, em especial nas metástases pulmonares.

- Bócio do ovário se desenvolve quando teratomas ovarianos contêm quantidades suficientes de tecido tireóideo para causar hipertireoidismo verdadeiro. A captação de iodo radioativo ocorre na pele e a captação da tireoide está suprimida.

- Tempestade tireotóxica, uma forma aguda de hipertireoidismo, resulta de hipertireoidismo grave não tratado ou tratado de forma inadequada. É rara, ocorre em pacientes com doença de Graves ou bócio multinodular tóxico (nódulo único tóxico é menos comum e, em geral, menos grave). Pode ser precipitada por infecção, trauma, cirurgia, embolismo, cetoacidose diabética ou toxemia da gravidez.

Fisiopatologia

No hipertireoidismo, as concentrações séricas de T_3 habitualmente se elevam mais que as de T_4, provavelmente em razão de aumento de secreção de T_3 e aumento da conversão de T_4 em T_3 nos tecidos periféricos. Em alguns pacientes, apenas o T_3 está elevado (toxicose por T_3). A toxicose por T_3 pode ocorrer em qualquer das doenças habituais que produzem hipertireoidismo, incluindo doença de Graves, bócio multinodular e nódulo único funcionante autônomo. Se a toxicose por T_3 não for tratada, o paciente habitualmente desenvolve anormalidades laboratoriais típicas do hipertireoidismo (por exemplo, T_4 e captação de I^{123} elevados). As várias formas de tireoidites comumente apresentam uma fase de hipertireoidismo seguida de uma fase de hipotireoidismo.

Sinais e Sintomas

A maioria dos sintomas e sinais é a mesma, independentemente da causa. As exceções incluem oftalmopatia infiltrativa e dermopatia, que ocorrem apenas na doença de Graves.

A apresentação clínica pode ser dramática ou discreta. Pode haver presença de bócio ou nódulo. Vários sintomas e sinais comuns de hipertireoidismo são semelhantes aos de excesso adrenérgico, como nervosismo, palpitações, hiperatividade, aumento de sudorese, hipersensibilidade ao calor, fadiga, aumento de apetite, perda de peso, insônia, fraqueza e aumento da frequência de movimentos intestinais (ocasionalmente diarreia). Hipermenorreia pode estar presente. Os sinais podem incluir pele quente e úmida, tremores, taquicardia, alargamento da pressão de pulso, fibrilação atrial e palpitações.

Pacientes idosas, em particular as com bócio nodular tóxico, podem apresentar sintomas atípicos (hipertireoidismo apático ou mascarado) com sintomas mais parecidos com depressão ou demência. A maioria não apresenta exoftalmo ou tremores. Fibrilação atrial, síncope, alterações sensoriais, insuficiência cardíaca e fraqueza são mais prováveis. Os sintomas e sinais podem envolver apenas um sistema orgânico.

Os sinais oculares incluem olhar arregalado, retardo na pálpebra, retração palpebral, hiperemia conjuntival leve e são, em grande parte, decorrentes de excesso de estimulação adrenérgica. Habitualmente, há remissão com tratamento bem-sucedido. A oftalmopatia infiltrativa, uma evolução mais grave, é específica da doença de Graves e pode ocorrer anos antes ou depois do hipertireoidismo. Caracteriza-se por dor orbital, lacrimejamento, irritação, fotofobia, aumento de tecido retro-orbital, exoftalmia, infiltração linfocitária dos músculos extraoculares, provocando a fraqueza da musculatura ocular, que, com frequência, causa visão dupla.

Dermopatia infiltrativa, também denominada mixedema pré-tibial (um termo confuso, pois mixedema sugere hipotireoidismo), é caracterizada por infiltração sem depressão, por substâncias basais proteicas, em geral na área pré-tibial. Raramente ocorre na ausência de oftalmopatia de Graves. A lesão habitualmente é pruriginosa e eritematosa nos estágios iniciais e, em seguida, se torna amarronzada. A dermopatia infiltrativa pode surgir anos antes ou depois do hipertireoidismo.

A tempestade tireotóxica produz sintomas agudos floridos de hipertireoidismo, com uma ou mais das seguintes manifestações: febre, fraqueza significativa e desgaste muscular, inquietação extrema com alterações emocionais, confusão, psicose, coma, náuseas, vômitos, diarreia e hepatomegalia, com icterícia leve. O paciente pode apresentar colapso cardiovascular e choque. A tempestade tireotóxica é uma emergência com risco à vida e requer tratamento imediato.

Diagnóstico

O diagnóstico se baseia em história, exame físico e exames de função tireóidea. A concentração sérica de TSH é o melhor exame, pelo fato do TSH estar suprimido em doentes eutireóideos, exceto quando a etiologia é um adenoma pituitário secretor de TSH

Tabela 2.389 – Pontos para tratamento de hipertireoidismo de acordo com a tipologia constitucional

Doença	Tipologia constitucional	Especialidade	Pontos
Hipertireoidismo	*Shao Yang* – colérico	EN	CS-5; BP-6; CS-6; F-3; E-9; TA-20; B-10; VB-20; B-11; VG-14; VG-12; VC-22; E-10; VB-1; E-2; VB-26; R-15; E-26; VB-39

B = Bexiga; BP = Baço-Pâncreas; CS = Circulação-Sexo; E = Estômago; EN = Endocrinologia; F = Fígado; R = Rim; TA = Triplo Aquecedor; VB = Vesícula Biliar; VC = Vaso Concepção; VG = Vaso Governador.

ou resistência pituitária aos hormônios tireóideos. O T_4 livre está aumentado. Entretanto, o T_4 pode ser falsamente normal no hipertireoidismo verdadeiro em pacientes com doenças sistêmicas graves (similar às falsas concentrações reduzidas que ocorrem na síndrome do doente eutireóideo) e na toxicose por T_3. Se a concentração de T_4 for normal e o TSH for baixo em paciente com sintomas e sinais de hipertireoidismo discreto, deve-se medir a concentração sérica de T_3 para detectar a toxicose por T_3; uma concentração elevada confirma esse diagnóstico.

Em geral, a causa pode ser diagnosticada clinicamente (por exemplo, exposição a droga, presença de sinais específicos de doença de Graves). Se não for o caso, a captação de iodo radiativo pode ser obtida com I^{123}. Quando o hipertireoidismo decorre da produção excessiva de hormônios, a captação de iodo radioativo pela tireoide está habitualmente elevada.

Os anticorpos do receptor de TSH podem ser medidos para detectar doença de Graves, mas a medida raramente é necessária, exceto durante o terceiro trimestre da gravidez para avaliar o risco de doença de Graves neonatal; os anticorpos do receptor de TSH atravessam prontamente a barreira placentária e estimulam a tireoide fetal. A maioria dos pacientes com doença de Graves apresenta anticorpos antitireoperoxidase circulantes e poucos apresentam anticorpos antitireoglobulina.

A secreção inapropriada de TSH é rara. O diagnóstico é confirmado quando ocorre hipertireoidismo com concentrações elevadas de T_4 e T_3 livres e TSH normal ou elevado.

Se houver suspeita de tireotoxicose factícia, pode ser medida a tireoglobulina sérica, que habitualmente é normal ou subnormal, diferente de todas as outras causas de hipertireoidismo.

No hipertireoidismo causado pelo excesso de ingestão de iodo, a baixa captação deste é típica, pois a captação de iodo radioativo é inversamente proporcional à ingestão de iodo.

Hipotireoidismo (Mixedema)

Hipotireoidismo é a deficiência de hormônio tireóideo. É diagnosticado por meio das características clínicas, como fácies típica, fala lenta e voz grossa e pele seca, com baixas concentrações de hormônios tireóideos. O tratamento inclui tratar a causa subjacente e administração de tetraiodotironina.

Hipotireoidismo ocorre em qualquer idade, mas é particularmente comum em idosos. Ocorre em cerca de 10% das mulheres e 6% dos homens > 65 anos de idade. Apesar de tipicamente ser fácil o diagnóstico em adultos jovens, pode ser discreto e com apresentação atípica em idosos[5].

Hipotireoidismo Primário

O hipotireoidismo primário decorre de doença na tireoide, o TSH é elevado. A causa mais comum é provavelmente autoimune. Habitualmente resulta de tireoidite de Hashimoto e, em geral, associa-se a bócio firme ou, mais tarde no processo da doença, à tireoide fibrótica diminuída, com pouca ou nenhuma função. A segunda causa mais comum é o hipotireoidismo pós-terapêutico, em especial após tratamento com iodo radioativo ou cirurgia para hipertireoidismo ou bócio. Hipertireoidismo durante o tratamento com excesso de propiltiouracila, metimazol e iodo desaparece após a suspensão do tratamento.

A maioria dos pacientes com bócio que não seja por tireoidite de Hasmimoto é eutireóidea ou apresenta hipertireoidismo, mas hipotireoidismo com bócio pode ocorrer no bócio endêmico. A deficiência de iodo diminui a hormoniogênese tireóidea; em resposta, o TSH é liberado, provocando aumento da tireoide e captação ávida de iodo, causando, assim, o bócio. Se a deficiência de iodo for grave, o paciente torna-se hipotireóideo, uma ocorrência rara nos Estados Unidos desde o advento do sal iodado[5].

A deficiência de iodo pode causar o cretinismo endêmico em crianças; o cretinismo endêmico é a causa mais comum de hipotireoidismo congênito em regiões em que há deficiência grande de iodo e uma causa significativa de deficiência mental em todo mundo.

Defeitos enzimáticos hereditários raros podem alterar a síntese de hormônios tireóideos e causar hipotireoidismo com bócio.

Hipotireoidismo pode ocorrer em pacientes que utilizam lítio, talvez pelo fato do lítio inibir a liberação de hormônios pela tireoide. O hipotireoidismo também pode ocorrer em pacientes utilizando amiodarona ou outras drogas que contenham iodo e em pacientes que utilizam interferon-alfa. Hipotireoidismo pode resultar de radioterapia para câncer de laringe ou linfoma de Hodgkin (doença de Hodgkin). A incidência de hipotireoidismo permanente após radioterapia é alta e a função tireóidea (por meio da medida do TSH sérico) deve ser avaliada em intervalos de 6 a 12 meses.

Hipotireoidismo Secundário

O hipotireoidismo secundário ocorre quando o hipotálamo produz TRH de forma insuficiente, ou a pituitária produz TSH insuficiente. Algumas vezes, a secreção deficiente de TSH decorrente da deficiência de TRH é denominada hipotireoidismo terciário.

Sinais e Sintomas

Os sinais e sintomas de hipotireoidismo primário são, em geral, discretos e insidiosos. Os sintomas podem incluir intolerância ao frio, constipação, esquecimento e alterações de personalidade. Ganho de peso modesto é em grande parte resultante da retenção hídrica e diminuição do metabolismo. Parestesias das mãos e dos pés são comuns, em geral associadas à síndrome do túnel do carpo-tarso causada pela deposição de substâncias basais proteicas nos ligamentos ao redor dos punhos e tornozelos. Mulheres com hipotireoidismo podem apresentar menorragia ou amenorreia secundária.

A expressão facial é embotada, a voz é grossa e a fala, lenta; edema facial e periorbital decorrem da infiltração por mucopolissacarídeos, ácido hialurônico e sulfato de condroitina; as pálpebras caem pela diminuição do estímulo adrenérgico; os cabelos são esparsos, ásperos e secos; a pele é áspera, descamativa e espessa. A fase de relaxamento dos reflexos tendinosos profundos é lenta. Hipotermia é comum. Demência ou psicose franca (loucura do mixedema) podem ocorrer. Em idosos, o hipotireoidismo pode mimetizar demência ou parkinsonismo.

A carotenemia é comum, observada em particular nas palmas e plantas, causada pela deposição de caroteno nas camadas epidérmicas, ricas em lipídeos. A deposição de substância basal proteica na língua pode causar macroglossia. Uma redução tanto do hormônio tireóideo como do estímulo adrenérgico causa bradicardia. O coração pode estar aumentado, em parte pela dilatação, mas principalmente pelo derrame pericárdico. Também se observam derrames pleural ou abdominal. Os derrames pericárdico e pleural se desenvolvem de modo lento e apenas raramente causam desconforto respiratório ou hemodinâmico.

Apesar de o hipotireoidismo secundário ser pouco comum, sua causa em geral afeta outros órgãos endócrinos controlados pelo eixo hipotalâmico-pituitário. Em mulheres com hipotireoidismo, os indicadores de hipotireoidismo secundário são história de amenorreia, em vez de menorragia e algumas diferenças sugestivas ao exame físico. O hipotireoidismo secundário se caracteriza por pele e cabelos secos, mas não muito ásperos, despigmentação da pele, macroglossia apenas mínima, mamas atróficas e pressão arterial (PA) baixa. Também o coração é pequeno e não ocorrem derrames pericárdicos serosos. A hipoglicemia é comum em razão da insuficiência adrenal concomitante e deficiência de hormônio de crescimento.

Coma mixedematoso é uma complicação do hipotireoidismo com risco à vida, a qual habitualmente ocorre em pacientes com história longa de hipotireoidismo. Suas características incluem hipotermia extrema (temperatura de 24 a 32,2°C), arreflexia, convulsões e depressão respiratória com retenção de CO_2. A hipotermia grave pode não ser percebida, a menos que termômetros para leituras baixas sejam utilizados. É obrigatório o diagnóstico rápido com base em julgamento clínico, história e exame físico, pois a probabilidade de morte é alta sem o tratamento rápido. Os fatores precipitantes incluem doenças, infecções trauma, drogas que suprimem o sistema nervoso central (SNC) e exposição ao frio.

Tabela 2.390 – Pontos para tratamento de hipotireoidismo de acordo com a tipologia constitucional

Doença	Tipologia constitucional	Especialidade	Pontos
Hipotireoidismo	*Tai Yin* – Terra – amorfo	EN	IG-4; IG-11; VC-22; E-36; BP-6
Hipotireoidismo	*Yang Ming* – Terra – sanguíneo	EN	IG-4; IG-11; VC-22; E-36; BP-6

BP = Baço-Pâncreas; E = Estômago; EN = Endocrinologia; IG = Intestino Grosso; VC = Vaso Concepção.

Icterícia

Tabela 2.391 – Pontos para tratamento de icterícia de acordo com a tipologia constitucional

Doença	Tipologia constitucional	Especialidade	Pontos
Icterícia	*Shao Yin* – sentimental	GE	R-1; R-16; R-19

GE = Gastroenterologia; R = Rim.

Impotência

Tabela 2.392 – Pontos para tratamento de impotência de acordo com a tipologia constitucional

Doença	Tipologia constitucional	Especialidade	Pontos
Impotência	*Jue Yin* – nervoso	UR	F-4; F-8
Impotência	*Jue Yin* – nervoso	UR	F-4; F-8; F-5
Impotência	*Yang Ming* – Metal – fleumático	UR	BP-2; BP-6; BP-5; BP-10; BP-6; BP-12; BP-14
Impotência	*Tai Yin* – Metal – apático	UR	BP-2; BP-6; BP-5; BP-10; BP-6; BP-12; BP-14
Impotência	*Tai Yin* – Terra – amorfo	UR	IG-11
Impotência	*Yang Ming* – Terra – sanguíneo	UR	IG-11

BP = Baço-Pâncreas; F = Fígado; IG = Intestino Grosso; UR = Urologia.

Incontinência Urinária

Tabela 2.393 – Pontos para tratamento de incontinência urinária de acordo com a tipologia constitucional

Doença	Tipologia constitucional	Especialidade	Pontos
Incontinência urinária	*Tai Yang* – passional	UR	C-7

C = Coração; UR = Urologia.

Insônia

Tabela 2.394 – Pontos para tratamento de insônia de acordo com a tipologia constitucional

Doença	Tipologia constitucional	Especialidade	Pontos
Insônia	*Shao Yang* – colérico	PSI	VB-43; VB-20; P-3
Insônia	*Tai Yang* – passional	PSI	B-62; B-10; B-60; ID-5; C-4; VG-20; R-6
Insônia	*Yang Ming* – Metal – fleumático	PSI	E-36; BP-6; B-62; R-6; P-1; P-2; E-21; BP-1
Insônia	*Tai Yin* – Metal – apático	PSI	E-36; BP-6; B-62; R-6; P-1; P-2; E-21; BP-1

B = Bexiga; BP = Baço-Pâncreas; C = Coração; E = Estômago; ID = Intestino Delgado; P = Pulmão; PSI = Psiquiatria; R = Rim; VB = Vesícula Biliar; VG = Vaso Governador.

Meningite

Tabela 2.395 – Pontos para tratamento de meningite de acordo com a tipologia constitucional

Doença	Tipologia constitucional	Especialidade	Pontos
Meningite	*Tai Yang* – passional	NE	B-10; BP-3; B-40; E-36; BP-6; F-1

B = Bexiga; BP = Baço-Pâncreas; E = Estômago; F = Fígado; NE = Neurologia.

Mioclonias

Tabela 2.396 – Pontos para tratamento de mioclonias de acordo com a tipologia constitucional

Doença	Tipologia constitucional	Especialidade	Pontos
Mioclonias	*Shao Yang* – colérico	NE	VB-40; VB-20; VB-12; VB-38; TA-10; VB-20; VB-41; TA-5

NE = Neurologia; TA = Triplo Aquecedor; VB = Vesícula Biliar.

Náusea

Tabela 2.397 – Pontos para tratamento de náusea de acordo com a tipologia constitucional

Doença	Tipologia constitucional	Especialidade	Pontos
Náusea	*Yang Ming* – Metal – fleumático	GE	B-17; B-20; VC-12; F-13; E-36; BP-6; BP-9
Náusea	*Tai Yin* – Metal – apático	GE	B-17; B-20; VC-12; F-13; E-36; BP-6; BP-9
Náusea	*Tai Yin* – Terra – amorfo	GE	E-30; E-36
Náusea	*Yang Ming* – Terra – sanguíneo	GE	E-30; E-36

B = Bexiga; BP = Baço-Pâncreas; E = Estômago; F = Fígado; GE = Gastroenterologia; VC = Vaso Concepção.

Orquite

Tabela 2.398 – Pontos para tratamento de orquite de acordo com a tipologia constitucional

Doença	Tipologia constitucional	Especialidade	Pontos
Orquite	*Jue Yin* – nervoso	UR	E-30; VB-34; R-3; F-2; F-5
Orquite	*Tai Yang* – passional	UR	B-23; B-27; B-25; VC-3; VC-4; C-8; CS-8; F-5
Orquite	*Tai Yang* – passional	UR	VC-4; BP-6; F-1; E-29; E-28

B = Bexiga; BP = Baço-Pâncreas; C = Coração; CS = Circulação-Sexo; E = Estômago; F = Fígado; UR = Urologia; VB = Vesícula Biliar; VC = Vaso Concepção.

Osteoporose e Descalcificação

Osteoporose

A osteoporose é uma doença óssea metabólica progressiva que diminui a densidade óssea (massa óssea por unidade de volume), com deterioração da estrutura óssea. A fraqueza do esqueleto leva a fraturas com traumas pequenos ou não perceptíveis, particularmente nas colunas lombar e torácica, em punhos e quadris. São comuns dores lombares aguda e crônica. O diagnóstico é feito por densitometria de raios X de energia dual. Prevenção e tratamento envolvem suplementos de Ca e vitamina D; exercícios para maximizar a força óssea e muscular e para minimizar o risco de quedas, além de terapia com drogas para preservar massa óssea ou estimular nova formação óssea.

Fisiopatologia e Classificação

Normalmente, formação e reabsorção óssea acontecem juntas. Os osteoblastos (células que fazem a matriz orgânica do osso e depois o mineralizam) e os osteoclastos (células que absorvem o osso) são regulados por hormônio paratireóideo (PTH, *parathyroid hormone*), calcitonina, estrógeno, vitamina D, citocinas (por exemplo, interleucina 1, fator estimulante da colônia granulocítica-macrofágica, fator de necrose tumoral alfa, interleucina 6) e outros fatores locais, tais como as prostaglandinas.

O pico da massa óssea ocorre em homens e mulheres aos 20 anos. Os negros alcançam maior massa óssea que brancos e asiáticos, ao passo que hispânicos apresentam valores intermediários. Os homens têm maior massa óssea que mulheres. A massa óssea mantém um platô por dez anos, durante o qual a formação óssea aproximadamente equaliza a reabsorção óssea. Depois disso, ocorre perda de massa óssea numa taxa de 0,3 a 0,5%/ano. Com a menopausa, a perda da massa óssea acelera cerca de 3 a 5%/ano, por volta de cinco a sete anos.

A perda óssea osteoporótica afeta ossos cortical e trabecular. A espessura cortical e o tamanho das trabéculas diminuem, resultando em porosidade aumentada. A trabécula pode estar interrompida ou inteiramente ausente.

A osteoporose pode se desenvolver como um distúrbio primário ou secundário devido a algum outro fator.

Osteoporose Primária

Mais de 95% das osteoporoses são primárias. Existem três tipos.

- Osteoporose idiopática é incomum, mas ocorre em crianças e adultos jovens, de ambos os sexos, com função gonadal normal.
- Osteoporose tipo I (osteoporose pós-menopausa) resulta da atividade osteoblástica aumentada e afeta primariamente o osso trabecular. Isso ocorre entre 51 e 75 anos, sendo seis vezes mais comum em mulheres que em homens. A perda de estrógeno pode elevar os níveis das citocinas, os quais acredita-se que aumentam o recrutamento e a atividade dos osteoblastos no osso trabecular, resultando na reabsorção óssea aumentada. Menarca tardia, menopausa precoce e nuliparidade aumentam o risco. Embora os níveis de calcitoninas sejam diminuídos em mulheres se comparados aos de homens, a deficiência de calcitonina não parece ser importante. Em homens, os baixos níveis prematuros de testosterona podem aumentar a atividade do osteoclasto, causando osteoporose tipo I. O tipo I é bastante responsável por fraturas, afetando predominantemente o osso trabecular, assim como fraturas de compressão das vértebras e fraturas de Colles (rádio distais).

- Osteoporose tipo II (osteoporose involuntária ou senil) resulta do declínio gradual normal do número e da atividade dos osteoblastos, o que ocorre com o envelhecimento e afeta tanto o osso cortical como o trabecular. Ela afeta tipicamente pacientes com mais de 60 anos, sendo duas vezes mais comum em mulheres que em homens. Em mulheres mais velhas, os tipos I e II ocorrem juntos. A deficiência de estrógeno é provavelmente um fator importante tanto em homens como em mulheres, mas redução de Ca ou vitamina D ingerida, síntese de vitamina D ou resistência à atividade da vitamina D – resultante do hiperparatireoidismo secundário – podem contribuir. Podem resultar fraturas de compressão vertebral e fraturas de colo femoral, úmero proximal, tíbia proximal e pelve.

Osteoporose Secundária

A osteoporose secundária representa menos de 5% dos casos de osteoporose. As causas também podem agravar a perda de peso e aumentar o risco de fratura em pacientes com osteoporose primária[6].

Fatores de Risco

Sabe-se que a pressão, incluindo a condição do peso, é necessária para o crescimento ósseo; entretanto, imobilização ou períodos sedentários prolongados resultam em perda óssea. Ser magro predispõe à massa óssea diminuída. Ingestão pobre de Ca, P e vitamina D predispõem à perda óssea. Tabagismo e excesso de cafeína ou uso de álcool também afetam adversamente a massa óssea. Brancos e asiáticos têm maior risco. Histórico familiar de osteoporose também aumenta o risco. Outros fatores de risco (por exemplo, diminuição da quantidade de hormônios sexuais) predispõem a tipos específicos de osteoporose.

Sinais e Sintomas

A maior parte da dor crônica típica da osteoporose resulta de fraturas, as quais podem se desenvolver após trauma mínimo, não aparente ou nenhum trauma. Os pacientes podem ficar assintomáticos por anos até que as fraturas comecem a ocorrer. Eventualmente, os pacientes desenvolvem com frequência dores ósseas e musculares, particular-

450 – TRATAMENTOS DE ACUPUNTURA

mente na região lombar. As fraturas de compressão vertebral são comuns, principalmente ao carregar peso nas vértebras (T6 e abaixo). A dor começa de forma aguda, em geral não se irradia e é agravada ao carregar peso, podendo produzir sensibilidade local. A dor geralmente começa a desaparecer em uma semana. No entanto, uma dor residual pode durar meses ou ser constante.

Fraturas de compressão torácica múltipla causam eventualmente cifose dorsal, com lordose cervical exagerada ("corcunda"). O estresse anormal em músculos e ligamentos da coluna pode causar dor crônica, persistente e limitante, particularmente na região lombar. Fraturas podem se desenvolver em outros locais, como em quadril ou punho, normalmente advindas de quedas.

Tabela 2.399 – Pontos para tratamento de osteoporose e descalcificação de acordo com a tipologia constitucional

Doença	Tipologia constitucional	Especialidade	Pontos
Osteoporose e descalcificação	*Shao Yin* – sentimental	ORT	B-11; VB-39; VG-1; BP-5; E-36
Osteoporose e descalcificação	*Shao Yin* – sentimental	ORT	B-60; R-1 ou R-7; C-4; IG-9
Osteoporose e descalcificação	*Shao Yin* – sentimental	ORT	VB-20; IG-11; VB-39

B = Bexiga; BP = Baço-Pâncreas; C = Coração; E = Estômago; IG = Intestino Grosso; ORT = Ortopedia; R = Rim; VB = Vesícula Biliar; VG = Vaso Governador.

Pancreatite

Tabela 2.400 – Pontos para tratamento de pancreatite de acordo com a tipologia constitucional

Doença	Tipologia constitucional	Especialidade	Pontos
Pancreatite	*Yang Ming* – Metal – fleumático	GE	BP-4; CS-6; E-36; BP-2; BP-3; P-10; B-20
Pancreatite	*Yang Ming* – Metal – fleumático	GE	VC-12; E-21; R-19; BP-16; F-13; VB-25; BP-14
Pancreatite	*Tai Yin* – Metal – apático	GE	BP-4; CS-6; E-36; BP-2; BP-3; P-10; B-20
Pancreatite	*Tai Yin* – Metal – apático	GE	VC-12; E-21; R-19; BP-16; F-13; VB-25; BP-14

B = Bexiga; BP = Baço-Pâncreas; CS = Circulação-Sexo; E = Estômago; F = Fígado; GE = Gastroenterologia; P = Pulmão; R = Rim; VB = Vesícula Biliar; VC = Vaso Concepção.

Priapismo

Tabela 2.401 – Pontos para tratamento de priapismo de acordo com a tipologia constitucional

Doença	Tipologia constitucional	Especialidade	Pontos
Priapismo	*Jue Yin* – nervoso	UR	E-30; VB-34; R-3; F-2; F-5

E = Estômago; F = Fígado; R = Rim; UR = Urologia; VB = Vesícula Biliar.

Prurido

Tabela 2.402 – Pontos para tratamento de prurido de acordo com a tipologia constitucional

Doença	Tipologia constitucional	Especialidade	Pontos
Prurido	*Shao Yang* – colérico	DE	VB-41; TA-10; VB-38; VB-11

DE = Dermatologia; TA = Triplo Aquecedor; VB = Vesícula Biliar.

Ptose Renal

Tabela 2.403 – Pontos para tratamento de ptose renal de acordo com a tipologia constitucional

Doença	Tipologia constitucional	Especialidade	Pontos
Ptose renal	*Shao Yin* – sentimental	UR	VG-4; B-23; R-3; R-1

B = Bexiga; R = Rim; UR = Urologia; VG = Vaso Governador.

Rinite Alérgica

Tabela 2.404 – Pontos para tratamento de rinite alérgica de acordo com a tipologia constitucional

Doença	Tipologia constitucional	Especialidade	Pontos
Rinite alérgica	*Jue Yin* – nervoso	PNE	B-12; B-13; F-3; F-8; P-5; VG-20; IG-20; VB-20; IG-4

B = Bexiga; F = Fígado; IG = Intestino Grosso; P = Pulmão; PNE = Pneumologia; VB = Vesícula Biliar; VG = Vaso Governador.

Rubéola

Tabela 2.405 – Pontos para tratamento de rubéola de acordo com a tipologia constitucional

Doença	Tipologia constitucional	Especialidade	Pontos
Rubéola	*Yang Ming* – Metal – fleumático	INF	P-9; P-10; BP-1; BP-2
Rubéola	*Tai Yin* – Metal – apático	INF	P-9; P-10; BP-1; BP-2

BP = Baço-Pâncreas; INF = Infectologia; P = Pulmão.

Sarampo

Tabela 2.406 – Pontos para tratamento de sarampo de acordo com a tipologia constitucional

Doença	Tipologia constitucional	Especialidade	Pontos
Sarampo	*Yang Ming* – Metal – fleumático	INF	P-9; P-10; BP-1; BP-2
Sarampo	*Tai Yin* – Metal – apático	INF	P-9; P-10; BP-1; BP-2

BP = Baço-Pâncreas; INF = Infectologia; P = Pulmão.

Síncope

Um sinal neurológico comum, a síncope (ou desmaio) refere-se à perda transitória de consciência, associada à alteração do fluxo sanguíneo cerebral ou à hipóxia cerebral. Em geral, ocorre de forma abrupta e dura, de segundos a minutos. Um episódio de síncope inicia-se frequentemente com sensação de tontura. Consegue-se evitar a síncope ao deitar ou sentar com a cabeça entre os joelhos. Tipicamente, o paciente deita-se imóvel, com os músculos esqueléticos relaxados, mas com a musculatura esfincteriana controlada. Entretanto, a profundidade da inconsciência é variável – alguns escutam vozes ou enxergam silhuetas borradas, outros não têm percepção dos arredores.

De várias maneiras, a síncope simula a morte: o paciente fica muito pálido, com pulso fraco e lento, hipotensão e respiração quase imperceptível. Se a hipotensão grave durar mais de 20s, ele também pode apresentar movimentos tônicos-clônicos convulsivos.

A síncope pode resultar de doenças cardíacas e cardiovasculares, hipóxia e alterações posturais na presença de disfunção autonômica. Também pode ocorrer após tosse prolongada (síncope por tosse), estresse emocional, lesões, choque ou dor (síncope vasovagal ou desmaio comum). A síncope histérica também pode ocorrer após estresse emocional, mas não é acompanhada de efeitos vasodepressores.

Intervenções de Emergência

Ao ver o paciente desmaiar, assegurar via aérea permeável e a segurança dele; obter os sinais vitais. Depois, colocá-lo em posição supina, elevar as pernas e liberar as roupas apertadas. Estar alerta para taquicardia, bradicardia ou pulso irregular. Enquanto isto, colocar um monitor cardíaco nele, a fim de detectar arritmias. Se for registrada arritmia, administrar oxigênio e instalar um acesso venoso para medicamentos ou líquidos. Estar pronto para iniciar a reanimação cardiopulmonar. Podem ser necessárias cardioversão, desfibrilação e instalação de marca-passo temporário.

História e Exame Físico

Se o paciente relatar um episódio de desmaio, obter informações sobre isto por meio dele ou de seus familiares. Ele sentiu-se fraco, tonto ou apresentou sudorese antes de desmaiar? Ele levantou rapidamente de uma cadeira ou após estar deitado? Durante o episódio de desmaio, apresentou espasmo muscular ou incontinência? Quanto tempo esteve inconsciente? Quando recuperou a consciência, estava alerta ou confuso? Apresentou cefaleia? Já desmaiou antes? Se for o caso, isto ocorre com que frequência?

A seguir, obter os sinais vitais e examinar para verificar lesões que possam ter ocorrido na queda.

Causas Médicas

Arritmias Cardíacas

Qualquer arritmia cardíaca que diminua o débito cardíaco e prejudique a circulação cerebral pode causar síncope. Outros efeitos – como palpitações, palidez, confusão, sudorese, dispneia, e hipotensão – habitualmente ocorrem primeiro. Entretanto, na síndrome de Adams-Stokes, a síncope pode se originar sem aviso. Durante a síncope, o paciente apresenta assistolia, que pode precipitar espasmos e abalos mioclônicos, caso seja prolongada. Também apresenta palidez acinzentada que evolui para cianose, incontinência e reflexo de Babinski bilateral e pupilas fixas.

Episódio Isquêmico Transitório

Caracterizado por *deficits* neurológicos transitórios, os episódios isquêmicos transitórios (EIT) podem causar síncope e diminuição do nível de consciência. Outros achados variam de acordo com a artéria afetada, mas podem incluir perda da visão, nistagmo, afasia, disartria, dormência unilateral, hemiparesia ou hemiplegia, zumbido, fraqueza facial, disfagia e gagueira ou marcha incoordenada.

Estenose Aórtica

Um sinal tardio importante, a síncope é acompanhada por dispneia aos esforços e angina. Os achados relacionados incluem fadiga intensa, ortopneia, dispneia paroxística noturna, palpitações e diminuição dos pulsos carotídeos. Tipicamente, a ausculta revela galope atrial e ventricular, assim como sopro de ejeção sistólico, grosseiro e crescendo-decrescendo, que é mais alto no segundo espaço intercostal da borda direita do esterno.

Hipotensão Ortostática

A síncope ocorre quando o paciente se levanta rapidamente de uma posição deitada. Verificar queda de 10 a 20mmHg ou mais nas pressões sistólica e diastólica, assim como taquicardia, palidez, tontura, turvação da visão, náuseas e sudorese.

Hipoxemia

Independentemente da causa, a hipoxemia grave pode provocar síncope. Os achados relacionados comuns incluem confusão, taquicardia, inquietação e incoordenação.

Síndrome do Arco Aórtico

Na síndrome do arco aórtico, o paciente apresenta síncope e pode exibir pulsos carotídeos diminuídos ou ausentes abruptamente, assim como pulsos radiais assimétricos ou ausentes. Os sinais e sintomas iniciais incluem sudorese noturna, palidez, náuseas, anorexia, perda de peso, artralgia, fenômeno de Raynaud. Também pode apresentar hipotensão nos braços; dor em pescoço, ombro e tórax; parestesias; claudicação intermitente; sopros; distúrbios visuais; e tonturas.

Tabela 2.407 – Pontos para tratamento de síncope de acordo com a tipologia constitucional

Doença	Tipologia constitucional	Especialidade	Pontos
Síncope	*Shao Yin* – sentimental	CV	CS-6; VG-26; BP-1; R-1; E-45; P-11; CS-9; C-7; VC-4; IG-3

BP = Baço-Pâncreas; C = Coração; CS = Circulação-Sexo; CV = Cardiovascular; E = Estômago; P = Pulmão; R = Rim; VC = Vaso Concepção; VG = Vaso Governador.

Outras Causas

Drogas

Quinidina pode provocar síncope e possível morte súbita se associada à fibrilação ventricular. Prazosina pode provocar hipotensão ortostática grave e síncope, em geral após a primeira dose. Ocasionalmente, griseofulvina, levodopa e indometacina induzem síncope.

Considerações Especiais

Continuar a monitorar os sinais vitais rigorosamente. Preparar para eletrocardiograma, Holter, ultrassonografia, Doppler de carótidas e estudos eletrofisiológicos.

Indicadores Pediátricos

Síncope é muito menos comum em crianças do que em adultos. Pode resultar de doenças cardíacas ou neurológicas, alergias ou estresse emocional.

Síndrome de Cushing

A síndrome de Cushing, hipercortisolismo ou hiperadrenocorticismo é um distúrbio endócrino causado por níveis elevados de cortisol no sangue.

Síndrome de Fiessinger-Leroy-Reiter

Síndrome (ou doença) de Reiter, pseudogonococcia enterítica (Fiessinger, 1881-1946; Leroy, Edgar Auguste, médico francês do século XX), a qual se inicia por episódio diarreico, seguido por uretrite subaguda, conjuntivite ligeira e artrites que atingem, sucessivamente, diversas grandes articulações. Pode estar associada a um eritema papulopustuloso, localizado na maioria dos casos em pênis e escroto. A afecção é atribuída a uma reação anormal de hipersensibilidade a diversos agentes infecciosos (*Chlamydia, Yersinia, Shigella, Salmonella*), devido à presença de concentrações elevadas de antígenos HLA-B27[7].

Síndrome de Goodspature

A síndrome de Goodpasture é uma perturbação alérgica pouco frequente em que se verificam hemorragias nos pulmões, juntamente com insuficiência renal progressiva.

Esta doença afeta geralmente os homens jovens. Por razões desconhecidas, os indivíduos que sofrem da síndrome de Goodpasture produzem anticorpos

Tabela 2.408 – Pontos para tratamento de síndrome de Cushing de acordo com a tipologia constitucional

Doença	Tipologia constitucional	Especialidade	Pontos
Síndrome de Cushing	*Shao Yin* – sentimental	EN	B-23; VB-25; VG-20

B = Bexiga; EN = Enocrinologia; VB = Vesícula Biliar; VG = Vaso Governador.

Tabela 2.409 – Pontos para tratamento de síndrome de Fiessinger-Leroy-Reiter de acordo com a tipologia constitucional

Doença	Tipologia constitucional	Especialidade	Pontos
Síndrome de Fiessinger-Leroy-Reiter	*Tai Yang* – passional	CG e UR	B-40; B-39; B-27; B-28; E-39; B-1; ID-17; B-31; B-32; B-33; B-34; ID-3; B-62

B = Bexiga; CG = Clínica Geral; E = Estômago; ID = Intestino Delgado; UR = Urologia.

Tabela 2.410 – Pontos para tratamento de síndrome de Goodspature de acordo com a tipologia constitucional

Doença	Tipologia constitucional	Especialidade	Pontos
Síndrome de Goodspature	*Shao Yin* – sentimental	PNE	R-1; P-11; BP-1; BP-2; P-9; P-10; B-40

B = Bexiga; BP = Baço-Pâncreas; P = Pulmão; PNE = Pneumologia; R = Rim.

contra certas estruturas do aparelho filtrante dos rins, dos sacos de ar (alvéolos) e dos capilares dos pulmões. Estes anticorpos provocam uma inflamação que interfere nas funções renal e pulmonar. Considera-se que tais anticorpos podem ser a causa direta da doença.

Sintomas e Diagnóstico

O indivíduo que sofre desta doença desenvolve tipicamente dispneia e tosse com emissão de sangue. Os sintomas podem evoluir rapidamente e piorar. A respiração pode diminuir e pode haver perda importante de sangue, ao mesmo tempo em que se verifica insuficiência renal.

As análises complementares mostram no sangue os anticorpos característicos e na urina a presença de sangue e de proteínas. Frequentemente, a doença é acompanhada de anemia. Uma radiografia do tórax revela zonas alteradas em ambos os pulmões e uma biopsia do tecido renal permite identificar depósitos microscópicos de anticorpos com um padrão específico.

Tratamento

Esta doença pode evoluir com rapidez para a morte. Para suprimir a atividade do sistema imunitá-

rio, é possível administrar-se corticosteroides e ciclofosfamida por via intravenosa.

O doente pode também submeter-se à plasmaférese, um procedimento em que se extrai sangue da circulação, a seguir extraem-se do mesmo os anticorpos responsáveis pela doença e depois devolve-se de novo o sangue à circulação. A utilização precoce desta combinação de tratamentos pode contribuir para salvar a função dos rins e dos pulmões, pois, uma vez que a deterioração tenha se processado, ela é irreversível.

Muitos doentes podem necessitar de um tratamento de apoio enquanto a doença evolui. O tratamento pode requerer oxigênio complementar ou um respirador e também transfusões de sangue. Se os rins falharem, é necessário submeter o doente à diálise renal ou a transplante de rim.

Síndrome de Gougerot-Sjögren

Síndrome de Gougerot-Sjögren é considerada uma doença autoimune. Na maioria dos casos, é de evolução lenta e benigna, não colocando a vida dos pacientes em perigo. No entanto, eles se deparam com muitas dificuldades em razão da secura dos olhos e da boca.

Tabela 2.411 – Pontos para tratamento de síndrome de Gougerot-Sjögren de acordo com a tipologia constitucional

Doença	Tipologia constitucional	Especialidade	Pontos
Síndrome de Gougerot-Sjögren	*Shao Yin* – sentimental	ORL	B-1; B-10; ID-17; VC-24; VC-23; R-7; R-6; B-62; B-13; P-9; BP-5

B = Bexiga; BP = Baço-Pâncreas; ID = Intestino Delgado; ORL = Otorrinolaringologia; P = Pulmão; R = Rim; VC = Vaso Concepção.

Sinusite

Tabela 2.412 – Pontos para tratamento de sinusite de acordo com a tipologia constitucional

Doença	Tipologia constitucional	Especialidade	Pontos
Sinusite	*Tai Yin* – Terra – amorfo	ORL	R-6; P-7; IG-4; IG-11; E-36; E-44; C-5; VB-39; F-3; IG-20; B-2
Sinusite	*Yang Ming* – Terra – sanguíneo	ORL	R-6; P-7; IG-4; IG-11; E-36; E-44; C-5; VB-39; F-3; IG-20; B-2

B = Bexiga; C = Coração; E = Estômago; F = Fígado; IG = Intestino Grosso; ORL = Otorrinolaringologia; P = Pulmão; R = Rim; VB = Vesícula Biliar.

Taquicardia

Tabela 2.413 – Pontos para tratamento de taquicardia de acordo com a tipologia constitucional

Doença	Tipologia constitucional	Especialidade	Pontos
Taquicardia	Jue Yin – nervoso	CV	F-3; B-18; F-1; VC-18; CS-1; CS-4; CS-5; CS-6; CS-7
Taquicardia	Shao Yin – sentimental	CV	B-15; B-14; VC-17; VC-14; CS-6; CS-7; C-5; B-13; P-4; P-9; P-10
Taquicardia	Shao Yin – sentimental	CV	C-7; BP-9; B-20; B-15; VG-14
Taquicardia	Shao Yin – sentimental	CV	C-7; CS-7; B-15; F-2; CS-6; CS-5
Taquicardia	Shao Yin – sentimental	CV	C-9; CS-5; B-15; B-17; BP-10
Taquicardia	Shao Yin – sentimental	CV	IG-4; CS-8; C-7; B-15; VG-14; CS-7; IG-3; B-62; B-10; VB-20
Taquicardia	Shao Yin – sentimental	CV	VC-14; C-9; VC-17; B-15
Taquicardia	Shao Yin – sentimental	CV	VG-26; R-10; E-36; BP-6; CS-6; VC-6
Taquicardia	Yang Ming – Metal – fleumático	CV	E-25; E-36; E-30; E-19; BP-1; BP-2; P-1; P-2; P-4; P-5
Taquicardia	Tai Yin – Metal – apático	CV	E-25; E-36; E-30; E-19; BP-1; BP-2; P-1; P-2; P-4; P-5

B = Bexiga; BP = Baço-Pâncreas; C = Coração; CS = Circulação-Sexo; CV = Cardiovascular; E = Estômago; F = Fígado; IG = Intestino Grosso; P = Pulmão; R = Rim; VB = Vesícula Biliar; VC = Vaso Concepção; VG = Vaso Governador.

Tiques

Tabela 2.414 – Pontos para tratamento de tiques de acordo com a tipologia constitucional

Doença	Tipologia constitucional	Especialidade	Pontos
Tiques	Shao Yang – colérico	NE	VB-20; VB-12; VB-38; TA-10; VB-20; VB-41; TA-5

NE = Neurologia; TA = Triplo Aquecedor; VB = Vesícula Biliar.

Torcicolo

Torcicolo Espasmódico

O torcicolo espasmódico é caracterizado por contrações tônicas involuntárias ou espasmos intermitentes dos músculos cervicais. A causa é desconhecida, e o diagnóstico é clínico. O tratamento pode incluir fisioterapia, drogas e denervação seletiva dos músculos cervicais com cirurgia ou infiltração local de toxina botulínica.

No torcicolo, a contração dos músculos cervicais faz com que o pescoço fique na posição normal, sem poder virar. Na maioria das vezes, o torcicolo é causado por reação distônica às drogas. O torcicolo é idiopático, mesmo que espasmódico ou que comece na fase adulta. A distonia é mais comum. Por volta de 5% dos pacientes com torcicolo espasmódico apresenta histórico familiar[8]. Um terço dos pacientes apresentam outras distonias (por exemplo, pálpebra, rosto, mandíbula, mão). O torcicolo também pode ser congênito ou secundário a outras condições, assim como lesões na raiz cerebral e no gânglio basal.

Sinais e Sintomas

Os sintomas podem começar em qualquer idade, mas normalmente começam entre a terceira e a sexta décadas, com um pico na quarta e na quinta década. Em geral, os sintomas começam gradualmente, mas podem ser repentinos. As contrações tônicas dolo-rosas ou os espasmos intermitentes dos esternocleidomastóideos, trapézios ou de outros músculos cervical ocorrem, em geral, unilateralmente, e causam a posição anormal da cabeça. A contração do músculo esternocleidomastóideo causa a rotação da cabeça para o lado oposto e flexão lateral cervical para o mesmo lado. A rotação pode envolver todo o plano, mas quase sempre tem um componente horizontal. Além da inclinação rotacional (torcicolo), a cabeça pode inclinar lateralmente (torcicolo lateral), para frente (torcicolo anterior) ou para trás (retrotorcicolo). Durante o sono, os espasmos musculares desaparecem.

O torcicolo espasmódico varia de leve a grave. Normalmente progride bem devagar, de um a cinco anos, chegando a um platô. Por volta de 10 a 20% dos pacientes se recuperam espontaneamente dentro de cinco anos desde o início (normalmente casos mais leves e de início mais precoce). Entretanto, ele pode persistir a vida toda e provocar restrição no movimento e deformidade postural.

Tabela 2.415 – Pontos para tratamento de torcicolo de acordo com a tipologia constitucional

Doença	Tipologia constitucional	Especialidade	Pontos
Torcicolo	*Tai Yang* – passional	ORT	IG-3; VC-24; VB-20; VG-16; B-62; IG-4

B = Bexiga; IG = Intestino Grosso; ORT = Ortopedia; VB = Vesícula Biliar; VC = Vaso Concepção; VG = Vaso Governador.

Urticária

Tabela 2.416 – Pontos para tratamento de urticária de acordo com a tipologia constitucional

Doença	Tipologia constitucional	Especialidade	Pontos
Urticária	*Jue Yin* – nervoso	DE	F-2; F-3; F-8; CS-7; VG-21; VG-23; ID-11

CS = Circulação-Sexo; DE = Dermatologia; F = Fígado; ID = Intestino Delgado; VG = Vaso Governador.

Zona (Zona-zóster)

Herpes-zóster, conhecida popularmente como cobreiro, é uma infecção viral provocada pelo mesmo vírus da catapora (varicela-zóster), que pode permanecer latente ou inativo na coluna espinal e ser reativado depois dos 50 anos de idade, se houver queda expressiva da imunidade, durante tratamentos de quimioterapia, doenças debilitantes ou nos períodos de estresse intenso. Na maioria dos casos, a doença se manifesta uma única vez e desaparece depois de algumas semanas[1].

REFERÊNCIAS

1. MALTESE, G. *Grande Dicionário de Medicina*. São Paulo: Maltese, 1987.

2. PARKS, T. G. Natural history of diverticular disease of the colon. A review of 521 cases. *J. Br. Med.*, v. 4, p. 639-642, 1969.
3. MERCK. *Manual Merck. Diagnóstico e tratamento*. 18ª ed. São Paulo: Roca, 2008, p. 161.
4. WEIR, J.; BRADLEY. W. G.; DAROFF, R.B.; FENICHEL, G. *Neurologia Clínica*. 4ª ed. Amsterdam: Elsevier, Butterworth Heinemann, 2005.
5. MERCK, *Manual Merck. Diagnóstico e tratamento*. 18ª ed. São Paulo: Roca, 2008, p. 1361.
6. MERCK, *Manual Merck. Diagnóstico e tratamento*. 18ª ed. São Paulo: Roca, 2008, p. 328.
7. MÉDICOS DE PORTUGAL. *Definição de Síndrome de Fiessinger-Leroy*. Disponível em: http://medicosdeportugal.saude.sapo.pt/action/10/glo_id/5385/menu/2/. Data de acesso em: 26/10/2009.
8. ADAMS, R. D.; VICTOR, M. Tremor, myoclonus, spasmus and tics. In: *Principles of Neurology*. New York: McGraw Hill, 1993. Cap. 6. p. 93-177.

Tabela 2.417 – Pontos para tratamento de zona (zona-zóster) de acordo com a tipologia constitucional

Doença	Tipologia constitucional	Especialidade	Pontos
Zona (zona-zóster)	*Shao Yang* – colérico	INF	VB-34; TA-6; TA-20; VB-20; VB-14; B-1; TA-1; VB-44

B = Bexiga; INF = Infectologia; TA = Triplo Aquecedor; VB = Vesícula Biliar.

Tratamentos em que a Prioridade é a Frequência 3

Atualmente há no mercado uma classe de *laser* conhecida por ter incorporado em seu sistema frequências específicas com base nos estudos de médicos e pesquisadores como Nogier[1], Reininger, Bahr, Elias[2] e vários outros. A seguir, apresenta-se uma pequena parte dos estudos e os efeitos das frequências no nosso corpo, bem como indicações de uso.

Tipos de Onda e Frequências

- Onda contínua.
- Frequências de Nogier.
- Frequências de Bahr.
- Frequências de Reininger.
- Frequências de Elias.
- Frequências S – frequências da dor.

Onda Contínua

É uma forma de emissão em que os equipamentos de *laser* emitem a radiação *laser* com potência constante em função do tempo, ou seja, o equipamento é acionado e o *laser* passa a ser emitido até que haja interrupção do operador (Fig. 3.1).

A dose de radiação de uma agulha-*laser* depende da duração do tratamento.

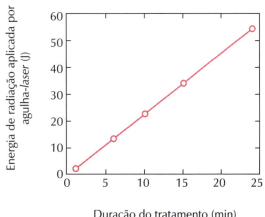

Figura 3.1 – Dose de radiação de uma agulha-*laser* dependendo da duração do tratamento.

Frequências de Nogier

"Qualquer estímulo externo faz com que o organismo reaja com uma resposta vascular inconsciente[1]."

Paul Nogier denominou este fenômeno sinal vascular autonômico (VAS, *vascular autonomic signal*) ou fotopercepão cutânea. A pele é uma espécie de radar utilizado pelo sistema nervoso para regular sua secreção neuromediadora. Cada comprimento de onda da luz criaria, através de uma série de mecanismos, a produção de neuromediadores específicos.

Esta produção é acompanhada por um epifenômeno: a contração das artérias distais ricamente musculares; tal contração é perceptivel e foi chamada por Nogier de VAS, como dito anteriormente, o que levou à descoberta das *frequências de ressonância* corpóreas e auriculares, concluindo-se um mapeamento de correspondência natural de valores em hertz (Hz) para cada região. É possível notar, em caso de desequilíbrio, uma reação do pulso a uma frequência não natural ao local afetado, constatando--se a chamada *parasitagem frequencial*.

Essa mesma frequência parasita, se aplicada no ponto auricular ou diretamente sobre o corpo, dará um estímulo otimizado, compreendido de imediato pelo organismo, surtindo melhores efeitos do que o trabalho com as agulhas. E, de acordo com cada tipo de parasitagem, levantam-se hipóteses diagnósticas específicas de acordo com o valor em hertz.

Como Desencandear a Reação Arterial?

Pode-se usar desde uma lâmpada comum com 60W até o próprio *laser*.

Ilumina-se o paciente com um piscar rápido e curto de luz. A reação arterial é imediata.

Dica: ilumine a pele do paciente imediatamente após uma pulsação arterial; deste modo, o fenômeno torna-se mais perceptível, conforme a Figura 3.2.

Como Utilizar o Sinal Vascular Autonômico?

O paciente fica deitado sobre uma maca numa sala pouco iluminada. O examinador se coloca atrás dele e toma o pulso radial esquerdo com a mão esquerda. O examinador coloca o polegar sobre a artéria radial, ao nível da depressão formada pela apófise estilóidea. A posição da mão do examinador é muito importante. Com seus três últimos dedos, ele segura a mão do paciente para que, durante a pesquisa do VAS, não haja movimento da mão. O polegar fica semiflexionado. A pressão exercida sobre a artéria deve ser bem fraca. O paciente mantém a mão fechada e o punho em hiperextensão. O pulso torna-se mais forte, sem aumentar o ritmo cardíaco; somente a amplitude do batimento arterial parece aumentada, conforme a Figura 3.3.

Frequências

De acordo com a inervação em diferentes pontos da orelha, estas áreas respondem a certas frequências com reações de pulso. As frequências determinadas foram sete, as quais são utilizadas para diagnóstico e tratamento, representando informações recebidas e emitidas pelo corpo.

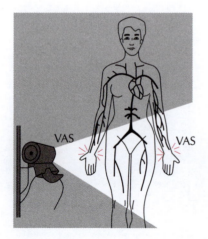

Figura 3.2 – *Flash* de luz para detecção do sinal vascular autonômico (VAS).

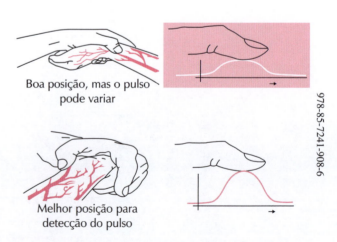

Figura 3.3 – Posição do polegar para detecção da alteração do pulso.

Estas frequências são conhecidas como frequências de Nogier e são designadas por letras, cada uma com aplicações em determinados tratamentos. Elas entram em ressonância com o corpo e causam efeitos específicos[3], conforme apresentado na Tabela 3.1.

Tabela 3.1 – Frequência descritas por Nogier

Frequência	Índice factorial	Hertz
U	A = U × 2	1,14
A	B = U × 4	2,28
B	C = U × 8	4,56
C	D = U × 16	9,12
D	E = U × 32	18,24
E	F = U × 64	36,48
F	G = U × 128	72,96
G	A = U × 2	145,92

Tabela 3.2 – A´ B´ C´ D´ E´ F´ G´

Frequência	Doença	Parte do corpo
A'/292	Doenças agudas, nível celular, inflamação, tumores	
	Orifícios do corpo	*Pontos Shu Dorsais*
B'/584	Doenças crônicas, metabolismo, nutrição celular	
	Abdome	*Pontos de sedação*
C'/1168	Circulação, transferência de energia, problemas de locomoção, ossos, músculos	
	Ponto de tonificação	
D'/2336	Problemas psíquicos, fatiga, desordem do lado cerebral	
	Juntas	*Ponto de alarme*
E'/4672	Distúrbios nervosos/dor, neuralgia, nevrite	
	Coluna vertebral, nervos	*Ponto inicial*
F'/9344	Depressões, sintomas psíquicos e causas, reconstrução óssea	
	Face, subcórtex, emoções	*Ponto final*
G'/18688	Distúrbios intelectuais e psicossomáticos	
	Zona cerebral frontal	*Ponto fonte*

As frequências dos pontos *Luo* são A, E, F. Estas combinações de frequências são utilizadas especialmente em terapias locais.

Os efeitos podem ser reforçados associando-se várias frequências (Tabelas 3.2 e 3.3).

Referências Anatômicas das Áreas de Nogier (Figs. 3.4 e 3.5)

Uma segunda série de frequências foi descoberta pelo Dr. Bahr.

Frequências de Bahr

Frequências correspondem a pontos auriculares e acupontos, conforme descrito na Tabela 3.4.

As frequências 6 e 7 são utilizadas na terapia auricular para o equilíbrio lateral. Podem ser utilizadas também nos pontos auriculares relacionados com os oito chacras.

Tabela 3.3 – Frequência de Nogier

Frequência	Indicações
A	Condições aguda, inflamação, tumores, reumatismo, alergias, feridas abertas no corpo, pontos *Shu* (*Shu-Mu*)
B	Condições crônicas, metabolismo, nutrição das células Úlcera, problemas gastrointestinais, pontos sedativos Dispersão
C	Circulação sanguínea, transferência de energia, sistema locomotor, bloqueio de ossos, músculos, articulações, pontos de tonificação
D	Distúrbios psicológicos, esgotamento, dor, pontos *Mu* (*Shu-Mu*)
E	Distúrbios nervoso/dor, neuralgias, inflamação do plexo nervoso periférico, herpes-zóster (*culebrilla*), medula espinal, pontos de início dos nervos
F	Depressões, sintomas físicos/emocionais, sintoma/causa, cansaço, conflitos, rosto, subcórtex, pontos finais
G	Distúrbios intelectuais/psicossomáticos, medo, preocupação, cansaço, conflitos, zona do cérebro parafrontal, pontos fortes

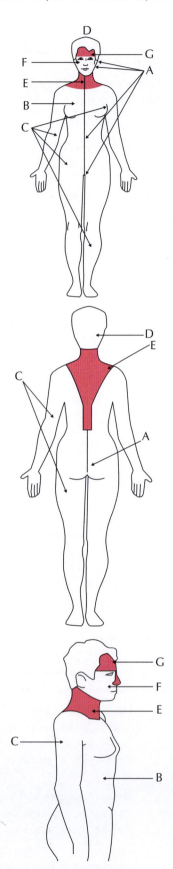

Figura 3.4 – Referências anatômicas das áreas corporais de Nogier e suas frequências.

Disposição dos Chacras na Orelha e na Mão (Fig. 3.6)

Fundamentos, Relações e Emoções dos Chacras

Chacra da Base

Tabela 3.4 – Frequência de Bahr

Frequência	Hertz	Aplicações
1	599,5	Afinidade para o simpático. Camada de tecido superficial
2	1.199	Afinidade para o parassimpático. Camada de tecido central
3	2.398	Capa superficial do tecido, circulação da energia reativa, ponto biológico Ômega – *Ren Mai*
4	4.796	Ômega – *Du Mai*
5	9.592	Frequência especial para a oscilação. Ponto superômega
6	149,875	Afinidade para a lateralidade. Eixo esquerdo – pontos no lado direito
7	299,75	Afinidade para a lateralidade. Eixo direito – Pontos no lado esquerdo

Base da Coluna

Apesar de se encontrar um pouco abaixo da base da coluna, está relacionado com *Shen Men*, o "Portão da Vitalidade", e com o canal *Du Mai* (Vaso Governador) nos pontos 4, 3 e 2; está relacionado com rins e bexiga, nutre o *Qi* Original e aquece o Portão da Vitalidade, expele o frio e beneficia a essência, além de fortalecer a parte inferior das costas, onde está localizada a essência da vida.

Quando ganhamos filhos e com o aumento da idade, naturalmente perdemos essa essência. Por isso, temos que tratar bem dos ossos, cuidar da alimentação e praticar exercícios físicos, sendo os mais recomendados *Qi Gong* e *Tai Chi Chuan*.

Quanto às Emoções

Agarrar-se, firmar-se, autoculpa, teimosia, perda do poder são as palavras-chaves.

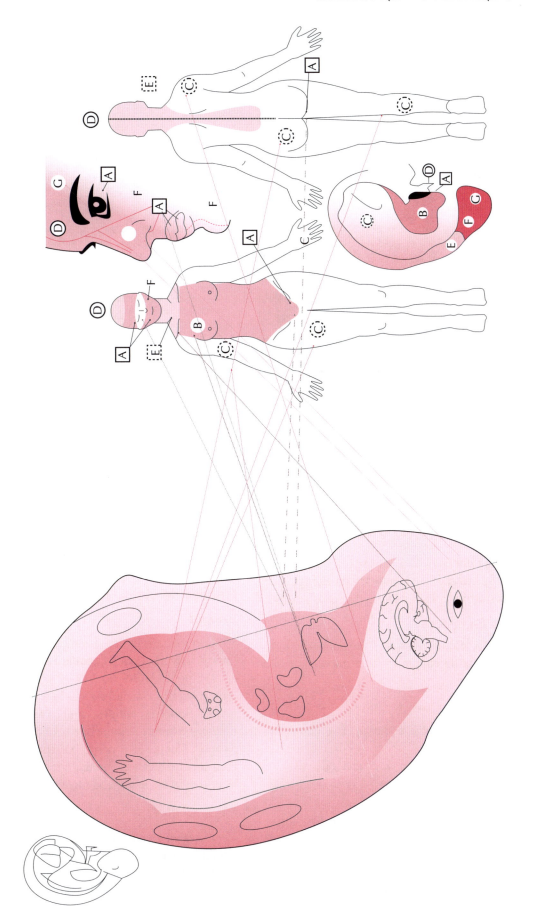

Figura 3.5 – Referência anatômica auricular e corporal das áreas de Nogier.

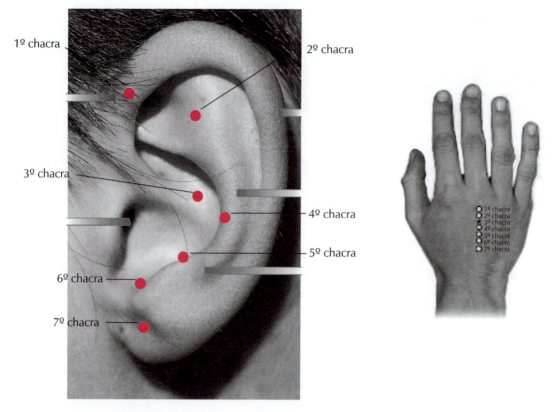

Figura 3.6 – Primeiro chacra da orelha equivale ao chacra número 1 e assim por diante. Chacra 1 = chacra da base; chacra 2 = chacra sexual ou sacral; chacra 3 = chacra do plexo solar; chacra 4 = chacra do coração; chacra 5 = chacra da garganta; chacra 6 = chacra Ajna; chacra 7 = chacra da coroa.

Chacra Sexual ou Sacral
Região do Púbis

Controla e energiza os órgãos sexuais e a bexiga; é o centro da criação; é o ponto *Mu* da Bexiga e de todos os distúrbios relacionados aos órgãos sexuais.

Quanto às Emoções

Depressão, culpa, rejeição à sexualidade, mal-entendido, falta de comunicação e impotência são as palavras-chave.

Chacra do Plexo Solar

São dois: o frontal e o dorsal. É o centro da compensação de energia – todo o corpo pode ser fortalecido pela energização deste chacra.

Quanto às Emoções

Todas as emoções negativas externas não absorvidas vão para esta região, fazendo com que as dores de estômago, gastrites, problemas com intestino e pressão sanguínea sejam as partes afetadas.

Apesar de se relacionar com diversos órgãos do corpo (Baço-Pâncreas, Estômago, Intestino Grosso, Intestino Delgado), na acupuntura está mais relacionado com o umbigo, onde se situa o ponto VC-8 – "Portal das Emoções" (e os pontos VG-4 e VG-5), no qual a introdução de agulhas é proibida.

Chacra do Coração
Frontal

Controla e energiza o coração físico e a glândula timo; já na região dorsal, controla e energiza os pulmões.

Do ponto VG-9 ao VG-12 e do ponto VC-14 (ponto *Mu* do Coração) ao VC-17 é bom para exteriorizar as emoções contidas, firmar a falta de segurança, liberar o exterior, regularizar o *Yang*, acalmar os espasmos, fortalecer o corpo, mover o *Qi* estagnado, abrir tórax e diafragma, regularizar o coração, fortalecer o pulmão, acalmar a mente e a ansiedade.

Chacra da Garganta

Energiza e controla as glândulas tireoide e paratireoide e a garganta. Os pontos VC-21 e VC-22 tratam amigdalite, opressão no peito, distúrbios das cordas vocais. VG-15, "Portão da Mudez", e VG-16, "Palácio do Vento", tratam dor de cabeça, rigidez na nuca, dificuldade de fala, língua rígida, comportamento maníaco e promovem a desobstrução da mente.

Chacra Ajna

O melhor ponto para espiritualidade e desobstrução da visão interna, a terceira visão ou o terceiro olho; apesar de estar no meridiano Vaso Governador, pertence a um ponto extra chamado *Yintang* (no meio das sobrancelhas).

Muito utilizado para tratar cefaleia frontal, insônia, hipertensão; energiza e controla a glândula pituitária e o cérebro.

Dirige e controla os outros chacras e as glândulas endócrinas correspondentes. Tem ação marcante sobre os olhos e o nariz.

Chacra da Coroa

Localiza-se no topo da cabeça no ponto VG-20. Energiza e controla o cérebro e a glândula pineal, faz com que distribua energia para todo o corpo. Bom para tratar doenças psicológicas, além de auxiliar no tratamento das sistêmicas, tais como falta de memória, acidente vascular cerebral (AVC), convulsões. É o ponto de encontro de todos os meridianos *Yang*, "Ponto Mar da Medula", eleva o espírito, promove a ressuscitação, tonifica o *Yang*, promove a desobstrução da mente.

Frequências de Reininger

São utilizadas as frequências modificadas dos *Zang Fu* (Órgãos e Vísceras). Cada frequência será utilizada de acordo com a necessidade do *Zang Fu* no que diz respeito à ausência ou ao aumento relativo de energia. É imprescindível um diagnóstico clássico energético de acordo com a Medicina Chinesa (*Bian Zhen* e *Lun Zhi*), e, a partir da decisão terapêutica, devem ser utilizados pontos que tonifiquem ou sedem os *Zang Fu*.

A Teoria dos Pontos Antigos (*Wu Shu Xue*) aplica-se muito bem neste pensamento de tratamento.

Podem ser utilizados também os pontos *Shu-Mo* (Assentimento e Alarme), pontos auriculares e até mesmo aplicação da ondas *laser* sobre os *Zang Fu*.

Usos indicados pelo professor Reininger:

- No tratamento antitabágico, deve-se irradiar com a frequência do Pulmão sobre o ponto VC-17 e o ponto correspondente ao Pulmão na orelha.

- Nas alterações da Vesícula Biliar, deve-se irradiar a área anatômica desta com a frequência R6 (Vesícula).
- Em pacientes com hepatite, irradiar com a frequência do Fígado (R7).
- Cada canal possui uma frequência específica, conforme demonstrado na Tabela 3.5, a seguir.

Prof. Dr. Manfred Reininger é médico, vice-presidente da Österrichische Gesellschaft für Kontrollierte Akupunktur und Traditionelle Chinesische Medizin (OGKA), a sociedade de Acupuntura e Medicina Tradicional Chinesa (MTC) mais respeitada da Áustria. Foi o primeiro que divulgou as frequências dos meridianos de acupuntura, desenvolvendo todo um sistema particular de tratamento.

Frequências S – Frequências da Dor

Para o reforço do efeito analgésico da acupuntura, as frequências S (S1 – S7) estimulam seletivamente neurotransmissores endógenos, opioides e não opioides.

As frequências baixas e, em particular, as frequências S1, S2 e S3 trabalham sobre o sistema descendente central da dor; a substância cinzenta periaquedutal dorsal constitui o principal substrato neural para a inibição das entradas nociceptivas do corno dorsal sacral através dos receptores $alfa_2$-adrenérgicos, de maneira a libertar endorfina (Tabela 3.6).

As frequências estimulam respectivamente as substâncias relacionadas a seguir.

Tabela 3.5 – Frequência de Reininger

Frequência	Hertz	Meridiano correspondente
R1	791	Meridiano do Intestino Delgado
R2	667	Meridiano da Bexiga
R3	611	Meridiano do Rim
R4	553	Meridiano do Intestino Grosso
R5	732	Meridiano Triplo Aquecedor (*San Jiao*)
R6	583	Meridiano da Vesícula Biliar
R7	442	Meridiano do Fígado
S7	824	Meridiano do Pulmão
S6	471	Meridiano do Estômago
S5	702	Meridiano do Baço
S4	497	Meridiano do Coração
S3	530	Meridiano do Pericárdio

Betaendorfina – Principal Indicação nas Dores Crônicas

A betaendorfina é um neurotransmissor endógeno encontrado tanto nos neurônios do sistema nervoso central quando nos do sistema nervoso periférico. Seus efeitos principais ao ser lançado na corrente sanguínea (o que acontece, por exemplo, como consequência imediata de certos traumas físicos) são diminuição da sensação dolorosa e facilitação de sensações de relaxamento e bem-estar.

Tem efeitos anestésicos e viciantes similares aos da morfina e da codeína, pois tem afinidade bioquímica com o mesmo tipo de neuroreceptor que estas.

Dinorfinas 1 e 2 – Principal Indicação como Analgésico

Dinorfina é um peptídeo opioide endógeno (secretado fisiologicamente pelo organismo) derivado de uma das três famílias de proteínas precursoras que constituem a superfamília de *peptídeos opioides*. Acredita-se que esses peptídeos formam parte do sistema de transmissão da percepção dolorosa, da regulação do estado de ânimo e da aprendizagem. As dinorfinas representam os elementos endógenos dos receptores *opioides capa*.

Ácido Gama-aminobutírico – Principal Indicação nas Dores Agudas

É um neurotransmissor importante, atuando como inibidor neurossináptico por ligar-se a receptores específicos. Como neurotransmissor peculiar, o ácido gama-aminobutírico (GABA, *gamma-aminobutyric acid*) induz a inibição do sistema nervoso central (SNC), causando a sedação. Tal fato ocorre em razão das células neuronais possuírem receptores específicos para o GABA. Quando este se liga aos receptores, abre-se um canal por onde entra íon cloreto na célula neuronal, fazendo com que a célula fique hiperpolarizada, dificultando a despolarização e, como consequência, ocorrendo a diminuição da condução neuronal, o que provoca a inibição do SNC.

Peptídeo Relacionado ao Gene da Calcitonina

É produzido pelas células C da tireoide. Também contribui na regulação de cálcio no nível sanguíneo. Possui efeitos vasodilatadores potentes, atuando provavelmente como um regulador do fluxo sanguíneo. A calcitonina é secretada nas células parafoliculares da tireoide e inibe a atividade dos osteoclastos.

Metencefalina

Peptídio opiáceo derivado da molécula de pró-opiomelanocortina. Reduz a percepção de dor e induz euforia.

Encefalinas

São neurotransmissores narcóticos secretados pelo encéfalo. Semelhantes à morfina, elas se ligam a locais estereoespecíficos de receptores opioides no cérebro (reagindo com os mesmos receptores neurais do cérebro que a heroína), aliviando a dor (mecanismo de analgesia) e produzindo uma sensação de euforia.

As indicações clínicas mais comuns para o uso das frequências S são:

- Dor comum (reumatismo), ombro conge-lado, epicondilites, tendovaginites, síndrome do túnel do carpo, síndrome cervical, lombalgia, dor de cabeça e cefaleia tensional, enxaqueca, dor pós-operatória, dor fantasma, neuralgia, neuralgia do trigêmeo, atrofia aguda do osso (geralmente dos ossos carpos e tarsos, depois de uma lesão ligeira, como um entorse), dor de cicatrizes.

Temos também as frequências de Elias, dispostas em oito, como descritas na Tabela 3.7.

Seguem alguns exemplos de tratamento sugeridos por diversos pesquisadores, como mostra o Quadro 3.1, sugerido por G. Danhof[4].

- Tratamentos sugeridos para Dermatologia: protocolos para *laser* – classe 3B.
- Díodo do *laser*: potência de saída de 400mW com comprimento de onda de 810nm, conforme descrito na Tabela 3.8.

Sugestão de tratamento em casos pós-traumáticos:

- Ruptura: 0,5 – 3J/cm².
- Hematoma: 0,5 – 3J/cm².
- Edema: 0,5 – 2J/cm².

Tabela 3.6 – Frequência S

Frequência	Hertz
S1 – betaendorfina (dor crônicas)	2
S2 – dinorfina I	7,8
S3 – ácido gama-aminobutírico (dor aguda)	10
S4 – peptídeo relacionado ao gene da calcitonina	20
S5 – dinorfina II	40
S6 – metencefalina	100
S7 – encefalina	200

Tabela 3.7 – Resultado das pesquisas de Elias[2]

Frequência	Doença	Partes do corpo
1/25Hz	Crianças com fraca concentração mental e adultos portadores de estresse (sem resposta ao RAC)	–
2/50Hz	Anti-inflamatório, fortalece o sistema imunológico (alergia), nutrição celular, circulação sanguínea, tecido conectivo	–
3/160Hz	Pacientes que querem engravidar, pacientes emotivos, instáveis	Córtex e subcórtex
4/350Hz	Problemas com ossos, músculos e tendões; combinar com a frequência 2	Extremidades
5/474Hz	Regularização, distúrbio de balanceamento lateral, combinar com a frequência 1	–
6/2.800Hz	Neuralgia, paralisia, combinar com as frequências 5 e 8	Sistema nervoso periférico
7/6.500Hz	Distúrbio psicossomático	–
8/8.000Hz	Frequência de dor	–

RAC = reflexo aurículo cardíaco.

Tabela 3.8 – Tratamentos sugeridos para Dermatologia

Indicação	J/cm²
Alergia	8
Alopecia areata	8
Alopecia difusa	10
Tecidos conectivos	10
Celulite	12
Derme	8
Epiderme	6
Eczema	6
Lifting facial	10
Herpes simples	10
Herpeszóster	6
Coceira	8
Linfa	10
Cicatriz	10
Neurodermite	8
Nervos	8
Fungos	10
Mente	6
Mucosa	8
Dor	8
Regeneração	10
Relaxamento	10
Ferimentos agudos	6
Ferimentos crônicos	10

Quadro 3.1 – Nível de dosagem-padrão (G. Danhof)[3]

- Inflamação aguda:
  – Dosagem: $1 - 6 J/cm^2$
  – Tempo de terapia: 20 – 120s
- Inflamação crônica:
  – Dosagem: $4 - 8 J/cm^2$
  – Tempo de terapia: 80 – 160s
- Estimulação do metabolismo:
  – Dosagem: $3 - 6 J/cm^2$
  – Tempo de terapia: 20 – 120s
- Estimulação da circulação sanguínea:
  – Dosagem: $1 - 3 J/cm^2$
  – Tempo de terapia: 20 – 60s

Alguns Exemplos de Aplicação de Laser *Utilizando-se Frequências (Figs. 3.7 a 3.25)*

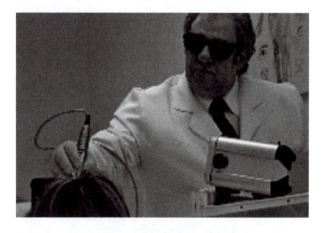

Figura 3.7 – Procedimento em estética facial utilizando-se frequências A e C de Nogier (Instituto Holus) (ver Prancha colorida).

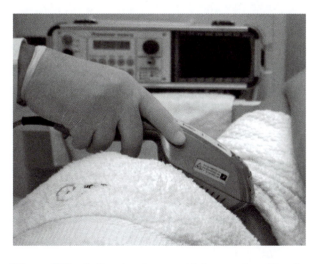

Figura 3.8 – Aplicador dermatológico sendo utilizado em estrias (Instituto Holus) (ver Prancha colorida).

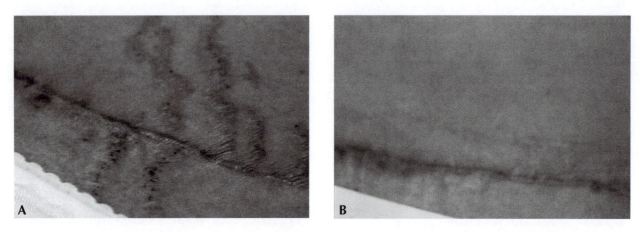

Figura 3.9 – (A e B) Estria. Antes e depois com intervalo de oito aplicações logo após abdominoplastia (Instituto Holus) (ver Prancha colorida).

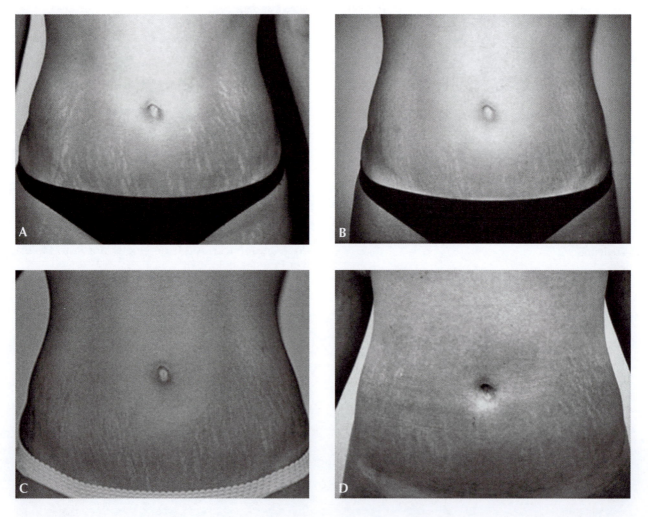

Figura 3.10 – (A a D) *Laser* usado no processo de aceleração da cicatrização (frequência A de Nogier, 292Hz). Entre as figuras A e D transcorreram-se 4 semanas de tratamento (ver Prancha colorida).

Pranchas coloridas

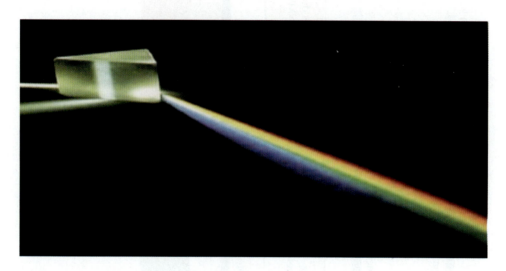

Figura 1.2 – Região visível do espectro.

Cor	Frequência × 10Hz
Vermelho	1,8 a 4,8
Laranja	4,8 a 5
Amarelo	5 a 5,2
Verde	5,2 a 6,1
Azul	6,1 a 6,6
Violeta	6,6 a 7,7

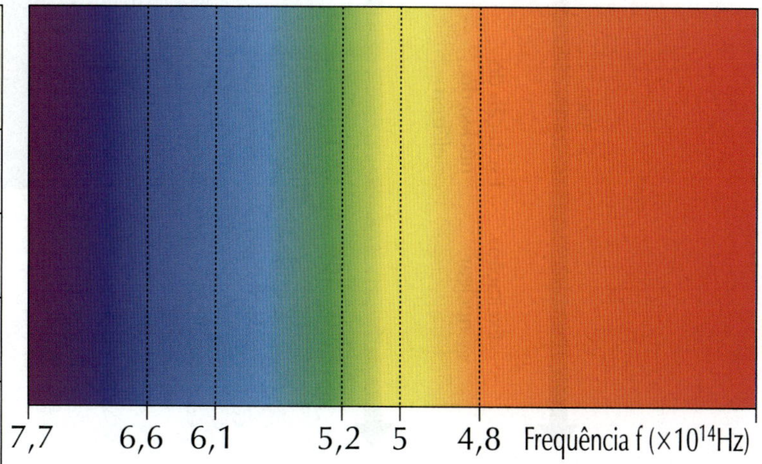

Figura 1.3 – Frequência das cores visíveis do espectro.

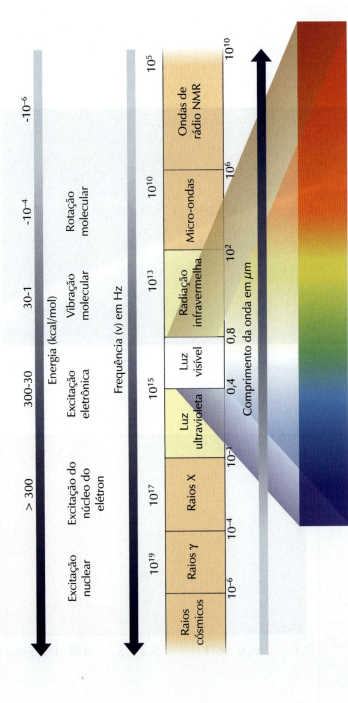

Figura 1.4 – Região visível do espectro.

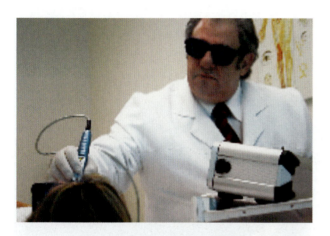

Figura 3.7 – Procedimento em estética facial utilizando-se frequências A e C de Nogier (Instituto Holus).

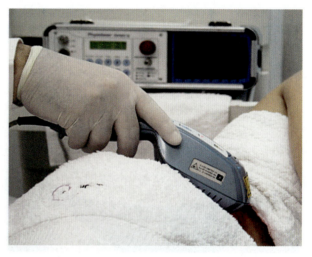

Figura 3.8 – Aplicador dermatológico sendo utilizado em estrias (Instituto Holus).

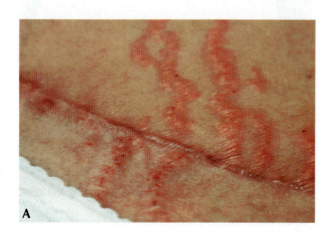
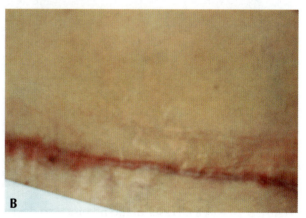

Figura 3.9 – (*A* e *B*) Estria. Antes e depois com intervalo de oito aplicações logo após abdominoplastia (Instituto Holus).

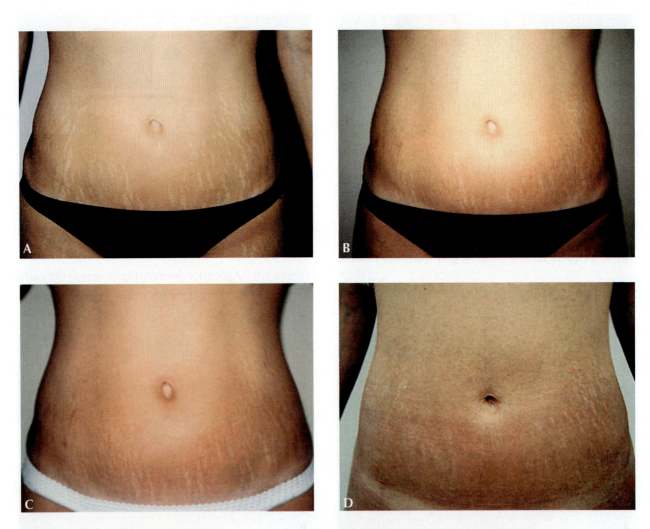

Figura 3.10 – (A a D) *Laser* usado no processo de aceleração da cicatrização (frequência A de Nogier, 292Hz). Entre as figuras A e D transcorreram-se 4 semanas de tratamento.

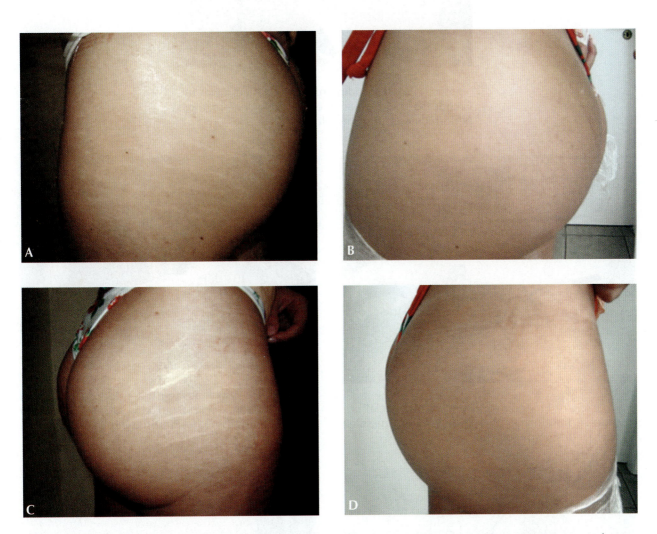

Figura 3.11 – (A a D) Perfuração da estria com multiagulhamento e eletroacupuntura (frequência A de Nogier). Imagens entre a 1ª e a 3ª aplicação. Fotos gentilmente cedidas pelo Dr. Leonardo Monteiro (Associação Portuguesa de Terapias Orientais e Complementares).

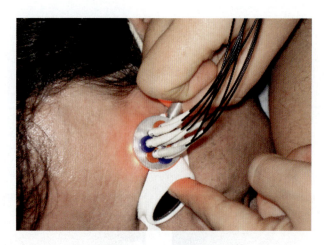

Figura 3.12 – Procedimento em estética facial utilizando-se frequências A e C de Nogier em rugas periorbiculares (Instituto Holus).

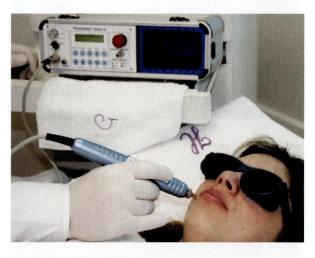

Figura 3.13 – Procedimento em estética facial utilizando-se frequências A e C de Nogier em sulco nasolabial (Instituto Holus).

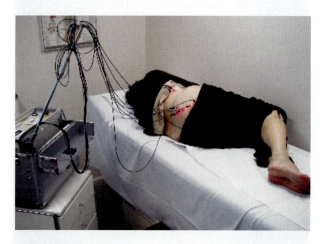

Figura 3.15 – Agulhas-*laser* tratando lombalgia com irradiação, frequência S6 em pontos *Ashi*, S2 no ponto E-36 e pontos lombares (Instituto Holus).

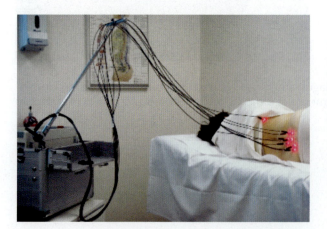

Figura 3.14 – Agulhas-*laser* tratando lombalgia com irradiação, frequências S2 e S6 combinadas (Instituto Holus).

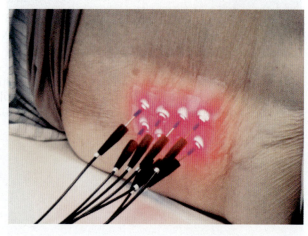

Figura 3.16 – Agulhas-*laser* trabalhando com frequências A de Nogier, 3 de Bahr, S2 e S6 simultaneamente (Instituto Holus).

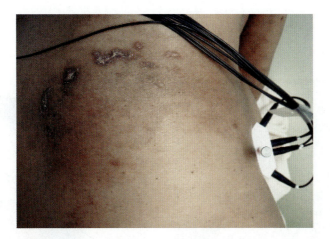

Figura 3.17 – Aplicador dermatológico suportando oito agulhas-*laser* em uma lesão de herpes-zóster (Instituto Holus).

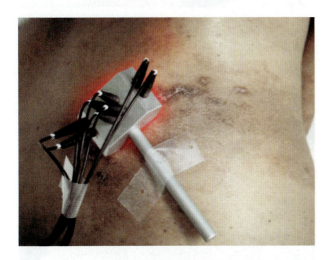

Figura 3.18 – Aplicador dermatológico sobre a lesão herpética (Instituto Holus).

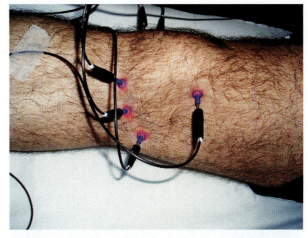

Figura 3.20 – Agulhas-*laser* em lesão de patela (Instituto Holus).

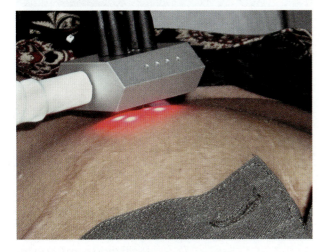

Figura 3.19 – Aplicador dermatológico em uma cicatriz hipertrófica (Instituto Holus).

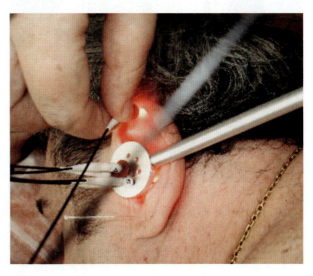

Figura 3.21 – Tratamento de tinido (Instituto Holus).

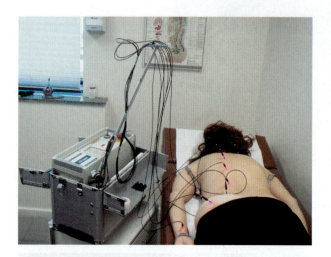

Figura 3.22 – Agulhas-*laser* em tratamento de dor em pontos *Ashi* com frequências S2 e S6 (Instituto Holus).

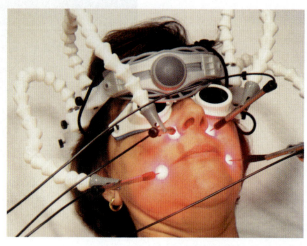

Figura 3.24 – Tratamento de rugas do sulco nasolabial (Instituto Holus).

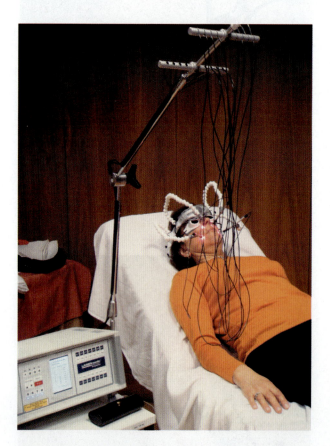

Figura 3.23 – Tratamento auricular e de rugas faciais parabucais com agulhas-*laser* (Instituto Holus).

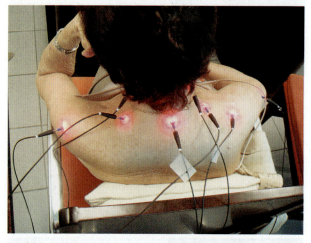

Figura 3.25 – Pontos *Ashi* sendo tratados por frequências S1 e S6 simultaneamente (Instituto Holus).

TRATAMENTOS EM QUE A PRIORIDADE É A FREQUÊNCIA – **467**

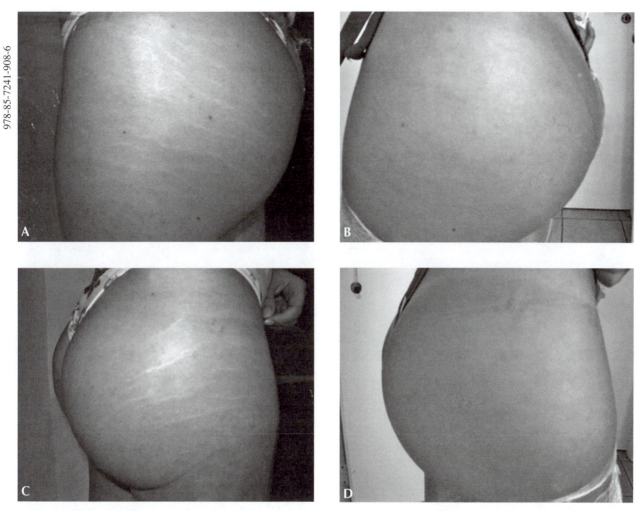

Figura 3.11 – (*A* a *D*) Perfuração da estria com multiagulhamento e eletroacupuntura (frequência A de Nogier). Imagens entre a 1ª e a 3ª aplicação. Fotos gentilmente cedidas pelo Dr. Leonardo Monteiro (Associação Portuguesa de Terapias Orientais e Complementares) (ver Prancha colorida).

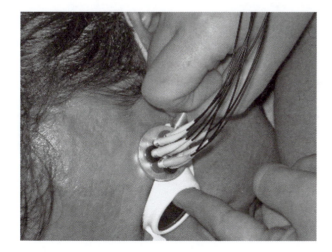

Figura 3.12 – Procedimento em estética facial utilizando-se frequências A e C de Nogier em rugas periorbiculares (Instituto Holus) (ver Prancha colorida).

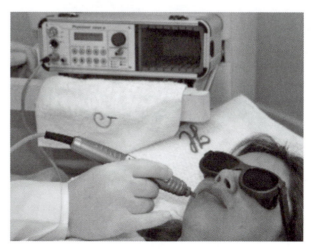

Figura 3.13 – Procedimento em estética facial utilizando-se frequências A e C de Nogier em sulco nasolabial (Instituto Holus) (ver Prancha colorida).

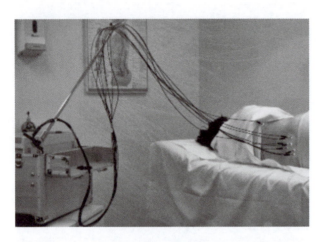

Figura 3.14 – Agulhas-*laser* tratando lombalgia com irradiação, frequências S2 e S6 combinadas (Instituto Holus) (ver Prancha colorida).

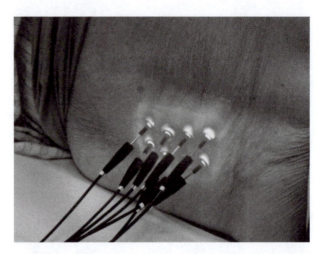

Figura 3.16 – Agulhas-*laser* trabalhando com frequências A de Nogier, 3 de Bahr, S2 e S6 simultaneamente (Instituto Holus) (ver Prancha colorida).

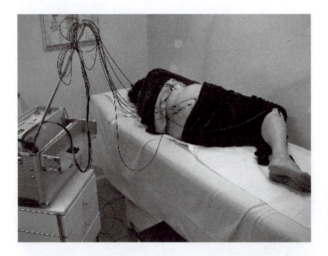

Figura 3.15 – Agulhas-*laser* tratando lombalgia com irradiação, frequência S6 em pontos *Ashi*, S2 no ponto E-36 e pontos lombares (Instituto Holus) (ver Prancha colorida).

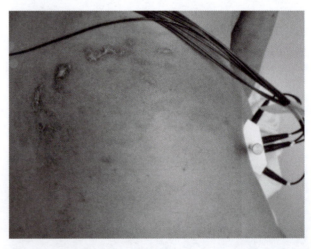

Figura 3.17 – Aplicador dermatológico suportando oito agulhas-*laser* em uma lesão de herpes-zóster (Instituto Holus) (ver Prancha colorida).

TRATAMENTOS EM QUE A PRIORIDADE É A FREQUÊNCIA – **469**

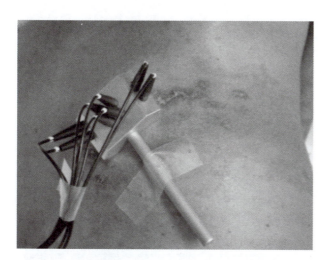

Figura 3.18 – Aplicador dermatológico sobre a lesão herpética (Instituto Holus) (ver Prancha colorida).

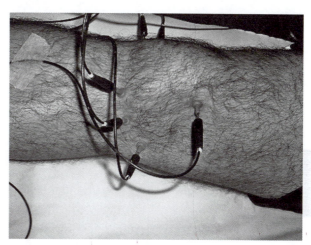

Figura 3.20 – Agulhas-*laser* em lesão de patela (Instituto Holus) (ver Prancha colorida).

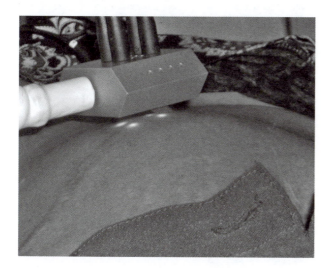

Figura 3.19 – Aplicador dermatológico em uma cicatriz hipertrófica (Instituto Holus) (ver Prancha colorida).

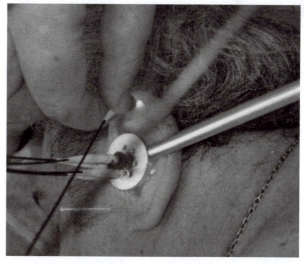

Figura 3.21 – Tratamento de tinido (Instituto Holus) (ver Prancha colorida).

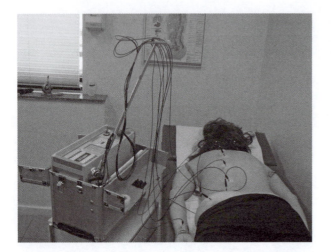

Figura 3.22 – Agulhas-*laser* em tratamento de dor em pontos *Ashi* com frequências S2 e S6 (Instituto Holus) (ver Prancha colorida).

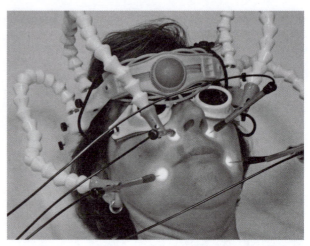

Figura 3.24 – Tratamento de rugas do sulco nasolabial (Instituto Holus) (ver Prancha colorida).

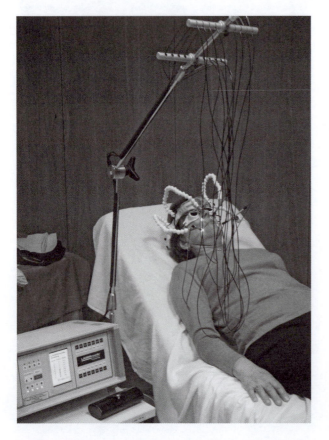

Figura 3.23 – Tratamento auricular e de rugas faciais parabucais com agulhas-*laser* (Instituto Holus) (ver Prancha colorida).

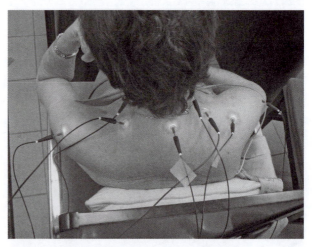

Figura 3.25 – Pontos *Ashi* sendo tratados por frequências S1 e S6 simultaneamente (Instituto Holus) (ver Prancha colorida).

REFERÊNCIA

1. NOGIER, P. *De l'Auriculothérapie à l'Auriculomédecine*. Maisonneouve: Moulins-lés-Metz, 1981.
2. NOGIER, P; NOGIER, R. *The Man in the Ear*. Saint-Ruffine: Maisonseuve, 1979.
3. ELIAS, J. *Laseracupunctur*. Vienna: Urban & Schwarzenberg, 1996.
4. DANHOF, G. *Lasertherapie in der Allgemeinmedizin*. Berlin: WBV Verlag, 1992.

Bibliografia

ALLENDORF, J. D. F.; BESSLER, M.; HUANG, J.; KAYTON, M. L.; LAIRD, D. et al. Helium-neon laser irradiation at fluences of 1, 2 and $4J/cm^2$ failed to accelerate wound healing as assessed by both wound contracture rate and tensile strength. *Laser Surg. Med.*, v. 20, n. 3, p. 340-345, 1997.

ALMEIDA-LOPES, L.; MASSINI, R. J. Laser de baixa potência e seus parâmetros energéticos. *J. Bras. Odontol. Clin.*, v. 1, n. 4, p. 3-5, Jul./Ago., 2000.

ALMEIDA-LOPES, L.; MASSINI, R. J. *Laserterapia: conceitos e aplicações (CD-ROM).* São Carlos: DMC, 2002.

BAGIS, S.; COMELEKOGLU, U.; COSKUN, B.; MILCAN, A. et aI. No effect of GA-AS (904nm) laser irradiation on the intact skin of the injured rat sciatic nerve. *Lasers in Medical Science*, v. 18, n. 2, p. 83-88, 2003.

BIBIKOVA, A.; ORON, U. Regeneration in denervated toad gastrocnemius muscle and promotion of the process by low energy laser irradiation. *Anat.*, v. 241, n. 1, p. 123-128, 1995.

BRANCO, K.; NAESER, M. A. Carpal tunnel syndrome: Clinical outcome after low level laser acupuncture, microamps transcutaneous electrical nerve stimulation, and other alternative therapies – an open protocol study. *Journal of Alternative and Complementary Medicine*, v. 5, n. 1, p. 5-26, 1999.

CHOW, R. T.; HELLER, G. Z.; BARNSLEY, L. The effect of 300mW, 830nm laser on chronic neck pain: a double-blind, randomized, placebo-controlled study. *Pain*, v. 124, n. 1-2, p. 201-210, 2006.

COLLS, J. *La Terapia Laser, Hoy.* Barcelona: Centro Documentación Laser, 1984.

COWEN, D. et al. Low energy helium neon laser in the prevention of oral mucositis in patients undergoing bone marrow transplant: results of a double blind randomized trial. *Int. J. Radiat. Oncol. Biol. Phys.*, v. 7, n. 4, p. 244-252, 1997.

DANHOF, S. *Laser Treatment and Smoking Cessation.* Dissertation. Dutch Medical Acupuncture, 2000.

DYSON, M. Primary, secundary and tertiary effects of phototherapy: a review. In: VII CONGRESS OF NORTH AMERICAN ASSOCIATION FOR LASER THERAPY, 2006. Toronto. *Abstract of VII Congress of North American Association for Laser Therapy*, Junho, 2006.

ENWEMEKA, C. S.; RODRIGUEZ, O.; GALL, N. G.; WALSH, N. E. Morphometric of collagen fibril population in He:Ne laser photostimulated tendons. *J. Clin. Laser Med. Surg.*, v. 8, p. 151-156, 1990.

FIGUEIRA, G.; DIAS, J. M. Texto de domínio público. *Instituto Superior Técnico (Portugal)*, 2005. Disponível em: http://www.fisica.ist.utl.pt/docs/artjor/20051106p35.pdf

FONG, K. Bronchial-asthma treated by He-Ne laser radiation on ear points. *Chin. J. Acupunct. Moxbustion*, v. 3, n. 4, p. 272-273, 1990.

FORNAZIERI, L. C. *Tratado de Acupuntura Estética*. São Paulo: Ícone, 2007.

GRUBER, W.; EBER, E.; MALLE-SCHEID, D.; PFLEGER, A. et aI. Laser acupuncture in children and adolescents with exercise induced asthma. *Thorax*, v. 57, n. 3, p. 222-225, 2002.

KARU, T. *The Science of Low-Power Laser Therapy*. Netherlands: Gordon and Beach Science Publishers, Overseas Publishers Association (OPA), 1998.

LIJIMA, K.; SHIMOYAMA, N.; SHIMOYAMA, M.; YAMAMOTO, T.; SHIMIZU, T.; MIZUGUCHI, T. Effect of repeated irradiation of low-power He-Ne laser in pain relief from postherpetic neuralgia. *Clin. J. Pain*, v. 5, n. 3, p. 271-274, 1989.

LITSCHER, G.; SCHIKORA, D. *Laser Needle Acupuncture, Science and Practice*. Zagreb: Pabst, 2005.

LUBART, R.; FRIEDMANN, H.; FARAGGT, A.; ROCHKIND, S. Towards a mechanism of low energy phototherapy. *Laser Therapy*, v. 3, p. 11-13, 1991.

MESTER, E.; MESTER, A. F.; MESTER, A. The biomedical effects of laser application. *Lasers Surg. Med.*, v. 5, p. 31-39, 1985.

PARIZZOTO, N. A. *Ação do Laser de Hélio-neônio sobre o Processo de Reparo Tecidual: um estudo do colágeno por microscopia eletrônica de varredura, microscopia de força atômica e espectroscopia por infravermelho*. Campinas: UNICAMP, 1998. Tese (Doutorado) – Universidade Estadual de Campinas, 1998.

PIMENTA, L. H. M. *Laser em Medicina e Biologia*. São Paulo: Roca, 1990.

PÖNTINEN, P. J. *Low level laser therapy as a medical treatment modality*. Tampere: Arturpold, 1992.

TRELLES, M. A. (ed.). *Laser para la Salud y la Estética*. Barcelona: Etecnes, 1983.

TRELLES, M. A.; MAYAYO, E. Bone fracture consolidates faster with low-power laser. *Lasers Surg. Med.*, v. 7, p. 36-45, 1987.

TRELLIS, M. A. *Soft Laser Terapia*. Madrid: Enar, 1982.

TUNÉR, J.; HODE, L. *Laser Therapy – Clinical Practice and Scientific Background*. Sweden: Prima Books, 2002.

VERA MENDEZ, T. M. T. *Avaliação da Influência da Dose e do Comprimento de Onda no Processo de Reparo Subcutâneo de Feridas Submetidas à Laserterapia*. São José dos Campos: UNIVAP, 2002. Dissertação (Mestrado) – Instituto de Pesquisa e Desenvolvimento da Universidade do Vale do Paraíba, 2002.

WEXU, M. *A Modern Guide to Ear Acupuncture*. New York: Aurora Press, 1975.

ZANINI MORFINO, A. *Apuntes Personales sobre la Fisica y Efectos de las Radiaciones Electromagnéticas*. Torino: Instituto de Física dell' Universitá di Torino, 1983.

Pranchas

Auriculoterapia

A Medicina Tradicional Chinesa considera a existência de um fluxo de energia circulante no corpo humano; quando um *Zang Fu* apresenta alguma alteração, aparecem reações reflexas na região correspondente ao órgão lesado na orelha, podendo expressar-se por meio de sensibilidade, formação de pápulas, descamações e diminuição da resistência. Por meio de tais características faz-se a avaliação auricular e, consequentemente, dessa forma, usa-se o pavilhão auricular para efetuar o tratamento através do reflexo que a auriculoterapia exerce sobre o sistema nervoso central[1].

O estímulo auricular acarreta uma gama de atividades reflexas condicionadas, as quais integram um circuito com capacidade reacional, formando uma corrente de ligações dentro do córtex cerebral; com isso, ocorre melhora sensível do tônus do sistema nervoso e da reatividade do sistema neurovegetativo. A aplicação de um estímulo acelera uma série de reações reflexas que age sobre todos os órgãos, membros e suas funções, equilibrando e harmonizando o organismo[2].

A orelha é o lugar de chegada e reunião de energia; ela se comunica com os doze meridianos, além de ser uma das principais regiões em que *Yin* e *Yang* se inter-relacionam. Os pontos auriculares funcionam como uma memória do histórico patológico do indivíduo; dessa forma, a avaliação auricular tende a fornecer o desenvolvimento cronológico das enfermidades e a predisposição a processos patológicos que ainda não se manifestaram clinicamente[3].

As pranchas que se seguem são uma orientação terapêutica com base em diferentes estudos, o que não quer dizer que se deve tratar todos os pontos de maneira igual, mas principalmente aquelas regiões ou pontos que demonstrem estar sensíveis.

REFERÊNCIAS

1. YAMAMURA, Y. *Acupuntura Tradicional – A arte de inserir*. 2ª ed., São Paulo: Roca, 2004.
2. SOUZA, M. P. *Tratado de Auriculoterapia*. 1ª ed., Distrito Federal: Novo Horizonte, 2007.
3. MACIOCIA, G. *Fundamentos da Medicina Chinesa*. São Paulo: Roca, 1996.

Acne Vulgar

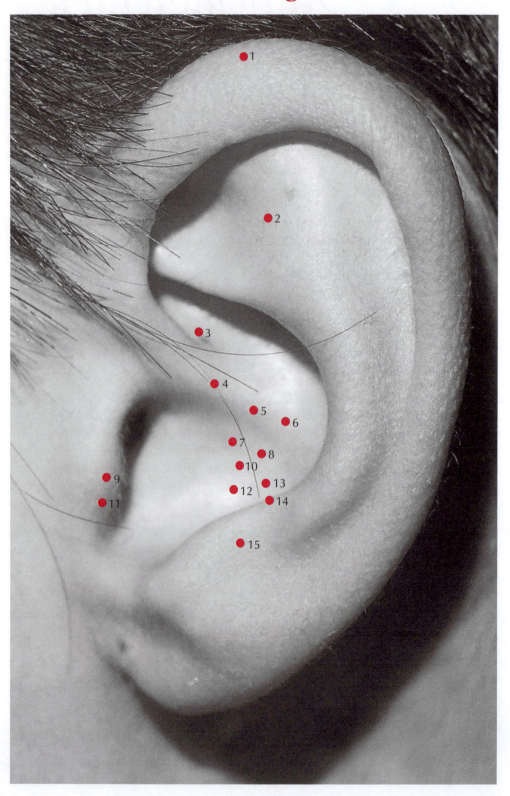

1. Ápice da orelha
2. *Shen Men*
3. Intestino Grosso
4. Diafragma
5. Centro da orelha
6. Estômago
7. Pulmão 1
8. Pulmão 2
9. Suprarrenal
10. Coração
11. Endócrino
12. Pulmão 1
13. Pulmão 2
14. Tronco cerebral
15. Pulmão 3

Acúfenos

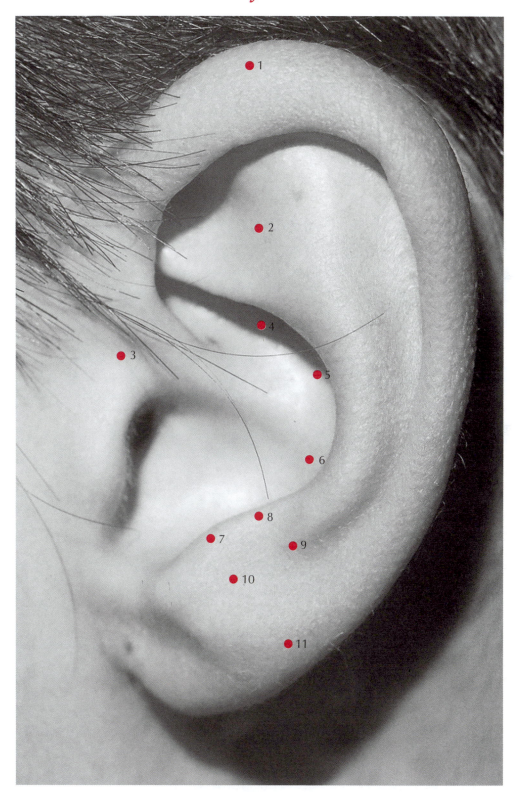

1. Ápice da orelha
2. *Shen Men*
3. Orelha externa
4. Rim
5. Fígado
6. Baço
7. Subcórtex
8. Vertigem
9. Occipital
10. *Tay Yang*
11. Orelha interna

Alopécia

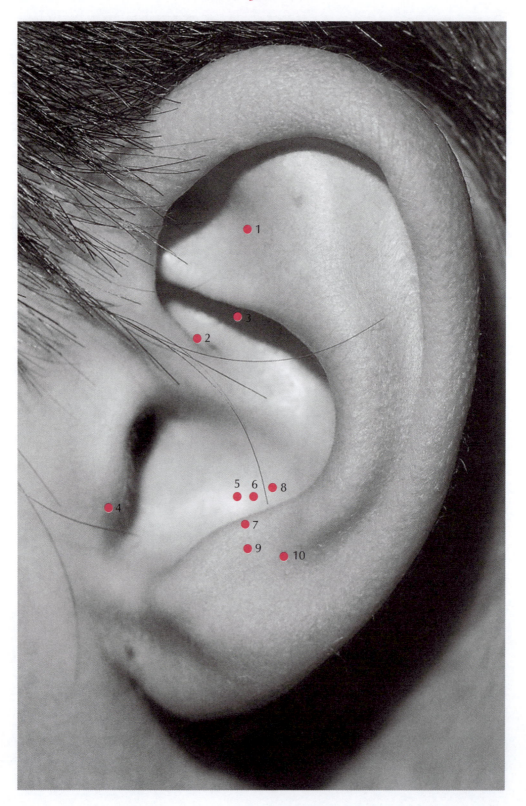

1. *Shen Men*
2. Intestino Grosso
3. Rim
4. Endócrino
5. Brônquios
6. Pulmão 3
7. Pulmão 1
8. Pulmão 2
9. Vértex
10. Occipital

Amigdalite

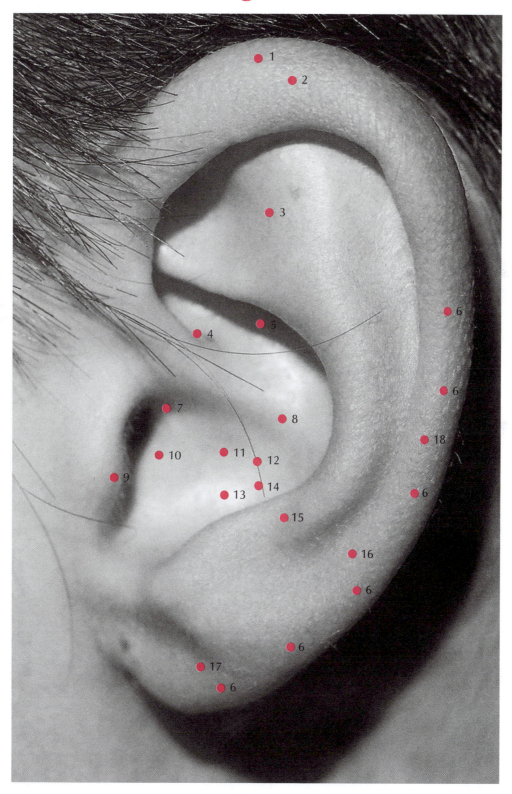

1. Ápice da orelha
2. Amígdala 1
3. *Shen Men*
4. Intestino Grosso
5. Rim
6. Hélice 1 a hélice 6
7. Boca
8. Estômago
9. Suprarrenal
10. Triplo Aquecedor
11. Pulmão 1
12. Pulmão 2
13. Pulmão 1
14. Pulmão 2
15. Garganta
16. Amígdala 3
17. Amígdala 4
18. Amígdala 2

Angina de Peito

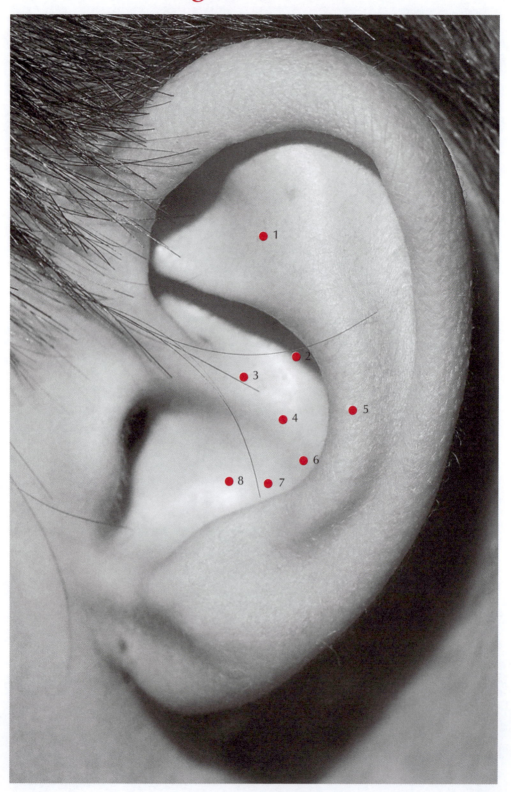

1. *Shen Men*
2. Fígado
3. Intestino Delgado
4. Estômago
5. Tórax
6. Baço
7. Sangue
8. Coração

Ansiedade

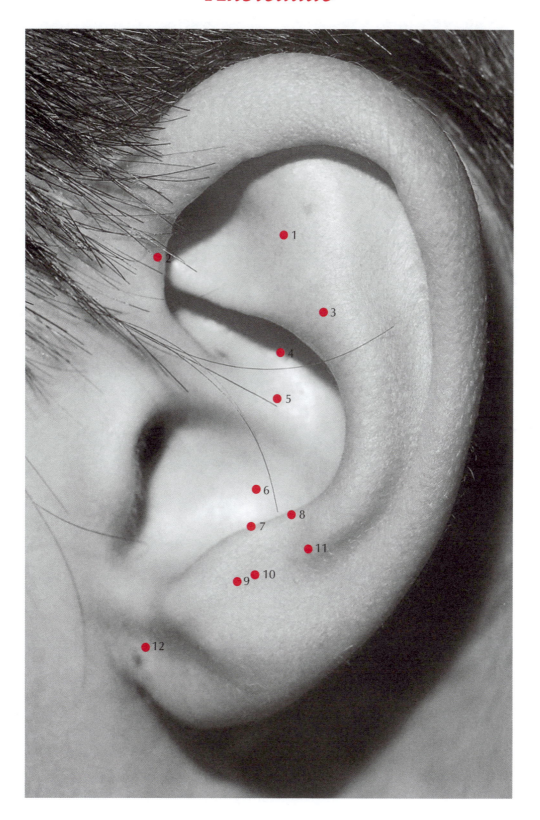

1. *Shen Men*
2. Simpático
3. Calor
4. Rim
5. Nervos 1
6. Coração
7. Cérebro
8. Tronco cerebral
9. *Tai Yang*
10. Hipófise
11. Occipital
12. Neurastenia

Arritmia Cardíaca 1

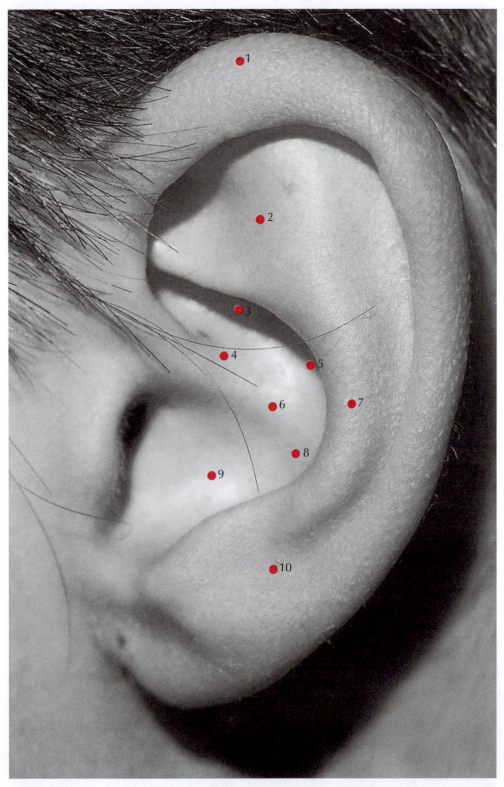

1. Ápice da orelha
2. *Shen Men*
3. Rim
4. Intestino Delgado
5. Fígado
6. Estômago
7. Tórax
8. Baço
9. Coração
10. Occipital

Arritmia Cardíaca 2

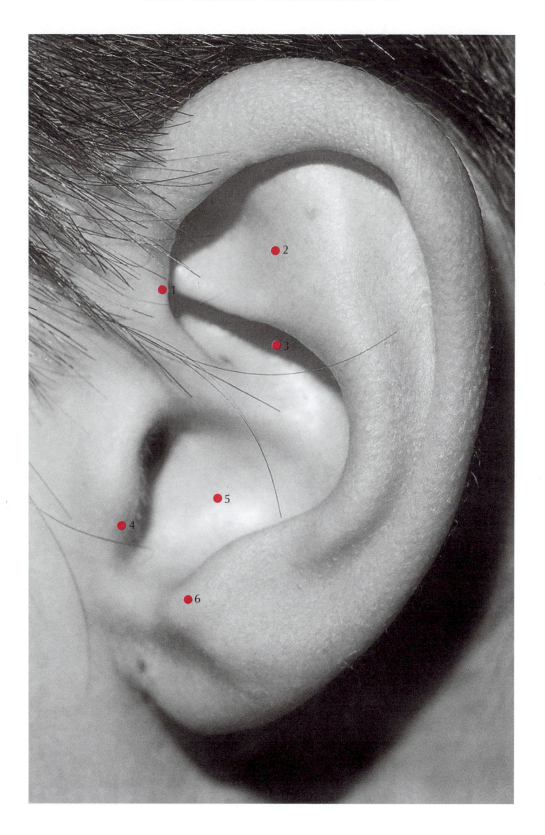

1. Simpático
2. *Shen Men*
3. Rim
4. Suprarrenal
5. Coração
6. Subcórtex

Artrite Reumatoide

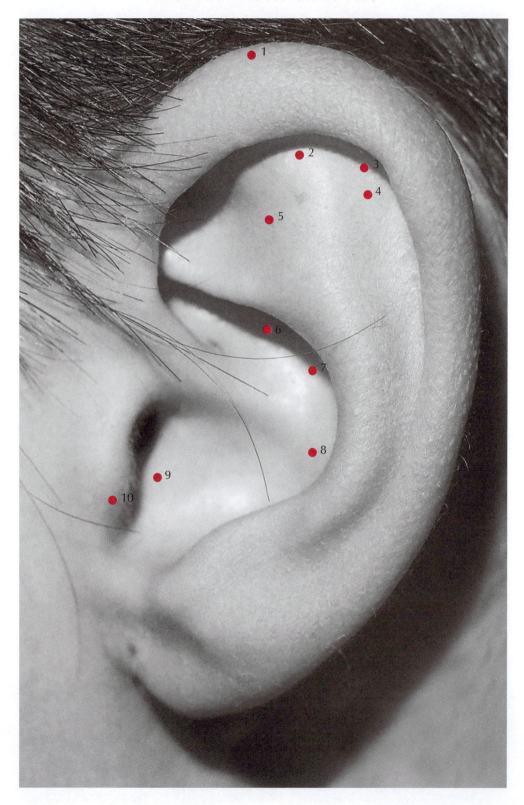

1. Ápice da orelha
2. Dedos do pés
3. Dedo das mãos
4. Porta do Vento
5. *Shen Men*
6. Rim
7. Fígado
8. Baço
9. Triplo Aquecedor
10. Suprarrenal

Asma

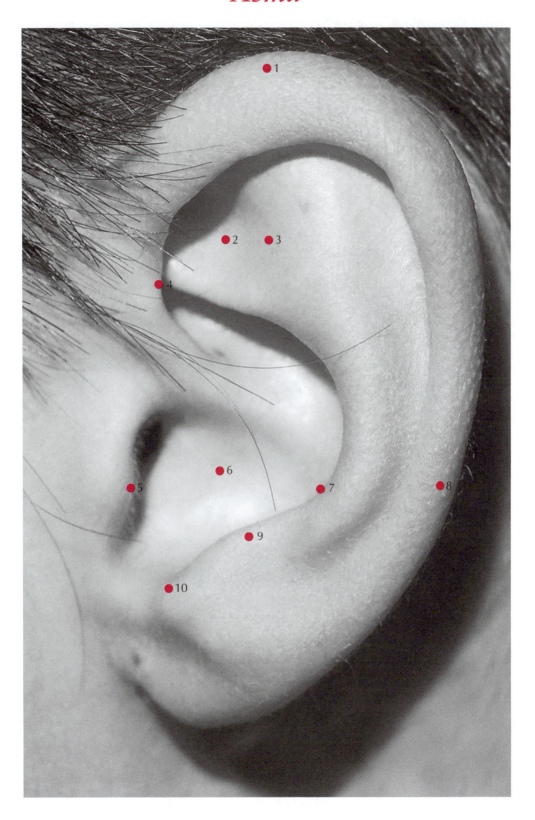

1. Ápice da orelha
2. Asma
3. *Shen Men*
4. Simpático
5. Suprarrenal
6. Coração
7. Baço
8. Amígdala 2
9. *Pingchuan inferior*
10. Occipital

Asma Brônquica

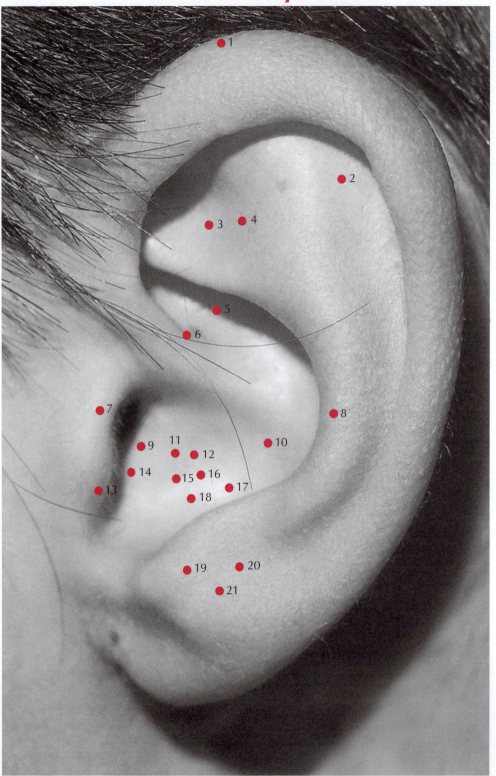

1. Ápice da orelha
2. Porta do Vento
3. Ponto da asma
4. *Shen Men*
5. Rim
6. Intestino Grosso
7. Ápice do trago
8. Tórax
9. Taqueia
10. Baço
11. Brônquios
12. Pulmão 1
13. Suprarrenal
14. Triplo Aquecedor
15. Brônquios
16. Coração
17. Pulmão 2
18. Pulmão 1
19. Acalmar a asma
20. Occipital
21. Vértex

Atrofia Ótica

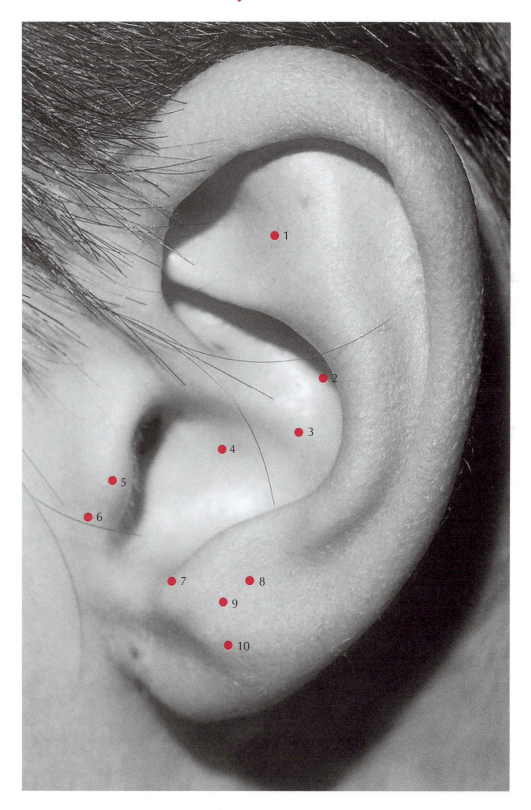

1. *Shen Men*
2. Fígado
3. Área da hepatite
4. Olhos
5. Suprarrenal
6. Visão 1
7. Visão 2
8. *Tay Yang*
9. Têmporas
10. Olhos

Bexiga Irritável

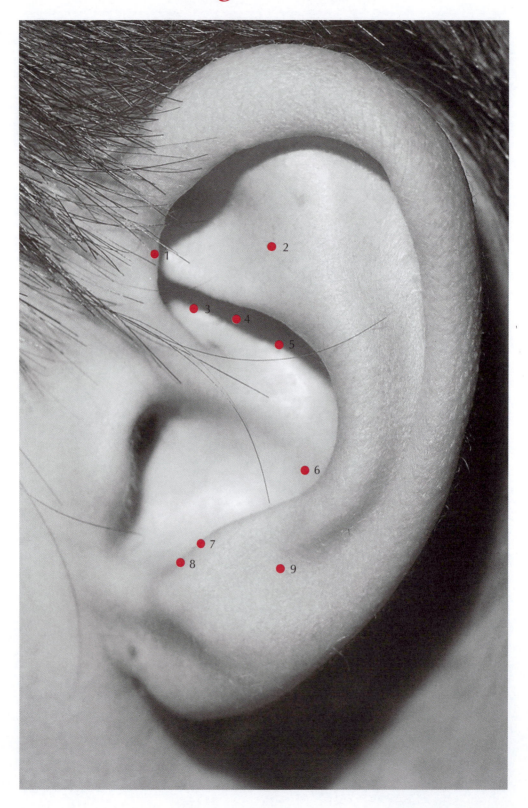

1. Simpático
2. *Shen Men*
3. Bexiga
4. Ureter
5. Rim
6. Baço
7. Parótida
8. Subcórtex
9. Occipital

Bradicardia

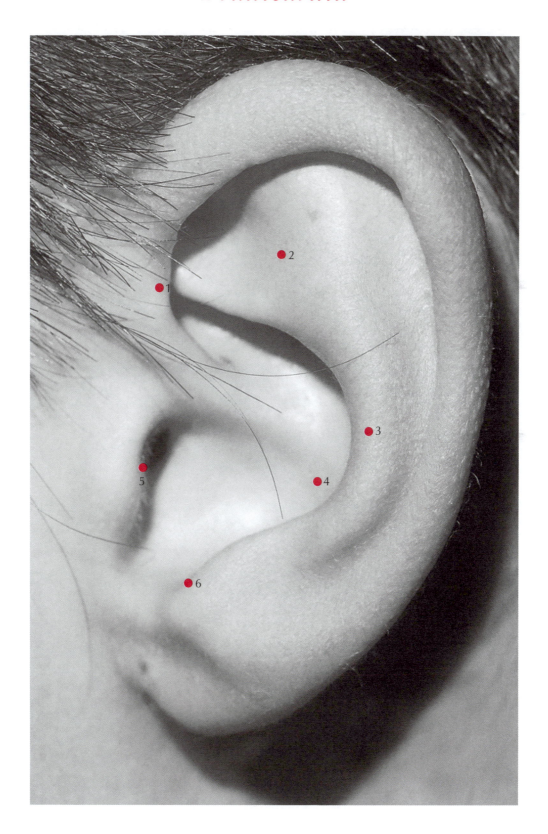

1. Simpático
2. *Shen Men*
3. Tórax
4. Baço
5. Nariz e olhos claros
6. Suprarrenal

Bronquiectasia

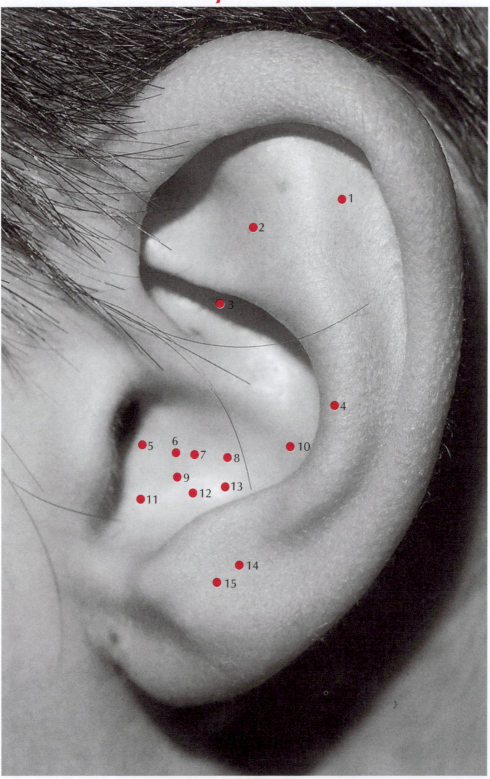

1. Porta do Vento
2. *Shen Men*
3. Rim
4. Tórax
5. Traqueia
6. Brônquios 1
7. Pulmão 1
8. Pulmão 2
9. Brônquios 2
10. Baço
11. Bronquiectasia
12. Pulmão 1
13. Pulmão 2
14. Occipital
15. Vértex

Bronquite 1

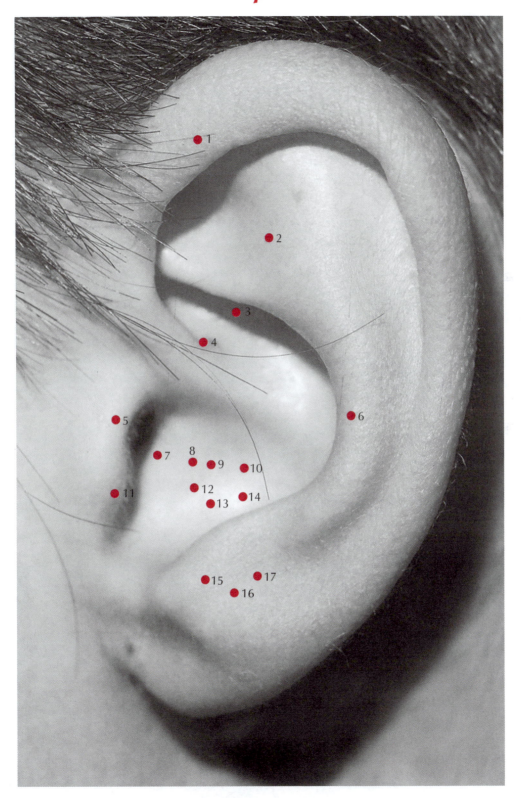

1. Ponto do catarro
2. *Shen Men*
3. Rim
4. Intestino Grosso
5. Ápice do trago
6. Tórax
7. Traqueia
8. Brônquios 1
9. Pulmão 1
10. Pulmão 2
11. Suprarrenal
12. Brônquios 2
13. Pulmão 1
14. Pulmão 2
15. Acalmar a asma
16. Vértex
17. Occipital

Bronquite 2

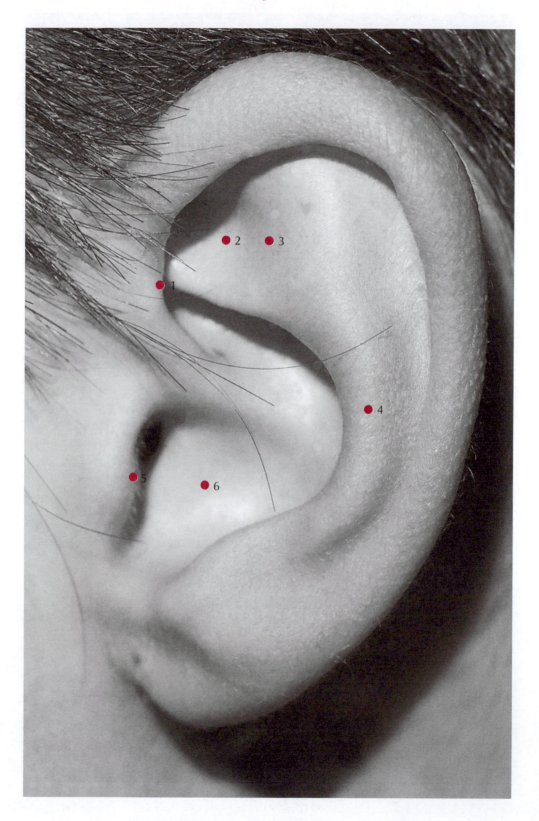

1. Simpático
2. Asma
3. *Shen Men*
4. Tórax
5. Suprarrenal
6. Pulmão

Cistite

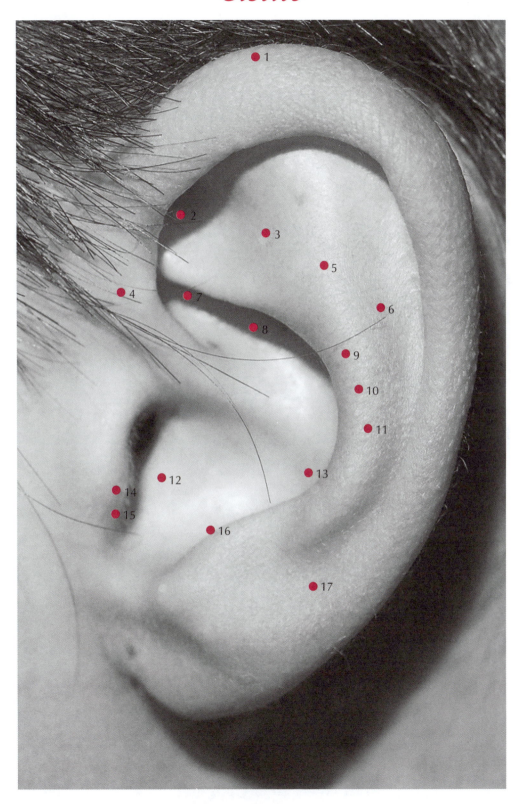

1. Ápice da orelha
2. Uretra 2
3. *Shen Men*
4. Uretra 1
5. Pelve
6. Abdome inferior
7. Bexiga
8. Rim
9. Abdome médio
10. Vértebra lombar 1
11. Abdome superior
12. Triplo Aquecedor
13. Baço
14. Suprarrenal
15. Endócrino
16. Cérebro
17. Nefrite

Cloasma

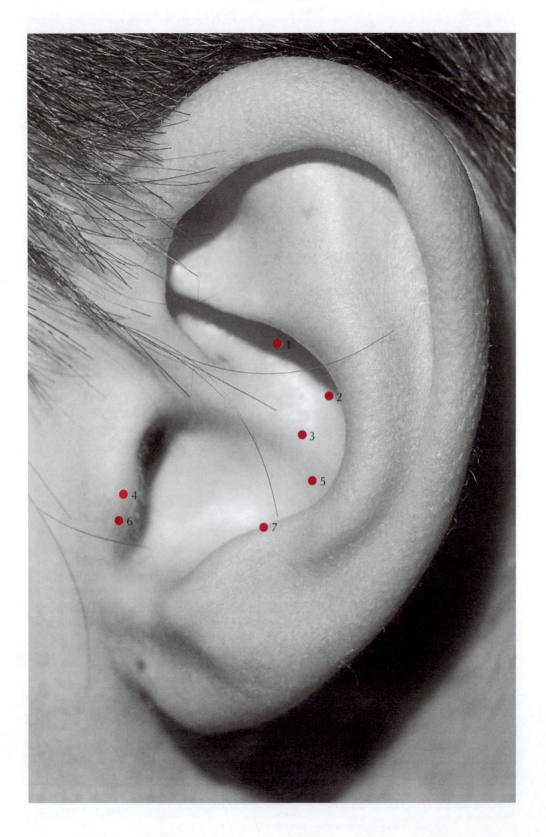

1. Rim
2. Fígado
3. Estômago
4. Suprarrenal
5. Baço
6. Endócrino
7. Tronco cerebral

Coccigodinia

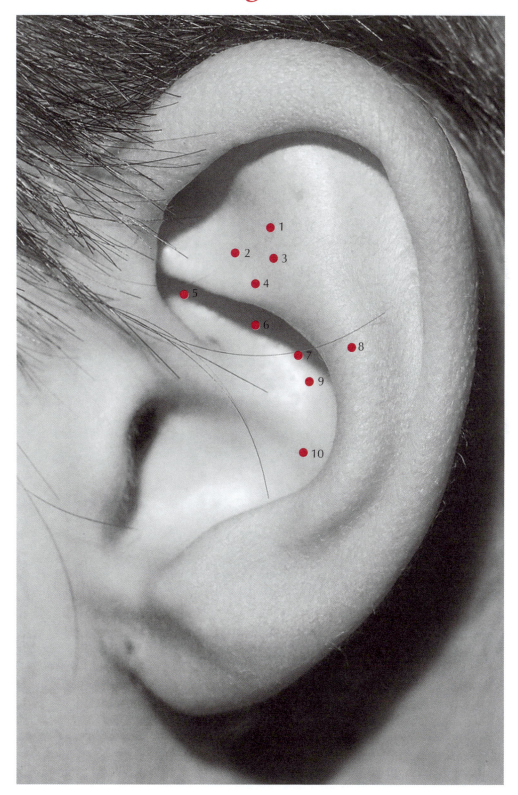

1. *Shen Men*
2. Articulação coxofemoral
3. Cavidade pélvica
4. Nádega
5. Bexiga
6. Rim
7. Vesícula Biliar/Pâncreas
8. Vértebras lombares
9. Fígado
10. Baço

Colescistite

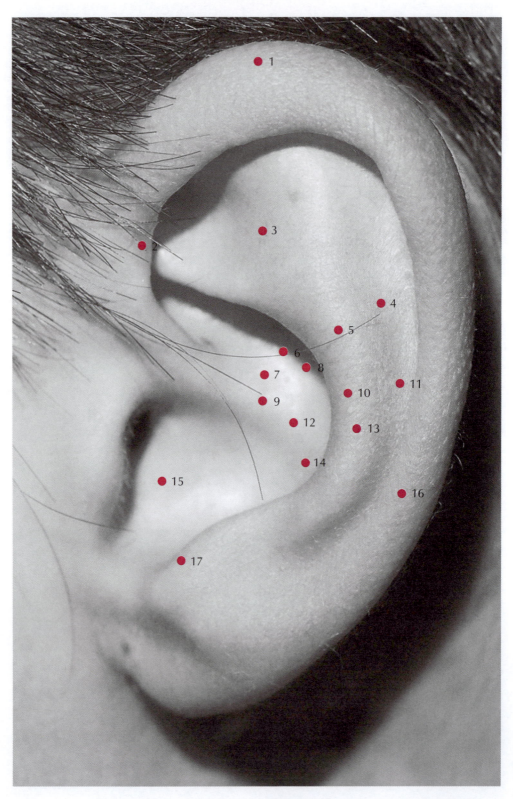

1. Ápice da orelha
2. Simpático
3. *Shen Men*
4. Abdome inferior
5. Abdome médio
6. Vesícula Biliar/Pâncreas
7. Pâncreas
8. Fígado
9. Estômago
10. Abdome superior
11. Abdome externo
12. Estômago
13. Tórax
15. Triplo Aquecedor
16. Tórax externo
17. Subcórtex

Condrite

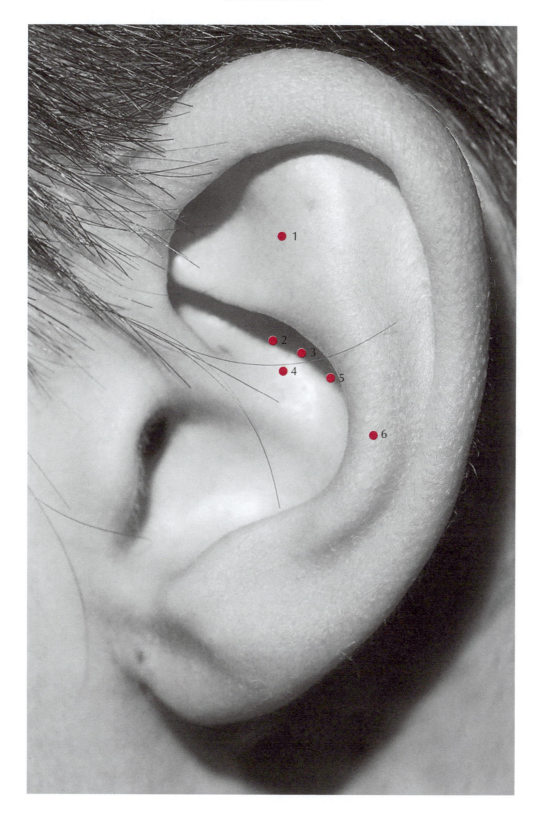

1. *Shen Men*
2. Rim
3. Vesícula Biliar/Pâncreas
4. Pâncreas
5. Fígado
6. Tórax

Conjuntivite

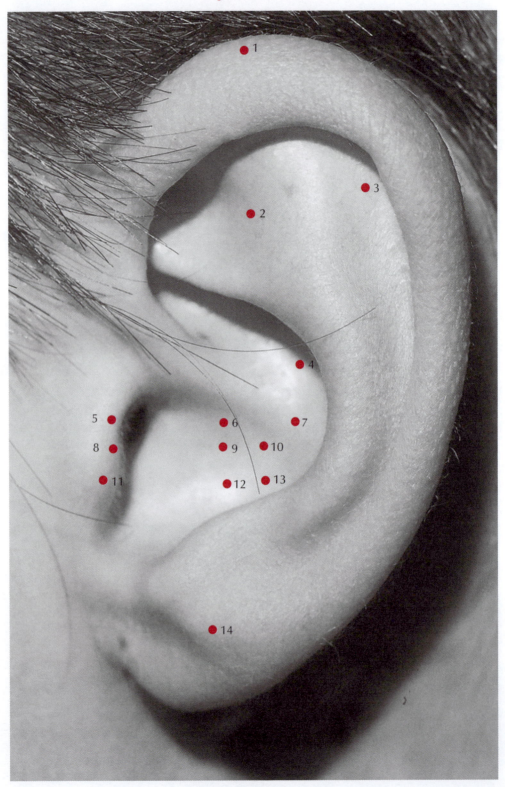

1. Ápice da orelha
2. *Shen Men*
3. Porta do Vento
4. Fígado
5. Ápice do trago
6. Olho
7. Área da hepatite
8. Nariz e olhos claros
9. Pulmão 1
10. Pulmão 2
11. Suprarrenal
12. Pulmão 1
13. Pulmão 2
14. Olhos

Constipação

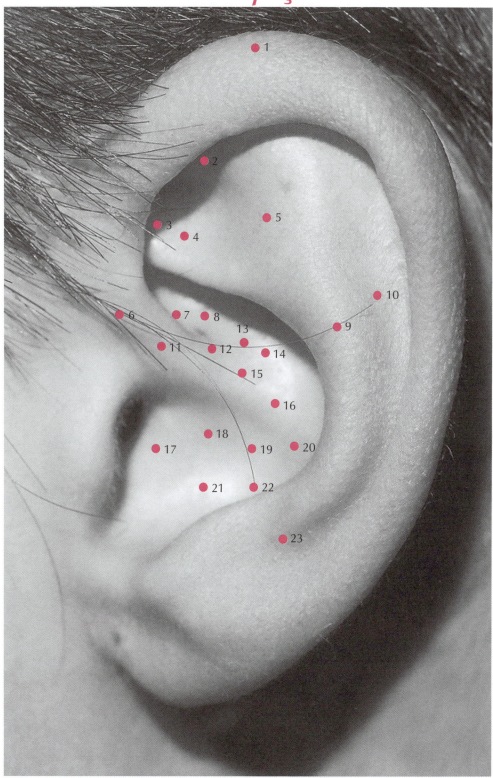

1. Ápice da orelha	7. Sangue	12. Intestino Grosso	18. Pulmão 1
2. Segmento superior do reto	8. Cólon 1	13. Cólon 2	19. Pulmão 2
3. Segmento inferior do reto (B)	9. Abdome médio	14. Ascite	20. Baço
4. Constipação	10. Abdome inferior	15. Intestino Delgado	21. Pulmão 1
5. *Shen Men*	11. Segmento inferior do reto (A)	16. Estômago	22. Pulmão 2
6. Ânus		17. Triplo Aquecedor	23. Occipital

PRANCHAS – **499**

Cotovelo de Tenista

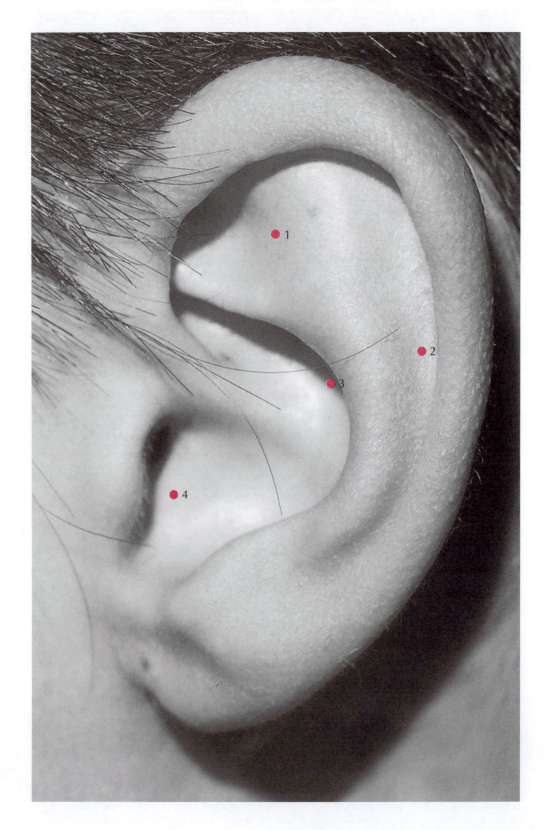

1. *Shen Men*
2. Cotovelo
3. Fígado
4. Triplo Aquecedor

Coxartrose

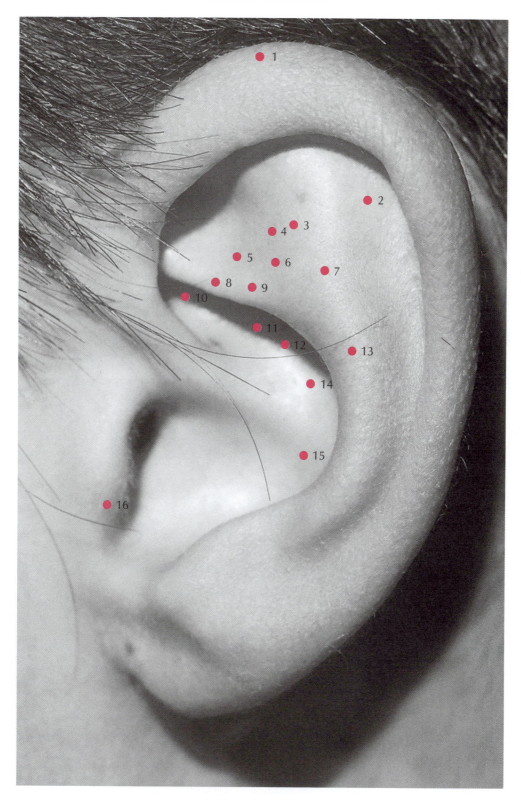

1. Ápice
2. Porta do Vento
3. Panturrilha
4. *Shen Men*
5. Articulação coxofemoral
6. Cavidade pélvica
7. Pelve
8. Ciático
9. Nádega
10. Bexiga
11. Rim
12. Vesícula Biliar/Pâncreas
13. Vértebra lombar
14. Fígado
15. Baço
16. Suprarrenal

Déficit de Libido

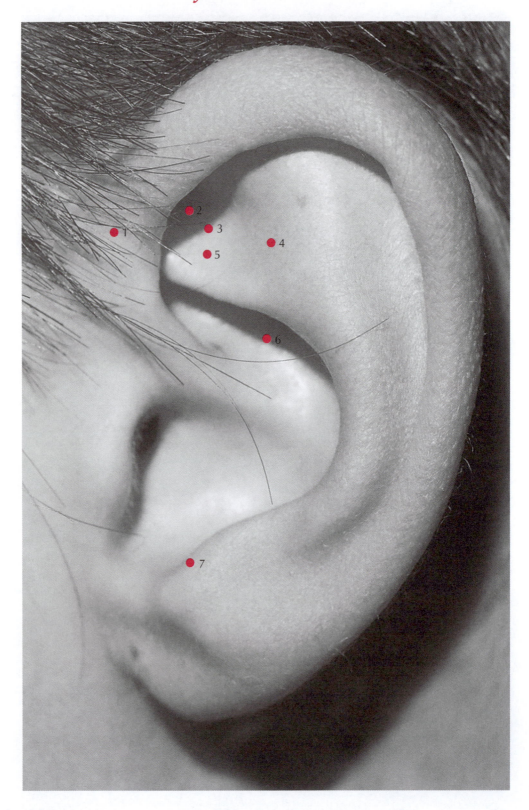

1. Genitais externos
2. Genitais externos 2
3. Genitais internos
4. *Shen Men*
5. Anexos uterinos
6. Rim
7. Subcórtex

Degeneração Macular

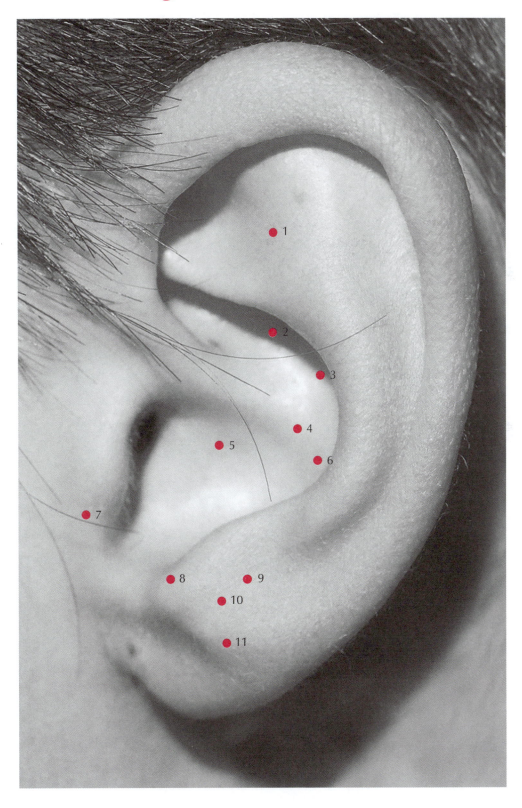

1. *Shen Men*
2. Rim
3. Fígado
4. Area da hepatite
5. Olhos
6. Baço
7. Visão 1
8. Visão 2
9. *Tay Yang*
10. Têmporas
11. Olhos

Depressão

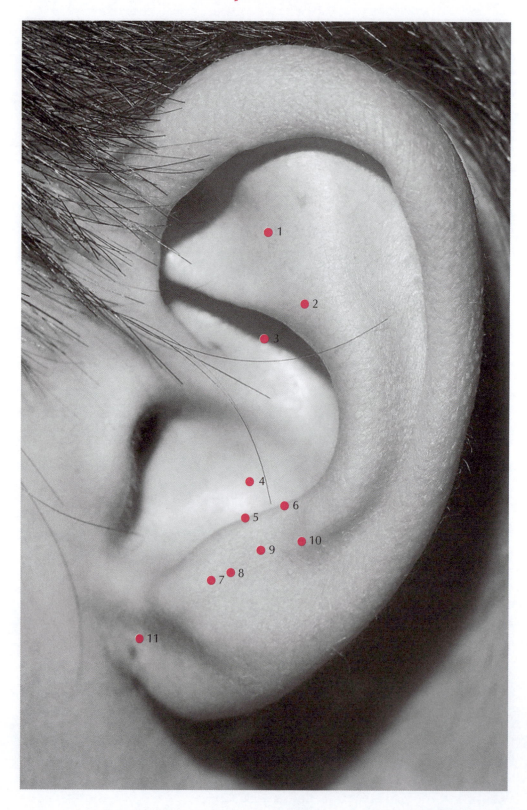

1. *Shen Men*
2. Calor
3. Rim
4. Coração
5. Cérebro
6. Tronco cerebral
7. Têmporas
8. *Tai Yang*
9. Excitação
10. Occipital
11. Neurastenia

Dermatite

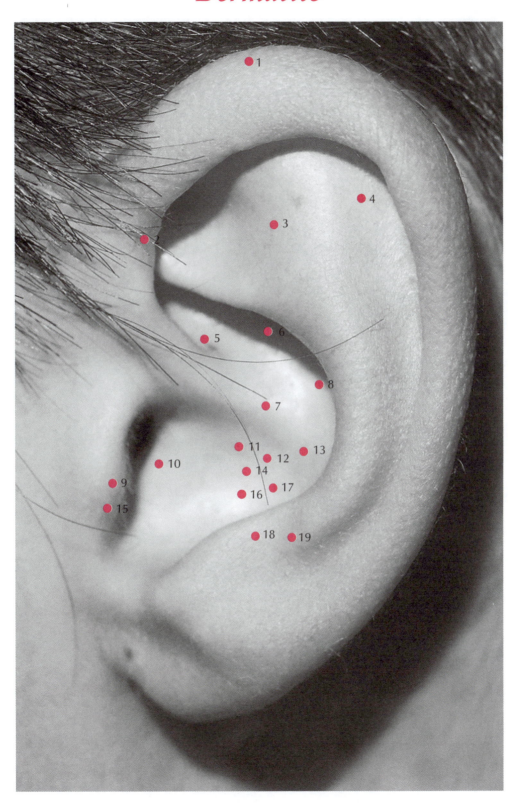

1. Ápice da orelha
2. Simpático
3. *Shen Men*
4. Porta do Vento
5. Intestino Grosso
6. Rim
7. Centro da orelha
8. Fígado
9. Suprarrenal
10. Triplo Aquecedor
11. Pulmão 1
12. Pulmão 2
13. Baço
14. Coração
15. Endócrino
16. Pulmão 1
17. Pulmão 2
18. Pulmão 3
19. Occipital

Dermatite Seborreica

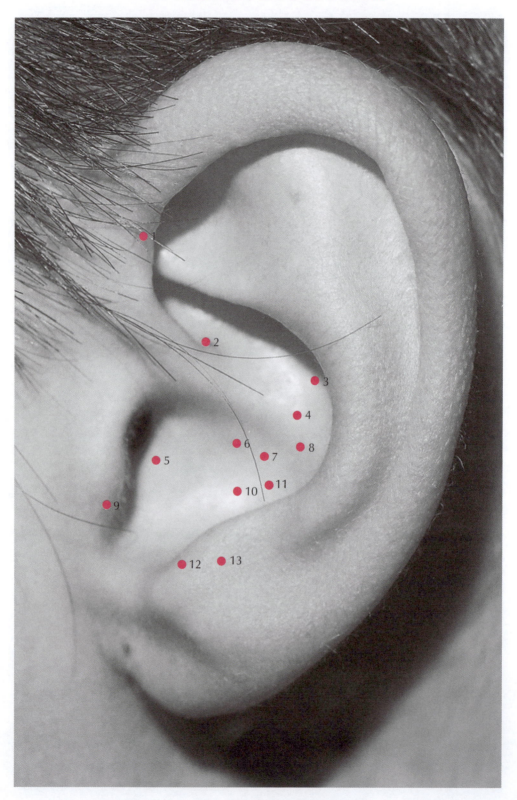

1. Simpático
2. Intestino Grosso
3. Fígado
4. Hepatite
5. Triplo Aquecedor
6. Pulmão 1
7. Pulmão 2
8. Baço
9. Endócrino
10. Pulmão 1
11. Pulmão 2
12. Subcórtex
13. Pulmão 3

Diabetes Insipidus

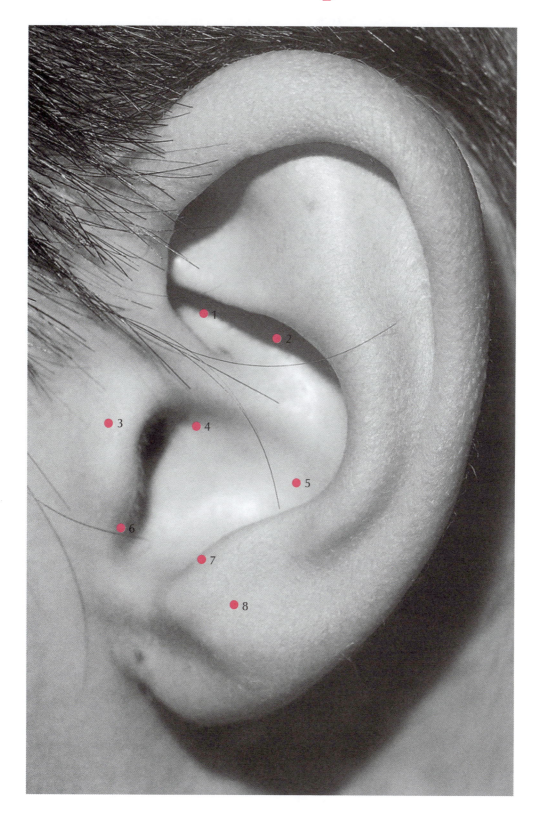

1. Bexiga
2. Rim
3. Sede
4. Boca
5. Baço
6. Endócrino
7. Subcórtex
8. Hipófise

Diabetes Mellitus

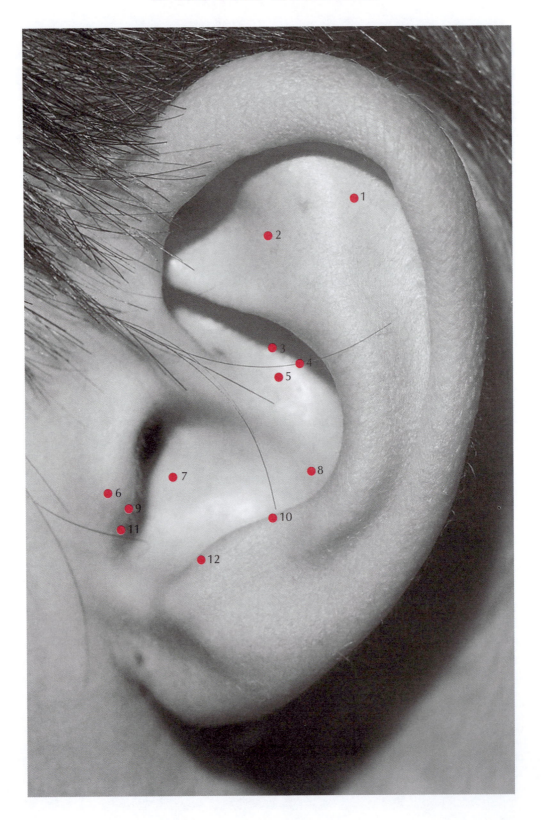

1. Porta do Vento
2. *Shen Men*
3. Rim
4. Vesícula Biliar/Pâncreas
5. Pâncreas
6. Fome
7. Triplo Aquecedor
8. Baço
9. Suprarrenal
10. Tronco cerebral
11. Endócrino
12. Subcórtex

Diarreia

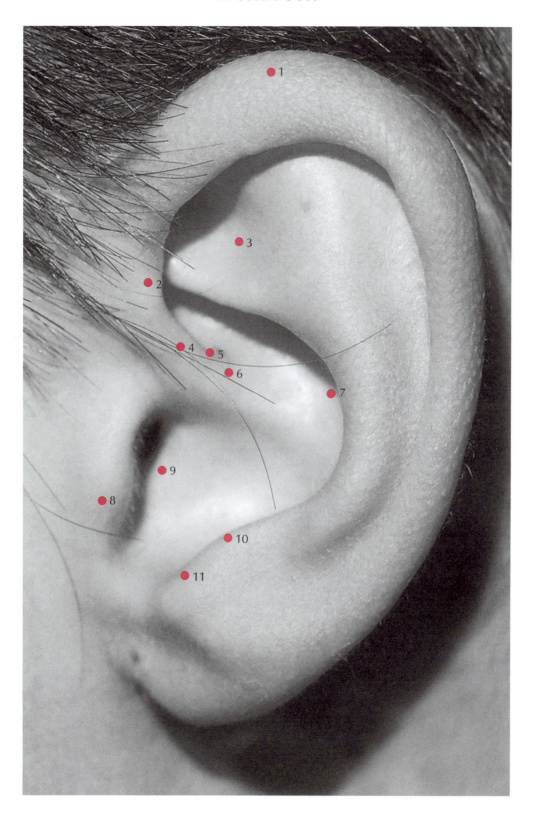

1. Ápice da orelha
2. Simpático
3. *Shen Men*
4. Segmento inferior do reto
5. Nervos 1
6. Estômago
7. Fígado
8. Suprarrenal
9. Triplo Aquecedor
10. Parótida
11. Subcórtex

Disfunção Temporomandibular

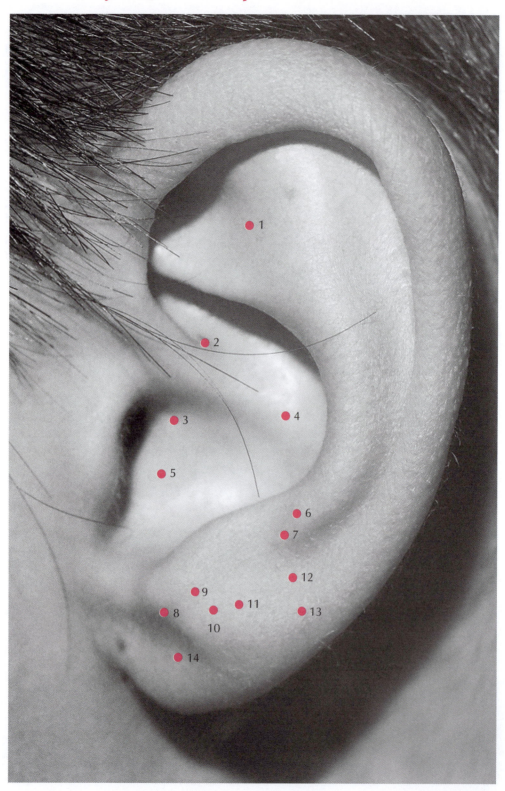

1. *Shen Men*
2. Intestino Grosso
3. Boca
4. Estômago
5. Triplo Aquecedor
6. Garganta
7. Occipital
8. Anestesia dental (B)
9. Paladar (B)
10. Língua
11. Paladar (A)
12. Maxilar Superior (B)
13. Maxilar Superior (A)
14. Anestesia dental (A)

Diverticulite

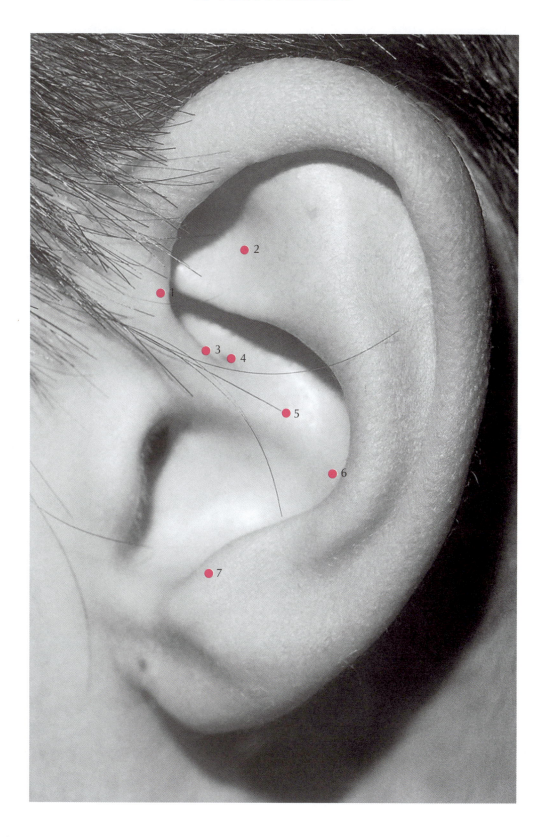

1. Simpático
2. *Shen Men*
3. Intestino Grosso
4. Intestino Delgado
5. Estômago
6. Baço
7. Subcórtex

Eczema Atópico

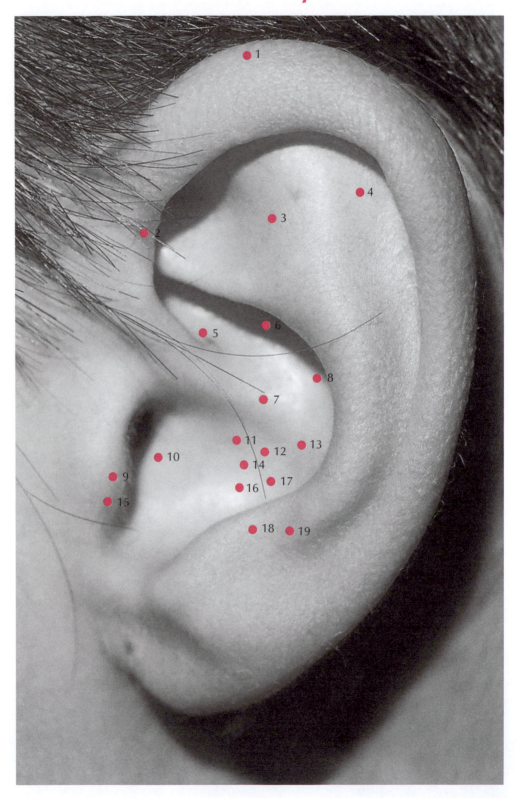

1. Ápice da orelha
2. Simpático
3. *Shen Men*
4. Porta do Vento
5. Intestino Grosso
6. Rim
7. Centro da orelha
8. Fígado
9. Suprarrenal
10. Triplo Aquecedor
11. Pulmão 1
12. Pulmão 2
13. Baço
14. Coração
15. Endócrino
16. Pulmão 1
17. Pulmão 2
18. Pulmão 3
19. Occipital

Ejaculação Precoce

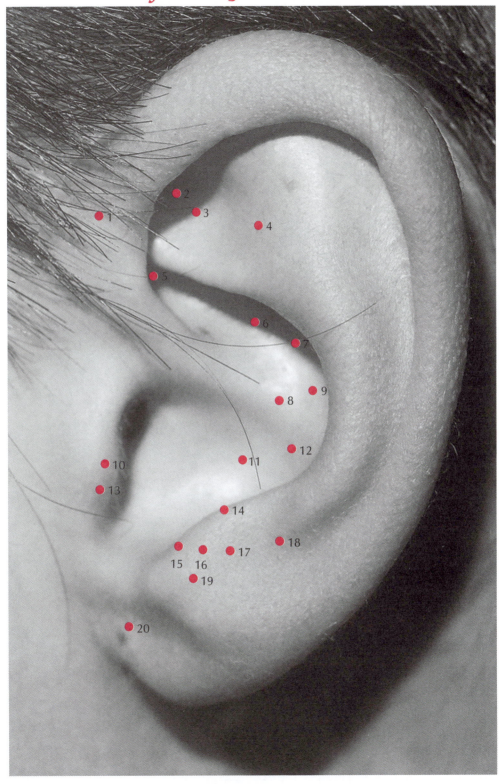

1. Genitais externos 1
2. Genitais externos 2
3. Genitais internos
4. *Shen Men*
5. Prostáta
6. Rim
7. Fígado
8. Estômago
9. Anestesia/ relaxamento muscular
10. Suprarrenal
11. Coração
12. Baço
13. Endócrino
14. Cérebro
15. Subcórtex
16. Testículos
17. Excitação
18. Occipital
19. Têmporas
20. Neurastenia

Enterocolite

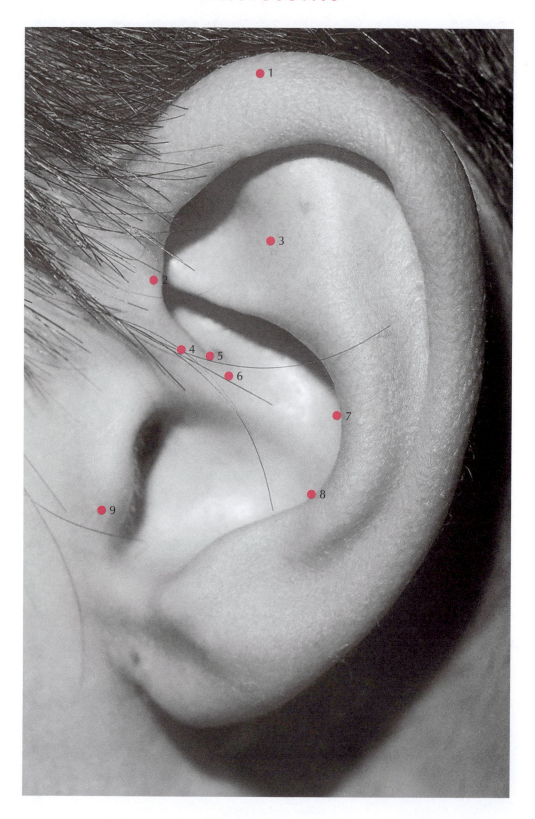

1. Ápice da orelha
2. Simpático
3. *Shen Men*
4. Segmento inferior do reto
5. Nervos 1
6. Centro da orelha
7. Fígado
8. Baço
9. Suprarrenal

Enurese

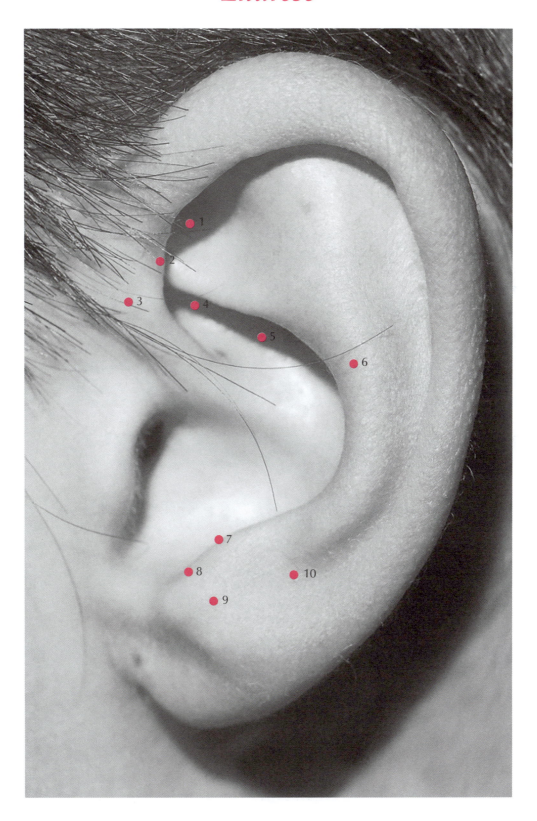

1. Uretra 2
2. Simpático
3. Uretra 1
4. Bexiga
5. Rim
6. Simpático
7. Cérebro
8. Subcórtex
9. *Tai Yang*
10. Occipital

Epididimite

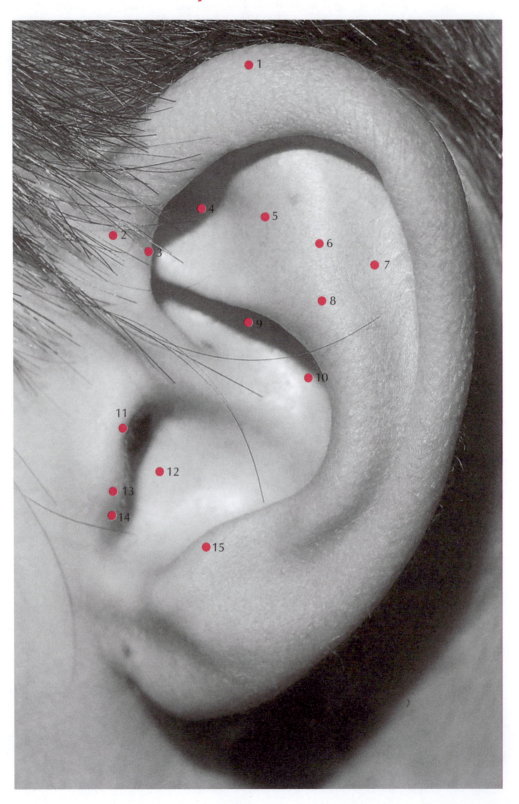

1. Ápice da orelha
2. Genitais externos
3. Simpático
4. Genitais internos
5. *Shen Men*
6. Pelve
7. Abdome inferior
8. Abdome médio
9. Rim
10. Fígado
11. Ápice do trago
12. Triplo Aquecedor
13. Suprarrenal
14. Endócrino
15. Parótida

Epilepsia

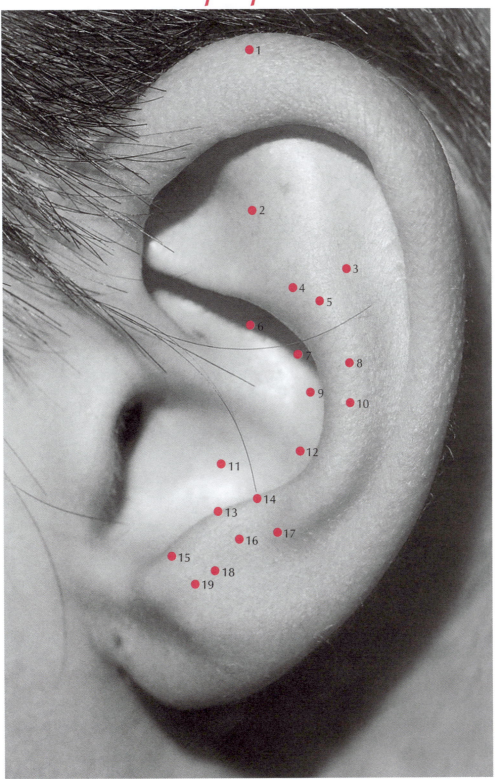

1. Ápice da orelha
2. *Shen Men*
3. Abdome inferior
4. Calor
5. Abdome médio
6. Rim
7. Fígado
8. Abdome superior
9. Analgesia
10. Tórax
11. Coração
12. Baço
13. Cérebro
14. Tronco cerebral
15. Subcórtex
16. Excitação
17. Occipital
18. *Tai Yang*
19. Têmporas

Eritema Multiforme

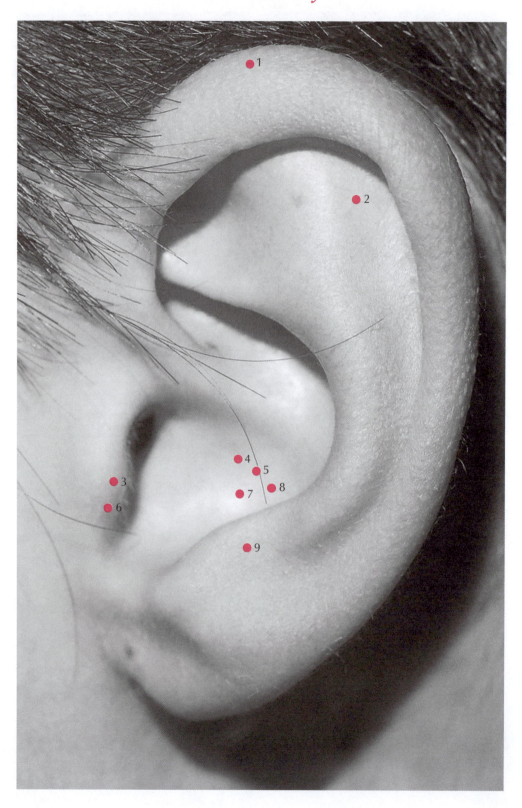

1. Ápice da orelha
2. Porta do Vento
3. Suprarrenal
4. Pulmão 1
5. Pulmão 2
6. Endócrino
7. Pulmão 1
8. Pulmão 2
9. Pulmão 3

Esofagite

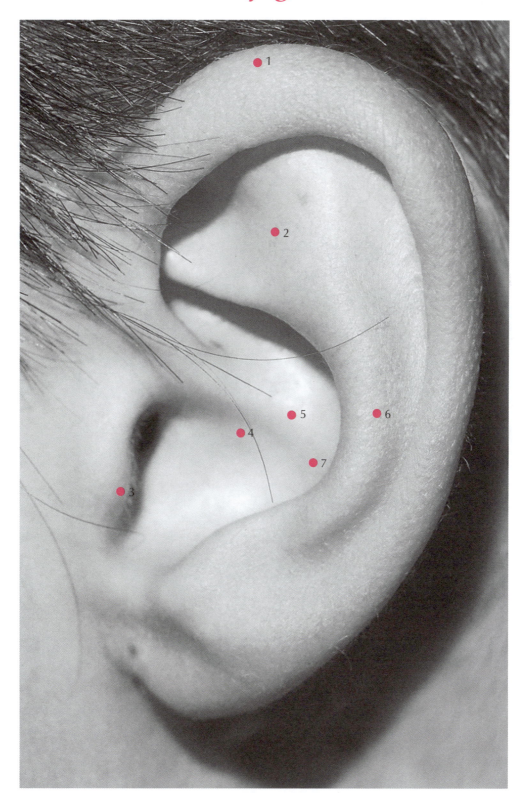

1. Ápice da orelha
2. *Shen Men*
3. Suprarrenal
4. Esôfago
5. Estômago
6. Tórax
7. Baço

Espondilite

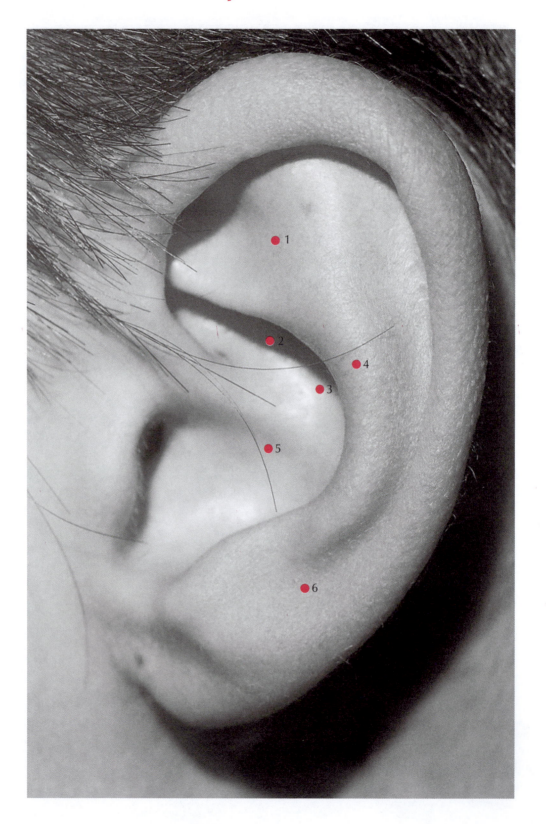

1. *Shen Men*
2. Rim
3. Fígado
4. Vértebra
5. Cárdia
6. Occipital

Falta de Concentração

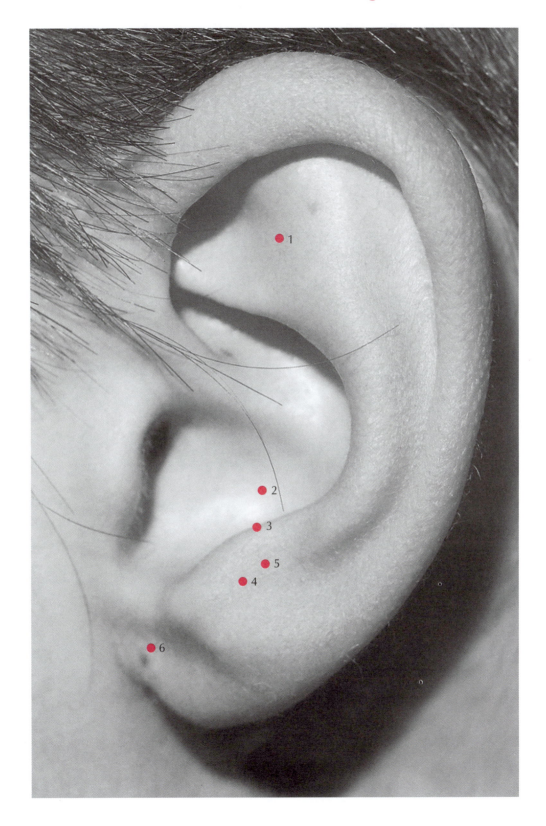

1. *Shen Men*
2. Coração
3. Cérebro
4. *Tai Yang*
5. Excitação
6. Neurastenia

Faringite

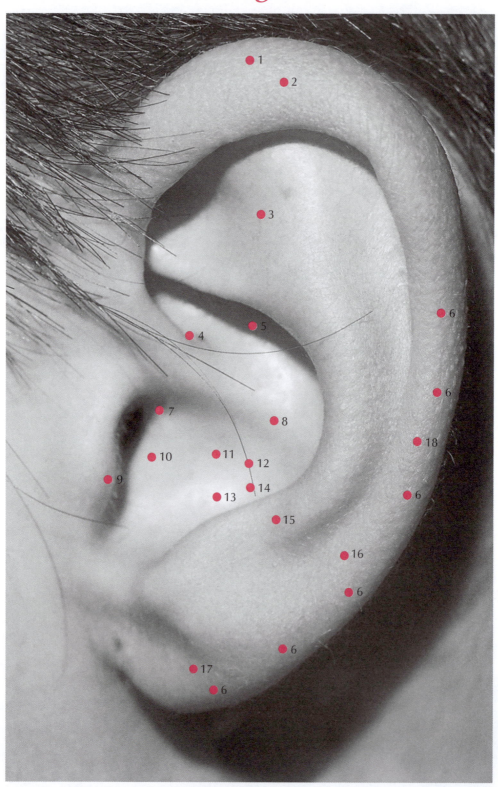

1. Ápice da orelha
2. Amígdala 1
3. *Shen Men*
4. Intestino Grosso
5. Rim
6. Hélice 1 a hélice 6
7. Boca
8. Estômago
9. Suprarrenal
10. Triplo Aquecedor
11. Pulmão 1
12. Pulmão 2
13. Pulmão 1
14. Pulmão 2
15. Garganta
16. Amígdala 3
17. Amígdala 4
18. Amígdala 2

Furunculose

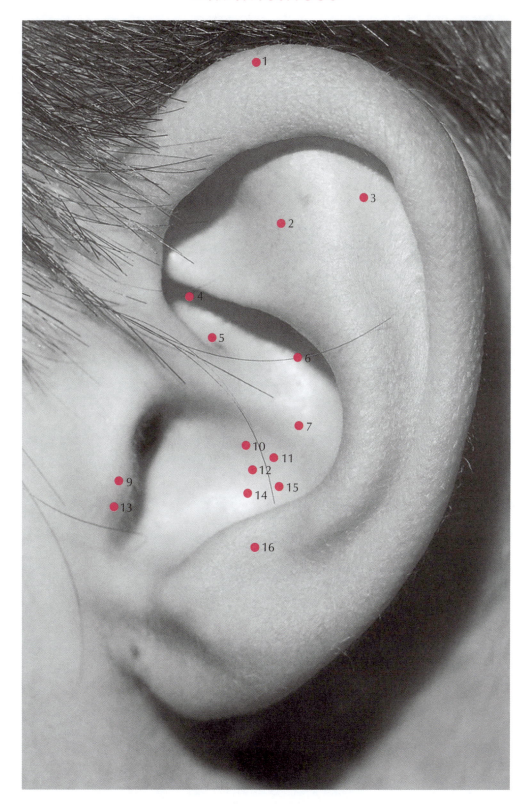

1. Ápice da orelha
2. *Shen Men*
3. Porta do Vento
4. Bexiga
5. Intestino Grosso
6. Vesícula Biliar/Pâncreas
7. Estômago
9. Suprarrenal
10. Pulmão 1
11. Pulmão 2
12. Coração
13. Endócrino
14. Pulmão 1
15. Pulmão 2
16. Pulmão 3

Gastrite 1

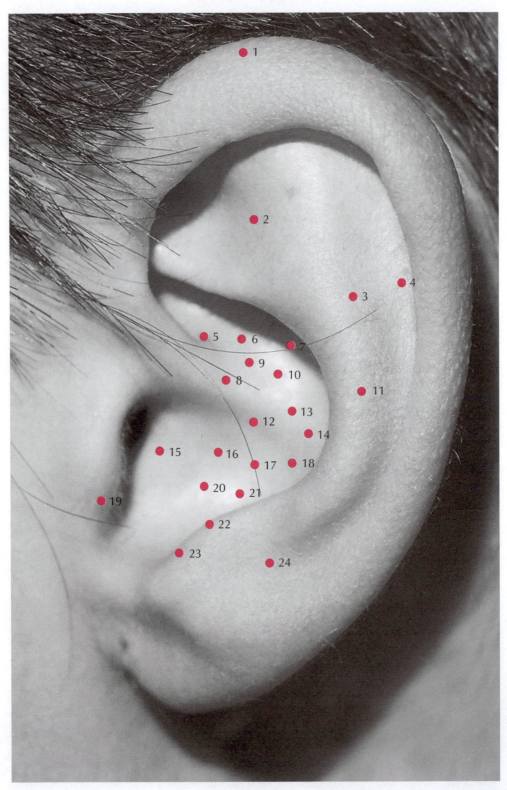

1. Ápice da orelha
2. *Shen Men*
3. Abdome médio
4. Abdome inferior
5. Intestino Grosso
6. Ascite
7. Fígado
8. Diafragma
9. Duodeno
10. Ptose
11. Abdome superior
12. Cárdia
13. Estômago
14. Área da hepatite
15. Triplo Aquecedor
16. Pulmão 1
17. Pulmão 2
18. Baço
19. Endócrino
20. Pulmão 1
21. Pulmão 2
22. Cérebro
23. Subcórtex
24. Occipital

Gastrite 2

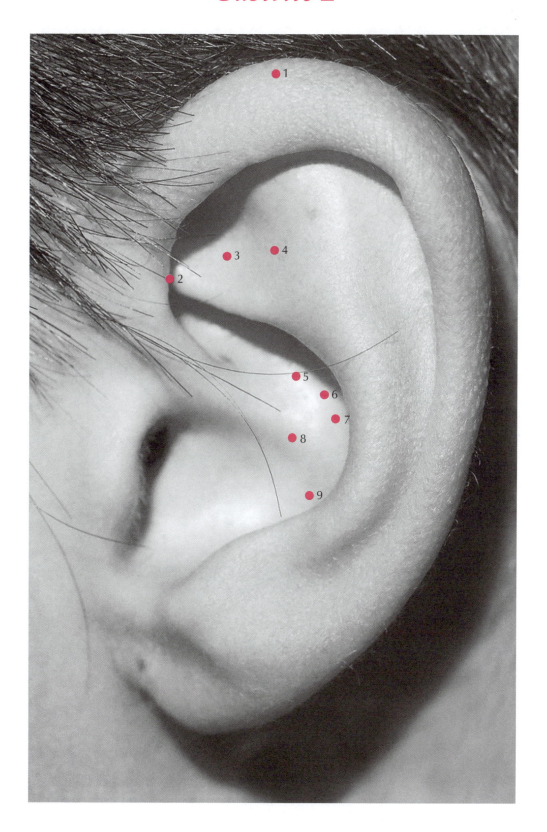

1. Ápice da orelha
2. Simpático
3. *Pingchuan* superior
4. *Shenmen*
5. Vesícula Biliar/ Pâncreas
6. Fígado
7. Analgesia
8. Estômago
9. Baço

Gastroptose

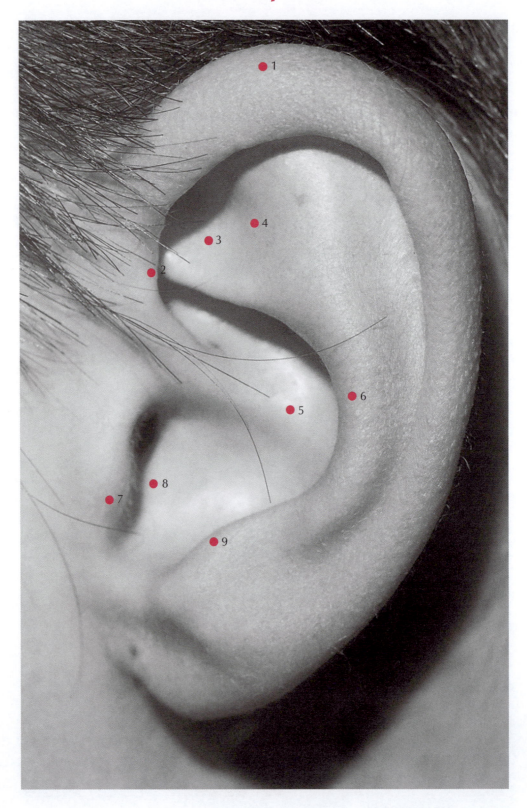

1. Ápice da orelha
2. Simpático
3. Asma
4. *Shen Men*
5. Estômago
6. Tórax
7. Suprarrenal
8. Triplo Aquecedor
9. Subcórtex

Glaucoma

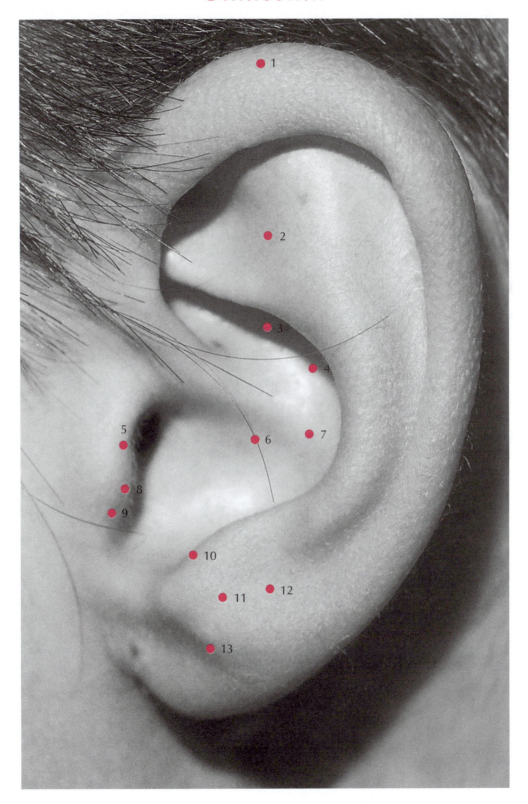

1. Ápice da orelha
2. *Shen Men*
3. Rim
4. Fígado
5. Nariz e olhos claros
6. Olhos
7. Área da hepatite
8. Suprarrenal
9. Visão 1
10. Subcórtex
11. *Tay Yang*
12. Occipital
13. Olhos

Gripe

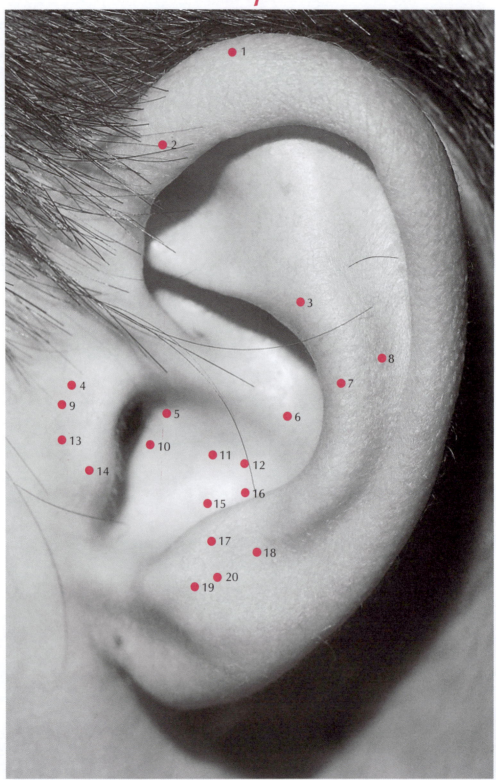

1. Ápice da orelha
2. Catarro
3. Calor
4. Garganta
5. Boca
6. Estômago
7. Abdome superior
8. Abdome externo
9. Sede
10. Traqueia
11. Pulmão 1
12. Pulmão 2
13. Nariz externo
14. Nariz interno
15. Pulmão 1
16. Pulmão 2
17. Pulmão 3
18. Occipital
19. Têmporas
20. *Tai Yang*

Hemorroidas

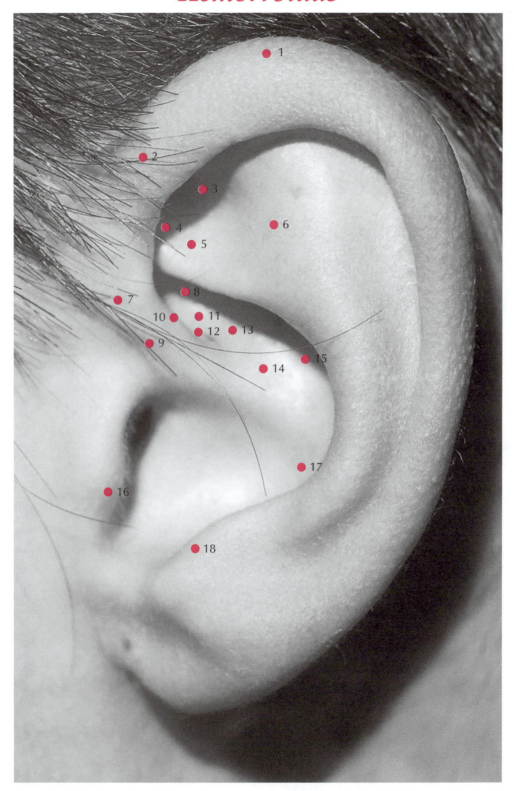

1. Ápice da orelha
2. Hemorroidas
3. Segmento superior do reto
4. Segmento inferior do reto 2
5. Constipação
6. *Shen Men*
7. Ânus
8. Bexiga
9. Segmento inferior do reto 1
10. Sangue
11. Cólon
12. Intestino Grosso
13. Cólon 2
14. Intestino Delgado
15. Fígado
16. Suprarrenal
17. Baço
18. Subcórtex

Hepatite

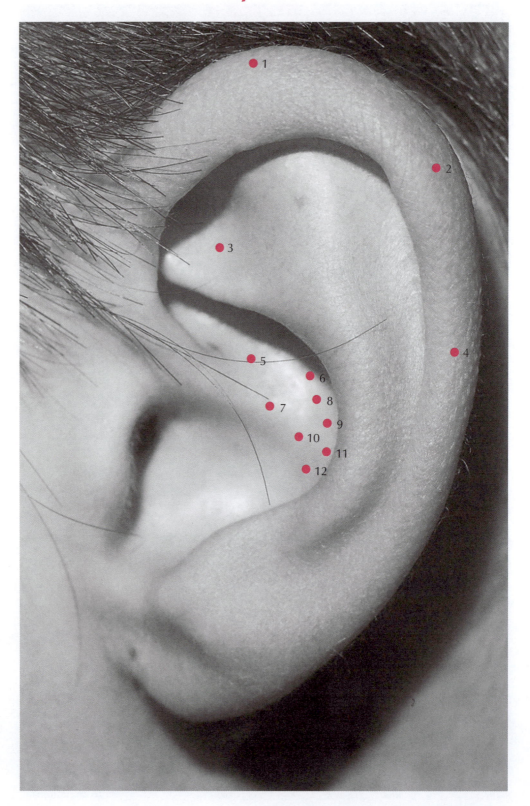

1. Ápice da orelha
2. Fígado *Yang* 1
3. Hepatite
4. Fígado *Yang* 2
5. Ascite
6. Fígado
7. Centro da orelha
8. Hepatomegalia esquerda
9. Anestesia
10. Hepatite
11. Esquistossomose
12. Hepatomegalia direita

Hiperatividade Infantil

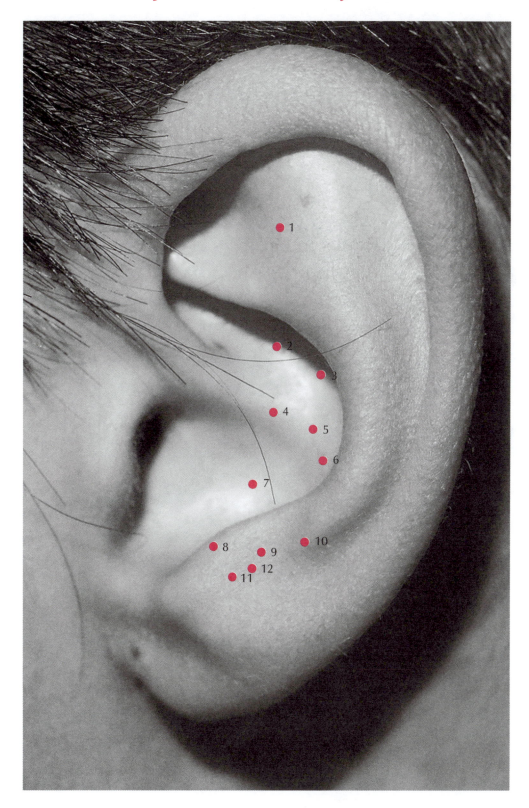

1. *Shen Men*
2. Rim
3. Fígado
4. Nervos 1
5. Estômago
6. Baço
7. Coração
8. Subcórtex
9. Excitação
10. Occipital
11. Têmporas
12. *Tai Yang*

Hiperidrose

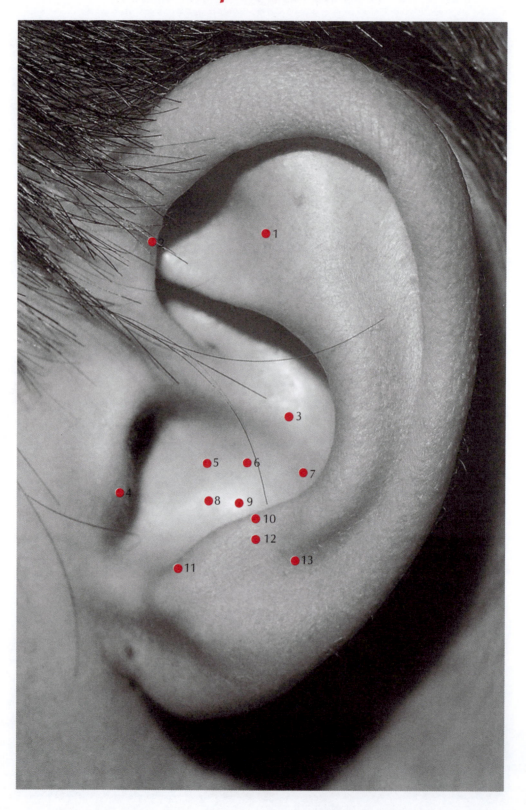

1. *Shen Men*
2. Simpático
3. Estômago
4. Suprarrenal
5. Pulmão 1
6. Pulmão 2
7. Baço
8. Pulmão 1
9. Pulmão 2
10. Cérebro
11. Subcórtex
12. Pulmão 3
13. Occipital

Hipermetropia

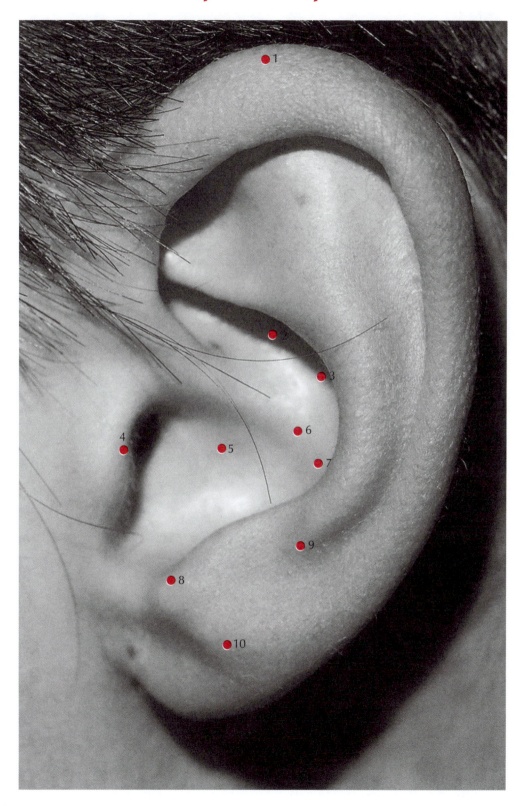

1. Ápice da orelha
2. Rim
3. Fígado
4. Nariz e olhos claros
5. Olhos
6. Área da hepatite
7. Baço
8. Visão 2
9. Occipital
10. Olhos

Hipertensão Arterial

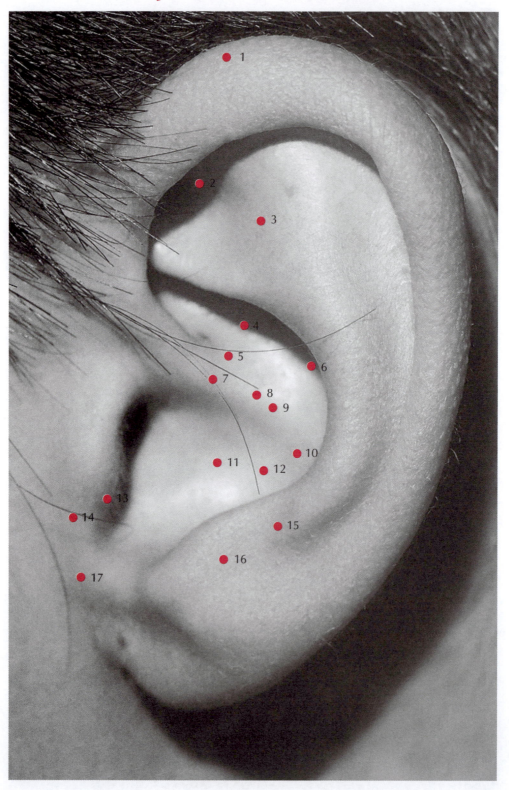

1. Ápice
2. Ponto hipotensor
3. *Shen Men*
4. Rim
5. Intestino Delgado
6. Fígado
7. Diafragma
8. Centro da orelha
9. Estômago
10. Baço
11. Coração
12. Sangue
13. Suprarrenal
14. Hipertensão
15. Occipital
16. *Tay Yang*
17. Hipertensão

Hipertireoidismo

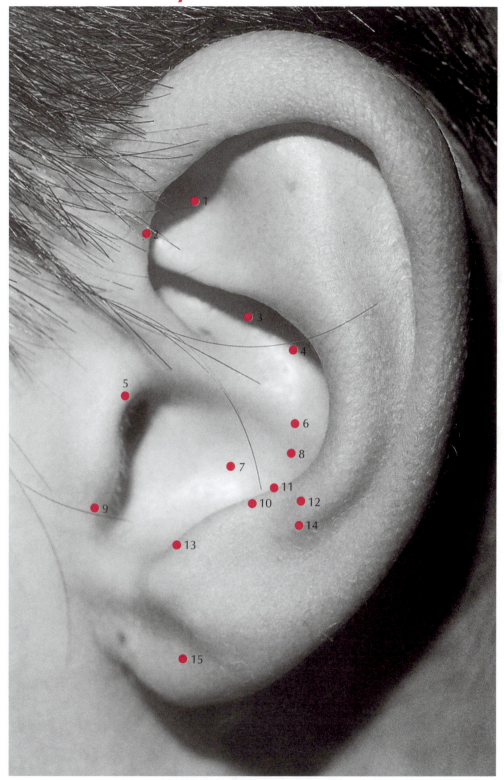

1. Genitais internos
2. Simpático
3. Rim
4. Fígado
5. Tireoide 3
6. Hepatite
7. Coração
8. Baço
9. Endócrino
10. Tronco cerebral
11. Tireoide 2
12. Pescoço
13. Subcórtex
14. Tireoide 1
15. Olho

Hipotensão Arterial

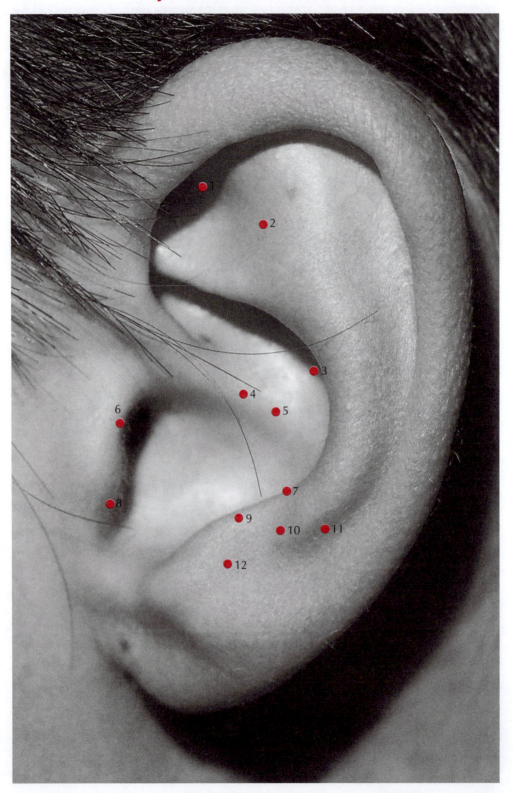

1. Ponto hipotensor 1
2. *Shen Men*
3. Fígado
4. Diafragma
5. Centro da orelha
6. Ápice do trago
7. Tireoide 2
8. Suprarrenal
9. Cerébro
10. Occipital
11. Tireoide 1
12. *Tay Yang*

Hipotireoidismo

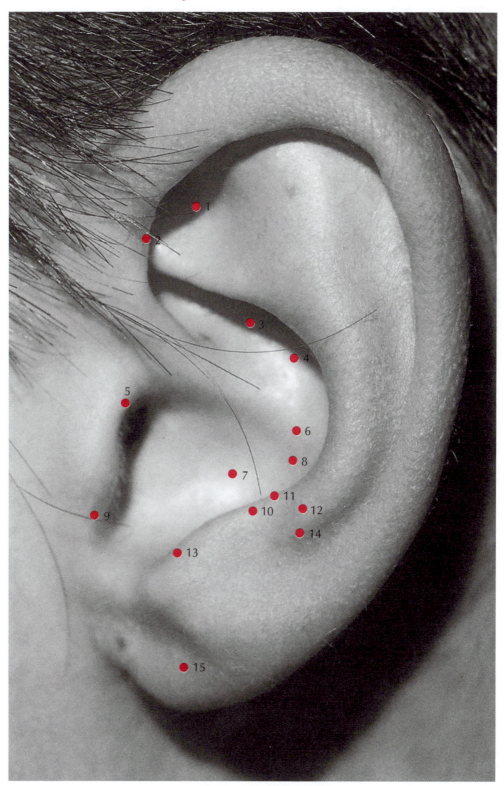

1. Genitais internos
2. Simpático
3. Rim
4. Fígado
5. Tireoide 3
6. Hepatite
7. Coração
8. Baço
9. Endócrino
10. Tronco cerebral
11. Tireoide 2
12. Pescoço
13. Subcórtex
14. Tireoide 1
15. Olhos

Impotência

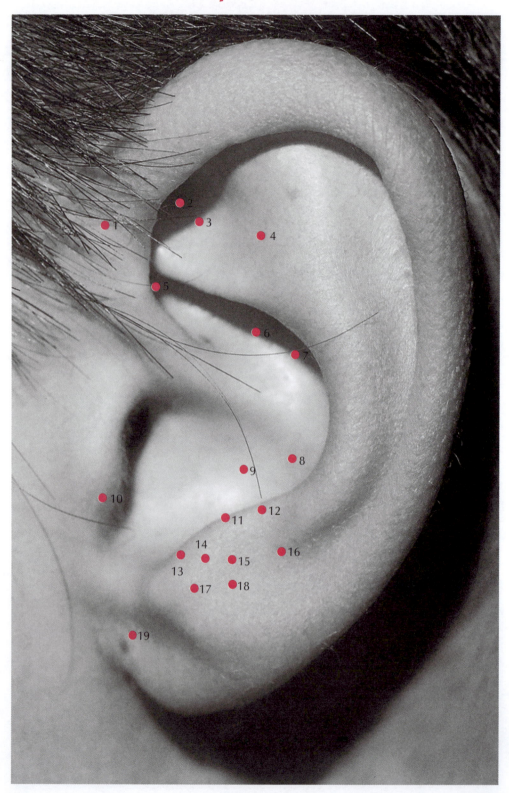

1. Genitais externos 1
2. Genitais externos 2
3. Genitais internos
4. *Shen Men*
5. Próstata
6. Rim
7. Fígado
8. Baço
9. Coração
10. Endócrino
11. Cérebro
12. Tronco cerebral
13. Subcórtex
14. Testículo
15. Excitação
16. Occipital
17. Têmporas
18. Hipófise
19. Neurastenia

Incontinência Urinária

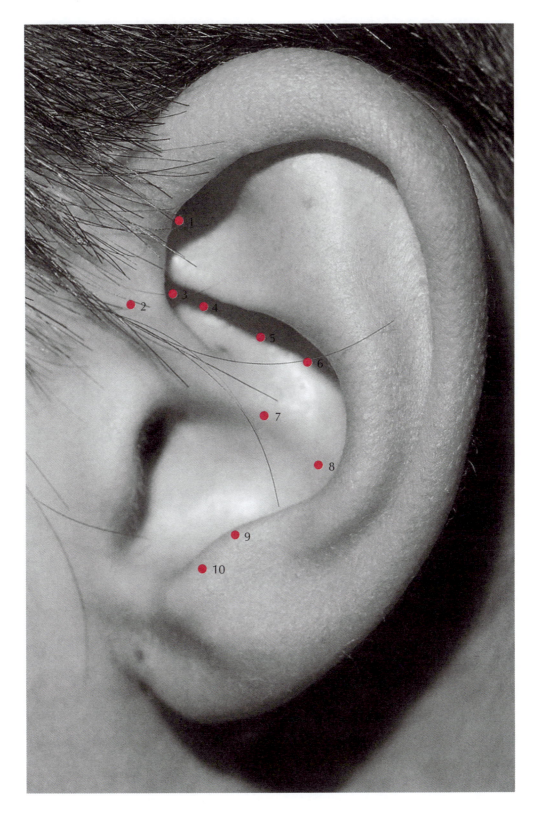

1. Uretra 2
2. Uretra 1
3. Próstata
4. Bexiga
5. Rim
6. Fígado
7. Diafragma
8. Baço
9. Cérebro
10. Subcórtex

Indigestão

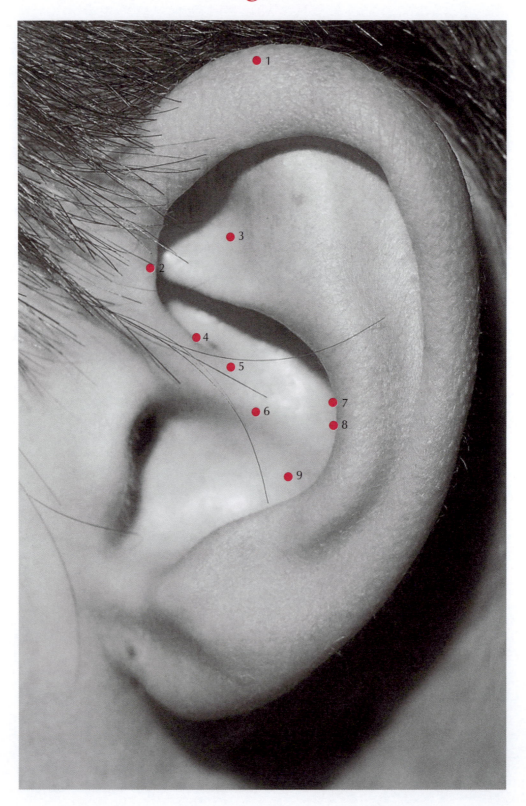

1. Ápice da orelha
2. Simpático
3. *Shen Men*
4. Intestino Delgado
5. Pâncreas
6. Estômago
7. Fígado
8. Analgesia
9. Baço

Infertilidade

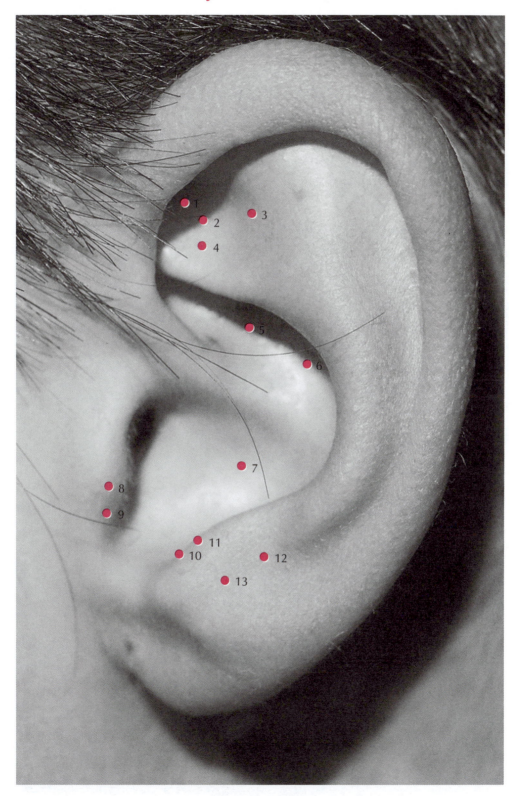

1. Genitais externos 2
2. Genitais internos
3. *Shen Men*
4. Anexos uterinos
5. Rim
6. Fígado
7. Coração
8. Suprarrenal
9. Endócrino
10. Ovários
11. Subcórtex
12. Occipital
13. Hipófise

Insuficiência Renal

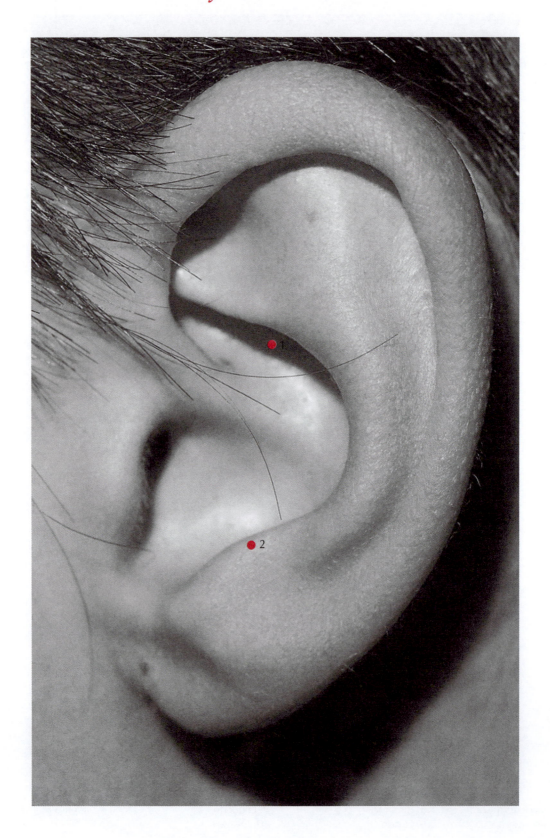

1. Rim   2. Cérebro

Laringite

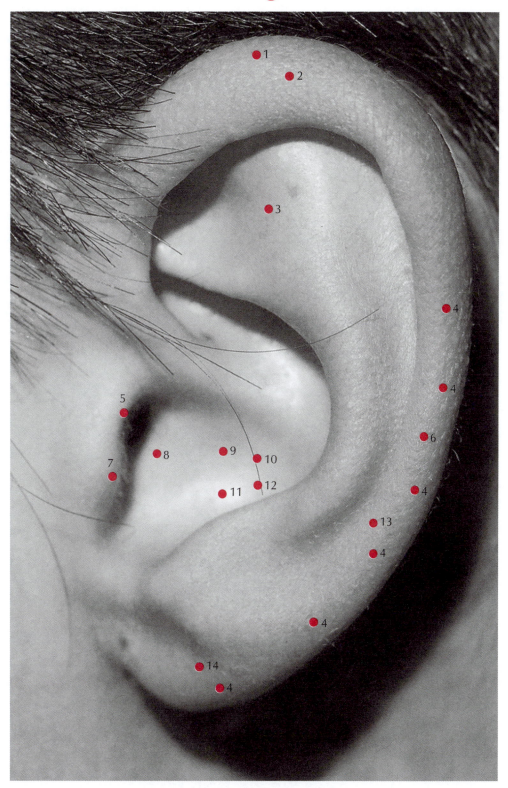

1. Ápice da orelha
2. Amígdala 1
3. *Shen Men*
4. Hélice 1 a hélice 6
5. Ápice do trago
6. Amígdala 2
7. Suprarrenal
8. Traqueia
9. Pulmão 1
10. Pulmão 2
11. Pulmão 1
12. Pulmão 2
13. Amígdala 3
14. Amígdala 4

Lesão do Tecido Conjuntivo

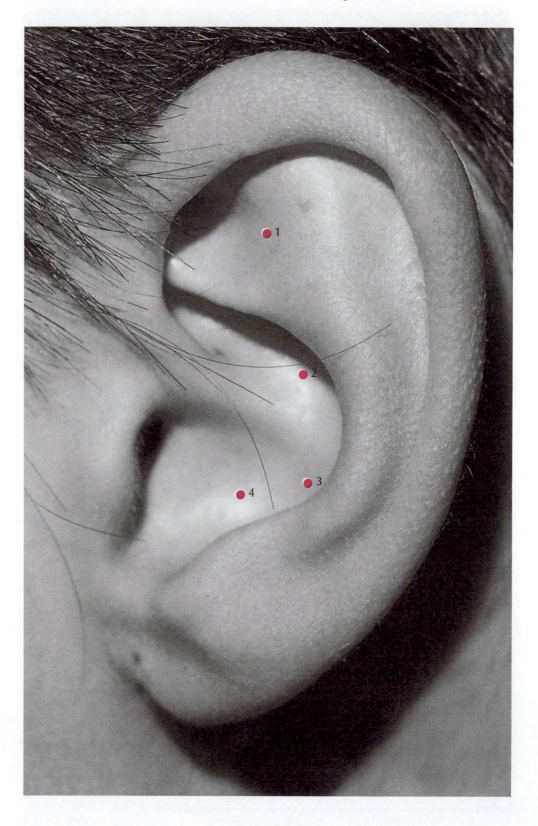

1. *Shen Men*
2. Fígado
3. Baço
4. Coração

Lombalgia

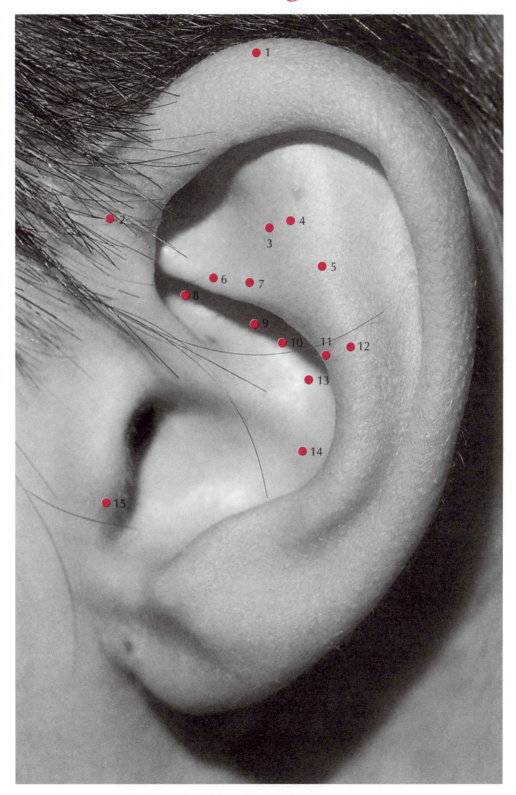

1. Ápice
2. Genital externo
3. *Shen Men*
4. Panturrilha
5. Pelve
6. Ciático
7. Nádega
8. Bexiga
9. Rim
10. Vesícula Biliar/Pâncreas
11. Lumbago
12. Vértebra lombar
13. Fígado
14. Baço
15. Suprarrenal

Menopausa

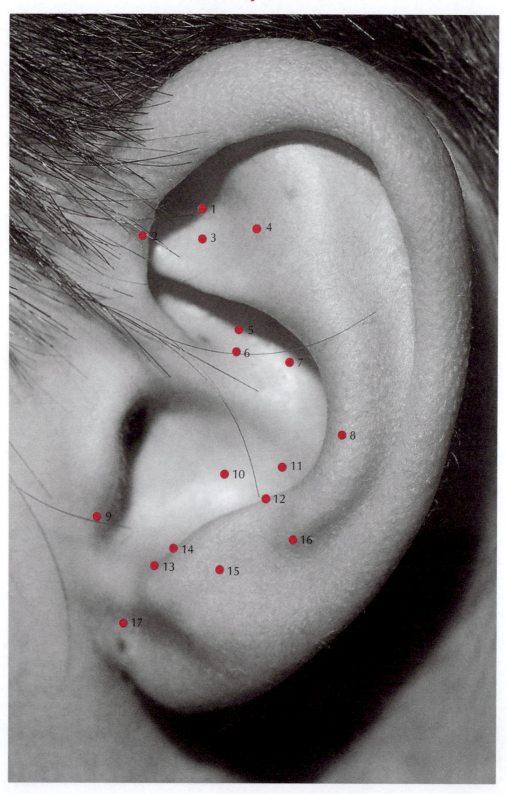

1. Genitais internos
2. Simpático
3. Anexos uterinos
4. *Shen Men*
5. Rim
6. Ascite
7. Fígado
8. Tórax
9. Endócrino
10. Coração
11. Baço
12. Tronco cerebral
13. Ovários
14. Subcórtex
15. Excitação
16. Occipital
17. Neurastenia

Menstruação, Ausência de

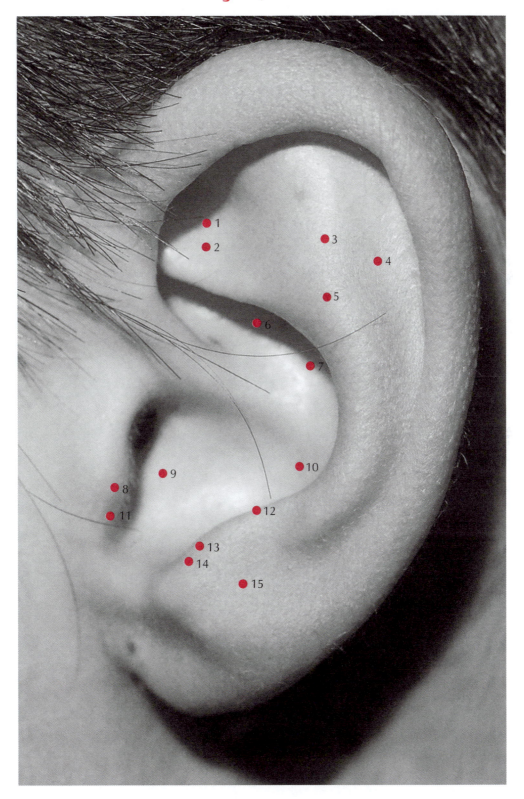

1. Genitais internos
2. Anexos uterinos
3. Pelve
4. Abdome inferior
5. Abdome médio
6. Rim
7. Fígado
8. Suprarrenal
9. Triplo Aquecedor
10. Baço
11. Endócrino
12. Tronco cerebral
13. Subcórtex
14. Ovários
15. Hipófise

Menstruação Difícil

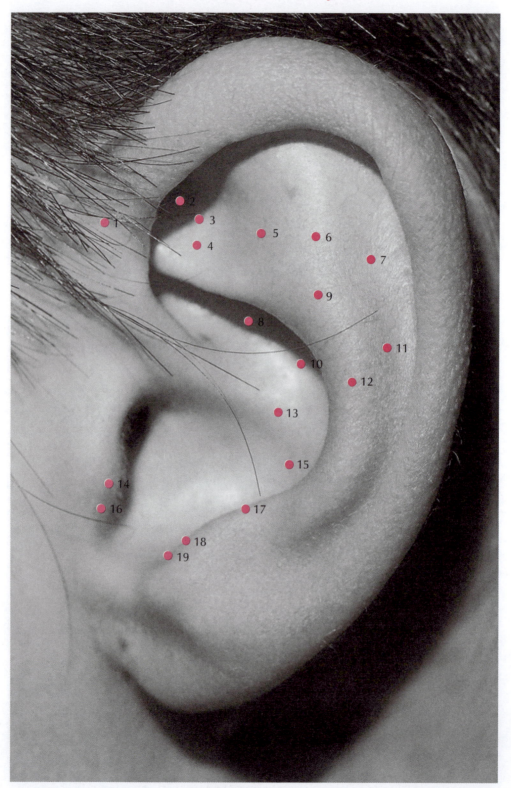

1. Genitais externos 1
2. Genitais externos 2
3. Genitais internos
4. Anexos uterinos
5. *Shen Men*
6. Pelve
7. Abdome inferior
8. Rim
9. Abdome médio
10. Fígado
11. Abdome superior
12. Abdome externo
13. Estômago
14. Suprarrenal
15. Baço
16. Endócrino
17. Tronco cerebral
18. Subcórtex
19. Ovários

Menstruação Irregular Não Contínua

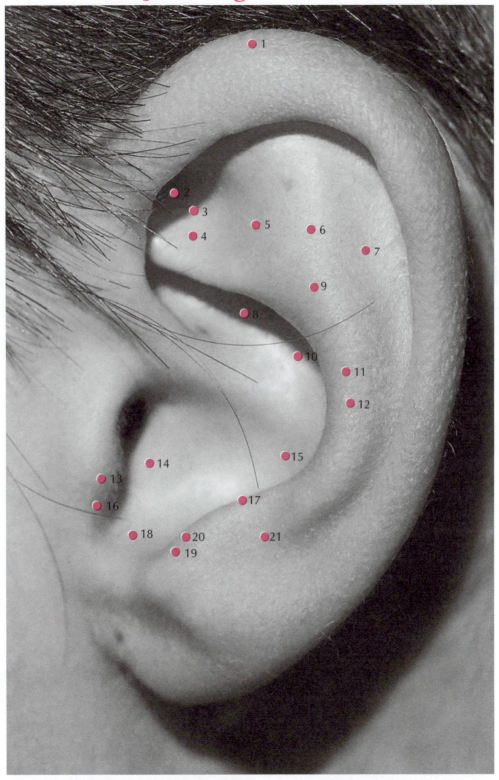

1. Ápice da orelha
2. Genitais externos 2
3. Genitais internos
4. Anexos uterinos
5. *Shen Men*
6. Pelve
7. Abdome inferior
8. Rim
9. Abdome médio
10. Fígado
11. Abdome superior
12. Tórax
13. Suprarrenal
14. Triplo Aquecedor
15. Baço
16. Endócrino
17. Tronco cerebral
18. Hormonal
19. Ovários
20. Subcórtex
21. Occipital

Menstruação, Tensão Pré-menstrual

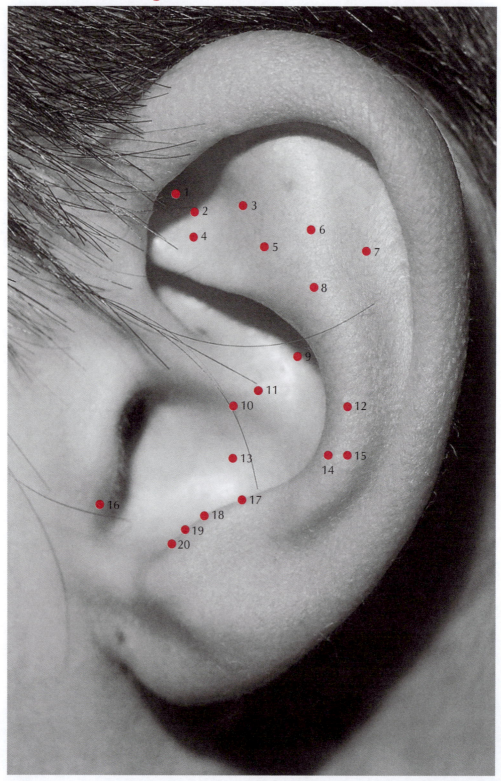

1. Genitais externos 2
2. Genitais internos
3. *Shen Men*
4. Anexos uterinos
5. Cavidade pélvica
6. Pelve
7. Abdome inferior
8. Abdome médio
9. Fígado
10. Cárdia
11. Estômago
12. Tórax
13. Coração
14. Glândula mamária (A)
15. Glândula mamária (B)
16. Endócrino
17. Tronco cerebral
18. Cérebro
19. Subcórtex
20. Ovários

Miopia

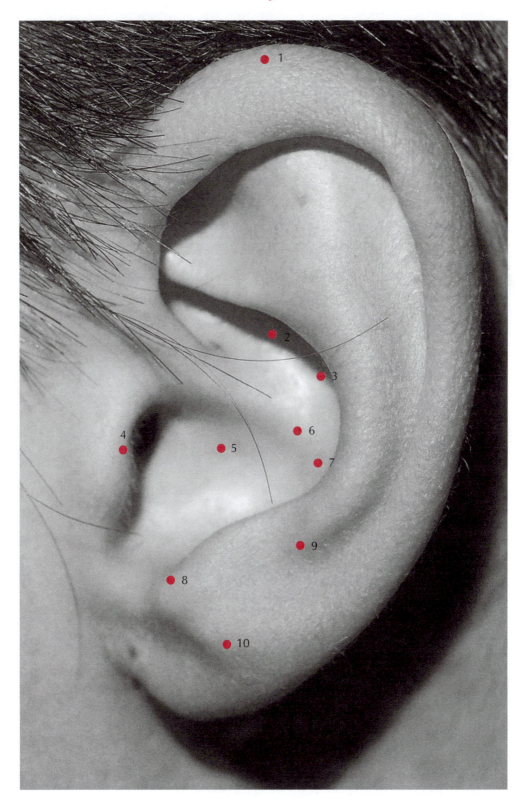

1. Ápice da orelha
2. Rim
3. Fígado
4. Nariz e olhos claros
5. Olhos
6. Área da hepatite
7. Baço
8. Visão 2
9. Occipital
10. Olho

Náusea 1

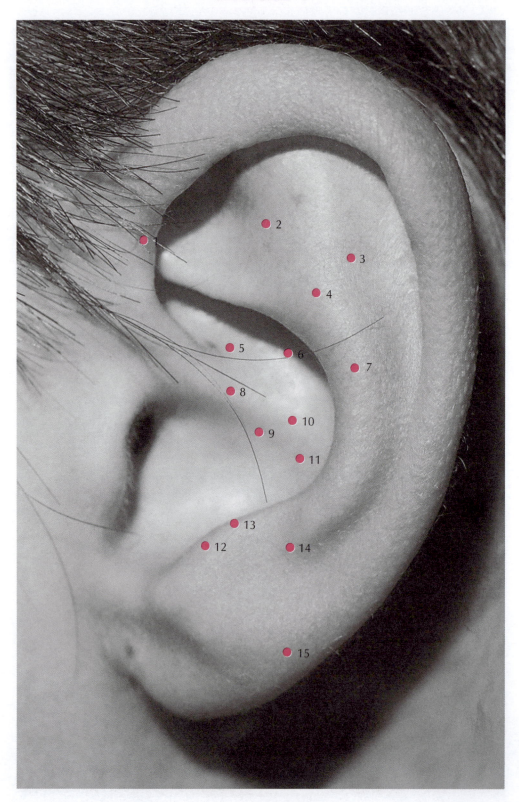

1. Simpático
2. *Shen Men*
3. Abdome inferior
4. Abdome médio
5. Ascite
6. Fígado
7. Abdome superior
8. Diafragma
9. Cárdia
10. Estômago
11. Baço
12. Subcórtex
13. Cérebro
14. Occipital
15. Orelha interna

Náuseas 2

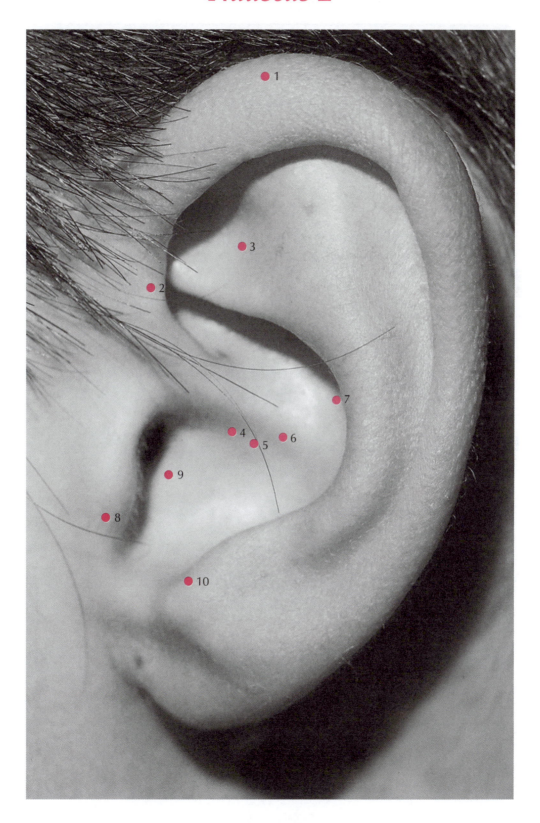

1. Ápice da orelha
2. Simpático
3. *Shen Men*
4. Esôfago
5. Cárdia
6. Estômago
7. Fígado
8. Suprarrenal
9. Triplo Aquecedor
10. Subcórtex

Nefrite

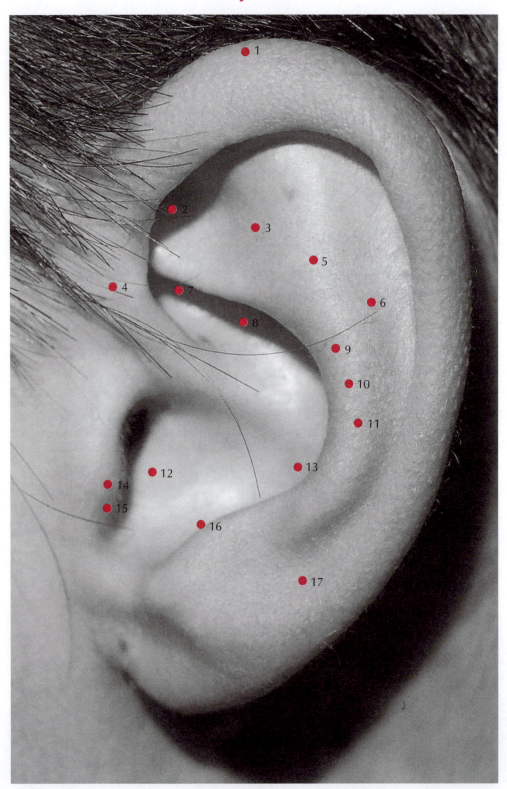

1. Ápice da orelha
2. Uretra 2
3. *Shen Men*
4. Uretra 1
5. Pelve
6. Abdome inferior
7. Bexiga
8. Rim
9. Abdome médio
10. Vértebra lombar 1
11. Abdome superior
12. Triplo Aquecedor
13. Baço
14. Suprarrenal
15. Endócrino
16. Cérebro
17. Nefrite

Neuralgia Intercostal

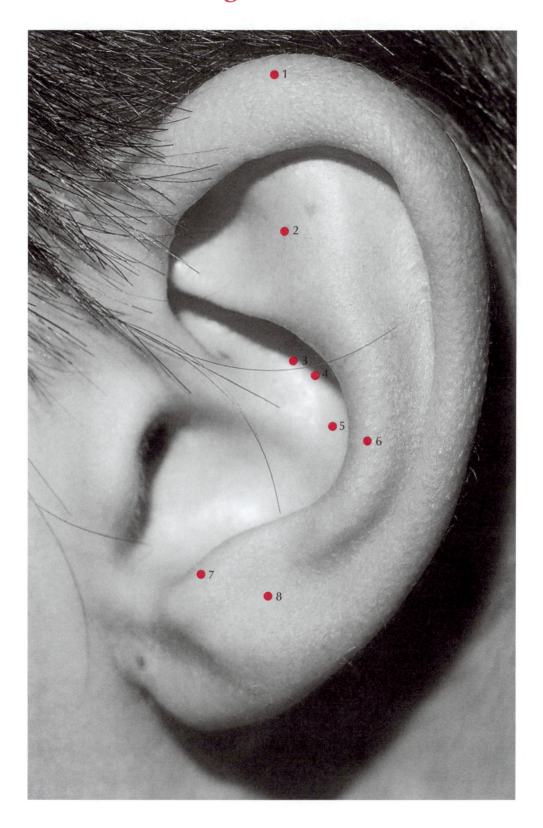

1. Ápice da orelha
2. *Shen Men*
3. Vesícula Biliar/Pâncreas
4. Fígado
5. Analgesia
6. Tórax
7. Subcórtex
8. Vértice

Odontalgia

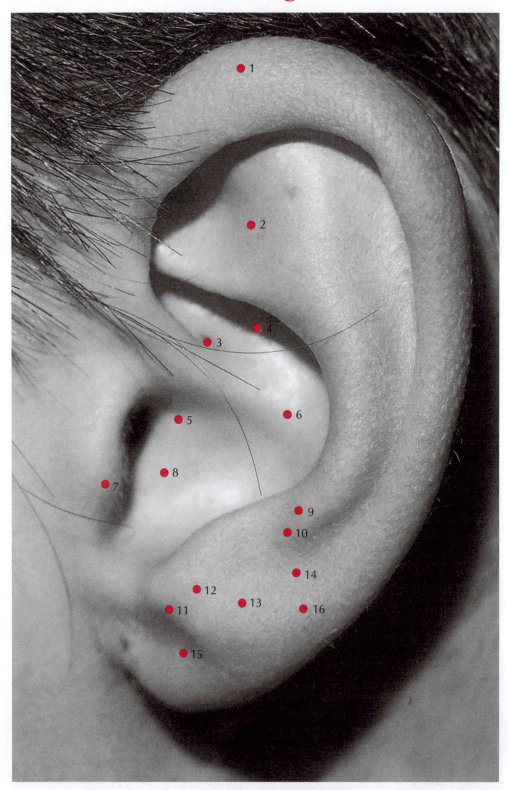

1. Ápice da orelha
2. *Shen Men*
3. Intestino Grosso
4. Rim
5. Boca
6. Estômago
7. Suprarrenal
8. Triplo Aquecedor
9. Garganta
10. Occipital
11. Anestesia dental (B)
12. Paladar (B)
13. Paladar (A)
14. Maxilar (B)
15. Anestesia dental (A)
16. Maxilar (A)

Opressão/Dor Torácica

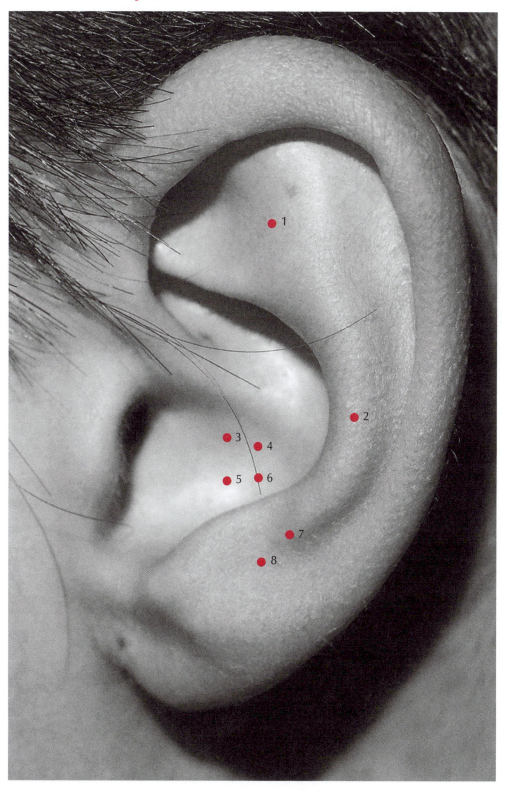

1. *Shen Men*
2. Tórax
3. Pulmão 1
4. Pulmão 2
5. Pulmão 1
6. Pulmão 2
7. Occipital
8. Vértex

Orquite

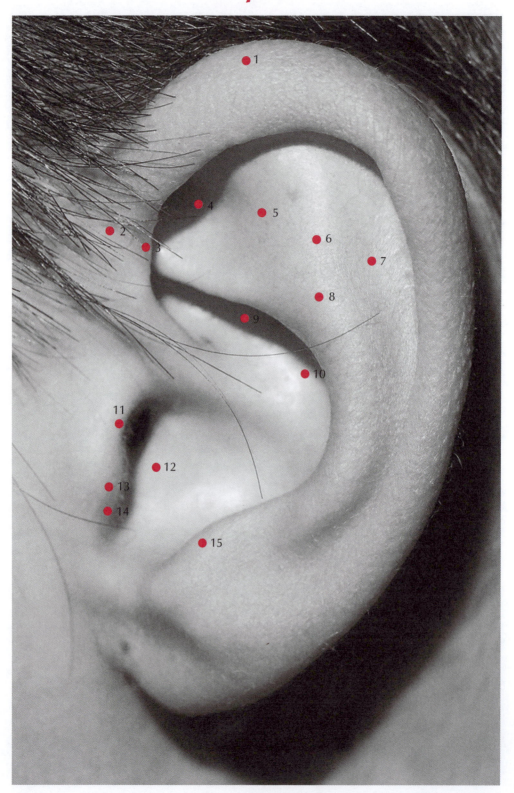

1. Ápice da orelha
2. Genitais externos
3. Simpático
4. Genitais internos
5. *Shen Men*
6. Pelve
7. Abdome inferior
8. Abdome médio
9. Rim
10. Fígado
11. Ápice do trago
12. Triplo Aquecedor
13. Suprarrenal
14. Endócrino
15. Parótida

Otite

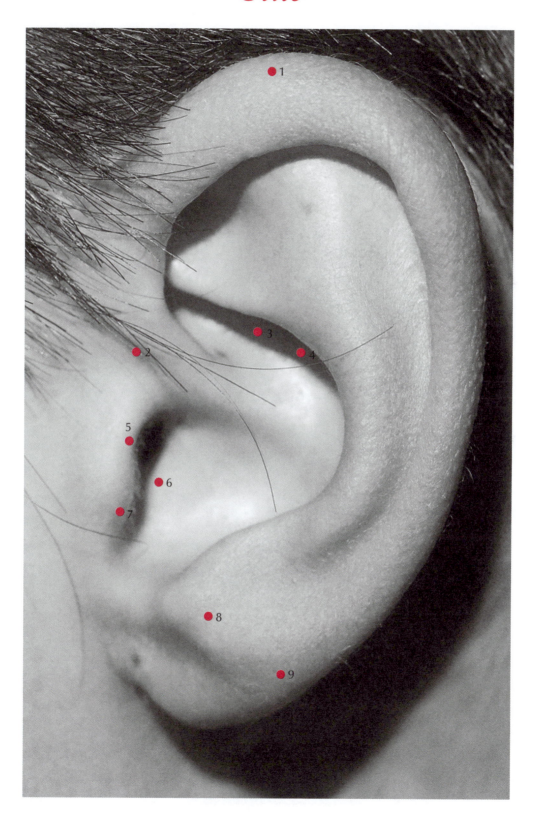

1. Ápice da orelha
2. Orelha externa
3. Rim
4. Vesícula Biliar/Pâncreas
5. Ápice do trago
6. Triplo Aquecedor
7. Suprarrenal
8. Têmporas
9. Orelha interna

Ovário Policístico

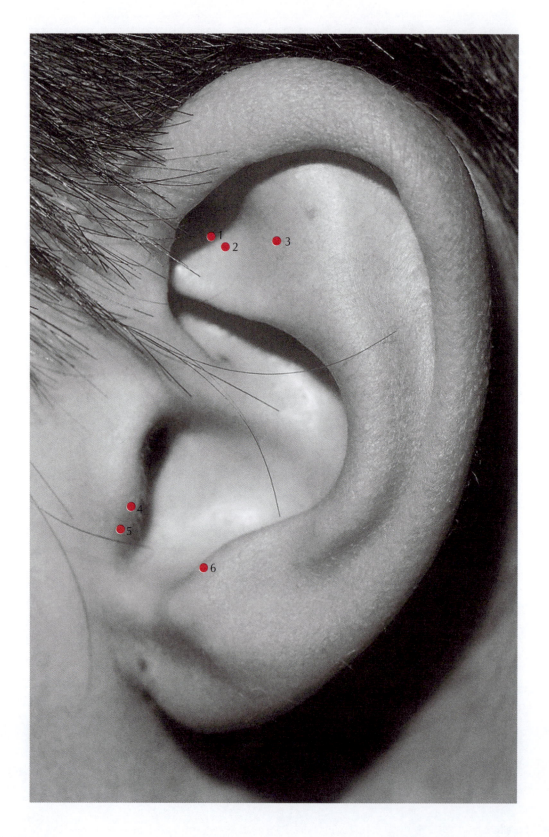

1. Genitais internas
2. Anexos uterinos
3. *Shen Men*
4. Suprarrenal
5. Endócrino
6. Subcórtex

Pancreatite

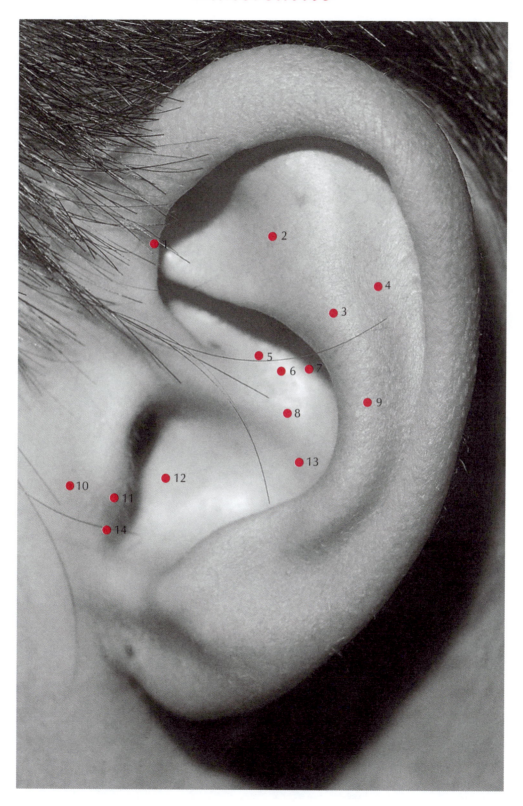

1. Simpático
2. *Shen Men*
3. Abdome médio
4. Abdome inferior
5. Ascite
6. Pâncreas
7. Vesícula Biliar/Pâncreas
8. Estômago
9. Abdome superior
10. Fome
11. Suprarrenal
12. Triplo Aquecedor
13. Baço
14. Endócrino

Paralisia Facial

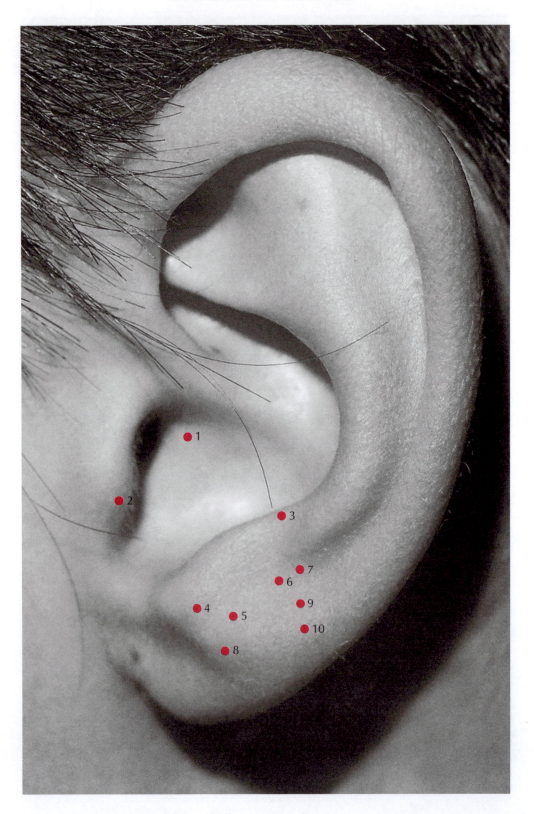

1. Boca
2. Suprarrenal
3. Tronco cerebral
4. Paladar 1
5. Paladar 2
6. Nervos
7. Occipital
8. Olho
9. Maxilar 2
10. Maxilar 1

Parestesia da Faringe

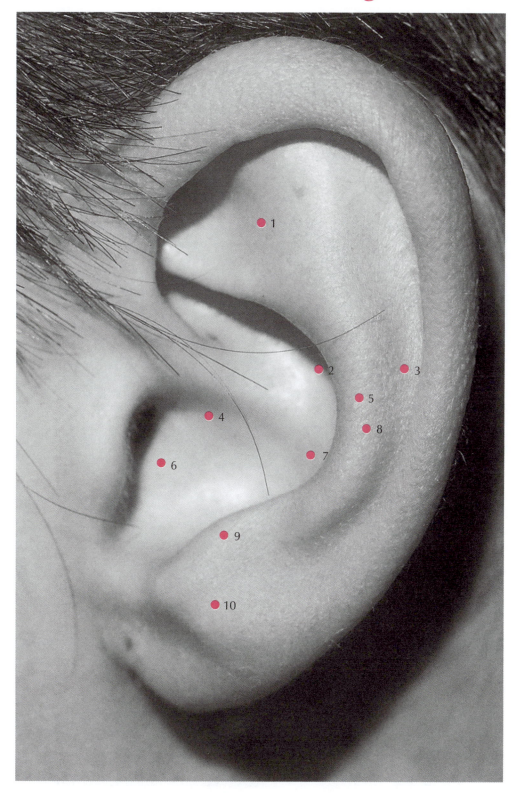

1. *Shen Men*
2. Fígado
3. Abdome externo
4. Esôfago
5. Abdome superior
6. Triplo Aquecedor
7. Baço
8. Tórax
9. Subcórtex
10. Língua

Periartrite Escapuloumeral

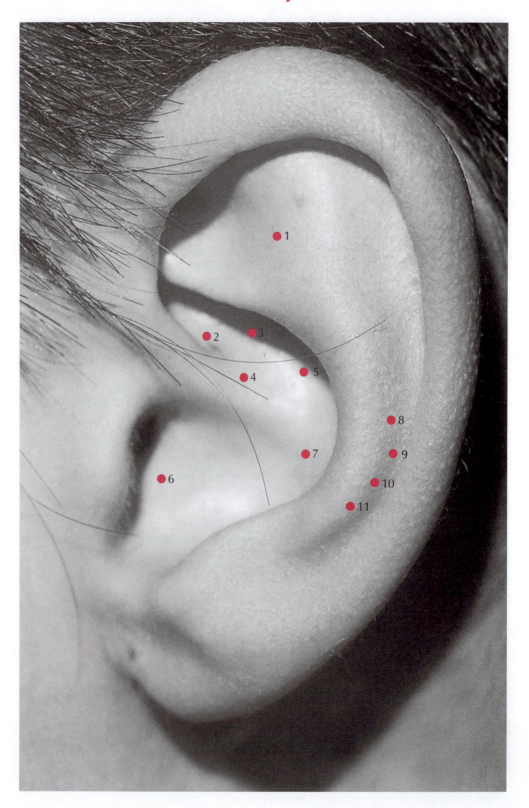

1. *Shen Men*
2. Intestino Grosso
3. Rim
4. Intestino Delgado
5. Fígado
6. Triplo Aquecedor
7. Baço
8. Ombro
9. Dor de ombro
10. Articulação do ombro
11. Cravícula

Pielonefrite

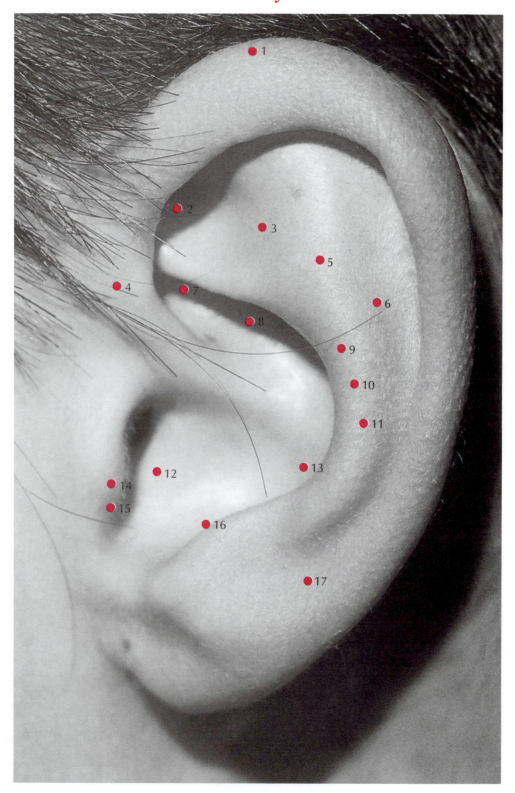

1. Ápice da orelha
2. Uretra 2
3. *Shen Men*
4. Uretra 1
5. Pelve
6. Abdome inferior
7. Bexiga
8. Rim
9. Abdome médio
10. Vértebra lombar 1
11. Abdome superior
12. Triplo Aquecedor
13. Baço
14. Suprarrenal
15. Endócrino
16. Cérebro
17. Nefrite

Prostatite

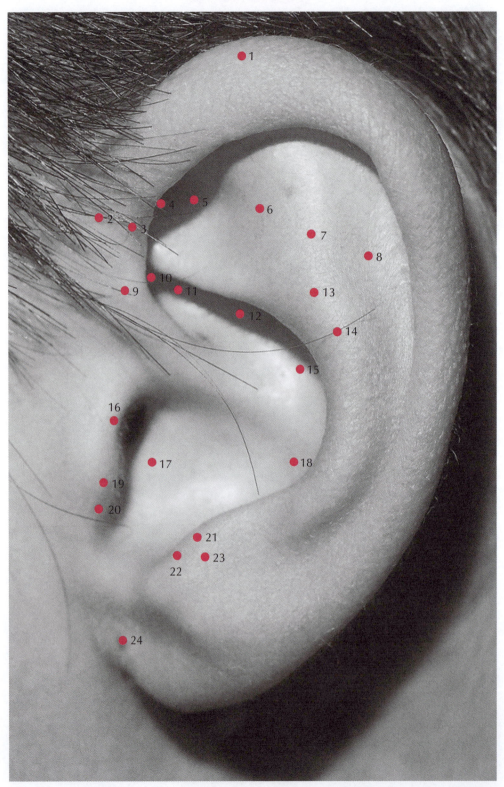

1. Ápice da orelha	6. *Shen Men*	11. Bexiga	16. Ápice do trago	21. Parótida
2. Genitais externos	7. Pelve	12. Rim	17. Triplo Aquecedor	22. Subcórtex
3. Simpático	8. Abdome inferior	13. Abdome médio	18. Baço	23. Testículos
4. Uretral	9. Uretra 1	14. Vértebra lombar	19. Suprarrenal	24. Neurastenia
5. Genitais internos	10. Próstata	15. Fígado	20. Endócrino	

Queratina

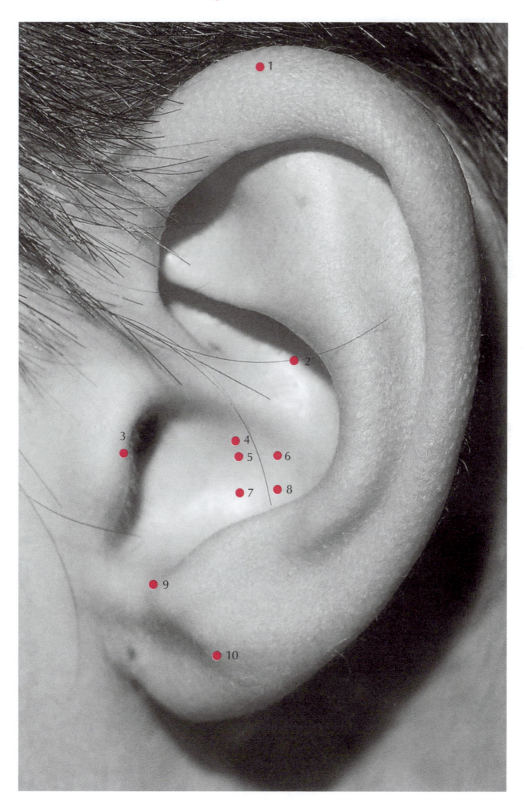

1. Ápice da orelha
2. Fígado
3. Nariz e olhos claros
4. Olhos
5. Pulmão 1
6. Pulmão 2
7. Pulmão 1
8. Pulmão 2
9. Visão 2
10. Olhos

Resfriado

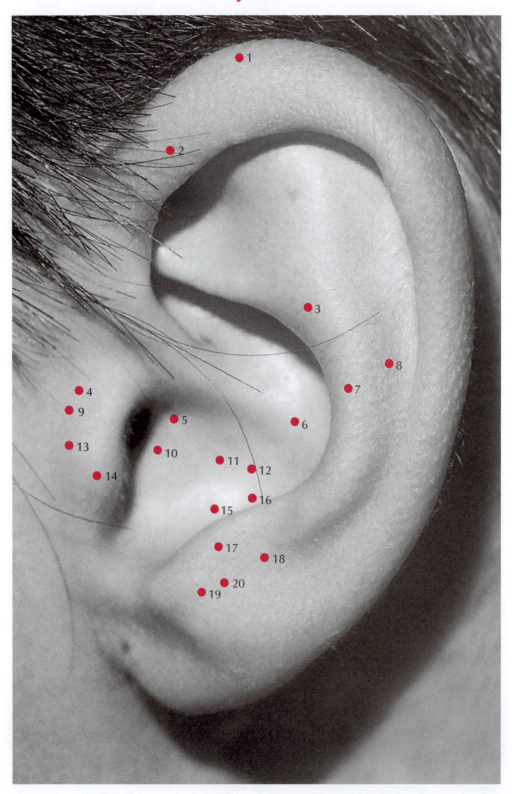

1. Ápice da orelha
2. Catarro
3. Calor
4. Garganta
5. Boca
6. Estômago
7. Abdome superior
8. Abdome externo
9. Sede
10. Traqueia
11. Pulmão 1
12. Pulmão 2
13. Nariz externo
14. Nariz interno
15. Pulmão 1
16. Pulmão 2
17. Pulmão 3
18. Occipital
19. Têmpora
20. *Tai Yang*

Retardo Mental

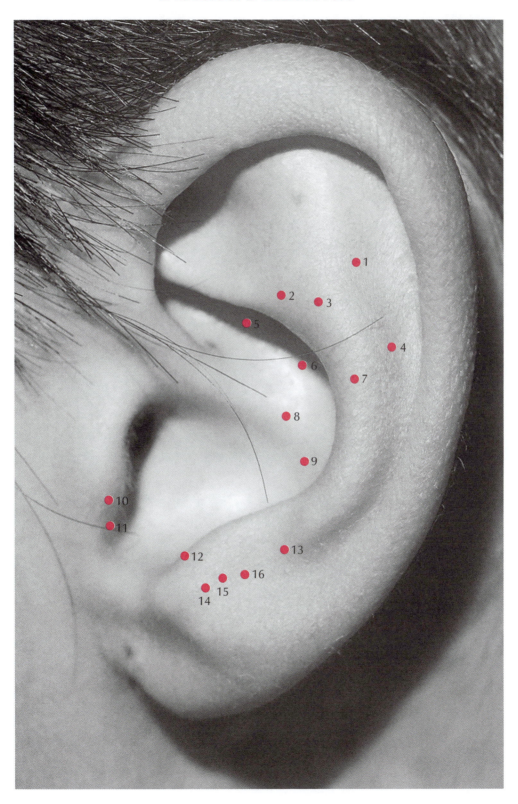

1. Abdome
2. Calor
3. Abdome
4. Abdome
5. Rim
6. Fígado
7. Abdome
8. Estômago
9. Baço
10. Suprarrenal
11. Endócrino
12. Subcórtex
13. Occipital
14. Têmporas
15. *Tai Yang*
16. Hipófise

Retenção Urinária 1

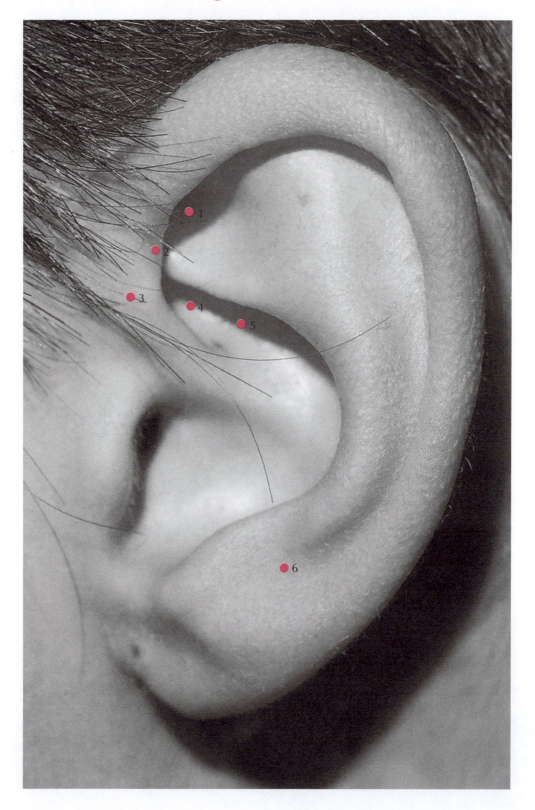

1. Uretra 2
2. Simpático
3. Uretra 1
4. Bexiga
5. Ureter
6. Occipital

Retenção Urinária 2

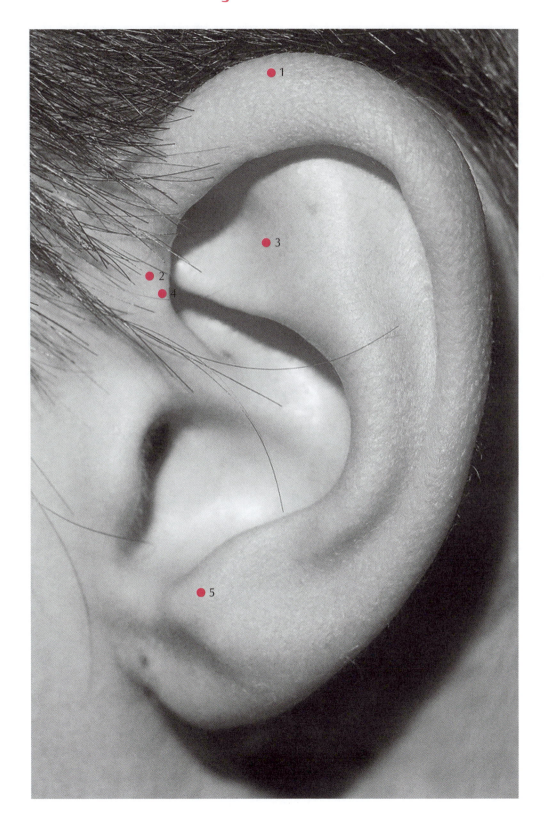

1. Ápice da orelha
2. Genital externo
3. *Shen Men*
4. Simpático
5. Subcórtex

Retinite

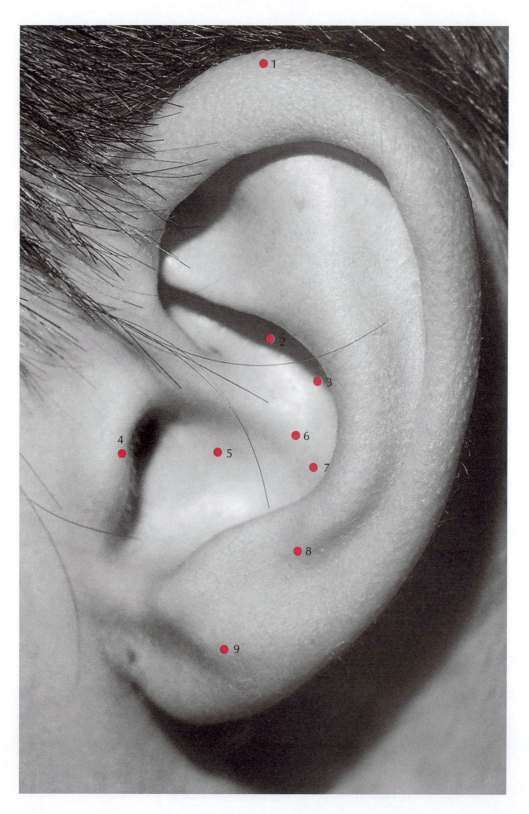

1. Ápice da orelha
2. Rim
3. Fígado
4. Nariz e olhos claros
5. Olhos
6. Área da hepatite
7. Baço
8. Occipital
9. Olho

Reumatismo Cardíaco

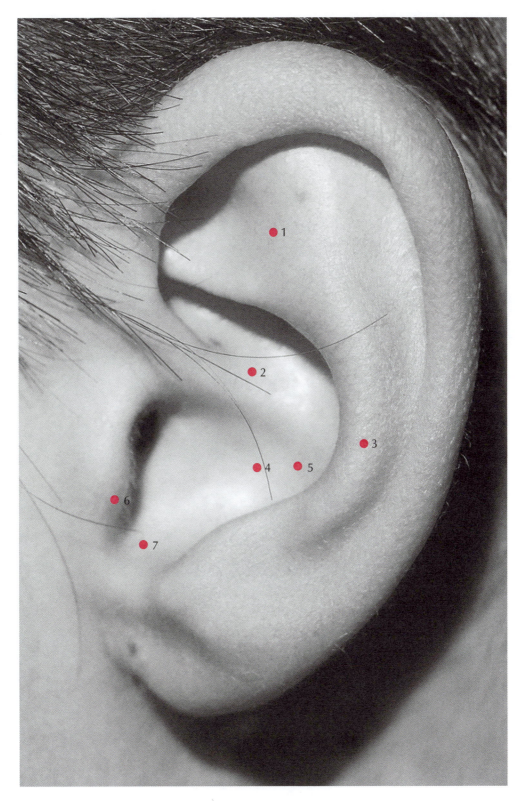

1. *Shen Men*
2. Intestino Delgado
3. Tórax
4. Coração
5. Sangue
6. Suprarrenal
7. Hormonal

Rinite

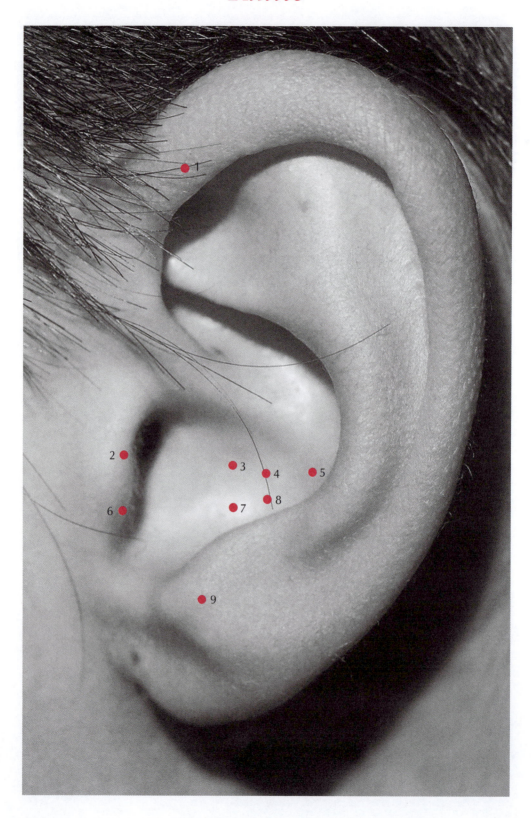

1. Catarro
2. Nariz e olhos claros
3. Pulmão 1
4. Pulmão 2
5. Baço
6. Suprarrenal
7. Pulmão 1
8. Pulmão 2
9. Têmpora 1

Rosácea

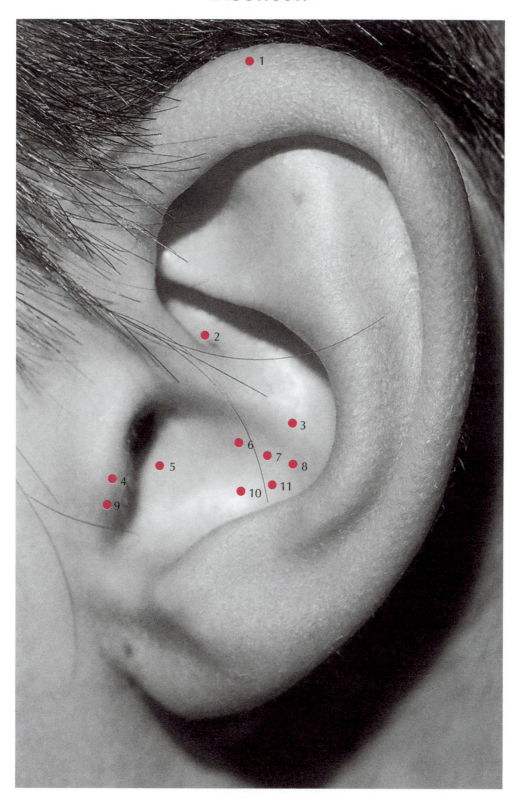

1. Ápice da orelha
2. Intestino Grosso
3. Estômago
4. Suprarrenal
5. Triplo Aquecedor
6. Pulmão 1
7. Pulmão 2
8. Baço
9. Endócrino
10. Pulmão 1
11. Pulmão 2

Síndrome de Raynaud

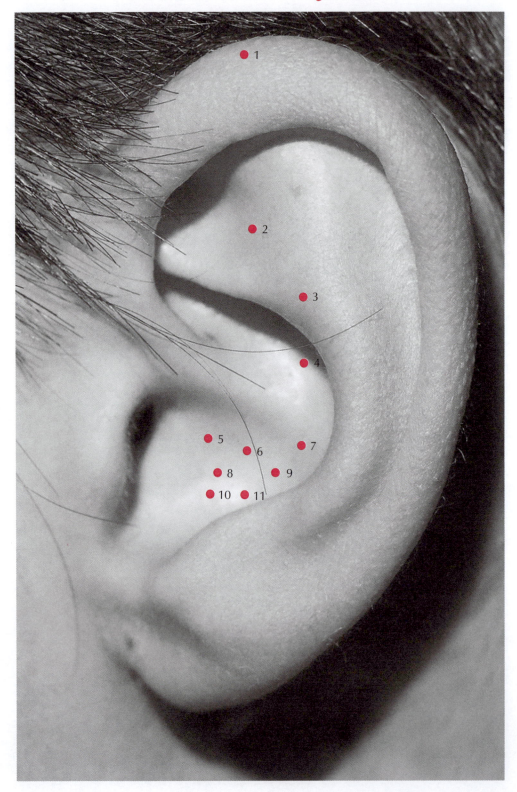

1. Ápice da orelha
2. *Shen Men*
3. Calor
4. Fígado
5. Pulmão 1
6. Pulmão 2
7. Baço
8. Coração
9. Sangue
10. Pulmão 1
11. Pulmão 2

Síndrome do Cólon Irritado

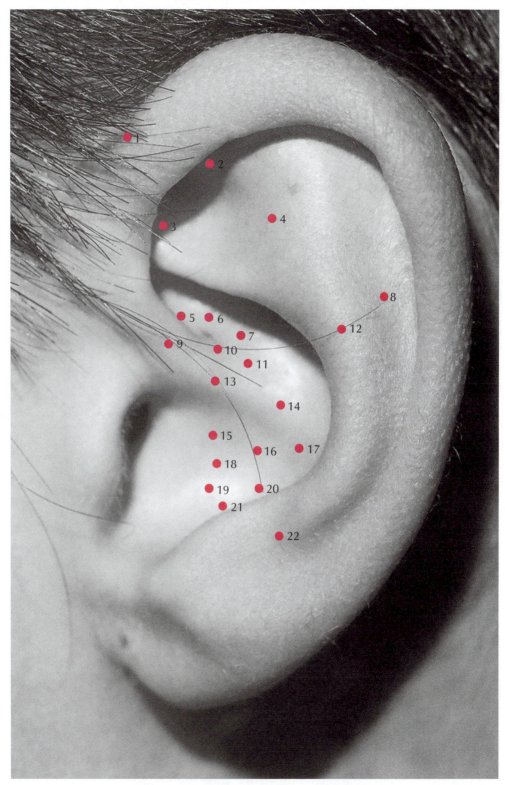

1. Hemorroidas
2. Segmento superior do reto
3. Segmento inferior do reto
4. *Shen Men*
5. Sangue
6. Cólon 1
7. Cólon 2
8. Abdomen inferior
9. Segmento inferior do reto
10. Intestino Grosso
11. Intestino Delgado
12. Abdome inferior
13. Diafragma
14. Estômago
15. Pulmão 1
16. Pulmão 2
17. Baço
18. Coração
19. Pulmão 1
20. Pulmão 2
21. Cérebro
22. Occipital

Sinusite

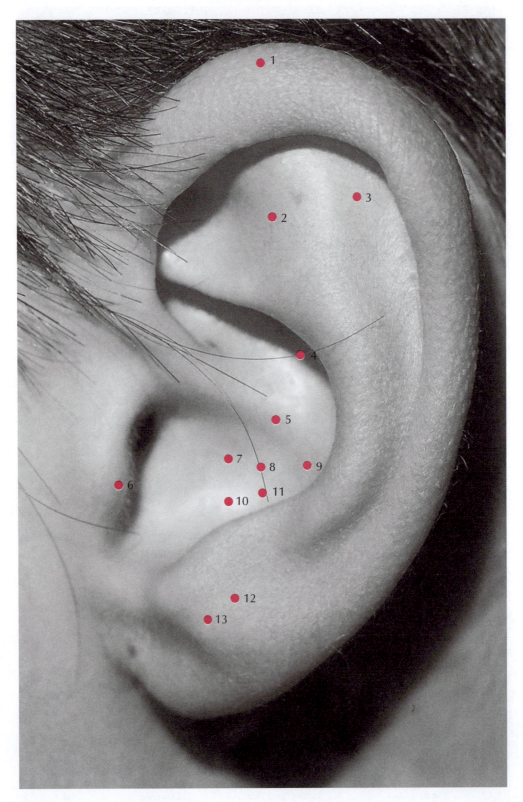

1. Ápice da orelha
2. *Shen Men*
3. Porta do Vento
4. Vesícula Biliar/Pâncreas
5. Estômago
6. Suprarrenal
7. Pulmão 1
8. Pulmão 2
9. Baço
10. Pulmão1
11. Pulmão 2
12. *Tay Yang*
13. Têmporas

Soluço

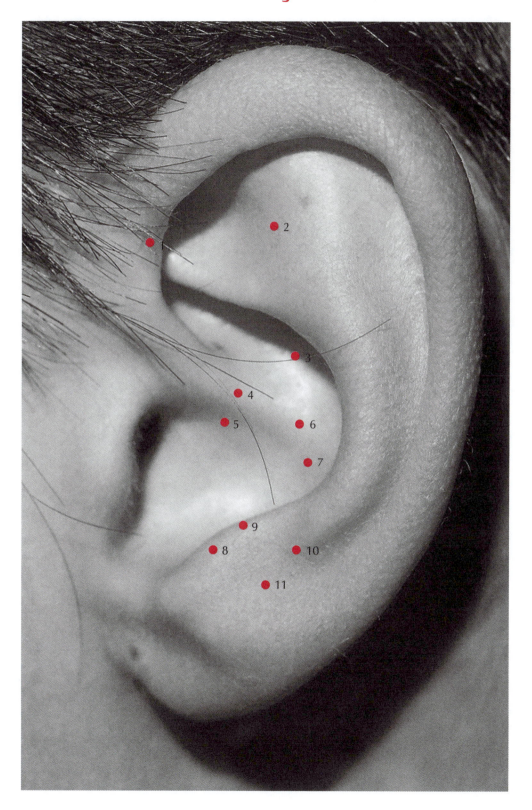

1. Simpaático
2. *Shen Men*
3. Fígado
4. Diafragma
5. Esôfago
6. Estômago
7. Baço
8. Subcórtex
9. Cérebro
10. Occipital
11. Vértice na cabeça

580 – PRANCHAS

Surdez Repentina

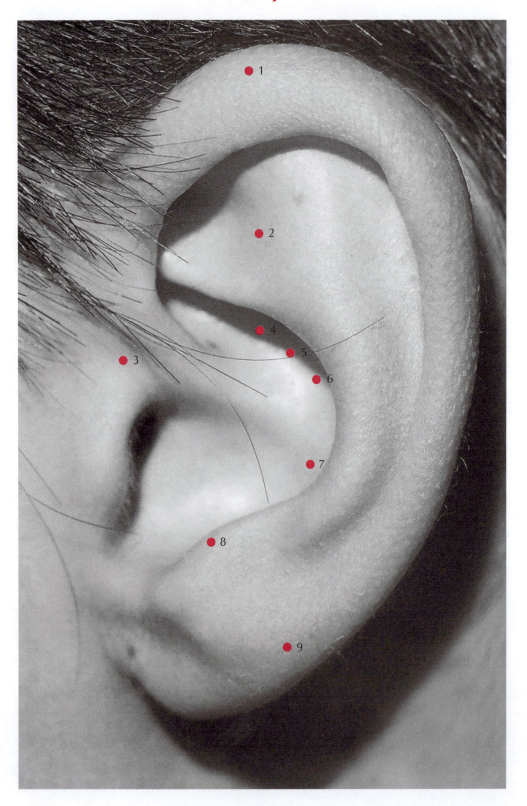

1. Ápice da orelha
2. *Shen Men*
3. Orelha externa
4. Rim
5. Vesícula Biliar/Pâncreas
6. Fígado
7. Baço
8. Cérebro
9. Orelha interna

Talalgia

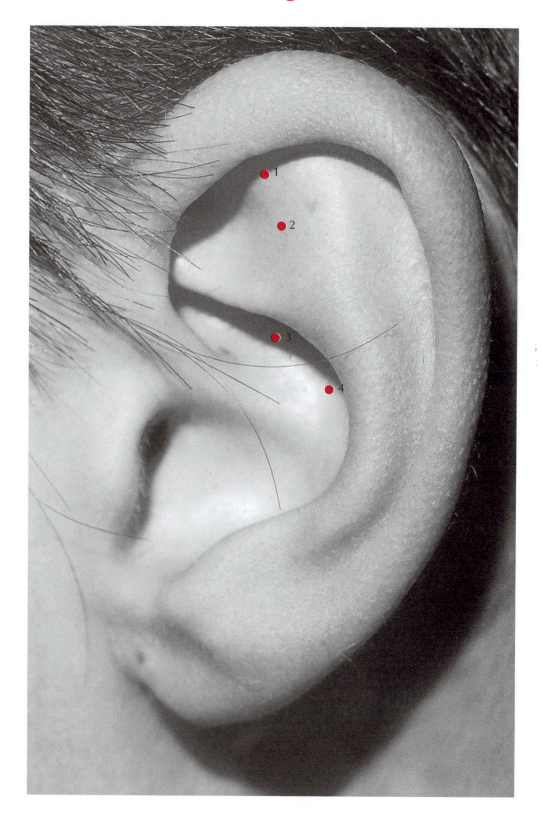

1. Talo
2. *Shen Men*
3. Rim
4. Fígado

Taquicardia

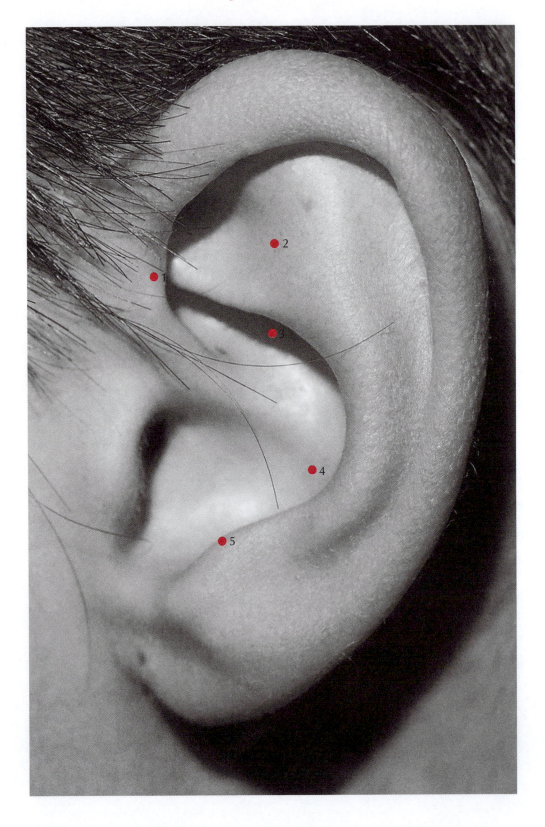

1. Simpático
2. *Shen Men*
3. Rim
4. Baço
5. Subcórtex

Terçol

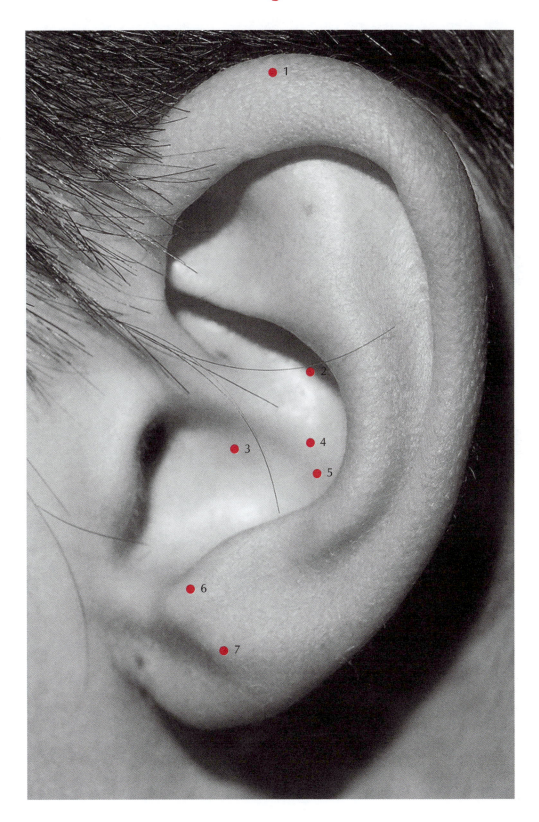

1. Ápice da orelha
2. Fígado
3. Olhos
4. Área da hepatite
5. Baço
6. Visão 2
7. Olho

Tinido

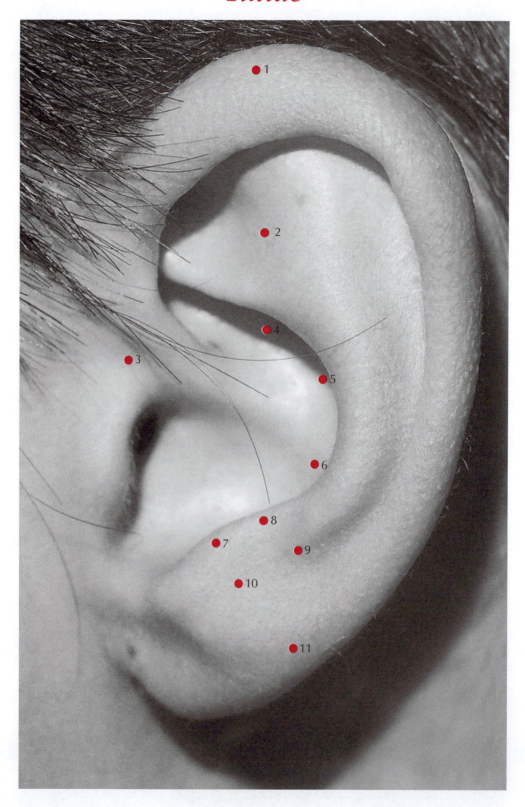

1. Ápice da orelha
2. *Shen Men*
3. Orelha externa
4. Rim
5. Fígado
6. Baço
7. Subcórtex
8. Vertigem
9. Occipital
10. *Tay Yang*
11. Orelha interna

Torcicolo

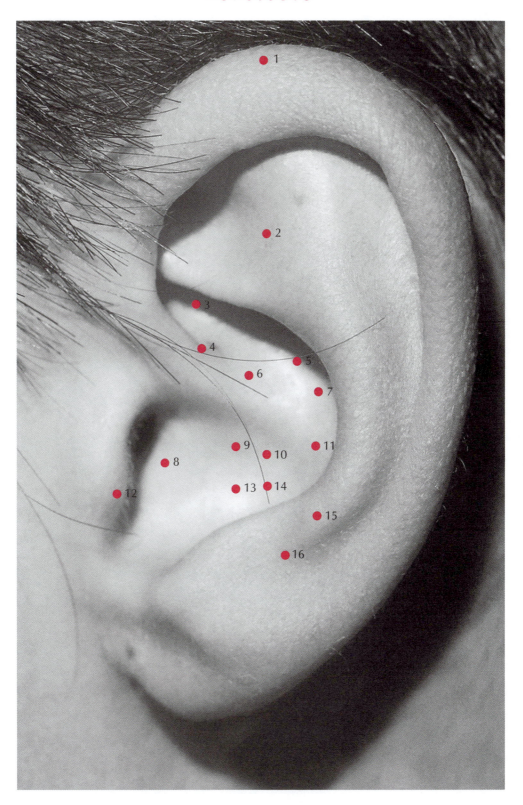

1. Ápice da orelha
2. *Shen Men*
3. Bexiga
4. Intestino Grosso
5. Vesícula Biliar/Pâncreas
6. Intestino Delgado
7. Fígado
8. Triplo Aquecedor
9. Pulmão 1
10. Pulmão 2
11. Baço
12. Suprarrenal
13. Pulmão 1
14. Pulmão 2
15. Pescoço
16. Occipital

Tosse

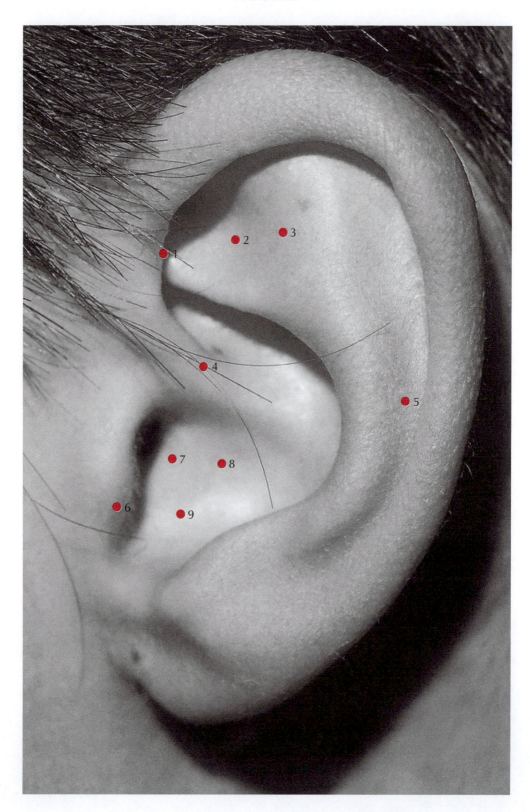

1. Simpático
2. Asma
3. *Shen Men*
4. Diafragma
5. Tórax externo
6. Suprarrenal
7. Traqueia
8. Pulmão 1
9. Bronquiectasia

Transtorno Pós-parto

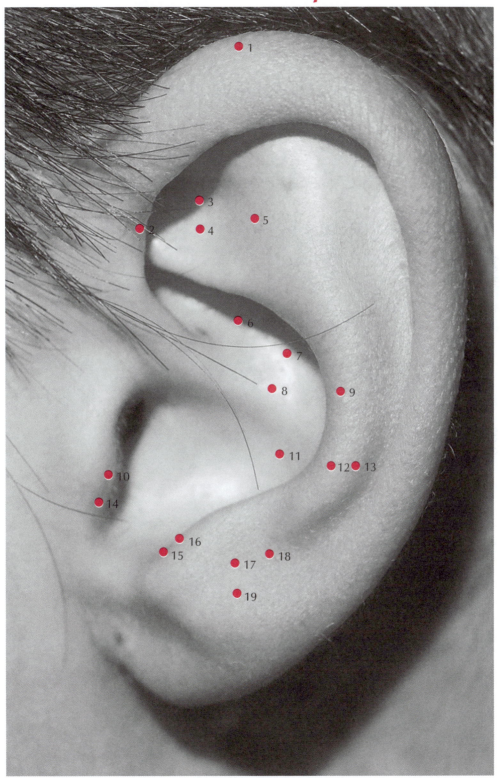

1. Ápice da orelha
2. Simpático
3. Genitais internos
4. Anexos uterinos
5. *Shen Men*
6. Rim
7. Fígado
8. Estômago
9. Tórax
10. Suprarrenal
11. Baço
12. Glândula mamária (A)
13. Glândula mamária (B)
14. Endócrino
15. Ovários
16. Subcórtex
17. Excitação
18. Occipital
19. Hipófise

Transtornos do Sonho

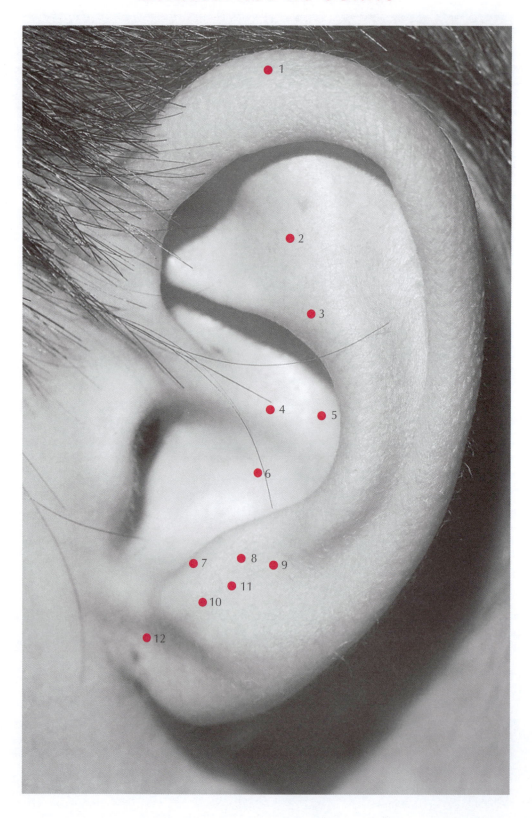

1. Ápice da orelha
2. *Shen Men*
3. Calor
4. Nervo 1
5. Analgesia
6. Coração
7. Subcórtex
8. Excitação
9. Occipital
10. Têmporas
11. *Tai Yang*
12. Neurastenia

Tromboangite Obliterante

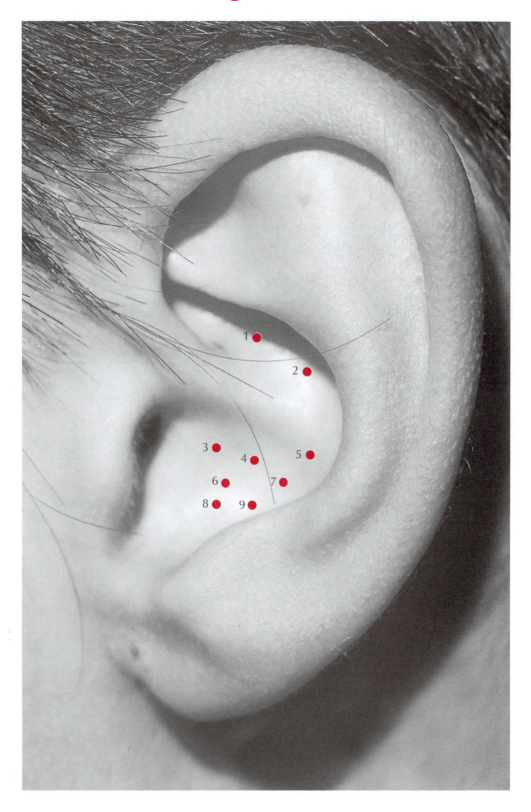

1. Rim
2. Fígado
3. Pulmão 1
4. Pulmão 2
5. Baço
6. Coração
7. Sangue
8. Pulmão 1
9. Pulmão 2

Úlcera Bucal

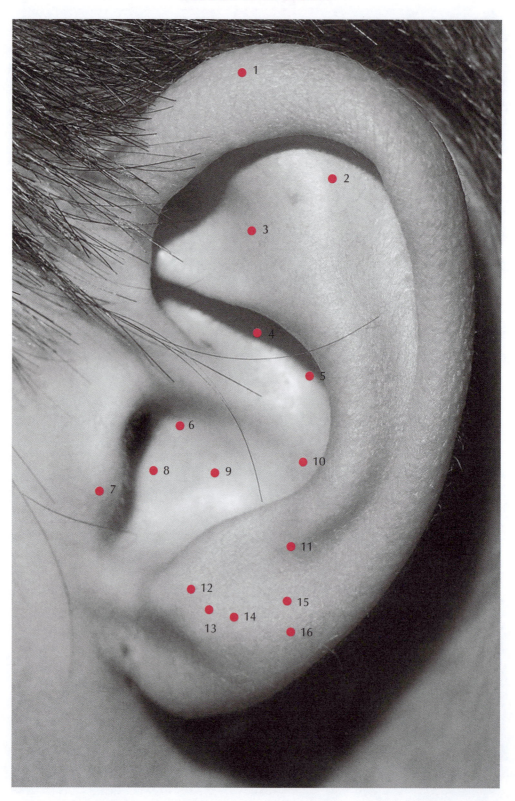

1. Ápice da orelha
2. Porta do Vento
3. *Shen Men*
4. Rim
5. Fígado
6. Boca
7. Suprarrenal
8. Triplo Aquecedor
9. Coração
10. Baço
11. Occipital
12. Paladar (B)
13. Língua
14. Paladar (A)
15. Maxilar (B)
16. Maxilar (A)

Úlcera Duodenal

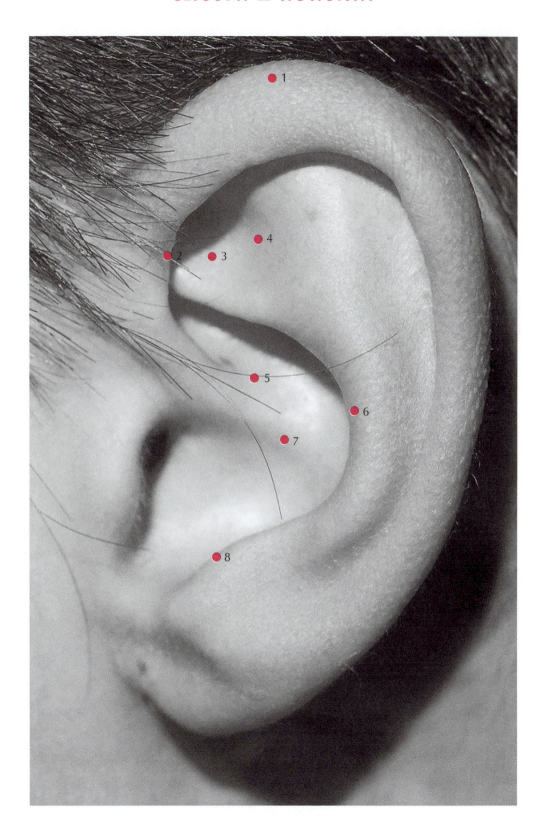

1. Ápice da orelha
2. Simpático
3. Asma
4. *Shen Men*
5. Pâncreas
6. Tórax
7. Estômago
8. Subcórtex

Úlcera Péptica

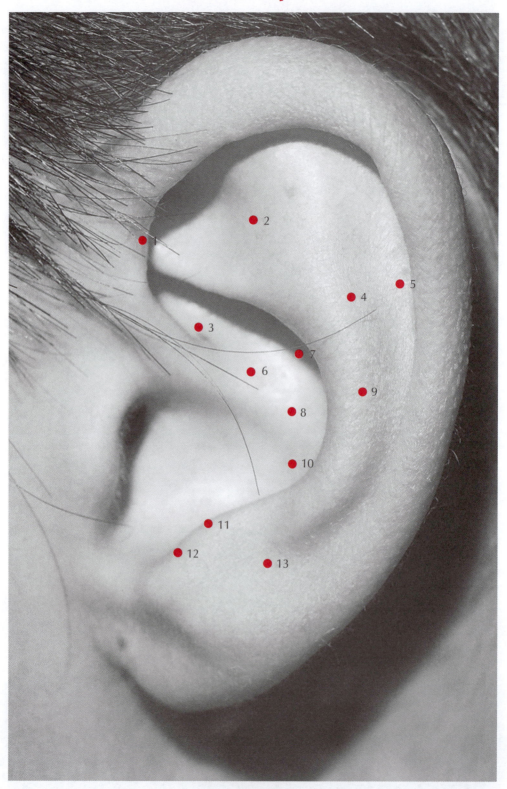

1. Simpático
2. *Shen Men*
3. Intestino Grosso
4. Abdome médio
5. Abdome inferior
6. Duodeno
7. Fígado
8. Estômago
9. Abdome superior
10. Baço
11. Cérebro
12. Subcórtex
13. Occipital

Vaginite

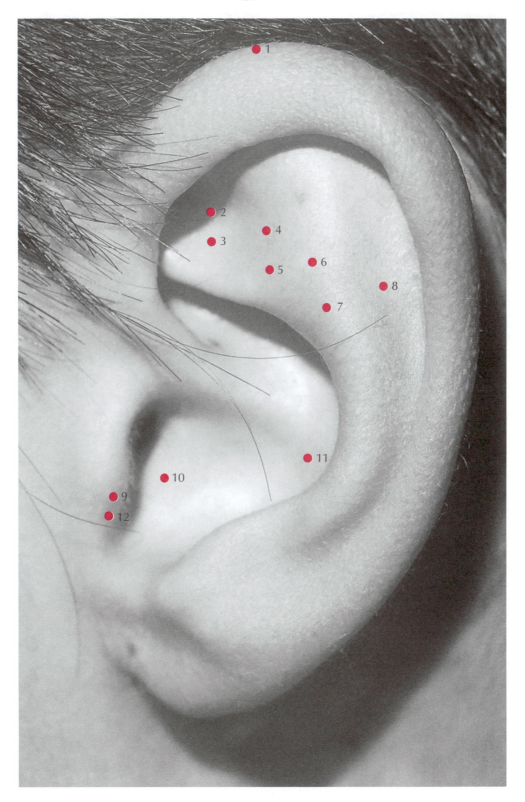

1. Ápice da orelha
2. Genitais internos
3. Anexos uterinos
4. *Shen Men*
5. Cavidade pélvica
6. Pelve
7. Abdome médio
8. Abdome inferior
9. Suprarrenal
10. Triplo Aquecedor
11. Baço
12. Endócrino

Vertigem de Ménière

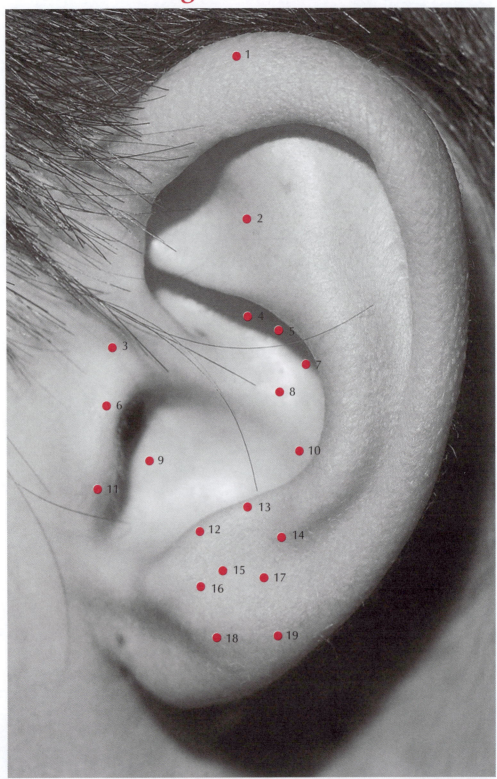

1. Ápice da orelha
2. *Shen Men*
3. Ápice do trago
4. Rim
5. Vesícula Biliar/Pâncreas
6. Ápice do trago
7. Fígado
8. Estômago
9. Triplo Aquecedor
10. Baço
11. Suprarrenal
12. Subcórtex
13. Vertigem
14. Occipital
15. *Tay Yang*
16. Têmporas
17. Vértice da cabeça
18. Olho
19. Orelha interna

Vulvite

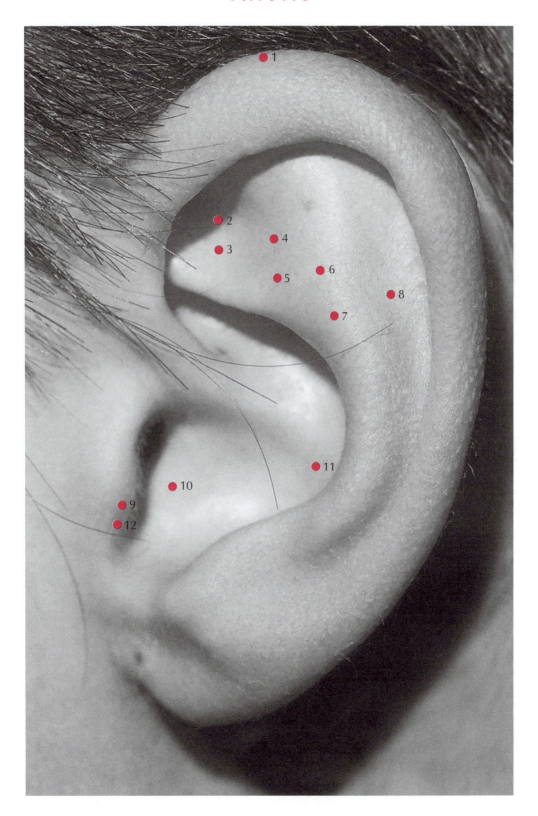

1. Ápice da orelha
2. Genitais internos
3. Anexos uterinos
4. *Shen Men*
5. Cavidade pélvica
6. Pelve
7. Abdome médio
8. Abdome inferior
9. Suprarrenal
10. Triplo Aquecedor
11. Baço
12. Endócrino

Zona-zóster

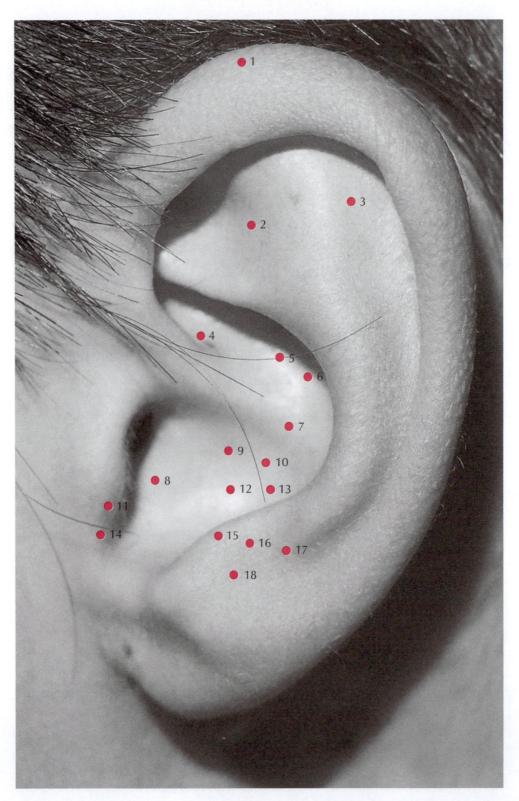

1. Ápice da orelha
2. *Shen Men*
3. Porta do Vento
4. Intestino Grosso
5. Vesícula Biliar/Pâncreas
6. Fígado
7. Estômago
8. Triplo Aquecedor
9. Pulmão 1
10. Pulmão 2
11. Suprarrenal
12. Pulmão 1
13. Pulmão 2
14. Endócrino
15. Parótida
16. Pulmão 3
17. Occipital
18. *Tai Yang*

Índice Remissivo

A

Abdominoplastia, 466*f*
Abscesso
  anorretal, 99
  cerebral, 286
  de mama, 27
    tratamento, pontos, 28*t*
  hepático, 28
    tratamento, pontos, 29*t*
  pulmonar, 28, 403, 411
    tratamento, pontos, 30
      tipologia constitucional, 412*t*
Acidente vascular cerebral, 65, 171, 286, 302
  sequelas, 66
    tratamento, pontos, 67*t*
  tratamento, pontos, 66*t*
  tipologia constucional, 411
Ácido gama-aminobutírico, principal indicação, 464
Acidose metabólica, 389
Acloridria, 31
  tratamento, pontos, 31*t*
Acne, 412
  tratamento, 25*f*
    possibilidades energéticas, 27
    síndromes associadas, 27
  vulgar, 24, 412, 476*f*
Actinomicose (cervicofacial), 70
Acúfenos, 477*f*
Acupuntura
  a *laser*, 18
  tratamentos, 23
Aerofagia, 413
  tratamento, pontos, tipologia constitucional, 413*t*
Afasia, 357, 414
  tratamento, pontos, tipologia constitucional, 414*t*
Agitação, 357
  tratamento, pontos, 359*t*
Agranulocitose, 31
  tratamento, pontos, 31*t*

As letras *f* e *t* que se seguem aos números de páginas correspondem, respectivamente, a *figura* e *tabela*.

Agulhas-*laser*, 468*f*
 radiação, dose, tratamento, 457*f*
Alcalose respiratória, 371
Álcool, síndrome de abstinência, 358
Alergia, 32, 167
 tratamento, pontos, 32*t*
Alopecia, 33, 478*f*
 tratamento, pontos, 33*t*
Amebíase, 414
 tratamento, pontos, tipologia constitucional, 414*t*
Amenorreia, 34, 414
 distúrbios, 37
 tratamento, pontos, 35*t*
 tipologia constitucional, 414*t*, 415
Amigdalite, 39, 173, 440, 479*f*
 aguda, tratamento, pontos, 40*t*
 tratamento, pontos, 40*t*
Amiotrofia muscular espinal, 39
 infantil, 40
 intermediária, 40
 juvenil, 41
 tratamento, pontos 41*t*
Amnésia, 41
 global transitória, 42
 tratamento, pontos, 41*t*
Anemia, 171, 278, 327, 375
 aplástica, 45
 tratamento, pontos, 45*t*
 falciforme, 187, 302
 ferropriva, tratamento, pontos, 46*t*
 macrocítica megaloblástica, 44
 perniciosa, tratamento, pontos, 47*t*
 tratamento, pontos, 43*t*
Aneurisma, 143
 cerebral, 400
 de aorta torácica, 401
Angina pectoris, 48, 51
 tratamento, pontos, 49*t*
Anorexia, 50
 tratamento, pontos, 50*t*
 tipologia constitucional, 415*t*
Anosmia, tratamento, pontos, tipologia constitucional, 415*t*
Ansiedade, 51, 361, 362, 376, 481*f*
 crise, 397
 distúrbio generalizado, 328
 tratamento, pontos, 54*t*
 tipologia constitucional, 415*t*
Antraz (gastrointestinal), 383, 389
Anúria, 415
 tratamento, pontos, tipologia constitucional, 417*t*
Apendicite, 53, 367, 389
 tratamento, pontos, 55*t*
Apneia do sono, 364
Arritmia, 56
 cardíaca, 56, 278, 327, 397, 404, 422, 452
 tratamento, pontos, 58*t*
Artéria
 carótida, aterosclerose, 353

Artéria (*cont.*)
 mesentérica
 isquemia, 100
 oclusão aguda, 121
Arteriopatia obliterante de membros inferiores, 417
 tratamento, pontos, tipologia constitucional, 418*t*
Arteriosclerose coronária, 59
 tratamento, pontos, 60*t*
Articulação, 418
 da bacia, 418
 tratamento, pontos, tipologia constitucional, 418*t*
 do cotovelo, 418
 tratamento, pontos, tipologia constitucional, 418*t*
 do ombro, tratamento, pontos, tipologia consitucional, 420*t*
 do tornozelo, tratamento, pontos, tipologia constitucional, 418*t*
 dos artelhos, 419
 tratamento, pontos, tipologia constitucional, 419*t*
 lombossacral, tratamento, pontos, tipologia constitucional, 419*t*
 metacarpiana, tratamento, pontos, tipologia constitucional, 419*t*
 sacroilíaca, tratamento, pontos, tipologia constitucional, 419*t*
 temporomandibular, tratamento, pontos, tipologia constitucional, 419*t*
Artrite reumatoide, 171, 401, 484*f*
Ascite, 61
 tratamento, pontos, 62*t*
 tipologia constitucional, 420*t*
Asma, 51, 404, 485*f*
 brônquica, 63, 486*f*
 tratamento, pontos, 64*t*
 tratamento, pontos, tipologia constitucional, 420*t*
Aterosclerose, 59
 da artéria carótida, 353
Atetose, 65
 tratamento, pontos, 65*t*
Atrofia ótica, 487*f*
Auriculoterapia, 475

B

Balanite, 420
 tratamento, pontos, tipologia constitucional, 421*t*
Balanopostite, 420
Betaendorfina, principal indicação, 464
Bexiga
 inflamação, 66
 tratamento, pontos, 67*t*
 irritável, 488*f*
 neurogênica, tratamento, pontos, 68
Bilirrubina
 indireta, conjugação, 218
 metabolismo, visão geral, 217
Blefarite, 68, 421
 tratamento, pontos, tipologia constitucional, 421*t*

Blefaroconjuntivite, 68
  tratamento, pontos, 68*t*
Blefarospasmos, tratamento, pontos, tipologia constitucional, 421*t*
Boca
  lesões, 69
  mucosa, ulceração, 69
  ulceração, tratamento, pontos, 72*t*
Bócio, 361
  com eutireoidismo, 72
  simples não tóxico, 72
  tratamento, pontos, 73*t*, 363
Botulismo, 286, 400
Braço, trauma, 136
Bradicardia, 422, 489*f*
  tratamento, pontos, tipologia constitucional, 423*t*
Broncopneumonia, 73
  tratamento, pontos, 74*t*
Bronquiectasia, 74, 364, 373, 490*f*
  tratamento, pontos, 75*t*
Bronquite, 491*f*, 492*f*
  aguda, 76
    tratamento, pontos, 77*t*
  crônica, 76, 373, 404
    tratamento, pontos 78*t*

C

Calázio, 138
Calcitonina, gene, peptídeo relacionado, 464
Cálculos, 79, 187
  uretral, tratamento, pontos, 79*t*
  urinários, 79
  vesical, 80
    tratamento, pontos, 81*t*
Campo visual, defeitos, 380
Câncer, 376
  de bexiga, 187, 367
  de esôfago, 383
  de laringe, 402
  de pênis, 302
  de pulmão, 364
  gástrico, 383
  gastrointestinal, 129
  renal, 187
Candidíase, 70
Captação hepática, 218
Carboidratos, metabolismo, distúrbios, 115
Carbono, intoxicação por monóxido, 377
Cardiomiopatia, 422
  hipertensiva, 81
    tratamento, pontos, 81*t*
Cáries, 423
  tratamento, pontos, tipologia constitucional, 424*t*
Catapora, 347
Catarata, 424
  tratamento, pontos, 82*t*
    tipologia constitucional 424*t*

Caxumba, 83
  tratamento, pontos, 83*t*
Cefaleia, 84, 425
  tratamento, pontos, 85*t*
    tipologia constitucional, 425*t*
Células escamosas, carcinoma, 70
Celulite, 142, 425
  orbital, 138
  tratamento, pontos, tipologia constitucional, 426*t*
Cervicalgia, 363
  tratamento, pontos, 363*t*
Cervicite, 84
  tratamento, pontos 86*t*
Cetoacidose diabética, 278
Chacra
  da coroa, 463
  disposição
    mão, 460
    orelha, 460
  do plexo solar, 462
  fundamentos
    emoções, 460
    relações, 460
  sexual ou sacral, 462
Choque, 364
  anafilático, 51, 278, 404
  cardiogênico, 51, 279, 404
  hipovolêmico, 279, 404
  neurogênico, 279, 405
  séptico, 405
Chumbo, envenenamento, 400
Cianose, 363
  tratamento, pontos, 366*t*
Cicatriz hipertrófica, aplicador dermatológico, 469*f*
Cicatrização, aceleração, *laser*, 466*f*
Cirrose, 99, 120, 129, 389
  hepática, 86
    tratamento, pontos, 87
Cirurgia de *bypass* arterial coronariana, 143
Cistite, 187, 341, 368, 393, 493*f*
  intersticial, 88
  tratamento, pontos, 89*t*
Climatério, 89
  tratamento, pontos, 91*t*
Cloasma, 494*f*
Coagulação, distúrbios, 187
Coccigodinia, 495*f*
Colecistite, 91
  aguda, 91, 389
    tratamento, pontos, 93*t*
  crônica, 93
    tratamento, pontos, 94*t*
  tratamento, pontos, 92*t*
Colelitíase, 94, 129, 389
  tratamento, pontos, 95*t*
Cólera, 279, 371
Colescistite, 496*f*

Cólica renal, 96
  tratamento, 96*t*
Colite, 426
  tratamento, pontos, tipologia constitucional, 427*t*
  ulcerativa, 426
Cólon irritado, síndrome, 577*f*
Concentração, falta, 521*f*
Condrite, 497*f*
Condução, alterações, 56
Conjuntivite, 96, 138, 498*f*
  aguda, 97
    tratamento, pontos, 97*t*
  crônica, 98
    tratamento, pontos, 98*t*
  hemorrágica epidêmica, 98
    tratamento, pontos, 98*t*
  tratamento, pontos, tipologia constitucional, 427
Constipação, 98, 499*f*
  tratamento, pontos, 101*t*
    tipologia constitucional, 427*t*
Contraturas musculares, 438
  tratamento, pontos, tipologia constitucional, 438*t*
Contusão cardíaca, 279
Convulsão, 102
  infantil crônica, 103
  tratamento, pontos, 103*t*
Cor pulmonale, 82
Cordas vocais, nódulos, pólipos, 402
Coreia
  crônica progressiva, 105
  de Huntington, 105
  hereditária, 105
  tratamento, pontos, 105*t*
Coriza, 106
  tratamento, pontos, 106*t*
Corpo
  estranho, aspiração, 404
  lúteo, cisto, 37
Cotovelo de tenista, 500*f*
Coxalgia, 427
  tratamento, pontos, tipologia constitucional, 427*t*
Coxartrose, 427, 501*f*
  tratamento, pontos, tipologia constitucional, 427*t*
Crise
  de ansiedade (aguda), 397
  hipertensiva, 279

D

Dacrioadenite, 138
  inflamação, 106
  tratamento, pontos, 107*t*
Dacriocistite, 138
Débito urinário, 239
Degeneração macular, 503*f*
Demência, 223, 358

Depressão, 106, 376, 504*f*
  pós-parto, tratamento, pontos, 109*t*
  tratamento, pontos, 108*t*
    tipologia constitucional, 428*t*
Dermatite, 505*f*
  de contato, 109
    tratamento, pontos, 110*t*
  seborreica, 506*f*
Dermatologia, tratamentos, 465
Derrame
  cerebral, 65, 66*t*
  pericárdico, 140
Descalcificação, 448
Desequilíbrio
  de potássio, 171
  frio, 16
  quente, 16
Desidratação, 371
Desnutrição, 141, 376
  grave, 110
    tratamento, pontos, 111*t*
Diabetes
  insipidus, 111, 298, 393, 507*f*
    central, 111
    sensível à vasopressina, 111
    tratamento, pontos, 112*t*
  mellitus, 113, 299, 376, 393, 508*f*
    tratamento, pontos, 115*t*
  tratamento, pontos, tipologia constitucional, 428
Diarreia, 509*f*
  crônica, 115
    tratamento, pontos, 116*t*
  tratamento, pontos, tipologia constitucional, 429*t*
Difteria, 117
  tratamento, pontos, 118*t*
Dilatação gástrica (aguda), 129
Dinorfinas 1 e 2, principal indicação, analgésico, 464
Discinesias, 429
  tratamento, pontos, tipologia constitucional, 429*t*
Discrasias sanguíneas, 387
Disenteria, 123
  amebiana, 123
    tratamento, pontos, 125*t*
  bacteriana, tratamento, pontos, 126*t*
  crônica, 125
    tratamento, pontos, 127*t*
  tratamento, pontos, 124*t*
Disfunção temporomandibular, 510*f*
Dismenorreia, 126
  tratamento, pontos, 128*t*
    tipologia constitucional, 415*t*, 429
Dispepsia, 127
  aguda, 131
    tratamento, pontos, 131*t*
  tratamento, pontos, 129*t*
    tipologia constitucional, 430*t*

Dispneia, 367
  tratamento, pontos, 368*t*
Dispositivo intrauterino, 387
Distensão
  abdominal, 119
  tratamento, pontos, 122*t*
Distonia, 430
  muscular deformante, 430
  neurovegetativa, 430
    tratamento, pontos, tipologia constitucional, 432*t*
Distúrbio
  conversivo, 286
  convulsivo, 172
  de coagulação, 383
  do sono, relacionado a drogas, 236
  obsessivo-compulsivo, 51
  pós-estresse traumático, 51
Disúria, 367
  tratamento, pontos, 369*t*
Diverticulite, 99, 187, 389, 431, 511*f*
Doença
  arterial oclusiva, 371
  cardíaca valvar, 376
  cardiopulmonar, 82
    tratamento, pontos, 82*t*
  convulsiva, 286
  de Alzheimer, 430
  de Buerger, 365
  de Crohn, 432
    tratamento, pontos, tipologia constitucional, 433*t*
  de Hallervorden-Spatz, 431
  de Huntington, 431
  de Lyme, 376
  de medula espinal, 372
  de Ménière, 257, 353, 389
    tratamento, pontos, 258*t*
    vertigem, 594*f*
  de Parkinson, 172, 286, 292, 431
    tratamento, pontos, 292*t*
  de Wilson, 431
  do sistema nervoso central, 221
  dos legionários, 373
  endócrina, 221
  infecciosa, tratamento, pontos, 103*t*
  inflamatória intestinal, 223
  oclusiva arteriosclerótica (crônica), 365
  peniana, 221
  policística renal, 188
  pulmonar obstrutiva crônica, 52, 279, 365, 376
  sistêmica, 166
Dor
  aguda, ácido gama-aminobutírico, 464
  alívio, tempo, 13*t*
  crônica
    principal indicação, 464
    tratamento, 17
    torácica, 557*f*
Drogas, abstinência, síndrome, 360

978-85-7241-908-6

E

Eclampsia, 131
  tratamento, pontos, 132*t*
Eczema, 133, 434
  atópico, 152*f*, 434
    tratamento, pontos, tipologia constitucional, 434*t*
  genital, 133
    tratamento, pontos, 135*t*
  tratamento, pontos, 134*t*
    tipologia constitucional, 434*t*
Edema, 134
  angioneurótico, 135
    ou angioedema, 141
  do braço, 134
  escrotal, 136
    idiopático, 137
  facial, 138
  generalizado, 140
  na perna, 142
  pulmonar, 52, 134, 365, 374, 405
  tratamento, pontos, 144*t*
Ejaculação precoce, 513*f*
Eletrochoque, tratamento, 288
Embolismo
  cerebral, 143
    tratamento, pontos, 145*t*
  pulmonar, 52, 130, 279, 365, 374
    (agudo), 405
Encefalinas, 464
Encefalite, 144, 147, 286
  do oeste do Nilo, 286
  meningocócica, 147
    tratamento, pontos, 148*t*
  sequelas, 148
    tratamento, pontos, 150*t*
  tratamento, pontos, 146*t*, 149
  viral, 148
Encefalomielite, 147
  tratamento, pontos, 149*t*
Encefalopatia
  hepática, 358
  hipertensiva, 148
    tratamento, pontos, 150*t*
Endocardite
  aguda, 150
    tratamento, pontos, 153*t*
  bacteriana
    aguda, 151
    e de prótese valvar, 152
    subaguda, 151, 152
  de prótese valvar, 151
  do lado direito, 152
  subaguda, 150
    tratamento, pontos, 153*t*
Endometriose, 153
  tratamento, pontos, 155*t*

Energia, densidade, cálculo, 18
Enfisema, 154, 328, 405
  tratamento, pontos, 155*t*
    tipologia constitucional, 434*t*
Enjoo de movimentação, 389
Enterite regional, 432
Enterocolite, 514*f*
Enurese, 155, 515*f*
  tratamento, pontos, 157*f*
    tipologia constitucional, 435*t*
Envenenamento, 135, 142
Enxaqueca, 156, 389
  tratamento, pontos, 158*t*
    tipologia constitucional, 435*t*
Epiderme, cores, 15
Epididimite, 137, 274, 516*f*
  tratamento, pontos, 275*t*
    tipologia constitucional, 435*t*
Epidídimo, cisto, 89, 137
  tratamento, pontos, 90*t*
Epilepsia, 158, 517*f*
  tratamento, pontos, 159
    tipologia constitucional, 436*t*
Episódio isquêmico transitório, 287, 328, 452
Epistaxe, 159
  tratamento, pontos, 160*t*
    tipologia constitucional, 436t
Equimose, 370
  tratamento, pontos, 371*t*
Erisipela, 160
  tratamento, pontos, 161*t*
Eritema multiforme, 70, 518*f*
Eritroplaquia, 71
Eructação, tratamento, pontos, tipologia constitucional,
  436*t*
Escaras, 370
  tratamento, pontos, 371*t*
Escherichia coli O157:H7, 389
Esclerite, 161
  tratamento, pontos, 162*t*
Esclerose
  lateral amiotrófica, 172, 287, 372
  múltipla, 287, 436
    tratamento, pontos, tipologia constitucional, 438*t*
Esofagite, 519*f*
Esôfago, ruptura, 383
Espasmo, 370, 438
  tratamento, pontos, 372*t*
    tipologia constitucional, 438*t*
Espermatocele, 137
Espondilite, 520*f*
  anquilosante, 438
    tratamento, pontos, tipologia constitucional, 439*t*
Espondilose cervical, 354
Esquistossomose, 188
Esquizofrenia, 161
  tratamento, pontos, 166*t*
    tipologia constitucional, 439*t*

Estenose
  aórtica, 279, 452
  mitral, 397
Estertor, 372
  tratamento, pontos, 374*t*
Estética facial, procedimento, 465*f*, 467
Estomatite, 165
  aftosa, 70
  tratamento, pontos, 167*f*
Estresse psicológico, 221
Estria, 466*f*
  aplicador dermatológico, 465*f*
  multiagulhamento, eletroacupuntura, perfuração, 467*f*
Estroma de Hashimoto, 325
Eutireoidismo, bócio, 72
Excreção biliar, 218

F

Fácie mixedematosa, 325
Fadiga, 375
  tratamento, pontos, 378*t*
Faringe, parestesia, 563*f*
Faringite, 167, 522*f*
  crônica, 168
    tratamento, pontos, 169*t*
  tratamento, pontos, 168*t*
Febre, 168
  do Vale Rift, 328
  funcional, 168
    tratamento, pontos,170*t*
  Q, 390
  tratamento, pontos, 103*t*
Feocromocitoma, 52
Fibrose intersticial, 405
Fígado, abcesso amebiano, 27
  tratamento, pontos, 27*t*
Fissura
  anal, 99
  retovaginal, 223
Flebite, 169
  e tromboflebite, tratamento, pontos, 171*t*
Fobias, 52
Fotossensibilidade epidérmica, 11
Fraqueza, 169
  muscular, 170
Frequência
  da dor, 463
  de Bahr, 459
  de Nogier, 458
  de Reininger, 463*f*
  S, 463, 464*t*
  tipos, 457
Frigidez, 173
  tratamento, pontos, 174*t*
Furúnculo, 378
  tratamento, pontos, 379*t*
    tipologia constitucional, 439*t*
Furunculose, 523*f*

G

Ganglionite posterior aguda, 206
Garganta, inflamação, 173, 440
  tratamento, pontos, 175*t*
    tipologia constitucional, 440*t*
Gastrite, 524*f*, 525*f*
  aguda, 174, 383
    tratamento, pontos, 176*t*
  crônica, 130, 175
    tratamento, pontos, 177*t*
  erosiva, 175
Gastroenterite, 390
Gastroenterocolite aguda, 176
  tratamento, pontos, 178*t*
Gastroptose, 526*f*
Gengivite, 70, 176
  aguda, 176
    tratamento, pontos, 179*t*
  crônica, 178
    tratamento, pontos, 180*t*
Glândula
  lacrimal, 106
    tumor, 400
  parauretrais, inflamação, 368
Glaucoma, 380, 527*f*
  de ângulo
    aberto primário, 380
    fechado, 381
      crônico, 382
      secundário, 381
  tratamento, pontos, 182*t*, 382
Glomerulonefrite, 188, 343, 416
  aguda, 181
    tratamento, pontos, 183*t*
  crônica, 181, 299
    tratamento, pontos, 183*t*
Glomerulopatias, 181
Glomo jugular, 354
Glossite, 182
  tratamento, pontos, 184*t*
Gonadotropinas, insensibilidade ovariana, 38
Gonorreia, 182
  tratamento, pontos, 185*t*
Gota, 184
  tratamento, pontos, 186*t*
Granuloma piogênico, 70
Gripe, 52*f*

H

Hematêmese, 382
  tratamento, pontos, 384*t*
Hematúria, 185
  tratamento, 190*t*
    pontos, tipologia constitucional, 440*t*
Hemiplegia, 190
  tratamento, pontos, 191*t*

Hemofilia, 192
  A, 192
  B, 192
  C, 193
  tratamento, pontos, 193*t*
Hemoptise, 385
  tratamento, pontos, 385*t*
    tipologia constitucional, 440*t*
Hemorragia
  digestiva alta, 193
    tratamento, pontos, 193
  pós-parto, tratamento, pontos, tipologia constitucional, 441*t*
  subaracnoide, 287
  uterina, 194
    tratamento, pontos, 194*t*
Hemorroidas, 100, 194, 529*f*
  tratamento, pontos, 194*t*
    tipologia constitucional, 441*t*
Hepatite, 130, 195, 198, 390, 530*f*
  A, vírus, 196
  aguda, 196
    tratamento, pontos, 198*t*
  B, vírus, 196
  C, vírus, 197
  crônica, tratamento, pontos, 199*t*
  D, vírus, 197
  E, vírus, 197
  grave, tratamento, pontos, 201*t*
  hepatomegalia, tratamento, pontos, 199*t*
  infecciosa aguda, 201
    tratamento, pontos, 202*t*
  tratamento, pontos, 195*t*
  viral, 201
    tratamento, pontos, 203*t*
Hepatomegalia, 198
Hérnia, 386
  de disco, 172
  de hiato, 130, 386
    tratamento, pontos, tipologia constitucional, 441
  inguinal, 202, 386
    direta, 202
    indireta, 202
    tratamento, pontos, 204*t*
  tratamento, pontos, 386*t*
Herpes
  genital, 202
    tratamento, pontos, 205*t*
  simples, 205,70
  tipo I, 70
  tratamento, pontos, 206*t*
  -vírus simples, tipos 1 e 2, 205
  -zóster, 71, 206
    agulhas-*laser*, aplicador dermatológico, 468*f*
    tratamento, pontos, 207
Hidrocele, 137
Hidropsia endolinfática, 257

Hiperatividade infantil, 531*f*
Hipercalcemia, 100
Hipercortisolismo, 172, 376
Hiperêmese gravídica, 390
Hiperidrose, 208, 532*f*
  tratamento, pontos, 209*t*
Hiperlipemia, 209
  tratamento, pontos, 209*t*
Hipermetropia, 209, 533*f*
  tratamento, pontos, 210*t*
Hiperplasia
  adrenocortical, 37
  inflamatória fibrosa, 71
  prostática benigna, 393
Hiper-reflexia autonômica, 52
Hipersensibilidade, reação, 358
Hipertensão, 328, 354, 398
  arterial, 210, 534*f*
    tipologia constitucional, 441*t*
    tratamento, pontos, 214*t*
  primária, 210
  secundária, 210
  tratamento, pontos, tipologia constitucional, 442
Hipertireoidismo, 52, 212, 442, 535*f*
  tipologia constitucional, 445*t*
  tratamento, pontos, 214*t*
Hipocalcemia, 372, 398
Hipofunção
  adrenocortical, 37
  da suprarrenal, tratamento, pontos, 321*t*
  das glândulas suprarrenais, 321
  geral, 214
    tratamento, pontos, 215*t*
Hipoglicemia, 279
Hipoplasia uterina, 38
Hipotensão
  arterial, 536*f*
  inespecífica, 216
    tratamento, pontos, 217*t*
  ortostática, 215, 279, 328, 452
    tratamento, pontos, 217*t*
Hipotermia, 422
Hipotireoidismo, 38, 100, 376, 387, 402, 422, 445, 537*f*
  primário, 445
  secundário, 446
  tratamento, pontos, tipologia constitucional, 446
Hipovolemia, 280, 328
Hipoxemia, 358, 452
Hipóxia, 405
Histeria, 216
  tratamento, pontos, 218*t*
Humor, doenças, 52

I

Icterícia, 217
  tratamento, pontos, 219*t*
    tipologia constitucional, 447*t*

Ileíte, 432
Íleo paralítico, 120
Ileocolite granulomatosa, 432
Impetigo, 219
  tratamento, pontos, 220*t*
Impotência, 220, 538*t*
  tratamento, 222*t*
    tipologia constitucional, 447t
Inalação, lesões, 402
Incontinência
  fecal, 222
    tratamento, pontos, 224*t*
  tratamento, pontos, tipologia constitucional, 447*t*
  urinária, 224, 539*f*
Indigestão, 540*f*
Infarto
  do miocárdio, 390
    agudo, 52, 422
  renal, 188
Infecção, 272, 376
  de vias aéreas superiores, 311
  renal, 343
Infertilidade, 541*f*
Insônia, tratamento, pontos, 237*t*
Insuficiência
  adrenocortical, 280, 376
    crônica, 214
    primária, 214
  aórtica, 280
  cardíaca, 52, 120, 130, 141, 142, 236, 280, 365, 377, 390
    aguda, 236
    congestiva, 236
      tratamento, pontos, 239*t*
    renal, 141, 238, 377, 542*f*
      aguda, 238
        tratamento, pontos, 241*t*
      crônica, 240, 394
        tratamento, pontos, 242*t*
    suprarrenal, 321, 390
  venosa (crônica), 143
Irritações, 167

J

Ji Guãng Fã, 23
Joules, ponteira, cálculo da saída, 15

L

Labirintite, 390
  supurativa, 354
Lactação, distúrbios, 37
Laringite, 241, 402, 543*f*
  tratamento, pontos, 243*t*
Laser
  biologia, 7
  classificação, potência, 7

Laser (*cont.*)
   de baixa potência
      frequência, 8
      pulsação, 8
   de semicondutor, 6
      vantagens, 7
   díodo, tipos comuns, 7
   dosimetria, 12
   espectro eletromagnético, 3
   equipamento, escolha, orientações gerais, 17
   exemplos, aplicação, 465
   física, 3
   ideal, como escolher, 17
   penetração da luz, 5*f*
   segurança, 10
Laserpuntura, 23
   microssistema
      auricular, 24*t*
      da mão, 24*t*
   pontos corporais, 24*t*
Laserterapia
   de baixo nível, 13*t*
   tratamento, tempo, 14
Lei
   da proporção inversa, 9
   de Arndt-Schultz, 9
Leiomiomas uterinos, 387
Lesão
   da medula espinal, 223, 287, 302
   de patela, agulhas-*laser*, 469*f*
   herpética, aplicador dermatológico, 469*f*
Leucemia
   linfoblástica aguda, 242
   linfocítica
      aguda, 242
      tratamento, pontos, 244*t*
   mielocítica
      aguda, 243
      tratamento, pontos, 245*t*
   mielógena aguda, 243
   mieloide aguda, 243
Leucoplaquia, 71
   de laringe, 402
Leucorreia, 243
   tratamento, pontos, 247*t*
Libido, déficit, 502*f*
Linfangite, 246
   tratamento, pontos, 249*t*
Linfoadenite crônica, 248
   tratamento, pontos, 250*t*
Líquen
   plano, 249
   tratamento, pontos, 251*t*
Listeriose, 390
Litíase
   biliar, 250, 429
      tratamento, pontos, 251*t*
         tipologia constitucional, 429*t*

Litíase (*cont.*)
   vesicular, 250
      tratamento, pontos, 251
Lombalgia, 545*f*
   irradiação, agulhas-*laser*, 468*f*
Lúpus eritematoso
   discoide, 71
   disseminado, 250
   sistêmico, 71, 188, 250, 377
   tratamento, pontos, 253*t*
Luz
   absorção, 9
   de *laser,* terapia, contraindicações, 10
   energia, 7
   fonte, 6

M

Má absorção
   intestinal, 252
      tratamento, pontos, 254*t*
   intraluminal, 252
   pela mucosa intestinal, 252
Má digestão, 118
   tratamento, pontos, 118*t*
Malária, 253
   tratamento, pontos, 255*t*
Mastite, 255
   tratamento, pontos, 255*t*
Mastoidite aguda, 255
   tratamento, pontos, 256*t*
Medo, tratamento, pontos, 256*t*
Medula espinal, 438
   lesão, 100, 223, 287, 302
   tumores, 288
Megacólon tóxico (agudo), 120
Melancolia, 257
   tratamento, pontos, 257*t*
Membrana timpânica, perfuração, 354
Meningite, 258
   bacteriana, 259
      tratamento, pontos, 260*t*
   meningocócica, 261
      tratamento, pontos, 262*t*
   tratamento, pontos, 259*t*
   tipologia constitucional, 447*t*
Menopausa, 89, 546*f*
Menorragia, 386
   tratamento, pontos, 388*t*
Menstruação, 550*f*
   ausência, 547*f*
   ciclo irregular, 262
      tratamento, pontos, 262*t*, 263*t*
   difícil, 548*f*
   irregular não contínua, 549*f*
   tensão pré-menstrual, 263
Mesotelioma (maligno), 405
Metencefalina, 464

Miastenia grave, 172, 264, 287, 377, 400
  tratamento, pontos, 264*t*
Micções frequentes, 300
  tratamento, pontos, 300*t*
Mielite, 147
  tratamento, pontos, 149*t*
Miocardite aguda, 265
  tratamento, pontos, 265*t*
Mioclonia, 266
  tratamento, pontos, 266*t*
Miopia, 266, 551*f*
  tratamento, pontos, 266*t*
Mixedema, 139, 141, 445
Mosaicismo, 38
Músculo
  detrusor, hiperatividade, 156
  ocular, distrofia, 400

N

Náusea, 388, 552*f*, 553*f*
  tratamento, pontos, 392*f*
    tipologia constitucional, 448*t*
Necrose
  cortical, 416
    aguda, 188
  de papilas renais (aguda), 188
  tubular aguda, 299, 416
Nefrite, 268, 554*f*
  aguda, 266
    tratamento, pontos, 267*t*
  crônica, 267
    tratamento, pontos, 267*t*
  hereditária, 318
  intersticial, 188
  tratamento, pontos, 268*t*
Nefrolitíase, 79
Nefropatia, 268
  hipercalcêmica, 394
  obstrutiva, 188
  tratamento, pontos, 268*t*
Nefroptose, 268
  tratamento, pontos, 268*t*
Nervo
  cerebelar, 438
  craniano, 437
  motor, 437
  óptico, aparência, 380
  periférico, traumatismo, 172
  sensitivo, 438
Neuralgia intercostal, 555*f*
Neurastenia, 268
  tratamento, pontos, 269*t*
Neurite óptica, 269
  tratamento, pontos, 270*t*
Neuroma acústico, 354
Neuropatia
  diabética, 100

Neuropatia (*cont.*)
  periférica, 287
Neurose, 270
  depressiva, 272
    tratamento, pontos, 272*t*
  tratamento, pontos, 271*t*
Nistagmo
  pendular, 395
  rítmico, 394
Noctúria, 392
  tratamento, pontos, 395*t*
Nogier
  áreas, referências anatômicas, 459
  frequência, 459*t*

O

Obstrução
  do intestino, 100, 390
    delgado, 121
    grosso, 121
  do trato urinário, 416
  pós-mucosa, 252
  urinária, 368
Oclusão
  arterial periférica (aguda), 365
  da artéria renal (bilateral), 416
  da veia renal (bilateral), 416
Odontalgia, 272, 556*f*
  tratamento, pontos, 273
Oligúria, 395
  tratamento, pontos, 396*t*
Onda
  como medir, 3
  comprimento, 3, 8*f*, 24*t*
    gráfico, 4*f*
  contínua, 457
    diagrama, 8*f*
  frequência, 6
  intensidade, 6
  tipos, 457
Opressão torácica, 557*f*
Orquite, 273, 274, 558*f*
  aguda, 137
  tratamento, pontos, 274*t*, 275
    tipologia constitucional, 448*t*
Ossículos, deslocamento, 353
Osteoartrite, 172
Osteomielite, 143
  aguda, 274
    tratamento, pontos, 275*t*
  crônica, 276
Osteoporose, 448
  primária, 449
  secundária, 449
  tratamento, pontos, tipologia constitucional, 450*t*
Otite, 276, 559*f*
  externa (aguda), 354

Otite (*cont.*)
média, 276, 354
secretora, 277
supurativa, 277
tratamento, pontos, 277*t*
Otosclerose, 354
Ouvido
externo, 355
interno, 356
médio, 356
Ovário
ausência congênita, 37
policístico, 560*f*
síndrome, 38

P

Palpitações, 278, 395
tratamento, pontos, 281*t*, 399
Pancreatite, 282, 561*f*
aguda, 282, 391
tratamento, pontos, 283*t*
crônica, 284
tratamento, pontos, 285*t*
tratamento, pontos, tipologia constitucional, 450*t*
Paralisia, 285
cerebral, tipo, 190
das cordas vocais, 402
de Bell, 287
facial (Bell), 289, 562*f*
tratamento, pontos, 290*t*
tratamento, pontos, 289*t*
Paraplegia, 290
tratamento, pontos, 291*t*
Patela, lesão, agulhas-*laser*, 469*f*
Peito, angina, 480*f*
Pele, espessuras, 16
teste, 11
Pênfigo, 71
Penfigoide, mucosa benigna, 71
Periartrite escapuloumeral, 564*f*
Pericardite, 141
aguda, 293
tratamento, pontos, 293*t*
Periodontite, 294
tratamento, pontos, 294*t*
Peritonite, 121, 391
Peste (*Yersinia pestis*), 405
Pielonefrite, 343, 565*f*
aguda, 188, 369, 394
Pneumonia, 53, 295, 365, 374
bacteriana, 406
tratamento, pontos, 297*t*
tratamento, pontos, 296*t*
viral, 296
tratamento, pontos, 298*t*
Pneumotórax, 53, 366, 406

Polaciúria, 297
endócrina, 297
tratamento, pontos, 299*t*
origem nervosa, 297
tratamento, pontos, 298*t*
Policitemia verdadeira, 366
Polidipsia psicogênica, 299
Poliúria, 297, 300
tratamento, pontos, 300*t*
Pontos *Ashi*
dor, tratamento, agulhas-*laser*, 470*f*
tratamento, 470*f*
Porfiria hepática, 100
Pós-gastrectomia, síndrome, 301
Postite, 420
Potência, densidade, 18
Pré-eclampsia, 139, 391
Presbiacusia, 354
Pressão intracraniana, aumento, 358
Priapismo, 301
tratamento, pontos, 302*t*
tipologia constitucional, 450*t*
Prolapso
anal, 303
tratamento, pontos, 303*t*
mitral, 398
uterino, 303
tratamento, pontos, 304*t*
vesical, 303
tratamento, pontos, 305*t*
Prostatite, 189, 305, 343, 369, 566*f*
aguda, 305
tratamento, pontos, 306*t*
crônica, 306
tratamento, pontos, 307*t*
tratamento, pontos, 305*t*
Prurido, 306
tratamento, pontos, 307*t*
tipologia constitucional, 450*t*
Pseudoamenorreia, 38
Pseudociese, 38
Ptose, 398
renal, tratamento, pontos, tipologia constitucional, 451*t*
Pulso, alteração, detecção, 458*f*
Púrpura, 307
senil, tratamento, 307
tratamento, pontos, 308*t*
trombocitopênica, 308
idiopática, 308
tratamento, pontos, 309*t*

Q

Quadriplegia, 310
tratamento, pontos, 310*t*
Queda
difusa não cicatricial, 33

Queda (*cont.*)
  focal
    cicatricial, 34
    não cicatricial, 33
Queimadura, 136, 141, 143
  facial, 139
Queratina, 567*f*
Queratite, 309
  tratamento, pontos, 309*t*

R

Rabdomiólise, 172, 391
Raiva, 53, 287
Raynaud, síndrome, 576*f*
Reação alérgica, 139
Referência anatômica
  auricular, 461*f*
  corporal, 461*f*
Refluxo gastroesofágico, 402
Regra de *Bu-Xie*, 24*t*
Reininger, frequências, 463
Relaxamento, técnica, 17
Resfriado, 568*f*
  tratamento, pontos, 312*t*
  comum, 311
Retardo mental, 569*f*
Retenção urinária, 311, 570*f*, 571*f*
  tratamento, pontos, 313
Retinite, 572*f*
Retinopatia diabética, 311, 313
  tratamento, pontos, 313*t*
Reumatismo cardíaco, 573*f*
Rim, calculose, 80
  tratamento, pontos, 80*t*
Rinite alérgica, 139, 311, 574*f*
  tratamento, pontos, 314*t*
    tipologia constitucional, 451*t*
Rosácea, 313, 575*f*
  tratamento, pontos, 314*t*
Rouquidão, 401
  tratamento, pontos, 403*t*
Rubéola, 314
  tratamento, pontos, 315*t*
    tipologia constitucional, 451*t*
Rugas
  faciais parabucais, tratamento, agulhas-*laser*, 470*t*
  sulco labial, tratamento, 470*f*

S

Salicilatos, 406
Salmonelose gastrointestinal, 315
  tratamento, pontos, 316*t*
Sarampo, 316
  alemão, 314
  tratamento, pontos, 316*t*
    tipologia constitucional, 451*t*

Septicemia, 316
  tratamento, pontos, 317*t*
Shigelose com disenteria, 316
  tratamento, pontos, 317*t*
Sífilis, 71
Sinal vascular autonômico, detecção, *flash,* 458*f*
Síncope, 451
  tratamento, pontos, tipologia constitucional, 453*t*
Síndrome, 318
  da imunodeficiência adquirida, 377
  da veia cava superior, 136, 139
  de Alport, 318
  de Behçet, 72
  de Cushing, 453
    tratamento, pontos, tipologia constitucional, 453*t*
  de fadiga crônica, 377
  de Fiessinger-Leroy-Reiter, 453
    tratamento, pontos, tipologia constitucional, 453*t*
  de Goodspature, 453
    tratamento, pontos, tipologia constitucional, 454*t*
  de Gougerot-Sjögren, tratamento, pontos, tipologia
    constitucional, 454*t*
  de Guillain-Barré, 172
  de hiperventilação, 328
  de Mallory-Weiss, 384
  de Parry-Romberg, 400
  de Raynaud, 310, 365, 576*f*
    tratamento, pontos, 310
  de Reiter, 369
  de Tourette, 325
  de Turner, 38
  do arco aórtico, 452
  do cólon irritável, 100, 121
  do desconforto, 374
    respiratório agudo, 53, 280, 374, 406
  do sono insuficiente, 236
  hemolítico-urêmica, 416
  hiperglicêmica hiperosmolar não cetótica, 280, 406
  nefrítica, 139, 141, 317
    tratamento, pontos, 318*t*
  pós-concussão, 53, 328
    tratamento, pontos, 319*t*
  pós-gastrectomia, tratamento, pontos, 301
  pós-trauma craniano, 360
  Wei, 285
    tratamento, pontos, 289*t*
Sinusite, 139, 578*f*
  aguda, 318
    tratamento, pontos, 320*t*
  crônica, 320
    tratamento, pontos, 321*t*
  tratamento, pontos, tipologia constitucional, 454*t*
Siringomielia, 288
Sistema
  nervoso simpático, 211
  renina-angiotensina-aldosterona, 211
Soluço, 579*f*

Somatização, distúrbios, 52
Sonho, transtornos, 588*f*
Sono, privação, 236
Suicídio, 164
Surdez, 321
  repentina, 580*f*
  tratamento, pontos, 322*f*

T

Talalgia, 581*f*
Tamponamento cardíaco, 280, 406
Taquicardia, 278, 582*f*
  tratamento, pontos, 281*t*
    tipologia constitucional, 455*t*
Taquipneia, 403
  tratamento, pontos, 407
Tecido
  celular, absorção, 8*f*
  conjuntivo, lesão, 544*f*
  dosimetria, 12*t*
  patologias, 12*t*
Tensão pré-menstrual, 550*f*
  tratamento, pontos, 264*t*
Terçol, 583*f*
Testículo
  feminilizante, 38
  torção, 137, 322
    tratamento, pontos, 323*t*
  tumor, 137
Tetania, 323
  tratamento, pontos, 323*t*
Tifo, 391
Timidez, 323
  tratamento, pontos, 324*t*
Tinido, 584*f*
  tratamento, 469*f*
Tiques, 324
  tratamento
    pontos, 324*t*
    tipologia constitucional, 455*t*
Tireoide
  autoimune, 325
  de Hashimoto, 325
  linfocítica crônica, 325
  hipofunção, 325
  tratamento, pontos, 326*t*
Tireotoxicose, 38, 280, 398, 442
Tonturas, 327
  tratamento, pontos, 329*t*
Tórax, afundamento, 404
Torção
  da hidátide de Morgagni, 137
Torcicolo, 455, 585*f*
  espasmódico, 455
  tratamento, pontos, tipologia constitucional, 456*t*

Tosse, 586*f*
  tratamento, pontos, 408*t*
Toxemia, 329
  tratamento, pontos, 330*t*
Tracoma, 139
Transporte
  anormal de sódio, 211
  de ansiedade generalizado, 361
  plasmático, 218
  pós-parto, 587*f*
Traqueíte, 329
  tratamento, pontos, 330*t*
Traqueobronquite, 330, 374
  tratamento, pontos, 331*t*
Tratamento
  auricular, agulhas-*laser*, 470*f*
  tempo máximo, 15*t*, 26
Trato urinário
  infecção, 156
  obstrução, 156
Trauma
  abdominal, 121
  de crânio, 288
  escrotal, 137
  facial, 139
  muscular, 372
  na perna, 143
  ocular, 400
  renal, 189
  traqueal, 402
  vesical, 189
Traumatismo
  craniano, 223
  uretral, 189
Tricomoníase vaginal, 331
  tratamento, pontos, 331*t*
Triquinose, 139
Trismo, 409
  tratamento, pontos, 409*t*
Tromboangite obliterante, 589*f*
Tromboflebite, 136, 143, 169
Trombose
  cerebral, 331
    tratamento, pontos, 332*t*
  de seio cavernoso, 139
  de veia renal, 189
  venosa
    mesentérica, 391
    profunda, 366
Tuba auditiva, permeabilidade, 354
Tuberculose
  pulmonar, 130, 333, 374
    tratamento, pontos, 335*t*
  renal, 189
Tumor
  cerebral, 172, 288
  hipofisário, 39

Tumor (*cont.*)
  hipotalâmico, 39
  suprarrenal, 38
  timpânico, 354

U

Úlcera
  bucal, 590*f*
  duodenal, 130, 336, 591*f*
  gástrica, 130, 336
    crônica, 337
    tratamento, pontos, 337*t*
  gastroduodenal, 338
    tratamento, pontos, 339*t*
  péptica, 339, 384, 391, 592*f*
    tratamento, pontos, 340*t*
  tratamento, pontos, 336*t*
Uremia, 130
Ureter, calculose, 80
  tratamento, pontos, 80*t*
Uretrite, 343
Urolitíase, 79
Uropatia pós-obstrutiva, 299
Urticária, 344
  tratamento, pontos, 345*t*
    tipologia constitucional, 456*t*
Útero, ausência congênita, 37

V

Vaginite, 243, 344, 369, 593*f*
  tratamento, pontos, 347*t*

Válvula mitral, prolapso, 53
Varicela, 347
  tratamento, pontos, 348*t*
Varicocele, 349
  tratamento, pontos, 349*t*
Varíola, 349
  tratamento, pontos, 350*t*
Varizes, 350
  de esôfago (ruptura), 384
  membros inferiores, 351
    tratamento, pontos, 352*t*
  tratamento, pontos, 351*t*
Varredura
  em grade, técnica pontual, 17*f*
  neurológica, 16
  simples, 16
  técnicas, 16
Vasculite, 189
Vertigem, 352
  tratamento, pontos, 353*t*
Vias urinárias. inflamação, 341
  tratamento, pontos, 343*t*
Violência, 164
Vitamina B, deficiência, 358
Vulvite, 595*f*

Z

Zona (zona-zóster), 456, 596*f*
  tratamento, pontos, tipologia constitucional, 456*t*
Zumbidos, 353, 409
  causas comuns, 355
  tratamento, pontos, 355*t*, 410